제6판

병원조직관리론

Shortell & Kaluzny's Health Care Management

Organization Design & Behavior

Lawton Robert Burns & Elizabeth H. Bradley & Bryan J. Weiner 공저

김한중/신의철/조병희/박종연/이기효/김양균/김광점/유명순 공역

도서출판 박영사 CENGAGE Learning

Andover • Melbourne • Mexico City • Stamford, CT • Toronto • Hong Kong • New Delhi • Seoul • Singapore • Tokyo

CENGAGE Learning

Shortell and Kaluzny's Health Care Management: Organization Design and Behavior

6th Edition

Lawton Burns
Elizabeth Bradley
Bryan Weiner

Original edition © 2012 Delmar, a part of Cengage Learning.
Shortell and Kaluzny's Health Care Management: Organization Design and Behavior, International Edition, 6th Edition by *Lawton Burns, Elizabeth Bradley, Bryan Weiner*
ISBN: 9781435488144

ISBN-13: 978-89-6454-485-3

Cengage Learning Korea Ltd.
Suite 1801 Seokyo Tower Building
133 Yanghwa-Ro, Mapo-Gu
Seoul 121-837 Korea
Tel: (82) 2 322 4926
Fax: (82) 2 322 4927

Cengage Learning is a leading provider of customized learning solutions with office locations around the globe, including Singapore, the United Kingdom, Australia, Mexico, Brazil, and Japan. Locate your local office at: **www.cengage.com/global**

Cengage Learning products are represented in Canada by Nelson Education, Ltd.

For product information, visit **www.cengageasia.com**

Printed in Korea
1 2 3 4 17 16 15 14

병원조직관리론

[제 6 판]

Lawton Robert Burns, Elizabeth H. Bradley, Bryan J. Weiner 공저
김한중, 신의철, 조병희, 박종연, 이기효, 김양균, 김광점, 유명순 공역

병원조직관리론 제6판
Shortell & Kaluzny's Health Care Management: Organization Design & Behavior, 6th Edition

제6판 인쇄 2013년 8월 23일
제6판 발행 2013년 8월 30일

저 자 Lawton Robert Burns, Elizabeth H. Bradley, Bryan J. Weiner
공역자 김한중, 신의철, 조병희, 박종연, 이기효, 김양균, 김광점, 유명순

발행인 안 종 만
발행처 (주) 박영사
서울특별시 종로구 평동 13-31번지
등록 1959. 3. 11. 제300-1959-1호(倫)
전 화 02)733-6771
f a x 02)736-4818
e-mail pys@pybook.co.kr
홈페이지 www.pybook.co.kr

정 가 28,000원
ISBN 978-89-6454-485-3 93510

추천의 글

25년간, 다섯 번의 발간을 거치면서 우리는 주요 경영이론과 개념 그리고 이를 일상생활에 적용하는 것에 대해 기술하는 등 의료서비스의 조직 및 관리에 대해 통합적인 관점을 제공하려고 시도해왔다. 또한, 의료서비스가 제공되는 여러 상황에 대비할 수 있도록 현재 및 미래의 경영자에게 실질적인 사례와 가이드라인을 제공하였다.

출판 진행 중 의료개혁의 시대에 진입하게 됨에 따라, 새로운 도전과 기회에 대해 알리게 되었다. Robert Burns, Elizabeth Bradley와 Bryan Weiner가 주도적 역할을 하였고 모든 공저자들은 의료서비스 개혁으로 인해 발생하는 도전 및 기회와 관련된 중요한 이슈의 이론, 개념, 접근에 대하여 사려깊고 심도있는 분석을 제공하였다.

의료개혁은 오랫동안 지속되어 왔던 접근성, 질, 비용억제 및 전례없는 경제상황에서의 형평성에 대해 논제화함으로써 상당한 불확실성을 야기했다. 개혁규정에 반영되었듯, 접근성, 보장성, 민간과 공공프로그램의 역할과 효과비교 연구의 역할, 지불제도개혁, Accountable care organizations, 환자중심의 메디컬 홈 등 많은 변화가 있었다.

이러한 점들이 전달체계의 운영적 변화를 보여주었지만 근본적인 경영적 어려움은 계속 남아 있어 향후 의료계의 다양한 조직에서 이에 대한 인식과 주목이 필요하게 될 것이다. 동기부여된 노동력 유지, 진료패턴 최신화, 그리고 시장경제 안에서 다양한 학문과 전문성을 추구하여 환자와 지역에 이득을 줄 신기술을 수용하는 것은 경영적 책임이며 앞으로도 계속 그러할 것이다.

이 6판은 의료조직 관련 이론, 개념, 도구, 그리고 적용 사례를 독자에게 제공하며 경영자가 일상에서 마주치는 운영관련 이슈를 다루고 있다. 책 도입부에서 소개하였듯 조직과 경영자가 마주치는 주요 난관은 "가치(value)"를 전달하는 것으로, 질과 비용의 비율을 의미하는데 이 문제는 항상 이슈가 되어 왔으며, 경제적 현실과 과학의 발전이 이를 피할 수 없게 만들었다.

이 책은 세 개의 섹션으로 구분된다. 첫 번째 섹션은 개념 도입 및 소개의 장으로서 의료서비스 제공과 결정 과정에서 경영자를 가이드하고, 보건의료 서비스의 다양한 상황에서 발휘되는 경영과 리더십의 역할과 기여에 대해 이해할 수 있는 개념틀을 소개한다.

다음 섹션에서는 미시적 관점에서 내부 환경관리에 대해 기술하였다. 이 관점은 조직 설계, 동기, 커뮤니케이션, 권력, 조직학습, 성과와 질 향상 및 그룹과 팀을 관리하는 것과 같은 주제를 다룬다. 각 장에서는 "현장 사례(In Practice)"라는 시나리오를 제공하여, 효과적 관리에 대한 개념과 방법을 제시한다.

마지막 섹션은 거시적 관점에서의 외적 환경 관리로, 조직론적 문맥(organizational context)에 초점을 맞추어 경쟁적 우위, 동맹 유지와 관리의 어려움을 다룬다. 네 개의 새로운 챕터는 발생할 수 있는 불확실성에 관리자가 대비할 수 있도록 도움을 줄 것이다. 이는 계속 확대되고 있는 정보기술, 소비자 중심주의(consumerism), 점점 더 복잡해지는 규제적 환경과 세계화에 대한 인식을 포함하고 있다.

의료서비스 관리 분야는 성숙기에 접어들었으며 Burns, Bradley 및 Weiner 등의 저자들은 미래의 경영자들이 필요로 하는 이론, 개념 및 가이드 라인 등을 제시하였다.

의료서비스 관리 분야는 성숙기에 접어들었으며 Burns, Bradley 및 Weiner 등의 저자들은 미래의 경영자들이 필요로 하는 이론, 개념 및 가이드 라인 등을 제시하였다.

Stephen M. Shortell, Ph.D
Blue Cross of California Distinguished Professor of Health Policy & Management
Professor of Organizational Behavior,
Haas School of Business and Dean, School of Public Health
University of California, Berkeley
Berkeley, California

Arnold D. Kaluzny, Ph.D
Professor Emeritus of Health Policy & Management,
Gillings school of Global Public Health and Senior Research Fellow
Cecil G. Sheps Center for Health Services Research,
University of North Carolina at Chapel Hill,
Chapel Hill, North Carolina

저자 서문

소개

이 책은 조직이론과 실무에 대한 체계적인 이해와 의료서비스 경영의 식견 함양에 관심이 있는 독자들을 위한 것으로 실무적용을 강조하는 최신 조직이론과 연구를 바탕으로 한다. 주요 독자층은 보건행정, 관리 및 정책을 전공하는 대학원생이지만 실무자교육과정 수강생, 최신 조직이론이나 경영적 사고에 관심이 있는 의료경영자에게도 유용할 것이며, 향후 의료계 관련직종에 종사하게 될 경영, 공공행정, 의학, 간호학, 약학, 사회복지학을 전공하고 있는 학생들에게 도움이 될 것이다. 이전 판은 폴란드어, 한국어, 우크라이나어, 그리고 헝가리어로 번역이 된 바 있으며, 이번에도 동일 분야의 사람들이 사용할 것으로 기대된다.

이 책이 다루는 내용

이번 6판은 헬스케어 분야를 기존의 병원과 의료제공 조직에만 집중하였던 것에서 관점을 확대하여 제공자, 구매자, 규제자, 공중보건 및 재정 조직까지 폭넓게 포함하고 있으며 미국이나 다른 국가가 보건의료를 어떻게 다루는지 비교가 가능하도록 국제적인 관점에서 기술하였다. 이 책은 이 외에도 보고(public reporting), 행위별수가제, 정보기술, 의약품 판매, 윤리 및 의료관광과 같은 새로운 이슈에 대해 경영적 함의를 논의하고 있다. 마지막으로, 이 6판에서는 5판에서의 주요 주제를 확대, 발전시켰는데 보건의료분야의 지도자들은 보건의료조직의 경영과 설계를 효과적으로 해야 하며, 다른 한편으로 환경변화에 적응하고 영향을 줄 수 있어야 한다는 점이다. 내부 조직과 외부 환경 간 경계를 관리하는 것은 보건의료경영 리더십의 핵심이라고 볼 수 있다.

조직

이 책에서 조직에 관한 내용은 이와 같이 확대, 발전된 주제를 반영한다. 제1부에서는 보건의료분야의 전반적인 주제를 다루고, 보건의료 조직이 직면한 고유의 난제에 대해 토의하며 조직문화, 성과, 변화에 영향을 주는 리더와 경영자의 역할을 파악한다. 제2부에서는 조직 내 핵심 리더십과 경영과업에 집중한다. 여기서는 구성원들에게 동기를 부여하고, 팀을 가이드하며, 구조를 설계하고, 업무를 편성하며, 효과적으로 소통하고, 영향력을 미치며, 갈등을 해결하고, 합의안을 협상하며, 성과를 향상시키고, 혁신과 변화의 관리에 대해 다룬다. 제3부에서는 보건의료 조직의 운영을 넓은 맥락에서 기술하고, 몇 가지 새롭게 나타나는 경향과 이슈의 경영적 함의에 대해 논의한다. 전략적 동맹의 성장, 보건의료 법과 규제의 확산과 복잡성, 정보기술의 사용과 도전적 과제, 증가하는 소비자 중심주의, 그리고 국제보건의료체계의 상호연결성 등을 포함한다.

제6판은 도입(제1장)을 새롭게 했으며, 여러 새로운 장을 추가하였다: 질 향상(제9장), 전략적 사고(제10장), 보건의료정책 및 규제(제12장), 보건의료정보기술(제13장), 소비자 중심주의 및 윤리(제14장), 그리고 세계화와 건강(제15장). 또한, 각각의 장에서 다룰 경우 누락되기 쉬운 중요한 경영 및 조직 이슈 간의 연관성을 강조하고자 제5판에 있던 여러 장을 통합하였다. 그 대표적 예로 제3장에서는 조직 설계, 업무 설계 및 조정을 포함하고 있고 제7장에서는 권력과 정치, 갈등 관리, 그리고 협상에 대해 다루었다. 마지막으로, 리더십과 관리(제2장), 커뮤니케이션(제6장), 그리고 혁신과 학습(제8장)등의 챕터를 포함하여 5판의 몇 개 장은 내용이 거의 새롭게 바뀌었다.

장점

제6판에서는 5판과 마찬가지로 유용한 장점이 있는데, 그 내용은 다음과 같다:

- 주제 목록(개요)이 각 장의 초반부에 제시되어 있다.
- 학습 목표가 각 장의 초반부에 제시되어 있다.
- 각 장에는 독자들이 숙지하고 활용해야 할 핵심 용어들의 목록이 포함되어 있다.
- 의료서비스 조직이 직면하고 있는 실제 상황에 대해 묘사하는 "현장 사례"가 있다.
- 토론의 여지가 있는 사안을 제공하거나 독자들의 사고를 자극하기 위한 내용을 다루고 있는 "토론" 부분이 포함되어 있다.
- "요약 및 경영 가이드"가 각 장의 결론 부분에 제시되어 있다.
- 각 장의 개념을 강화하는 데 도움이 되는 토의 문제가 있다.

새로운 점

제6판은 상기한 바와 같이 일곱 개의 장과 새로운 두 가지 특징이 추가되었다. 첫째 특징은 각 장에 간략한 사례연구가 있는데 질문과 함께 토론을 유발하고, 조직 이론과 개념을 실제 경영과 조직이슈에 적용토록 진작시킨다. 둘째 특징으로는 책 뒤에 모든 주요 용어와 정의를 정리하였다는 점이다.

강사를 위한 자료

강사용 웹페이지(Instructor companion site)

이 웹페이지는 강사를 위한 중요한 보조자료를

제공한다. www.cengage.com/international로 접속하여, 다음의 자료를 이용할 수 있다.

- **전자식 강의 매뉴얼** – 이 책에 포함된 강의자용 매뉴얼은 "실례" 및 "논쟁거리"의 개요를 포함한다: 토의질문에 대한 예시 답변 및 사례연구, 강의 팁 및 연습문제, 권장도서 목록, 스터디가이드에 포함된 사례(Vignette) 자료의 예시 답변, 논쟁거리에 대한 추가자료 등이 있다.
- **파워포인트 슬라이드** – 각 장에 대한 파워포인트 슬라이드가 함께 제공된다. 이 슬라이드는 강의 시 보조자료로 사용할 수 있다. 학생들은 각 장의 복습을 위해 사용하거나 수업자료로 출력하여 사용하고, 강의자는 필요한 슬라이드를 자유롭게 추가하여 사용하면 된다.
- **Exam View** – Exam view는 학습목표 – 기반 시험문제 출제도구로 Cengage Course Te–chnology 문제은행으로부터 강사가 시험지건 LAN이건 혹은 웹이건 시험문제를 만들 수 있는 강력한 출제도구이다. 강사는 Cengage Course Technology 문제은행을 활용하여 매우 효율적인 Quick Test Wizard를 통해 5분 안에 출제가 가능하고 혹은 강사의 의도에 맞게 맞출 수도 있다.
- **샘플 강의계획서** – 이것은 강의자의 의도에 맞도록 강의를 계획할 수 있게 개발되었다.

학생용 웹페이지

Student Companion Site(www.cengagebrain.com)에서 추가적인 수업 자료를 이용할 수 있다. 이 홈페이지 상단의 검색란에서 서적의 ISBN(책 뒷표지에 위치)으로 검색을 하면, 해당 서적에 대한 페이지로 이동할 수 있으며 다음의 관련 자료를 찾을 수 있다.

- **전자식 스터디 가이드** – 스터디 가이드에는 추가적인 사례연구와 연이어 비판적 사고를 유도하는 질문들을 제공한다. 또한 학생들이 실무에서 필요하게 될 기술을 습득할 수 있도록 강좌나 본인들의 시간에 마칠 수 있는 과제를 제공하고, 추가적으로 논쟁거리 시나리오를 제공한다.

지은이에 관하여

Burns박사(Lawton Robert Burns)는 James Joo–Jin Kim professor, 펜실베니아 대학교 Wharton School의 보건관리학과 교수이고 Wharton센터의 보건관리 및 경제학과의 과장이다. 그는 병원–의사 간 관계, 전략적 변화, 통합헬스케어, 공급체인 관리, 헬스케어 관리, 공식적 조직(formal organization), 의사 네트워크 및 의사 진료관리 연구에 초점을 맞추고 있다. Burns박사는 보건관리분야 여러 저서의 저자이며, 많은 기고를 하였다. 다양한 연구비 수상과 펠로우쉽을 수여받았으며 교육자로서도 다양한 직책을 수행 중이다. Burns박사는 연방정부뿐 아니라 민간분야에서 전문가로써 자문을 제공하였다. 그는 미국병원협회(American Hospital Association) 및 보건서비스연구협회(Association for Health Services Research)의 일원이다. Burns박사는 사회 및 인류학학사 및 사회학 석사, 박사 학위를 받았다.

Bradley박사(Elizabeth H. Bradley)는 예일 대학교 보건대학원의 역학 및 공중보건학 교수로, 보건관리 및 국제보건학 분야를 총괄하고 있으며 Yale Global Health Initiative의 과장을 맡고 있다. 또한 공중보건분야에서 연구 및 학술경험이 풍부하고 다양한 수상과 연구비를 수상한 경력이 있다. 그녀는 보건서비스에 연구의 중점을 두고 있으며, 특히 관리 및 질향상에 초점을 맞춘 연구를 수행하고 있다. Bradley박사는 Gerontological society of America와 Academy of Health, Association of University Programs in Health Administration의 회원이다. 또한 Associate of the American College of Heal-thcare Executives의 교수진이며 Yale 암예방/조절 센터의 정회원이다. 그녀는 또한 백여 개 이상 보고서를 발행했으며, 보건분야에서의 수많은 저서와 논문을 작성했다. Bradley박사는 경제학 학사, 경영학 석사, 경영학보건정책 및 경제학 박사 학위를 받았다.

Weiner박사(Bryan J. Weiner)는 노스캐롤라이나 대학교의 Gillings School의 보건정책 및 행정학과의 교수이다. 그는 많은 저서와 논문을 발표했다. Weiner박사 역시 Academy of Heal-th, Academy of Management, American Pu-blic Health Association, Society for Behavio-ral Medicine의 회원이며, 심리학 학사 후 조직 정신학에서 석사, 박사 학위를 받았다.

감사의 말

이 책의 주된 강점은 저자의 다양성이며, 따라서 각 장을 통해 여러 관점, 경험, 기술, 그리고 전문성을 접할 수 있다고 믿는다. 이번 판에서는 새롭게 추가되었거나 상당한 부분이 업데이트 되어 저자 전문지식의 폭과 깊이뿐 아니라, 그들의 새로운 관점이 반영되었다. 저자들은 Stephen Shortell 및 Arnold Kaluzny교수님 두 분께서 보건관리의 연구와 교육에 있어 헤아릴 수 없는 큰 기여를 하셨음을 감사드린다. 학자로서, 조언자로서, 멘토이자 동료로서 그들은 우리의 경력에 큰 영향을 주셨다. 이 책은 다섯 번에 걸쳐 개정판이 발간된 지난 25년간 보건의료서비스 연구자, 정책개발자, 경영자 및 보건의료전문가에 학습 길라잡이가 되었다. 우리는 6판이 Shortell과 Kaluzny교수님께서 확립한 우수성의 전통을 유지하기를 기대한다.

마지막으로, Lauden Taylor 및 Rachelle Al pen가 편집을 도와 준 것에 대한 감사의 말을 전한다.

펜실베니아 대학교 Lawton Robert Burns
예일 대학교 Elizabeth H. Bradley
노스캐롤라이나 대학교 Bryan Jeffrey Weiner

역자 서문

우리나라는 아주 빠른 기간 내에 전 국민 건강보험이 달성되어 국민 모두의 의료이용 접근성이 보장되고, OECD 국가들 중에서는 낮은 의료비를 지출하면서도 건강수준이 비교적 높아 다른 나라들의 주목을 받고 있다.

그러나 한편으로는 인구의 고령화, 신의료기술의 확대, 행위별 수가제와 의료공급의 확대는 급속한 의료비 증가와 보험재정 악화를 초래할 위험에 직면하게 되었다. 또한 소위 "Big 5"라고 불리는 대형병원 중심의 의료가 고착화되면서 다양한 공급자 간에, 또한 의사와 사회 간에 긴장은 커져 가고 있다.

의료환경의 변화는 우리만 겪는 것이 아니고 세계 모든 곳에서 일어난다. 오히려 의료기술과 새로운 제도를 리드해 가는 미국 등의 선진국에서 시작된 변화의 바람이 우리에게 불고 있는 것이다.

이러한 변화 속에서 병원경영자는 무슨 일을 어떻게 할 것인가?

이러한 질문을 해결하는 데 도움이 되는 책이 이번에 번역·출판하는 병원조직관리론이다. 원제목은 "의료관리(조직설계와 조직행동)"라고 포괄적으로 되어 있으나 우리나라의 보건의료조직이나 건강보험조직이 미국처럼 다양하지 않기 때문에 가장 대표적인 의료기관으로 병원을 선정하고 "병원조직관리론"이라고 번역하였다.

병원의 내·외부 조직관리 전체를 다루고 있을 뿐 아니라, 미래의 의료 모습을 전망하고 어떻게 리드해 갈 것인가 까지를 기술하고 있다. 이번 개정판은 새로 추가된 내용이 많을 뿐 아니라 기존 이론에 대한 설명도 많이 바뀌어 새 책을 보는 것 같은 느낌이 든다. 보건행정을 전공하는 학생들뿐 아니라 현장에서 일하는 경영자와 정책을 수립하는 공무원들까지도 꼭 읽었으면 하는 기대에서 이 책을 번역하게 되었다.

이 책의 번역을 주도한 가톨릭의대 신의철 교수와 꼼꼼하게 뒷바라지를 해 준 박소정, 남지현 선생, 유병석 선생 그리고 번역 출판을 맡아 준 박영사에 감사드린다.

2013. 8

대표 역자 김 한 중

역자 소개

대표 역자: 김한중

연세대학교 의과대학과 대학원 보건학과(석사)를 졸업하고 서울대학교 대학원에서 박사학위를 받고 미국 North Carolina 보건대학원에서 보건정책 및 관리 박사과정을 수료하였다.
연세대학교 의과대학 및 보건대학원 교수로서 보건대학원장, 보건정책 및 관리연구소장, 연세대학교 16대 총장을 역임했고 현재는 차병원그룹 회장으로 근무하고 있다.
보건복지부의 여러 위원회와 대통령자문기구인 21세기위원회, 정책기획위원회, 의료발전특별위원회(건강보험전문위원회 위원장)와 헌법기관인 국민경제자문회의 위원을 역임하였으며 보건의료미래위원회 위원장으로「2020 한국 의료의 비전과 정책방향」이란 보고서를 발표하였다.
한국보건행정학회 회장, 예방의학회 이사장, 한국과학기술총연합회 이사, 대한보건협회 부회장을 역임했고 WHO 단기자문관 및 의료관리연구위원회 위원과 APACH (Asian Pacific Academic Consortium for Public Health) 이사 및 2001년 학술대회 조직위원장, 대회장을 역임하였다.

신의철

가톨릭대학교 예방의학 박사
가톨릭 의과대학/보건대학원 보건행정학 교수
The University of North Carolina 객원교수
보건의료 조직론, 질관리에 대한 연구 및 강의
eshin@catholic.ac.kr

조병희

University of Wisconsin－Madison 사회학 박사
서울대학교 보건대학원 교수
보건사회학 및 보건조직론 분야 연구 및 강의
chob@snu.ac.kr

박종연

연세대학교 사회학 박사
한국보건의료연구원 연구위원(연구기획단장)
보건사회학, 보건의료정책 분야 강의 및 연구
cypark@neca.re.kr

이기효

성균관대학교 경영학 박사
Virginia Commonwealth University 박사 후 과정
전 국민건강보험 건강보험정책연구원장
인제대학교 보건대학원 교수
인제대학교 병원전략경영연구소 소장
병원경영학(경영전략, 인사/조직) 및 보건정책
gsphklee@inje.ac.kr

김양균

미국 University of South Carolina 의료경영학 박사
연세대학교 보건학 박사
경희대학교 경영대학 교수
보건정책, 병원 전략/인사/조직의 연구 및 강의
lukekim@khu.ac.kr

김광점

고려대학교 경영학 박사
가톨릭대학교 의료경영대학원 교수
병원의 조직 및 인적자원관리에 대한 연구 및 강의
kjkim@catholic.ac.kr

유명순

University of California, Berkeley 보건학 박사
서울대학교 보건대학원 교수
보건의료 관리와 전략 및 보건조직 관련 연구 및 강의
msyou@snu.ac.kr

목　　차

제1부
소 개

제1 장

보건의료의 가치 전달: 세계적 관점과 미국의 관점

Lawton Robert Burns, Elizabeth H. Bradley, and Bryan J. Weiner
역자: 조병희

개 요

- 과제: 가치 전달
- 의료비 증가: 공급요인과 수요요인
- 가치문제를 악화시키는 다른 요인들
- 미국 헬스케어 시스템의 복잡성
- 미국보건의료의 유기체적 관점
- 조직과 경영이론
- 조직이론 요약
- 조직이론과 행동

학습 목표

이 장을 읽고 나면

1. 보건의료에서 가치 전달의 문제를 이해할 수 있어야 한다.
2. 보건의료 서비스 전달에 영향을 미치는 요인들을 밝혀낼 수 있어야 한다.
3. 전지구적 차원에서 보건의료 서비스를 형성시키는 세력들 간의 유사성과 차이점을 구분할 수 있어야 한다.
4. 보건의료 산업을 변화시키기 어려운 이유를 이해할 수 있어야 한다.
5. 보건의료 서비스 전달에 대한 시스템적 관점을 배양할 수 있어야 한다.
6. 헬스케어 시스템에서 운영되고 있는 여러 형태의 회사들에 대하여 이해할 수 있어야 한다.
7. 보건의료 조직이 직면하는 실제 문제들을 구분해내고, 이해하며, 조직이론을 적용할 수 있어야 한다.
8. 복수의 이론적 관점을 갖고 문제를 분석하는 정신적 민첩성을 배양해야 한다.

핵심 용어

가치(Value)
가치 사슬(Value chain)
개방체계이론(Open system theory)
거시적 관점(Macro perspective)
고전적 행정학파(Classical school of administration)
과학적 관리론(Scientific management school)
관료제(Bureaucracy)
근거중심 의학(Evidence-based medicine)
미시적 관점(Micro perspective)
병원-의사 관계(Hospital-physician relationships)
헬스케어 시스템(Health systems)
복합적 적응체계(Complex adaptive system)
비용곡선 구부리기(Bending the cost curve)
사회적 연결망이론(Social network approach)
3중 목적(Triple aim)
상황이론(Contingency theory)
시스템론(System perspective)
양수겸장(Ambidexterity)
외부환경(External environment)
의사결정학파(Decision-making school)
인간관계론(Human relation school)
자원의존론(Resource dependence theory)
전략경영론(Strategic management perspective)
제도이론(Institutional theory)
제한된 합리성(Bounded rationality)
조직군 생태론(Population ecology)
철의 삼각형(Iron triangle)

현장 사례: GAVI 동맹(The GAVI Alliance)

The Global Alliance for Vaccines and Immunization(GAVI)는 2000년 1월 31일 세계경제포럼에서 출발하였다. GAVI Alliance는 개발도상국, 국제개발원조 기구, 제약회사, 그리고 자선단체들의 동반자 조직이었다. 게이츠 재단(The Bill and Melinda Gates Foundation)이 GAVI의 설립기금으로 7억 5천만 달러를 제공하였고, 다른 나라들도 기금마련에 동참하였다. GAVI는 저소득 국가에 대해 새로운 백신이나 저사용 백신 공급을 확대하여 어린이 사망률과 이환율을 낮추며 건강상태를 개선하는 것을 목적으로 설립되었다(Martin and Marshall, 2003; Milstein *et al.*, 2008; GAVI Alliance, 2010).

그러나 GAVI 동맹은 이 목적을 달성하는데 있어서 많은 경영상의 어려움에 직면하였다. 첫째, GAVI 동맹의 비전은 해당 국가가 백신 프로그램에 참여하도록 동기화하고 점차 백신공급에 자체적인 재정투입을 늘려나가는 것이었다. 둘째, 당사국은 백신 프로그램을 운용하고 그에 부수되는 결과에 대한 책임을 져야 했다. 셋째, 당사국은 농촌 주민들에게 백신을 전달하기 위한 기반시설을 구축하고 운영해야 했는데 때로는 이를 위해 수백 마일의 공급 체인을 구축하는 것이 필요했다. 즉 당사국은 교통과 분배망을 갖추어야 했고, 또한 백신을 저장하고 관리할 훈련된 지역 보건요원을 갖추어야 했다. 넷째, GAVI 동맹은 세계보건기구(WHO), World

Bank, UNICEF, 백신을 생산하는 대형 제약회사, 게이츠 재단과 같은 다양한 이해관계자들을 상대해야 했다. 다섯째, GAVI 동맹은 관료제가 제대로 작동하기 어려운 아주 작은 규모의 조직으로 운영되었다. 여섯째, GAVI 동맹은 저소득 국가들이 부담할 수 있을 정도의 낮은 비용으로 그들이 필요로 하는 백신을 구매하기 위하여 제약회사를 상대로 영향력을 발휘해야 했다. 끝으로 GAVI 동맹은 파트너들에 대한 책임 규정과 함께 분명한 거버넌스 구조를 필요로 하였다.

2000년에서 2009년 사이에 GAVI는 2억 5670만 명의 어린이에게 B형 간염, B형 독감, 황열병 백신 접종을 지원하였다. GAVI는 또한 72개 국가에서 예방접종률을 높이기 위하여 저사용 백신의 공급확대, 보건체계와 예방접종 체계 강화, 혁신적인 공공-민간 파트너십 구축 등을 추진하였다(GAVI Alliance, 2010). GAVI 동맹이 출범한 지 10년이 되는 2010년 1월에 게이츠 재단은 다음 10년 동안 100억불을 추가로 출연키로 하였다.

이러한 성공에도 불구하고 GAVI는 여러 문제에 직면해 있다. GAVI가 파트너십 구축과 예방접종률 향상에 관심을 기울인 반면 계획의 실행이나 진행 중인 사업 진행을 위한 해당 국가의 자원의 동원 문제에는 별 관심을 기울이지 않았다. 그 이유는 백신 가격이 크게 인상된 점과 국민의료비에서 차지하는 백신 비용의 분율(%)이 상승하였고, 저소득 국가에서는 백신이 주요 관심사가 되지 못하는데 기인한다(Milstien *et al.*, 2008; Muraskin, 2004). 끝으로 GAVI는 백신을 다루고, 운반하고, 저장하는 데 필요한 대규모 공급 체인의 "시스템 비용"을 해결해야 했고(Lydon *et al.*, 2008), 또한 파트너들이 장기적인 재정지원을 보장하는 문제를 해결해야만 했다.

목적

새 천년에 보건의료 서비스를 전달하는 데 있어서 핵심 과제는 가치 전달의 문제이다. 가치(value)란 동일 비용 또는 동일 가격으로 새로운 품질 요소나 소비자가 선호하는 새로운 고객서비스가 제공될 때, 또는 기존의 품질이나 고객서비스가 다른 생산자에 비하여 낮은 가격으로 제공될 때 창출된다. 보건의료 서비스 전달에 투자하면 건강 상태를 향상시킬 수 있고, 이것은 다시 경제성장과 정치안정에 도움을 줄 수 있다(Burns, D'Aunno, and Kimberly, 2003; Esty *et al.*, 1999; Sachs, 2001). 그렇지만 보건 투자의 가치가 항시 분명한 것은 아니다. 예를 들어 예방접종의 이득에 대한 증거와 함께(Martin and Marshall, 2003; World Health Organization, 1996) 1970년대와 1980년대의 전 지구적인 예방접종이 증가했지만, 1990년대 들어서는 저소득 국가들에서 예방접종에 대한 정부지출이 삭감되면서 예방접종률이 급격하게 하락하였다. GAVI 동맹은 2000년에 출범하여 첫 10년 동안 400만 명을 죽음으로부터 구해냈고, 전 세계 10억 명의 어린이의 1/4에게 치명적 질병에 대한 예방접종을 실시하였다(GAVI Alliance, 2010).

왜 이전에는 이러한 접근법이 없었을까? 보건의료 전달체계의 큰 변화를 이뤄내고, GAVI 동맹이 그랬던 것처럼 가치를 증대시키려면 조직은 비일상적인 접근을 시도해야 한다. 그러한 접근법들은 몇 가지 경영 능력에 좌우된다. 여기에는 세계적 수준에서 동맹을 구축하는 것이나 그 동맹의 거버넌스 구조를 분명하게 하는 것, 필요 서비스를 전달할 수 있도록 지역 보건 기반시설을 구축하는 것, 전 지구적 차원의 참여와 지역의 참여의 균형을 유지하는 것, 지역의 건강 주도권을 발전시키는 것 등이 있다. 동맹 구축, 거버넌스와 역할에 대한 협상, 갈등관리, 변화관리, 전략기획과 리더십 구축 등의 경영기법은 어떤 헬스케어 시스템에서도 경영관리자의 핵심적 도구(tool kit)가 된다.

과제: 가치의 전달

보건의료 산업이 직면한 핵심적 과제는 **가치**를 전달하는 것이다. 가치란 품질(quality)을 비용(cost)으로 나눈 몫을 말한다. 즉, 보건산업체는 동일한 비용으로 더 높은 품질의 보건의료 서비스를 전달하거나, 보다 낮은 비용으로 동일 품질의 서비스를 전달하거나, 보다 높은 품질의 서비스를 보다 낮은 비용으로 전달할 것을 요구받고 있다. 이러한 과제는 제공자(providers)들에게는 조직 책무성(accountable care organizations, ACOs)과 성과연동 지불제(pay-for-performance)의 형태로, 제품 납품자(suppliers)들에게는 다른 치료법 대비 자신들의 치료법의 비교 임상 효과를 보여줘야 하는 것으로, 보험자와 공급자에게는 가치에 근거한 구매를 하는 방식으로 다가왔다.

가치를 창출하고 전달하기 위하여 병원은 1920년대 이후 헬스케어 시스템의 3대 보건정책 목표인 의료의 질 향상, 의료접근성 제고, 비용 절감과 비용 상승 경향 둔화, 다시 말해 **비용곡선 구부리기**(bending the cost curve)1) 또는 추정된 비용지출 경향에 대비하여 의료비 지출을 감소시킬 방도를 찾아야 했다(Commonwealth Fund, 2007a).

많은 의료관리 연구자들은 이 세 가지 목표가 동시에 달성될 수 있을지 의문을 갖고 있으며(Chen, Jha, Guterman *et al.*, 2010; Katz, 2010), 균형화 작업이 필요한 것은 아닐까 생각하고 있다(Berwick *et al.*, 2008). 이 세 가지 목표의 달성은 때로는 보건의료의 철의 삼각형으로 묘사되기도 한다(Kissck, 1994). 꼭지각이 각각 60도인 정삼각형을 그려보자. 그리고 한 각이 하나의 보건정책을 의미한다고 가정하자. 하나의 보건정책을 강조하여(예를 들어 의료 접근성) 그 각도를 넓히다보면 다른 두 개의 각도(즉 질 또는 비용)는 줄어들게 된다. 예를 들어 최근 미국의 건강보험제도 개혁법안(the Patient Protection and Affordable Care Act)은 3000만 명의 미국인에게 건보혜택을 확대하였는데, 대상인구의 확대가 지출 증가를 초래하여 이득이 상쇄되었다(CMS, 2010).

1) 역주: 의료비 상승의 원인 조건을 변화시켜 결과를 개선시키는 것, 즉 여기서는 비용곡선이 원래 추정치보다 긍정적 방향으로 더 구부러지는 것을 의미한다.

그럼에도 불구하고 보건산업의 제공자 조직들은 질과 비용의 두 목표를 동시에 달성하도록 요구받고 있다. 2009년 7월에 보건의료 공급자들이 워싱턴에 모여서 노인의료보험(Medicare) 가입자들에게 어떻게 서비스를 전달할지를 토론하였는데, 이들에 대한 서비스는 다트머쓰 지도(the Dartmouth Atlas)[2]에 수록된 전국 데이터와 비교할 때 질은 평균 이상이고 비용은 평균 이하로 평가되었다(Institute for Healthcare Improvement, 2009). 최근 10년 사이에 제공자들은 비슷한 가치 명제(질/비용)를 보여줄 것을 요구받았는데, 이때 사용된 일련의 경영 기법들로는 총체적 질 관리(즉, 과정의 편차를 축소하고 동시에 수행역량의 수준을 높이는 것), 공급 체인 관리(즉, 생산품을 표준화하여 사용할 때 일관성을 높이고 단위비용을 절감하는 것), 임상적 통합(즉, 임상진료의 경로와 치료계획을 표준화하여 임상실천의 편차를 줄이고 진료의 질을 높이는 것) 등이 있다. 최근 10년 동안 미국 의학원(the Institute of Medicine, 2001)은 탁월한 의료체계 달성을 위한 여섯 가지 개선목표를 제시하였다. 즉, 의료는 안전해야 하고, 효과적이고, 환자 중심적이고, 시의적절하고, 효율적이며, 형평성이 있어야 한다는 것이다. 광범위한 보건정책 목표들의 균형을 잡는 것은 전 지구적 차원에서도 동일하다. 세계보건기구(WHO, 2000)는 국가 **헬스케어 시스템**의 순위를 매기는 데 있어 건강상태(질과 유사함), 인구집단의 기대에 대한 반응성(접근성과 유사함), 사회적 재정적 위험 보호(비용과 유사함)의 세 가지 기준을 사용하였다.

2) 역주: 미국의 보건의료자원의 분포와 이용현황을 지역별, 병원별, 주제별로 지도 위에 표시해주는 데이터베이스이다. 메디케어 자료를 이용하고 있다. http://www.dartmouthatlas.org 참조

의료비 상승: 공급요인과 수요요인

헬스케어 시스템에서 가치를 전달해야 하는 이유 중 하나는 이 가치 공식의 분모에 해당하는 의료비가 지속적으로 상승하여 왔고 억제하기가 쉽지 않다는 것이 밝혀졌기 때문이다. 미국의 의료비는 지난 60년 사이에 매년 3－4%씩 상승해왔다(Altman, 2010). 공공 및 민간부문의 노력이 의료비 증가율을 일시적으로 억제하였지만 그러한 노력 이후에는 비용이 다시 급상승하였다는 지적도 있다(Altman & Levitt, 2002).

의료비는 왜 지속적으로 증가하는가? 수많은 전문가들은 비용증가의 근본원인이 기술(technology)에 있으며, 이러한 기술들이 새로운 환자들에게 광범위하게 활용되고 있는 점을 지적한다(Aaron and Ginsburg, 2009; Commonwealth Fund, 2007b; Congressional Budget Office, 2008). Weisbrod(1991)에 의하면 기술진보는 더 높은 가격, 더 많은 수요, 더 큰 비용을 야기하고, 신기술에 대한 더 많은 보험적용을 요구하게 되고, 그것은 다시 더 새로운 기술혁신을 부추기게 된다. 한편 기술은 다른 방식으로도 의료비 증가에 기여한다. 다른 산업과 달리 의료기술은 노동을 대체하기보다는 보완하는 방식을 취한다. 즉, 새 장비를 다루기 위하여 많은 의료기

사가 필요하게 된다. 더욱이 공급자들은 세련된 서비스나 고급의료장비를 환자유치 경쟁을 하는데 사용한다. 그럴수록 공급자들은 값비싼 초과 기술 역량을 갖게 되고 지역의료시장에서 의료장비의 중복보급("기술 전쟁")이 발생하게 된다. 보험은 의료비 증가의 또 다른 요인이다. 보험적용이 확대되면(보다 많은 가입자, 보다 많은 보험혜택 항목) 의료수요가 증가되고 의료비 지출이 증가하며, 더불어 보험가입자는 비보험자가 자신의 돈으로 의료비를 지불할 경우에 비하여 더 많은 의료서비스를 이용하는 도덕적 해이의 문제가 초래된다(Arrow, 1963). 의료비 증가를 초래하는 공급 요인과 수요 요인이 있다. 공급 요인으로는 정보의 불확실성이 있으며 이 불확실성이 클 때 의료비가 상승하게 된다. 구매자와 소비자는 의료공급자들 사이의 질적 차이를 확실하게 구분하지 못하고, 자주 반복하여 구매하는 것도 아니며, 가격의 투명성을 확신하지도 못한다. 그러다보니 공급자들은 동일한 서비스를 제공하지만 그로부터 취득하는 지대(economic rents)는 서로 간에 큰 차이를 보이게 된다. 그러한 지대는 공급자의 시장능력(market power)에서 유래하는 것이다. 부분적으로는 공급자가 방어적 진료를 하거나 또는 만성질환관리나 예방보다 급성질환 치료에 치중할 경우, 공급자 사이의 서비스 조정이 이루어지지 않을 경우에 의료비가 상승하게 된다. 끝으로 수요 증가를 초래하는 병상과 전문의 공급의 지역적 편차에 따라 의료비가 상승하게 된다(Roemer, 1961).

의료비 지출의 지역편차

미국의 의료비 지출은 수년 동안 상승하여 왔다. 그런데 1인당 의료비는 지역별로 큰 차이가 있다. 2004년에 가입자 1인당 노인의료보험(Medicare)의 지출은 유타(Utah) 주에서 4천 달러였고 매사추세츠(Massachusetts) 주에서는 6,700달러였다. 더 작은 행정단위와 공급자 1인당 의료비는 더 큰 차이를 보였다. 노인의료보험에서 고수준 지출지역과 중간수준 지출지역이 저수준 지출지역에 맞춘다면 의료비 지출을 29% 절감할 수 있을 것이란 추산도 있다(Wennberg, Fisher, and Skinner, 2002).

의료비 지출이 왜 지역별로 차이가 나는가? 그 이유는 복합적이다. 의료서비스 가격과 질병의 중증도가 각기 다르다는 점이 주요인이 된다. 그러나 이 요인들은 의료비의 지역격차의 절반 정도만을 설명한다. 전문의 및 병원 시설의 지역 간 차이도 원인의 하나이다. 신기술이나 값비싼 치료법에 대한 공급자의 수용성도 비용을 증가시키는 역할을 한다.

학자들이나 정책 입안자들은 의료비 지출 증가를 둔화시키기 위하여("비용곡선 구부리기") 전달체계를 조직화하는 데 관심을 갖는다. 즉 현재 미국 의료체계에 존재하는 비효율성, 부적절한 인센티브, 분절화된 체계로 인한 질의 하락 등과 결부되어 있는 비용증가를 해결할 수 있도록 진료와 예방을 재조정하자는 것이다. 의료개혁을 추진하는 과정에서 오바마 대통령은 미네소타 주의 메이요 병원(Mayo Clinic)과 오하이오 주의 클리블랜드 병원(Cleveland Clinic)을 관행적인 비용보다 저렴하게 받지만 최고로 양질의 의료서비스를 제공하는 병원이라고 칭찬하면서 미국의 모든 의료공급자들은 이러한 유형의 서비스를 제공할 것을 권고하였다.

| 토론 | 방어진료

의사들은 환자로부터 고소당할 것이 두려워 불필요한 검사를 처방하는가? 그렇다면 "방어진료"는 미국에서 의료비 증가에 얼마나 기여하는가? 이 문제는 큰 논쟁을 불렀다. 한편으로는 산부인과처럼 소송 우려가 큰 분야의 전문의들은 소송 위험을 줄이기 위하여 의학적으로 필요한 수준보다 더 많은 검사 처방을 내린다는 지적이 있다(Studdert *et al.*, 2005). 최근 월 스트리트 신문(Wall Street Journal) 기사에서 한 의사는 "의사들은 진단에 실패하였기 때문에 소송을 당하는 것이지 검사처방을 내리지 않아서 소송당하는 것이 아니다"라고 주장했다(Searcey and Goldstein, 2009). 몇몇 전문가 단체 및 국회의원들은 의료과실 보상보험의 보험료가 급상승하는 점을 지적하면서 사법제도 개혁(즉 의료과실 보상금 규모의 축소)으로 의료비 절감을 도모할 수 있다고 주장하였다. 그러나 방어진료와 의료과실 보상이 의료비에 큰 영향을 주지는 않는다는 지적도 있다. 최근 연구에 의하면 의료과실에 소요된 총비용은 1997년에 300억 달러였는데 이 자체가 큰 규모이기는 하지만 미국의 총 의료비의 1%에 미달하는 규모이다(Towers Perrin, 2008). 의사들은 여러 가지 이유로 검사처방을 내리기 때문에 방어 목적의 검사를 따로 구분해내기 어렵고 따라서 방어진료 비용을 추산하기는 어렵다. 예를 들어 소송에 대한 두려움은 가능한 한 최선의 진료를 제공해주려는 의도와 혼합되어 있다. 또한 의사들은 검사처방을 많이 하고 보다 많은 의료 행위를 수행함으로써 더 많은 수입을 올릴 수 있다.

다음 문제에 대하여 당신은 어떻게 생각하는가?

- 방어진료가 얼마나 발생하는가? 방어진료가 의료비 증가에 얼마나 기여하는가? 어떻게 하면 이 문제가 개선될 수 있는가? 당신 제안의 장점과 단점은 무엇인가?
- 의료과실 보상보험의 보험료가 일부 전문분과와 일부 지역에서 급상승하고 있다. 이에 대한 대책은 무엇인가? 당신 제안의 장점과 단점은 무엇인가?

수요측면에서는 건강보험료에 면세혜택을 주는 관계로 더욱 풍요한 보험혜택 패키지를 선호하게 만들고 도덕적 해이를 불러 결국에는 의료비를 증가시킨다. 또한 의사와 환자 외부에 있는 보험자나 재정중개인에 의하여 관장되고 있는 제3자 지불 시스템을 사용하여 공공 및 민간의 보건의료의 재정운영이 이루어지는 방식도 의료비 증가에 기여한다. 우호적 조세제도와 제3자 지불제도는 소비자–환자들이 그들이 이용하는 의료서비스의 실제 비용을 인식하지 못하게 만든다. 나아가 한 나라의 국부(national wealth)의 수준, 국민의 기대수준, 의료의 기술화 정도, 국민의 건강행동 등에 의하여 의료비 상승이 영향을 받는다. 공급과 수요 요인의 표 1.1에서 보는 바와 같다.

의료분야에 특유한 수요부문의 특성을 보여주는 공리들이 있다. 첫째로 기술혁신과 기술활용은 공급자와 환자 모두 선호하는 것이고 의료비 증가의 핵심요인("기술적 당위")이라는 공리이다(Fuchs, 1986; Gelijns and Rosenberg, 1994). 둘째 공리는 기술이 의료분야(그리고 간호분야)에서 전문화를 추동하며 이것은 다시 의료비를 상승시키게 된다는 것이다. 셋째 공리는 모두 시민은 이러한 기술발전에 의하여 이용 가능해진 최선의 의료서비스를 누군가 비용을 부담하는 한 제공 받을 자격이 있다는 것이다. 기술적 당위에서 파생되는 다른 공리는 비용과 가격이 모든 당사자가 관련되는 핵심 문제라는 것이다. 실제로 전체 가치 사슬을 하나로 엮어주는 것이 환자의 의료비 지출을 의료보험이 되갚아 주는 보험 상환(reimbursement) 가능여부이다. 많은 분석가들은 미래에 사슬을 엮어주는 것이 환자–소비자일 것으로 예상한다. 끝으로 기술혁신과 그에 부수되는 비용은 그 혁신기술에 대한 보험적용의 범위를 넓히고 이것은 다시 혁신을 부추긴다(Weisbrod, 1991).

표 1.1 의료비의 공급 요인과 수요 요인

공급 요인	수요 요인
가격과 질에 대한 불완전한 정보	건강보험료에 대한 세금우대
공급자의 시장능력	제3자 지불제도
비가격 경쟁(기술 전쟁 등)	보험 적용의 폭과 깊이
기술과 기술 확산	도덕적 해이
지역적 편차	국가적 소득 증대
공급자 사이의 조정 부재	불건강한 행동습관
행위별 수가제	사적 보험이 공적 지출을 보완해줄 경우 보험적용 범위를 넓히고 비용이전을 촉진할 수 있다
초과 역량	
급성질환 중심의 전달체계	
제한적 일차 의료	
의료사고에 대한 공포 및 압력	

가치문제를 악화시키는 다른 과제들

가치 공급의 어려움을 더 복잡하게 만드는 것은 헬스케어 시스템이 수많은 다른 과제들도 해결해야만 한다는 점이다. 여기에는 환자의 요구와 기대수준 상승, 책무에 대한 지불자 및 사회의 기대 상승, 예상하지 못한 역학적 변화, 환자안전에 대한 요구 증대, 복잡성의 증대, 연방정부 및 주정부 예산에 대한 규제, 일차의료 담당 의사 공급의 부족, 전문의 및 다른 의료 인력의 공급부족, 의사와 병원에 대한 대중 신뢰의 하락, 개인 건강정보 보호에 대한 관심 증대, 가격과 정보의 투명성 결여, 이해관계와 인센티브의 갈등, 소비자주의 결여, 정보기술의 효과적 사용 결여, 변화에 대한 공급자들의 저항 등이 있다(Porter and Teisberg, 2006; Herzlinger, 2006; Dranove, 2008).

이 과제들과 관련하여 의료 기관들은(그리고 전체 사회는) 가치 공식을 넘어서 제기된 요구들의 균형을 잡을 필요가 있다. 즉 증가하는 요구와 기대를 제한된 자원(자본 및 노동)을 갖고 충족시키기, 급성기 중심 치료시설을 갖고 만성질환 요구를 충족시키기, 소규모 또는 의사 단독 개원 방식의 의료체계 위에서 전체 인구집단의 의료관리 체계를 구축하기, 환자의 사적 비밀을 보호하면서 동시에 정보를 공유하기, 의료비 증가를 억제하면서 동시에 최신 치료법과 기술진보를 수용하기, 급성질환 시 의료이용에 대하여 보상을 하면서 동시에 건강증진 행동을 제고하기 등이다.

전 지구적 차원의 과제

보건산업이 직면한 문제는 전 지구적 차원의 과제로서 많은 국가의 헬스케어 시스템이 직면하는 것들이다(제15장 참조). 한 예로 표 1.2는 인도, 중국, 미국의 헬스케어 시스템이 직면한 공통의 과제들을 열거하고 있다. 이 세 나라는 인구가 고령화되고 있다. 중국은 정말로 그렇고, 인도와 미국도 점차 그렇게 되고 있다. 세 나라 모두 급성질환에서 만성질환으로 역학적 변화를 맞고 있는데 만성질환을 치료하기에는 부족한 설비를 갖고 있다. 세 나라 국민들은 좌식 생활에 익숙하여 당뇨, 비만, 고혈압 발병이 증가하고 있다. 세 나라에는 부를 축적한 상당수의 국민들이 더 많은 의료서비스를 요구하고 있고, 따라서 의료비가 빠르게 상승하고 있다. 그 결과 세 나라에서 의료비가 개인 및 가구 파산의 주원인이 되고 있다. 세 나라 모두 기술혁신 요구와 고비용의 균형을 맞추는 과제를 안고 있다.

물론 세 나라의 헬스케어 시스템은 몇 가지 차이가 있다(표 1.3 참조). 미국의 헬스케어 시스템은 중국 및 인도와 비교할 때 GDP 대비 보건의료비 지출 비중이 훨씬 높고, 건강보험 수혜인구의 비중도 더 크다. 건강보험 프로그램이 인도(주로 사적 보험에 의하여)와 중국(대부분 공공 보험에 의하여)에서 확대되고 있지만 제한된 서비스에만 적용되고 있다(최근까지 입원치료에만 적용되었다). 병원 소유권도 차이가 크다. 중국의 병원들은 거의 대부분 공공부문에 속해 있다(중국정부가 최근 민간병원의 진입을 허용하겠다고 발표했다). 반면 인도는 이전에는 공공병원 중심이었지만 최근에는 다병원 체계(Apollo, Fortis, Wockhardt, and MaxHealthcare 등)를 갖춘 민간부문이 발전하고 있다. 반면 미국의 병원 시장은 자발적이고(voluntary) 비영리적 성격을 갖는다. 이러한 차이점과 유사성을 고려할 때 가치문제를 해결해야 하는 경영전략이 각국의 맥락을 고려해야 함과 동시에 경영전략이 유사성을 공유하는 측면도 많음을 보여준다. 제15장에서 다룰 주제이지만, 이러한 경영전략들로는 선불제(prospective payment system), 보험수가 인상(enhanced reimbursement rates), 환자마케팅과 충원(patient marketing and recruitment) 등이 있다.

표 1.2 미국, 인도, 중국 의료체계의 유사점

· 철의 삼각지대에 대한 관심
· 많은 병원비용이 빈곤과 파산의 원인
· 고비용 의료기술
· 지역 간 건강불평등
· 이해관계와 공급자 유인수요의 갈등
· 의료비 증가 원인으로서 가격
· 생활습관과 건강행동
· 과다한 전문의 수
· 병원 낭비와 비효율성
· 일차의료체계의 결여
· 행위별 수가제
· 혼합형 재원조달 방식: 정부, 사용자, 개인
· 정부 행정 관료제의 기능 분절
· 불충분한 소비자 정보
· 정부수준에서 지출순위 경쟁(교육, 사회서비스, 보건 등)

표 1.3 미국의료가 인도, 중국과 다른 점

· 인구 1인당 의료비 지출
· 국가 의료비 중 환자 본인부담의 비중
· 민간의료보험의 발전
· 보험 적용의 폭과 깊이
· 중앙 집중화된 구매자의 존재
· 국가의료비 중 약제비의 비중
· 병원에 대한 사적 소유의 전통
· 보건의료에서 중앙정부의 역할의 발전
· 공급자를 감시하기 위한 거버넌스 기전의 발전

미국 헬스케어 시스템의 복잡성

2010년 초에 이 책을 집필할 때 미국은 노인의료보험을 제외하고는 여전히 단일적인 국가 건강보험 제도를 갖고 있지 못했다. 보건의료비의 조달 주체는 연방정부, 주정부, 시정부, 그리고 사용자, 개인, 자선단체 등 다양하다. 미국 의료는 충분히 발전된 **가치 사슬**을 갖추고 있다. 즉, 관련 산업체들의 활동이 서로 연결되어 있어서 납품자(suppliers)들이 원료를 생산자들에게 공급하면, 생산자는 그것을 가공하여 최종 구매자 시장(downstream market)을 위한 제품을 만든다(Burns, 2002; Porter, 1985). 예를 들어, 미국에는 수천 개의 보건산업 기업들(제약회사, 생명공학회사, 의료기기회사, 고가장비회사, 정보기술회사), 도소매상, 병원, 의사, 노인요양기관, 약국, 전문요양원(nursing home), 보험자와 보험중개인, 고용된 근로자에게 건강보험을 제공하는 기업들이 있다. 또한 수백 개의 집단구매조직과 공중보건기관들이 있는데 50개의 주별 빈민을 위한 의료급여(Medicaid) 프로그램과 연방정부 기관들이 해당되고 이들은 보건재원을 조달하고, 의료서비스를 전달하며, 공급자를 규제하고, 기술혁신을 승인하며, 기초 및 응용연구를 지원하고, 공중보건 업무를 수행한다. 그리고 처방약 관리와 질병 관리 서비스를 제공하는 수많은 틈새 기업들이 있다(그림 1.1 참조). 이것은 수많은 이해당사자와 다양한 이해관계와 관점과 입장들이 포괄하는 거대한 산업이다.

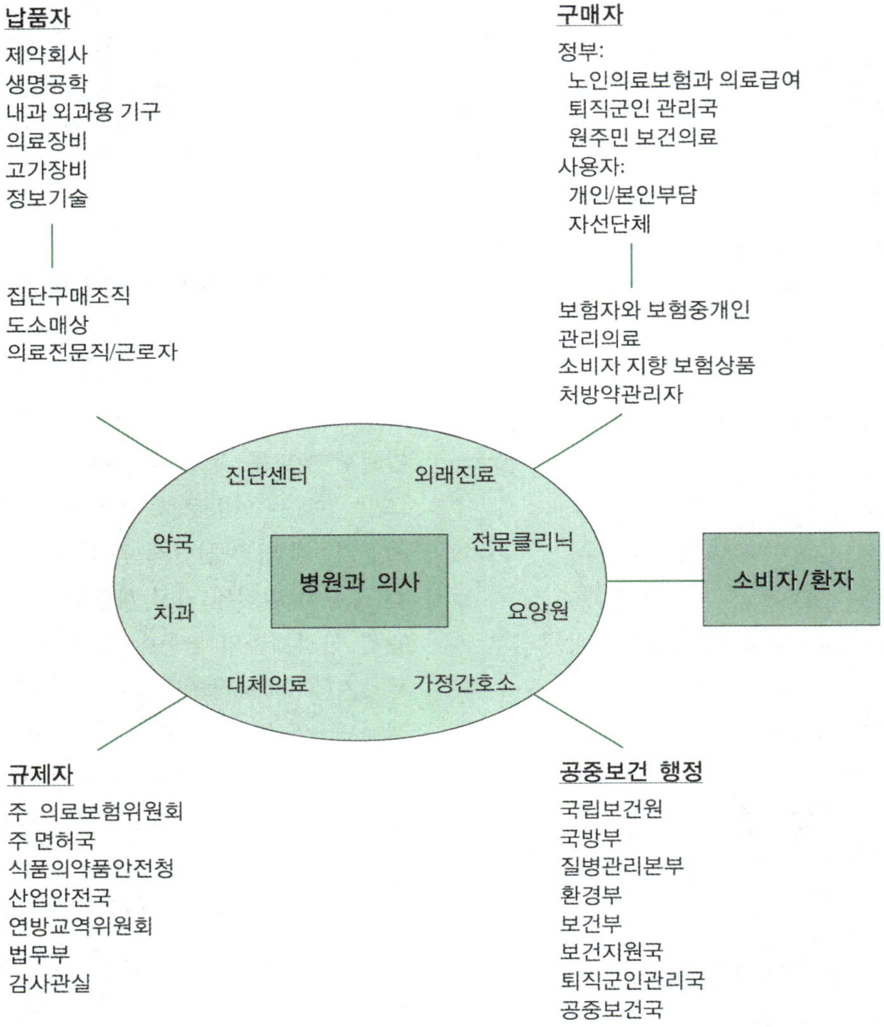

그림 1.1 미국 보건산업 개관

자료: Delmar, Cengage Learning.

의료체계의 어느 한 부분에 대하여 효과적인 관리를 하려면 그 분야에서의 경쟁적 발전 상황에 대한 이해가 필요할 뿐만 아니라 다른 분야에 대한 이해도 필요하다. 지난 십여 년간 보건경영은 전문분야의 벽을 넘어 이해와 협력을 위하여 노력하였다. 여기에는 공공 및 민간 지불자들이 공동으로 개발한 성과연동지불제(pay-for-performance, P4P), 고객서비스, 환자 흐름, 수입 주기 관리를 개선하기 위하여 외부 판매인과 협력하기(호텔체인, 자문회사, General Electric), 전자의무기록부(EMR)의 개발 및 활용을 위하여 정보기술회사와 협력하기(제13장 참조), 병원이 진료의 질 향상이나 새로운 응급의료 시설을 만들기 위하여 의사들과 동반관계 구축, 병원이 공급가를 낮추기 위하여 집단구매조직(GPOs)과 협력하기 등이 포함된다.

헬스케어 시스템을 변화시키는 것은 왜 어려운가?

헬스케어 시스템은 복잡하다는 특성 이외에 변화가 매우 느린 특징이 있다. 여기에는 몇 가지 이유가 있다. 첫째, 보건산업은 주정부와 연방정부 수준에서 수많은 정부기관 및 전문가 조직단체에 의하여 심하게 규제받는다. 연방정부는 또한 지배적인 지불자이며, 행정 가격으로 보건의료에 대한 상환을 한다. 시장 세력들은 연방정부 수준에서 수많은 규제와 단편적 입법 행위에 굴복한다(Altman and Rodwin, 1988; Field, 2007).

둘째, 소비자주의는 보건의료에서 새로운 요소이다. 최근까지 제3자 지불제도의 번성, 보험급여 시 공제제(deductible)가 없는 전액상환(first-dollar coverage), 병 역할(sick role)을 수행하는 사회학적 환자관(Parsons, 1951), 맞춤형 거래(customized transactions)의 유행, 빈번하지 않은 빈도의 구매, 제품 질의 불확실성, 이전에 환자가 본 적이 없는 제품 및 서비스에 모든 돈의 약 3/4이 소비되고 있다는 사실 등의 영향으로 소비자주의는 억제되었다. 오늘날 소비자주의는 수많은 영역에서 발견되고 있다. 여기에는 소비자 지향 건강계획(CDHPs), 건강저축구좌(HSAs), 관리의료(MCOs)를 기피하는 의사들이 제공하는 미용의료, 보완대체의학(CAM), 개인건강기록부(PHRs), 제약회사와 의료장비 회사의 소비자 대상 직접광고(DTC), 의료재정서비스(스마트카드), 사용자 행복(wellness) 프로그램, 소비자 비용공유 프로그램(제14장 참조) 등이 있다. 그러나 대부분의 영역에서 소비자 참여는 활발하지 않다.

셋째, 보건의료의 전달은 모든 보건의료지출의 약 85%를 통제하는 의료전문직의 영향을 크게 받는다(Sager and Socolar, 2005). 의사들은 서로 경쟁하지만 그럼에도 불구하고 자원배분을 위한 의사결정에서 독점 또는 독점에 가까운 영향력을 행사한다. 예를 들어 처방약(ethical pharmaceuticals) 처방, 외과적 처치, 실험실 검사나 영상 검사, 환자 입원조치 등이다. Freidson (1970)은 오래 전에 의사의 전문적 지배에 대하여 언급하였다. 의사들은 자율적이고, 지역사회에 근거한 사업가들로(최근까지) 병원과 고용관

현장 사례: 성과연동지불체계가 실제로 작동하는가? 프리미어 병원의 질 향상과 인센티브 시범사업의 사례

2003년에 노인의료보험 및 의료급여 관리청(the Centers for Medicare and Medicaid Services, CMS)과 프리미어 회사(Premier Inc.)는 경제적 인센티브가 입원환자 진료의 질을 향상시키는데 효과적인지를 결정하기 위하여 시범사업(the Premier Hospital Quality Incentive Demonstration, PHQID)을 출범시켰다. 시범사업에 참여하는 병원들은 심장마비, 급성심근경색, 지역사회에서 감염된 폐렴, 관상동맥 우회이식술, 무릎관절 교체수술 등 5개 임상 상태와 관련된 33개 질 지표에 대한 데이터를 수집하여 제출하였다. 각 임상 상태에 대하여 최고 10% 수준에 속하는 병원들은 통상적인 노인의료보험의 의료비 지불 이외에 2%의 보너스를 받았다. 다음 10%에 속하는 병원들은 1%의 보너스를 받았다. 질 지표에서 나쁜 성적을 보인 병원들은 3년차에 1－2%의 벌금을 물었다. 2003년에서 2007년 사이에 CMS는 우수성과 병원에 3억 6500만 달러 이상의 시상을 하였다(Premier, 2009). 보너스는 매년 평균 $71,960이었고 $914－$847,227의 범위를 가졌다(Lindenauer *et al.*, 2007).

프리미어의 시범사업은 성공적인 것으로 공표되었다. 이 연구에 의하면 참가병원들은 4년 동안 전반적인 질적 수준이 평균 17.2% 높아졌다(Premier, 2009). 참가병원들은 4,700명의 심장마비 환자의 생명을 구했고, 시범사업의 5개 임상 영역에서 치료받은 150만 명 이상의 환자들에게 50만 건의 추가적인 근거중심 임상서비스와 권고를 제공하였다(즉, 금연, 폐렴 백신, 퇴원 지도). 끝으로 프리미어 회사의 보고에 의하면 2008년 3월까지 연방정부의 병원 질 측정 채점표인 '병원비교'(Hospital Compare)의 19개 질 지표에서 참가병원은 비참가병원보다 평균 6.9% 좋은 성적을 보였다(Premier, 2009).

그런데 학문적 연구는 약간 다른 설명을 한다. 예를 들어 Lindenauer *et al.*(2007)은 207개의 시범사업 참가병원과 시범사업에 참가하지는 않았지만 병원비교 지표의 결과를 공개적으로 발표했던 406개 비참가병원의 데이터를 비교한 결과 2003년에서 2005년 사이에 시범사업 참가병원들이 공개적으로 성과 발표만 했던 비참가병원에 비하여 유의미하게 높은 성과를 보였다. 그러나 다른 요인을 통제한 상태에서 전반적인 성과차이는 미미했다(약 3%). 약간 다른 데이터를 사용하여 Ryan(2009)은 급성심근경색, 심장마비, 폐렴, 관상동맥 우회술에 대하여 위험이 보정된 30일 사망률이나 위험 보정된 60일 비용에서 시범사업이 유의미한 효과를 만들고 있다는 근거가 없음을 밝혔다.

그렇다면 이 프로그램은 효과가 있는 것인가? 그 답은 몇 가지 질문에 달려있다. (1) 효과의 측정기간이 얼마나 되는가? (2) 비교집단으로는 누가 적합한가? (3) 어떤 질 지표가 가장 문제되는가? (4) 어떤 통계적 절차가 가장 적합한가? (5) 분석에서 고려할 추가적 요인들은 무엇인가? 2007년에 CMS는 시범사업을 2년 연장하였고, 인센티브 지불방식을 수정하여 추가적인 인센티브로 매년 1200만 달러를 출연하였다.

계에 예속되지 않았음에도 병원에서 많은 의사결정을 내릴 수 있었다. 전문적인 교육훈련과 병원과 의료진 사이의 법적인 구분 덕분에 병원들은 역사적으로 의사들의 시술관행과 행동을 변화시키고자 하였다.

넷째, 보건의료에서 비정부 부문은 대부분 최근 20−30년 사이에 통합되어 경쟁을 축소하고, 시장능력을 갖추고, 높은 가격을 형성하였다. 통합은 다음 분야에서 발생하였다(시간순): 제약 산업(1980년대 말에서 현재까지), 제약도매상(1980s-1990s), 의료장비(1990s), 병원(1990s), 보험회사(1990s), 집단구매조직(1990s), 처방약 관리자(1990s-2000s). 결과적으로 지역시장에서는 두 방향의 독점체계가 출현하였다(즉, 대형병원 시스템과 협상하는 대규모 보험회사).

다섯째, 병원 진료(국민의료비의 약 30%를 사용한다)는 비영리 지역사회 병원과 시도립 병원 같은 비영리기관에 의하여 지배되고 있다. 투자자(민간) 소유 시설은 전체 병원부문의 15−20% 정도를 차지한다. 이 비율은 지난 10년 동안 별다른 변화가 없었다.(주주가 아닌) 지역 이사회와 지역사회에 비영리병원 소유권과 책무성을 갖고 있다는 점이 병원의 사명, 전략, 운영관행을 변화시키려는 압력을 완화시키는 역할을 한다. 이론적으로는 비영리 체제는 필요한 변화에 부실한 반응을 보이고, 소득분포의 제한성 때문에 사업가적 역량에 제한을 받으며, 이윤보다는 결과의 최적화(즉, 제공된 서비스의 양, 의사 편의성과 수익에 초점)를 선택한다(Hansmann, 1987). 이에 대한 경험적 증거는 노인요양산업 외에는 분명하지 않다.

여섯째, 보건의료 전달은 대체로 지역 특성을 반영한다. 의사들은 특정 주(州)에서 시술할 수 있는 면허를 부여받으며 그 지역에서 환자를 모으게 된다. 보험회사도 이와 유사하게 주 단위에서 면허를 받고 규제를 받으며 지역 의사 네트워크와 접촉을 갖는다. 지역 시장은 핵심 당사자(사용자, 보험자, 병원, 지방정부 등) 간의 권력구성이 각기 다르며 제품생산자로 하여금 물건을 판매하기 위해서는 지역에 특화된 전략을 구사하도록 만든다. 의료관광에 대하여 많은 논의가 있었는데, 해외관광(즉, 태국이나 인도관광)보다는 국내관광(즉, 지역의 최고수준의 의료센터)이 더 많이 발생하고 있다(Deloitte, 2009). 의료의 지역적 성격은 위로부터의 변화 시도를 어렵게 만든다.

일곱째, 의료의 질과 비용에 대한 타당한 데이터를 구하기가 어렵다. 최근까지 대부분의 의사와 환자 간의 진료과정은 종이 서류에 작성되어 보관되었다(즉, 의사 노트, 환자 차트, 의무기록). 이런 기록체계는 진료의 질과 효율성을 향상시키기 위하여 진료유형을 분석하는 것을 거의 불가능하게 만들었다. 양질의 환자치료 데이터의 존재는 공급자들에게 진료 보상은 해주지만 세부 정보는 공유하지 않는 보험회사의 손에 달려 있다. 이러한 정보 비대칭은 공급자와의 협상에서 보험자에게 유리하게 작용한다. 2009년에 오바마 대통령의 개혁정책은 데이터 수집 문제를 개선하기 위하여 의사 진료실에 전자의무기록부를 보급하는 지원책을 포함하고 있었다. 그러나 데이터의 타당성이나 해석의 복잡성은 그대로 남아있다.

여덟째, 외부에서 수입된 비즈니스 관행을 사용하여 헬스케어 시스템을 변화시키려는 노력은 계속하여 충분하지 못했다(Arndt and Biglow, 2000a; Burns and Pauly, 2002; Westphal, Gulati, and Shortell, 1997). 그것은 이런 관행들이 합리적 이유(즉, 자기 조직의 운영 문제 개선)보다는 규범적 이유로(즉, 효율적인 것처럼 보이거나, 시장에서 번성하는 다른 조직들이 실행하는 것을 모방하기도 한다) 채택되었기 때문이다. 이것은 병원이 왜 어떤 시술에는 보다 많은 시간과 자본을 투자하지 않는지, 여러 시술들을 조정하고 통합하지 않는지, 그러면서 유행을 탄 특정 시술을 추구하는지를 설명해준다(표 1.4 참조) (Pfeffer and Sutton, 2006). 다른 이유로는 그런 관행들이 앞에서 설명한 제도적 차이점을 고려하지 않고 보건의료 상황에 최적화하지 않았기 때문이다.

표 1.4 병원이 채택한 비즈니스 관행, 1985-2010

· 조직 재구조화
· 조직 분화와 신규 사업
· Z 이론 경영
· 총체적 질 관리/지속적 질 향상(TQM/CQI)
· 수평적 통합(즉, 인수 합병)
· 수직적 통합(의사 인수, 진료의 연속성, 보험)
· 의사 및 병원 네트워크와 전략적 동맹
· 업무 재설계
· 생산 라인 관리/서비스 라인 관리
· 소비자 중심/환자 중심 진료
· 집중화 공장
· 군살 없는 기업/토요타 생산 시스템

보건의료에서 직면하는 경영관리상의 문제나 보건의료의 복잡성이나 특수성을 고려할 때 어떤 접근법이 문제제기에 적합할까? 한 가지 방법은 복잡한 상황을 시스템적 사고를 도입하여 분석하는 것이다. 다른 접근법은 조직이론과 경영이론을 적용하는 것이다. 다음 두 절은 이러한 이론적 관점들에 대하여 개괄적으로 살펴볼 것이다.

미국의 보건의료에 대한 시스템 관점

미국의 보건의료 산업에 대한 설명은 그것이 시스템인가에 대한 논의에서 시작된다. 웹스터 영어사전은 시스템을 하나의 계획이나 공통의 목적에 예속되는 수많은 부품들의 복합적 집합체로 규정한다. 분명히 미국의 보건의료산업은 이러한 기준을 충족시키지 못한다. 앞에서 언급한 것처럼 복수의 행위자들이 서로 다른 목적(3중 목적)과 이해관계를 갖고 있다("환자들은 내 생산품/서비스를 필요로 하니까, 당신은 그에 대해 지불해야만 한다", 합병 대 경쟁, 통합 모형 대 틈새 모형).

시스템 관점이 중요한가? 우리는 다음과 같은 이유 때문에 그렇다고 생각한다. 첫째, **거시적 관점**에서 볼 때, 건강성과 지표(health outcome)는 한 국가의 보건의료 기반시설을 훨씬 넘어서는 여러 구조적 힘과 요인에 의하여 결정된다. 이러한 힘과 요인을 설명하는 시스템 관점들이 있다(Shakarishvili, 2009). Hsiao(2003)

와 세계보건기구(WHO, 2000)는 각국의 헬스케어 시스템의 전반적 구조를 살펴볼 수 있는 일반적 관점을 개발하였다. 이 관점들은 한 시스템에 가용한 정책적 수단에 영향을 주는 배경요인들, 예를 들어 환경, 영양, 위생, 전문직 교육훈련에 대하여 설명한다. 정책수단("통제 매듭")에는 재원조달, 지불제도, 조직, 규제, 행동 등이 포함된다. 이러한 통제 매듭은 중간 단계 보건체계의 성과(효율성, 질, 접근성)에 영향을 주고, 이것은 다시 궁극적인 성과지표인 건강상태와 재정적 위험보호, 만족도 등(그림 1.2 참조)을 만들어낸다. Berwick *et al.*(2008)의 헬스케어 시스템의 3대 목표는 진료 경험 개선, 인구집단의 건강상태 개선, 그리고 일인당 의료비 축소인데 이것은 Hsiao가 제시한 중간단계 성과와 유사하다.

둘째, 앞서 설명한 것과 같이 보건의료에는 수많은 상호의존하고 있는 행위자들이 있고 시스템 관점은 이들을 엮어내고 이들 간 상호작용을 파악하는 데 유용하다. 그림 1.1은 미국 맥락에서의 시스템 관점을 보여준다. 의료서비스 공급자들이 도표의 중심을 차지하고 있는데 그것은 의사들이 모든 사람의 핵심 관심사이기 때문이다. 구매자(buyers)는 자신의 종업원들에게 제공된 서비스에 대하여 의사들에게 상환(지불)해 준다. 납품자(suppliers)는 의사들에게 자신의 제품을 판매한다. 규제자는 의사들의 진료의 질과 안전 환경, 그리고 경쟁행동을 감시한다. 공중보건 당국은 의사가 수행하는 학술연구 및 교육활동을 지원하고, 의료서비스의 직접 제공 이외의 이슈들에 대한 관리감독을 행사한다. 도표의 상단 좌측과 우측에 있는 납품자와 구매자에게 두 종류의 중개인들이 그들의 서비스를 의사들과 연결해준다.

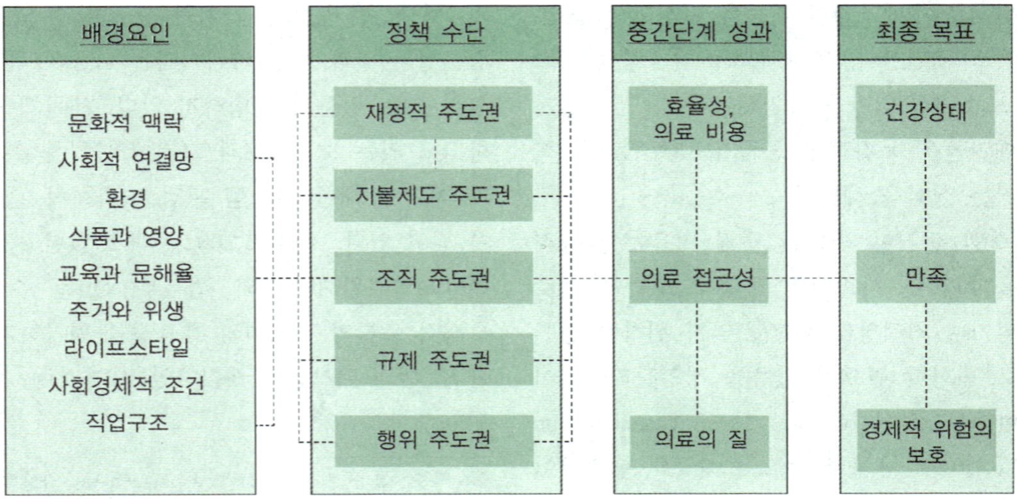

그림 1.2 헬스케어 시스템

자료: Delmar, Cengage Learning.

이것은 시스템 관점이 중요한 셋째 이유를 제시해준다. 가치 사슬의 개념(Porter, 1985)은 회사의 투입, 과정, 산출 활동을 의미하는데 이 활동들은 지원 기능의 도움을 받기 마련이다. 즉, 가치란 이 활동과정에서 만들어지는 것이고 효과적인 동반관계를 필요로 한다. 가치란 가치 사슬에서 어느 정도나 점유할 것인지와 관련하여 내부 생산과 외부 구입 여부에 대한 전략적 결정(make-versus-buy decision)을 내리면서 만들어진다. 예를 들어 공급자는 지역시장에서 자신의 보험수단을 작동시켜야 하는지 아니면 지불자와의 계약을 작동해야 하는가? 오늘날 보건의료는 시스템 관점을 염두에 두고 내부생산－외부구입의 결정을 분석한다. 제약회사는 연구개발 부서를 감축하고, 보다 규모가 작고 민첩한 생명공학 회사가 수행하는 기능을 수용하고 자신은 판매와 마케팅의 역할에 집중해야 할지를 고민한다. 역으로 병원은 역사적으로 계약을 맺어왔던 집단구매조직의 기능을 자신이 직접 수행할지도 고민한다. 역사적으로 납품자들은 스스로 도소매상 역할을 자임해왔다. 반면 사용자－구매자들은 독자적인 공급자 네트워크를 작동시키는 실험을 해왔다.

시스템 관점이 중요한 넷째 이유는 성공적 혁신을 하려면 시스템의 구성 요소들이 서로 일치되거나 최적상태("fit")를 얻기 위하여 동반적으로 변화할 필요가 있음을 경영관리이론이 역설한다는 점이다(Senge, 2006; Tushman and O'Reilly, 1997). 유사한 논점이 미국의 헬스케어 시스템에도 적용되어 왔다. 즉, 구매자 영역에서 지불제도 개혁이 성취되려면 공급자의 전달체계에서도 동반 개혁이 이루어져야 한다. 따라서 제안된 지불제도 개혁(성과연동 지불제, 수익배분제, 묶음 지불제[3] 등)이 성공적으로 작동하려면 공급자 조직들은 의사－병원 협력방식에서 새로운 모형이 필요하게 된다(Burns, Goldsmith, Muller, 2010). 일반적으로 보자면 보건의료의 한 부문에 대한 개혁시도는 다른 부문에 미칠 영향을 고려하여 그들의 이해관계나 자원배분에 일치되는지를 따져보아야 한다.

다섯째, 앞에서 설명한 것처럼 보건산업계 조직들은 지난 20년 동안 시스템으로 결속되어 왔는데 공식적으로는 보다 효율적이기 위해서라고 하였지만 실제로는 효율적으로 작동되는 것 같지는 않았다. 인수합병(M&A)이 인수회사나 언론의 많은 관심을 받았지만 탈인수(post-merger) 통합은 별 관심을 얻지 못했다. 대규모의 연립조직(multi-unit) 시스템이 체계적으로 운영될 수 있을지, 규모의 경제에 도달할 수 있을지, 생산성을 높이고 가치를 창출할 수 있을지, 접근성과 질과 적정 가격이라는 다중의 목표를 성취할 수 있을지 분명하지 않다. 새롭게 집중화되고 있는 보건조직과 그것이 가치를 추가할지 여부에 대한 시스템 관점은 사회적 관심사가 되고 있다. 실제로 2002년과 2004년 사이에 연방교역위원회(FTC)와 법무부(DOJ)는 수평적 수직적 통합의 경쟁력과 효율성을 평가하기 위한 몇 번의 워크숍을 개최하였다(FTC/DOJ, 2004).

---

3) 역주: 묶음 지불제(bundled payment)는 임상적으로 규정된 진료 에피소드에 대한 기대가격대로 공급자에게 보상하는 방식으로 행위별 수가제와 인두제의 중간에 있는 지불방식임.

인수합병이 지속되고는 있지만(Pfizer and Wyeth, Merck and Schering Plough), 제약회사 인수합병이 장기적으로 연구생산성이나 이윤을 개선하지 못한다는 지적들이 있다(Burns, Nicholson, and Evans, 2005). 대신 "큰 제약기업(big pharma)"은 "작아질 필요"가 있는데 가치 사슬의 수직통합을 해체하고, 연구개발 활동을 감축하고, 보다 작은 활동에 집중해야 한다. 이와 유사하게 1990년대에 발전한 병원시스템은 중앙 집중화되어 일사분란하게 움직이는 형태보다는 자율적으로 작동하는 개별 단위들의 분산적 집합체의 형태로 발전해야 한다(Burns and Muller, 2008). 연방정부와 주정부의 권한이 적절하게 분산되는 것과 같이 병원시스템도 재조직이 필요할 것으로 보인다.

조직과 경영관리 이론

경영관리 이론은 지난 한 세기 동안 조직이 당면한 내적 외적 과제에 어떻게 대응해야 할지에 대한 개념도식을 제공해왔다. 여기에는 어떻게 하면 일이 잘 돌아가는지, 어떤 원인에서 어떤 결과가 도출되는지, 어떻게 행동해야 하는지에 대한 이론들을 포함하고 있다. 이 이론들은 상호배타적인 것은 아니고 경영관리론을 지도하는 다층적 모형으로 생각할 수 있다. 이 이론에 친숙해지면 경영상의 이득을 얻을 수 있다. 그런데 그것이 쉬운 일은 아니다. 좌뇌와 우뇌를 모두 사용하는 양수겸장에 가깝고 고슴도치보다는 여우에 가까운 일이다(Berlin, 1953).

관료제와 조직에 관한 초기 연구

서구의 경영관리 이론은 독일 사회학자 막스 베버(Max Weber, 1964)가 19세기 말 프러시아 공무원 제도에 대하여 쓴 저작의 영향을 많이 받았다. 베버는 관료제(문자 그대로 정부 기구)의 특징으로 직무와 직무수행자, 피라미드 형태의 직무 명령위계, 직무를 전문화하고 기능을 나누는 수평적 분업체계, 직무활동에 대한 명시적 절차 준수, 기록과 서류철의 유지, 타고난 속성보다는 개인의 능력 요건에 근거한 관료 선발 등을 제시하였다. 베버에게 관료제란 법적 권위 하에서 작동하는 행정기구였고 최고 수준의 효율성을 발휘할 수 있는 조직 형태였다.

관료제형 조직이 기술적으로 효율적이고 일정한 환경적, 기술적, 업무적 조건 하에서 다른 어떤 형태의 조직보다 우월하다는 연구들이 많다(Lawrnce and Lorsh, 1967; Woodward, 1967). 또한 관료제 조직의 여섯 가지 문제점에 대한 연구들도 많다(Bacharch, Bamberger, and Conley, 1990).

- 역할 중복(중첩): 두 가지 역할이 동일 직무를 수행하는 경우
- 역할 공백(책무): 어떤 역할도 필요한 직무를 수행하지 않는 경우
- 역할 저활용(권태): 역할에 충분한 직무가 부여되지 않는 경우
- 역할 과부하(소진): 역할에 너무 많은 직무가 부과되는 경우
- 역할 모호(불안): 직무가 무엇인지 분명하지 않은 역할일 경우

- 역할 갈등(스트레스): 역할과 직무가 서로 상치되는 경우

관료제화는 보건조직을 포함한 모든 조직에서 나타나는 현상이다. 관료제화의 정도는 조직의 규모 및 연륜과 관련이 있다. 소규모 작업집단이나 생명공학 벤처와 같은 창업단계 조직에서는 관료제 현상이 나타나지 않고 종합병원이나 대규모 제약회사 같은 조직에서 뚜렷하게 나타난다. 병원은 독특한 관료제 구조를 갖는데, '이중적 위계'가 존재하여 비의료 부문에서는 집권화된 위계가 존재하는 반면 의료진 간에는 권위가 분산되고, 동료 의존적 구조를 갖는다(Begun, Luke, and Pointer, 1990; Pool, 1991). 의사들의 집단개원은 대개의 경우 규모가 아주 작은데 관료제 구조보다는 협의적 구조를 갖는 특징이 있다. 많은 연구자들이 관찰한 대로 의사들은 권위주의를 싫어하는 경향이 있다(Burns and Wholey, 2000).

관료제에는 부실한 서비스, 반응성의 부재, 난해하고 비밀스런 운영 등의 부정적 이미지가 고착되어 있지만 관료제에 본래적으로 나쁜 것은 없다. 핵심적 요소는 경영관리나 관료제 모두 "통제"에 관한 것이란 점이다. manage란 단어는 프랑스어 manege에서 유래된 것인데 "말의 걸음거리(사람의 역량)를 시험하다"라는 뜻이다(Braverman, 1974). 현대 경영자의 과제는 관료제의 명쾌한 요소들을 활용하고(즉, 앞에서 언급한 여섯 가지 병리현상을 해결하고), 동시에 고전관료제의 문제점인 최고 경영자로부터 일선의 노동자까지의 위계가 매우 많은 점, 수평적으로 분과를 너무 많이 나누어 경계를 만드는 바람에 효과적인 소통이나 정보 흐름이 차단되는 문제, 규칙과 규제가 너무 많아서 창조적 문제해결능력을 약화시키는 문제를 해결해야 한다. 이 책의 3장, 4장과 8장이 이 문제를 다룬다.

현장 사례: 관료제의 역기능을 해소하려는 노력

많은 연구들이 관료제의 역기능을 부각시키고 있는데 여기에는 (고객이나 환경을 강조하기보다는) 조직내부를 지향하는 점, 규율의 엄격한 준수와 타성, 개인의 창의성을 무력화하고 결과적으로 조직혁신을 어렵게 만드는 점 등이 있다. 1980년대 말과 1990년대에 아무 것도 바뀌지 않았다. General Electric(GE) 같은 대기업은 내부의 관료제를 혁파하기 위하여 "일 없애기"(Work-Out) 같은 혁신적인 프로그램을 시도하였다(Ulrich, Kerr, and Ashkenas, 2002). 인력을 감축한 이후에 GE는 남아 있는 경영자와 근로자들이 더 많은 과업과 책임을 감당해야 하는 것을 발견하였다. 부담을 덜기 위하여 그들은 종업원들로부터 어떻게 하면 쓸데없는 일을 회사 밖으로 몰아낼 수 있는지에 대한 제안을 받았다. 회사는 "일 없애기" 프로그램이 단지 과중한 업무를 줄이는 것뿐만 아니라, 근로자들이 자신의 업무를 연구하고 도식화하여 불필요한 일을 없애는 연습을 하게 되었고 또한 중복되는 업무영역의 과정들을 단순화함으로써 서로 다른 부서들이 서로의 차이를 없애려고 하면서 부서 간 갈등 해소의 기전으로도 작용하는 것을 발견하였다.

테일러(Frederick Taylor)의 과학적 관리론

과학적 관리론(Taylor, 1911)은 베버의 이론 중에서 관료제의 통제적 요소를 강조한다. 과학적 관리는 빠르게 성장하는 회사에서 업무 통제의 복잡한 과제에 과학적 방법을 적용하고자 하는 시도였다(Braverman, 1974). 예를 들어 테일러는 시간–동작 연구를 실시하여 철강근로자의 업무를 단순한 구성요소로 분해하고, 각 구성요소별로 생산성이 최고수준으로 높아지도록 근로자의 성취도를 체계적으로 향상시키고, 최적의 생산방식에 근로자들이 동조하도록 만들고자 하였다. 이러한 사고방식은 헨리 포드(Henry Ford) 같은 기업인이 자동차 생산조립라인을 만드는 데 깊이 내재되었다.

과학적 관리론은 수십 년에 걸쳐 경영관행과 이론에 큰 영향을 미쳤다. 우리에게 특별히 중요한 점은 세 가지 가정이다. 테일러는 근로자가 직감과 가변적 훈련에 의하여 지도되며, 따라서 그들의 과업을 최선의 방식으로 수행하기는 어렵다고 보았다. 과학적 관리법에 의하면 경영자는 노동과정의 전 측면을 통제해야 하고 각 단계가 어떻게 진행되어야 하는지 정확하게 명령해야 한다. 근로자는 자신의 일에 대한 처분권을 가지면 안 되며 경영자가 업무 기획과 관련한 모든 의사결정을 내려야 한다. 의사결정은 위에서 하고 실행은 아래에서 하는 분리된 구조는 모든 경영관리와 전략적 사고에 만연하게 되었다(Mintzberg, 1994). 이와 관련된 두 번째 가정은 경영자가 근로자들이 표준화된 업무를 잘 준수하는지 감독하고 꾀부리기(의도적인 산출물의 제한적 생산)를 방지해야 한다는 것이다. 근로자들은 본성적으로 동기화되는 것이 아니라 금전적 인센티브와 외부적 통제에 반응할 뿐이다. 셋째, 한 가지 과업을 수행하는 데 있어서(방법이나 도구 측면에서) 큰 변이가 있을 수 있는데 과학적 관리론은 그러한 변이를 축소하고 생산성을 극대화할 수 있도록 노동에 있어 단 한 가지의 최선의 방법을 발견하는 데 관심을 두었다.

이 이론은 경영이론의 최근 동향의 전조가 되었다. 과업을 구성요소로 분해하는 것과 근로자 교육훈련은 초기에는 직무설계에 영향을 주었고 최근에는 이러한 접근법이 직무 재설계론이나(Hackman, 1975, 1983) 인간요인 공학(Herzberg, Mausner, and Snyderman, 1959), 근로생활의 질(QWL) 운동 등으로 발전하였다. 이 문제는 이 책의 3장과 5장에서 다룰 것이다. 과업에서의 변이 축소에 대한 강조는 드밍(Edward Deming)의 최근 연구 및 1980년대 미국의 총체적 관리운동으로 이어진다. 이에 대해서는 9장에서 다룰 것이다. 전문화된 과업 및 생산성에 대한 강조는 1980년대와 1990년대 집중화 공장(focused factories)으로 이어진다(Herzlinger, 1997).

고전적 행정이론

귤릭(Gulick, 1937), 귤릭과 어윅(Gulick and Urwick, 1937), 페이욜(Fayol, 1949)은 베버와 테일러가 개발한 많은 개념들을 채택하여 경영일반이론을 구성하였다. 특히 테일러의 "한 가지 최선의 경영방식"의 관점이 지속되었다. 이 원리에는 명령의 통일성(즉, 한 명의 상관), 방향의 통일성(즉, 한 가지 목적, 하나의 계획, 한 명의 상관), 개인 이익의 일반 이익에 예속, 집중화, 권위, 통제의 폭(최적의 감독 대상 숫자), 부서화 등이다(Fayol, 1949). 이 원리들은 20세기 내내 경영관리의 근거가 되었다.

부서화는 이 이론에서 가장 오래 지속된 원리이다. 이 이론 주창자들은 회사의 노동과정의 부서화와 목적 부서화의 두 가지 모형을 제시하였다. 이것은 기능 영역별로 부서화 하는 기능적 조직과 생산라인, 고객, 지역별로 부서화 하는 분과별 조직으로 다시 명명되었다. 첸들러(Alfred Chandler, 1962)는 미국기업조직이 전자에서 후자로 큰 변동을 하였다고 지적하였다. 20년 후에 골드스미스(Goldsmith, 1981)가 미국 병원계도 유사한 변동을 겪었다고 설명하였다. 두 가지 경영방식을 혼합하려는 노력이 매트릭스 구조를 만들어냈는데 산업 생산계나 보건의료계 모두에서 활용되었다(Burns, 1989; Galbraith, 1973). 부서화의 다른 형태에 대한 구상은 조직설계와 조정에서 핵심적 사고를 구성하는데 이에 대해서는 3장에서 다룰 것이다.

인간관계론

인간관계론은 테일러의 접근과는 전혀 다른 근로자 동기화 모형과 경영이론을 제시하였다. 미국 중서부 지역 서부전기회사 호손 공장에서의 메이요(Elton Mayo, 1945) 및 뢰쓰리스버거와 딕슨(Roethlisberger and Dickson, 1947)의 연구는 테일러이론 프로젝트의 일환으로 조명의 변화가 생산성에 영향을 미치는지를 평가하고자 시작된 것이었다. 이것은 테일러가 개별 근로자와 그들의 과업에 관심을 집중했던 것과 대비되는 것으로 레빈(Kurt Lewin, 1951)의 개인행동 구조화에서 집단의 우위성 개념으로 발전된다. 이 연구들은 생산성을 높이려면 금전적 유인책이나 상명하복식의 업무통제를 넘어서는 새로운 생각이 필요함을 발견하였다. 경영자들은 근로자들의 비공식 조직(집단, 집단정서, 팀워크)을 이해하고, 근로자의 말을 경청할 필요가 있고, 과업의 설계에 참여(참가, 자치)토록 하고, 근로자를 동기화하는데 사기와 만족이 중요함을 인식해야 한다. 집단 구조와 과정은 5장에서 다룰 것이다. 소통기법은 4장에서 다룰 것이다.

메이요의 연구는 근로자들이 테일러가 생각했던 것보다 합리적이지 않다는 것을 보여주는데 금전적 유인책보다는 인간적 정서에 더 이끌린다는 것이다. 근로자들은 또한 동료들에게 받아들여지고 그들과 유대감을 갖는 것에 동기화된다. 근로자들은 나름대로의 목적과 니즈를 갖고 있는데 그것이 반드시 기업의 이해관계와 일치되거나 그에 예속되는 것은 아니다. 이러한 새로운 통찰은 기업(조직)과 근로자 집단이 서로 의존하고 있음을 인정하고 회사의 목표와 근로자의 목표를 동시에 추구하는, "조직발전"이라는 완전히 새로운 경영이론을 발전시켰다. 그 연장선에서 최근 이론에서는 근로자가 회사의 핵심적 자산으로 인정된다.

후속 연구와 저작들이 인간관계론을 확대하였다. 맥그리거(Douglas McGregor, 1960)와 인간관계론과 인간자원(Y 이론)에 대한 강조를 과학적 관리론과 통제 및 강제에 대한 강조(X 이론)와 비교하였다. 맥그리거에게 인간관계적 경영은 회사와 근로자를 통합하는 방법을 찾는 것이고 근로자의 창의력과 상상력을 이끌어내는 방법을 찾는 것이다. 매슬로우(Maslow, 1943)의 욕구위계론을 고려하면서, 소속감, 존경심, 자기실현 같은 근로자의 높은 수준의 욕구를 충족시키는 것이 중요하다고 맥그리거는 주장하였다. 허즈버그(Herzberg)는 매슬로우의 이론을 수정하여 내적인 동기화는 본래적으로 만족을 주지만 외적인 동기화는 충족이 되지 못할 때 불만을 야기하는 경향이 있음을 제시하였다. 이러한 이론들은 직무재설계 분야(Hackman, 1981)와 자치적 작업팀에서 활용되고 있다. 동기화와 팀 개발은 4장과 5장에서 다룰 것이다.

상황이론

20세기 중엽까지 경영이론의 양대 학파가 확립되었다. 한 이론은 구조, 통제, 상의하달(top-down)의 의사결정방식, 외적 보상(X 이론)을 강조하였고, 다른 이론은 참여 경영, 자치, 하의상달(bottom-up)의 의사결정, 내적 보상(Y 이론)을 강조하였다. 수십 년 동안 이 두 학파는 서로 양극단인 것처럼 보였다. 1960년대와 1970년대에 진행된 후속 연구들은(Bass, 1981에 요약됨) 리더십 유형의 선택이 이것 아니면 저것의 문제가 아님을 지적하였다. 대신 특정한 경영이론의 효과성은 상황요인에 달려있음을 제시하였다(2장 참조).

의사결정이론

경영의 **의사결정론**은 신 베버 학파로 불리는데(Perrow, 1986), 1950년대와 1960년대에 카네기 멜론 대학(Carnegie Melon University)의 학자들이 주도하였다(Cyert and March, 1963; March and Simon, 1958; Simon, 1947). 이 이론은 회사의 구조 위에서 결정이 어떻게 만들어지고 목표가 어떻게 설정되는지에 관심을 두었다. 이 이론은 베버와 과학적 관리론의 틀 속에 있는데 노동과정 및 근로자 통제와 관련된 것이다.

과학적 관리론이나 인간관계론과 비교할 때 의사결정론은 최고경영자나 하급 근로자에 관심을 갖기보다는 20세기 중반까지 발전한 대형 회사의 다수의 중간관리자에 관심을 갖는다. 중간관리자들과 그들의 의사결정은 통제될 필요가 있다. 이들의 인지능력의 한계 때문에 **제한된 합리성**(bounded rationality)이라 하는데, 의사결정은 대안의 모색에 제한을 두거나 첫째로 수용할 수 있는 해법을 선택하는 등의 '충족적'(satisficing) 행위 지침이나 "프로그램"이나 "일상적 관행"(즉, 이전에 사용했던 문제해결 경로)의 안내를 받을 필요가 있다(cf. Simon, 1947; March and Simon, 1958). 이러한 방식은 중간관리자에게 가용한 전략적 선택의 폭을 축소시킴으로써 조직에 안정성을 주면서 또 혁신을 어렵게 만든다. 의사결정은 수단－목표의 위계 속에서 조직화되거나 통제되기 마련이다. 상위층 관리자의 목표는(예를 들어 이윤 증대) 하급 관리자들이 추구하는 하위목표(수단)로(예를 들어 수입의 증가, 비용의 감소) 해석된다. 이 이론은 "쓰레기통 모형"으로 발전하는데 해법은 그들이 풀어야 하는 문제와는 분리된 채 고유한 생명을 갖고 있고 그것이 마치 풀어야 할 문제에 대한 해답처럼 보이게 된다는 것이다(March, 1994).

의사결정론은 근로자 동기화에 대한 완전히 새로운 관점을 제시한다. 근로자를 외적으로 또는 내적으로 동기화되는 존재나 근로자의 목적이 회사의 이해관계와 일치되거나 대립되는 것으로 보기보다는 "유인-기여 계약"에 의하여 회사와 근로자가 서로 교환관계에 있는 것으로 보았다(Barnard, 1938). 이것은 회사가 추구하는 목표에 대하여 일정한 함의를 갖는다. 추구하는 목표에 반드시 조화와 일치가 있는 것은 아니다. 대신 회사는 다중의 연합체로 구성되었을 수 있고, 각 연합체는 각자의 목표를 추구한다. 그러므로 갈등이 내부적으로 존재하게 되고 갈등해소가 완전하게 이루어지기 어렵다. 회사 목표에 대한 합의는 협상에 의하여 이루어진다. 이 이론은 기업의 정치이론으로 발전하는데, 조직을 통일된 위계를 가진 조직으로 보지 않고 사익을 추구하는 연합체들의 경쟁관계로 파악한다(7장 참조).

끝으로 의사결정론은 조직이론과 분석에 새로운 주제를 도입하였다. 테일러주의나 과학적 관리론에서 파생된 명시적 감독과 통제 대신에 이 이론은 드러나지 않는 통제를 강조하였다. 이러한 통제방식으로는 표준운영절차(SOPs), 의사결정관행, 사회화와 교육훈련, 조직용어와 의사소통, 불확실성 흡수전략(즉, 회사 내에서 정보의 흐름을 거르고, 가공하고, 편집하고, 분류하고, 규제하는 기법) 등이 있다.

제도이론

조직을 목표달성을 위한 합리적 도구로 보는 과학적 관리론이나 고전적 행정이론과는 달리 **제도이론**은 조직을 안팎으로부터의 압력에 적응하는 유기체로 파악한다. 의사결정학파와 유사하게 이 이론에서 회사는 회사의 목적을 굴절시키는 환경과 회사의 목적과는 다른 사익을 추구하는 회사내부의 개인들에 의하여 합리성을 제한받는 것으로 파악된다.

이 이론의 초기 주창자인 셀즈닉(Selznick, 1957)에 의하면 회사는 제도화 과정을 통하여 가치, 구조, 역량 같은 고유한 특징을 발전시키는데 그것들은 조직 발전 자연사의 한 부분이다. 셀즈닉(Selznick, 1949)의 테네시 강 유역 개발청(TVA)의 역사를 보면 개발청이 최초의 목적을 달성한 이후에 조직의 생존을 보장하기 위하여 조직의 목적을 일부 희생하고 지역의 지도자들을 흡수(cooptation)하는 전략을 구사하였다. 이러한 방식으로 회사는 초기 설립헌장은 물론 환경으로부터도 가치와 목표를 부여받았다. 병원의 역사는 이사회 이사들이 19세기에 자선의료를 지원하기 위하여 많은 시설을 제공하고 재정지원을 하였는데, 20세기 초에 의료진을 확대하면서 유료 환자를 끌어들이기 위하여 지역의 의사들을 영입하였다. 그러나 의사가 환자에 대한 접근과 의료지식에 대한 통제권을 갖고 있었기 때문에 의료진은 병원 내에서 의사결정을 지배하게 되었고, 병원조직의 목표를 자선의료에서 중산층에 대한 양질의 의료 제공과 의사의 사적 진료 지원으로 변화시켰다(Perrow, 1963). 폴리와 레디쉬(Pauly and Redisch, 1973)는 20세기 들어와서 사실상 병원이 의사들의 작업장이 되었다고 주장하였다.

제도주의 이론은 마이어와 로원(Meyer and Rowan, 1977) 및 디마지오와 파웰(DiMaggio and Powell, 1983)의 업적에 힘입어서 확대되었다. 그들은 조직이 환경의 규범적 압력을 받아서 회사의 조직형태나 다른 구조적 요소들의 선택에 제약을 가하고 회사들 간에 형태의 유사성을 이끄는 것으로 설명하였다. 이러한 구조적 유사성은 효율성 때문이 아니라 조직화의 적절한 양식으로 그려지는 지배적 규범과 가치에 동조하면서 만들어진 것이다. 번즈와 호울리(Burns and Wholey, 1993)는 병원들 사이에 매트릭스 경영법이 확산되는 데 있어서 지역의 조직망이 미친 영향을 연구하였다. Arndt and Bigelow(200b)는 지난 세기 병원 경영에 미친 규범적 이념과 압력의 영향을 연구하였다. D'Aunno, Sutton, and Price(1991)는 약물남용과 치료센터 조직에 외부세력이 미친 영향을 연구하였다. Ruef and Scott(1998)는 55년 동안 병원의 합법성에 영향을 미친 요건들을 조사하였다.

개방체계와 자원의존론

조직이 환경적 맥락 속에서 존재한다는 생각, 즉 조직이 생존하고 운영을 하려면 환경에서 자원, 지지, 정당성을 확보해야 한다는 생각은 **개방체계론**의 핵심 요소이다(Katz and Kahn, 1966). 제도이론은 조직의 구조와 행동이 환경 요인에 의하여 규범적 제한을 받는 것에 관심을 갖는다. 톰슨(Thompson, 1967)은 의사결정론과 제한적 합리성의 개념을 확대하여 조직을 개방체계로 규정하고, 조직이 비결정적이고 불확실성에 직면해있으면서도 동시에 합리성의 기준에 예속되고, 따라서 결정적이고 확실성을 필요로 함을 주장하였다. 조직의 하위 계층에서는 관리자들이 "불확실성 흡수" 전략을 구사하여 환경으로부터 조직을 봉쇄하려 할 것이다. 조직의 상위 계층에서는 조직과 환경의 상호의존성을 강화하려고 노력할 것이다.

1960년대에 특정 경영방식의 효과성이 회사의 환경, 기술 및 핵심 업무에 달려 있음을 밝히는 연구들이 진행되었다. 보다 더 관료제적이고 기계적인 경영방식은 환경이 안정되어 있고, 업무가 일상적이며 수월하게 이해되는 경우에 적합하고, 덜 관료제적이고 유기적인 경영방식은 환경의 변화가 크고 업무가 복잡하며 이해하기 쉽지 않은 경우에 적합하다(Burns and Stalker, 1961; Woodward, 1967; Lawrence and Lorsch, 1967). 후속연구자들은 관료제 구조나 참여적 구조가 서로 배치되는 것이 아니고, 또 일차원적인 직선적 연속체 상에 있는 것이 아니라, 회사와 경영이 의존하는 두 개의 다른 차원이라고 주장하였다. 즉, 최선의 경영방식은 "이것 아니면 저것"이 아니라 "둘 다"이다(Blake and Mouton, 1964; Misumi and Peterson, 1985; Collins and Porras, 1994; Johnson, 1996). 최근 연구들은 조직의 업무수행에서 **양수겸장**(ambidexterity)의 중요성을 강조한다. 즉, 회사는 집중화와 분산화가 동시에 이루어지고, 기계적 구조와 유기적 구조를 모두 갖추고 있다(Quinn, 1988; Tushman and O'Reilly, 1997; Beer and Nohria, 2000).

개방체계론(Katz and Khan, 1966; Thompson, 1967)은 그 안에 **자원의존론**의 씨앗을 품고 있었다. 자원의존론에서는 조직이 다른 조직에 중요한 자원을 의존하고 있고 이를 보호하기 위한 전략을 구사한다고 본다. 톰슨은 조직의 업무환경의 4요소(고객, 납품자, 경쟁자, 규제자)와 조직이 업무환경과 기술에 상호의존하고 있음을 주장하였다. 후속연구자들(Pfeffer & Salanick, 1978)은 조직이 업무환경을 관리하거나 전략적으로 적응하려는 노력을 밝혀냈다. 이 연구들에 의하면 조직은 환경변화의 수동적인 수용자가 아니라 환경을 변화시키려고 적극적으로 노력하는 주체였다. 조직 간 관계(IORs)는 이러한 상호의존성을 관리하는 핵심적인 적응전략이다. IORs는 조직 활동의 핵심 사안이 되었고, 여러 가지 형태를 취하는데 여기에는 수평적 합병과 수직적 통합(10장 참조), 전략적 제휴(11장 참조), 로비와 규제적 요구의 관리(12장 참조), 지역사회 의사에 대한 관리(4장과 11장 참조) 등이 있다. 이런 방식으로 조직이론은 기업전략과 전략경영론에 대응하고 있다.

전략경영론

전략경영론은 상의하달의 의사결정, 조직합리성, 환경의 안정성 개념이 지배하던 1960년대 이후에 발전하였다. 이 이론은 현재 세 가지 선행 이론들을 포괄하고 있다. 첫째 이론은 톰슨의 조직과 업무환경의 결합 개념과 유사하게 이 이론은 산업구조와 경쟁력을 강조한다(Porter, 1980). 둘째 이론은 의사결정론의 조직 프로그램과 일상관행 개념(March and Simon, 1958; Barney, 1991)을 받아들여 조직의 독특한 역량과 자원을 강조한다. 셋째 이론은 조직의 상향적 납품자와 하향적 분배자 및 고객과의 관계적 역량과 협력을 강조한다(Dyer & Singh, 1998). 그러한 관계는 경쟁자, 규제자, 다른 조직 등 업무환경의 다른 주체들과 함께 발전해간다. 이 이론은 10장에서 구체적으로 다룰 것이다.

조직군 생태론

조직군 생태론은 핸넌과 프리먼(Hannan and Freeman, 1977)과 앨드리치(Aldrich, 1979)의 연구에 근거하지만, 역사적으로 초기 사회학자 홀리(Amos Hawley, 1950)와 그의 조언자 맥킨지(Roderick McKenzie, 1968)의 조직 형태, 자원을 둘러싼 조직 간 경쟁, 조직과 환경의 공변에 대한 연구에서 출발한다. 이 이론은 생물학적 은유법을 빌려와서 조직생태계에서는 환경이 여러 가지 조직 형태 중에서 최적의 형태를 선택하고 그것이 유지된다는 원리를 제시하였다(Baum & Amburgey, 2005). 그 조직 형태는 높은 경쟁력과 희귀자원 조달능력 때문에 선택되었다. 이 이론은 (a) 개별조직보다는 조직군, (b) 변이, 선택, 보유, 경쟁력에 기인하는 조직군의 변동을 강조한다. 제도이론과 달리 조직군 생태론은 조직의 동질성(isomorphism)보다 다양성에 주목한다. 환경의 힘에 대응한 경영자의 선택과 처분권이 조직의 생존과 성장에 매우 중요하다는 점을 역설한다.

조직군 생태론 연구는 조직들의 수와 다양성, 시간 경과에 따른 변동 경향에 영향을 미치는 경제적 사회적 조건에 주목한다(Baum and Amburgey, 2005). 연구의 공통주제는 조직의 설립(시장진입)과 사멸(퇴장), 조직 관성과 탄력, 조직 틈새 등이다.

이 이론은 보건산업 분야에서 경쟁적인 조직형태의 변화 과정에 대한 이해에 도움을 준다. 연구자들은 어떤 환경 조건에서 종합병원과 전문병원이 생존할 것인지(Alexander *et al.*, 1986), 병원산업에서 환경적 선택의 압력(Alexander and Amburgey, 1987), HMOs의 실패율에 미치는 조직규모의 영향(Wholey *et al.*, 1992), 초기의 집단모형과 스태프모형 HMO에서 IPA 모형으로의 변화(Wholey and Burns, 1992), 병원의 수공업 형태에서 600개의 시스템과 네트워크로 이루어진 조직화된 산업으로의 변화(Bazzoli *et al.*, 1999)를 확인하였다.

사회적 연결망 이론

사회학자들은 오랫동안 사회적 관계에서 인간 행동의 내재성을 설명하는데 **사회적 연결망** 개념을 채택해왔다(Granovetter, 1985). 인간관계론에서 설명한 바와 같이 사회적 연결망은 공식 비공식 작업집단에서 작동하면서 개인적 행동을 형성하거나 제한한다. 또 제도이론에서 설명한 바와 같이 사회적 연결망은 조직 간 관계에서 작동하면서 경영자의 선택과 조직구조에 규범적 압력을 가한다.

사회적 연결망의 구조는 상호작용 유형과 구조적 유사성의 두 측면에서 분석될 수 있다(Knoke, 1990). 상호작용 분석법은 연결망에서의 핵심적 역할 때문에 상호작용의 결과와 상호작용에 대한 통제능력을 강조한다. 서로 관계를 갖는 행위자들은 연결망으로 묶이게 된다. 이 연결망은 여러 차원이 있다. 연결망 중심성(network centrality)은 연결망 내에서 행위자가 중심 가까이 자리 잡고 있는가를 의미한다. 연결의 강도(strength of ties)는 연결망에서 다른 사람과의 접촉 빈도와 강도를 의미한다. 연결은 직접 연결과 제3자에 의한 간접연결이 있다. 연결망 밀도(network density)는 두 명 이상의 행위자들 사이의 양자관계로 연결(dyadic connection)된 수를 의미한다(Uzzi, 1999). 연결의 수가 많을수록 연결망의 밀도가 높고 행위자들이 깊은 관계 속에 있다. 이러한 연결망은 성원들 간에 지식을 전수하고 학습을 용이하게 하는 큰 역량을 갖고 있다(Gulati, 1995; Uzzi, 1997). 예를 들어 의료진 중에서 여론지도자는 병원당국에 의하여 동료들이 신기술을 채택하도록 영향력을 행사하는 데 이용된다. 이것은 제조업체가 여론지도자를 이용하여 새로운 제품을 채택하도록 유도하는 것과 같다.

다른 한편 연결망에 대한 구조적 분석법은 집단 행위자들이 타행위자와의 관계에서 유사성에 따라 묶이는 점에 관심을 둔다. "구조적 동등성"이란 직접적인 연결은 없지만 타인과 유사한 결속형태를 가진 두 행위자를 지칭한다. "구조적 맹점"은 상호 연결되어 있지만 상호작용은 하지 않는 연결망을 의미한다. 구조적 맹점의 존재는 지체된 개혁에서 찾아볼 수 있다(Ahuja, 2000). 구조적 맹점은 행위자들의 교환을 매개하는 제3자에 의하여 채워질 수 있다(Burt, 1992). 예를 들어 1990년대 말에 재단지원금이 "지역사회 돌봄 연결망"을 만들어서 다양한 지역보건 관계자들과 공급자들로 하여금 일차보건의료와 건강증진활동에 나서도록 만들었다(Bazzoli, Stein, Alexander *et al.,* 1997). 이와 유사하게 통합전달체계(IDNs)는 독립개원 의사집단 사이의 구조적 맹점을 채워서 사례관리 기법을 공동으로 개발하고 실행하도록 하였다(Shortell and Rundall, 2003).

사회적 연결망은 팀의 기능 작동과 업무 수행을 이해하는데 중요하다. 의료 기관들은 의사들 사이의 연결망 중심성, 밀도, 유사한 사람과의 결속(homophily) 등에 따라서 정보 제공의 수준이 달라진다(Wholey, *et al.,* 2009). 학술연구자들과의 연결 강도 및 연구개발의 중심성이 생명공학 회사의 전문 인력과 자본에의 접근성을 높이고 유망한 프로젝트와 미래협력의 기회를 높인다(Powell, Koput, and Smith-Doerr, 1996). 끝으로 의료장비 회사의 혁신에 관한 연구는 새로운 아이디어는 약한 연결 관계에 있는 이질적 성격의 연결망에서 생겨나지만 강한 연결 관계에 있는 동질적 연결망에서 광범위하게 채택된다는 것을 밝혔다(Van de Ven, Polley, Garud *et al.,* 1999).

시스템 이론

최근에 경영이론과 의료전문가들은 개인과 조직의 행위가 그 내부에서 일어나는, 보다 광범위한 수준의 새로운 **시스템 이론**을 발전시켰다. 몇몇 이론가들은 광의의 헬스케어 시스템에 관심을 두기도 한다. 샤오 교수(Hsiao)와 세계보건기구(WHO)는 보건의료의 투입, 과정, 산출을 연결하는 모형을 개발하였다(그림 1.2 참조). 질병통제국(CDC)은 이와 유사하게 건강 결정인자에 대한 "건강 흐름"(Health Run) 모형을 개발하였다(그림 1.3 참조). 다른 모형들은 보건산업의 전달체계 부분을 압축하는 쪽으로 개발되었다. 1990년대에 Shortell 등은 기능적, 의사 시스템, 임상적 통합에 근거한 시스템 통합의 개념모형을 서술하면서 IDNs의 부상을 언급하였다. 넬슨 등(Nelson *et al.,* 2008)은 임상적 미시체계, 중간체계(환자집단을 공유하는 미시체계의 집합), 거시체계의 개념을 제시하였다.

다른 시스템 개념은 생물학적 은유에 근거한다. 예를 들어 곤충(즉, 개미)의 상호작용은 조직화되고 잘 조정된 팀워크를 만들어내는데, 이를 "군중 지성"(swarm intelligence)이라 한다(Bonabeau & Meyer, 2001). 이러한 상호작용은 중앙 집중적 통제나 현장의 감독을 필요로 하지 않고 유연성과 적응성을 증대시킨다. 일반적으로 조직은 고객과 혁신자들과의 사회적 연결망, 협력 소프트웨어, 위키(wikis),[4] 집합적 지성

4) 역주: 위키(wiki)란 인터넷에서 사용자들이 공동 문서를 작성하거나 내용을 추가할 수 있는 웹페이지를 지칭하는 것으로 웹 백과사전인 '위키피디아'의 사례가 대표적이다.

과 더 나은 결정을 발전시키는 다른 정보 시장에 의하여(Bonabeau, 2009) "대중의 지혜"를 채택할 수 있다(Surowiecki, 2004).

이러한 이론들을 복합적 적응체계(또는 복잡계 과학)이라고 한다. 이 체계는 다중의 다양한 상호 연결된 요소로 구성되어 있다는 점에서 복잡하다. 이 체계는 그들의 경험으로부터 배우고 변화시킬 수 있는 능력을 갖고 있다는 점에서 적응적이다(9장 참조). 복합적 적응체계에 대한 생각은 임상진료지침의 개발에 관한 연구(Priesmeyer *et al.*, 1996), 변화에 저항하는 간호사(Begun & White, 1999), 병원의 투약오류(Dooley and Plsek, 2001), 에이즈 예방과 치료 및 IDN의 구조와 성과 등과 같은 보건의료전달의 혁신(Begun, Zimmerman, and Dooley, 2003) 등에서 적용되었다. 보다 광범위한 경영학 문헌에서 복합적응체계에 대한 생각은 전략적 변화와 실행에 광범위하게 적용되고 있다.

조직이론의 요약

앞에서 살펴본 조직이론들은 조직행동을 이해하고 관리하는 데 있어서 완성된 것이라기보다는 보완적인 것으로 생각해야 한다. 임상가나 연구자들에게 다양한 관점을 제시해준다. 각 이론은 분석단위가 다르다. 예를 들어 테일러주의는 개별 근로자의 과업을 구조화하는 데 관심이 있고, 인간관계론과 사회적 연결망 이론은 집단에 관심이 있으며, 의사결정론은 중간관리

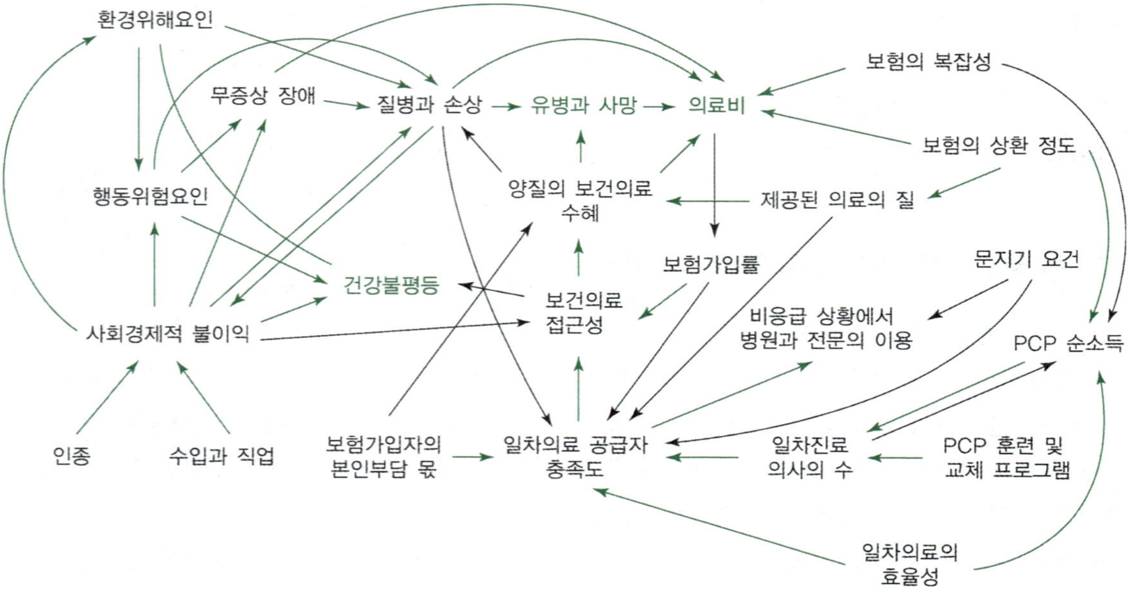

그림 1.3 질병통제국 "건강흐름(Health Run)"

자료: Adapted from the Centers for Disease Control.

자에 관심을 둔다. 베버와 고전적 행정이론은 조직과 조직업무를 구조화하는 최고경영자에게 관심이 있지만 자원의존론, 조직군 생태론, 제도이론은 **외부환경**에 관심이 있다.

분석단위의 차이 이외에도 각 이론은 조직을 변화시키기 위한 전략이나 경영자가 개발해야 하는 능력에 대해서도 다른 관점을 제시한다. 베버, 신베버주의, 고전적 행정이론에서는 조직구조를 어떻게 설계하고 행동을 어떻게 통제해야 하는지에 관심이 있다. 인간관계론은 근로자의 동기화, 니즈의 만족, 작업 생활의 질 향상, 갈등관리에 주로 관심을 둔다. 자원의존론은 조직 간 관계의 형성과 조직이 환경을 통제하기 위하여 사용하는 시장전략에 초점을 두지만 조직군 생태론과 제도이론은 그러한 전략의 사용에 제한을 가하는 환경의(생태적, 규범적) 힘에 초점을 둔다. 연결망이론과 복합적 적응체계론은 새로운 아이디어가 만들어지고 전파되며, 연대가 형성되고 적응력이 향상되는 데 있어서 사회적 연결망의 중요성에 관심을 둔다.

조직이론의 현실 적용: 병원과 의사의 관계

여러 상이한 이론들이 어떻게 동시에 사용될 수 있을까? 이 문제를 병원과 의사의 관계(HPRs)를 증진코자 노력하는 경영자의 사례에 적용해보자. 병원-의사 관계가 보건의료에서 가치의 전달과 어떤 방식으로 연관이 될까? 1990년대부터 양호한 HPR이 노인의료보험 프로그램에서 병원의 이윤과 결속되어 있다는 연구들이 발표되었다(Bray, Carter, Dobson *et al.*, 1994; ProPAC, 1992). 보건시스템 통합연구(Health System Integration Study)는 병원과 의사의 경제적 통합이 임상적 통합을 제고하기 위한 기반을 형성한다는 점을 밝혀냈다(Shortell, Gillies *et al.*, 2000). 경제적 통합이 비용을 통제하고 질을 높이는데 기여한다는 증거들이 있다(Bazzoli *et al.*, 2000; Burns and Muller, 2008; Shortell, Gillies, and Anderson, 1994).

베버주의 관점을 빌리자면 병원 경영자들은 오랫동안 의료업무와 행정업무를 구분해 왔던 병원의 이중 권위구조 문제를 통합된 권위구조를 만들어서 해소하려 할 것이다. 많은 대학병원에서 (a) 의과대학과 의대교수와 (b) 병원의 임상과 및 지원과에 대한 이중적 권위구조는 한 명의 의대 학장 휘하에 공고하게 구축되어 왔다. 이와는 별개로 오늘날 병원 의료진을 재조직화하여 진료의 질에 대한 책무성을 제고하도록 지배구조를 개선해야한다는 요구들이 있다.

과학적 관리론의 관점에서 보자면 병원은 임상진료지침을 개발하여 보급하거나 의사들이 이를 준수하도록 감시하는 등 임상적 통합을 위한 노력을 추구할 것이다. 이 노력들은 진료의 질을 향상시키는 것으로 간주된다. 또한 임상진료에서 예상하지 못한 변이를 감소시키고 근거중심 의학을 제고하여 의사들이 임상결정을 하는 데 있어서 과학적 정보를 규명하고 적용하는데 기여한다.

고전적 행정이론은 조직설계에 관심을 갖는데 이것은 병원 경영자가 임상업무가 가장 적절하게 수행될 수 있는 구조를 만드는 것에 해당된다. 1990년대에 병원 경영자들은 의사와 동반관계를 구축하고 관리의료조직들과 계약하기 위하여 다중 매체 구조를 확립하였다. 여기에는 의사-병원 연합조직(PHO), 독립개원연합(IPA), 경영관리서비스 회사(MSO), 통합 봉급모형(integrated salary model)[5] 등이 있다. 각 모형은 의사의 자율성의 정도와 개별 의사의 니즈에 따라 제공되는 병원의 재정지원의 정도가 다르다. 최근에는 병원들이 과정/기능적 구조로부터 분리하여 목적별 부서화에 근거한 조직설계를 시도하고 있다. 이것을 서비스 라인 경영(Service-line management)[6]이라고 부르는데 병원 내의 병원, 최고 수준의 임상센터들이다. 고전이론을 따라서 임상영역별, 지원기능별로 그 전문분야 의사들에게 권위를 분산하였다.

인간관계론에 근거하여 병원들은 오랫동안 이사회에 의사 대표자를 포함시켰고, 병원조직을 관리하는 데 있어서 그들이 의견을 제시할 기회를 주었다. 또한 의료진의 사기를 파악하는 조사를 실시하고, 의사의 만족 요인과 병원에 대한 불만 요인, 개혁에 대한 의사들의 의견을 수집하였다. 최근에는 의과대학들이 미래의 의사들을 팀워크나 의료체계 분석과 같은 분야의 훈련을 시키기 시작했다. 이것은 부분적으로는 미국 의사협회가 제정한 대학원 의학교육 기준을 충족시키기 위한 것이다.

의사결정론은 비침습적(unobtrusive) 통제방식을 사용하여 경영자의 처분권을 축소하고, 의사결정을 하기 위한 전제조건을 만드는 것이 중요하다고 본다. 미국에서 메이요 병원이나 카이저 의료재단(Kaiser Permanente Medical Groups) 같은 선도적 공급자(IDNs)는 협력적 의료를 증진시키기 위하여 조직의 팀워크 문화를 활용하여 왔다. 1990년대에 몇몇 지역사회 병원들이 이러한 방식을 빌려 신규 의료진의 후보군을 평가하기 위한 설문지를 개발하여 그들의 진료의 질과 효율적인 의료전달에 대한 관념을 파악하려 하였다. 다른 병원들은 임상 데이터베이스를 활용하여 자기 의사들의 임상 프로필을 개발하였다. 그 프로필은 의사들에게 제공되어 그들이 보다 비용효과적인 진료유형을 개발하도록 하는데 사용되었다. 몇몇 병원은 현재의 의료진이나 미래의 의료진에 대한 "경제적 신임"(economic credentialing)[7]을 수행하는 데까지 나아갔다.

병원-의사 관계(HPR)는 강력한 전문가의 힘(즉, 의료전문직의 논리, 가치, 규범, 신념 등)이 제도 및 시장의 힘과 맞부딪치는 영역이다(Alexander and D'Aunno, 2003). 한쪽에서는 의료전문직이 개방형 의료진 체제를 유지하고자 하지

5) 역주: 미국에서 의사들은 병원에 고용되지 않는 것이 오랜 관행이었으나 의료시장의 변화와 함께 의사와 병원의 제휴가 보편화되고 있다. 제휴의 형태로는 조직으로의 통합정도가 가장 낮은 것이 Independent Physician Association(IPA)이고, 다음으로 Open Physician-Hospital Organizations, Closed Physician-Hospital Organizations and Management Service Organizations, 통합의 정도가 가장 높은 것이 완전 고용된 봉급형 모형(Fully Integrated Organizations 또는 Salary Models)이다.

6) Service-line management는 전문임상분야를 하나의 독립된 부서로 만들어 관리하는 기법을 의미한다.

7) 역주: 병원 스태프의 자리나 권리를 얻는 데 있어서 진료의 질이나 의사의 진료역량과 관계없이 오직 경제적 기준만을 사용하는 것을 의미한다.

만 이는 병원 내 보조서비스를 한 집단과 독점적으로 계약하여 제공하고자 하는 병원의 재정적 이해관계와 대립되어 왔다(Burns, Goldsmith, and Muller, 2010). 병원－의사 관계는 또한 정부의 지불보상제도 같은 강력한 제도적 요인의 영향을 받아왔는데, 예를 들면 포괄수가제는 병원으로 하여금 의료진이 협력적 의사결정에 나서도록 촉구하게 된다. 1990년대 이후로 의사의 전문가적 이해관계는 일련의 시장 중심의 질서 위에 놓이게 되었다. 이에 따라 병원과 의료진 사이의 전통적인 느슨한 관계(loose-coupling)는 점차 사라졌다. 이러한 변화는 PHO, IPA, ISM 등과 같은 "이질적인 전문가 조직"(Scott, 1982)의 탄생에서 찾아볼 수 있다.

개방체계론은 병원과 의사 관계에 여러 방식으로 응용되어 왔다. 1990년대에 병원은 시장 속에 위치하면서, 강력한 관리의료의 압력을 받게 되고, 그에 따라 전문상담기관이나 학자들로부터 수직적으로 통합된 전달체계의 구축을 권유받게 되었다. 여기에는 일차 진료 의사, 의사회사(medical group), 전문의 그룹이 포함된다. 역으로 관리의료의 영향을 적게 받는 병원들은 그들의 의료진과 함께 전통적인 활동에 집중하게 되었다(APM/University Healthsystem Consortium, 1995). 최신 이론에 의하면 병원은 의료진을 다루는 데 있어서 병원 중심이면서 동시에 의사 중심적인 양면적 접근법을 발전시킬 필요가 있다고 한다. 1990년대에 몇몇 IDNs들은 의사들의 조직으로서의 병원체계, 또는 의사들의 집합화를 통한 임상자율성 제고를 열망했다(Burns, 1999).

자원의존론에 의하면 병원－의사 관계는 병원이 생존에 핵심적인 투입요소를 통제하기 위하여 사용하는 외부전략으로 볼 수 있다. 병원은 전통적으로 자신의 환자를 전문의에게 의뢰하거나 입원 의뢰하거나, 응급실에서 전문분과를 커버해주는 지역사회 의사들에게 의존하여 왔다. 최근에는 포괄수가제 하에서 효율적 의료를 공급하거나 성과연동 지불제도 하에서 서비스의 질을 향상시키는 데 있어서 병원은 의사들에게 의존하게 되었다. 즉 병원은 지역사회 의사와 전략적 연대 관계를 구축하여 결과적으로 조직 간 관계를 발전시키고 다양한 경제적 교환을 통하여 바람직한 행위를 만들어내는 것으로 볼 수 있다. 알렉산더 등(Alexander *et al.*, 1996)은 1990년대에 병원체계에 의하여 발전된 일련의 의사－조직 관계는 핵심적인 의사 투입요소를 확보하기 위한 것으로 설명하였다.

전략경영론의 관점에서 보면 병원－의사 관계는 중요한 투입요소를 확보하기 위한 것일 뿐만 아니라 경쟁자들이 이 투입요소에 접근하는 것을 배제하기 위한 것이다. 그래서 1990년대에 병원들은 서로 간에, 그리고 진료자문회사(physician practice management companies)들과 지역의 일차 진료의사 확보를 위한 입찰경쟁을 벌였다. 이러한 확보전략은 제로섬(zero-sum) 형태의 이득으로 간주되었다. 즉 우리 병원이 확보한 의사는 우리 병원에만 충성할 것이고 모든 환자의뢰를 우리 병원으로만 할 것이라는 것이다. 여기서 병원－의사 관계는 고전적인 수직통합전략으로 볼 수 있다(Porter, 1980). 몇몇 병원과 IDNs들은 병원－의사 관계를 다른 비즈니스 문제의 해결이나 경제적 사업 추구에 활용할 수 있는 전략적 역량과 자원(즉, 의료진과의 협력, 의사 팀워크, 의사 리더십 등)을 개발하기 위한 발판으로 간주하였다.

생태학적 이론은 병원-의사 관계에 별로 활용되지 않았다. 그렇지만 1993년과 2009년의 의료개혁논쟁은 특정한 전달 모형이 가장 효율적인 조직화 방식임을 지적하였다. 1993년의 클린턴의 의료개혁은 "책무성이 있는 의료"를 위하여 공급자들이 주별 건강보험 구매조합과 위험부담 계약을 체결하도록 하였다. 2010년 의료개혁에서 "책무적 의료공급 조직"(지역 병원과 이를 이용하는 의사들을 의미함)은 노인의료보험 프로그램과의 계약에서 비용 및 질 지표를 모두 고려하면서 의료서비스를 전달하도록 요구하였다. 클리블랜드 병원, 메이요 병원, 카이저 의료재단, 가이징어 병원(Geisinger Clinic)과 같이 병원과 의사가 하나로 결합된(tightly coupled) 경우가 공급자들이 본받을 모델로 여겨졌다.

병원-의사 관계에 대한 사회연결망 분석에서 몇 가지 중요한 가설이 도출되었다(Shortell and Rundall, 2003). 의사 조직 내에서 "강한 유대(strong ties)의 강점"은 병원-의사 관계가 경제적 교환과 이타주의를 발전시키는데 성공하는가와 관련되어 있다. 연결망 속에서 사회적 연결(직접, 간접)이 증가할수록 그 연결망은 더욱더 내재되고(embedded), 결국 약한 유대(weak ties)와 정보의 전달 및 비용 효과적 학습기회를 용이하게 만든다. 병원-의사 연결망에서의 중심성(centrality), 구조적 틈새(structural hole)를 채울 수 있는 조직의 존재, 의사 조직과 네트워크를 연결시키는 유대의 강점이 임상과정에서의 혁신의 채택과 실행이 용이하도록 만든다.

끝으로 비건 등(Begun *et al.*, 2003)은 복합적 적응론을 활용하여 1994년에 있었던 미네아폴리스에 기반을 둔 헬스스팬(HealthSpan)과 메디카(Medica)의 엘리나 헬스 시스템(Allina Health System)과의 합병을 분석하였다. 연구자들은 표면적인 합병전략과 의도에 초점을 두기보다는 합병이 실제로 어떻게 진행되었고, 앨리나의 전략과 구조가 시간이 지남에 따라 어떻게 진화하였는지를 분석하였다. 그들은 조직의 통합은 단순히 "합쳐지는"(be merged) 것보다는 새롭게 "만들어지는"(e-merged) 것일 때 더욱 효과적이라고 주장하였다.

이와 유사하게 캐펄리 등(Cappelli *et al.*, 2010)은 의료를 포함한 많은 산업에서 인도 기업들이 상승세에 있는 것을 즉흥적이고 적응적인 경영관행에 의한 것으로 파악하였다. 외적인 전략이나 서구식 이론보다는 상황 속에서 만들어지는 출현적인 비즈니스 관행들이 인도의 기업으로 하여금 빈민을 위한 소액보험과 저비용 병원서비스 같은 해결책을 개발할 수 있게 만들었다. 연구자들은 이러한 관행을 실천을 통하여 학습하는 인도식 방식으로 규정하였고 서구의 조직들에게 새로운 학습과 반전된 혁신의 원천이 될 것으로 보았다.

조직이론과 행동 가이드

경영관리자들의 과제는 헬스케어 시스템의 복잡성을 이해하고(그림 1.1과 1.2 참조) 그 내부에서 다른 행위자들의 이해관계와 역할을 이해하며, 앞서 설명한 경영이론 중 어떤 것을 적용하고 어떤 수준의 분석을 할지를 결정하는 것이다. 표 1.5는 이점을 요약하고 있고 이 책의 어느 장이 어떤 이슈들을 다루는지 보여준다.

이 책은 세 부분으로 나뉜다. 이 장과 다음 장은 보건 분야에서 리더십과 경영관리의 문제에 대하여 다룬다. 다음 부분은 미시적 관점에서 조직의 내부 환경을 다룬다. 여기서의 주제는 조직설계, 동기, 그룹과 팀, 커뮤니케이션, 권력/정치/갈등, 조직학습과 혁신, 조직성취, 개선, 변화 관리 등이다. 마지막 부분에서는 거시적 관점에서 조직의 외부환경을 다룬다. 여기서의 주제는 전략, 전략적 제휴, 정책과 규제, 정보기술, 소비자주의, 보건의료를 형성하는 요인 등이다.

표 1.5 조직이론과 행동: 이 책의 가이드

보건의료 조직과 경영자 조직이론과 보건의료기업의 경영 보건의료 조직에서의 리더십, 경영, 문화	
미시적 관점: 조직의 내부환경 경영	거시적 관점: 조직의 외부환경 경영
조직설계(3장)	경쟁 우위(10장)
동기화(4장)	전략적 제휴(11장)
그룹과 팀 관리(5장)	보건정책과 규제(12장)
커뮤니케이션(6장)	정보기술(13장)
권력, 정치, 갈등 관리(7장)	소비자 주의(14장)
조직 학습과 혁신(8장)	세계화와 보건관리(15장)
조직 성취, 개선, 변화 관리(9장)	

참고 문헌

Aaron, H., & Ginsburg, P. (2009). Is health spending excessive? If so, what can we do about it? *Health Affairs,* 28, 1260–1275.

Ahuja, G. (2000). Collaboration networks, structural holes, and innovation: A longitudinal study. *Administrative Science Quarterly,* 45(3), 425–455.

Aldrich, H. E. (1979). *Organizations and environments.* Englewood Cliffs, NJ: Prentice–Hall.

Alexander, J. A., Kaluzny, A. D., & Middleton, S. C. (1986). Organizational growth, survival and death in the U.S. hospital industry: A population ecology perspective. *Social Science and Medicine,* 22(3), 303–308.

Alexander, J. A., & Amburgey, T. (1987). The dynamics of change in the American hospital industry: Transformation or selection? *Medical Care Research and Review,* 44(2), 279–321.

Alexander, J. A., Burns, L. R., Zuckerman, H. S., Vaughn, T., Andersen, R., Torrens, P., & Hilberman, D. (1996). An exploratory analysis of market–based physician–organization arrangements. *Hospitals and Health Services Administration,* 311–329.

Alexander, J. A., & D'Aunno, T. A. (2003). Alternative perspectives on institutional and market relationships in the U.S. health care sector. In S. Mick & M. Wyttenbach (Eds.), *Advances in health care organization theory* (pp. 45–77). San Francisco: Jossey–Bass.

Altman, S., & Rodwin, M. (1988). Halfway competitive markets and ineffective regulation: The American health care system. *Journal of Health Politics, Policy and Law,* 13(2), 323–339.

Altman, D., & Levitt, L. (2002). The sad history of health care cost containment as told in one chart. *Health Affairs,* 23, W83–W84.

Altman, S. (2010). Is it possible for the U.S. to control health care costs? Presentation to the Leonard Davis Institute, University of Pennsylvania. January 29, Philadelphia.

APM/University HealthSystem Consortium. (1995). How markets evolve. *Hospitals and Health Networks,* 69, 60.

Arndt, M., & Bigelow, B. (2000a). The transfer of business practices into hospitals: History and implications. *In Advances in health care management* (Vol. 1, pp. 339–368). New York: Elsevier.

Arndt, M., & Bigelow, B. (2000b). Presenting structural innovation in an institutional environment: Hospitals' use of impression management. *Administrative Science Quarterly,* 45, 494–552.

Arrow, K. (1963). Uncertainty and the welfare economics of medical care. *American Economic Review,* 53(5), 941–973.

Bacharach, S., Bamberger, P., & Conley, S. (1990). Work processes, role conflict, and role overload. *Work and Occupations,* 17(2), 199–228.

Barnard, C. (1938). *The functions of the executive.* New York: Oxford University Press.

Barney, J. (1991). Firm resources and sustained competitive advantage. *Journal of Management,* 17, 99–120.

Bass, B. (1981). *Stogdill's handbook of leadership.* New York: Free Press.

Bazzoli, G. J., Stein, R., Alexander, J. A., Conrad, D. A., Sofaer, S., & Shortell, S. M. (1997). Public–private collaboration in health and human services delivery: Evidence from community partnerships. *Milbank Quarterly,* 75(4), 533–561.

Bazzoli, G. J., Shortell, S. M., Dubbs, N., Chan, C., & Kralovec, P. (1999). A taxonomy of health net–works and systems: Bringing order out of chaos. *Health Services Research,* 33(6), 1683–1717.

Bazzoli, G. J., Chan, B., Shortell, S. M., & D'Aunno, T. (2000). The fi nancial performance of hospitals belonging to health networks and systems. *Inquiry,* 37, 234–252.

Baum, J., & Amburgey, T. (2005). Organizational ecology. In J. Baum (Ed.), *The Blackwell companion to organizations* (pp. 304–326). Blackwell Business.

Beer, M., & Nohria, N. (2000). *Breaking the code of change.* Cambridge, MA: Harvard Business School Press.

Begun, J. W., & White, K. R. (1999). The profession of nursing as a complex adaptive system: Strategies for change. In J. J. Kronenfeld (Ed.), *Research in the sociology of health care* (pp. 189–203). Greenwich, CT: JAI Press.

Begun, J. W., Luke. R. D., & Pointer, D. D. (1990). Structure and strategy in hospital–physician relationships. In S. Mick (Ed.), *Innovations in health care delivery: Insights from organization theory.* San Francisco: Jossey–Bass.

Begun, J. W., Zimmerman, B., & Dooley, K. J. (2003). Health care organizations as complex adaptive systems. In S. Mick & M. Wyttenbach (Eds.), *Advances in health care organization theory* (pp. 253–288). San Francisco: Jossey–Bass.

Berlin, I. S. (1953). *The hedgehog and the fox: An essay on Tolstoy's view of history.* New York: Simon & Schuster.

Berwick, D. M., Nolan, T. W., & Whittington, J. (2008). The triple aim: Care, health, and cost. *Health Affairs,* 27, 759–769.

Blake, R., & Mouton, J. (1964). *The managerial grid.* Houston, TX: Gulf Publishing Co.

Bogue, R., Antia, M., Harmata, R., & Hall, C. (1997). Community experiments in action: Developing community–defi ned models for reconfiguring health care delivery. *Journal of Health Politics, Policy and Law,* 22, 1051–1076.

Bonabeau, E. (2009). Decisions 2.0: The power of collective intelligence. *Sloan Management Review,* 50, 45–52.

Bonabeau, E., and Meyer, C. (2001). Swarm intelligence: A whole new way to think about business. *Harvard Business Review,* 79(5): 107–114.

Bray, N., Carter, C., Dobson, A., Watt, J., & Shortell, S. M. (1994). An examination of winners and losers under Medicare's prospective payment system. *Health Care Management Review,* 19, 44–55.

Braverman, H. (1974). *Labor and monopoly capital.* New York and London: Monthly Review Press.

Burns, T., & Stalker, G. M. (1961). *The management of innovation.* London: Tavistock.

Burns, L. R. (1989). Matrix management in hospitals: Testing theories of matrix structure and development. *Administrative Science Quarterly,* 34, 349–368.

Burns, L. R. (1999). Polarity management: The key challenge for integrated health systems. *Journal of Healthcare Management,* 44, 14–33.

Burns, L. R. (2002). *The health care value chain.* San Francisco: Jossey–Bass.

Burns, L. R. (2005). *The business of healthcare innovation.* Cambridge, UK: Cambridge University Press.

Burns, L. R., & Wholey, D. (1993). Adoption and abandonment of matrix management programs: Effects of organizational characteristics and interorganizational networks. *Academy of Management Journal,* 36, 106–138.

Burns, L. R., & Wholey, D. R. (2000). Responding to a consolidating healthcare system: Options for physician organizations. In *Advances in health care management* (Vol. 1, pp. 273–335). New York: Elsevier.

Burns, L. R., & Pauly, M. V. (2002). Integrated delivery networks: A detour on the road to integrated health care? *Health Affairs,* 21(4), 128–143.

Burns, L. R., D'Aunno, T. D., & Kimberly, J. R. (2003). Globalization and its many faces: The case of the health care sector. In H. Gatignon and J. R. Kimberly (Eds.), *The INSEAD–Wharton alliance on globalizing: Strategies for building successful global businesses* (pp. 395–421). Cambridge, UK: Cambridge University Press.

Burns, L. R., Nicholson, S., & Evans, J. (2005). Mergers, acquisitions, and the advantages of scale in the pharmaceutical sector. In L. R. Burns, *The business of health care innovation* (pp. 223–268). Cambridge, UK: Cambridge University Press.

Burns, L. R., & Muller. R. (2008). Hospital–physician collaboration: Landscape of economic integration and impact on clinical integration. *Milbank Quarterly,* 86, 375–434.

Burns, L. R., Goldsmith, J. C., & Muller, R. (2010). History of physician–hospital collaboration: Obstacles and opportunities. In J. Crosson and L. Tollen (Eds.), *Partners in health: How physicians and hospitals can be accountable together.* Oakland, CA: Kaiser Institute for Health Policy.

Burt, R. S. (1992). *Structural holes: The social structure of competition.* Cambridge, MA: Harvard University Press.

Cappelli, P., Singh, H., Singh, J., & Useem, M. (2010). *The India way.* Cambridge, MA: Harvard Business School Press.

Chandler, A. D. (1962). *Strategy and structure.* Cambridge, MA: MIT Press.

Chen, L., Jha, A., Guterman, S., Ridgway, A., Orav, E., & Epstein, A. (2010). Hospital cost of care, quality of care, and readmission rates: Penny wise and pound foolish? *Archives of Internal Medicine,* 170(4), 340-346.

Centers for Medicare and Medicaid Services (CMS). (2010, April 22). *Estimated fi nancial effects of the "Patient Protection and Affordable Care Act" as amended.* Washington, DC: CMS.

Collins, J. C., & Porras, J. (1994). *Built to last: Successful habits of visionary companies.* New York: Harper Business.

Commonwealth Fund. (2007a). *Bending the curve: Options for achieving savings and improving value in U.S. health spending.* New York: The Commonwealth Fund. December.

Commonwealth Fund. (2007b). *Slowing the growth of U.S. health care expenditures: What are the options?* New York: The Commonwealth Fund. January.

Congressional Budget Offi ce. (2008). *Technological change and the growth of health care spending.* Washington, DC: CBO. January.

Congressional Budget Offi ce. (2008). *Geographic variation in health care spending.* Washington, DC: CBO. February

Cyert, R. M., & March, J. G. (1963). *A behavioral theory of the firm.* Englewood Cliffs, NJ: Prentice-Hall.

D'Aunno, T. D., Sutton, R., & Price, R. (1991). Isomorphism and external support in conflicting in-stitutional environments: A study of drug abuse treatment units. *Academy of Management Journal,* 34, 636-661.

Deloitte. (2009). *2009 survey of health care consumers: Key findings, strategic implications.* Washington, DC: Deloitte Center for Health Solutions.

DiMaggio, P. J., & Powell, W. W. (1983). The iron cage revisited: Institutional isomorphism and col-lective rationality in organizational fi elds. *American Sociological Review,* 48, 147-160.

Dooley, K., & Plsek, P. (2001). A complex systems perspective on medication errors. Working paper, Arizona State University.

Dranove, D. (2008). *Code red.* Princeton, NJ: Princeton University Press.

Dyer, J. H., & Singh, H. (1998). The relational view: Cooperative strategies and sources of inter-organizational competitive advantage. *Academy of Management Review,* 23, 660-679.

Enthoven, A. C. (2009). Integrated delivery systems: The cure for fragmentation. *American Journal of Managed Care,* 15, S284-S290.

Esty, D. C., *et al.* (1999, Summer). State failure task force report: Phase II fi ndings. *Environmental change and security project report.* No. 5 (pp. 49-72). Washington, DC: Woodrow Wilson Center.

Fayol, H. (1949). *General and industrial management.* London: Sir Isaac Pitman & Sons.

Federal Trade Commission and Department of Justice (FTC/DOJ). (2004). *Improving health care: A dose of competition.* Washington, DC: FTC and DOJ.

Field, R. (2007). *Health care regulation in America: Complexity, confrontation, and compromise.* New York: Oxford University Press.

Freidson, E. (1970). *Professional dominance.* Chicago: Aldine.

Fuchs, V. (1986). *The health economy.* Cambridge, MA: Harvard University Press.

Galbraith, J. (1973, February). Matrix organization designs. *Business Horizons,* 14(1): 29-40.

GAVI Alliance. (2010). *Saving lives and protecting health: Results and opportunities.* Geneva, Switzerland: The GAVI Alliance.

Gelijns, A., & Rosenberg, N. (1994). The dynamics of technological change in medicine. *Health Affairs,* 13(3), 28-46.

Goldsmith, J. C. (1981). *Can hospitals survive?* Homewood, IL: Dow Jones-Irwin.

Granovetter, M. (1985). Economic action and social structure: The problem of embeddedness. *American Journal of Sociology,* 91, 481-510.

Gulati, R. (1995). Does familiarity breed trust? The implications of repeated ties for contractual choice in alliances. *Academy of Management Journal,* 38, 85-112.

Gulick, L. (1937). *Notes on the theory of organization.* Memorandum prepared for the President's Committee on Administrative Management.

Gulick, L., & Urwick, L. (1937). *Papers on science of administration.* New York: Columbia University Press.

Hackman, J. R., Oldham, G. R., Janson, R., & Purdy, K. (1975). A new strategy for job enrichment. *California Management Review,* 17(4), 57-71.

Hackman, J. R. (1981). Work redesign for organization development. In H. Meltzer (Ed.), *Making organizations humane and productive* (pp. 373-387). New York: John Wiley & Sons.

Hannan, M. T., & Freeman, J. H. (1977). The population ecology of organizations. *American Journal of Sociology,* 82, 929-964.

Hansmann, H. (1987). Economic theories of nonprofi t organizations. In W. W. Powell (Ed.), *The nonprofi t sector: A research handbook* (pp. 27-42). New Haven, CT: Yale University Press.

Hawley, A. (1950). *Human ecology.* (New York: Ronald Press).

Herzberg, F., Mausner, B., & Snyderman, B. (1959). *The motivation to work.* Second edition. New York: John Wiley & Sons.

Herzlinger, R. E. (1997). *Market-driven health care.* Reading, MA: Addison-Wesley.

Herzlinger, R. E. (2006). Why innovation in health care is so hard. *Harvard Business Review,* 84(5): 58-66.

Hsiao, W. C. (2003). What is a health system? Why should we care? In M. Roberts, W. Hsiao, P.

Berman, & M. Reich (Eds.), *Getting health reform right: A guide to improving performance and equity.* New York: Oxford University Press.

Institute for Health Care Improvement. (2009). How do they do that? Low-cost, high-quality health care in America. Retrieved February 12, 2010, from http://www.IHI.org/IHI/Programs/StrategicInitiatives/HowDoTheyDoThat.htm?TabId=4

Institute of Medicine (2001). *Crossing the quality chasm: A new health system for the 21st century.* Washington, DC: National Academy Press.

Johnson, B. (1996). *Polarity management: Identifying and managing unsolvable problems.* Amherst, MA: HRD Press.

Katz, M. (2010). Decreasing hospital costs while maintaining quality: Can it be done? *Archives of Internal Medicine,* 170(4), 317-318.

Katz, D., & Kahn, R. L. (1966). *The social psychology of organizations.* New York: Wiley.

Kimberly, J. R., de Pouvourville, G., & D'Aunno, T. D. (2009). *The globalization of managerial innovation in health care.* Cambridge, UK: Cambridge University Press.

Kissick, W. L. (1994). *Medicine's dilemmas.* New Haven, CT: Yale University Press.

Knoke, D. (1990). *Political networks: The structural perspective.* Cambridge, UK: Cambridge University Press.

Lawrence, P., & Lorsch, J. (1967). *Organization and environment.* Cambridge, MA: Harvard University Press.

Lewin, K. (1951). *Field theory in social science.* New York: Harper.

Lindenauer, P. K., Remus, D., Roman, S., Rothberg, M. B., Benjamin, E. M., Ma, A., & Bratzler, D. W. (2007, February 1). Public reporting and pay for performance in hospital quality improvement. *New England Journal of Medicine,* 356(5), 486-496.

Lydon, P., Levine, R., Makinen, M., Brenzel, L., Mitchell, V., Milstien, J., Kamara, L., & Landry, S. (2008). Introducing new vaccines in the poorest countries: What did we learn from the GAVI experience with fi nancial sustainability? *Vaccine, 26,* 6706-6716.

March, J. G. (1994). *A primer on decision making: How decisions happen.* New York: Free Press.

March, J., & Simon, H. A. (1958). *Organizations.* New York: John Wiley & Sons.

Martin, J. F., & Marshall, J. (2003). New tendencies and strategies in international immunization: GAVI and the vaccine fund. *Vaccine, 21,* 587-592.

McKenzie, R. (1968). The scope of human ecology. In A. Hawley (Ed.), *Roderick D. McKenzie: On human ecology* (pp. 19-32). Chicago: University of Chicago Press.

Maslow, A. (1943). A theory of human motivation. *Psychological Review,* 50, 370-396.

Mayo, E. (1945). *The social problems of an industrial civilization.* Boston, MA: Harvard University Press.

McGregor, D. (1960). *The human side of enterprise.* New York: McGraw–Hill.

Meyer, J., and Rowan, B. (1977). Institutionalized organizations: Formal structure as myth ceremony. *American Journal of Sociology,* 83, 340–363.

Milstien, J., Kamara, L., Lydon, P., Mitchell, V., & Landry, S. (2008). The GAVI fi nancing task force: One model of partner collaboration. *Vaccine, 26,* 6699–6705.

Mintzberg, H. (1994). *The rise and fall of strategic planning.* New York: Free Press.

Misumi, J., & Peterson, M. (1985). The performance–maintenance (PM) theory of leadership: Review of a Japanese research program. *Administrative Science Quarterly,* 30, 198–223.

Murashkin, W. (2004). The global alliance for vaccines and immunization: Is it a new model for ef–fective public–private cooperation in international public health? *American Journal of Public Health, 94*(11), 1922–1925.

Nelson, E. C., Godfrey, M. M., Batalden, P. B., Berry, S. A., Bothe, A. E., McKinley, K. E., Melin, C. N., Muething, S. E., Moore, G., Watson, J. H., & Nolan, T. W. (2008). Clinical microsystems, part I: The building blocks of health systems. *Joint Commission Journal on Quality and Patient Safety,* 34, 367–378.

Parsons, T. (1951). *The social system.* Glencoe, IL: Free Press.

Pauly, M. V., & Redisch, M. (1973). The not–for–profi t hospital as a physicians' cooperative. *American Economic Review,* 63, 87–99.

Perrow, C. (1963). Goals and authority structures: A historical case study. In E. Freidson (Ed.), *The hospital in modern society* (pp. 112–146). New York: Free Press.

Perrow, C. (1986). *Complex organizations: A critical essay* (3rd ed.). Glenview, IL: Scott Foresman & Co.

Pfeffer, J., & Salancik, G. R. (1978). *The external control of organizations.* New York: Harper & Row.

Pfeffer, J., & Sutton, R. (2006). *Hard facts, dangerous half–truths and total nonsense; Profi ting from evidence–based management.* Cambridge, MA: Harvard Business School Press.

Pool, J. (1991). Hospital management: Integrating the dual hierarchy. *International Journal of Health Planning and Management,* 6(3), 193–207.

Porter, M. E. (1980). *Competitive strategy: Techniques for analyzing industries and competitors.* New York: Free Press.

Porter, M. E. (1985). *Competitive advantage: Creating and sustaining superior performance.* New York: Free Press.

Porter, M. E., & Teisberg, E. O. (2006). *Redefining health care.* Boston, MA: Harvard Business School Press.

Powell, W. W., Koput, K., & Smith–Doerr, A. (1996). Interorganizational collaboration and the locus of innovation: Networks of learning in biotechnology. *Administrative Science Quarterly,* 41, 116–

145.

Premier. (2009). Model hospital value-based purchasing program continues to improve patient outcomes. August 17. Retrieved from http://www.premierinc.com/p4p/hqi/

Priesmeyer, H. R., Sharp, L. F., Wammack, L., & Mabrey, J. D. (1996). Chaos theory and clinical path-ways: A practical application. *Quality Management in Health Care,* 4, 63-72.

ProPAC. (1992). *Evaluation of winners and losers under Medicare's prospective payment system.* Washington, DC: Prospective Payment Assessment Commission.

Quinn, R. (1988). *Beyond rational management: Mastering the paradoxes and competing demands of high performance.* San Francisco: Jossey-Bass.

Roberts, M. J., Hsiao, W., Berman, P., & Reich, M. R. (2003). *Getting health reform right.* New York: Oxford University Press.

Roemer, M. (1961, November 1). Bed supply and hospital utilization: A natural experiment. *Hospitals,* 36-42.

Roethlisberger, F. G., & Dickson, W. (1947). *Management and the worker.* Cambridge, MA: Harvard University Press.

Ruef, M., & Scott, W. R. (1998). A multidimensional model of organizational legitimacy: Hospital sur-vival in changing institutional markets. *Administrative Science Quarterly,* 43(4), 877-904.

Ryan, A. M. (2009). Effects of the Premier hospital quality incentive demonstration on Medicare patient mortality and cost. *Health Services Research,* 44(3), 821-842.

Sachs, J. (2001). *Macroeconomics and health: Investing in health for economic development.* Geneva, Switzerland: World Health Organization.

Sager, A., and Socolar, D. (2005). *Health costs absorb one-quarter of economic growth,* 2000-2005. Data Brief No. 8. Health Reform Program. Boston University School of Public Health. Boston, MA.

Scott, W. R. (1982). Managing professional work: Three models of control for health organizations. *Health Services Research, 17,* 213-240.

Searcey, D., & Goldstein, J. (2009, September 3). Tangible and unseen health care costs. *The Wall Street Journal,* p. A13.

Selznick, P. (1949). *TVA and the grass roots.* New York: Harper & Row.

Selznick, P. (1957). *Leadership in administration.* New York: Harper & Row.

Senge, P. (2006). *The fi fth discipline.* New York: Doubleday.

Shakarishvili, G. (2009). Building on health systems frameworks for developing a common approach to health systems strengthening. Paper prepared for the World Bank, the Global Fund, and the GAVI Alliance Technical Workshop on Health Systems Strengthening. Washington, DC, June 25-27.

Shortell, S. M., Gillies, R. R., & Anderson, D. (1994). The new world of managed care: Creating or-ganized delivery systems. *Health Affairs,* 13, 46-64.

Shortell, S. M., Gillies, R. R., Anderson, D. A., Morgan−Erickson, K. & Mitchell, J. B. (1996). *Remaking health care in America: Building organized delivery systems.* San Francisco: Jossey−Bass.

Shortell, S. M., & Rundall, T. G. (2003). Physician−organization relationships: Social networks and strategic intent. In S. Mick & M. Wyttenbach (Eds.), *Advances in health care organization theory* (pp. 141-173). San Francisco: Jossey−Bass.

Simon, H. A. (1947). *Administrative behavior.* New York: MacMillan.

Sloan, F., Picone, G., Taylor, D., & Chou, S. Hospital ownership and cost and quality of care: Is there a dime's worth of difference? *Journal of Health Economics,* 20(1), 1-21.

Studdert, D. M., Mello, M. M., Sage, W.M., DesRoches, C. M., Peugh, J., Zapert, K., & Brennan, T. A. (2005). Defensive medicine among high−risk specialist physicians in a volatile malpractice environment. *Journal of American Medical Association*, 293(21), 2609-2617.

Surowiecki, J. (2004). *The Wisdom of Crowds.* New York: Doubleday.

Taylor, F. W. (1911). *The principles of scientifi c management.* New York: W. W. Norton.

Thompson, J. D. (1967). *Organizations in action.* New York: McGraw−Hill.

Towers Perrin. (2008). 2008 update on U.S. tort cost trends. Retrieved July 31, 2010, from http://www.towersperrin.com/tp/getwebcachedoc?webc=USA/2008/200811/2008 tort_costs_trends.pdf

Tushman, M. L., & O'Reilly, C. (1997). *Winning through innovation: A practical guide to leading or−ganizational change and renewal.* Cambridge, MA: Harvard Business School Press.

Ulrich, D., Kerr, S., and Ashkenas, R. (2002). *GE Work−Out.* New York: McGraw−Hill.

Uzzi, B. (1997). Social structure and competition in interfi rm networks: The paradox of embeddedness. *Administrative Science Quarterly,* 42, 35-67.

Uzzi, B. (1999). Embeddedness in the making of fi nancial capital: How social relations and networks benefi t firms seeking financing. *American Sociological Review,* 64, 481-505.

Van de Ven, A., Polley, D. E., Garud, R., & Venkataraman, S. (1999). *The innovation journey.* New York: Oxford University Press.

Weber, M. (1964). *The theory of social and economic organization.* Glencoe, IL: Free Press.

Weisbrod, B. A. (1991). The health care quadrilemma: An essay on technological change, insurance, quality of care, and cost containment. *Journal of Economic Literature,* 29, 523-552.

Wennberg, J. E., Fisher, E. S., & Skinner, J. S. (2002). Geography and the debate over Medicare reform. *Health Affairs* Web Exclusive, W96-W114.

Westphal, J. D., Gulati, R., & Shortell, S. M. (1997). Customization or conformity: An institutional and network perspective on the content and consequences of TQM adoption. *Administrative science quarterly,* 42(2), 366-394.

Whitley, M. A. (2009, June 4). Cleveland Clinic praised by President Barack Obama for effi ciency, control of costs. *The Plain Dealer* (Cleveland, OH). Retrieved July 31, 2010, from http://www.cleveland.com/medical/index.ssf/2009/06/cleveland_clinic_praised_by_pr.html

Wholey, D. R., Christianson, J. C., & Sanchez, S. (1992). Organization size and failure among health maintenance organizations. *American Sociological Review,* 57, 829-842.

Wholey, D. R., & Burns, L. R. (1993). Organizational transitions: Form changes by health maintenance organizations. In S. Bacharach (Ed.), *Research in the sociology of organizations* (pp. 257-293). Greenwich, CT: JAI Press.

Wholey, D. R., Wilson, A. R., Riley, W., & Knoke, D. (2009). Work and talk: Information provision in informal consulting in medical clinics. Unpublished manuscript.

Woodward, J. (1965). *Industrial organization: Theory and practice.* London: Oxford University Press.

World Health Organization. (1996). *The world health report 1996: Fighting disease, fostering development.* Geneva, Switzerland: WHO.

World Health Organization. (2000). *The world health report 2000: Health systems: Improving performance.* Geneva, Switzerland: WHO.

제2장

리더십과 관리: 의료경영의 실행을 위한 프레임워크

Jane Banaszak-Holl, Ingrid Nembhard, Lauren Taylor and Elizabeth H. Bradley
역자: 김광점

개 요

- 도입
- 리더십과 관리
- 리더십
- 리더십 이론
- 리더십의 역할
- 의료조직 속의 리더십
- 리더십의 유지

학습 목표

이 장을 읽고 나면

1. 리더십과 관리의 차이를 설명할 수 있다.
2. 관계적인 측면에서 리더십을 설명할 수 있다.
3. 특성이론에서 상황이론까지 리더십 이론의 발전과정을 설명할 수 있다.
4. 최근의 리더십 개념을 설명할 수 있다.
5. 8단계의 문제해결방법론을 사용하여 문제를 해결할 수 있다.
6. 최근의 리더십 연구결과를 평가할 수 있다.
7. 성공적인 리더십을 유지하기 위한 방법을 이해할 수 있다.

핵심 용어

거래적 리더십(Transactional Leadership)
고위관리자(Senior Management)
관리(Management)
관리적 리더십(Administrative Leadership)
리더십(Leadership)
목표(Goals)
변혁적 리더십(Transformational Leadership)
상황이론(Contingency Theories)
성과(Performance Outcomes)
세부목표(Objectives)
SMART
역량(Competencies)
일선관리자(Front-Line Managers)
임상적 리더십(Clinical Leadership)
자기 관리(Self-Care)
전략적 문제해결(Strategic Problem Solving)
조직문화(Organizational Culture)
중간관리자(Middle Managers)
특성이론(Trait Theories)
팔로어십(Followership)
행위이론(Behavioral Theories)

현장 사례: Beth Israel Deaconess Medical Center[1]의 최고경영자인 Paul Levy

Paul Levy는 자신의 첫 CEO 직책을 의료기관인 Beth Israel Deaconess Medical Center (BIDMC)에서 시작한 매우 이례적인 리더이다. Levy는 BIDMC의 CEO가 되기 직전에 Harvard 의대의 행정 학장을 역임했고, 그 전에는 5년 동안 Massachusetts Water Resource Authority 의 최고관리자로서 근무했다. Levy가 BIDMC의 CEO가 될 무렵 BIDMC의 재정상황은 좋지 않았다. 그러나 Levy가 BIDMC의 재정 상태를 안정적으로 돌려놓는 데는 오랜 기간이 필요하지 않았다. 그의 성공은 최고경영자의 리더십이 얼마나 중요한지를 잘 보여준다. BIDMC와 유사한 어려움을 겪는 의료 기관은 새로운 생각을 지닌 리더를 받아들이는 것이 필요할 수도 있다.

BIDMC는 Harvard 대학과 연계된 의료기관이다. Levy가 CEO가 되던 2001년 당시 BIDMC는 513개의 병상을 보유하고 있었고, 1,200명의 의사와 4,500명의 직원이 근무하고 있었다.[2] 손익계산서상 손실은 2천 8백만 달러에 달했고, 운영예산은 5천 8백만 달러나 부족했다.[3] 치열한 지역 내 경쟁에 대응하기 위해서 BIDMC가 여러 개의 중소병원과 두 대형병원을 흡수한 이후에 제대로 통합을 이루어내지 못한 결과 이처럼 큰 손실이 발생하게 되었다. Levy는 CEO

1) 이 사례는 David A. Garvin과 Michael A. Roberto 교수가 작성한 Harvard Business School Case # 9-303-008인 "Paul Levy: Taking Charge of the Beth Israel Deaconess Medical Center (A)"를 기초로 작성되었음.
2) Harvard Business School Case # 9-303-008의 자료를 인용함.
3) 위의 자료.

가 되자마자 변화를 밀어붙였다. 1년도 채 지나지 않아서 현금 흐름은 호전되고 재정 상태는 안정되었다.

어떻게 이토록 단기간에 변화를 일으킬 수 있었을까? 비용을 감축했기 때문만은 아니었다. 중요한 점은 현장의 사람들이 효율적인 의사결정을 할 수 있도록 권한을 위임한 것이었다. Levy 자신뿐 아니라 다른 사람도 모두 그렇게 말하고 있다. Levy는 현장의 직원들이 변화를 주도할 수 있도록 문화를 변화시켰다. 모든 직원으로 하여금 긍정적인 상황과 부정적인 상황을 분명하게 인식하도록 하고, 무엇을 변화시켜야 하는지 이해하도록 만들기 위해서, Levy는 변화를 추진하는 동안 반복해서 조직의 운영 상태와 성공, 실패를 숨김없이 알렸다. Levy는 지금도 정기적으로 인터넷을 통해서 정보를 전달하고 있다. BIDMC의 직원은 누구나 기관의 경영 상태에 대해서 알고 있으며, 당면한 문제가 무엇인지도 알고 있다.

BIDMC는 다시 어려움을 맞고 있다. 2009년의 재정 상태는 2001년 이후 최악의 상황이다. 보스턴 지역 경제의 침체로 인해 재정적 어려움은 2010년에도 지속될 것으로 보인다. 보스턴 지역 대부분의 병원도 비슷한 상태이다. 그렇지만 Levy는 이번에도 직원들이 해결책을 찾을 것으로 확신하고 있다. 최근 그는 직원들에게 다음과 같은 내용의 글을 보냈다. "여러분이 보내 주신 수많은 아이디어 덕분에 우리는 일시해고의 숫자를 늘리지 않으면서도 원가 절감 목표를 달성할 수 있었습니다."[4] 이처럼 Levy는 직원들로부터 아이디어를 구하고 있다. 그의 역할은 직원들의 아이디어 중에서 실행할 가치가 있는 아이디어를 선별하는 일이다. 직원들이 제시한 아이디어의 가치를 어떻게 평가할 것인가? 병원의 운영 과정에서 발생하는 비용을 절감할 수 있는 아이디어를 어떻게 실행할 것인가? 불황으로 비용을 줄여야 하는 중에서도 유지해야 하는 가치 있는 활동은 무엇인가? 이러한 의사결정이야말로 리더가 추종자들에게 영향을 미치고 조직문화와 사명을 각인시키는 중요한 수단이 된다.

4) http://www.bidmc.org/GivetoBIDMC/NewsRoom/CommunicationFromPaulLevy.aspx 참조.

목적

이 장의 목표는 리더십과 관리의 개념을 정의하고 이들의 차이를 이해하며, 리더십 이론의 발전과정을 살펴보고, 조직문화의 역할을 확인하며, 의료조직에서 리더십은 어떠한 의미를 지니는지 고찰하고, 나아가서 최근 의료조직의 상황 속에서 이루어진 리더십 연구의 결과를 정리하는 것이다.

도입

관리자가 되면 업무를 수행하는 과정에서 다른 사람을 지휘하여 영향을 미치는 리더십을 발휘해야 한다. 그래서 관리자가 되면 리더십이 무엇인지 이해하기 위해서 공부를 한다. 그러나 불행하게도 이러한 경향 때문에 관리와 리더십 사이에 혼란이 생겼다. 리더십은 전통적인 관리와 다르다. 리더십에는 관리와는 다른 기술과 책임이 포함되고, 관리책임을 지고 있지 않은 사람도 리더십을 발휘할 수 있기 때문에 리더십에 대한 완전한 이해는 전통적인 관리자에 대한 이해의 폭을 훨씬 뛰어넘는 것이다. 도입 사례에 등장했던 리더인 Paul Levy는 최고경영자로서의 권위와 개인적인 리더십 역량을 발휘하여 성공적으로 조직을 변화시켰다.

이 장에서는 리더십이 관리와 개념적으로 어떤 차이가 있는지, 리더십 이론은 어떻게 발전되어 왔고 그것이 의료조직 내부의 리더십 이해에 어떤 영향을 주었는지, 리더십은 조직문화 형성에 어떠한 영향을 미치는지, 의료조직 내에서 리더가 수행해야 할 역할은 무엇인지, 최근의 리더십 연구의 내용은 무엇인지 살펴볼 것이다.

관리와 리더십

리더십이란 한 사람이 조직 안에 있는 다른 사람으로 하여금 조직을 위해서 목표를 설정하고 그것을 달성하도록 영향을 미치는 과정이다 (Robbins & Judge, 2010). 이와 달리 **관리**(management)는 인적, 재무적, 기술적 자원을 효과적으로 활용하여 이미 정해진 세부목표를 달성하는 과정이다(Longest Jr., Rakich, & Darr, 2000). 두 개념은 혼용된다. 하지만 적어도 한 가지는 확실히 구별해야 한다. 리더십은 목표 설정을 포함하지만, 관리는 정해진 목표를 달성하는 데 필요한 활동의 수행에 대한 것이다.

리더십의 구체적인 모습은 조직구성원의 행동에 영향을 미치기 위한 접근방법의 선택에 따라서 매우 다양하다. 리더의 접근방법에 따라서 조직구성원들이 업무에 대해서 보이는 반응도 크게 달라질 수 있다. 최근 몇 달 사이에 성과가 떨어진 조직구성원을 다루는 몇 가지 방법을 예로 들어보자. 한 가지 방법은 공식적인 권한을 사용하여 성과가 개선되지 않을 경우 해고될 것이라고 경고하는 것이다. 이 방법을 사용하면 두려움을 갖게 된 조직구성원은 문제가 있는 성과를 숨기려 시도하게 될 것이다. 다른 방식은 리더가 그 부하직원과 친밀한 관계를 형성하며 성과가 저하된 이유가 무엇인지 의논하고, 해결책을 함께 도출하여 조직구성원으로 하여금 필요한 변화를 수용하게 만드는 것이 될 수 있다. 두 방법 중 어느 것을 선택하는가에 따라서 조직구성원의 이후 행동은 달라질 것이다.

리더가 설계하는 조직구조와 문화는 비교적 오랫동안 조직구성원에게 영향을 미친다(Hooijberg, Junt, Antonakis, Boal, & Lane, 2007). 구체적인 조직목표를 최고경영자가 정하는 대신 중간관리자나 일선관리자에게 위임하는 형태를 설계할 수 있다. 중간관리자들은 최고경영자가 잘 알지 못하는 현장의 구체적인 상황을 알고 있기 때문이다. 이런 상황에서 일선관리자나 중간관리자는 최고경영자에게 제공되는 정보를 통제하여, 최고경영자에게 영향을 미칠 수 있다.

한 사람이 리더십을 행사하는 동시에 관리 기능을 수행할 수도 있다. 리더십 역할을 수행하게 되는 사람이 조직목표를 달성하기 위해서 필요한 정보와 자원, 도구를 통제하고 지휘하는 공식적인 관리자의 권한을 이용하여 영향력을 행사할 수도 있기 때문이다(Kotter, 2001).

조직 내 리더십

의료기관의 규모가 커지면 관료제적인 체계를 갖추게 되고 그에 따라서 관리자의 계층이 생기게 된다. 일반적으로 관리자의 계층은 (1) 현장의 서비스 제공자를 관리하는 현장관리자, (2) 대형 의료 기관에 속한 한 부서 전체를 책임지는 중간관리자, (3) 의료기관 전체, 즉 모든 부서를 책임지는 최고관리자의 세 단계로 구분된다. 흔히 최고관리자를 'C-suite'로 부르는데 그 이유는 그들의 공식적인 직무 호칭이 최고 운영 책임자(chief operating officer), 최고 재무 책임자(chief financial officer), 최고 정보 책임자(chief information officer), 최고 간호 책임자(chief nursing officer), 최고 의료 책임자(chief medical officer)가 되기 때문이다.

대부분의 조직에서 전략적 방향, 사명, 가치에 대한 의사결정이 이들 최고관리자와 이사회에서 이루어진다. 비영리조직의 경우에 운영 이사회의 역할은 더욱 중요하다. 이사회는 공동의 이익을 위해서 조직을 운영하도록 감독해야 하는 법적인 책임이 있다. 최고관리자들의 중요한 임무에는 이사회와 외부 이해관계자에 대해서 효과적인 커뮤니케이션을 수행하는 것이 포함된다. 조직의 사명과 비전을 설정하고 공유하며, 전략적 의사결정을 통해서 우선순위를 결정하고, 조직문화를 형성해나가는 것도 최고관리자들의 임무이다. 이러한 사항에 대한 의사결정은 모든 조직구성원이 날마다 수행하는 일상적인 활동 전반에 영향을 미친다.

중간관리자의 수는 최고관리자의 수보다 더 많다. 중간관리자들은 현장의 부하를 관리하고 감독하는 동시에 최고관리자의 지시를 받고 현장의 상황을 보고하는 이중적인 역할을 수행한다. 어떤 이들은 중간관리자들의 주된 역할이 커뮤니케이션과 조정이라는 점을 강조하여 '연결핀'(linking pin)이라고 표현한다(Floyd & Wooldridge, 1992; Likert, 1961). 최근 정보통신 기술의 활용으로 운영 자료의 취합이 용이해지면서 중간관리자의 역할과 수, 계층이 줄어드는 추세이다. 그러나 중간관리자는 새로운 아이디어의 제시와 업무 변화, 혁신의 주도자 역할을 수행해야 할 매우 중요한 계층이다(Floyd & Woodridge, 1992). 이뿐 아니라 중간관리자로서 일하는 기간은 최고관리자에게 필요한 능력인 조직목표의 설정, 공식적 관계의 처리, 불확실한 상황 속에서 방향성을 유지하는 능력 등을 학습하고 배양할 수 있는 매우 소중한 시기이다(McCall, Lombardo, and Morrison, 1988).

일선관리자들은 임상전문가들과 직접 상호작용하면서 팀을 운영하고, 임상 진료과정 속에서 비효율을 줄이고 질을 향상시키며, 현장의 질적 문제를 해결하는 활동을 수행한다.

리더십 이론

많은 사람들이 드라마나 영화 속에 등장하는 리더나, 망해가던 조직을 극적으로 회생시킨 영웅적인 리더의 모습에서 리더십의 특성을 찾는다. 성공적인 리더들은 자신의 성격과 기술을 효과적으로 적용하여 상황을 타개하곤 한다. Boston Globe지는 도입 사례에서 살펴보았던 Paul Levy에 대해서 이렇게 보도했다. "Beth Israel Deaconess의 회생은 의료기관의 성공에 의료만큼이나 경영이 중요하다는 사실을 잘 보여준다. Levy의 전임자였던 James Reinertsen 박사도 병원의 문제를 잘 이해하고 있었다. 그가 변화를 시도하였을 때 병원의 여러 곳에서 저항이 나타났고, 병원은 변하지 않았다. 그러나 Massachusetts Water Resources Authority의 뛰어난 운영으로 유명해진 경영자였던 Levy는 병원을 변화시키는 데 성공했다."

그러나 리더십에 대해서 연구할 때 Levy와 같은 리더는 리더십의 어느 한 면을 보여주는 사례라는 사실을 인식하고 전체적인 모습을 이해하려는 노력을 해야 한다. 그렇기 때문에 리더십 이론은 어느 훌륭한 한 명의 리더의 성공스토리에 집중하기보다는 리더의 선택과 성과에 영향을 미치는 여러 요소들을 검토하여야 한다. 지금까지 연구되어 온 리더십 이론은 성공적인 리더십의 요소로서 제시하는 것을 기준으로 할 때 크게 세 범주로 구분된다. (1) **특성이론**은 성공적인 리더에게서 발견되는 성격 특성에 초점을 맞춘다. (2) **행위이론**은 리더들이 어떠한 행위를 통해서 영향력을 행사하는지에 초점을 맞춘다. (3) **상황이론**은 구체적인 상황에 따라서 바람직한 리더십이 달라진다는 점을 강조한다.

특성이론, 1920년대~1950년대

많은 연구자들이 오랫동안 성공적인 리더십의 특성을 발견하려는 시도를 해왔다. 성공적 리더의 특성을 발견하려는 연구는 지난 세기 동안 활발하게 이루어지다가 관심이 줄어들어 최근에 와서는 다른 리더십 모델과 연결되어 연구가 이루어지고 있다. 그동안 이루어진 특성 이론의 연구는 40개 이상의 개인적 특성과 성격특성을 성공요소로 도출하였다(Landy & Conte,

2004). Robbins & Judge(2010)는 성공적인 리더의 특성으로 외향성(extraversion)이 가장 자주 언급되는 특성이라고 하였다. 그러나 그들 자신이 이미 지적하고 있듯이 외향적인 성격의 사람들이 리더가 될 가능성이 높고 리더로서 성공하게 할 것으로 예상되는 활동에 더 자주 참여하기 때문으로 보아야 할 것이다. 다시 말하면 외향성이라고 하는 특성 자체보다는 외향성이 강한 리더들이 선택하고 행동하는 모습이 더 중요하다는 것이다(Judge, Bono, and Locke, 2000).

다른 인구 통계적 특성과 함께 성(gender)도 리더십과 리더로서의 성과에 영향을 미치는 변수로 연구되어 왔다. 의료기관 속에서 여성의 승진 기회는 매우 제한되어 있고(Lantz, 2008), 급여 수준도 남성에 비하여 낮다(Bradley, White, Anderson, Mattocks, & Pistell, 2000; Dey & Hill, 2007; Suter & Miller, 1973). 여성은 남성과 다른 리더십 스타일을 보이는지, 여성의 리더십 스타일은 효과적이지 못한지, 그래서 결과적으로 리더십을 발휘하는 지위에 오르는 데 방해가 되는지 하는 문제를 제기할 수 있다. 일반적인 생각과 달리 여성은 매우 효과적인 리더십 스타일을 지니고 있다. 여성들은 부하를 지적으로 동기부여 하는 변혁적인 리더십 스타일을 잘 사용하는 경향이 있으며 리더로서의 성과도 높다(Eagly & Carli, 2007).

행위이론, 1960년대~1970년대

특성이론 이후의 리더십 이론은 리더의 행위에 초점을 맞추고 미래의 리더를 양성하기 위해서 바람직한 행위를 가르치는 방향으로 변화하였다. 행위이론은 리더들이 업무를 수행하는 중에 보이는 행위를 강조한다. 바람직한 행동은 외부적으로 관찰가능하기 때문에 교육이나 OJT 훈련을 통해서 가르칠 수 있는 것으로 여겨졌다. 나아가 리더십은 조직 안에서 수행되는 역할의 하나로 인식되었다.

행위이론의 초기 연구는 Ohio대학과 Michigan대학에서 1940년대에 이루어졌다. 초기 연구는 사람을 다루는 기술과 관련된 행위와 조직목표의 달성에 초점을 맞추는 행위로 리더가 보이는 행위를 구분하였다. Ohio대학의 연구는 구조를 만들어내는(structure initiating) 행위와 사람을 배려하는(consideration) 행위를 구분했다. 구조를 만들어내는 행위는 합리적인 목표를 정하고 사람들에게 개별적인 역할을 부여하여 효과적으로 목표를 달성하도록 하는 행위를 가리키고(Robbins & Judge, 2010), 사람을 배려하는 행위는 조직구성원을 신뢰하고 그들의 생각과 감정을 존중하는 행위를 가리킨다(Robbins & Judge, 2010). Michigan대학에서 개발된 모델에서는 생산 지향적인(production-oriented) 행위와 종업원 지향적인(employee-oriented) 행위로 구분했다. 여기에서 생산 지향적인 행위는 Ohio대학의 구조를 만들어내는 행위와 유사하여 목표 달성을 위한 과업 수행에 초점을 맞추는 행위이며, 종업원 지향적인 행위는 Ohio대학의 사람을 배려하는 행위와 유사한 것이다. 행위를 강조한 연구들은 이후에 등장한 변혁적인 리더십 또는 거래적인 리더십 유형과 연결된다.

상황이론, 1970년대~1990년대

상황이론은 리더의 행위가 성공하는 여부는 조직의 특수한 상황에 따라서 달라질 수 있다는 점을 지적한다. 최초의 상황이론은 1967년 Fiedler의 연구이다. Fiedler는 리더의 성공이 리더의 행위뿐 아니라 리더가 추종자들과 맺는 관계, 추종자들이 수행하는 과업의 특성에 따라서 달라질 수 있다고 주장하였다(Fiedler, 1967). 업무 환경이 리더십의 성공에 미치는 영향은 경로-목표 모형(path-goal model)에서 더 정교화 되었다. 리더는 추종자들의 목표 달성을 방해하는 요소를 찾아내서 추종자들이 그것을 극복할 수 있도록 도와야 한다. 경로-목표 모형에 의하면 리더는 경우에 따라서 부하에게 구체적인 목표를 제시하고, 부하로 하여금 높은 목표를 스스로 설정하도록 격려하며, 목표 설정에 참여하도록 만들기도 하고, 감정적으로나 육체적으로 힘든 상황일 때는 부하들을 지지하고 격려하기도 해야 한다.

리더-추종자 교환(LMX) 이론도 상황이론이라고 할 수 있다. 리더와 추종자 사이의 관계는 사회적인 이해관계가 포함된 복잡한 관계이다. 리더는 자신이 신뢰하는 제한된 '내 집단(in-group)'에 속한 추종자에 대해서는 자율권과 재량의 여지를 허용하지만, '외 집단(out group)'에 속한 추종자들에 대해서는 명확하게 규정된 공식적 관계를 맺는다. 시간이 흐르면서 리더와 추종자 사이에 신뢰 관계가 형성되면 '외 집단'에 속했던 사람이 '내 집단'으로 이동하기도 한다.

지금까지 살펴본 특성이론, 행위이론, 상황이론은 모두 최근의 리더십 연구에 영향을 미쳤으며, 보건의료 분야의 리더들이 직면하고 있는 상황에 적용된다. 리더십 이론은 리더로서 요구되는 전문성을 어떻게 개발할 것인가 하는 고민에도 도움이 되며, 나아가 성공적인 리더로서 역할을 수행하기 위한 조건을 이해하게 하는 데도 동일하게 도움이 된다.

근대적 리더십 이론

리더십을 발휘해야 하는 상황이 복잡해짐에 따라서 리더에게 요구되는 행위도 점점 복잡해지고 있다. 최근 관심을 끌고 있는 리더십 모델은 **변혁적 리더십**(transformational leadership)이다. 표 2.1에 제시되어 있는 것처럼, 변혁적 리더십은 (1) 비전 제시를 통한 영향력 발휘, (2) 영감부여를 통한 동기부여, (3) 지적인 자극의 제공, (4) 개인적인 배려 행위를 하는 것이 특징이다. 변혁적 리더십은 사람들의 태도, 가치관, 행동을 조직의 목표에 맞는 것으로 변화시키기 때문에 효과적이다. 변혁적 리더십의 효과를 보여주는 실증연구는 적지 않다. 사람 지향적인 리더십 스타일이 더 높은 수준의 현재 성과와 관련되어 있다는 발견은 변혁적 리더십에 토대를 둔 연구에 기반을 두고 있다고 볼 수도 있다. 그러나 변혁적 리더십이 여러 분야에서 성과를 높이는 것으로 드러났음에도 불구하고, 성공적인 조직변화를 달성하는 데는 충분하지 않다는 증거가 있다.

변혁적 리더십은 **거래적 리더십**에 대비되는 개념이다. 거래적인 리더십이란 성과에 다른 직접적인 보상을 약속하면서 리더십을 발휘하는 특성을 지닌다. 거래적인 리더십은 다음 네 가지 특징을 보이는데 (1) 성과에 따른 보상 제공, (2) 성과에 문제가 생겼을 때 적극적으로 문제를 수정, (3) 성과가 기준을 넘을 경우에는 최소한으로 개입(즉, 예외에 의한 수동적인 관리), (4) 조직변화에 대해서는 관여하지 않음 등이다. 변혁적 리더십이란 개념이 조성되던 당시에는 변혁적 리더십과 거래적인 리더십이 필요한 상황이 어떤 것인지를 밝히는 데 관심을 가졌었지만, 최근에 와서는 동일한 리더가 둘 중에 적절한 것을 선택할 수 있다고 여기며, 상황에 따라서 적절히 리더십을 변화시키는 리더의 성과가 가장 좋은 것으로 이해되고 있다.

최근 이론들은 성공적인 리더에게 감정 지능(emotional intelligence)이 필수적으로 요구되는 것으로 본다. 감정 지능이란 (1) 자기 자신이 느끼는 감정이 무엇인지를 지각하는 자기 인식 능력, (2) 다른 사람의 감정을 알아채는 능력, (3) 감정적인 신호와 정보를 처리하는 능력을 말한다(Robbins & Judge, 2010). 감정 지능은 변혁적 리더십과 관련성이 높다. 두 이론이 공통적으로 리더와 추종자 사이의 인간적 상호작용을 통해서 추종자들의 사회적 욕구에 초점을 맞추기 때문이다. 이 주제는 추종자의 개인적인 욕구에 관심을 갖는 인간관계적인 리더십 스타일에서 더욱 강조되는데 이 리더십 스타일은 다음에 살펴볼 것이다.

요즈음 연구자들은 리더십을 발휘하는 데 필요한 지식과 능력을 어떻게 습득할 수 있는지에 대해서 관심을 보인다. 가장 먼저 대학원 과정에서 제공되는 전문적인 교육 프로그램에 관심을 갖는 것은 자연스럽게 여겨진다. 이를 위해 대학원의 경영 프로그램과 교육 방법에 대한 평가가 필요하다(Calhoun *et al.*, 2009). 이에 대해서는 뒷부분에서 좀 더 살펴볼 것이다. 두 번째로 리더십을 배양할 수 있는 중요한 방법은 현장에서 이루어지는 직무 훈련(on-the-job training)이다. 실행을 통한 학습보다 더 효과적인 방법은 드물다. 특히 불확실한 상황에 대한 대응과 설득에 대한 학습이 중요한 관리자급의 경우에는 현장이 아닌 다른 상황에서 리더십을 습득하기가 어렵다(DeRue and Wellman, 2009; McCall *et al.*, 1988). 리더십을 배양할 수 있다고 전제하는 것은, 사람들이 서로 다른 리더십 스타일을 발휘할 수 있고, 자신이 처한 상황 속에서 가장 적절한 스타일을 선택해서 사용할 수 있다고 생각하는 것과 같다.

표 2.1 거래적 리더십과 변혁적 리더십의 특성

거래적 리더십	변혁적 리더십
성과에 따른 보상	비전 제시를 통한 영향력 행사
예외에 의한 관리(능동적)	영감을 사용하는 동기부여
예외에 의한 관리(수동적)	지적인 자극
자유방임	개인적인 배려

최근 등장한 팀 리더십 모델은 적절한 리더십 스타일을 발휘하기 위해서는 리더십 팀을 구성하여 관심과 지평을 확장시켜야 한다고 주장한다(DeRue and Wellman, 2009; Morgeson, DeRue, and Karam, 2010). 과업을 달성하기 위해서는 일정한 수준 이상의 자율권이 필요하고, 내부 조직구성원들의 상충되는 요구로부터 리더십 팀을 지킬 수 있는 정치적인 지지도 필요하다. 그래야 다른 과업과 집단의 과업 사이에 균형을 유지할 수 있을 만큼의 신축성을 발휘할 수 있기 때문이다. 팀 리더십의 책임이 한 명에게 집중될 필요는 없다. 오히려 조직 안에 여러 명의 사람들이 필요에 따라서 리더십 책임을 지는 것이 필요할 수도 있다(Klein, Ziegart, Knight, and Xiao, 2006). 이는 자연스럽게 리더들이 수행해야 하는 역할에 대한 논의로 연결된다.

리더의 역할

목표 설정

리더십의 핵심은 목표 설정이다. 목표와 세부 목표는 구별되어야 한다. **목표**(goal)란 조직이 달성하고자 하는 큰 그림을 가리키는데 반해, 세부 목표(objective)는 그 과정에서 반드시 달성해야 할 하위의 목표를 가리킨다. 조직이 목표를 잘 달성하려면 조직 안에 목표가 광범위하게 공유되어야 하고, 도전적이면서 현실적이어야 하며, 시간 요소를 포함하고, 보상 체계와 잘 연결되어야 한다(Bogardus, Bradley, and Tinetti, 1998; Locke & Latham, 1990; March and Simon, 1958). **세부 목표**는 조직 전반의 목표를 달성하기 위해서 반드시 달성되어야 하는 것으로 수가 많을 수 있다. 그러나 조직의 전략적 문제해결과 일치하는 방향을 갖고 있어야 한다.

| 토론 | 리더십과 관리, 과연 다른가?

1. 많은 리더십 전문가들은 리더십이 개인적이거나 전문적인 특성이라기보다는 하나의 역할이라고 주장한다. 이 구분이 의미 있다고 생각하는가?
2. 관리와 리더십 모두에 대해서 익숙한 사람들도 두 개념을 혼동한다. 어떤 사람은 관리란 단순히 리더가 보유할 수도 있고 보유하지 않을 수도 있는 하나의 기술로 여긴다. 다른 사람은 리더십을 계몽된 관리(enlightened management)라고 하면서, "관리란 일을 옳게 하는 것인 반면, 리더십은 옳은 일을 하는 것"이라는 표현을 사용한다. 둘은 과연 다른 개념인가?
3. 리더십 기술과 역량을 길러준다는 많은 전문 강좌가 있다. 강좌의 내용은 각기 다르지만, 공통으로 전제하고 있는 사실은 리더십을 개발하거나 가르칠 수 있다고 생각하는 것이다. 이 전제가 타당하다고 생각하는가? 리더십이 탁월하다고 생각하는 동료나 리더에 대한 당신의 경험에 비추어볼 때 사람이라면 누구나 리더십을 발휘할 수 있다고 생각하는가?

1. 문제를 정의한다.	5. 대안을 비교한다.
2. 세부 목표를 설정한다.	6. 최선의 대안을 선택하고, 선택한 대안의 한계를 찾는다.
3. 근본 원인 분석을 실시한다.	7. 실행계획을 수립하고, 실행한다.
4. 전략 대안을 도출한다.	8. 평가계획을 수립하고, 평가한다.

그림 2.1 전략적 문제해결의 8단계

자료: Delmar, Cengage Learning.

조직목표 달성을 위해서 가장 널리 사용되는 방법은 "목표에 의한 관리"(Management by Objectives)이다(Drucker, 1954). MBO에서는 목표가 가져야 할 특성을 SMART란 용어로 요약하여 제시하고 있다(Doran, 1981). 목표는 구체적이고(specific), 측정가능하며(measurable), 달성가능하고(achievable), 현실적이며(realistic), 시간제약(time bound)이 있어야 한다. 목표가 구체적이기 위해서는 실체가 있고 세부적이어야 한다. 측정가능하기 위해서는 목표달성 여부를 판단할 수 있는 수치 기준이 필요하다. 달성가능하고 현실적이기 위해서는 주어진 자원과 시간의 제약 속에서 우선순위를 조정하여 성취할 수 있어야 한다. 시간 제약이 있어야 한다는 것은 언제 목표를 달성할 것인지를 정해야 한다는 것이다. SMART한 목표를 가지고 관리를 하려면, 언제 어떻게 무엇을 하여 목표를 달성할 것인지 조직구성원이 서로 공유해야 한다(George T. Doran. "There's a SMART way to write management's goals and objectives." Management Review, Nov 1981, Volume 70 Issue 11). 이러한 방법을 사용하면 구성원들에게 동기를 부여하기가 쉽다. 하부 조직이 조직목표 달성을 위해서 어떠한 책임을 지도록 할 것인지도 분명하게 만들 수 있다.

전략적 문제해결

전략적 문제해결(strategic problem solving)이란 여러 하부 조직단위의 활동을 조정하여 각 하부 단위의 활동이 정해진 조직목표를 달성하기 위해서 필요한 방향으로 이루어지도록 통합하는 접근방법이다. 전략적 문제해결은 그림 2.1에 제시된 것과 같은 8단계를 거친다. 각 단계가 순서대로 제시되어 있기는 하지만, 실제로는 피드백과 조정이 반복적으로 이루어진다.

전략적 문제해결 모델의 8단계는 조직 또는 하부 조직으로 하여금 현재 상태에서 미래의 바람직한 상태로 나아가는 데 도움이 되도록 설계되어 있다. 현재 상태에서 미래의 상태로 나아가기 위한 길이 무엇인지 발견할 수 있게 해 주기 때문이다. 8단계는 다음과 같다. 문제를 정의한다. 세부적인 목표를 설정한다. 근본 원인 분석을 실시한다. 전략 대안을 도출한다. 대안을 서로 비교한다. 최선의 대안을 선택하고, 선택한 대안의 한계를 찾는다. 실행계획을 수립하고, 실행한다. 평가계획을 수립하고, 평가한다.

1단계: 문제의 정의

전략적 문제해결의 첫 단계는 해결책을 찾을 수 있는 형태로 문제를 정의하는 것이다. "문제기술서"를 작성하는 것이 문제를 명확하게 정의하는 데 도움이 된다. 문제를 명확하게 정의하는 것은 달성가능성과 현실성을 높인다. 리더는 흔히 여러 개의 복합적인 상황을 경험하게 되는데 전략적 문제해결을 위해서는 초점을 맞출 하나의 문제를 명확하게 확인하는 것이 좋다. 물론 조직 안에서는 여러 개의 전략적 문제해결이 동시에 진행되어야 한다. 그러나 각 문제를 분명하게 정의해야 제한되어 있는 자원을 활용하여 현실적으로 문제에 접근할 수 있게 된다는 점을 명심해야 한다. 잘 작성된 문제정의는 다음 특징을 지닌다. 우선 짧아야 한다. 핵심 구성원 모두에게 공유되어야 한다. 그리고 문제에 대한 해답이 아니라 문제 자체에 초점을 맞추어야 한다. 표 2.2는 잘 작성된 문제 정의와 그렇지 못한 문제 정의를 대비하고 있다.

2단계: 세부적인 목표의 설정

문제가 정의되고 난 후에는 세부적인 목표를 설정한다. 좋은 목표란 그림 2.2에서 보여주고 있는 것처럼 SMART의 특성을 지닌 목표이다. "재고가 자주 바닥난다."라는 문제를 정의한 조직에서는 "3개월 이내에 재고가 바닥나는 회수를 25% 줄인다."와 같은 목표를 세울 수 있다.

3단계: 근본 원인 분석

전략을 고안하기 위해서는 문제에 영향을 미치는 원인들을 찾아내는 근본 원인 분석을 하는 것이 도움이 된다. 문제의 원인이 명확할수록 더욱 효과적인 전략적 대안을 고안할 수 있게 되기 때문이다. 근본 원인을 발견하려면 세밀하게 분석해야 한다. 근본 원인 분석을 할 때는 이시가와 차트, 플로우 차트, 파레토 차트, 히스토그램, 산포도, 회귀 분석 등과 같은 도구를 사용한다. 물론 다른 도구를 사용해도 된다.

표 2.2 문제 정의서의 작성

잘못 작성된 문제 정의서	개선할 점	잘 작성된 문제 정의서
더 규칙적으로 물품 공급을 해야 한다.	해결책 대신 문제에 초점을 맞추어라. 왜 규칙적인 물품 조달이 필요한가?	필수적인 물품의 재고가 자주 바닥난다.
간호사가 부족하여, 간호사들이 과로하게 된다.	문제의 원인이 아니라, 문제에 초점을 맞추어라.	간호사들이 과로하고 있다.
예산이 턱없이 부족하다. 건물은 낡았고, 의사들이 이직하고 있다. 간호사와 다른 직종에서도 핵심 인력이 떠나고 있다.	하나의 문제에 초점을 맞추어라. 문제 정의서를 최대한 짧게 만들어라.	비용을 충당할 수 있을 만큼 충분한 수익이 없다.

구체적(Specific) - 정확하게 무엇을, 누구와, 누구를 위해서 하고자 하는가? 달성해야 할 산출물을 세부적으로 기술하라. 산출물은 수치, 비율, 빈도로 표시하는 것이 좋다.
측정가능(Measurable) - 목표는 측정가능한가? 어떻게 측정할 것인가? 자료의 수집과 분석 방법은 무엇인가?
달성가능(Achievable) - 현재의 경제적 및 정치적인 상황을 고려할 때 제시된 목표는 주어진 시간 안에 달성 가능한가?
현실적(Realistic) - 이 목표는 조직이 추구하는 방향으로 나아가도록 하는 데 기여하는가?
시간제한(Time bound) - 목표를 달성해야 할 기한이 설정되어 있는가?

그림 2.2 당신의 목표는 SMART한가?
자료: Delmar, Cengage Learning.

4단계: 대안의 도출

근본 원인 분석의 결과를 토대로 중요 원인에 대해서 해결책을 마련하여 문제를 해결하고 목표를 달성할 수 있는 대안을 도출한다. 대안의 목록은 잘 작성되어야 한다. 각 전략에는 복수의 개입전략이 포함될 수 있다. 그렇지만 각 대안은 하나의 온전한 전략으로서 다른 전략과 서로 구분되어야 한다. 만약 한 대안에서 A를 하고 B를 하지 않는다면, 다른 대안에서는 B를 하고 A를 하지 않을 수 있고, 세 번째 대안은 A와 B를 모두 할 수도 있다. 또한 각 전략은 문제해결과 합리적으로 연결되어야 한다. 비현실적이거나 효과가 없을 것으로 알려진 전략이 대안에 포함되어서는 안 된다. 아무 것도 하지 않을 경우 문제가 해결되지 않을 것이 분명한 경우에는 아무 것도 하지 않는 대안이 포함되어서는 안 된다. 각 대안은 세밀하게 기술되어야 한다. 대안의 수가 너무 많아서는 안 되며 서너 개가 적절하다. 대안은 실행할 수 있는 것이어야 하며, 다른 대안과 구별되는 것이어야 한다.

5단계: 대안의 비교

대안을 도출한 후에는 적절한 평가 기준을 활용하여 각 대안을 비교 평가한다. 조직이 중요하게 여기는 요소를 평가 기준으로 선정하여야 한다. 대안이 평가 기준을 얼마나 잘 충족시키는지 평가한다. 다음과 같은 요소들이 평가 기준이 될 수 있다. (1) 문제해결에 효과적이다. (2) 비용 효과적이다. (3) 조직의 전반적인 전

표 2.3 질적 측면의 대안 평가

대안	평가 기준			
	생산성에 대한 영향	연간 비용	정치적인 수용성	필요한 시간
1. 증원	매우 좋음	높음	낮음	3개월
2. 임금 인상	알 수 없음	높음	매우 낮음	1년
3. 감독 개선	약간 좋음	낮음	높음	1개월

표 2.4 계량적 측면의 대안 평가

대안	평가 기준				
	생산성에 대한 영향	연간 비용	정치적인 수용성	필요한 시간	총점
1. 증원	5	1	2	4	12
2. 임금 인상	3	1	1	1	6
3. 감독 개선	3	4	4	4	15

략과 일관성이 있다. (4) 시기적으로 적절하다. (5) 정치적인 측면에서 적절하다. 각 대안에 대해서는 상대점수나 절대점수를 통하여 계량적으로 평가할 수도 있으며 표 2.3이나 표 2.4에서 보는 바와 같이 질적인 기준으로 평가할 수도 있다. 계량적으로 평가하였을 때는 각 평가 기준의 가중치를 고려하여 총점을 계산하여 가장 우수한 대안을 고른다. 비계량적으로 평가하였을 때는 각 평가를 종합하여 각 대안의 장점과 단점에 대해서 토의하여 결정한다. 평가 점수나 평가 기준의 가중치를 변화시킬 때 산출물의 변화가 얼마나 큰지를 분석하는 민감도 분석(sensitivity analysis)을 하는 것도 도움이 된다. 민감도 분석의 사례가 표 2.5에 제시되어 있다. 대안을 평가할 때 사용하는 수치들은 절대적인 것이 아니며 토의와 사고에 도움을 주는 것이라는 사실을 기억해야 한다. 전략을 수립하고 실행하는 데는 상당한 정도의 신축성과 직관적 판단이 개입된다. 그럼에도 불구하고 계량적으로 접근하는 방법은 의사결정을 할 때 고려해야 하는 수많은 요소에 관한 정보를 조직화하고 서로 의사소통하는 데 많은 도움이 되며, 조직 내부뿐 아니라 외부의 이해관계자와 의사소통을 하는 데도 큰 도움이 된다.

가중평균을 얻으려면 원래 값에 백분율을 곱하라. 그리고 각 행의 값을 더하면 가중평균의 합을 구할 수 있다. 표 2.5의 예에서 보면 가중치를 고려하지 않았을 때는 '감독 개선'이 가장 좋은 대안이었지만 가중치를 고려했을 때는 '증원'이 가장 좋은 대안이 된다.

표 2.5 민감도 분석

대안	평가 기준				
	생산성에 대한 영향	연간 비용	정치적인 수용성	필요한 시간	총점
가중치	50%	20%	15%	15%	100%
1. 증원	5(2.5)	1(0.2)	2(0.3)	4(0.6)	12(3.6 가중평균)
2. 임금 인상	3(1.5)	1(0.2)	1(0.15)	1(0.15)	6(2 가중평균)
3. 감독 개선	3(1.5)	4(0.8)	4(0.6)	4(0.45)	15(3.35 가중평균)

6단계: 최선의 대안을 선택하고, 선택의 이유를 설명하라

각 대안을 비교한 후 최선의 대안을 선택한다. 선택된 대안에 대해서 잠재적인 한계점을 기술하고 어떻게 하면 한계를 극복할 수 있는지 생각해야 한다. 문제해결을 하는 가장 강력한 방법은 선택한 대안의 한계를 확인하고 이를 극복하는 것이다. 전략적인 선택이 지닌 한계점을 인식하면서도 전략적 방향을 견지하면서 한계를 극복하는 능력이 리더십에서 가장 중요한 기술의 하나이다.

7단계: 실행계획을 수립하고, 실행하라

선택한 전략을 실행으로 옮기기 위해서는 세부적인 절차를 밟아야 한다. 좋은 실행계획에는 완수되어야 할 과업이 제시되고, 각 과업을 완수해야 하는 시점과, 각 과업을 담당할 사람 또는 부서가 정해져 있어야 한다. 즉, 실행계획은 여러 과업과 시점, 동원할 자원이 포함된 작업계획이 되어야 한다. 전략을 실행하기 위해서는 무엇보다 먼저 핵심적인 이해관계자로부터 지원을 확보하는 것이 필요할 수도 있다. 그림 2.3과 같이 간트(Gantt) 차트를 그리는 것이 좋다. 실행계획을 잘 세우는 것은 시기별로 전략적 계획이 어떻게 나아가야 할지 알려주고, 개인과 집단에게 업무를 할당하며, 목표 달성에 필수적인 의사소통을 원활하게 하는 도구가 되기 때문에 매우 중요하다.

8단계: 평가계획을 수립하고 평가해라

전략적 문제해결의 마지막 단계는 평가이다. 그러나 평가는 문제해결 과정을 시작할 때부터 염두에 두어야 한다. 평가는 계획된 활동이 계획과 예산에 비추어 어떻게 진행되는지를 점검하는 것과 목표 대비 실제 성과의 달성 수준을 측정하는 것을 모두 포함한다. 어떤 프로젝트의 진행과정과 성과를 공개적 절차를 통해서 평가하는 것은 직원들을 동기부여 하는 데 매우 중요하다.

평가의 핵심은 성과 지표의 선정이다. 지표란 이익, 사망률, 투약 순응비율과 같이 성과의 수준을 수치화하여 측정하기 위한 항목이다. 평가계획에는 달성하고자 하는 지표의 수준을 목표로 표시하는 것이 일반적이다. 예를 들어 평가 지표가 "급성 심근경색 환자의 사망률"일 때 달성하고자 하는 수준을 "1년 이내에 급성 심근경색 사망률을 1% 낮춘다."와 같이 정할 수 있다.

산출물뿐 아니라 과정 지표도 선정할 수 있다. 과정 지표란 목표를 달성하기 위해서 실행되어야 할 구체적인 활동이 이루어졌는지를 평가하는 것이다. 예를 들면, 훈련되어야 할 직원의 수, 워크숍 개최 여부, 신규 장비의 구입량 등이다. 산출물 지표는 전반적 목표가 달성되었는가를 직접 측정하는 것이다. 올바른 지표를 선정하지 못하면 자료를 수집하기 어렵고 비용도 많이 든다. 의미 있고 현실적인 지표를 선정하려면, 누가 자료를 사용할 것인지, 어떻게 수집하고 확인할 것인지, 그리고 어떻게 분석할

병원의 경영과 리더십 역량 개선 계획

활동	추진담당	조달
선발		
병원 경영/리더십 경력 수요 조사 제의	Party 1	Party1
병원 경영자 선발 조건의 표준화, 정교화	Party 2	Party2
병원의 선발위원회 구성원 기준 교육	Party 1	Party1
훈련		
전반적 교육 커리큘럼 개발(주제,기술,역량)	Party2 위원회	Party2
내부 교육 훈련		
내부교육 프로그램 개발	Party2와 지원조직	Party2
교육 프로그램 실시	Party2	Party2
의료 전문가에 대한 사전 서비스 교육		
사전 서비스 교육 과정 개발	Party2와 지원조직	Party2
사전 서비스 교육 실시	Party2	Party2
상급 수준 교육 프로그램 개발	지원조직과 협력 대학	Party2와 지원조직
멘토십 프로그램의 강화와 확장	Party2, party1	Party2와 지원조직
학부수준의 의료전문가 과정 탐색	프로젝트챔피언	관련없음
유지		
성과 평가	Party2, Party1,병원	Party1
성과 평가 시스템 개발(개인 및 시설)		
재무적 인센티브와 경력 사다리 개발		
실행		
근무 조건 개선		
기본 인프라와 장비 조달	Party1	Party1
거주 시설 마련	Party2	Party1
이동 서비스 제공 가능성 모색	프로젝트챔피언	관련없음

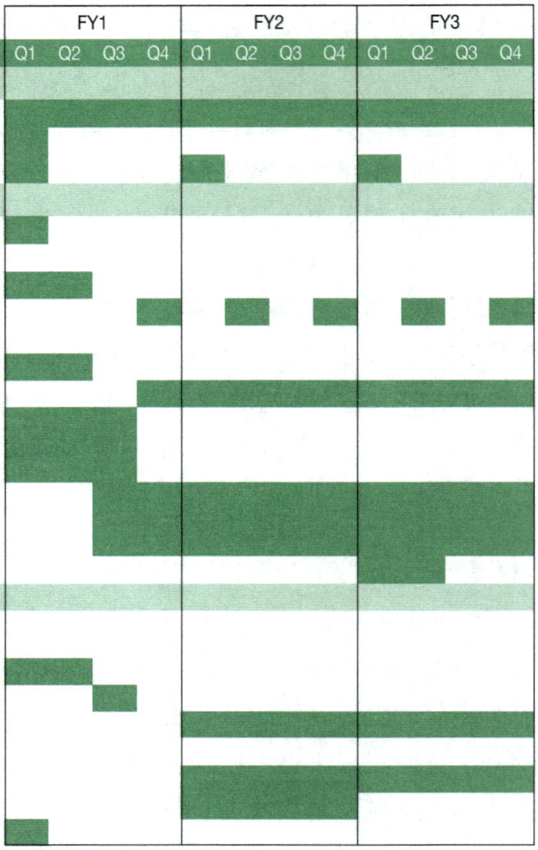

그림 2.3 간트 도표의 예

자료: Delmar, Cengage Learning.

것이며, 어떻게 보고할 것인지를 고려하여야 한다. 조직 안에서 자료를 수집하고 분석하여 보고하는 데는 많은 노력과 비용이 발생한다는 점을 주의해야 한다. 그러므로 적절한 수의 지표를 선택하도록 하라. 소수의 지표를 정확하고 일관성 있게 관리하는 것이 다수의 지표를 불완전하게 측정하여 관리하는 것보다 훨씬 유용하다.

외부 이해관계자의 관리

최고경영층의 역할 중 핵심적인 것은 외부 이해관계자와 관계를 맺는 것이다. 특히 이사회 구성원과는 자주 교류하여 조직의 일상적인 활동에 대해서 정보를 제공하는 것이 중요하다. 이사회는 조직의 전략적인 방향을 설정하고 사회적 책임의 영역을 결정하는 핵심적인 역할을 수행하기 때문이다. 이사회 구성원은 개인적으로 지니고 있는 전문지식이나 조직의 사업 영역에 대한 경험 때문에 선택되거나, 지역 사회의 리더로서 지역 사회의 이해를 대표하여 영입된다. 어느 경우이든 이사회 구성원과 의사소통을 활발히 하는 것은 매우 중요하다.

이사회를 비롯한 외부 이해관계자와 의사소통을 잘하려면 우선 조직의 성과가 단지 재무적인 측면에만 한정되지 않는다는 점을 인식하는 게 중요하다(Letts *et al.*, 1999). 비영리 조직의 경우에는 더욱 그렇다. 그렇기에 균형성과표(balanced scorecard)를 활용하여 조직의 성과를 측정하고 그 결과를 효과적으로 전달해야 한다. 둘째로, 외부 이해관계자들은 조직의 성과에 대해서 조직내부에 있는 사람과 같은 부담을 느끼지 않는다. 그렇기 때문에 최고경영자들은 외부 이해관계자들로 하여금 조직성과에 긍정적인 영향을 미칠 수 있도록 만들기 위해서 애써야 한다. 셋째, 외부 이해관계자들은 지역 사회 속에서 조직을 대표하는 사람들이다. 그들이 조직에게 유리한 방향으로 일할 수 있도록 참여시킬 방법을 찾아야 한다. 결국 조직의 최고경영자들은 외부 이해관계자들과 전략적인 관계를 맺고 조직의 발전을 모색해 나가야 한다.

내부 조직구성원의 관리: 리더십과 팔로어십

최고경영층은 내부 조직구성원이 협력하여 조직성과를 달성하도록 관리해야 한다. 이를 위해서는 조직구성원을 개별적으로 관리하는 동시에 팀 구성원으로서 관리해야 한다(Smith & Berg, 1997). 최근 리더십에서는 리더와 추종자 사이의 관계를 강조하고 있다. 조직 리더십은 리더와 추종자 사이의 관계로 이해해야 한다(Berg, 1998).

리더십은 목표를 달성하도록 사람들에게 영향을 미치는 것이다. 이러한 이해에는 팔로어십(followership)에 대한 고려가 빠져 있어 불완전하다는 것이 최근 지적되고 있다. **팔로어십**이란 "리더와 목표를 공유하고, 조직이 달성하고자 하는 것을 믿으며, 조직과 리더가 성공하기를 바라는 것"으로 정의된다(Chaleff, 1995; Kelley, 1988). 그렇다면 리더십이 중요한 만큼 팔로어십도 중요하다. 리더십과 팔로어십은 상호의존 관계에 있다(Berg, 1998). 리더십은 팔로어십 없이 존재할 수 없고, 팔로어십은 리더십 없이 존재할 수 없다. 조직 안에 있는 사람은 누구든지 상황에 따라서 리더십을 발휘하기도 하고, 팔로어십을 발휘하기도 한다(Kellerman, 2008).

리더십과 팔로어십은 상호의존적 관계에 있기 때문에, 리더가 효과적인 리더십을 발휘하려면 부하들의 팔로어십을 이끌어내고 관리하는 것이 필요하다. 리더가 그렇게 할 수 있는 정도는 부하와 어떠한 관계를 형성했는가에 따라서 달라진다. 부하와 좋은 관계를 형성하면 집단 안에는 집단으로서 과업을 달성할 수 있는 능력이 확장된다. 좋은 관계를 형성하기 위해서는 부하나 리더가 모두 조직목표를 달성하기 위해서 이러한 관계가 중요하다는 사실을 인지적으로 또한 감정적으로 인식해야 한다.

리더와 추종자의 관계가 중요함에도 불구하고 많은 리더들은 부하와 진실하고 참여적인 관계를 형성하는 것을 불편해 한다. 그 대신 그들은 정보와 권력에 의존하고, 의사결정과 우선순위 및 의제 설정과정에 부하들을 참여시키지 못한다. 조직성과에 기여할 수 있는 부하의 열정과 참여를 이끌어내지 못한다는 점에서 엄청난 기회비용을 지불하는 셈이다. 추종자의 입장에서도 리더와 관계를 형성하는 것이 편하지 않을 수도 있다. 추종자들은 상사의 계획이나 행동에 대해서 의견을 개진함으로써 비판적인 태도를 드러내게 될까 우려하고, 상사의 전문적인 영역을 침범하지 않으려는 경향이 있다. 열정적이고 지적이며 자신감 있는 태도로 효과적인 팔로어십을 발휘하는 것은 리더의 리더십 발휘에 크게 기여한다.

리더십 역할을 담당하는 사람과 팔로어십 역할을 담당하는 사람 사이의 관계는 조직목표 달성에 필요한 리더십 역량의 발휘에 큰 영향을 미친다. 관계가 약하거나 좋지 않은 경우에는 리더십 역할을 담당하는 사람이 과도하게 행동하게 되기 쉽고, 경직된 역할 구분이나 위계적인 구조를 형성하여 추종자들이 수용하기 어렵게 될 위험이 있다(Kelley, 1988). 팔로어십을 발휘해야 하는 사람들은 소극적으로만 참여하려 하고 틀에 박힌 대로만 행동하게 된다. 이래서는 빠르게 변화하는 환경에 조직이 변화하고 적응하기가 힘들다. 이와 달리 둘 사이에 신뢰와 상호 인정의 전통이 형성되어 관계가 좋을 경우에는 모든 조직구성원이 두려움 없이 조직의 목표 달성을 위하여 자신의 기술을 충분히 발휘하게 된다(Berg, 1998; Weick, 1993). 팔로어십 역할과 리더십 역할 사이의 강력한 관계가 형성되어 있으면 상하 관계를 초월한 협력적인 연결이 이루어지기 때문에 조직의 안정성이 높아지고(Berg, 1998), 변화에 잘 적응하며 어려움을 극복할 수 있다.

조직문화에 대한 리더십의 영향

리더의 중요한 역할 중 하나는 조직문화를 이해하고 형성하는 것이다(Kotter, 1996; Longest Jr. *et al.*, 2000; Schein, 1985; Senge, 1990). Johnson & Johnson은 창업자의 생각이 조직의 문화로서 잘 형성되어 남아 있는 대표적인 기업이다. 1940년대에 작성된 이 기업의 신조(the Credo)는 아직도 지켜지며, 기업의 이곳저곳에 게시되어 있다(Collins & Parras, 1998). 최근의 리더십 문헌에서는 이 기업의 창업자들이 조직의 문화가 조직의 실제 경영에 효과적으로 스며들어 있도록 만들었다는 점에서 변혁적 리더였다고 평가한다(Tichy & Ulrich, 1984). 조직문화의 개념에 대해서 살펴보는 것은 이 장의 범위를 넘어선다. 조직문화에 관심이 있는 사람은 3장을 참조하기 바란다. 이 장에서는 리더십이 조직문화의 형성에 미치는 영향에 대해서만 기술하고자 한다.

조직문화란 무엇인가? Schein(1985)는 **조직문화**를 조직구성원들이 공유하고 있는 기본적인 가정과 신념이라고 정의한다. 이러한 가정과 신념은 조직이 외부 환경에 적응하면서 생존하는 과정에서 학습된 것이다. 문화가 유지되는 것은 그것이 조직의 문제해결에 효과적이었기 때문이다. 조직문화는 시간의 흐름 속에서 타당성이 입증된 것이다. 조직문화는 거의 무의식적으로

"여기에서는 이렇게 해야 하는" 것으로 받아들여진다. 다시 Schein(1985)의 설명을 보자.

> 어떤 집단이 외부 적응과 내부 통합의 문제를 해결하는 과정에서 개발되고, 발견되며, 창조된 기본 가정은, 그동안의 효과를 통해서 타당한 것으로 여겨지기 때문에 새로운 조직구성원에게도 유사한 문제를 인식하고 사고하며 느끼는 정당한 방식으로서 전수된다.

조직문화의 핵심은 조직 안에서 공유되는 기본적인 가정과 신념이다. 하지만 조직문화는 관찰할 수 있는 형태로 나타나기도 하며 가치로 표현되기도 한다. 드러난 인공물이나 가치가 조직문화의 본질과 일치하지는 않을 수 있지만, 그들이 문화의 핵심을 상징하기 때문에 조직의 리더는 그것들을 잘 이해하고 해석하며 활용해야 한다.

인공물이란 물리적, 심리적, 사회적 환경의 상징으로 만들어진 것이다. 물리적 공간, 문서 또는 구두 의사소통의 형태, 사용되는 언어, 가시적인 행동이 인공물의 예이다. 의료 분야에서는 조직이 봉사하고자 하는 대상을 가리키는 용어가 인공물의 일종이라 할 수 있다. "당뇨병자"(diabetic patients)와 "당뇨증상을 지닌 환자"(patients with diabetes)라는 표현을 비교해보자. 이처럼 단순히 표현을 바꾸는 것만으로도 질병에 관심을 갖는 대신 질병을 앓고 있는 환자로 초점을 옮길 수 있다. 또 다른 예로 '정신질환자'(mental health patients)를 '정신적 어려움을 겪는 고객'(clients with mental health issues)으로 바꾸어 표현할 수 있다. 조직에서 이메일을 사용하는 방식, 직원회의를 하는 방법, 사무실과 환자 진료 공간의 물리적 구성, 직원의 유니폼 등도 모두 인공물의 예이다.

가치란 어떤 집단이나 개인이 반드시 그러해야 한다고 생각하는 것을 말한다. 어떤 조직의 가치가 환자 중심이라고 하자. 현실에서는 일부 활동이 환자 중심적이지 못할 수 있지만, 그럼에도 불구하고 환자 중심의 가치를 견지할 수 있고, 그것은 그 조직의 문화를 드러내 보여준다. 가치는 커뮤니케이션을 통해서 드러내야만 볼 수 있다는 점에서 어느 정도만 가시적이다. 그러므로 조직문화에 영향을 미치고자 한다면 조직의 가치에 대해서 토의를 하는 것이 우선 필요하고 그것을 통해서 가치를 조직의 기본적인 신념으로 변모시켜야 한다. 가치가 기본적 신념으로 새겨질 때에만 비로소 조직의 가치가 조직이 당면한 문제, 즉 외부 적응과 내적 통합을 달성하는 방식에 반영될 수 있다.

표 2.6은 의료조직에서 기본적 가정과 신념, 가치, 인공물 사이의 관계가 어떠한지를 예로 제시하고 있다. 조직문화의 계층을 이해하는 것은 교화적인 리더십 발휘에 매우 중요하다. 조직의 기본적 가정과 가치관, 인공물이 잘 연계되어 있을 때 조직구성원들이 공통의 목표를 향하여 힘을 집중할 수 있기 때문이다. 조직을 변화시키는 것은 리더의 주된 역할이다. 조직문화에 영향을 미치는 것은 조직변화에 매우 효과적인 수단이다. 조직문화가 조직의 성공에 얼마나 큰 영향을 미치는지를 South Essex Partnership University NHS Foundation Trust의 사례에서 살펴보라.

표 2.6 조직문화의 요소: 가정, 신념, 가치, 인공물

기본 가정과 신념	가치	인공물
조직은 환자에게 최선의 이익을 중시한다.	환자 안전과 환자 중심	환자 안전에 대한 교육 환자 안전 지표에 대한 이사회 보고 환자와 가족을 위한 자료실 최고경영층이 점검하는 고객만족도 조사 고객 관계 프로그램
건강은 복합적이다.	다학제적 진료	다학제적 진료 팀과 회진 매트릭스형 보고 체계 다학제적 질 향상 환경 보전을 위한 그린 프로그램 환자와 가족을 위한 사회적 지지 집단
높은 질의 진료가 필수적이다.	질 높은 진료	질 지표의 정의, 측정, 보고 질을 강조하는 인센티브 체계(금전적, 비금전적) 진료의 질을 포함하는 성과 평가 질 지표의 공개 질 향상 위원회의 구조
진료는 인간의 기본권	형평성과 윤리	무료 진료 협력관계 저소득층 진료 봉사 직원의 자원봉사 활동 윤리 심사 위원회 모든 직원에 대한 의료 윤리 교육
의료 자원은 제한되어 있다.	효율성	중복을 방지하기 위한 프로세스 개선 제한된 급여 체계 효율적인 공간 배치 최소 인력 배치 이동 및 회의의 최소화

의료조직 안의 리더십: 실증 연구 결과

개관

의료조직 내의 바람직한 리더십에 대해서 많은 실증 연구가 이루어졌다. PubMed에서 '리더십'이란 용어로 검색을 하면 27,000편이 넘는 결과가 나올 정도이다. 이 연구들은 리더십 이론을 고찰하거나 위대한 리더의 일화를 소개하고 리더의 행동이 성과에 어떠한 영향을 미쳤는지를 분석한 것들이며, 과학적으로 엄밀한 연구방법을 적용하여 자료를 수집하고 분석한 논문은 상대적으로 적다. 연구자들은 다음과 같은 다섯 가지 질문에 해답을 추구해 왔다. (1) 의료에서 리더십이 중요한가? 다른 말로 바꾸면 리더십은

의료조직의 성과 달성에 영향을 미치는가? (2) 효과적인 리더십을 설명해주는 개인적 또는 상황적 특성은 무엇인가? (3) 의료조직 안에서 바람직한 리더십을 발휘하기 위해서 요구되는 역량은 무엇인가? (4) 의료조직 안에서 리더십을 발휘할 때 직면하게 되는 주요한 과제는 무엇인가? (5) 조직변화에 성공하려면 리더십은 어떠한 역할을 수행해야 하는가? 이들 문제에 대해서 확실한 해답은 아직 제시되지 못하고 있다. 그러나 몇 가지 결론은 존재한다. 이제부터 그 내용을 살펴보려고 한다. 리더십에 대해서 더 광범위한 논의에 관심 있는 독자는 다른 문헌을 참고하기 바란다(Altieri and Elgin, 1994; Cummings *et al.*, 2008; Cummings *et al.*, in press; Gilmartin and D'Aunno, 2007; McCloskey and Molen, 1987). 아래 제시되는 내용은 이들 문헌을 토대로 작성된 것이다.

리더십과 성과

리더십이 성과에 영향을 미치는가 하는 질문은 매우 실제적이면서도 핵심적이다. 의료조직의 성과는 (1) 진료 성과, (2) 직원 성과, (3) 경영 성과의 세 가지 범주로 구분된다(Schofield &

현장 사례: South Essex Partnership University NHS Foundation Trust

현재의 South Essex Partnership University NHS Foundation Trust로 명칭이 변경된 Thameside Community Healthcare NHS Trust는 2000년 다른 의료조직에 합병되었다. 당시 최고경영진에는 외부에서 파견된 몇 명만 남아 있었고, 성과는 역사상 최저 수준이었다. 두 공급자 사이에는 오랜 경쟁이 지속되고 있었다. 현장의 직원들의 '정치적'인 반대를 극복하기 위해 '합병(merger)'이란 단어를 사용하였지만, 실제로는 '인계(takeover)'였다.

두 조직은 모두 탁월한 의료적 및 비의료적 서비스를 제공하고 있었다. 그러나 의료서비스 제공에 심각한 약점도 있었다. 두 조직이 하나로 합쳐지면서 어느 병원을 폐쇄해야 하는가에 대해서는 명확한 계획이 없었다. 일부 팀과 서비스는 부족했고, 입원 서비스에 지나치게 의존하고 있었으며, 지역사회 서비스는 분산되어 있었다. 장기적으로 볼 때 지역사회에 대해서 높은 수준의 서비스를 제공할 가능성은 거의 없었다.

재정적 상황도 좋지 않았다. 재정 지원은 더욱 줄어들 전망이었고, 한 지역의 정신건강서비스에 대해서는 감독도 강화되었다. 상황을 분석한 결과 리더십의 비일관성, 잘 이루어지지 않은 의사소통, 사기 저하, 명확한 전략적 방향성 부재, 미래의 바람직한 모습에 대한 비전 부재와 같은 문제가 드러났다. 남아 있던 직원들의 공개적인 저항과 민감한 반응을 고려할 때 상황을 개선하기 위한 방안은 매우 치밀한 계획에 따라서 섬세하게 이루어져야 했다.

신속하게 움직일 여지를 만들어내기 위해서 Thameside 운영 서비스에 대해서 책임을 질 임시적인 경영팀을 구성했다. 그리고 나머지 경영팀은 조직변화에 힘을 집중하여 우선적으로 다음과 같은 활동을 시작했다.

- 두 조직의 스태프가 참여하는 진단 및 계획 세션을 열고 수행성과에 대해서 공개적이고 정직하게 상황을 알렸다. 여기에서 도출된 자료는 서비스 전략과 계획을 수립하는 데 활용되었다. 이렇게 도출된 전략과 계획은 지역의 책임자들과 이해관계자들의 동의를 받았다. 그 과정에서 수정된 계획은 공동으로 발표했다.
- 서비스 현대화와 개선 활동에 대한 수정 계획을 정기적으로 모든 직원에게 전달했다.
- 경영 팀이 근무하는 장소를 장기요양 병원 빌딩으로 옮겼다. 병원 폐쇄와 문제해결이 필요한 활동에 관심을 집중하겠다는 것을 상징적으로 보여주는 결정이었다.

이와 같은 서비스 혁신 및 조직 개발 프로그램을 실행하기 위해서는 여러 계층에 걸친 활동이 필요하다. 이는 매우 힘든 과정이었다. 그러나 결과적으로 이러한 접근법은 성공을 거두었다. 변화의 성과는 놀라운 것이었다.

- 장기 요양 병원을 세계적인 편의성을 갖춘 시설로 변모시켰다.
- 서비스를 현대화하여 서비스 공급을 크게 개선하였다.
- 스태프들의 지지를 확보한 경영진이 개선활동에 더욱 박차를 가하게 되었다. 문제가 있는 임상 과정에 대한 내부 구성원의 고발도 늘어났다. 문제가 있는 관행을 없애고 높은 수준의 기준을 재정립할 수 있게 되었다.
- 안전한 서비스 제공 능력에 대한 대중의 신뢰가 증대되고, 변혁 노력도 증가되었다.

10년 후, SEPT(South Essex Partnership NHS foundation Trust)은 정신 건강 서비스를 제공하는 최고 수준의 기관이 되었다. 다른 정신 건강 기관을 인수하여 서비스를 개선해달라는 요청을 받을 정도가 되었다. SEPT의 경험은 이 장에서 논의된 몇 가지 개념을 실제 현장에 적용할 수 있다는 점을 잘 보여준다. SEPT의 최고경영진이 조직문화를 변화시키기 위해서 어떤 상징물을 만들어내고 피드백 받는 경로를 사용하였는지 생각해보라. 조직변화를 성공시키기 위해서 이들이 사용한 다른 방법은 무엇이 있는가? 성공적인 변화에 핵심적인 요소는 무엇이었는가?

Amodeo, 1999). 진료 성과란 환자 진료의 질을 의미한다. 위해 사건 발생률, 환자 사망률, 환자 만족과 같은 지표를 예로 들 수 있다. 직원 성과란 직원이 조직에 대해서 갖는 태도를 의미하며, 직무 만족, 이직률, 조직몰입 등의 지표를 예로 들 수 있다. 경영 성과란 경영자가 책임을 져야 할 생산성, 조직 효과성(또는 목표달성도), 재무적 성과 등을 의미한다. 이 세 영역의 성과와 리더십의 관련성에 대한 연구결과를 살펴보자.

리더십과 진료 성과

의료에서 환자 진료의 질 성과를 측정하는 것이 중요함에도 불구하고 리더십과 진료의 질

사이의 관계에 대한 연구는 많지 않다. 그동안의 연구 결과를 종합하여 보면 리더십 스타일은 낙상과 같은 위해 사건이나 폐렴과 같은 합병증의 발생과 밀접한 관련이 있다(Wong & Cummings, 2007). 리더가 사람 중심적인 리더십을 발휘했을 때 위해 사건의 발생은 유의하게 낮아진다. 또한 사람 중심적 리더십을 발휘할수록 임상적 목표 달성은 높아진다. 당뇨 환자의 적혈구의 A1c 수준이 적절하게 되고(Zirasagar, Samuels, and Stoskopf, 2005), 심장 질환자의 베타차단제의 수용도가 더 높아지는 것으로 나타났다(Bradley *et al.*, 2004).

리더십이 사망률이나 환자 만족도에 미치는 영향은 불분명하다. 리더십이 사망률에 영향을 미치지 않는다는 연구가 있는가 하면(Boyle, 2004; Pollack and Koch, 2003), 크게 영향을 미친다는 연구도 있다(Cummings, Mododzi, Wong, and Estabrooks, 2009; Houser, 2003). 90개 병원의 21,000명의 환자에 대한 조사 결과 사람 중심적 리더십이 낮은 수준의 30일 사망률과 관련 있다는 보고가 있었다(Cummings *et al.*, 2009). 이 연구에서 환자의 인구통계 변수, 합병증, 병원과 간호사 요소를 통제한 후에 사망률 차이의 5.1%를 리더십이 설명하는 것으로 나타났다. 환자 만족도에 대한 연구 결과는 영향력의 크기와 방향에서 더욱 혼란스럽다. 전혀 관련 없다는 연구가 있고(Larrabee *et al.*, 2004; Raup, 2008), 사람 중심적 리더십이 긍정적 영향을 미친다는 연구가 있는가 하면, 과업 중심적 리더십이 긍정적 영향을 미친다는 연구도 있다. 결국 지금까지 이루어진 연구에 의하면 환자 성과에 대한 리더십의 영향은 성과 변수에 따라서 다르게 나타나고 있다.

리더십과 직원 성과

의료조직 안에서 리더십의 유형이 직원 성과에 영향을 미친다는 사실은 매우 분명하다. 사람 중심적인 리더십 유형이 직원의 직무 만족, 리더에 대한 만족, 낮은 이직률, 조직 몰입에 강한 긍정적 영향을 미친다는 사실을 많은 연구가 일관성 있게 지지하고 있다(Cummings *et al.*, in press). 감정적인 소진(burn-out)을 호소하는 직원도 리더들이 감정 지능적 리더십을 발휘할 경우에 직무 만족이 높아진다(Cummings, Hayduk, and Estabrooks, 2005). 반면에 과업 중심적인 리더십 유형은 직원 성과와 부정적인 관계를 보인다. 사람 중심적인 리더십 스타일의 긍정적인 영향은 작업 집단의 응집성, 스트레스 저하, 의사결정 권한의 위임, 자기효능감과 같은 매개변수를 통하여 나타난다(Gilmartin & D'Aunno, 2007). 이러한 변수들은 모두 직무 만족을 높이고 이직률을 낮추는 것들이다. 또한 사람 중심적 리더십을 발휘할 때 직원들의 건강, 긴장, 스트레스의 개선이 나타났다(Cummings *et al.*, in press).

리더십과 경영 성과

사람 중심적인 리더십 유형은 생산성, 효과성, 직원들의 조직목표 달성 의지와 같은 경영 성과와도 관련이 있는 것으로 나타났다. 간호사의 리더십에 대한 18개 연구를 종합한 결과 사람 중심적 리더십 유형을 사용하였을 때 개인, 팀,

작업집단의 효과성과 생산성이 높아진다는 결과를 13개 연구에서 보여주었다(Cummings *et al.*, in press). 18개 연구 중 6개 연구에서는 과업 지향적인 리더십이 발휘되었을 때 생산성과 효과성이 크게 낮아졌다. 이러한 연구결과가 나타난 이유는 리더십 유형이 업무 집단 내부의 프로세스에 영향을 미치기 때문으로 보인다. 사람 중심적인 리더십 유형은 다학제 간 팀워크, 협동, 역할 명확화, 혁신, 근거기준 관행의 사용과 긍정적인 관계를 보였다. 이들은 모두 경영성과에 기여하는 특성들이다.

리더십 유형과 조직 성과

사람 중심적인 리더십 유형이 여러 성과와 긍정적인 관계가 있다는 증거에도 불구하고, 의료조직의 리더들은 과업 중심적인 리더십에 더욱 의존하고 있다(Gilmartin and D'Aunno, 2007; Institute of Medicine, 2004). 한편 리더의 위치에 따라서 발휘하는 리더십 유형에 차이가 있다. 조직 상층부에 있는 리더들은 하부에 있는 리더에 비하여 변혁적 리더십과 사람 중심적인 리더십을 발휘한다(Gilmartin & D'Aunno, 2007). 리더가 한 유형의 리더십을 발휘한다고 해서 다른 리더십 유형을 전혀 사용하지 않는다는 것은 아니다. 많은 리더들은 두 가지 리더십 유형을 혼합해서 사용한다. 간호 조직에서 조사된 바에 의하면 적어도 50%의 리더들이 두 유형을 혼합해서 사용했다. 사람 중심적이고 변혁적 리더십을 발휘한 리더 중에서 상당수가 성과에 따른 보상시스템을 사용하였고 과업 중심적, 거래적인 리더십을 보이기도 했다(Lowe, Kroeek, and Sivasubramanian, 1996). 리더들이 이처럼 성과에 따른 보상시스템을 사용하는 이유는 이러한 보상 방식이 지금까지 의료조직 안에서 사용되지 않았기 때문에 변혁적인 것으로 여겨지기 때문으로 보인다(Garman, Davis-Lenane, and Corrigan, 2003).

리더십 효과성의 예측

리더십 이론에 토대를 두고 실증적인 연구를 통해서 다음과 같은 요소들, 즉 리더의 특성, 리더의 행동, 리더십 발휘의 상황 요소를 가지고 효과적인 리더십에 영향을 미치는 요소들을 정리하려는 노력이 있었다. 연구 결과 세 가지 요소들이 모두 리더십 효과성에 영향을 미치는 것으로 나타났다(Cummings *et al.*, 2008).

리더의 특성

효과적인 간호 리더십에 영향을 미치는 개인적 특성 요소를 조사한 결과, 개방성, 외향성, 관리동기 등이 조사되었다(Hansen, Woods, Boyle, Bott, and Taunton, 1995). 연령도 영향이 있는 것으로 나타나서, 나이가 많은 간호사일수록 리더십 기술이 더 많았다. 리더의 성은 관련이 없는 것으로 나타났다(Cummings *et al.*, 2008). 업무 경험이 미치는 영향은 분명하지 않다. 어떤 직위에 재직한 기간이 리더십 효과성과 부정적이라는 결과를 보인 연구가 있는가 하면, 이전에 리더십을 경험한 경우에 더 많은 리더십 기술을 보인다는 결과도 있다(Cummings *et al.*, 2008). 업무 경험이 많아질수록 성과를 높이지만 동일한 지위에 오래 머물러 있는 경우에는 무관심과 소진으로 인해 효과성이 낮아지는 것으로 보인다. 경험과 리더십 효과 사이의 관계에 대해서는 더 많은 연구가 필요하다.

리더의 행동

리더의 특성에 대한 연구에 비하여 리더의 행동에 대한 연구는 더 풍부하다. 리더십 효과성을 높이는 리더의 행동으로 제시된 것들을 보면 리더십 기술의 실천과 모델링, 업무를 수행하기 위한 구조 만들기, 자원의 제공, 책임과 보상 시스템을 수립하기, 부하에 대한 관심 보이기, 부하의 문제에 반응하기, 관계에 기반을 둔 역량 사용하기 등이다(Cummings *et al.*, 2008). 간호 조직에서 이루어진 한 연구에서는 리더십 기술을 실천할 경우 개인적인 리더십 효과성이 향상될 뿐 아니라 다른 간호사들의 기술도 향상되는 것을 발견했다(Jenkins & Ladewig, 1996). 또한 사람들은 더 다양한 행동과 모습을 보여주는 관리자가 제한된 행동을 보여주는 관리자에 비하여 더 효과적이라고 인식하는 것으로 나타났다(Blankenship, Wilhoit, and Blankenship, 1989).

상황적 리더십 이론이 제시한 것처럼 특정한 상황에서 효과적인 리더십이 어떤 유형인지를 밝히려는 연구는 그다지 많지 않다. 연구결과들도 일치하지 않는다. 리더의 행동을 추종자들의 특성과 연결시키려는 연구에서는 아무런 관계를 발견하지 못하였다(Norris & Vecchio, 1992). 한편 최근에 이루어진 연구에서는 환자의 중증도, 팀의 경험, 자원과 같은 상황적 요소들을 리더의 행동과 연결시켰다. 외상 소생팀을 대상으로 한 연구 결과 외상 중증도가 낮고 팀 경험이 많은 경우에는 권한을 위임하는 리더십이 효과적으로 나타났고, 외상 중증도가 높거나 팀 경험이 적은 경우에는 지시적인 리더십이 더 효과적인 것으로 나타났다(Yun, Faraj, and Sims, 2005). 이러한 결과로 볼 때 상황을 잘 파악하고 상황에 따라서 행동을 변화시킬 수 있는 능력이 효과적인 리더십에 필요한 것으로 보인다.

상황

입원, 외래, 요양원 등 다양한 의료조직에서 이루어진 간호 관행에 대한 연구에 의하면 조직 분위기가 가장 중요한 상황 요소인 것으로 나타났다(Jones, Guberski, and Soeken, 1990). 구체적으로 말하면, 위험 감수를 장려하고, 잘 수행한 업무에 대한 보상이 제공되며, 규칙과 규제, 명시적이고 암묵적인 목표의 중요성에 대한 신념, 명확한 성과 기준의 존재와 같은 상황 특성이 리더십 효과성과 관련이 있는 것으로 나타났다. 조직 분위기가 리더십에 영향을 미칠 수 있다는 발견은 리더십이 문화를 형성한다는 주장과 배치되는 것은 아니다. 오히려 둘 사이에 서로 영향을 미치는 것으로 이해하는 것이 옳다.

의료조직에서 필요한 리더십 역량

빠르게 변화하는 의료 환경 속에서 의료조직을 이끄는 것은 매우 복잡하고 어렵다. 과연 의료조직을 리드하는 데 필요한 **역량**, 즉 지식, 기술, 능력이란 어떤 것일까? 많은 연구자들과

Healthcare Leadership Alliance(HLA), Commission on the Accreditation of Healthcare Management Education(CAHME)과 같은 조직들이 의료조직의 리더들에게 요구되는 핵심역량을 찾기 위한 노력을 했다. 그 결과 표 2.7에 제시된 것과 같이 (1) 의료산업에 대한 지식, (2) 기술적 능력, (3) 분석적/개념적 능력, (4) 대인관계/의사소통 기술과 같은 네 가지가 중요한 것으로 제시되었다(Bradley *et al.*, 2008; Calhoun *et al.*, 2008; Griffith, Warden, Neighbors, and Shim, 2002; Robbins, Bradley, and Spicer, 2001; Stefl, 2008; Stoller, 2008). 이 중에서 가장 중요하게 여기는 역량은 경험의 수준에 따라서 달라진다. 신규 간호 관리자들은 대인관계/의사소통 능력이 가장 중요하다고 여기는 반면, 경험 많은 간호 관리자들은 기술적 능력, 특히 협상 능력을 가장 중요하게 여긴다(Dienemann and Shaffer, 1993; Kleinman, 2003).

효과적인 리더십 발휘에 필요한 역량을 확인하는 노력과 함께 역량을 개발하기 위한 교육 프로그램의 설계와 평가에 대한 관심도 커졌다. 요즈음 대학, 의료 전문가 단체, 의료조직들이 주도적으로 리더 교육 프로그램을 제공하고 있다. 그 프로그램들은 '리더십 개발 프로그램'이란 명칭으로 불리곤 한다. 대부분 리더십 기술의 함양, 조직 비전과 가치의 공유, 전략적 리더십 활동에 기여, 실행 학습의 촉진이라는 네 가지 목표를 지니고 있다(Conger & Benjamin, 1999). 리더십 개발을 위해 의료조직들은 기술기반형 훈련, 360도 피드백, 목표형 직무 할당, 공식 멘토링 프로그램 등 다양한 방법을 동원하고 있다(McCall *et al.*, 1988; McCauley, Moxley, and Van Velson, 1998; Revans, 1980).

교육 프로그램이 개인의 리더십 능력 향상에 효과적이라는 연구결과가 있다. 간호 리더십에 대한 24개 연구를 체계적으로 검토한 결과 교육 프로그램에 참여하는 것은 리더십 실행에 긍정적인 영향을 미치는 것으로 드러났다(Cummings *et al.*, 2008). 이 연구에서는 리더 개인의 특성과 행동 방식, 업무를 수행하는 상황의 특성에 대해서도 조사했다. 연구 결과를 보면 교육 프로그램에 참여하는 것은 즉각적으로

표 2.7 의료조직에서 필요한 리더십 역량

핵심 역량	설명
의료 산업에 대한 지식	의료조직이 활동하는 환경과 의료공급체계에 대한 지식(예: 내외부 이해관계자, 수가보상시스템, 규제 등)
기술적 능력	회계, 재무, 운영, 마케팅, 인적자원, 정보관리, 협상, 전략 계획과 같은 경영원리를 의료 환경에 적용하는 능력
분석적/개념적 능력	자료와 지식을 조직, 조합, 활용하여 상황을 평가하는 능력, 대안을 개발하고, 가설을 검증하며, 목표 달성하는 능력
대인관계/의사소통 기술	개인, 팀 내, 집단 간 건설적인 상호작용 관계를 수립, 유지, 촉진하는 능력. 구두 및 문서를 통해서 직원, 환자, 규제자 등 다양한 대상과 명확하고 설득력 있게 의사소통을 하는 능력

리더십 효과성에 영향을 미치며, 그 효과는 상당한 기간 동안 지속된다. 간호 리더십에 대한 두 연구 결과 간호 리더십 개발 프로그램에 참여하여 리더십 능력이 향상된 것이 약 3개월간 지속되는 것으로 나타났으며(Jenkins and Ladewig, 1996; Wessel-Krejci and Malin, 1997), 한 연구에서는 효과가 6개월에서 12개월 지속되는 것으로 나타났다(George *et al.*, 2002). 대학원 교육 프로그램의 경우도 지속적인 효과가 있는 것으로 나타났다. 의료경영 관련 석사학위 과정에서 학습한 역량의 지속에 대한 종단적 연구 결과를 보면 졸업 후에 약 5년간 지속된 것으로 나타났다(Bradley *et al.*, 2008). 졸업 후에 병원, 컨설팅사 등 다양한 의료관련 조직에서 일하는 졸업생들은 성공적인 직무 성과에 가장 크게 영향을 미치는 역량으로 대인관계/의사소통 능력, 분석적/개념적 능력, 의료산업에 대한 지식을 꼽았다.

리더십 역량 교육 또는 개발 프로그램의 효과를 보고하는 연구들은 대부분 참여자들의 자기보고 결과에 기초를 두고 있다. 역량을 객관적으로 측정하거나 교육 참여자와 비참여자 사이에 역량의 차이를 비교한 연구는 거의 없다. 그렇기에 교육 프로그램이 진정으로 효과가 있었는지에 대해서는 의문이 남는다. 역량 교육 프로그램의 효과에 대한 연구결과는 주의해서 받아들여야 한다. 자료의 객관성에 문제가 있을 수 있고, 긍정적인 연구결과가 주로 학술지에 게재되는 편향이 있기 때문이다(Bradley, 2003; Cummings *et al.*, 2008).

주요한 과제

의료조직 안에서 리더십 역할을 수행하는 사람은 이사회, 최고경영진, 부서장, 팀 리더 등 다양하다. 직책마다 해결해야 하는 과제는 서로 다르다. 그러나 미국의학원(Institute of Medicine; IOM)에서 수행한 미국 의료시스템에 대한 조사에 의하면 어느 계층에 있든지 리더십 책임을 맡은 사람에게 요구되는 과제는 자신이 담당하고 있는 책임 범위 안에서 (1) 안전하고, (2) 시의적절하며, (3) 효율적이고, (4) 비용 효과적이며, (5) 공평하고, (6) 환자중심적인 의료 전달 체계를 개발하고, 실행하며, 유지하는 것이다(IOM, 2001). 이러한 요구조건은 많은 환자에게 위험과 낭비가 발생하는 현재의 의료 전달 관행과 미래에 요구되는 모습 사이의 협곡을 건너기 위해서 반드시 필요한 것이다.

IOM에서 제시한 과제들이 실제로 의료조직의 리더들이 생각하는 과제와 얼마나 일치하는지에 대한 조사는 별로 없다. 병원의 최고경영진과 이사회 구성원을 대상으로 조사한 두 결과를 보면 병원의 리더들이 생각하는 도전과제를 엿볼 수 있다. American College of Heal-thcare Executives(ACHE, 2008)에서 병원의 최고경영진들이 가장 중요하게 생각하는 과제를 조사한 결과, 재무적인 성과, 환자 안전과 의료의 질, 비보험자에 대한 진료, 의사와 병원의 관계로 나타났다. 표 2.8은 각 영역의 주요한 과제를 보여준다. 이 결과는 2006년도 조사 결과와 거의 변함이 없다. 다른 조사결과를 보면 이사회 구성원도 최고경영자들과 유사한 생각을 갖

표 2.8 최고경영자들의 관심사

재무적 측면	환자 안전과 의료의 질	무보험자 진료
메디케이드 수가	진료 프로세스 재설계	메디케이드
악성 부채	과실 방지를 위한 업무 환경 재설계	자본 조달의 정당성
인건비, 관리비의 증가	신임 규정의 준수	보험료
메디케어 수가	투약 오류	지역주민에 대한 서비스
자본 개선을 위한 자금 조달	병원 내 감염	기타
관리의료 급여	성과에 따른 차등 보상	인근 병원 폐쇄에 대한 대응
민영보험 수가	Leapfrog의 요구	
수익 주기 관리	성과 정보의 공개	
응급실	수술 오류	
전문병원과의 경쟁	기타	
기타		

자료: http://www.ache.org/Pubs/Releases/2009/CEDTopIssues_2008.pdf

고 있는 것을 알 수 있다. 이사회 구성원들은 재무적인 성과와 진료의 질, 일상적 운영, 기업 전략을 중요하게 여긴다(Jha & Epstein, 2009). 결국 병원의 리더들이 중요하다고 인지하는 과제에는 공통점이 있다. 이러한 생각이 다른 종류의 의료기관에서도 마찬가지인지에 대해서는 추가적인 조사가 필요하다.

조직변화와 리더십의 역할

의료계의 문제를 해결하기 위해서는 조직의 변화가 반드시 필요하다(Institute of Medicine, 2001). 그러나 다른 산업에서와 마찬가지로 의료조직의 변화 시도는 종종 실패하였다(Nembhard, Alexander, Hoff, and Ramanujam, 2009). 조직변화의 성공과 실패의 원인이 무엇인지를 밝히려는 연구들이 이루어졌다. 많은 요인 중에서 리더십의 역할도 중요하게 탐구되었다. 그러한 연구결과에 의하면 성공적인 조직변화에 필요한 리더십의 역할은 세 가지 결론으로 요약할 수 있다.

결론1: 변혁적 리더십이 중요하다. 그러나 충분하지는 않다.

여러 리더십 유형 중에서 변혁적 리더십이 가장 큰 관심을 받았다. 더 나은 미래의 성과를 위해서 조직변화를 실행하는 능력과 가장 밀접한 관련이 있는 것으로 기대되었기 때문이다. 변혁적 리더십은 태도와 가치관, 행동을 조직의 목표 달성에 적합한 것으로 변화시키는 데 효과적이라고 여겨진다. 실증결과는 이러한 예상을 뒷받침한다. 사람 중심적 리더십 유형이 조직성과 향상과 관련이 있는 것은 변혁적 리더십에 대한 연구에 토대를 두고 있다. 그러나 변혁적 리더십이 조직성과와 관련이 있다고 해서, 곧 조직변화의 성공에도 기여한다고 여길 수 있는 충분한 증거는 되지 못한다. 간호 관리자에 대한 한 연구결과를 보면 변혁적 리더십에서 높은 점수를 받은 리더들의 경우에도 효과적인 조직변화에 대한 동료나 부하들의 평가 결과는 높지 않았다(Kan & Parry, 2004). 따라서 의료조직의 성공적인 조직변화에는 변혁적 리더십 이외에 다른 중요한 요소가 작용한다고 결론지을 수 있다(Gilmartin & D'Aunno, 2007).

결론2: 지원적인 리더십이 성공에 필수적이다.

조직변화 노력을 리더가 지지하는 것이 변화의 성공에 중요하다는 것을 보여주는 연구는 많다(Bradley *et al.*, 2003; Bradley, Webster, Schlesinger, Baker, and Inouye, 2006; Greenhalgh, Robert, Macfarlane, Bate, and Kyriakidou, 2004; Lukas *et al.*, 2007). 성공적인 조직변화를 위해서 특히 두 형태의 지지가 필요하다. 하나는 도구적 지지이고, 다른 하나는 대인관계적 지지이다(Yukl, 2006). 도구적 지지란 눈에 보이는 지지로서 자원의 공급, 변화를 막는 장애요소의 제거, 변화 노력을 촉진하는 구조의 구축, 정보 공유 등을 가리킨다. 대인관계적 지지란 눈에 보이지 않는 행동으로서 격려, 피드백 제공, 변화에 직접 참여하는 것 등의 행동으로 변화 주도자들을 지지하고 인정해주는 것이다. 리더는 말이나 행동으로 다른 사람을 변화에 참여시키고, 전문적 위계를 넘어서서 협력관계를 조성하며, 권력을 공유하고, 팀 활동을 추진할 수 있는 구조를 형성하여 조직구성원들이 자신의 전문성이나 지위에 관계없이 서로 협력할 수 있는 조직 분위기를 조성해야 한다(Nembhard & Edmondson, 2006). 도구적 지원과 대인적 지원이 함께 이루어질 때 조직구성원들은 내적으로 동기부여 되어 의욕적으로 조직변화에 나서게 된다. 조직구성원의 참여와 노력은 성공적인 조직변화에 반드시 필요한 것이다.

결론3: 조직변화가 성공하려면 관리적 리더십과 임상적 리더십이 모두 필요하다.

의료조직이 성공적으로 변화하기 위해서는 관리적 리더십과 임상적 리더십의 지원이 모두 필요하다(Bradley *et al.*, 2001; Greenhalgh *et al.*, 2004). **관리적 리더십**의 지원이란 의료조직의 관리 책임을 맡고 있는 리더들의 도구적 지원과 대인적 지원을 의미한다. **임상적 리더십**의 지원이란 의사 및 간호와 같이 임상적 영역에 대한 책임을 맡고 있는 리더들의 도구적 지원과 대인적 지원을 가리킨다. 의료조직의 성공적인 변화에 대한 보고들을 보면 의사, 특히 의사 변화 주도자의 지원이 결정적으로 중요하다(Greenhalgh *et al.*, 2004).

연구결과의 요약

의료조직의 리더십에 대해서는 아직도 많은 연구가 필요하다. 우선 지금까지 이루어진 연구를 통해서 내려진 몇 가지 결론을 정리하자. 첫째, 과업 중심적 리더십 유형보다는 사람 중심적 리더십이 진료 성과, 직원 성과, 경영 성과에 더 영향을 미친다. 둘째, 리더의 특성과 행동, 상황이 모두 리더십 효과에 영향을 미친다. 셋째, 의료조직의 리더에게는 다섯 가지 역량이 필요하다. 넷째, 의료조직의 리더들에게 주어진

과제는 분명하고 변화가 거의 없다. 마지막으로 성공적인 조직변화를 위해서는 관리적 및 임상적 리더십의 지원이 필요하다.

이러한 연구결과들은 주로 간호 리더를 대상으로 한 연구에서 도출된 것이다. 의사, 행정가와 같이 다른 전문영역에 속한 리더들의 비공식적 리더십에 대한 연구는 상대적으로 적다. 그러나 최근 의사 리더십이 조직변화에 미치는 영향에 대한 연구는 증가하고 있다. 많은 연구들은 표본의 선정과 변수의 측정, 통계적 분석 방법에서 인과관계를 주장하기에는 한계가 있는 형태로 이루어졌다(Cummings *et al.*, 2008). 그렇지만 의료조직에서 리더십이 중요한 영향을 미친다는 결론을 내리기에는 충분하다(Wells & Hejna, 2009).

리더십의 유지

승계 계획

조직이 지속적으로 성공하기 위해서는 조직이 체계적으로 리더의 교체를 관리할 수 있어야 한다. 리더십의 교체는 비용이 많이 든다. 적절한 후보자를 탐색해야 하고 후보자가 조직의 문화에 적합한지도 판단해야 한다. 만약 효과적인 승계 계획을 세워둘 수 있다면 큰 부담 없이 승계를 이루어나갈 수 있다.

승계 계획은 단순히 특정 개인을 교체하는 것만을 의미하지 않는다. 조직의 문화, 업무 관행, 직무 설계와 같은 내용을 점검하고 분명하게 정하는 것이 필요하다. 남아 있는 사람들이 어떤 상황을 조성해야 하는지에 대한 것도 포함된다. 리더십의 교체가 조직 내부에서 이루어진다고 해서 생산성이 저하되는 것은 아니다. 그러나 조직의 상층부가 될수록 조직 내부에서 후계자를 선발하는 것은 어렵다.

공식적인 승계에는 다음과 같은 일이 연쇄적으로 나타난다. (1) 더 큰 책임을 감당할만한 잠재능력을 지닌 후보자들을 확인하는 것, (2) 멘토링과 훈련을 통해서 후보자들을 준비시키는 것, (3) 후보자들을 승진시키는 것 그리고 곧 이어 잠재능력을 가진 후보자들을 다시 발굴하는 것(Garman & Tyler, 2004). 리더십을 담당하게 될 후보자들을 준비시키기 위해서는 리더십 기술을 배양시킬 수 있는 일을 맡겨서 능력을 키울 수 있도록 하는 것이 중요하다. 의사결정을 내리도록 하는 것도 빠져서는 안 된다. 최고경영자들에게 초기 리더십 경험에서 반드시 개발해야 할 핵심적인 능력 다섯 가지가 무엇인지 질문한 결과, (1) 중요 안건을 정리하고 실행하는 능력, (2) 복잡한 관계에 대처하는 능력, (3) 조직의 기본적인 가치를 강조하는 능력, (4) 최고경영자의 자리에 맞는 인간적 요구를 관리하는 것, (5) 자신의 성과에 대해서 스스로 인식하는 것 등으로 제시되었다(McCall *et al.*, 1988). 승계 계획을 세울 때는 후보자들에게 이러한 능력을 배양할 수 있는 기회를 주는 것을 반드시 포함시켜야 한다.

자기 관리

리더십 역할을 수행하는 데는 많은 스트레스가

따른다. 조직의 내부, 외부 환경을 관리하는 것이 리더십의 중요한 책임인 것은 분명하다. 그러나 자기를 관리하는 것은 리더십을 유지하기 위한 필수요소이다. 리더십을 수행하는 스트레스가 크고 시간도 매우 제한되어 있다. 그러나 리더십 역할을 수행하는 중에 휴식을 가지면서 성찰을 통해서 자기를 관리하는 시간을 갖는 것은 매우 중요하다.

자기를 관리하는 데 중요한 것은 스트레스를 주는 상황을 인식하고, 분석하여, 변화시킬 수 있는 방안을 찾는 것이다. 상황을 인식하는 것은 중심적인 활동을 놓치지 않으면서 주변 환경에서 벌어지는 변화의 큰 그림을 이해하는 것이다. 전체적인 큰 그림을 이해하면서 동시에 긴급한 상황을 이해하는 것이 성공적인 리더십 발휘의 토대가 된다(Btadley *et al.,* 2006a; Heifetx, 1994; Johnson, 1992). 리더는 무대 위에서 춤을 추는 동시에 발코니에 서서 무대 전체를 조망할 줄 알아야 한다(Heifetz, 1994). 이 은유는 큰 시스템을 보면서 동시에 세부적 활동에 몰입할 줄 알아야 한다는 점을 잘 표현하고 있다. 인식의 또 다른 측면은 리더십 역할과 자신을 분리시킬 줄 아는 것이다. 리더십 역할과 자기 자신을 분리시키게 되면, 리더십을 발휘하는 과정에서 겪는 실패와 갈등에서 오는 스트레스를 모두 개인의 부담으로 느끼지 않을 수 있다.

상황을 분석하는 것도 스트레스에 대처하여 리더십을 유지하는 데 도움이 된다. 갈등을 경험할 때는 갈등의 원인을 이해하고 갈등을 자신의 문제로 내면화시키지 않도록 할 수 있어야 한다(Heifetz, 1994). 그렇게 하기 위해서는 자기 자신에 대한 증거에 귀 기울 줄 알아야 한다. 까다롭고 모호한 정보를 잘 듣고 이해하고 해결책을 찾는 능력이 리더십 유지에 필요한 것이다.

마지막으로 리더십 과정에서 발생하는 스트레스를 해소시킬 방안을 찾을 수 있어야 한다. 스트레스를 해소하는 방법은 사람마다 다르겠지만 자신을 이해하고 지지해줄 사람을 발견하는 것은 반드시 필요하다. 또한 자신을 성찰할 특별한 장소를 확보하는 것도 좋다. 여러 취미활동을 하거나 전문적인 상담사의 도움을 받고 휴식을 갖는 것도 성찰의 시간에 포함될 수 있다. 성찰의 시간을 갖는 것은 조직에서 리더십을 발휘하는 동안 경험하게 되는 혼란과 갈등 속에서도 자신의 목표와 방향성을 유지하는 데 큰 도움이 될 것이다.

요약 및 경영 가이드

1. 리더십과 관리는 서로 보완적이지만, 구분되는 개념이다. 리더십은 사람들로 하여금 공동의 조직목표를 설정하고 달성하도록 만드는 과정을 의미한다. 이와 달리 관리는 이미 정해진 목표를 달성하도록 인적, 재무적, 자연적, 기술적 자원을 효과적으로 사용하는 과정을 의미한다.
2. 리더십과 관리는 서로 배타적인 것은 아니다. 한 사람이 관리자의 역할을 수행하지만 리더십 역할은 수행하지 못할 수도 있고, 리더십의 역할은 수행하면서 관리자의 역할을 수행하지 못할 수도 있다. 혹은 두 역할을 동시에 수행할 수도 있다.
3. 리더십은 리더십을 발휘하는 리더와 팔로어십을 발휘하는 추종자 사이의 관계에서 나온다. 리더십 없이 팔로어십이 있을 수 없는 것처럼, 팔로어십이 없이는 리더십이 있을 수 없다.
4. 변혁적 리더십은 조직문화를 변화시킬 수 있다. 그러나 특정 조직에서 문화가 왜 형성되는지를 이해할 필요가 있다. 조직문화는 조직이 역사 속에서 문제를 해결하는 과정에서 형성된다.
5. 전략적 문제해결은 리더십이나 관리자의 직책을 수행할 때 목적 달성을 위해서 요구되는 조직의 활동을 전략적으로 통합하는 데 매우 유용한 방법론이다.

참고 문헌

Altieri, L. B., & Elgin, P. A. (1994). A decade of nursing leadership research. *Holistic Nursing Practice,* 9, 75-82.

American College of Healthcare Executives (ACHE). (2008). American College of Healthcare Executives Announces "Top Issues Confronting Hospitals: 2008" (Press Release). Retrieved November 1, 2008, from http://www.ache.org/Pubs/Releases/2009/CEOTopIssues_2008.pdf

Berg, D. N. (1998). Resurrecting the muse: Followership in organizations. In E. Klein, F. Gabelnick & P. Herr (Eds.), *Psychodynamics of Leadership.* Madison, CT: Psychosocial Press.

Blankenship, M., Wilhoit, K., & Blankenship, C. (1989). Leadership: Do it with style. Nursing Management, 20, 81-82.

Bogardus, S. T., Jr., Bradley, E. H., & Tinetti, M. E. (1998). A taxonomy for goal setting in the care of persons with dementia. *Journal of General Internal Medicine,* 13(10), 675-680.

Boyle, S. M. (2004). Nursing unit characteristics and patient outcomes. *Nursing Economics,* 22(3), 111-123.

Bradley, E. H. (2003). Use of evidence in implementing competency-based teaching. *Journal of Health Administration,* 20, 287-304.

Bradley, E. H., Cherlin, E. J., Busch, S. H., Epstein, A., Helfand, B., & White, W. D. (2008). Adopting a competency-based model: Mapping curricula and assessing student progress. *Journal of Health Administration Education,* 25, 37-51.

Bradley, E. H., Curry, L. A., Webster, T. R., Mattera, J. A., Roumanis, S. A., Radford, M. J., *et al.* (2006a). Achieving rapid door-to-balloon times: How top hospitals improve complex clinical systems. *Circulation,* 113(8), 1079-1085.

Bradley, E. H., Herrin, J., Mattera, J. A., Holmboe, E. S., Wang, Y., Frederick, P., *et al.* (2004). Hospital-level performance improvement: beta-blocker use after acute myocardial infarction. *Medical Care,* 42(6), 591-599.

Bradley, E. H., Holmboe, E. S., Mattera, J. A., Roumanis, S. A., Radford, M. J., & Krumholz, H. M. (2001). A qualitative study of increasing beta-blocker use after myocardial infarction: Why do some hospitals succeed? *Journal of the American Medical Association,* 285(20), 2604-2611.

Bradley, E. H., Holmboe, E. S., Mattera, J. A., Roumanis, S. A., Radford, M. J., Krumholz, H. M., *et al.* (2003). The roles of senior management in quality improvement efforts: What are the key components?. *Journal of Healthcare Management,* 48(1), 15-28.

Bradley, E. H., Webster, T. R., Schlesinger, M., Baker, D. W., & Inouye, S. K. (2006). The roles of senior management in improving hospital experiences for frail older adults. *Journal of Healthcare Management,* 51, 323-337.

Bradley, E. H., White, W., Anderson, E., Mattocks, K., & Pistell, A. (2000). The role of gender in MPH graduates' salaries. *Journal of Health Administration,* 18, 375-390.

Calhoun, J. G., Dollett, L., Sinioris, M. E., Wainio, J. A., Butler, P. W., Griffi th, J. R., *et al.* (2008). Development of an interprofessional competency model for healthcare leadership. *Journal of Healthcare Management,* 53(6), 375-390.

Calhoun, J. G., Wainio, J. A., Sinoris, M. E., Decker, M., Hearld, L. R., & Brandsen, L. E. (2009). Outcomes-based health management education: Baseline findings from a national curriculum development project. *Journal of Health Administration,* 26(3), 171-192.

Chaleff, I. (1995). *Courageous follower: Standing up to and for our leaders.* San Francisco, CA: Berrett-Koehler.

Collins, J. C., & Porras, J. L. (1998). Organizational vision and visionary organizations. In G. R. Hickman (Ed.), *Leading organizations: Perspectives in a new era.* Thousand Oaks, CA: Sage.

Conger, J. A., & Benjamin, B. (1999). *Building leaders: How successful companies develop the next generation.* San Francisco: Jossey-Bass.

Cummings, G., Hayduk, L., & Estabrooks, C. (2005). Mitigating the impact of hospital restructuring on nurses: The responsibility of emotionally intelligent leadership. *Nursing Research,* 54(1), 2-12.

Cummings, G., Lee, H., MacGregor, T., Davey, M., Wong, C., Paul, L., *et al.* (2008). Factors con-tributing to nursing leadership: a systematic review. *Journal of Health Services Research and Policy,* 13(4), 240-248.

Cummings, G. G., MacGregor, T., Davey, M., Lee, H., Wong, C. A., Lo, E., *et al.* (in press). Leadership styles and outcome patterns for the nursing workforce and work environment: A sys-tematic review. *International Journal of Nursing Studies.*

Cummings, G. G., Midodzi, W. K., Wong, C. A., & Estabrooks, C. A. (2009). *A multilevel analysis of the impact of hospital nursing leadership styles on 30-day mortality.* Technical Report: University of Alberta Small Faculties Grant Programs. University of Alberta, Edmonton, Canada.

DeRue, D. S., & Wellman, N. (2009). Developing leaders via experience: the role of developmental challenge, learning orientation, and feedback availability. *Journal of Applied Psychology,* 94(4), 859-875.

Dey, J. G., & Hill, C. (2007). *Behind the Pay Gap.* Washington, DC: American Association of University Women Educational Foundation.

Dienemann, J., & Shaffer, C. (1993). Nurse manager characteristics and skills: Curriculum implications. *Nursing Connections,* 6, 15-23.

Doran, G. T. (1981). There's a S.M.A.R.T. way to write management's goals and objectives. *Management Review,* 70, 35-36. Drucker, P. F. (1954). *The practice of management.* New York: Harper.

Eagly, A. H., & Carli, L. L. (2007). *Through the labyrinth: The truth about how women become leaders.* Boston: Harvard Business School Press.

Fiedler, F. E. (1967). *A theory of leadership effectiveness.* New York: McGraw–Hill.

Floyd, S. W., & Woolridge, B. (1992). Middle management involvement in strategy and its association with strategic type: A research note. *Strategic Management Journal,* 13, 153–167.

Garman, A., Davis–Lenane, D., & Corrigan, P. (2003). Factor structure of the transformational lead–ership model in human service teams. *Journal of Organizational Behavior,* 24, 803–812.

Garman, A. N., & Tyler, J. L. (2004). CEO succession planning in freestanding U.S. hospitals: Final report. A report submitted to the American College of Healthcare Executives Retrieved from http://www.ache.org/PUBS/Research/SuccessionRpt04.pdf

George, V., Burke, L. J., Rodgers, B., Duthie, N., Hoffmann, M. L., Koceja, V., *et al.* (2002). Developing staff nurse shared leadership behavior in professional nursing practice … three studies. *Nursing Administration Quarterly,* 26(3), 44–59.

Gilmartin, M. J., & D'Aunno, T. A. (2007). Leadership in research in health care: A review and roadmap. *Academy of Management Annals,* 1, 387–438.

Greenhalgh, T., Robert, G., Macfarlane, F., Bate, P., & Kyriakidou, O. (2004). Diffusion of innovations in service organizations: Systematic review and recommendations. *Milbank Quarterly,* 82(4), 581–629.

Griffi th, J. R., Warden, G. L., Neighbors, K., & Shim, B. (2002). A new approach to assessing skill needs of senior managers. *Journal of Health Administration Education,* 20(1), 75–98.

Hansen, H. E., Woods, C. Q., Boyle, D. K., Bott, M. J., & Taunton, R. L. (1995). Nurse manager per–sonal traits and leadership characteristics. N*ursing Administration Quarterly,* 19, 23–25.

Heifetz, R. A. (1994). *Leadership without easy answers.* Cambridge, MA: Belknap Press of Harvard University Press.

Hooijberg, R., Hunt, J. G., Antonakis, J., Boal, K. B., & Lane, R. (2007). Introduction. In R. Hooijberg, J. G. Hunt, J. Antonakis, K. B. Boal & R. Lane (Eds.), *Being there when you are not: Leading through strategy, structures, and systems* (pp. 1–9). Amsterdam: Elesvier Science.

Houser, J. (2003). A model for evaluating the context of nursing care delivery. *Journal of Nursing Administration,* 33(1), 39–47.

Institute of Medicine. (2001). *Crossing the quality chasm: A new system for the 21st century.* Washington, DC: National Academy Press.

Institute of Medicine. (2004). *Keeping patients safe: Transforming the work environment of nurses.* Washington, DC: National Academy Press.

Jenkins, L. S., & Ladewig, N. E. (1996). A self–effi cacy approach to nursing leadership for shared governance. *Nursing Leadership Forum,* 2, 26–32.

Jha, A. K., & Epstein, A. M. (2009). Hospital governance and the quality of care. *Health Affairs,* Web Exclusive. Retrieved July 31, 2010, from http://content.healthaffairs.org/cgi/content/abstract/hlthaff.2009.0297v1

Johnson, B. (1992). *Polarity management: Identifying and managing unsolvable problems.* Amherst, MA: HRD Press.

Jones, L. C., Guberski, T. D., & Soeken, K. L. (1990). Nurse practitioners: leadership behaviors and organizational climate. *Journal of Professional Nursing,* 6, 327-333.

Judge, T. A., Bono, J. E., & Locke, E. A. (2000). Personality and job satisfaction: the mediating role of job characteristics. *Journal of Applied Psychology,* 85(2), 237-249.

Kan, M. M., & Parry, K. W. (2004). Identifying paradox: A grounded theory of leadership in over-coming resistance to change. *Leadership Quarterly,* 15, 467-491.

Kellerman, B. (2008). *Followership: How followers are creating change and changing leaders.* Boston: Harvard Business School Press.

Kelley, R. E. (1988). In praise of followers. *Harvard Business Review,* 66(6), 142-148.

Klein, K. J., Ziegert, J. C., Knight, A. P., & Xiao, Y. (2006). Dynamic delegation: Shared, hierarchical and deindividualized leadership in extreme action teams. *Administrative Science Quarterly,* 51, 590-621.

Kleinman, C. (2003). Leadership roles, competencies and education: How prepared are our nurse managers? *Journal of Nursing Administration,* 33(9), 451-455.

Kotter, J. (2001). What leaders really do. *Harvard Business Review,* 79(11), 85-96.

Kotter, J. P. (1996). *Leading change.* Boston: Harvard Business School Press.

Landy, F. G., & Conte, J. M. (2004). *Work in the 21st century: An introduction to industrial and or-ganizational psychology.* Boston: McGraw-Hill.

Lantz, P. M. (2008). Gender and leadership in healthcare administration: 21st century progress and challenges. *Journal of Healthcare Management,* 53(5), 291-301; discussion, 302-303.

Larrabee, J. H., Ostrow, C. L., Withrow, M. L., Janney, M. A., Hobbs, G. R., & Buran, C. (2004). Predictors of patient satisfaction with inpatient hospital nursing care. *Research in Nursing & Health,* 27, 254-268.

Letts, C. W., Ryan, W. P., & Grossman, A. (1999). *High performance nonprofi t organizations. Managing upstream for greater impact.* New York: John Wiley.

Likert, R. (1961). *New patterns of management.* New York: McGraw-Hill.

Locke, E. A., & Latham, G. P. (1990). *The theory of goal-setting and task performance.* Englewood Cliffs, NJ: Prentice Hall.

Longest Jr., B. B., Rakich, J. S., & Darr, K. (2000). *Managing health services organizations and systems* (4th ed.). Baltimore: Health Professions.

Lowe, K. B., Kroeek, K. G., & Sivasubramanian, N. (1996). Effectiveness correlates of transformational and transactional leadership: A meta-analytic review of the MLQ literature. *Leadership Quarterly,* 7, 385-425.

Lukas, C. V., Holmes, S. K., Cohen, A. B., Restuccia, J., Cramer, I. E., Shwartz, M., *et al.* (2007). Transformational change in health care systems: An organizational model. *Health Care Management Review,* 32(4), 309-320.

March, J. G., & Simon, H. A. (1958). *Organizations.* New York: John Wiley.

McCall, M. W., Lombardo, M. M., & Morrison, A. M. (1988). *The lessons of experience: How successful executives develop on the job.* New York: Free Press.

McCauley, C. D., Moxley, R. S., & Van Velson, E. (1998). *The Center for Creative Leadership handbook of leadership development.* San Francisco: Jossey-Bass.

McCloskey, J. C., & Molen, M. T. (1987). Leadership in nursing. *Annual Review of Nursing Research,* 5, 177-202.

Morgeson, F. P., DeRue, D. S., & Karam, E. P. (2010). Leadership in teams: A functional approach to understanding leadership structures and processes. *Journal of Management,* 36, 5-39.

Nembhard, I. M., Alexander, J. A., Hoff, T. J., & Ramanujam, R. (2009). Why does the quality of health care continue to lag? Insights from management research. *Academy of Management Perspectives,* 23(1), 24-42.

Nembhard, I. M., & Edmondson, A. C. (2006). Making it safe: The effects of leader inclusiveness and professional status on psychological safety and improvement efforts in health care teams. *Journal of Organizational Behavior,* 27(7), 941-966.

Norris, W. R., & Vecchio, R. P. (1992). Situational leadership theory: a replication. *Group & Organization Management,* 17(3), 331-342.

Pollack, M. M., & Koch, M. A. (2003). Association of outcomes with organizational characteristics of neonatal intensive care units. *Critical Care Medicine,* 31(6), 1620-1629.

Raup, G. H. (2008). The impact of ED nurse manager leadership style on staff nurse turnover and patient satisfaction in academic health center hospitals. *Journal of Emergency Nursing,* 34(5), 403-409.

Revans, R. W. (1980). *Action learning.* London: Blond and Briggs.

Robbins, C. J., Bradley, E. H., & Spicer, M. (2001). Developing leadership in healthcare administration: A competency assessment tool. *Journal of Healthcare Management,* 46(3), 188-202.

Robbins, S. P., & Judge, T. A. (2010). *Essentials of organizational behavior* (10th ed.). Upper Saddle River, NJ: Pearson Prentice Hall.

Schein, E. H. (1985). *Organizational culture and leadership. A dynamic view.* San Francisco: Jossey-Bass.

Schofi eld, R. F., & Amodeo, M. (1999). Interdisciplinary teams in health care and human services settings: Are they effective? *Health & Social Work,* 24(3), 210-219.

Senge, P. (1990). The leader's new work: Building learning organizations. *Sloan Management Review,* 32(1), 7-23.

Smith, K. K., & Berg, D. N. (1997). Cross cultural groups at work. *European Management Journal,* 15, 8-15.

Stefl , M. (2008). Common competencies for all healthcare managers: The healthcare leadership alli-ance model. *Journal of Healthcare Management,* 53(6), 360-373.

Stoller, J. K. (2008). Developing physician-leaders: Key competencies and available programs. *Journal of Health Administration Education,* 25(4), 307-328.

Suter, L. E., & Miller, H. P. (1973). Income differences between men and career women. *American Journal of Sociology,* 78(4), 962-974.

Tichy, N. M., & Ulrich, D. O. (1984). The leadership challenge—a call for the transformational leader. *Sloan Management Review,* 26(1).

Weick, K. E. (1993). The collapse of sensemaking in organizations: The Mann Gulch disaster. *Administrative Science Quarterly,* 38(4), 628-652.

Wells, W., & Hejna, W. (2009). Developing leadership talent in healthcare organizations. *Healthcare Financial Mangement,* 63(1), 66-69.

Wessel-Krejci, J. W., & Malin, S. (1997). Impact of leadership development on competencies. *Nursing Economics,* 15, 235-241.

Wong, C. A., & Cummings, G. G. (2007). The relationship between nursing leadership and patient outcomes: A systematic review. *Journal of Nursing Management,* 15, 508-521.

Xirasagar, S., Samuels, M. E., & Stoskopf, C. H. (2005). Physician leadership styles and effectiveness: An empirical study. *Medical Care Research and Review,* 62, 720-740.

Yukl, G. A. (2006). *Leadership in organizations* (6th ed.). Upper Saddle River, NJ: Pearson Prentice Hall.

Yun, S., Faraj, S., & Sims, J. H. P. (2005). Contingent leadership and effectiveness of trauma Resuscitation Teams. *Journal of Applied Psychology,* 90(6), 1288-1296.

제2부
미시적 관점

제3장

조직설계와 업무 조정

Martin P. Charns and Gary Young
역자: 이기효

개 요

- 조직설계는 왜 중요한가?
- 구조의 양면: 분화와 통합
- 거시 수준에서의 조정
- 라인과 스태프 직위
- 통합전달체계
- 서비스 라인
- 집권과 분권
- 병렬 조직
- 하이브리드 구조
- 다수 목표 조직
- 거버넌스와 삼두마차: 경영, 의료진, 그리고 이사회
- 미시 수준 조정

학습 목표

1. 보건의료 조직에서 발견되는 조직구조의 변이를 기술한다.
2. 조정을 촉진하거나 방해하는 조직구조의 효과를 기술한다.
3. 주어진 보건의료 조직에 가장 적합한 조직설계가 무엇인지를 결정짓는 사고의 틀을 설명한다.
4. 미시 수준에서의 조정 기전과 과정, 그리고 이들이 의료의 질에 미치는 영향을 설명한다.

핵심 용어

감독(Supervision)
거버넌스(Governance)
과업 불확실성(Task Uncertainty)
관계(Relationships)
관계 조정(Relational Coordination)
교호적 상호의존성(Reciprocal Interdependence)
권한의 위계(Hierarchy of Authority)
규칙과 절차(Rules and Procedures)
그룹 조정(Group Coordination)
기능 구조(Functional Structure)
기술의 표준화(Standardization of Skills)
기획 및 목표 설정(Planning and Goal Setting)
동시적 상호의존성(팀 상호의존성) Simultaneous Interdependence(Team Interdependence)
매트릭스 조직(Matrix Organizations)
병렬 조직(Parallel Organization)
분권화(Decentralization)
분화(Differentiation)
상호연계(Interconnected)
상호의존성(Interdependence)
상호 조정(Mutual Adjustment)
서비스 라인(Service Line)
성과의 표준화(Standardization of Output)
수직적 정보시스템(Vertical Information Systems)
순차적 상호의존성(Sequential Interdependence)
업무의 표준화(Standardization of Work)
연락 역할(Liaison Roles)
전문화(Specialization)
조정(Coordination)
조정의 프로그래밍 접근법(Programming Approaches to Coordination)
조정의 피드백 접근법(Feedback Approaches to Coordination)
조직구조(Organization Structure)
조직설계(Organization Design)
직접 접촉(Direct Contact)
집권화(Centralization)
집합적 상호의존성(Pooled Interdependence)
커뮤니케이션(Communication)
태스크 포스(Task force)
통합(Integration)
통합자(Integrators)
통합전달체계(Integrated Delivery Systems)
팀(Team)
프로그램 조직구조(Program Organization Structure)
프로그램화 할 수 있는 업무(Programmable Work)
하이브리드 체계(Hybrid Organization)

현장 사례: 두 진료부 이야기

동부의 큰 수련병원 일반내과 A진료부는 간호사 직원들은 물론 레지던트와 외부 협력의(attending physician)들 사이에도 불만이 높다. 간호사, 치료사, 사회사업가, 수련의, 그리고 협력의 사이의 환자진료를 둘러싼 의사소통은 엉망이고, 그들 사이에는 긴장이 흐르고 있다.

진료부는 혼돈의 상태에 있는 것으로 보인다. 환자와 그 가족들은 의사, 간호사, 그리고 다른 직원들로부터 환자 상태를 물어보려 해도 의료진과 간호사들로부터 상반된 정보를 받는다는 불평을 하기가 일쑤이다. 재원 일수는 지나치게 긴데, 환자 특성에서 비롯된 요구보다는 직원 사이의 허술한 의사소통이 원인이다.

병원의 조직은 다른 수련병원의 그것과 비슷한데, 간호, 사회사업, 영양 등 전문기능과 청소, 경비, 이송 등 비전문기능을 가진 부서로 구성되어 있다.

A진료부에서는 특정 일상 상황의 환자진료 과업의 순서와 시간을 정해놓은 프로토콜인 진료경로(care path)가 진료서비스의 전달을 효율화하기 위해 도입되어 있다. 그러나 진료경로를 따르지 않는 경우가 많다. A진료부 의료진들은 모든 의료전문가들이 참여하는 합동회진(interdisciplinary rounds)이 의료진의 귀중한 시간을 너무 많이 소비한다는 믿음을 토대로 7년 전에 합동회진을 중단하였다. 서로 다른 많은 협력 내과의사들이 환자를 입원시켰기 때문에 A진료부 의료진들은 협력의들과 회진을 수행하는 것이 어렵다는 것을 발견하였다.

B진료부는 동부의 다른 수련병원에 있는 일반내과 진료부이다. 이 진료부는 양질의 진료와 환자와 그 가족들에 대한 반응성이 좋아 명성을 얻고 있다. 간호사와 다른 직원들은 그들의 일에 대해 높은 만족감을 표현한다. 간호사, 치료사, 사회복지사, 레지던트, 그리고 협력의사들 사이에 의사소통은 빈번하고, 시기에 알맞으며, 정확하고, 그들 사이의 유대관계는 강하다. 일반적으로 진료부는 순조롭게 잘 돌아가고, 일상적 상황뿐만 아니라 통상적이지 않은 상황에도 잘 대응하고 있다.

B진료부는 여러모로 A진료부와 다르다. 진료부의 간호사들은 팀으로 잘 조직화되어 있고, 각 팀은 입원부터 퇴원에 이르기까지 자신의 환자들에 대해 책임을 진다. 내과의 다른 직원들도 또한 팀으로 조직되어 있으며 병상이 없는 경우를 제외하고는 각 팀이 환자를 입원시킨다. B진료부에는 두 개의 팀이 입원을 담당하는데 각 팀은 주로 하나의 간호팀과 같이 일한다. 사회사업가, 임상약사, 물리치료사, 그리고 작업치료사와 같은 여타 보건전문가들은 주로 하나의 진료부 환자를 돌본다.

B진료부의 간호사, 의사, 그리고 여타 보건전문가들은 매일 협동회진을 수행한다. B진료부 환자들은 진료경로에 의해 진료를 받으며, 환자의 상태는 협동회진에서 검토된다. 게다가 간호 관리자와 주임 레지던트가 환자만족, 병원감염, 그리고 압박궤양과 같은 진료부의 성과 측정치들을 검토하고 진료의 질 향상을 위한 실행계획을 짜기 위해 정기적인 회의를 하고 있다.

목적

관리자들과 보건의료전문가들은 효과적으로 기능하고 있는 B진료부와 혼돈 상태인 A진료부 간의 차이가 리더십 또는 직원의 능력 차이에서 비롯되는 것으로 생각할 수 있다. 일부는 A진료부가 원래부터 혼돈 상태였다고 생각한다. 하지만 A진료부의 혼돈이 불가피한 것일까? 이 장은 **조직구조**(organization structure)와 **조정 메커니즘**(coordination mechanism)이 두 진료부에 어떤 영향을 미쳤는지 알 수 있게 하는 관점을 제공할 것이다.

조직설계(organization design)란 조직 내의 책무, 권한, 정보흐름을 배열하는 일을 말하며, 조직설계의 결과 조직구조가 만들어진다. 조직의 구조는 변할 수 있다는 것을 제외하고는 인체와 유사하다. 서로 밀접한 관계를 가지고 있는 조직설계의 두 부분은 (1) 업무와 책임을 조직 내 각 부서에 어떻게 나누어 할당할지, 그리고 (2) 어떻게 각 부서들을 조정하여 조직 전체의 성과를 효과적으로 산출할 것인가로 나뉜다. 노동 분업과 책임의 그룹편성은 조정의 편의성에 직접적인 영향을 미치기 때문에 이 둘은 밀접한 관계를 가지고 있다. 직원들의 부서배치에 따라 정보 흐름과 조정이 촉진되거나 또는 저해되는 결과를 빚는 대규모 조직의 경우에 조직설계는 특히 중요하다.

모든 경우에 적합한 가장 좋은 조직설계는 없다. 가장 좋은 조직설계는 조직이 처한 환경, 분야, 기술, 전략 등의 특성에 따라 결정된다. 예를 들어 심장병, 암, 여성 건강, 정신건강 등 여러 질병 분야에서 최상의 진료를 제공해야 하는 대형병원에서는 서로 다른 소병원(mini-hospitals)으로 나누어 해당 분야의 환자 진료에 요구되는 모든 전문 및 비전문 직원들을 각자 보유하도록 조직화할 수 있다. 소병원 내 직원들 사이의 조정을 수월하게 할 수 있고 각 소병원에 조직의 자원을 집중적으로 배분하는데 유리하기 때문이다. 한편으로, 교육을 중요시하는 대학병원 같은 곳에서는 각 분야의 전문가들이 골고루 섞여서 일을 하는 전통적인 시스템이 더 적합하다(전략이 다르면 조직설계가 달라야 하는 이유는 이 장의 뒷부분에서 설명될 것이다)

왜 조직설계가 중요한가?

주요 보건의료서비스 조직의 고위급 인사들을 포함한 대부분의 사람들은 조직설계가 미치는 영향에 대해 충분하게 알고 있지 않다. 건물 설계와 마찬가지로 새로운 활동분야가 추가되면 조직도 거기에 맞추어서 구조를 바꾸어야 하는데 많은 보건의료서비스 조직은 그렇지 않다. 결과적으로 조직설계가 조직의 전략과 실적에 도움이 되지 않는 적합하지 않은 경우가 발생한다. 의료 기관들을 흔히 "사일로(silos)"[1]에 빗대어 말하는 이유는 여러 부문조직이 자율적으로 기능하지 않고 서로 잘 의사소통하거나 조

---

1) 역주: 사일로 효과(Organizational Silos Effect)는 조직 장벽과 부서 이기주의를 의미하는데, 곡식을 저장해두는 굴뚝 모양의 창고인 사일로(silo)처럼 조직의 부서들이 서로 다른 부서와 담을 쌓고 내부 이익만을 추구하는 현상을 빗댄 용어이다.

정하지 못하는 기능장애적 조직설계에서 비롯된다. 조정은 환자의 진료 성과와 연관되어 있다는 매우 강한 실증적 근거가 있기 때문에 (Gittell *et al.*, 2000; Young, 1997), 조직설계와 그 효과는 중요하게 고려되어야 한다.

조직의 가장 미시적 수준에서 직원들은 한 관리자 아래의 작업단위(work unit)에 배치된다. 이 작업단위의 명칭은 조직마다 다르다. 예를 들어, 의과대학은 각 부문장에 의해 관리되는 세부전공부문(division)(예: 심장학, 종양학, 전염질병학)으로 조직되어 있다. 이 부문은 과장(department chair)이 관리하는 전문 과(department)(예: 내과, 외과, 병리학과)의 일부가 된다. 병원의 간호사들은 주로 간호관리자가 관리하는 간호단위(nursing unit)로 조직된다. 작은 병원에서는 간호관리자가 간호 부원장이나 환자서비스 부원장 직속으로 편제되기도 한다. 규모가 큰 병원의 간호부에서는 부원장과 간호관리자 사이의 중간 수준 조직으로서 부간호감독이 있어 여러 간호관리자가 각 부간호감독에게 책임을 지기도 한다. 직위 명칭이 워낙 다양하여 사례를 들어 설명하기 어렵지만, 핵심은 각각의 단위조직이 계층을 이루어 모여 보다 큰 실체를 이룬다는 사실이다.

계층(hierarchies)을 통하여 조직은 자원을 배분하고 계획을 실행하며, 사람들로 하여금 성과와 할당된 자원 활용에 대한 책임을 지게 한다. 예를 들어 병원 간호부에는 연간 예산이 있는데, 거의 인건비로 구성되어 있지만, 간호부원장에게는 이 예산을 효과적으로 관리할 책임이 있다. 또한 직원 및 예산 관리의 권한과 책임은 계층을 따라 가장 낮은 수준의 관리자에게까지 위임된다. 조직의 각 단위는 다른 목표를 가지고 있지만 각각의 성과가 모여서 조직 전체의 성과를 이루게 된다. 같은 상사 휘하의 직원들은 보통 감독의 용이성을 위해 동일 장소에서 일한다. 보고 관계와 거리적 근접성은 직원들 간의 상호작용 빈도에 영향을 미치고, 이는 다시 업무 조정의 쉽고 어려움에 영향을 미친다.

조직표(table of organization) 또는 조직도(organizational chart)는 선과 박스를 이용해서 조직구조를 쉽게 표현한 것이다. 조직은 매우 복잡하다. 그래서 하나의 도표나 도형 혹은 조직모형의 이론이 조직 현상의 총체적 이해를 제공하지는 않으며, 하나의 단일 이론으로 조직을 효과적으로 관리하기는 충분하지 않다. 하지만 구조를 고려한다는 것은 조직의 복잡성을 이해하는데 매우 중요한 접근방식이다. 조직의 구조를 살펴보면 유능하고 동기부여된 사람들이 일을 함에도 불구하고 왜 예상한 실적이 나오지 않고, 일이 제대로 수행되지 않는지 알 수 있다. 또한 어디서 갈등이 생길지 그리고 갈등을 어떻게 잘 대처할 수 있을지 알려준다. 조직구조의 효과에 대해 잘 이해하고 있으면 조직구성원을 고려하지 않더라도 어디서 갈등이 생길지 정확히 알아낼 수 있다. 물론 개개인의 특성이 중요하지 않다는 것은 아니다. 다만 조직 안에서 일어나는 현상들을 구조적 관점으로 바라본다면 조직에 대한 심도깊은 이해가 가능하며, 조직을 더 효율적으로 운영할 수 있게 될 것이다.

복잡한 조직에서, 각 단위조직에 의해 수행될 업무와 책임을 분담하는 모든 방식은 각각의 장단점이 있다. 특정한 구조가 득이 있다면 그에 상응하는 실이 있기 마련이다. 큰 조직에서는 조직을 나누어 작은 단위로 분화할 필요가 있다. 여기서 가장 중요한 것은 단위 간의 경계를 어떻게 결정하느냐 하는 문제이다. 어떻게 경계를 정하든 업무단위 내부 직원들은 밀접하게 같이 일할 수 있겠지만, 다른 업무단위 직원들끼리 협동하는 것에는 문제가 생길 수밖에 없다. 같은 업무단위 직원들은 공통적인 목표와 시각을 가지고 일을 하지만 다른 목표를 갖고 자원을 두고 경쟁해야 하는 서로 다른 단위조직 간에는 갈등이 일기 마련이다. 조직설계가 잘 되면 득을 최대화하면서 실을 최소화하는 시스템을 마련할 수 있다. 좋은 조직설계는 문제가 있더라도 조직의 가장 중요한 업무와 조화를 이루어야 하고, 이를 최소한으로 방해하는 것이어야 한다.

구조의 양면 이슈: 분화와 통합

모든 조직은 효율적인 부분과 비효율적인 부분을 모두 가지고 있다. 여기서 가장 중요한 질문은 각 조직에 가장 적합한 설계를 찾는 방법이 있느냐 하는 것이다. 구조상황이론(Structural Contingency Theory, Lawrence and Lorsch, 1967)은 조직설계에 있어 복잡한 득실 계산을 도와주는 하나의 틀이다. 구조상황이론은 조직을 구조화하고 관리하기 위한 하나의 보편적인 방법은 없지만, 각 조직 고유의 업무, 환경, 그리고 전략에 상응하는 설계가 가장 좋은 방법이라는 전제를 기반으로 하고 있다. 이 이론은 오늘날 당연히 통용되지만, 20세기까지만 해도 연구자들은 가장 좋은 하나의 방법을 찾으려 했다. 1960년대가 되어서야 연구자들은 서로 다른 일과 기술을 영위하는 서로 다른 산업별로 가장 성과가 높은 기업의 조직 및 관리 방식이 다르다는 것을 발견했다.

분화

Lawrence and Lorsch(1967)는 조직의 성과가 조직설계와 조직의 업무특성 및 환경 간의 적합도에 따라 결정된다는 이전의 이론을 발전시켰다. 여기서 조직의 환경에는 꼭 물질적인 것뿐만이 아니라, 정치적, 재정적, 기술적, 과학적, 그리고 조직에 영향을 주는 산업규제적 조건도 포함된다. 공급자, 경쟁자, 규제기관, 전문직 집단, 노동조합, 고객 등이 조직환경의 일부분이 된다. 조직이 필요한 정보 또는 자원도 환경에 포함된다. 조직 내부의 단위조직들은 서로 다른 업무를 실행하고, 다른 기술을 쓰고, 다른 하위 환경(sub-environments)에 놓여 있다. 기업 대상의 연구 결과에 따르면 연구부서, 기술부서, 제조부서, 마케팅부서, 판매부서의 업무와 하위 환경이 서로 다르다고 한다. 뿐만 아니라 각 부서가 업무를 더욱 효율적으로 하려면 대인관계, 시간, 목표 지향도 서로 달라야 한다. 예를 들어 일의 특성 때문에 연구원들은 긴 시간 축을 필요로 하고 제조부서 직원은 짧은 시간 축을 필요로 한다.

　마찬가지로 조직 내 부서들은 서로 다른 하

위 환경과 상호작용한다. 연구원들은 그들 전문 분야의 새로운 과학적 혁신을 따라잡으며 과학 하위환경과 상호작용해야 한다. 이에 반하여 마케팅 직원은 고객들이 원하는 것, 상대 회사의 움직임, 그리고 최신 유행을 잘 알아야 한다. 시장 하위환경에 집중해야 하는 것이다. Lawrence와 Lorsch는 조직 내의 하위 단위조직들로 하여금 그들의 업무와 하위환경에 적합한 인지적, 정서적 지향과 운영 방식을 개발하도록 독려하는 기업들이 가장 성과가 좋다는 것을 발견했다. 이러한 발견은 각 부서가 서로 다른 목표를 갖고 서로 다른 시간 및 대인관계 지향을 갖는 직원들을 모집하고 육성했다는 것을 의미한다. 일반적으로 같은 업무집단에 속해있는 사람들은 다른 업무집단 사람들에 비해 상호작용을 빈번하게 하고, 비슷한 목표를 갖고 또 비슷한 목표에 의해 평가되기 때문에 그들의 업무와 하위환경을 보는 공통된 시각과 사고방식을 개발하기 마련이다.

또한 이전의 연구(Burns and Stalker, 1961; Miller and Rice, 1968; Woodward, 1965)를 바탕으로 Lawrence와 Lorsch는 조직단위마다 내부구조나 운영스타일이 변화한다고 지적하였다. 불확실성이 높고 고학력 전문직 직원들이 많은 단위조직(예를 들어 연구부서)은 너무 엄격하게 관리되거나 빠른 시일 안에 결과를 낼 것이라는 기대를 하면 안 된다. 연구원을 관리하기 가장 좋은 조직구조는 한 명의 관리자가 넓은 통솔범위, 즉 많은 부하직원을 거느리는 형태의 계층이 적은 구조가 적합하다. 반대로 짧은 시간 축을 요구하는 제조 부문에서는 제조 과정이 길면 낭비가 많고 비효율적이기 때문에 엄격한 관리와 통제가 필요하다. 일반적으로 통솔범위가 좁아야 할 것이며 많은 계급을 갖는 계층구조가 적합하다. Lawrence와 Lorsch는 이처럼 서로 다른 단위 조직의 구조와 종업원 지향에 따라 요구되는 차별성을 **분화**(differentiation)라고 불렀다.

분화는 **전문화**(specialization)라고 볼 수도 있다. 조직의 구성원은 각자 전문화된 기능을 수행하고 있다. 전문화된 일의 특성에 맞게 구성원이 조직화되고 관리될 때 능력이 최대로 발휘된다. 각 전문분야마다 다른 하위환경이 있고, 각 전문인력은 각기 다른 특성을 갖는다. 예를 들어 내과와 외과 전문의를 비교하자면, 내과 전문의는 천천히 머리를 쓰려하고 외과 전문의는 재빠르게 행동하는 경향이 있다. 정신과 의사는 사람을 강조하고 방사선 전문의는 기술에 초점을 맞춘다. 전문의들은 각 분야별 전문직 및 전문 학회에 소속되며, 전문분야별로 다른 과학적 토대를 반영하는 학회지 및 논문을 읽는다. 마찬가지로, 간호사, 일반의, 사회복지사, 물리치료사들도 각기 다른 특성을 가지고 있으며, 각기 다른 전문직 및 전문 학회에 속하여 각자의 전문학회지를 읽는다. 간호사들은 보살피는 것(caring)에 집중하는 반면에 의사들은 치료하는 것(curing)에 집중한다.

통합

Lawrence와 Lorsch는 분화와 조직성과의 관계는 물론이고, 통합과 조직성과 간에도 강한 상관성이 있음을 발견했다. **통합**(integration)이란 조직단위 간의 활동을 조정하고 갈등을 관리하는 것을 의미한다. 한편으로 분화와 통합이 서로 상반된다는 사실도 발견했다. 단위 간의 차이가 크면 클수록 단위들의 활동을 통합하는 것은 더욱 어려워진다. 각 단위부서 직원의 성향이 너무 다르거나 부서의 목표에 너무 집중한 나머지 조직 전체의 목표를 망각하기 쉽기 때문이다. 그러나 고성과 조직들은 분화와 통합을 동시에 성취하였다. 어떻게 성취하는가를 살펴보자.

거시 수준에서의 조정

조정을 하려면 조직의 두 수준을 염두에 두어야 한다. 거시 수준(macro level)은 조직 전체의 조정 요구와 이 요구를 다루기 위한 구조적 접근에 초점을 맞춘다. 한편으로 미시 수준(micro level)은 실제의 과정에 초점을 맞추고, 특정한 상황에 요구되는 조정에 사용된다. 거시 수준에서의 조정을 이해하려면 왜 조직단위 사이에 조정이 필요한지, 다른 말로 조직단위 간의 **상호의존성**(interdependence)이 무엇인지를 먼저 알아야 한다.

상호의존성

조직의 각 단위가 독립적으로 일할 수만 있다면, 조정은 필요 없다. 하지만 복잡한 조직에서 완벽한 독립성은 존재하지 않는다. 상호의존성을 알기 위해서는 "왜 그리고 얼마나 자주 다양한 조직 구성원들이 함께 일해야 하나?" "단위 활동을 조정하는 것이 얼마나 중요한가?" 그리고 "한 조직단위의 일이 다른 조직단위에게 얼마나 영향을 주는가?" 등의 질문을 하는 것이 좋다. 이 질문에 답하기 위해서는 조직 내 업무의 흐름을 고려하는 것이 도움이 된다. 업무의 흐름을 탐색할 때는 조직의 핵심적 목표에 직접적으로 기여를 하는 일에 초점을 맞춰야 한다. 보건의료서비스조직의 경우에는 직접적인 환자 진료가 가장 중요한 업무이다. 두 번째로는 직접적인 환자 진료를 지원하는 업무, 예컨대 환자 진단 등이 중요하다. 세 번째로는 조직 전체가 원활하게 기능할 수 있도록 돕는 일, 예컨대 회계, 자금관리, 인적자원관리가 중요하다.

조정의 필요성을 폭넓게 평가하기 위해서는 먼저 세 가지 요소를 고려해야 한다.

1. 단위조직 업무의 상호연관성
2. 과업의 불확실성
3. 조직의 규모

Galbraith(1973)는 이 세 가지 요소가 커질수록 조직 내 정보처리 요구가 커지며, 이것이 조정이 필요한 주요 이유가 된다고 언급하였다.

업무의 상호연관성

상호연관성(interconnectedness)은 업무 자체의 속성이다. 업무의 서로 다른 요소들이 함께 조화를 이루어야 할 필요가 있을 때 우리는 일들이 상호연관되어 있다고 말한다. 업무의 다른 요소를 실행하는 주체가 한 명이거나, 여러 명이거나, 한 그룹이거나, 한 조직단위이거나, 아니면 여러 조직단위이거나 관계없다. 조직구조상 밀접하게 상호연관되어 있는 업무를 여러 요소로 나누는 한, 성공적인 과업 달성을 위해서는 나뉘어진 업무 활동들을 조정해야만 한다. 이 점을 설명하기 위해서 낮은 수준에서 높은 수준에 이르는 상호연관성의 예를 들어보자. 낮은 수준의 상호연관성의 예로는 병원 외래환자 클리닉을 들 수 있다. 각 클리닉마다 직원이 다르고 담당하는 환자가 다르므로, 한 클리닉의 일은 다른 클리닉의 일과 거의 연관성이 없다. 따라서 환자 치료의 상호연관성때문에 요구되는 조정의 필요성은 매우 낮다(물론 외래 클리닉에서 의사 또는 간호 학생들을 교육하는 경우에는 경험 공유가 필요하기 때문에 상호연관성이 높을 수도 있다). 클리닉들이 복합질환을 앓는 환자를 공동으로 진료하게 되는 경우에는 상호연관성이 높아지게 된다. 한 클리닉 내에서 환자를 돌보는 의료진, 간호사, 치료사의 일은 밀접하게 상호연관되어 있다. 마찬가지로 수술 팀의 업무는 매우 밀접하게 상호연관되어 있다.

과업의 불확실성

과업의 불확실성(task uncertainty)이 증가할수록 조정의 필요성도 증가한다. 이 주제는 초기의 상황이론가들(Burns and Stalker, 1961; Duncan, 1972 Galbraith, 1973; Lawrence and Lorsch, 1967, Perrow, 1967, 1972) 저작의 핵심 주제이다. 간단히 말하자면, 과업의 확실성이 높은 경우 예측할 수 없는 일들은 거의 일어나지 않는다. 조직의 각 단위들은 조정을 통해 업무방향을 수정해야 하는 예외적인 사례 이외에는 그저 예정된 방식으로 과업을 실행하면 된다. 예를 들어, 임상병리실의 임상검사 업무는 내재하는 불확실성이 거의 없으므로 임상 진료부서와 임상병리실 사이의 조정 필요성이 거의 없다. 불확실성은 환자의 컨디션이 순식간에 바뀔 때 생겨나고 이때는 검사를 예상하지 않은 시간에 빨리 실행하는 것이 중요하다. 검증이 안 되거나 믿을 수 없는 장비가 있으면 불확실성을 증가시킨다. 임상 진료부서와 임상병리 사이의 조정이 더 많이 필요한 경우는 이 불확실성이 커질 때이다. 뿐만 아니라 환자 컨디션의 불확실성은 치료서비스를 제공하는 단위 부서들 간의 조정 필요성을 증가시킨다.

위의 예보다는 불확실성이 크기는 하지만, 간단한 수술 후 회복기 진료과정에서도 비교적 작은 불확실성이 존재한다. 그러므로 외과 전문의와 회복과정을 돕는 간호사 사이의 조정 필요성은 낮다. 이에 비해 의학적 진단은 큰 불확실성이 존재하기 때문에 입원환자를 담당하는 의료진과 간호사들 사이에는 조정이 필요하다. 상호연관성과 불확실성은 개념상으로 확연히 다르지만, 서로 상호 작용하며 조정이 필요하게 되는 원인이 된다.

규모

규모 또한 조정 필요성의 원인이 된다. 조직 내에 특정 업무를 수행하는 부서들이 많을수록, 부서들을 조정하는 것은 더 복잡해진다. 큰 조직은 작은 조직보다 일이 전문화되어 있고 일의 여러 요소들이 여러 부서에 분배되어 있는 경우가 많다. 조직의 규모는 직접적으로 조정을 복잡하게 하거나, 간접적으로는 상호연관된 업무의 배분을 복잡하게 함으로써 조정의 필요성을 크게하는 원인이 된다.

조직의 업무에서 파생하는 조정의 필요성에 제대로 대처하지 못하게 되면 업무 성과는 떨어지고, 결국 조직 전체의 성과에 문제가 생긴다. 의료 서비스의 질 저하, 치료의 복잡화, 입원 기간의 연장 등이 그 예가 될 수 있다.

자원 공유

사이의 상호의존성은 공간, 인력, 장비 등의 자원을 공유하는 것으로부터 생겨나기도 한다. 자원의 공유로 더욱 효율적인 자원 사용을 기할 수 있지만, 그러기 위해서는 조정이라는 대가를 치러야 한다. 자원을 공유하면서 상응하는 효율적 조정이 없다면 효율성과 유효성은 떨어진다. 예를 들어 여러 클리닉에서 일을 해야 하는 사회복지사가 있는데 근무 시간이 제대로 조정되지 않는다면 이 사회복지사는 환자들을 제대로 보살필 수 없다.

여유 자원이나 중복 자원은 정보처리 필요성을 감소시킬 수 있다. 보건의료서비스조직의 경우 가장 좋은 예로는 진료지원서비스가 여유 있을 때를 들 수 있다. 추가적인 장비와 인력 유지비용이 들기는 하지만, 스케줄링은 훨씬 수월해질 것이며 요구사항들은 빠르게 처리될 수 있다(여유 자원은 9장에서 더 자세히 설명된다).

상호의존성의 유형

Thompson(1967)은 상호의존성을 **집합적**(pooled), **순차적**(sequential), 그리고 **교호적**(reciprocal) 상호의존성의 세 유형으로 분류하였다. 그는 이 상호의존성들이 조직의 조정 비용을 높인다고 보았다. 이 중에 가장 비용이 적은 것은 개인 및 단위조직들이 관련되어 있기는 하지만 밀접한 연관성이 없을 때 발생하는 집합적 상호의존성이다. 다른 단위조직 사이의 업무 요소들이 직접적으로 연관되지 않는 경우이다. 앞에서 예로 들었던 다양한 환자들을 돌보는 외래 클리닉들은 집합적 상호의존성을 가지고 있다. 순차적이나 교호적 상호의존성은 집합적 상호의존성보다 단위조직들 사이에 더욱 밀접한 연관성이 있는 경우이다. Thompson은 두 단위조직 간의 직접적인 연계(순차적)는 간접적인 연계(집합적)보다 조정 비용이 더 들고, 더 힘들며, 양방향 연계(교호적)는 가장 조정하기 힘들다고 주장한다. Van de Ven and Delbecq(1974)는 교호적 업무가 동시에 실행되어야 하는 **팀 상호의존성**(team interdependence; **동시적 상호의존성**(simultaneous interdependence)이라고도 불린다)을 네 번째 유형으로 추가했다(상호의존성에 대해 더 알고 싶다면 5장을 참고하라).

조정을 위한 구조적 접근

조직구조를 설계하려면, 분화(전문화)와 통합의 장점을 꼭 염두에 두어야 한다. Galbraith(1973, 1977)는 거시 수준의 조정을 하기 위해서는 아래의 접근방법을 적용해야 한다고 주장했다.

1. 권위의 위계

2. 규칙과 절차
3. 기획과 목표 설정
4. 수직적 정보체계
5. 수평 관계

권위의 위계(Hierarchy of Authority)

아주 간단한 상황에서는 권위의 위계 그 자체가 단위조직 사이의 일을 조정하는데 충분한 역할을 수행한다. 이 상황에서는 각 단위조직이 비교적 독립적으로 그들의 업무를 수행할 수 있다. 조정의 필요성은 주로 자원공유때문에 비롯된다. 예를 들어 그림 3.1에 묘사되어 있는 간호부서의 위계를 살펴보자. 단위조직 간의 의견다툼이 있을 때는 위계 서열상 공통의 직상급 상사에게 해결책을 구할 수 있다. 위계 수준의 수를 최소화하기 위해서는 위계를 통해 해결해야 할 사안이 많은 단위 조직들이 위계 구조 내에 가능한 밀접하게 모여 있어야 한다. 이러한 단위조직들이야 말로 가장 큰 상호의존성을 가지고 있다. 예를 들어 그림 3.2에서 예를 든 조직 Ⅰ에 존재하는 단위조직 A ~ F를 보자. A와 D가 다른 단위조직들에 비해 상호의존성이 크다면, 그림 3.2의 조직 Ⅱ에서 보듯이 동일한 관리자 휘하에 배치하는 것이 조직 Ⅰ의 경우 보다 위계가 조정 기제로서 훨씬 더 효과적으로 작동하게 될 것이다. 고전적 조직이론가들에게 위계는 우선적인 조정 매커니즘이었다. 하지만 위계에 의해서 해결할 수 있는 조정 문제만을 가진 보건조직은 거의 없다. 게다가 병원 등 보건조직의 피고용인이 아닌 개업 의사[2]의 경우, 공통 상사가 없다는 문제가 있다. 따라서 조정을 위해서는 다른 접근방법을 활용해야 한다.

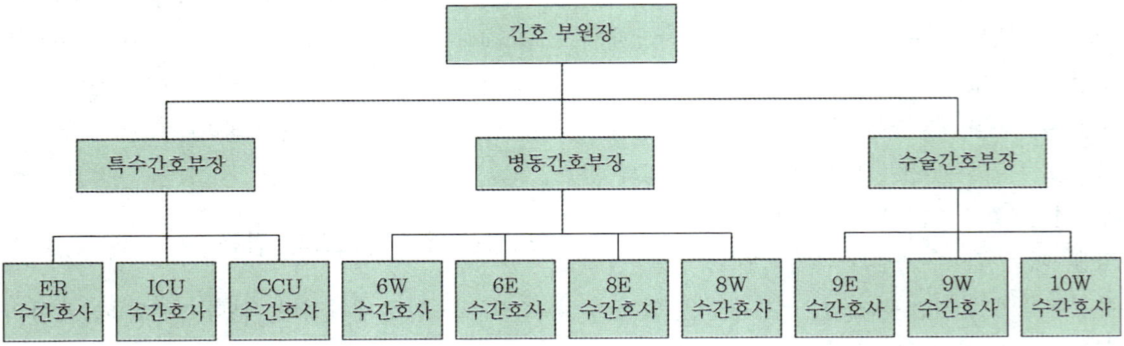

그림 3.1 대형 급성병원의 간호 부서 조직도 일부

자료: Delmar, Cengage Learning.

2) 역주: 여기서 개업 의사는 미국의 개방병원 체계(attending system) 하에서 병원에 고용되어 있지 않지만 협력하여 일하는 의사를 의미.

규칙과 절차

많은 경우, 권위 위계의 활용은 일이 어떻게 실행되야 하고, 무엇을 하지 말아야 할지를 정해주는 **규칙과 절차**를 통해 강화될 수 있다. 규칙과 절차는 예로 "식당에서 음식을 가져가지 마세요"라는 작은 것부터 소모품 주문 절차, 복잡한 진료 프로토콜(protocol)에 이르기까지 다양하다. 업무가 프로그램화할 수 있다면 규칙과 절차는 조정을 촉진하기 위해 개발되고 적용될 수 있다. 예상 가능한 예외 사례가 발생할 경우에는 기본 규칙에 추가적으로 부가 규칙을 적용시킬 수 있다. 예상치 못한 예외 사례가 발생할 경우에는 위계상 상위계층이 결정할 수 있다.

이러한 위계와 규칙 및 절차의 사용이 관료제 조직의 기초이다. 관료제 조직의 효율성은 새로운 상황에 마주칠 때마다 고칠 필요가 없는 최적의 절차를 개발하는 데 달려있다. 규칙과 절차는 두 가지 방식으로 활용될 수 있다. 첫째로는 위계상 상위자가 하위자의 행동을 통제 할 수 있다는 확실성을 준다. 하지만, 하위자의 행동을 완전히 통제할 수는 없으며, 특히 전문조직의 경우 더욱 그러하고, 프로그램화가 곤란한 과업에 대응하기 어렵다는 약점이 있다. 둘째로는 업무 수행의 지침을 제공할 수 있고, 상호연계된 요소들을 담당하는 개인들이 어떻게 업무를 완수해야 하는지에 대한 합의의 성문화를 촉진할 수 있다. 규칙과 절차의 활용법은

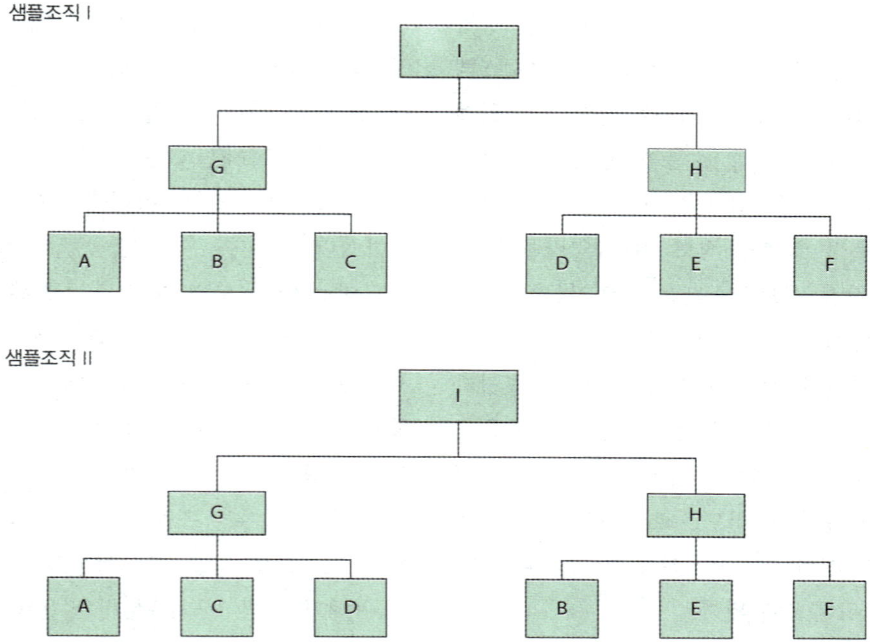

그림 3.2 단순화된 부분 조직구조

자료: Delmar, Cengage Learning.

조정의 미시 수준 항목에서 더 살펴볼 것이다.

기획과 목표 설정

기획 및 목표 설정을 활용하는 경우, 결과만 특정되어 있고 이 결과에 도달하는 방법은 명시되어 있지 않기 때문에 통제의 정도가 규칙과 절차의 사용에 비해서는 감소된다. 이 방법은 규칙과 절차가 다룰 수 있는 상황에 비해 프로그램화가 어렵거나, 새로운 혹은 예측하지 못했던 상황을 해결하는데 사용된다. 기획 및 목표 설정의 자세한 내용 또한 조정의 미시 수준 항목에서 살펴보도록 하자.

수직적 정보시스템

위에서 설명된 방법들은 기획 및 예산 시스템, 컴퓨터 기반 및 수동 정보 시스템, 다양한 경영자에 대한 보조원 등과 같은 **수직적 정보시스템**을 통해 강화될 수 있다. 이러한 방법들은 위계 내에서 정보의 위아래 흐름을 용이하게 하고 경영자들이 더 많은 정보를 다룰 수 있는 능력을 높임으로써 위계의 정보 처리 역량을 향상시킨다. 수직적 정보시스템은 경영자들에게 단위조직 내에서 무슨 일이 벌어지고 있는지에 관한 시의적절한 정보를 제공함으로써 경영자들이 휘하 단위조직들을 관리하는 데 도움을 준다. 이 시스템은 위계, 규칙과 절차, 기획의 활용을 증진하지만, 한편으로 조직 내 직원들 간의 수직적(상하 간) 상호작용을 필요로 하고 위계 자체 위에 수립된다.

수평 관계

질적으로 다른 조정 접근방법은 단위조직의 구성원이 다른 단위조직과 직접적으로 상호작용하고 내부 경계를 가로질러 측면적으로 상호작용하는 수평 관계의 사용이다. 수평 관계의 사용은 상호의존성과 불확실성이 높을 때 가장 적합하다. 단위조직 구성원들은 무슨 일이 일어나는지 확인하고 어떻게 협력을 할지 계획하기 위해 자주 상호작용해야 한다. 예를 들면 진단과 치료는 복수의 전문의 혹은 의료 서비스 공급자와 연관되어 있다. 조정의 여러 필요성에 상응하여 수평 관계의 여러 다른 유형을 사용할 수 있다. 여기에는 직접 접촉, 연락 역할과 통합자, 팀과 태스크 포스, 그리고 매트릭스 조직이 포함된다. 수평 관계 활용의 가장 극단적인 접근 방법은 기존의 단위조직을 없애고 가장 상호의존성이 큰 활동과 직원들을 새로운 단위조직으로 재편하는 완벽한 재조직화이다. 이 "프로그램 구조"는 아래에서 더 자세하게 설명하겠다.

Galbraith(1973)의 업적을 토대로 Charns와 Tewksbury(1993)는 보건조직의 전통적 전문 부서들을 조정을 강조한 순서대로 배열한 조직 형태의 연속선을 개발하였다. 조직 형태의 연속선은 그림 3.3에 자세하게 묘사되어 있다. 연속선의 가장 왼쪽은 조직설계가 각 직종 및 영역을 독립적으로 강조하는 전통적 **기능구조**이다. 이 형태가 그림 3.3의 "분화/전문화의 강조" 삼각형에서 가장 큰 유형으로 표시된다. 그림 3.3의 가장 오른쪽은 온전히 프로그램에 의한 조직설계를 보여준다. "프로그램 조직"은 연속선의 가장 오른쪽에 위치한 구조를 가리키는 일반적인 용어이지만, 보건의료 부문에서는 "서비스 라인" 조직이라고 불린다. 이 조직설계는 프로그램 내 직종 간의 조정뿐만 아니라 각 프로그램을 독립적으로 강조한다. 이 "프로그램/서비스 라인 통합"이 오른쪽 아래 삼각형의 가장 큰 형태로 표시된다. 이 연속선을 활용하여 우리는 첫째, 대조적인 조직구조를 설명하고, 둘째, 기능 구조를 기반으로 직종 간의 조정을 강화하기 위한 대안적 형태를 설명할 것이다.

기능 구조(Functional Structure)(1): 이 구조는 전문 부서를 기준으로 구성되며, 다른 부서와 비교적 독립적으로 기능하는 각 전문 부서를 강조한다. 기능 구조가 연속선상에서 좌측 극단에 위치한 것은 전문 부서 단위의 극단적인 분화와 각 부서 간의 통합은 거의 강조하지 않는 기능 구조의 특징을 잘 말해준다. 보건의료 부문에서는 전문 기능(예: 전문과와 세부 전문과, 간호, 사회사업 등)과 비전문 기능(예: 환경 서비스, 운송)별로 부서가 구성되어 있다. 이 부서들이 그림 3.4의 조직도에 박스로 표시되어 있다.

프로그램 구조(Program Structure)(9): 연속선의 반대 편에는 프로그램 구조(혹은 "서비스 라

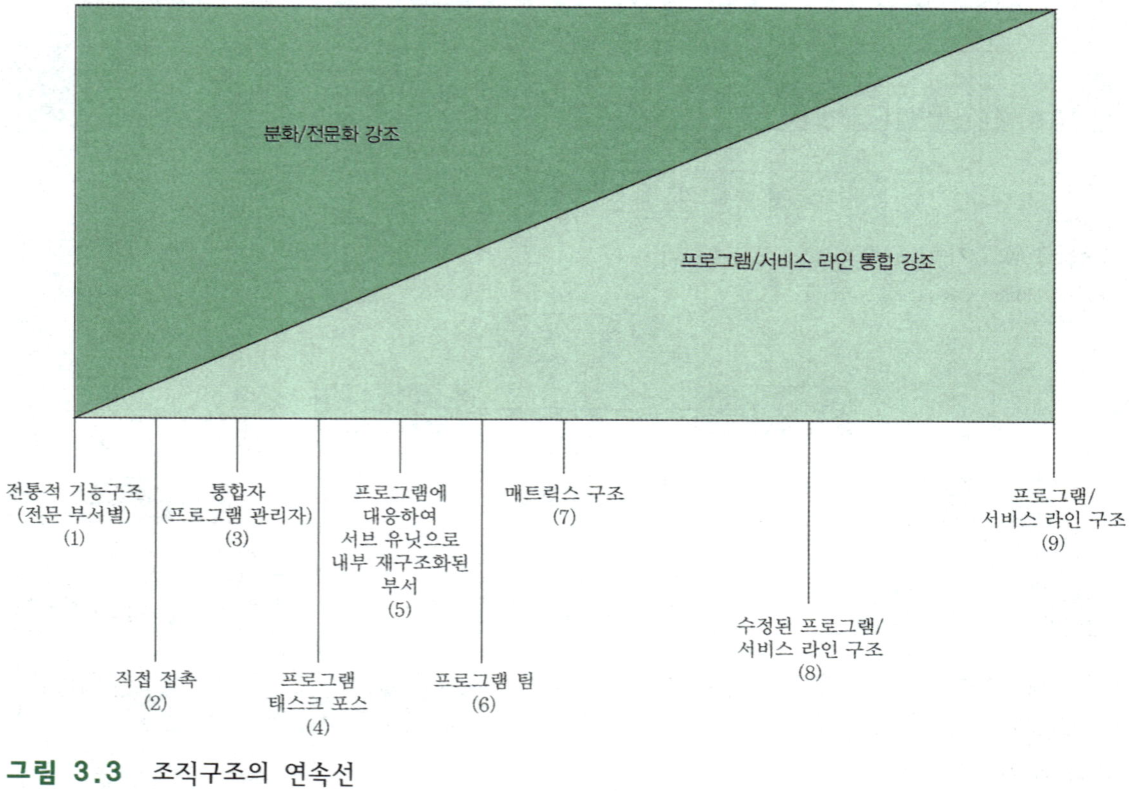

그림 3.3 조직구조의 연속선

자료: Delmar, Cengage Learning.

인” 구조)가 있다. 이 구조는 심장, 암, 여성 건강 및 정신 건강과 같은 개별 프로그램을 강조한다. 큰 병원에서는 20개가 넘는 프로그램이 있을 수 있지만, 공간의 제약 때문에 그림 3.5에 심장과 암, 이 두 프로그램에 대해서만 자세하게 표시하였다. 각 프로그램은 환자들에게 서비스를 제공하기 위해 필요한 여러 직종 및 분야의 직원들로 구성된다. 프로그램 관리자는 그 프로그램에서 일하는 직원에 관한 권한이 있다. 특정 직종의 직원들이 여러 명일 경우 그들은 해당 직종의 관리자에게 보고하고, 각 직종의 관리자는 프로그램 관리자에게 보고한다. 예를 들어, 심장내과 유닛의 간호 직원은 심장내과 유닛 관리자에게 보고하고, 심장내과 유닛 관리자는 전체 심장프로그램 관리자에게 보고한다. 이와 유사하게 그림 3.5에서는 심장프로그램이

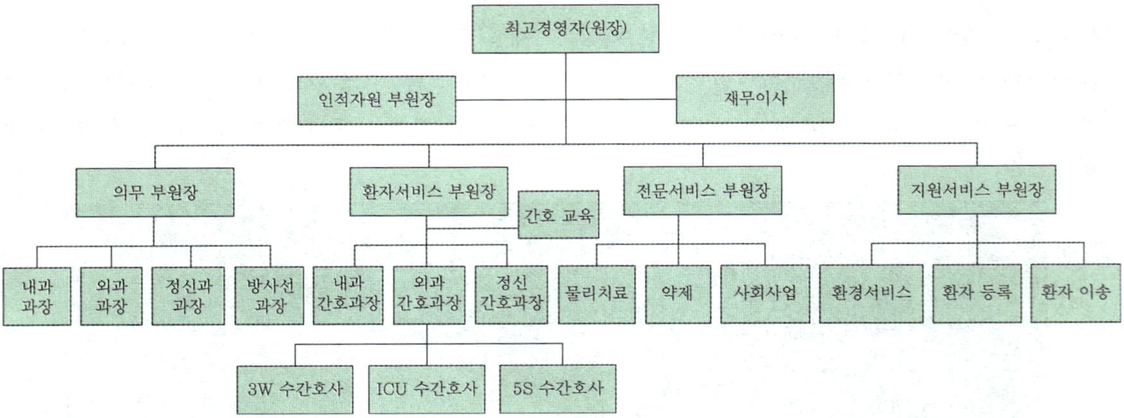

그림 3.4 기능 구조

자료: Delmar, Cengage Learning.

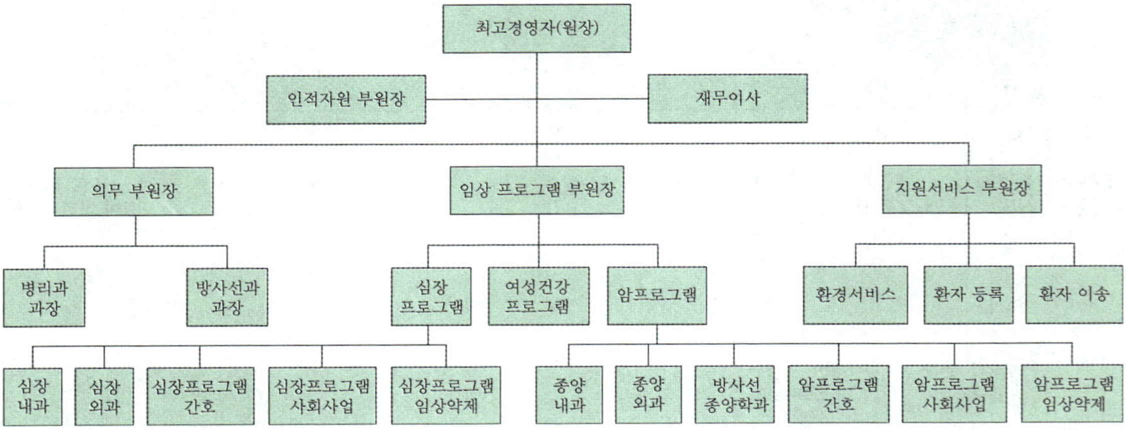

그림 3.5 프로그램 조직

자료: Delmar, Cengage Learning.

심장내과, 심장외과, 심장프로그램 간호, 심장프로그램 사회사업, 그리고 심장프로그램 임상약학 등의 소단위로 구성되고 있음을 보여준다. 그리고 종양내과, 종양외과, 방사선종양학과, 간호, 사회사업 및 임상약학 등의 소단위가 암 프로그램을 구성하는 것을 알 수 있다. 이러한 전문 소단위는 대표적인 예이며, 물리치료 및 작업치료 또한 각 프로그램의 소단위가 될 수 있다. 단지 공간의 제약때문에 그림 3.5에 표기하지 않았을 뿐이다. 간호 기능이 각 프로그램 내에 포함되어 있기 때문에 그림 3.5에는 그림 3.4와 달리 별도의 간호 부서가 없다. 하지만 병리학과나 방사선학과 등 의료 전문 분야들(방사선종양학과 제외)은 각 프로그램별로 배치하는 것이 실용적이지 않기 때문에 별도의 부서로 존재한다. 이러한 전문 부서들은 각 프로그램에서 치료를 받고 있는 환자에게 서비스를 제공해야 한다. 따라서 순수한 프로그램 조직의 경우 직종 및 전문 분야를 기준으로 한 분화는 없다. 직종 및 전문 분야별 분화는 각 프로그램 내에서만 일어난다. 프로그램별로 프로그램 관리자는 직원 구성을 어떻게 할지, 그리고 프로그램에 알맞은 직원 수준은 어느 정도 인지를 정할 수 있다. 채용이 인사 부서에서 독립적으로 결정되는 기능 구조와는 대조적이다. 큰 병원의 경우 각 프로그램이 환자 치료에 필요한 각자의 직원을 갖추고 때로는 별도의 빌딩을 가지고 있는 "미니 병원"과 같은 기능을 하는 경우도 있다. 프로그램 구조는 프로그램 내의 직종 및 전문 분야 통합을 강조하고 직종 및 전문 분야의 개별적 관리를 전혀 강조하지 않기 때문에 그림 3.3 연속선의 가장 오른쪽에 위치해 있다.

순수한 기능 구조나 프로그램 구조는 일반적인 의료서비스조직의 요구사항을 충족시킬 수 없으며, 특히 완전한 순수 프로그램 구조(9)는 엄청나게 큰 조직이 아닌 이상 가능하지 않다. 기능 구조(1)의 경우 위계 외에는 다른 부서 전문가들 사이의 조정을 촉진할 만한 공식 메커니즘이 없지만, 치료를 제공하기 위해서는 이들 직종 간의 상호의존성이 존재한다. 이와 반대로 프로그램 구조(9)의 경우 각 프로그램 유닛이 프로그램 내 직종 간의 조정을 쉽게 하지만, 다른 프로그램에서 일하는 동일 전문가(예컨대 간호사)들을 조정할 메커니즘 혹은 두 프로그램 이상의 치료가 요구되는 질병(심장병+당뇨병)을 앓는 환자의 치료를 조정할 메커니즘은 위계 외에 다른 수단이 없다. 위계(앞에서 설명된 수직 조정 메커니즘)는 자원 분배와 같은 결정을 내릴 때는 효과적이지만, 복잡한 환자 치료에 내재하는 높은 수준의 상호의존성을 해결하는 데는 역부족이다. 따라서 보건의료서비스 조직이 기능 부서 간의 조정을 용이하게 하기 위해 다양한 메커니즘을 사용하는 것은 흔한 일이 되고 있다. 이러한 대안적 메커니즘이 그림 3.3에 (2)부터 (8)까지 나열되어 있는데, 살펴보면 아래와 같다.

직접 접촉(Direct Contact)(2): **직접 접촉**은 기능 구조와 구조적으로는 같지만 한 기능 부서의 직원이 다른 부서의 직원과 직접적으로 접촉할 수 있다는 점에서 다르다. 이는 비교적 간단하고 자원 소비가 적다. 반면에 다른 수평 관

계 대안에 비해 부서 간 조정효과가 강력하지는 않기 때문에 그림 3.3 연속선에서 기능 구조의 약간 오른쪽에 표시되어 있다. 직접 접촉은 보건 또는 기타 조직에서 가장 자주 상호작용해야 하는 사람들을 공간적으로 가깝게 붙여서 일하게 하는 방식으로 자주 쓰인다. 직접 접촉의 효과성을 제한하는 요소들은 다음과 같다.

- 접촉된 사람은 다른 일 때문에 바쁠 수 있고, 문제가 먼저 접촉을 시도한 사람만의 문제라고 생각할 경우 문제 해결을 도울 동기가 없다. 이런 경우는 흔할 뿐만 아니라 조직의 보상제도가 이러한 상황을 악화시키기도 한다. 접촉을 한 유닛(a contacting unit)에게 우선적인 문제가 접촉된 유닛(unit being contacted)에게는 아닐 수도 있는 것이다.
- 다른 유닛의 부탁을 들어주게 되면 접촉된 유닛의 업무 흐름이 끊어져 효율성이 떨어지는 등의 대가를 지불하게 된다. 특정 목표가 있는 유닛의 경우 이 목표에 대한 성과가 지속적으로 요구되게 되면, 이 유닛의 구성원들은 다른 유닛을 기꺼이 도와주려 하지 않는다. 예를 들어, 다른 부서의 부탁이 유지관리 부서의 제한된 예산을 위협한다면 그 부탁을 들어주기는 쉽지 않을 것이다. 그래서 모든 관계자가 유지관리 부서의 책임이고 시급한 사안이라는 사실에 동의하는 경우라도 기대와 다르게 업무가 지연되는 일이 흔하게 있는 것이다. 유리관리 부서는 다른 부서의 부탁 혹은 요청에 대해 자신의 업무를 방해하거나 혹은 초과 근무를 필요로 하는 등 부서의 예산 관리에 부정적인 영향을 주는 일로 생각하기 마련이다.
- 유닛의 구성원이 다른 유닛에게 요청을 할 때, 누구를 접촉해야 하는지 모를 수 있다.

기능 부서 관리자들이 직원 통제의 유지라는 이유때문에 직접 접촉을 막는 조직이 많지만, 예전에 비해서는 이러한 금지는 많이 약화되었다. 보건 조직에서 치료서비스 제공을 위한 다른 직종 및 전문 분야 의료 제공자들 간의 직접 접촉은 드문 일이 아니다.

통합자와 연락 역할(Integrators and Liaison Roles)(3): 통합자 및 연락 역할은 전통적인 전문 부서간에 발생하는 프로그램 문제의 조정을 책임지는 사람을 기능 구조에 추가한 것을 의미한다. 이러한 통합자는 종종 “프로그램 관리자”라고 불리지만, 원래 관리자로서의 공식 권한은 없다. 전문 부서의 직원에 대한 권한이 없기 때문에 **통합자**는 대인 기술, 공식 권한을 가지고 있으며 보고체계의 상위에 있는 선임 관리자와의 관계, 조직에 대한 공헌 가치에 의해 다른 직원과 부서에게 영향력을 미치게 된다. 통합자는 좋은 대인 기술을 보유하고 관련 당사자의 입장을 잘 이해할 때 효과적인 업무수행을 할 수 있다. 효과적인 통합자의 특징은 Lawrence and Lorsch(1967)와 Charns and Tewksbury(1993)에 잘 설명되어 있다. **연락 역할**은 해당 부서와 다른 부서의 조정을 용이하게 하기 위해 부서 내에 설치된 직무이다. 예를

들어, 임상병리실은 검사 결과를 요청하는 치료 부서의 전화 응대를 담당하는 직원을 둘 수 있다. 연결 역할은 조정을 용이하게 하지만 그다지 큰 영향력이 있는 자리는 아니다. 연결 역할을 담당하는 사람은 기본적으로 한 부서의 구성원이기 때문에 본인의 부서에 충실하기 위해 다른 부서가 무엇을 필요로 하는지 이해를 잘 하지 못하는 경우가 많고, 조정 당사자 사이에서 중립적 지위를 갖지도 못한다.

프로그램 태스크 포스(Program Task Forces)(4): 프로그램 **태스크 포스**는 새로운 서비스 계획 혹은 치료 과정 개선과 같은 프로그램 관련 업무를 해결하기 위해서 각 전문 부서의 구성원으로 이뤄진 그룹이다. 프로그램 매니저가 이끌 수도 있지만 꼭 그럴 필요는 없다. 의미상 태스크 포스는 임시 구조이며, 과업이 완료되면 해체된다. 태스크 포스의 통합 메커니즘으로서의 장점은 다른 부서의 사람들을 같이 일할 수 있도록 모은다는 데 있다.

내부 재구조화 부서(Departments Restructured Internally)(5): 부서 내 하부 조직들(subunits)의 조정을 촉진하기 위해 부서를 재조직하는 것을 의미한다. 이는 동일 프로그램을 위해 일하는 다른 부서 직원들 간의 일관된 상호작용 패턴을 확립함으로써 가능하다. 예를 들면 간호사들을 일반적인 내과-외과 유닛이 아닌 전문 유닛(예: 심장내과, 종양학과 등)에 할당하는 것이다. 이렇게 하면, 전문 유닛의 전문의와 간호사 간의 조정이 수월하게 된다. 환자를 환자 상태와 치료 전문분야에 따라 전문화된 사회복지사, 물리 및 작업 치료사, 그리고 기타 전문가들에게 치료를 받도록 배정하는 것이 전문 프로그램별로 부서를 재구조화하는 또 다른 예이며, 이는 각 프로그램에서 일하는 모든 직원들 사이의 조정을 촉진하는 결과를 가져온다. 직원들은 계속 원래의 소속 전문 부서에 속해 있지만, 동일 프로그램에서 협업하는 다른 부서 사람들의 영향을 받기 때문에 부서의 직원 관리 권한은 조금 약해질 수 있다.

프로그램 팀(Program Teams)(6): 이 구조는 다른 전문 부서 직원들 간의 상호작용을 공식화하여 그들을 팀에 배치한다. 보건 조직에서 자주 보이는 팀의 두 유형은 전문분야별 환자 치료 유닛 혹은 외래진료 클리닉 등의 다학제적 환자진료팀과 프로그램 관리팀이다. 후자는 공동으로 프로그램 관리에 책임이 있는 한 명 이상의 의사, 간호 관리자와 경영관리자로 구성될 수 있다. 예를 들어, 심장내과 과장, 심장외과 과장, 심장 유닛의 간호 관리자 그리고 경영관리자로 이루어진 팀이 심장 프로그램을 공동으로 운영할 수 있다. 태스크 포스와는 다르게 팀은 공동 업무에 대한 지속적인 책임때문에 계속 유지된다. 프로그램 관리자가 프로그램에서 일하는 직원들의 성과 평가에 대해 직접적인 권한과 책임은 없지만, 일부 개입하는 것이 보통이다.

매트릭스 구조(Matrix Structure)(7): 매트릭스 구조는 두 개의 조직구조 -전통적 기능 구조와 프로그램 구조- 가 서로 중첩되는 구조이다. 매트릭스의 두 차원은 전문 부서와 프로그램인데, 기능 구조와 프로그램 구조 사이의 균형을 표현하기 위해 그림 3.3 연속선의 중앙에 표시

되어 있다. 일반적으로 같은 권한을 가진 두 명의 상사가 존재하는 "매트릭스" 직위를 수행하는 직원들은 많지 않다. 대부분의 직원들에게는 단지 한 명의 감독자가 있을 뿐이다. 급성 병원의 매트릭스 구조 예는 그림 3.6과 같은데, 그림을 단순화하기 위해서 소수의 부서, 프로그램과 직위만 표시하였다. "매트릭스" 직위의 한 예로는 간호 부서와 심장 프로그램에 대해 모두 책임을 져야하는 심장내과 간호관리자를 들 수 있다. 심장내과 유닛에서 일하는 일반 간호사들은 간호관리자에게만 책임을 진다.

매트릭스 구조는 전통적인 기능 구조와 프로그램 구조의 이점을 다 가지고 있어서 기능과 프로그램 모두의 관리와 조정을 동시에 제공할 수 있다. 하지만 매트릭스는 가장 복잡한 조직 유형이고, 완전한 두 개의 위계 구조를 가지고 있어 두 위계 간에 갈등이 일어나기 쉽기 때문에 관리 비용이 많이 든다. 따라서 높은 수준의 갈등 관리 기술이 필요하기 때문에 소수의 조

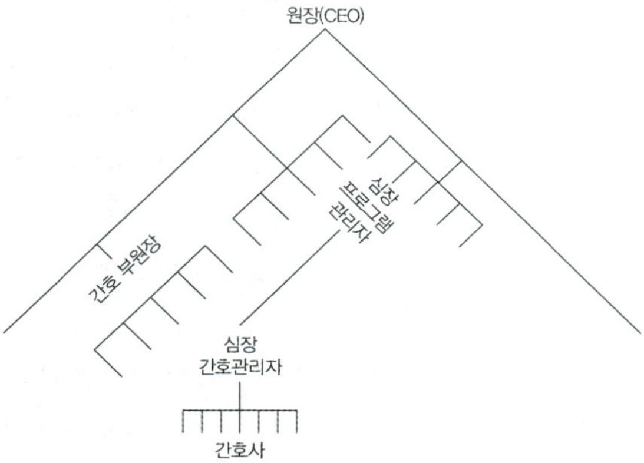

그림 3.6 매트릭스 조직
자료: Delmar, Cengage Learning.

직만이 채용하고 있다.

수정된 프로그램 구조(Modified Program Structure)(8): 순수한 프로그램 구조는 이론적으로는 가능하지만, 자원을 효과적으로 활용하고, 요구되는 업무를 수행할 충분한 자원이 있으며, 전문적 역량을 잘 유지할 수 있고, 이외에도 여러 전문적인 문제들을 해결할 수 있도록 프로그램(앞에서 설명된 "미니 병원") 내에 직종별 직원을 충분하게 배치할 수 있는 엄청나게 큰 조직을 제외하면 현실적이지 않다. 그래서 프로그램 구조를 채용한 조직들은 프로그램 간의 조정 메커니즘을 확립하는 방식으로 구조를 수정함으로써 전문적인 요구에 대처하고 있다. 의과대학 부속 병원의 수정된 프로그램 구조 예를 들면 그림 3.7과 같다. 간호 부원장과 간호교육 부원장 직위, 그리고 간호 부원장과 다양한 프로그램의 간호 관리자 간에 권한 계통이 없다는 것에 주목하라. 간호 부원장 그리고/혹은 간호위원회에 간호에 관한 전문적 문제에 대한 책임이 있음은 물론이다. 하지만 간호 부원장은 각 프로그램에 속해 있는 간호사에 대한 공식 권한을 가지고 있지 않다. 간호 부원장은 간호위원회(있을 경우)와 함께 전문 업무에 관한 정책을 수립하고 채용과 교육에 도움을 줄 뿐이다. 또한 순수한 프로그램 구조(그림 3.5)와 비교할 때, 수정된 프로그램 구조(그림 3.7)에는 내과 주임과 외과 주임 직위가 추가된 점에 주목하라. 이들 또는 이들의 부하 직원들은 그들 분야 의사들의 훈련에 대한 책임이 있고, 레지던트 프로그램 운영 등 교육 활동에 대한 책임이 있다. 이와 같은 직책이 없을 경우 여러 프로그램

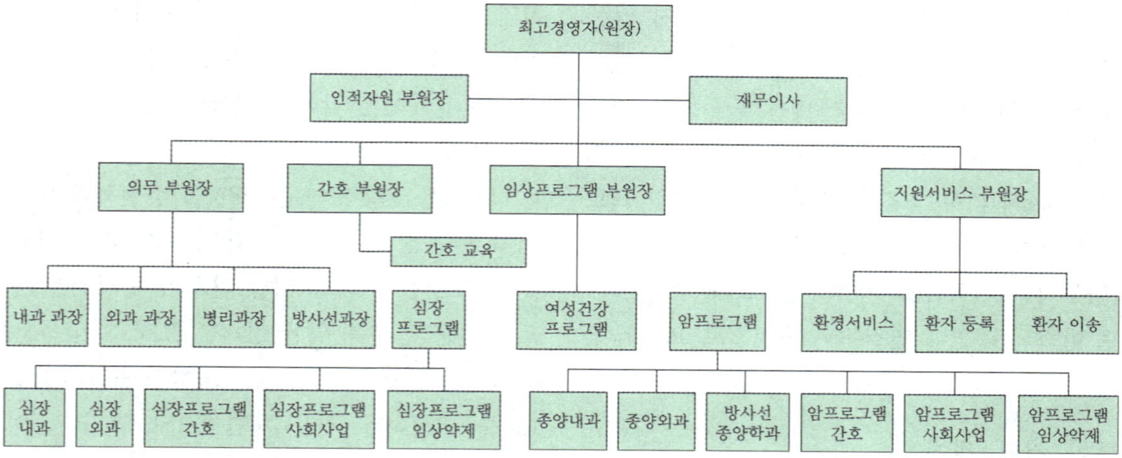

그림 3.7 수정된 프로그램 구조

자료: Delmar, Cengage Learning.

(심장, 암 등)에 속해 있는 전문의들을 조정할 수 있는 메커니즘이 없다. 순수한 프로그램 구조(9)와 수정된 프로그램 구조(8)는 대안 구조인 (1)부터 (6)까지의 거울 이미지(mirror image)로 생각될 수 있다. (2)부터 (6)은 기능 부서간의 조정을 제공하고 (8)은 프로그램 간의 조정을 제공한다. 현실에서 프로그램 간 조정 메커니즘(8)은 부서 간 조정 메커니즘(2-6)에 비해 변형이 적다.

1980년대까지는 소수의 보건조직만이 매트릭스 또는 프로그램 유형의 구조를 가지고 있었고, 대부분 태스크 포스와 일부 팀이 있는 전통 구조를 따르고 있었다. 1980년대 들어 비슷한 서비스를 묶어 하나의 프로그램을 조직하는 방식의 프로그램 구조를 택하는 병원이 많아졌다. 이들 병원 중에서는 다시 기존 구조로 돌아간 병원도 있고, 프로그램 구조를 계속 유지하는 병원도 있다. 몇몇 병원들은 유행을 따라 혹은 컨설턴트의 조언을 듣고 프로그램 구조를 택했다. 전통적 기능 구조에 비해 프로그램 구조가 이득을 준다는 증거를 제시하는 문헌이 많지 않음에도 불구하고, 보건의료 분야의 많은 리더들은 서비스 라인 구조의 이점을 굳게 믿고 있다(Byrne *et al.*, 2004; Charns and Tewksbury, 1993; Greenberg *et al.*, 2003; Young *et al.*, 1994).

라인 및 스태프 직위

제품과 서비스 제공에 직접적으로 기여하는 활동에 대한 권한과 책임을 가진 관리자는 "라인 관리자(line manager)"라고 불린다. 기능 구조에서 라인 관리자는 그림 3.4 조직도에 나온 프로그램 관리자와 산하 관리자들이다. 인적 자원, 재정 및 정보 시스템과 같은 지원 서비스를 조직에 제공하는 부서는 "스태프 부서(staff departments)"라고 불린다. 스태프 부서 사람들은 환자들에게 직접적으로 서비스를 제공하지 않는다. 보건의료 분야에서는 "스태프(staff)"이라는 용어를 의료서비스 제공자(예를 들어 의사, 간호사 등)를 부를 때 쓰기 때문에 혼동될 수 있다. 그림 3.4의 기능 조직과 그림 3.5와 3.7의 프로그램 조직과 수정된 프로그램 조직의 경우 스태프 부서는 인적자원, 재정, 간호교육 부서 등으로 박스의 측면에 연결된 수평선으로 표시된다.

통합 전달 체계

앞에서 설명된 조직구조는 하나의 의료 기관에 초점을 두었다. 조직구조의 개념은 복수의 보건조직을 여러 지역에 갖고 있는 **통합 전달 체계**(integrated delivery system, IDS)에도 적용될 수 있다. 위에서 언급된 두 개의 차원, 직종 및 프로그램은 IDS의 지리적 고려를 통해 증가된다. 전통적으로 IDS는 하나 또는 여러 지역에 조직되는데, 각 지역의 IDS는 모든 종류의 보건의료 서비스 조직(병원, 장기요양시설, 재활시설, 외래진료시설, 가정진료 기관)을 포함하여 구성된다. 대규모 IDS는 다수의 지역을 영역으로 운영하며, 이 경우 지역 관리본부가 지역 내 소속 시설들을 관리하게 되므로 각 지역을 전체로 인식하는 경영 관점이 필요하게 된다. 이러한 관점은 개별 시설이 아닌 전체 지역의 요구를 고려하여 자원을 배분하는 것을 가능케 한다. 이는 각 지역 내 소속 시설 간의 경쟁을 최소화하고 불필요한 중복 서비스를 피하기 위해 중요하다. 이러한 지역 관리 구조는 또한 각 지역 내 소속 시설 간의 조정을 제공한다. 예를 들어, 지역 관리 구조는 각 시설 간의 환자 이송에 기여할 수 있다. 이 구조는 주 초점을 각 시설에 둔다는 점에서는 앞에서 설명한 전통적인 기능 구조와 유사하다.

시설 간 혹은 지역 간 조정을 증진하기 위해서 측면 조정 메커니즘이 활용될 수 있다. 예를 들어, 조정을 위해 고위급 간호이사 직위를 만들어 전문 업무를 위한 정책을 조정, 수립하고, IDS의 가장 높은 단계에서 모범사례(best practice)를 전파하는 것은 개념적으로 그림 3.3의 통합자(3)과 유사하다. 다만, 지역 및 시설 간의 조정이라는 점이 다를 뿐이다. 고위급 간호이사 개인은 자신을 보좌하는 태스크 포스 혹은 팀, 예를 들어 시스템 전반의 전문적 업무 문제를 논의하기 위한 간호위원회를 통하여 조정을 더 잘할 수 있다. 이와 유사하게 프로그램 관리자는 지역 내 각 임상 프로그램(심장, 암, 여성 건강) 전반에 대해 조망할 수 있다. 이렇게 되면 각 프로그램에 더 넓은 시각의 관리 초점을 제공하고, 지역적 관점에서 정책과 자원 배분 조정을 도울 뿐만 아니라 각 지역 내 시설의 프로그램에 모범사례를 전파하는 것을 촉진할 수 있다. 이러한 일은 전체 IDS에도 적용 가능하지만, 프로그램 관리자의 너무 광범위한 초점은 정작 자신의 프로그램 운영에 대해 초점을 잃는 한계로 작용할 수 있다. 각 프로그램 매니저의 성과는 위에서 설명한대로 보좌하는 태스크 포스 또는 팀을 통해 강화될 수 있다. 몇몇 IDS의 경우 매트릭스 또는 프로그램 구조를 도입하였다. IDS에 프로그램 구조를 도입하기 위해서는 각 시설을 프로그램 구조 내에 조직화해야 한다. 각 지역 내 개별 프로그램은 지역 내 각 시설별로 각각 구성된다. 각 시설의 현장 경영을 위한 실질적인 필요성 때문에 극단적인 프로그램 형태(9)를 택하기는 어렵다. 극단적인 프로그램 형태를 취할 경우 각 시설의 경영자는 시설 유지관리만 책임을 지려고 할 것이며, 각 프로그램의 직원들은 현지 프로그램 관리자에게 보고하고, 현지 프로그램 관리자는 다시 지역 프로그램 관리자에게 보고하는 식으로 시설 경영에 혼선을 빚게 될 가능성이 크다.

서비스 라인

위에서 우리는 "프로그램"이라는 용어를 썼는데, "서비스 라인"은 보건의료 분야에서 일반적 용어인 "프로그램"을 대신해서 쓰는 용어이다. **서비스 라인**은 질병 혹은 환자 상태, 환자 집단, 또는 장기이식과 같은 "의료기술" 단위로 구성된 프로그램을 말한다. 서비스 라인은 보통 다음의 세 가지 이유로 채택된다. 첫째, 비용 지출을 모니터링하기 위해서, 둘째, 마케팅을 촉진하기 위해서, 셋째, 의료서비스 제공을 사업단위별로 관리함으로써 조정 등 경영관리를 용이하게 하기 위해서가 그것이다. 서비스 라인 구조에서는 부서들 사이의 상호의존성에 따라 상이한 조정 필요성이 존재한다. 조정의 필요성은 의료서비스 제공이 가장 크고, 마케팅과 비용 모니터링의 경우 확연히 작다. 그림 3.3의 연속선 오른쪽에 있는 구조는 전문 부서 간의 높은 수준의 조정을 달성하고자 할 때만 필요하다. 따라서, 매트릭스와 프로그램 구조는 목적이 환자 치료에 있어서의 조정을 다룰 때 필요하며, 마케팅 혹은 비용 모니터링을 위해서는 효과적이지 않다. 서비스 라인에 관한 상세한 논의는 Charns and Tewksbury(1993)를 참조하라.

집권과 분권

한 조직구조 내에서 다양한 행동과 의사 결정에 관한 책임과 권한은 위계 내의 다양한 수준별로 수직적으로 분산되고, 수평적으로 공유된다. 예를 들어, 병원의 장비 구입에 대한 의사결정은 부서 관리자 수준에서 또는 최고 경영자(즉, COO, CEO, CFO) 수준에서 내려질 수 있다. 한편으로 개인 또는 위원회가 의사결정할 수도 있다. 조직 위계상 낮은 수준에서 의사결정할 수 있는 정도를 수직적 **분권**이라고 하고, 높은 수준에서 결정을 내릴 수 있는 정도를 **집권**이라 한다. 실제로 같은 조직 내에서도 일부 의사결정은 집권화되어 있고, 다른 의사결정

| 토론 | 서비스 라인

많은 보건의료 리더들은 서비스 라인 조직구조의 옹호자이다. 병원이 서비스 라인 구조를 채택해야 하는 이유가 무엇인가? 병원이 기능 구조에 의해 조직화되어야 하는 이유는 무엇인가? 태스크 포스와 팀 구조가 기능 구조의 성과를 증진시킬 때는 언제인가?

들은 분권화될 수 있다. 부서 관리자의 경우 일정 수량의 장비를 구입할 때는 스스로 결정 할 수 있지만, 한도를 초과하는 수량을 구입해야 하는 경우에는 상사에게 허가를 받아야 한다. 또한 직원을 고용할 때 누구를 채용할 지에 관한 결정권을 가질 수 있지만, 보수를 결정하는 등의 재정적 결정 권한은 없을 수 있다.

집권과 분권 정도를 고려할 때 가장 중요한 고려사항은 의사결정과 관련된 적절한 정보가 위계상 어느 수준에 있는가 하는 점이다. 보건의료 분야와 같은 첨단기술 분야에서는 의사결정에 필요한 전문 지식이 위계상 낮은 수준에 있는 경우가 많기 때문에 분권이 강조된다. 특히, 대다수 직원들이 전문가일 때는 의사결정이 가능한 가장 낮은 수준에서 내려져야 한다. 또한 분권은 낮은 수준의 관리자들에게 동기 부여를 준다는 이점이 있다. 자기 부서를 위한 의사결정 권한이 있다는 것은 의사결정을 현명하게 할 동기를 부여함을 의미한다.

분권을 강화하면 각 부서 또는 유닛이 독립적으로 의사결정할 수 있기 때문에 통일성과 조직 내의 표준화를 저해할 수 있다. 예컨대, 인사 정책과 장비 구입을 분권화하면 정책과 장비가 다양해진다. 이는 조직성과를 높일 수도 혹은 떨어뜨릴 수도 있다. 그래서 많은 조직들은 모든 업무 단위가 따라야 하는 조직의 전반적인 정책이 있는 한편으로 부서 운영을 위한 특정 의사결정은 자율적으로 하도록 하는 방식으로 집권과 분권을 결합하여 사용한다.

프로그램 조직구조에서는 프로그램 관리자에게 의사결정이 집권화되어야 프로그램 구조의 장점을 최대한 살릴 수 있다. 이렇게 해야 각 프로그램(혹은 작은 병원)은 프로그램 전반을 보는 시각으로 각 프로그램에 가장 적합한 경영 의사결정을 내리고 정책을 수립할 수 있다. 하지만 의사결정의 완전한 분권은 프로그램별로 정책과 업무관행이 다르게 되는 결과를 초래할 수 있다.

다기관 체제(혹은 IDS)에서 결정권은 본부에 집권되거나 혹은 지역본부에 분권되거나, 더 나아가서 지역 내 각 기관(병원, 장기요양시설 등)에 분권될 수 있다. 대다수의 결정이 본부에 집중될 때 조직은 수직적으로 집권되어 있다고 말한다. 예를 들어, 의료서비스 시스템의 설계에서 고려해야 할 중요한 설계요인은 개별 경영단위가 본부에서 만들어진 전략과는 별개로 그들만의 전략 계획을 어느 수준까지 만들 수 있는지 결정하는 일이다. 일반적으로 주요 정책은 전체 시스템의 통일성을 위해 본부에서 결정한다. 분권은 보통 직접적인 치료서비스의 제공, 정책 수행 및 질 관리 등과 관련되는 현장에서의 의사결정에 한정된다.

병렬 조직

병렬 조직이란 조직의 정규 부서와 구별되지만 유사한 업무를 수행하는 별도의 조직구조를 의미하는 개념이다. 이 개념은 두 가지 다른 방식으로 사용된다. 첫째, 정규 위원회와 태스크 포스의 병렬 조직구조는 대규모 변화 프로그램에 활용된다. 이 경우 병렬 조직은 비록 몇 년간 지속될 수 있지만, 근본적으로는 임시적이다.

태스크 포스는 여러 분야의 전문가와 다양한 위계상 지위를 가진 사람들로 구성된다. 이러한 병렬 조직의 목적은 참여자들의 권력, 소속 부서 및 위계상 지위의 차이에서 비롯되는 부정적 영향을 회피하는 데 있다. 이는 조직 개선을 위한 개방성, 창의성 및 문제해결을 촉진한다. 둘째, 그림 3.3 연속선의 (3)부터 (6)까지의 유형, 즉 "프로그램 매니저 추가"에서 "팀"에 이르는 조직구조를 때로 병렬 조직이라고 부른다 (Charns and Tewksbury, 1993). 하지만 "통합 메커니즘"이라고 부르는 것이 보통이다.

하이브리드 구조

조직설계에 있어서 하나의 변형이 **하이브리드 조직**구조이다. 기존 기능구조를 유지하면서, 하나 혹은 두 프로그램을 위한 프로그램 구조를 신설하는 경우가 여기에 해당된다. 예를 들어, 한 병원에서 서비스 제공을 위해 필요한 핵심 인력을 갖춘 독립적인 심장 센터 혹은 암 센터를 만들 수 있다. 조직의 대부분이 기능구조를 따르지만 몇 개의 개별 프로그램은 조직으로부터 완전히 분리된 개체로 구조화되기 때문에 이 조직은 하이브리드라고 말할 수 있다. 이 구조의 장점은 독립 센터의 활동에 집중할 수 있고, 센터 내 조정을 촉진한다는 데 있다. 한편으로 조직의 일반 구조인 기능 구조의 이점과 단점을 유지한다. 하지만, 하이브리드 구조는 독립 센터와 조직의 나머지 부서 간에 장벽을 만든다.

복수 목표 조직

조직구조에 관한 문헌은 주로 제품과 서비스를 효과적이고 효율적으로 생산하려는 산업조직에 관해 다룬다. 복수의 제품을 생산하는 기업의 경우 하나의 제품만 만드는 기업보다는 조직설계 문제가 더 복잡하지만, 제품을 효과적이고 효율적으로 생산하려는 목표는 같다. 하지만 의료서비스 조직은 환자 치료, 연구 및 교육과 같은 여러 목표가 있다. 하나의 목표에 초점을 맞추고 구조를 설계하면, 다른 목표를 위한 구조설계와 충돌이 생긴다. 의과대학 부속병원을 예로 든 Stoelwinder and Charns(19831)는 복수의 목표를 가진 조직의 구조화에 관해 다음과 같이 기술하였다. 환자 치료를 중심으로 구조화할 경우 조직은 질병 또는 환자 집단에 적합한 다학제적 조직(예컨대, 프로그램 구조)으로 나뉘게 된다. 반대로 각 직종과 전문 영역의 최고 능력을 유지하고, 이들 직종과 전문영역별로 새로운 구성원을 채용하고 개발하려 할 경우, 조직은 각 직종과 전문 영역을 대표하는 조직단위로 나뉘게 된다. 그림 3.3의 왼쪽에 있는 전문 영역 기반 조직구조가 분화를 강조한다는 점에 주목하라. 프로그램 조직구조는 그림 3.3의 오른쪽에 있는 것처럼 의료서비스의 제공에 있어서 직종 및 전문 영역 간의 통합 혹은 조정을 강조한다. 목표 사이의, 그리고 조직설계 사이의 갈등은 여러 이해관계자들 사이의 권력 차이에 의해 해결되는 것이 보통이다.

거버넌스와 경영, 의료진, 이사회의 삼두마차

병원은 의사들의 독특한 지위때문에 다른 조직과는 다르다. 다른 유형의 조직에서는 직원들은 피고용인에 불과하지만 병원의 경우 대부분 그렇지 않다. 커뮤니티 병원의 경우 의사들은 규약과 각종 위원회에 의해 지배되는 자발적 의료진(voluntary medical staff)에 소속되어 있다. 나머지 병원 직원들은 임상 및 경영 부서 내의 위계에 따라 조직화되어 있다. 병원 경영과 의료진으로 분리된 권한계통의 공존은 커뮤니티 병원의 오래된 특징이다. 의료진은 최고경영자(CEO)와 CEO 휘하의 다른 직원들이 그러하듯이 이사회에 궁극적인 책임을 진다. 병원의 경쟁 및 진료비 보상 환경이 병원과 의료진 리더십의 통합을 압박하지 않았기 때문에, 20세기 내내 이런 유형의 지배구조가 가능했다. 하지만 최근 20년간 의료비 보상 정책의 큰 변화와 산업 내 시장 경쟁의 심화는 의료진을 운영위원회에 포함시키는 등 경영과 의료진 사이의 보다 강한 연계를 개발하도록 압박하였다(Young, 1997). 대부분의 대학병원에서 의료진은 연계된 의과대학의 교수진이다. 연계 협약은 의과대학과 부속병원을 묶는 수단이다. 전통적으로 커뮤니티 병원보다는 대학병원의 의료진과 병원 경영진 사이에 더 강한 연계가 존재해 왔다.

미시 수준의 조정

위에서 설명된 거시 수준의 조정방법은 조정을 달성하기 위한 수단을 제공하지만, 실질적으로 조정은 미시 수준의 과정을 통하여 달성된다. 미시 수준의 조정 필요성을 분석하기 위해서는 먼저 해당 업무가 **프로그램화** 될 수 있는지 여부를 확인해야 한다. 각 부분 업무가 계획대로 정확하게 실행될 경우 여러 사람들과 업무 단위의 활동이 제대로 통합될 수 있도록 특정 업무가 구체화되어 다른 개인과 그룹에 할당될 수 있는가? 그렇다면 이 업무는 프로그램화 될 수 있다. 본질적으로 높은 불확실성때문에 완벽하게 미래에 발생할 일들을 예측할 수 없는 업무는 세부적인 규칙과 절차가 별 도움이 되지 않으므로 대개 프로그램화가 어렵다. 원인과 결과의 관계가 잘 이해가 안 되는 업무 또한 그렇다. 프로그램화가 어려운 일들의 예로는 복잡하거나 특이한 질병 진단, 연구 가설의 개발 및 건강 교육 프로그램의 설계 등을 꼽을 수 있다.

미시 수준의 조정 필요성을 평가하기 위해 물어야 할 두 번째 질문은 특정 행동이나 결정에 관련된 사람들이 그 일을 얼마나 잘 알고 있느냐이다. 유경험자에게 친숙한 일이 무경험자에게는 낯설기 마련이다. 문제에 대한 친숙함은 원인과 결과 관계 및 요구되는 업무의 실행 방법에 대한 이해와 성공적으로 일을 마칠 수 있는 가능성에 영향을 준다. 예로 충수염 수술은 비교적 프로그램화가 가능한 수술이지만, 이 수술을 한번도 해보지 않은 팀보다는 경험이 있는 팀을 조정하기가 훨씬 쉽다.

미시 수준에서의 조정은 많은 연구의 대상이 되어왔다. 이 연구들은 보건 및 기타 조직 모두에서 조정은 조직의 성과에 영향을 미친다는 것을 보여줬다(예: Argote, 1982; Duncan, 1973; Georgopoulis and Mann, 1962; Shortell *et al.*, 1994; Van de Ven and Delbecq, 1974). Knaus *et al.*(1996)는 집중치료실에서의 사망률이 치료실 내의 조정 수준과 관련되어 있다는 것을 발견했다. 측정 도구가 정교해지면서 이 분야의 연구가 점점 발전하고 있다(Shortell *et al.*, 1991). 대규모 실증 연구의 하나인 Young *et al.*(1998)은 간호사, 외과의사, 마취과 의사들 사이의 조정 유형이 수술후 합병증 위험보정 발생율과 관계가 있다는 것을 발견했다. 임상 성과 외에도 일부 연구는 조정과 높은 환자 만족도 및 짧은 재원기간의 관련성을 찾아냈다(Gittell *et al.*, 2000). 이러한 연구 결과는 비용 의식 및 환자 중심적 의료 환경을 강조하는 상황에서 시사점이 크다.

연구는 또한 조정을 달성하는 가장 효과적인 방법이 업무의 특성, 주로 업무의 확실성 혹은 불확실성에 따라 달라진다는 것을 보여준다. 예를 들어, Duncan(1973)은 업무 단위 내의 조정의 변화에 관해 처음으로 실증 연구를 제공했는데, 연구 결과에 따르면 업무 단위들은 불확실성 수준의 변화에 따라 상호작용 유형을 바꾼다고 한다. March and Simon(1958)의 이론적인 연구를 기초로 연구한 Van de Ven and Delbecq(1974)는 업무 불확실성 수준이 다른 업무 단위들의 조정 유형과 서로 다르다는 것을 발견했다.

Charns *et al.*(1981)과 Charns and Schaefer (1983)는 Van de Ven and Delbecq(1974)의 연구 결과와 Mintzberg(1979)의 이론적 논문을 기반으로, 업무 그룹은 조정 방법으로 **프로그래밍**과 **피드백**, 이 두 가지를 쓰고 이 방법의 사용은 환자치료 업무단위의 유효성과 관련이 있다고 제시하였다. 이 연구 결과는 Young *et al.*(1998)의 조정과 수술 결과에 관한 연구의 기초가 되었다.

조정의 프로그래밍 접근법

조정의 프로그래밍 접근법은 업무에 대한 이해도가 높고 프로그래밍이 가능한 경우 가장 효과적인 세 가지 방법의 업무 성과 표준화를 포함한다. 이러한 접근법은 "표준화 접근법"이라고 부르기도 한다.

업무 과정의 표준화는 수행해야 할 활동을 특정하기 위해 규칙, 규정, 일정, 계획, 절차, 정책 및 프로토콜을 사용한다. 치료 계획(care plan)과 환자의 상태에 따라 필요한 개입과 예상 결과를 명시한 다학제적 임상 핵심경로(critical path)가 여기에 포함된다.

기술의 표준화는 업무를 수행하기 위해 필요한 훈련이나 기술을 구체적으로 명시하는 일이다. 여기에는 최소 교육 수준 및 유형, 최소 요구조건의 충족 근거인 증명서 및 직장 내 훈련(on-the-job training)을 포함한다.

결과의 표준화는 업무의 중간 산출물이 한 직무에서 다른 직무로 전달될 때 필요한 중간 산출물에 관한 양식 또는 명세서를 명시한다. 또한 제공되는 서비스나 제품에 대한 사양과 목표를 설정할 수 있다.

조정의 피드백 접근법

불확실성이 높은 상황에서는 프로그래밍 방법만으로 조정되지 않는다. 이 경우 정보와 피드백의 교환이 필요하다. 익숙하지 않은 상황에서 정보의 전송을 촉진하는 **조정의 피드백 접근법**(개인적 접근법이라고도 부른다)은 다음을 포함하고 있다.

감독은 조직의 위계를 통한 조정의 기본이다. 두 사람 사이에 정보 교환이 이루어지는데, 이 중 한 사람은 다른 사람의 일에 대한 책임이 있다.

상호 적응은 간호사 간, 의사와 간호사 간, 혹은 사례 관리자와 여타 서비스 제공자 간의 관계처럼 위계적 관계가 없는 두 사람 사이에 이루어지는 정보의 교환이다.

그룹 조정은 회의, 회진 및 컨퍼런스 등을 통하여 두 명 이상 사람들 사이의 정보 교환이다.

피드백 접근법은 프로그래밍 접근법보다 시간 소모가 더 크고 더 많은 노력을 필요로 한다. 하지만 불확실한 상황에서 효과적인 결정과 행동을 하려면 피드백이 필요하다.

고성과 환자치료 업무단위가 저성과 업무단위에 비해 여섯 개의 조정 메커니즘을 더욱 잘 활용한다는 대학병원 대상 연구가 있다(Charns, 1981; Young 1998). 고성과 업무단위는 계획, 규칙, 절차 그리고 프로토콜을 제약이나 관료적 절차(red tape)가 아니라 일상 업무에 대한 지침으로 생각하고 잘 활용하였다. 이전의 연구와는 다르게, 프로그래밍 접근법의 효과적 활용은 실제로 직원들, 특히 간호사들에게 더 큰 업무 자율성을 허용하였다고 한다.

보건 조직에서는 조정을 용이하게 하기 위해 새로운 역할(거시 조정 접근법)이 만들어지고, 이 역할들은 미시 수준에서의 조정 달성을 위해 프로그래밍과 피드백 접근법에 의존한다. 사례관리(case management)가 하나의 예다. 치료에 있어서의 조정 문제를 개선하기 위해 병원, 건강유지조직(HMO) 및 개업의 그룹 등에 고용되는 보건 분야 사례관리 직무의 수는 폭발적으로 증가했다. 사례 관리자는 업무의 방향을 잡기 위해 미리 계획을 짜고(프로그래밍), 다른 공급자 및 조직과 대인 접촉을 한다(피드백). 사례 관리자는 "경계 확장자(boundary spanner)" 역할을 하는데, 환자들을 도와 환자들을 치료하는 서로 다른 서비스 제공자 팀 사이의 경계를 협상한다. 좀 더 일반적으로 말하면 사례 관리자는 여타 경계 확장자와 마찬가지로 조직 내에서(Galbraith, 1977), 그리고 조직 사이에서(Aldrich & Herker, 1977) 정보 처리 역할을 한다. 조직 학자들은 경계 확장자가 정보 처리 외에도 맥락적 단서를 읽고(Tushman & Scalan, 1981), 신뢰를 쌓고(Curral & Judge, 1995), 또한 경계를 초월한 목표와 지식의 공유 및 상호 존중(Gittell, 2003)을 구축할 때 가장 성공적이라고 한다. 그러나 이 모든 역할을 효과적으로 수행하기 위해서는 많은 시간이 소모되어야 한다. 항공사와 보건의료 조직을 대상으로 한 연구 모두에서 사례 관리자가 담당하는 항공편의 수(Gittell, 2003) 혹은 환자의 수(Gittell, 2002)가 비교적 적을 때, 가장 효과적으로 조정 업무를 수행할 수 있다고 한다. 사례 관리자에게 적정 수의 사례가 부과되어야 다른 참여자들이 그들의 시간을 좀 더 효율적으로 활용할 수 있게 되며, 이에 따라 전체적으로 자원 이용을 줄일 수 있게 된다.

이와 유사하게, 의사소통과 업무 관계의 질을 높일 수 있는 임상 경로(Bohmer, 1998)라는 프로그래밍 접근법이 점점 더 널리 사용되고 있다. 수술 환자 치료를 위한 조정에 관해 아홉 개 병원을 연구한 결과, 적절한 임상 기능을 더 많이 포함한 임상 경로(clinical pathways)가 임상 의료진 간의 높은 수준의 관계 조정과 양질의 효율적인 치료 결과를 이끌어낸다고 한다(Gittell, 2002). Faraj & Xiao(2006)는 급변하는 외상 치료 분야에서도 트라우마 프로토콜(trauma protocols)과 같은 프로그래밍이 치료의 조정에 중요한 역할을 한다고 보고하였다. 수술 환자에게 활용되는 임상 경로와 같은 프로토콜은 역할, 의사결정 시점 및 사건 순서 등이 명시된 표준 운영절차의 형태를 취한다. 이러한 프로그래밍 방법은 환자 진료 팀의 여러 구성원들이 해당 업무에 관한 인지의 틀을 공유할 수 있게 함으로써 적절한 행동을 미리 명시할 수 없는 상황에서도 그들 간의 조정을 향상시킨다. 하지만 두 연구 모두 이러한 프로그래밍 접근법이 비공식적인 피드백 형태의 조정 필요성을 감소시키지 않는다는 것을 보여준다. 오히려 프로그래밍은 피드백이 그 안에서 더 효과적으로 작용할 수 있는 맥락을 제공한다.

또한, 익숙하지 않은 상황에 직면했을 때 고성과 업무단위는 저성과 업무단위에 비해 피드백을 더 많이 활용한다. 프로그래밍되지 않은 접근법이 불확실성이 높은 상황에서의 조정에 더 효과적이라는 이전의 응급실 연구(Argote 1982)에서 도출한 결론이기도 하다. 여타의 피드백 접근법도 조정과 환자치료 결과를 향상시킨다. 예를 들어, 관절대체수술에 대한 연구(Gittell, 2002)에서도 팀 미팅이 활성화될수록 임상 의료진 간의 조정 수준이 높아지고 양질의 효율적 치료 성과를 낸다고 보고하였다.

위의 연구 결과를 임상 경로에 관한 연구 결과와 종합하면, 프로그래밍 접근법에 부가하여 피드백 접근법을 활용하면 비교적 간단한 절차마저도 효과가 있다는 것을 시사한다. 연구들은 조정의 피드백 접근법이 환자 상태가 불확실할수록 결과에 더 큰 영향을 미친다는 사실을 일관되게 보고하고 있다.

피드백과 프로그래밍 접근법 모두 업무 관계(work relationship)를 강화하기 위해 활용될 수 있는데, 실제로는 거꾸로 가는 의료서비스 조직이 많다. 간호사 및 여타 직원의 잦은 이직과 순환 근무, 진료부 운영에 대한 의사 및 여타 전문가들의 참여 부족은 업무 관계의 개발을 저해하고, 조정을 위한 피드백 접근법을 충분하게 활용할 수 없게 만든다. 업무 관계는 보건의료 인력의 전문가적 정체성(Abbott, 1988)과 이 정체성을 기반으로 성장하는 경향이 있는 직업사회(Van Maanen & Barley, 1984)에 의해 약화될 수 있다. 거시 수준의 조정 부분에서 설명된 것처럼, 조정 메커니즘은 이러한 분열을 초래하는 성향에 대응할 수 있고 핵심적 업무 관계를 강화시킬 수 있다. 의사에 대한 직무설계(job design) 또한 의사와 다른 임상 전문가 간의 조정과 치료 성과에 큰 영향을 준다(Gittell, 2008). 의사 직무 설계는 변화될 수 있는데, 예로 개업의를 병원 기반 입원치료 전문 의사로 육성하기 위해서는 특정 질환의 치료에 대해 수련할 수 있는 기회와 특정 병원의 직원들과 일상적인 업무에 친숙할 수 있는 기회를 제공할 수 있다. 이러한 유형의 전문화는 환자 치료에 관련된 업무를 분할하는 것이 아니라, 환자 유형을 기반으로 한 전문화이기 때문에 조정의 어려움을 늘리는 것이 아니라 오히려 조정을 개선시킨다(하지만, 입원환자 전문의의 활용은 환자 진료에 있어 병원과 외래진료기관 사이의 분절을 초래하기 때문에 다른 종류의 조정 문제를 유발한다).

요약하면, 조정은 조직의 성과인 질 및 효율성 모두에 영향을 미친다. 둘째, 효과적으로 쓰일 수 있는 조정 방법은 해당 부서의 업무 특성에 의존한다. 업무의 영역이 제한적이거나 불확실성이 낮으면 프로그래밍 접근법만으로도 큰 성과를 낼 수 있지만 피드백을 병용하면 더욱 효과적이다. 불확실성이 높은 상황에서 프로그래밍은 피드백을 보완하지만 대신하지는 못한다. 특정 업무에 대한 경험이 적은 사람은 그렇지 않은 사람보다 낯선 상황을 마주할 확률이 높다. 따라서 경험이 적은 사람들은 경험이 많은 사람들보다 피드백을 더 많이 사용해야 한다. 경험이 적은 사람들이 상사나 동료에게 더 많이 의지하게 되는 이유이다. 마지막으로, 피드백은 사람들 간의 이해와 신뢰를 필요로 하며, 협력의 일관성, 갈등 해결 과정 또는 팀워크에 뛰어난 직원을 선발하는 등의 방안을 필요로 한다.

관계 조정

최근에 프로그래밍과 피드백의 두 조정 접근법을 아우르는 **관계 조정**이라는 새로운 관점이 대두되었다. 관계 조정은 정보의 흐름과 업무 상호의존성과 같은 기술적 관심뿐만 아니라 관계 상호의존성(혹은 업무 관계의 질)에 대한 심리사회적 관심을 포괄한다. 조정을 정보 교환의 기계적 과정으로 보는 것이 아니라, 정보 네트워크와 독립된 업무를 가지고 있는 사람들 사이의 관계를 관련시키는 관계 과정으로 보는 시각이다(Faraj and Xiao, 2006; Gittell, 2002; Weick and Roberts, 1993).

관계 조정은 업무 자체는 물론이고 사람들이 업무를 함께 수행하는 과정과 이 과정의 영향 측면까지 고려한다. 조정 과정을 개념화함에 있어서, 이 둘이 연결되지 않는 경우가 많다. 관계 조정은 두 개의 상호작용하는 요소, 즉 **관계**(relationship)와 **의사소통**(communication)으로 구성된다. 관계는 공유 목표와 공유 지식, 그리고 상호 존중으로 구성되는 것으로 보인다. 의사소통은 빈도, 시기의 적절성, 정확도 그리고 문제 중심 등의 용어로 표상된다. 관계 조정은 동일한 업무 과정에서 다른 일을 수행하는 사람들 사이에서, 특히 서로 다른 부서의 일원이고 의사, 간호사, 사회복지사와 같이 서로 다른 전문적 배경을 가지고 있을 때, 가장 취약하다(이 사실이 앞에서 설명된 거시 수준에서의 분화를 어떻게 반영하는지 주목하라).

관계 조정과 프로그래밍 및 피드백은 미시 수준에서의 조정을 보는 상호보완적인 접근법이다. 몇몇 학자들은 관계 조정이 피드백 접근법에 심층적 세부 사항을 제공한다고 주장한다. 다른 학자들은 관계 조정을 미시 수준의 조정에 관한 대단히 중요한 개념이라고 보고, 프로그래밍과 피드백은 이를 이루기 위한 메커니즘이라고 주장한다. 이 두 개의 개념 틀 모두 임상 성과와 강한 상관성을 보여왔다. 게다가, 효과적인 조정은 업무 성과에 기여한다. 치료에 대한 그들의 기여가 효과적일 때 직원들은 업무로부터 더 큰 만족감을 느낀다. 따라서 효과적인 조정은 결과적으로 직원들을 동기부여시키는 좋은 수단이 된다.

현장 사례: The Veterans Healthcare System

Veterans Healthcare System(공식적으로는 Veterans Health Administration,[3] VHA)는 미국에서 가장 큰 완전한 통합보건의료서비스시스템(integrated healthcare system)인데, 1995년 재설계를 위한 시도가 시작되었다(Kizer, 1999; Young, 2000). 재설계의 종합적 목표는 한결같고 예측 가능한 높은 품질의 치료와 환자들의 전체 시스템에 대한 접근성을 보장할 수 있도록 품질 경영(QM)을 체계화하는 것이었다. VHA의 조직구조를 재설계하자는 결정은 시장 기반의 의료시장 재구조화, 과학 및 생의학 지식의 발전, 의료서비스(특히 VHA)에 대한 불만족, 질에 대한 소비자의 기대, 그리고 수많은 관리 및 운영 문제 등 외부 환경으로부터의 압박을 포함한 여러 가지 이유에 기인했다.

이러한 문제점을 극복하고자 VHA는 일상 업무의 효율성과 효과성을 개선시키기 위한 야심찬 재설계를 시작했다. 1994~1995년에 새로운 경영 구조를 설계하고 도입하기 위해 다양한 계획과 합의 형성 활동이 전개되었다. 재설계 전에 VHA는 172개의 병원과 4개 구역을 운영하였다. 약 40~45개 병원이 각 구역 관리자의 책임하에 운영되었다. 각 구역의 통제 범위가 넓어 병원들은 분권화된 경영 구조하에서 고도의 자율성을 누렸다. 자원은 이전에 얼마나 많은 서비스를 제공했는지를 기준으로 배분되었다. 병원들은 서로 더 많은 자원을 차지하기 위해 경쟁했고, 인접 시설들에서조차 중복되는 의료서비스를 제공했다.

새로운 구조는 시스템 내의 기본 운영 단위를 각 병원과 의료센터에서 Veterans Integrated Service Networks(VISNs)이라 불리는 22개의 지역 네트워크로 변화시켰다. 운영 자금은 관할 대상자 수를 기준으로 VISN에게 배분되었고, 급성기 병원의 환자를 감소시키는 치료 패턴의 변화가 일어났다. 의사결정은 개별 병원이 아닌 지역본부로 집권화되었으며, 동시에 Washington, D.C.에 있는 본부에서 지역본부로 분권화되었다. 이러한 변화는 기존 질병 지향, 병원 기반, 그리고 전문 영역 기반 패러다임을 환자 중심, 예방 지향, 지역 기반, 그리고 보편적 일차 진료를 전제로 한 시스템으로 바꾸는 근본적인 패러다임의 전환이었다.

3) VHA는 미국의 재향군인들에게 미 전역에 퍼져있는 정부 병원의 네트워크를 통하여 의료서비스를 직접 제공한다.

결과

결과는 VHA의 변신이 놀라운 수준의 성취를 이루었다는 것을 보여준다. 대략 1994년과 1998년 사이에 성공은:

- 52%(52,315병상 중 27,319병상)의 VHA 급성병원 병상이 감소했다.
- VHA의 환자 1000명당 재원일수가 62% 감소했다. 이 비율은 현재 VHA가 Medicare보다 약 5% 낮다.
- 보편적 일차 진료는 구현되었으며, 1998년 3월 기준으로 80%의 환자는 자신의 일차 진료 제공자를 갖고 있다.
- 연간 입원환자가 32%(284,596명)였고, 외래 진료 환자가 43% 증가했다(연간 2천 500만에서 3천 580만으로 증가).
- 50개 병원의 관리와 경영이 24개의 지역 통합의료시스템으로 병합되었다.
- 2010년까지 치료의 접근성을 증진하기 위해 800개의 새로운 지역사회 기반 외래 진료소가 설립되었다. 진료소는 절약된 재원을 전용하여 설립되었다. 이 말은 이 진료소 설립을 위해 한 푼도 더 들이지 않았다는 뜻이다.
- 외래 수술이 전체 수술의 35%에서 75%로 증가했다. 이러한 변화는 수술 생산성 증가와 낮은 사망률을 이끌어 냈다.
- 전체 시스템의 직원은 11% 감소했지만(정규직원 206,578명 중 23,112명), 연간 치료 환자 수는 18% 증가했다. 이는 8% 증가된 정신과/약물 남용 환자들과 19% 증가된 노숙자 환자와 53% 증가된 맹인 재활 환자를 포함한다.
- 전화 연결 진료(콜 센터)가 모든 VHA 의료 센터에 생겼으며, 또한 임시 숙박("호텔") 침대까지 신설되었다.
- 2,700개 이상의 문서 양식이 없어지고, 남은 문서 양식들과 결재 서류는 전자 양식으로 바뀌었다.
- 약제 급여 관리 프로그램이 총 3억4천7백만 달러를 절약했다.

Jha *et al*(2003)은 1994년부터 2000년까지의 VHA 의료서비스의 질 지표를 평가하고, 이 결과를 Medicare의 동일 기간 동일 지표와 비교하였다. 평가결과에 따르면 90%의 VHA 환자들이 적절한 치료를 제공받았으며, Medicare와 비교하면 17개 질 지표 중 9개에서 더 좋은 성과를 보였다. VHA의 질 지표는 평균적인 커뮤니티 병원뿐만 아니라 평균적인 대학병원을 능가하는 수준이었다.

게다가, VHA는 아래의 혁신적 시스템을 새로 채용하였다.

- 전국적인 투약 관리 시스템(투약 관리를 위한 바 코딩)
- 전국적인 전자 의무 기록

- 전산화된 약물 상호작용 시스템
- 전산화된 의사 지시 입력

이러한 결과들은 조직의 비전과 미션을 유지하면서 외부 및 내부 환경의 특징에 맞게 조직설계를 변경하면 조직의 서비스 품질을 높일 수 있다는 것을 잘 보여준다.

요약 및 경영 가이드

1. 조직설계는 직원들의 행동에 영향을 미쳐 결국 성과에 영향을 미치는 핵심 요인이다. 이는 여러 방식으로 작용한다. 자신 부서의 업무 및 목표에 집중하도록 하면, 상대적으로 다른 부서의 업무 및 목표를 배제하는 결과를 빚으며, 동일 부서 내 사람들 사이의 조정을 촉진하면 부서 간 조정을 방해하는 결과를 낳을 수 있다.
2. 모든 조직설계는 순기능과 역기능 특성 모두를 가지고 있다. 기능 구조는 직종별 전문화의 장점을 가져 전문 영역별로 높은 수준의 역량을 갖추도록 하는 데 유리하다. 그러나, 다른 직종 간의 조정을 방해하는 단점이 있다. 부서 간 조정 필요성에 대응하기 위해서는 구조적 통합 메커니즘이 활용될 수 있다.
3. 프로그램 구조는 각 프로그램 내의 직종 간 통합을 위한 가장 강력한 구조이지만, 전문가의 전문화와 개발을 약화시키는 역기능적 특성을 갖고 있다. 또한 프로그램 간의 조정을 저해한다. 조직을 구조화하기 위한 가장 좋은 방법은 조직의 목표와 전략에 가장 적합한 구조를 선택하는 일이다.
4. 조직구조의 맥락에서 볼 때 미시 수준에서의 조정의 과정과 메커니즘은 조정의 성취를 촉진한다.
5. 조정의 프로그래밍 접근법은 업무가 예측 가능하고 인과 관계가 잘 알려져 있을 때 가장 잘 활용될 수 있다.
6. 피드백 접근법은 사람들 사이의 관계에 의존하며, 업무의 불확실성이 클 때 가장 필요하다.
7. 임상 업무는 불확실성이 높은 업무가 많은 한편으로 예측 가능하고 일상적인 업무 또한 많다. 따라서 조정의 프로그래밍과 피드백 접근법을 혼용함으로써 더욱 효과적이고 효율적인 진료를 가능케 할 수 있다.

참고 문헌

Abbott, A. (1988). *The system of professions: An essay on the division of expert labor.* Chicago: University of Chicago Press.

Aldrich, H., & and Herker, D. (1977). Boundary spanning roles and organization structure. *Academy of Management Review,* 2(2), 217-230.

Argote, L. (1982). Input uncertainty and organizational coordination in hospital emergency units. *Administrative Science Quarterly,* 27, 420-434.

Bohmer, R. (1998). Critical pathways at Massachusetts General Hospital. *Journal of Vascular Surgery* 28, 373-377.

Burns, T., & Stalker, G. M. (1961). *The management of innovation.* London: Tavistock.

Byrne, M., Charns, M. P., Parker, V. A., Meterko, M. M., & Wray, N. (2004). The Effects of Organization on Hospital Performance: An Analysis of Service Line Organization. *Medical Care.*

Charns, M. P., & Tewksbury, L. S. (1993). *Collaborative management in health care: Implementing the integrative organization.* San Francisco: Jossey-Bass.

Charns, M. P., & Schaefer, M. J. (1983). *Health care organizations: A model for management.* Englewood Cliffs, NJ: Prentice-Hall.

Charns, M. P., Stoelwinder, J. U., Miller, R. A., & Schaefer, M. J. (1981). *Coordination and patient unit effectiveness.* Academy of Management Annual Meetings, San Diego, CA.

Currall, S. C., & Judge, T. A. (1995). Measuring trust between organizational boundary role persons. *Organizational Behavior and Human Decision Processes,* 64(2), 151-170.

Duncan, R. B. (1972). Characteristics of organizational environments and perceived environmental uncertainty. *Administrative Science Quarterly,* 17, 313-327.

Duncan, R. B. (1973). Multiple decision-making structures in adapting to environmental uncertainty: The impact on organizational effectiveness. *Human Relations,* 26(3), 273-291.

Faraj, S., & Xiao, Y. (2006). Coordination in Fast Response Organizations. *Management Science* 52(8), 1155-1169.

Galbraith, J. R. (1973). *Designing complex organizations.* Reading, MA: Addison-Wesley.

Galbraith, J. R. (1977). *Organization design.* Reading, MA: Addison-Wesley.

Georgopoulis, B. S., & F. C. Mann (1962). *The community general hospital.* New York: Macmillan.

Gittell, J. H. (2002). Coordinating mechanisms in care provider groups: Relational coordination as a mediator and input uncertainty as a moderator of performance effects. *Management Science,* 48(11), 1408-1426.

Gittell, J. H. (2003). *The Southwest Airlines way: Using the power of relationships to achieve high performance.* New York: McGraw-Hill.

Gittell, J. H., Fairfi eld, K., Bierbaum, B., Head, W., Jackson, R., Kelly, M., Laskin, R., Lipson, S., Siliski, J., Thornhill, T., & Zuckerman, J. (2000). Impact of relational coordination on quality of care, post-operative pain and functioning, and length of stay: A nine hospital study of surgical patients. *Medical Care,* 38(8), 807-819.

Gittell, J. H., Weinberg, D., Bennett, A., Miller, J. A. (2008). Is the doctor in? A relational approach to job design and the coordination of work. *Human Resource Management* 47(4), 729-755.

Greenberg, G., Rosenheck, R. A., & Charns, M. P. (2003). From professional dominance to service line management in the Veterans Health Administration: Impact on mental health care. *Medical Care,* 41(9), 1013-1023.

Jha, A. K., Perlin, J. B., Kizer, K. W., & Dudley, R. A. (2003). Effect of the transformation of the Veterans Affairs Health Care System on the quality of care. *New England Journal of Medicine,* 348(22), 2218-2227.

Kizer, K. W. (1999). The "new VA": A national laboratory for health care quality management. *American Journal of Medical Quality,* 14(1), 3-20.

Knaus, W. A., Draper, E. A., Wagner, D. P., & Zimmerman, J. E. (1986). An evaluation of outcome from intensive care in major medical centers. *Annals of Internal Medicine,* 104, 416-418.

Lawrence, P. R., & Lorsch, J. W. (1967). *Organization and environment: Managing differentiation and integration.* Boston: Division of Research, Harvard Business School.

March, J. F., & Simon, H. A. (1958). *Organizations.* New York: John Wiley & Sons.

Miller, E. J. & A. K. Rice (1967). *Systems of organization.* London: Tavistock.

Mintzberg, H. (1979). *The structuring of organizations.* Englewood Cliffs, NJ: Prentice-Hall.

Perrow, C. B. (1967). A framework for the comparative analysis of organizations. *American Sociological Review,* 32(2), 194-208.

Perrow, C. B. (1972). *Complex organizations: A critical essay.* Glenview, IL: Scott, Foresman.

Shortell, S. M., Rousseau, D. M., Gillies, R. R., Devers, K. J., & Simons, T. L. (1991). Organizational assessment in intensive care units (ICUs): Construct development, reliability, and validity of the ICU nurse-physician questionnaire. *Medical Care,* 29(8), 709-727.

Shortell, S. M., Zimmerman, J., Rousseau, D., Gillies, R., Wagner, D., Draper, E., Knaus, W., & Duffy, J. (1994). The performance of intensive care units: Does good management make a difference? *Medical Care* 32(5), 508-525.

Stoelwinder, J. U., & M. P. Charns (1981). A task fi eld model of organization design and analysis. *Human Relations* 34(9), 743-762.

Thompson, J. D. (1967). *Organizations in action.* New York: McGraw-Hill

Tushman, M. L., & T. J. Scanlan (1981). Characteristics and external orientations of boundary spanning individuals. *Academy of Management Journal,* 24(1), 83-98.

Van de Ven, A. H., & Delbecq, A. L. (1974). A task contingent model of work unit structure. *Administrative Science Quarterly,* 19(2), 183-197.

Van Maanen, J., & Barley, S. R. (1984). Occupational communities: Culture and control in organizations. *Research in Organizational Behavior*, 6, 287-365. Greenwich, CT: JAI Press.

Weick, K. E., & Roberts, K. (1993). Collective mind in organizations: Heedful interrelating on fl ight decks. *Administrative Science Quarterly,* 38, 357-381.

Woodward, J. (1965). *Industrial organization: Theory and practice.* London: Oxford University Press.

Young. G. (1997). Insider representation on the governing boards of nonprofi t hospitals: Trends and implications for charitable care. *Inquiry*, 33, 352-362.

Young, G. (2000). Managing organizational transformations: Lessons from the Veterans Health Administration. *California Management Review,* 43(1), 66-82.

Young, G., Charns, M., & Hereen, T. (1994). Product line management and employee assessments of their work environments: A study of hospitals. *Academy of Management Journal,* 47(5), 723-734.

Young, G., Charns, M., Desai, K., Khuri, S., Forbes, M., Henderson, W., & Daley, J. (1998). Patterns of coordination and clincial outcomes: A study of surgical services. *Health Services Research,* 33(5), 1211-1236.

제4장

동기부여

Thomas A. D'Aunno and Mattia J. Gilmartin
역자: 박종연

개 요

- 동기부여와 관리
- 동기부여의 대상과 방법
- 과정관점(process perspective)
- 보건의료 전문가들에 대한 동기부여
- 동기부여 문제

학습 목표

이 장을 읽고 나면

1. 동기부여를 정의하고 개인들의 성과에 영향을 미치는 다른 요인들과 동기부여를 구분할 수 있어야 한다.
2. 동기부여와 관련된 널리 퍼져 있는 오해들을 인식할 수 있어야 한다.
3. 동기부여는 개인이 업무를 수행하는 상황들과 깊이 관련되어 있다는 것을 이해할 수 있어야 한다.
4. 동기를 부여하기 위하여 관리자들이 해야 할 역할을 이해할 수 있어야 한다.
5. 동기를 부여하기 위한 업무의 핵심적 특성들을 밝힐 수 있어야 한다.
6. 동기를 부여하는 데 관여되는 중요한 과정들을 밝힐 수 있어야 한다.
7. 동기부여와 관련된 문제들을 평가하고 해결할 수 있어야 한다.

핵심 용어

기대(Expectancy)	성과급(Pay-for-performance)	자아실현(Self-Actualization)
동기(Motivation)	욕구단계(Hierarchy of Needs)	직무재설계(Job Redesign)
동기부여요인(Motivators)	위생요인(Hygiene Factors)	피드백(Feedback)
목적설정(Goal Setting)	임파워먼트(Empowerment)	형평성(Equity)

현장 사례: Dr. Intimidation

병원이 투약 실수를 줄이기 원한다면, 의사와 다른 투약 처방자들이 정중하거나 협박하지 않으면서 처방을 수행하는 인력들이 의문을 제기하고 관심을 갖도록 하는 것이 과제이다. 이것은 투약안전원(the Institute for Safe Medication Practice)이 한 조사에서 그러한 위협이 간호사와 약사들이 투약의 정확성과 안전성에 관하여 목소리를 내지 못하게 만들어 주는 것임을 보여준 이후에 도달한 결론이다.

2,099명의 보건의료인에 대한 조사에서, 응답자의 40%가 지난 1년간 적어도 한 번은 명망 있는 의사나 다른 처방인력의 명성에 문제를 제기하기보다는 처방을 수정하였던 것으로 보였다. 의사표현을 하였을 때, 49%는 의구심에도 불구하고 투약을 하여야 한다는 압박을 느꼈다고 하였다. 종종 아무런 피해가 없었을 때도, 모든 응답자의 7%는 지난 1년간 "협박이 명확하게 실수를 유발하는 역할을 하였다."라고 투약 실수에 대해 언급하였다. 약사의 10% 정도는 협박과 관련된 의료 실수를 한 것으로 보고되었다.

연구원의 부원장인 Hedy Cohen은 병원들은 의료진이 제재에 대한 두려움 없이 실수를 보고하도록 장려함으로써 의료 실수를 피하는 문화로 바꾸려 하고, 누구나 그로부터 배우도록 할 수 있다고 하였다. 의료진들 간의 좋은 업무 관계는 이 노력이 결정적이다. Cohen은 "이 문화 변동의 일부는 실수를 예방할 하나의 팀으로 작동하고 있다"고 하였다.

그러나, 종종 약사와 간호사들은 동료들과 논의하거나 지시에 대한 공포를 스스로 누그러뜨리기 위해 궁리하도록 남겨졌다. 약사들 중 23%는 일 년간 적어도 열 번은 지시의 안전성을 확실히 하기 위하여 처방자와 상의하기보다는 스스로 시도하였다.

의사들은 보다 더 정중한 언어를 쓰는 경향이 있고, 지난 1년간 적어도 10회는 그러한 사건이 발생한 것으로 알려진 직종 중, 약사보다는 간호사들의 요청에 참지 못하는 경향이 있었다. 위협을 경험하였다고 한 거의 절반의 응답자들이 의문이나 해명을 다루는 방법을 바꾸었다.

Cohen은 그 경험에는 때로는 48%가 언급한, 강한 언어적 학대를 포함하지만, 미묘한 격앙의 표현이 의사소통을 냉랭하게 만들 수도 있었다고 하였다. 그녀는 또한 "그것은 배우자와의 관계와 같다"고 하였다. "의문을 제기할 때는 언제나 당신의 엉덩이에 손을 얹고 비웃듯이 바라보아 더 이상 의문을 제기하지 않는다."

Institute for Safer Medication Practice에 대한 더 많은 정보를 위해서는 http://www.ismp.org를 방문할 것.

자료: Morrisey, J. (2004, April 5). Dr. Intimidation: Surely prescribers increase risk of errors: Survey. *Modern Healthcare*, 34(14), 10.

목적

이 장의 목적은 보건서비스조직에서 독자들이 효과적으로 동기부여되는데 필요한 이해와 능력을 개발하도록 하는 데 있다. 이 장은 다섯 개의 주요 부분들로 구성되어 있다. 안전투약연구원(Institute for Safe Medication Practices) 조사(Morrissey, 2004) 결과 동기와 보건의료 전문가들 간의 관계가 진료의 안전성과 질을 높이는 데 깊은 시사점을 설명한다(현장 사례: Dr. Intimidation을 보라).

이 장은 네 개의 주요 부분으로 구성되어 있다. 첫 부분에서는 동기부여(motivation)를 정의하고 성과에 영향을 미치는 다른 요인들로부터 동기부여를 구분한다. 여기에서는 또한 동기부여에 관한 흔한 오해들을 기술한다. 이 오해들을 수정 보완하기 위하여 우리는 동기부여가 상황적이라는 점을 강조한다. 즉, 개인들에게는 여러 특징들이 있고, 관리자들이 사람들에게 동기를 부여하고자 고려하는 개별적인 업무환경들에도 특징이 있다. 이 부분은 관리자들이 동기를 유지하거나 증대시킬 수 있는 역할을 검토하는 것으로 결론을 맺는다.

다음 부분에서는 관리자들이 직원들이나 동료들의 동기부여를 증진하거나 유지하는 데 영향을 미칠 수 있는 가장 중요한 요인들을 밝힌다. 가장 유망해 보이는 접근들에 초점을 맞추고, 좀 더 포괄적인 고찰문헌들을 제시할 것이다(Higgins and Kruglansky, 2000; Locke and Latham, 2004). 셋째 부분은 특히 보건의료를 제공하는데 핵심적인 의사와 간호사와 같은 전문가들에게 특별한 동기부여 이슈들을 논의한다. 이 부분에서는 또한 보건의료 조직들에서 흔한 비전문직들에게 특별한 동기부여 이슈들도 간단히 논의한다. 끝으로, 마지막 부분에서는 흔한 동기부여 문제들과 그것들에 대한 평가방법에 대하여 논의한다. 우리는 이러한 문제들을 다루기 위한 몇 가지 방안들을 탐구할 것이다.

동기부여와 관리

동기부여는 보건서비스 관리자들에게 핵심적인 주제이기는 하지만, 또한 특히 어려운 것일 수 있다. 보건관리자들이 동기를 부여하고자 하는 조직성원들에는 의사나 간호사들과 같은 고학력의 전문가들로부터 장기요양원의 간호조무사와 같은 저임금 근로자에까지 다양한 유형이 있다.

보건의료 환경은 비용절감을 요구하는 동시에 생산성의 꾸준한 증가를 요구하는 방향으로 급격하게 변화하고 재편되고 있다. 이 장에서 기술될 동기부여에 대한 이론과 기법들은 보건의료의 가장 비싼 자원을 가장 가치 있는 자산으로 만들기 위한 귀중한 도구이다. 동기부여를 향상시키는 인사관리의 실천이 조직의 재무성과에 긍정적 영향을 미칠 수 있음은 경험적으로 입증되고 있다(Huselid, 1995; Pfeffer, 1998a). 따라서 고도로 동기부여된 노동력은 모방할 수 없는 경쟁력이 될 수 있다(Zigarelli, 1996).

개인들이 생산성과 효율성을 높이기 위하여, 동기를 부여하는 데 더하여, 보건관리자들은 근

현장 사례: 도움의 요청

바쁘게 돌아가는 24개 병상의 일반 중환자실에서 동기부여가 잘되어 있는 상태로 근무하고 있는 한 주임간호사가 자신의 사례를 다음과 같이 말하고 있다:

중환자실 간호일이 점점 더 실망스럽다. 항상 자리를 지켜야 한다는 것과 환자들과 밀착해서 일해야 한다는 것, 그리고 누군가 다른 사람이 생색을 낸다는 것이 좌절감을 준다. 간호사들은 일을 하고, 그들은 환자들의 상태를 감시하고 그에 대처하는 눈과 귀의 역할을 하지만, 환자를 구해 주고 명예를 얻는 것은 항상 의사이다.

중환자실은 또한 일하기에 위험하고 두려운 곳이 되어가고 있다. 결핵과 HIV, 간염에다가, 과거보다 더 많은 혈액과 감염질환들이 있다. 이곳에 오는 환자들 중에는 종종 마약이나 알코올중독자들도 있다. 그들은 종종 우리가 투여하여야 하는 약물들에 대하여 좋지 않게 반응한다. 분위기에 익숙하지 않기 때문에 그들은 자주 폭력적이다. 노인조차도 폭력적이 될 수 있다.

보건의료에 소비자주의가 만연하고 있다. 누구나가 전문가이다. 가족들은 끊임없이 나에게 손을 씻도록 상기시킨다. 관리부서에서는 최근 들어 중환자실 간호사들에 대해 고객에 더욱 친절하라고 요구하고 있다. 그들은 근래에 24시간 면회시간 등 폭넓은 개방을 시행하였다. 그들은 우리들에게, "당신들은 보호자들이 여기에 있지 말아야 할 이유가 꼭 없는 한 하루 24시간이라도 얼마든지 여기에 있는 것을 허용하여야 한다"고 하였다. 대부분의 경우 이것은 우리들에게도 좋다. 우리는 바로 가족과 지역사회 지향적 의료체계의 한 부분이고, 가족들은 실제로 도움을 줄 수 있다. 그들은 자녀들을 안심시킬 수 있고, 연로한 부모나 조부모들이 병상에서 떨어지지 않고 편안하게 있도록 해줄 수 있다. 가족들 중 마땅한 사람이 없을 경우에는 시간당 12달러를 주고 환자를 돌보기 위한 간병인을 고용하여야 한다. 일반적으로 간병인들은 환자진료 과정에 참여할 수 없는 미숙련자들이다. 대개 그들은 뜨개질을 하거나 군것질, 독서, 라디오 청취, 아니면 잠을 잔다.

가족들이 있다는 것은 우리들을 도울 수 있기도 하지만, 그들은 우리가 일을 하는데 방해가 되는 경우가 더 많다. 여기에는 늘 자리를 차지하고 있는 '수시로 들락거리는 환자'가 있다. 그의 아내는 항상 붙어 있으려고 한다. 그녀는 자신이 돌보아 줄 것을 고집하고 있다. 그 남편은 심한 당뇨병을 앓고 있고, 그녀는 혈당을 감시하고 상처치료를 해줄 것을 고집하고 있다. 우리는 그녀를 떼어 놓을 수 없다. 그녀는 간호사들을 매우 불편하게 한다. 때로는 병상에 누워 있는 환자 한 사람뿐만 아니라, 그 가족 전체를 돌보아야 한다. 많은 가족들이 이미 환자를 돌볼 수 없다. 대개 어떠한 중환자실 상황에서도 그들은 도움이 되지 않는다.

환자들이 중환자실에 입원하는 이유는 사람들과의 편한 접촉보다는 기술을 더 집중적으로 적용할 수 있기 때문이다. 환자가 마비되거나, 진정제를 맞거나, 호흡을 할 때, 사실 이런 말을 하기는 싫지만, 보호자들은 큰 도움이 된다. 환자를 따뜻하게 돌보아야 하는 간호사들은 중환자실이 아닌 암병동이나 감성적 접근이 필요한 병동으로 간다.

우리 제도는 최근 재구조화되었고 경영자는 재정적 보상에는 초점을 덜 맞추고 무형의 보상에 더 초점을 맞추려 하였다. 중환자실 간호사들은 그 일이 더 많고 전문화되기 때문에 차별화된 더 높은 급여를 받는다. 그러나 경영자는, 소위 '모든 것이 전문 분야로 되어 가고 있기' 때문에 차별화하는 것을 원하지 않는다. 그러나 나를 믿으라, 아직은 돈이 말한다!

일년 전에, 경영자는 돈을 절약하기 위한 노력의 일환으로 중환자실 근무인력을 줄였다. 그 직후부터 우리는 많은 환자와 씨름해야 하는 격무의 10개월간을 보냈다. 전에는 경험해보지 못한 심한 인력부족 상태에서 우리는 일하였다! 업무가 두려워졌다. 나는 일터에 가고 싶지가 않았다. 항상 지옥과 같았다. 24개의 중환자실 병상은 항상 중증의 환자들로 차 있었다.

요구와 스트레스가 점점 더 커지면서, 필수적인 중환자실의 '공동체적 행태들'은 제쳐 두게 되었다. 간호사들은 더 이상 팀으로서 일할 것으로 동기가 부여되지 않았고, 그들은 '자신들의' 환자에게만 초점을 두기 시작하였다. 그러나 우리는 모두 원격 생체측정장치와 부정맥 경보를 주시하고 있어야 한다. 받아야 할 전화벨이 울린다. 검사결과, 혈액시료, 의약품을 전달할 공기튜브를 챙겨야 한다. 이러한 업무들이 개인에게 할당되어 있지는 않지만, 한 팀으로서 시행되어야 한다.

8시간 근무하는 간호사들이 종종 12시간 동안 머물러 있어야 하기도 한다. 한동안 우리는 매주 주말과 휴일에도 일해야 했다. 부족한 인력을 보충하기 위해, 병원은 높은 임금을 주고 예비 간호사들을 갖고 있는 외부 대행사에 의존하기 시작하였다. 예비 간호사들이 올 때, 그들은 100% 완전하지는 않다. 그들은 우리 환경에 전혀 익숙하지 않을 수도 있었고, 우리는 그들의 기술 수준을 반드시 알고 있는 것도 아니다. 자연히, 이 간호사들은 상당히 많은 오리엔테이션과 보수교육을 위한 시간을 갖는다. 더욱이, 예비 간호사들에게는 컴퓨터 비밀번호가 주어지지 않기 때문에, 그들의 전산기록지 업무를 해야만 하고 이것이 더 업무를 가중시킨다. 예비 간호사들은 우리보다 시간당 12달러 정도 더 받고 고용된다. 그들은 또한 자신들이 원하는 시간에 근무한다.

우리가 영리를 추구하는 것은 아니지만, 이익 분배의 틀을 갖고 있다. 관리부서에서는 우리에게 돈이 문제가 되지 않는다고 생각한다. 그들은 수학방정식으로 일을 처리해 나간다. 우리는 모두가 매우 어렵고 인력도 부족한 환경에서 10개월간 매우 열심히 일하였다. 우리는 이득에 대한 우리의 몫을 받았으나 실제적으로는 얼마 되지 않았다. 인력감축 이후 많은 환자와 격무 때문에 외부의 예비인력이 많이 이용되었다. 그들은 할증된 급여를 받는다. 명백히 그것으로 우리들의 이익 몫이 나갔다. 우리가 받은 보잘 것 없는 실적수당이 우리를 보상하였다고는 느껴지지 않는다. 결국에 과외로 일한 것에 지나지 않았다. 그것이 상근자로서 헌신적으로 아주 열심히 업무의 질을 생각하면서 일한 것에 대한 보상이었다.

나는 내일 그 대행사로 가면 지금 하는 것보다 시간당 12달러를 더 벌 수 있다.

로자들의 결근과 태업을 줄이도록(Mercer, 1988), 문제해결 능력을 높이고 창조성과 혁신성을 증진시키고(Colvin, 1998), 한 팀 성원으로서 상호 의존적으로 협조하는 가운데 일하며, 소비자 중심의 태도와 행동을 개발하고(O'Connor & Shewchuk, 1995), 더 이상 도전의식이 없는 사람들이 재충전되도록 동기부여되기를 원하며(Kennedy, 1997), 능력이 감소할 때 또다시 동기화시키며(McConnell, 1996), 사람들이 부가적인 책임을 감당할 수 있으며(Nordhaus-Bike, 1997), 정보기술 전문가와 같이 구하기 어려운 인력들을 충원하며(Appleby, 1998), 도덕적 윤리적 행동을 동기 지우기(Vidaver-Cohen, 1998)를 원할 것이다.

동기부여의 정의와 특성

사람들을 동기 지우는 지혜의 출발은 무엇이 동기부여이고 무엇이 동기부여가 아닌지 인식하는 것이다(Mohr, 1982). 우리는 동기부여(motivation)를 누군가가 과업을 성취하거나 특별한 행동을 하도록 활력이 주어지거나 고취되는 느낌이나 생각의 상태로 정의한다(Steers & Porter, 1987). 이 정의는 행위와는 별개의 정서나 인지 상태로서의 동기부여에 초점을 맞춘다. 이러한 동기부여는 과제의 달성이나 그 결과와 명백히 구분되는 것이다. 또한 동기부여는 느낌이나 생각의 상태 또는 그 둘의 조합일 수 있다. 동기부여가 어느 개인에게는 생각보다는 느낌의 문제이지만 다른 사람들에게는 그 반대일 수 있다.

동기부여에 대한 오해들과 대응책

사람들에게 동기를 부여한다는 의미를 크게 오해하고 있는 경우가 있다. 우리의 관점에서 볼 때, 이 오해는 도움이 되기보다는 해가 되고, 따라서 이 장에서 우선적으로 다루어야 할 필요가 있다. 구체적으로 네 가지 오해들이 있다.

오해 1: 동기부여된 근로자들은 좀 더 생산적이다.

이 신화를 설명하기 위하여 다음의 대화를 살펴보자(Muchinsky, 1987).

감독관: 조오지는 더 이상 동기가 부여되지 않는단 말이야!
십 장: 어떤 이유로 그렇게 말할 수 있는가?
감독관: 그의 생산성이 50%가 넘게 떨어졌잖아.

동기부여는 성과와 혼돈되어서는 안 된다. 동기부여 수준이 높은데도 불구하고 성과는 낮을 수 있다. 성과는 동기에만 달려 있는 것이 아니고 능력이나 어떤 일을 잘 수행하는 데 필요한 자원의 가용성과 같은 상황요인들에 달려 있기도 하다. 다시 말하면 동기부여는 관리자들이 개인들의 성과를 증진하거나 유지시키기 위하여 고려할 필요가 있는 여러 가지 요인들 중 하나에 불과하다. 그렇지만 동기부여는 결정적인 요인일 경우가 많다.

오해 2: 어떤 사람들은 동기부여가 잘 되는데 어떤 사람들은 그렇지 못하다.

이러한 오해는 동기부여가 시기나 장소에 관계없이 비교적 안정적으로 있는 인성의 경향이나 특성이라는 관점에 근거한다. 이 관점이 극단으로 간다면 관리자들이 동기부여나 행동에 영향을 거의 줄 수 없기 때문에, 동기부여가 잘 될 만한 사람들을 주의해서 선발하여야 할 것을 암시하게 된다.

반면에 우리는 동기부여가 안정적인 인성적 속성이나 특성(Kanfer, 1990)이라기보다는 개인의 환경 요인들에 의하여 영향을 받는 상황에 따른 특수한 것이라는 관점을 취한다. 상황에 따라 유의하게 개인들의 행동이 형성된다는 견해는 경험적으로 강력히 뒷받침된다(Davis-Blake & Pfeffer, 1989). 예를 들어, St. Mary's Hospital의 사례에서 설명된 바와 같이, 어느 특정 시기와 상황에서 동기부여된 개인들은 자신들의 작업조건들이 변화하면 동기를 잃을 수 있다.

동기부여가 어느 정도는 개인의 일정한 특성이라 하더라도, 관리자들이 직원들에게 동기를 부여하거나 그들의 동기상실을 변화시킬 수 있는 작업조건을 갖도록 해주는 것이 중요하다. 간단히 말하면 동기부여와 행동은 상황과 개인적 요소의 복합적인 상호작용에 의하여 산출되는 것이다.

오해 3: 동기부여는 대량생산될 수 있다.

동기부여에 관한 주요 오해들 중 한 가지는 그것이(예: 많은 사람들에 대한 카리스마적 지도자의 연설이나 작업장 여기저기에 동기부여를 위한 포스터를 게시함으로써) 대량으로 생산될 수 있다는 것이다. 이러한 접근이 때로는 옳지만 대개는 그렇지 못하다(Laurinaitis, 1997). 사람들을 효과적으로 동기부여하기 위하여 관리자들은 그들을 전형적인 개인들로 대할 필요가 있다. 대량생산의 오해와는 대조적으로 우리는 개인들이 여러 가지로 대단히 다양하다는 것을 확신한다. 결과적으로 관리자들이 직원들과 동료들을 각자의 상황들을 고려하여 동기부여하도록 하여야 한다는 것이 이 장의 핵심적이고도 반복적인 주제이다.

적어도 개인과 상황의 차이에 관하여서는 다음과 같은 세 가지 측면들이 중요하게 고려되어야 한다:

1. *직위와 직업:* 보건의료 조직의 가장 뚜렷한 측면의 하나는 여러 가지의 다른 직업집단과 직무범주가 포함되어 있다는 것이다. 이 집단들은 간호조무사와 사환들로부터 간호사, 물리치료사, 의사들에까지 이른다. 보건의료 직업들은 필수 훈련양과 유형, 권한과 지위, 그리고 개인들의 매력 등 차원에 따라 다양하다. 관리자들은 그들이 개인들에게 동기를 부여하는 능력이 자신들의 직업과 직무범주에 따라 어떻게 변모하여야 할 것인지 이해하여야 한다. 예를 들면 노동조합의 계약은 종종 직무설계나 책임에 대한 어떠한 변화를 금하고; 관리자들은 어떠한 직업집단들이 그러한 계약의 적용을 받고 그들이 동기부여되기 위한 접근들에 어떻게 영향을 미칠 것인지 알 필요가 있다.

2. *경력단계:* 개인들이 다양한 모습을 보이는 두 번째 요인은 경력단계이다. 설명을 위하여, 최근에 한 보건서비스 관리자 교육프로그램을 수료한 사람을 예로 들어 보자. 그는 보건의료 조직의 다른 부서들에 관하여 배울 기회를 갖게 되어 매우 고무되었을 수 있다. 반대로 좀 더 경력이 있는 그의 동료는 어떤 단일 과제를 처음부터 완료까지 수행하기를 원할 수도 있다. 관리자들은 그러한 경력단계 욕구와 동기, 가치들에 민감할 필요가 있다(Kanfer & Ackerman, 2004).
3. *개인적 요인들:* 아마도 우리가 인식하는 것 이상으로, 일하는 사람들은 자신들의 개인적 삶으로부터 나온 요인들에 의하여 영향을 받을 것이다. 예를 들어, 개인적 요인들은 때때로 경력단계들과 병렬적이다. 학교를 갓 졸업한 사람은 가족 간의 유대관계가 많지 않아서 업무상 여행을 하는 일에 관심을 많이 갖고 있는데 비해 어린 자녀들을 둔 관리자는 일 때문에 여행을 할 기회를 갖는다는 것이 동기를 높이는 데 별로 도움이 되지 않을 수 있다. 동기에 영향을 미칠 수 있는 다른 중요한 개인적 요인들에는 가족의 질병, 이혼, 약물남용, 건강문제, 자녀양육, 재정적 스트레스 등이 있다. 이러한 것들은 관리자들이 다루기에는 미묘한 영역들이다. 그러나 관리자들은 그러한 개인적 요인들이 작업동기에 영향을 미칠 수 있다는 것에 유의할 필요가 있다. 한편으로 직원들이나 동료들의 사생활을 꼬치꼬치 캐는 것은 좋지 않을 것이다. 그러나 다른 한편으로는 사생활과 관련지어 업무의 요구도를 민감하게 인식하는 것이 관리에 매우 도움이 될 것이다.

오해 4: 돈은 매사에 윤활유 역할을 한다.

우리는 많은 개인들이 돈에 관심을 가지고 그로 인해 동기부여가 된다는 점을 부정하지는 않는다(Stajkovic & Luthans, 2001). 그러나 관리자들은 사람들을 동기 지우려 할 때 너무 자주 돈만을 생각한다. 불행하게도, 돈은 보건관리자들에게, 적어도 앞으로 수년 동안은 부족하기 쉽다. 다행히도, 돈은 항상 가장 중요한 동기요인이 아니고 경우에 따라 중요한 요인일 뿐이다(World Health Organization, 2008). 다음 절에서는 돈이 필수적으로 요구되지 않으면서도 사람들의 동기를 부여하는 데 있어서 몇 가지 다른 요인들의 중요성이 논의될 것이다.

관리자의 역할

앞서 기술된 상황관점은 관리자들이 직원이나 동료들의 동기부여를 체계적으로 평가하는데 적극적인 역할을 담당하여야 함을 시사한다. 개인들의 동기부여는 시간에 따라 변화하고 수행하고 있는 일의 종류에 따라 다를 수 있다. 따라서 관리자들은 앞에서 논의되었던 직종과 경력, 개인적 요인들을 고려하면서 동기부여와 성과를 주기적으로 평가할 필요가 있다. 그러한 평가들은 직원들이나 동료들에 대한 개인의 욕구, 동기, 인식, 가치 등에 대한 개방형 질문들에 의한 비공식적 면접을 포함하여야 할 것이다. 이 평가들은 길지 않아도 된다. 더 중요한 것은 시의적절하여야 한다는 것이고; 직원들이 편안하게 자신들의 관심을 드러낼 수 있어야 하고, 관리자들은 문제해결과 목표설정을 위하여 그 기회를 이용한다는 것이다. 간단히 말해서, 관리자들은 직원들의 동기부여를 평가하는 것뿐만 아니라 동기부여를 증대시킬 수 있는 조건들을 변화시킴으로써 결정적인 역할을 수행할 수 있다.

동기부여의 "대상"과 "방법"

어떤 요인들이 사람들을 열정적으로 일하도록 고취시키는가? 또한 어떤 요인들이 개인들의 방향을 어떻게 잡아주고 어떠한 일에 얼마나 집중적으로 영향을 미치며, 얼마나 오랫동안 지속하도록 만드는가? 물론 과거 60년간 수행된 연구결과들을 바탕으로 몇몇 원리들과 실천들이 관리자들이 사람들이 일하는데 효과적으로 동기부여가 되도록 하기 위한 지침으로 나왔다. 이제 이러한 것들을 살펴보자.

동기부여의 욕구와 토대

"우리는 많은 사람들이 특별한 욕구를 충족하기 위해 일함으로써 활력을 얻는다"는 단순하지만 중요한 관찰로부터 시작한다. 예를 들어 흔한 욕구의 하나로 개인은 사회적 집단의 한 부분으로서 사회적 상호작용과 느낌에 대한 욕구가 있다(Maslow, 1943; McClelland, 1961). 보다 일반적으로 욕구란 특별한 결과나 매력적인 목표들에 대한 신체적이거나 심리적인 결핍이다. 또한 하나의 욕구는 개인들이 그 욕구를 충족시키는 능력을 갖는 목표들을 지향하는 내적인 충동을 자극한다.

그림 4.1의 욕구의 틀은 욕구가 사람들에게 어떻게 동기부여를 하는지 이해할 수 있는 좋은 출발점이다. 동기부여 과정은 종종 개인 안에서 어떤 결핍을 반영하는 욕구들로부터 출발한다. 예를 들어, 어느 직원이 다른 직원에 비하여 급여를 덜 받거나 인정을 덜 받는다고 느낄 수 있다. 이러한 만족되지 않은 욕구들에 대한 반응으로 그 직원은 그것들을 충족시키기 위한 방법들을 찾는다. 그 직원은 급여를 올리거나 승진을 요구할 수 있고, 둘 중 어느 하나를 얻기 위하여 더 열심히 일하거나 그 조직 밖에서 다른 일자리를 찾을 수 있다. 다음으로 그 직원은 하나 또는 그 이상의 대안들을 선택한다. 선택된 대안을 실행에 옮긴 후에 성공을 평

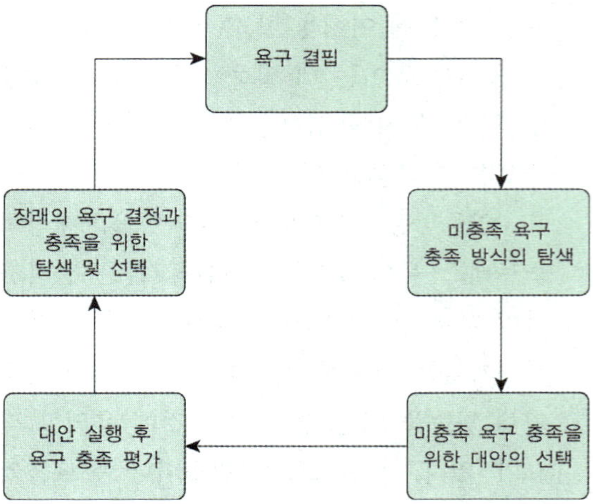

그림 4.1 조직성원 동기에 대한 틀

자료: Delmar, Cengage Learning.

가한다. 그 직원이 열심히 일한 결과 급여가 오르거나 승진을 한다면, 계속해서 열심히 일할 것이다. 그 어느 것도 얻지 못한다면, 아마도 다른 방안을 찾을 것이다.

동기부여에 대한 욕구에 기반한 관점은 관리자가 개인의 욕구를 밝혀내고 동기를 극대화하도록 작업을 설계할 수 있는가라는 핵심적인 의문을 제기한다. 이 질문에 답하기 위해 가장 뛰어난 노력을 아래와 같이 요약하고 관리 실행을 위한 결론으로 도출한다.

욕구단계(Hierarchy of Needs)

Maslow(1943)의 **욕구단계**는 최초의, 가장 널리 알려진, 영향력 있는 동기부여모형의 하나이다. 그는 사람들이 여러 가지 욕구들을 충족시키기를 원하고 이 욕구들은 그림 4.2에서 보는 바와 같이 중요도의 위계에 따라 배열될 수 있다고 하였다.

Maslow는 순서에 따라 충족되어야만 하는 다섯 가지의 욕구단계가 있다고 주장한다. 생리적 욕구는 공기나 물, 음식, 온기, 안식처, 성과 같은 것들을 포함한다. 그것들은 생존과 생물학적 기능을 위한 기본적인 문제들이다. 조직에서 그러한 욕구들은 일반적으로 적당한 임금과 적절한 조명, 온도, 환기와 같은 것을 제공하는 만족스런 작업환경에 의하여 충족된다.

안전욕구는 안전한 신체적, 정서적 환경을 포함한다. 예를 들면 돈이나 직업의 안정에 관한 걱정으로부터 자유롭고자 하는 욕구를 포함한다. 작업 현장에서 안전욕구는(해고되지 않는) 직업의 연속성, (자의적인 행위로부터 보호하기 위한)불만해소 체계(grievance system), (질병과 영구적인 은퇴로부터의 안정을 위한) 적절한 건강보험과 은퇴제도에 의하여 충족된다. 후자는 특히

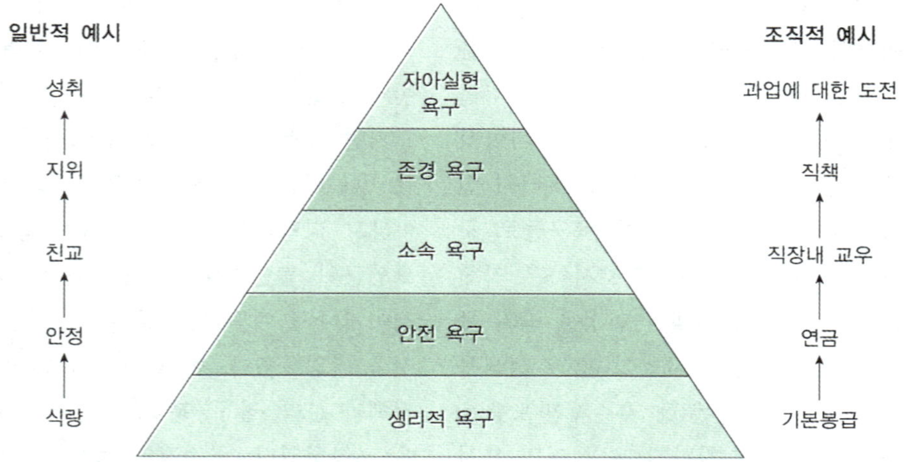

그림 4.2 Maslow의 욕구위계설

자료: Adapted from Maslow, A. H. A Theory of Human Motivation. *Psychological Review*. 1943; 50: 370-396.

중요한데, 그것은 보건관리와 관련된 환경이 크게 변화하고, 많은 직원들이 합병이나 조직축소, 폐업 등으로 인한 실직을 두려워하기 때문이다. 보건의료 조직들은 일을 하는데 상당히 위험한 장소일 가능성이 있기 때문에, 종종 이러한 상황에서는 안전욕구가 중요하다. 예를 들어("도움의 요청" 현장 사례 참조) 앞서 기술된 중환자실 간호사들은 결핵이나 간염 또는 HIV와 같은 위험스런 상황들에 노출되는 위험을 두려워한다.

소속욕구는 사회적 과정들을 포함한다. 이 욕구는 애정과 정서적 욕구, 동료들로부터 인정받고자 하는 것들을 포함한다. 그것들은 많은 사람들에게서 직무나 직무와 관련된 친구관계 밖의 가족이나 공동체 관계들의 조합에 의하여 충족된다. 관리자는 이 욕구들을 사회적 상호작용을 고취하거나 직원들이 팀이나 작업집단의 부분으로 느끼게 함으로써 증진시킬 수 있다. 직원 가족들의 문제에 세심하게 대응하는 것 또한 직원들의 이 욕구를 충족시키는 데 도움을 줄 수 있다.

존경의 욕구는 실질적으로 긍정적인 자아상 또는 자존심에 대한 욕구와 타인들로부터의 인정과 존경이라는 두 가지의 다른 욕구들로 구성된다. 예를 들어, 중환자실 간호사들은 자신들이 하는 일에 대하여 적절한 인정을 받지 못한다고 느꼈다. 그들은 의사들이 모든 생색을 낸다고 믿었다. 관리자들은(예: 부수적인 보상인) 직책과 공적인 인정, 칭찬과 같은 성취의 표시를 줌으로써 존경욕구에 접근하도록 할 수 있다. 그들은 또한 좀 더 도전적인 일을 하도록 할 수도 있고 성취감을 느끼도록 하기 위한 다른 기회들을 제공하여 줄 수도 있다.

최상위의 단계에 있는 **자아실현 욕구**들은 지속적인 성장과 개인의 발전을 위한 잠재력을 실현하는 것을 포함한다. 이것들은 목표의 개인별 차이들로 인하여 관리자들이 밝혀내거나 맞추어주기 가장 어렵다. 그러나 직원들이 의사결정 과정에 참여하거나 자신들의 직무와 관련하여 새로운 것들을 배울 수 있는 기회를 마련하여 주는 것이 자아실현을 증진시킬 수 있을 것이다.

두 요인 이론(Two-Factor Theory)

욕구와 동기부여에 관한 또 하나의 잘 알려진 이론은, 놀랍게도, 전혀 다른 요인군들이 만족과 높은 동기부여와 불만과 낮은 동기부여와 각각 관련되어 있다고 주장하는 Herzberg(1987)의 두 요인 이론이다. Herzberg의 연구는 만족과 동기부여의 핵심 요인들이 성취, 인정, 일 자체, 책임감, 승진이라는 것을 밝혀냈다. 그는 이 요인들이 있을 때 직무만족과 동기를 가져오지만 그것들이 없다고 하여 불만을 가져오지는 않는다는 이유에서 **동기부여요인**(motivators)이라고 명명하였다. Herzberg는 또한 두 번째 요인군인 **불만억제요인**(hygiene factors)은 부정적이거나 결여되었을 경우 불만을 초래한다는 것을 발견하였다. 이 불만억제요인들은 기업의 정책과 관리, 감독, 봉급, 인간관계, 작업조건들을 포함하였다. 긍정적인 억제요인들의 존재는 그 자체로서 불만을 예방하지만 만족과 동기부여로 이끌지는 못한다.

만족 차원에 영향을 미치는 요인인 동기부여 요인들은 특히 작업 내용(즉, 내재적 요인들)에 관련된다는 점에 유의하여야 한다. 불만을 초래하는 것으로 알려진 요인인 불만억제요인들은 작업환경에 관련된다. Herzberg에 의하면 변화하는 환경만으로는 직원 동기를 고양시키지 못할 것이다.

학습된 욕구(Learned Needs)

Maslow와 Herzberg 등(예: Alderfer, 1968, 1972)의 이론들은 많은 개별적 욕구들을 밝히고 그것들을 중요한 순서대로 배열하려고 시도하였다. 직원 동기부여에 대한 다른 내용관점들은 그것들의 순서를 배열하지 않고 중요한 욕구들에 좀 더 초점을 맞춘다. 가장 자주 논의되는 세 가지 욕구는 성취(achievement)와 권력(power), 그리고 교제(affiliation)의 욕구이다(Atkinson, 1961; McClelland, 1961, 1975). 이 관점은 개인들이 욕구들과 그것들을 충족시키기 위한 노력과 관련된 행동들을 학습할 수 있다고 주장한다는 점이 중요하다.

첫 번째의 기본적 충동은 성취욕구로서 복잡한 과제를 달성하고 문제들에 경쟁하고 해결하고자 하는 욕구를 말한다. 그것은 과거에 비해 더 효과적으로 목표를 성취하려는 욕망을 반영한다. 높은 성취욕구를 가진 사람들은 개인적인 책임감에 대한 충동과 꽤 어려운 목표를 설정하려는 경향, 특정 목표에 대한 욕구와 즉각적인 **피드백**(피고용자와 관리자 간의 정보의 교환으로 정의되는), 그리고 자신들의 과업에 대한 집착을 갖는 것으로 보인다.

두 번째의 기본적 충동인 권한에 대한 욕구는 다른 사람의 행동에 영향을 미치거나 통제를 하고자 하는 욕망을 말한다. 높은 권력 욕구를 가진 개인들은 성취자들보다 관리에 더 맞는 것으로 생각된다. 이러한 관점에서 "권력"은 남들을 통제하고 복잡한 상황에서 행동에 영향을 미치는 데 책임을 지고자 하는 것을 함축한다(McClelland & Burnham, 1976).

셋째 충동인 교제욕구는 우호적인 분위기 속에서 남들과 관련을 맺고자 하는 욕망을 반영한다. 그것은 Maslow의 소속욕구와 유사하다. 높은 교제욕구를 가진 사람들은 동료들과의 집단 상호작용이 성취나 영향보다 더 높은 가치가 부여되는 친밀하고 참여적인 작업환경을 선호한다. 교제에 대한 욕구가 강한 사람들은 많은 사회적 상호작용을 수반하는 일을 좋아하는(그리고 그 속에서 성과를 더 내는) 경향이 있다. 관리기능을 수행하기 위하여 팀워크가 더욱 필요해짐에 따라, 좀 더 강한 교제욕구가 보건관리자들에게 환영받는 속성이 될 수 있다. 좀 더 순응적이고 협조적이 됨으로써 교제욕구를 약간 더 크게 갖는 관리자들이 역기능적인 갈등을 줄이고 다양한 작업집단들을 통합함으로써 팀 중심의 작업환경에 유리할 수 있다.

개념으로부터 실행으로: 동기화된 사람들에 대한 욕구 기반 관점의 이용

동기부여가 인간욕구에서 시작된다는 것은 널리 인정되고 있다. 동기부여의 욕구이론들은 사람들이 그러한 욕구들과 부족감을 충족시키려

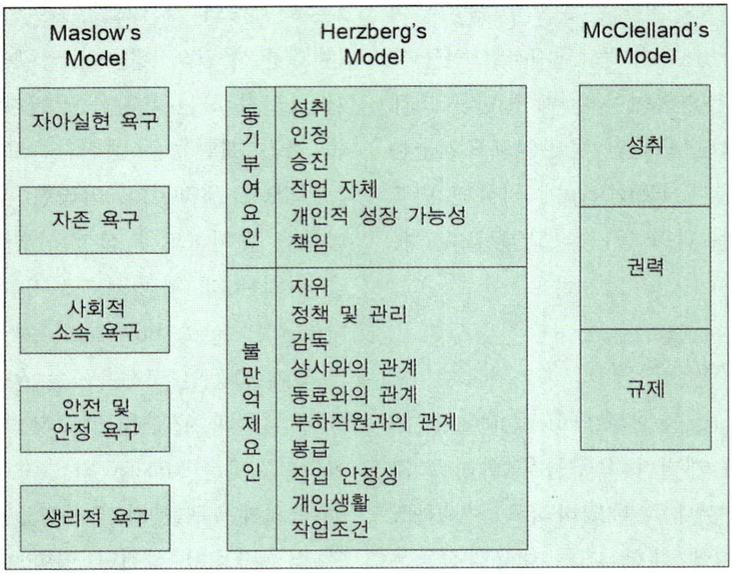

그림 4.3 동기부여에 대한 욕구이론들의 비교

자료: Delmar, Cengage Learning.

한다는 것을 가정한다. 단순한 이론은 모든 관리자나 감독자가 부하직원들의 동기부여의 잠재성을 찾기 위해 하여야 하는 것은 그들의 욕구를 밝히고 그것들을 충족시키기 위한 단계로 나아가는 것이라는 점이다. 불행히도 보편적으로 적용할 수 있는 욕구들의 단순한 집합과 욕구 충족인자는 없다.

첫째, 위에서 지적된 바와 같이, 사람들은 연령이나 성, 인종, 기타 다른 인구학적 배경특성들이 다르다. 어떤 동기요인들 집합도 각자의 욕구가 다르기 때문에 모든 이들에게 적합할 것 같지는 않다.

둘째, 조직의 맥락과 문화는 조직 간이나 조직 내 모두에서 다르다. 한 개인의 학습된 욕구는 자신의 조직 내에 있는 유인에 따라 다를 수 있다.

셋째, 한 개인에게서도, 욕구들은 시간에 따라 변화한다. 이것은 욕구단계론자들에 의하여 이미 알려졌다. 다양한 욕구들의 상대적 중요성은 지속적으로 변화하고, 따라서 관리자들에게 움직이는 목표물을 겨냥하도록 한다.

넷째, 한 조직의 위계에서 다른 위치들에 있는 직원들은 의심할 바 없이 자신들의 욕구와 잠재적 동기요인들의 구성을 다르게 만들 것이다. 다섯째, 자원의 제한이나 그러한 제약의 결여 또한 여러 욕구들의 상대적 중요성에 영향을 미칠 것이다.

이러한 유의점들에도 불구하고 욕구에 기반한 이론들은 주어진 상황에서 동기부여를 증진시킬 수 있는 요인들에 대한 유용한 통찰력을 제공해 준다(예: Herbst, 2006; Weick, 2007). 더욱이, 이 이론들은 동기부여에 대하여 서로 다른 독립된 것이라기보다는 서로간에 공통점을 갖는다. 그림 4.3은 이 절에서 기술된 네 가지 내용이론들에서 밝혀진 욕구들을 비교한다. 욕구들 간에 단계가 있는지 또는 개인들이 많은 욕구들을 동시에 충족시키려 하는지에 대하여 반드시 일치하지는 않지만 그것들의 기본 개념들은 유사하고 서로 중첩된다는 점이 지적되어야 한다.

관리자들은 태도조사와 여러 하위 집단들과의 지속적인 양방향 구두 의사소통을 이용하여 직원들의 욕구를 밝혀낼 수 있다. 가능한 한 관리자는 또한 개별 직원들을 동기부여하는데 어떤 욕구들이 중요한지를 인식하여야 하고 그러한 욕구들을 그 개인들에게 할당된 직무요건에 맞추려 하여야 한다.

빈틈 없는 관리자들은 밝혀진 욕구들에 근거하여 자신들의 리더십과 의사소통 방식, 경제적 보수, 비경제적 보상, 직무할당, 훈련과 개발의 강조점을 변경할 것이고 또한 가능한 한 많은 부하직원들의 욕구충족을 극대화하기 위한 피드백 조치를 취할 것이다. 예를 들어 어떤 사람들은 독립적으로 일하도록 홀로 남겨둘 필요가 있을 것이다. 다른 사람들은 좀 더 많은 구조와 목표들, 피드백을 필요로 할 것이다. 직원들은 다른 욕구들을 갖고 있기 때문에 다른 방식들로 관리되어야 한다. 다음의 경영가이드(113쪽을 보라)는 내용이론들이 관리에 대하여 주는 시사점들을 편리하게 요약하여 준다.

욕구에 기반한 관점들은 동기부여요인들에 유용한 통찰력을 제공해 주기는 하지만, 직원들의 동기부여에 대한 이론적 또는 관리적 접근법을 완전하게 구성하지는 않는다. 그것들은 "어떻게" 동기를 부여하는지 잘 설명하지 못한다. 예를 들어 그것들은 직원들이 왜 주어진 수준에서 다른 것이 아닌 이 요인에 의하여 동기가 부여되는지 또는 다른 욕구들은 어떻게 충족될 수 있는지 설명해 주지 않는다. 이 질문들은 동기에 대한 다양한 과정이론들에 의해 도입된 행위나 행동, 목표, 감정들을 포함한다. 이제 살펴볼 것이 이 이론들이다.

과정관점(Process Perspectives)

이 절에서는 서로 간에 차이가 있기는 하나 동기부여과정에 초점을 맞춘 다섯 가지 접근들을 검토할 것이다. 앞 절에서 검토하였던 동기부여의 내용에 관심을 갖는 이론들과 대조적으로 이 이론들은 일에 대한 개인들의 반응 –특히 생각과 느낌– 은 물론 일이 이루어지는 맥락의 전후관계에 유의한다.

형평: 공정함의 중요성

Adams는 개인들이 사용자와의 관계에서 공정성이나 **형평성**(equity)에 가치를 두고 그것을 추구한다고 가정하는 작업동기부여 이론을 제안하였다(Adams, 1963, 1965). 사람들은 자신의 산출(예: 급여)이 자신들이 인식하는 기여도나 투입(예: 작업성과)에 비례한다고 인식할 때 그 관계는 공정하다. 더욱이 사람들은 자신들을 타인들과 비교함으로써 공정성을 평가한다. 다른 말로, 사람들은 자신들의 인지된 투입과 산출을 다른 사람들의 투입 및 산출에 대한 자신들의 인식과 비교한다. 이 비가 불공평한 만큼 개인들은 긴장을 경험한다.

Adams는 또한 사람들이 인지된 불공평으로부터 초래되는 긴장을 감소시키려는 동기가 있다고 제안하였다. 인지된 불공평과 그로 인한 긴장이 크면 클수록 그것을 감소시키려는 동기는 더욱 크다. 다른 말로, 형평이론의 관점에서, 작업동기부여는 불공평으로부터 야기된 긴장을 감소시키려는 욕구에 기인한다.

상황적 환경은 물론 개인의 인지된 불평등의 양에 따라 사람들은 불평등을 줄이고 사용자와의 관계에서 균형을 회복하기 위한 몇 가지 접근들 중 하나를 이용할 것이다. 이 접근들에는 자기 자신이나 타인의 투입과 산출에 대한 인식을 바꾸거나 자신의 투입이나 산출을 변화시키는 것, 그리고 불평등한 상황으로부터 떠나버리는 것을 포함한다(Campbell & Pritchard, 1976).

우리는 형평이론이 보건의료관리자들에게 유용한 지침들을 제공해 준다고 믿는다. 첫째, 사람들은 자신들을 많은 상황들에서 많은 방법들로 남들과 비교한다는 것을 지적해 주는 것이 중요하다. 그러한 비교는 그들의 동기부여뿐만 아니라 그들 행동의 다른 측면들에도 영향을 미친다. 사람들이 불확실성을 경험할 때, 그들은 특히 의식적으로든 무의식적으로든, 자신들에게 무엇을 할 것인지에 대한 근거를 제공하기 위하여 남들과 비교하기 쉽다. 형평이론은 그 유일한 기여가 우리들에게 사회적 비교의 중요성에 대하여 상기하게 하는 것일지라도 유용하다. 앞서 논의된 중환자실 간호사들의 경우가 이에 대한 좋은 예이다. 중환자실 간호사들은 자신들을 그들 곁에서 일하는 외부의 간호사들과 비교하였다. 이 비교로 그들은 자신들이 시간당 12달러를 덜 벌고 실질적으로는 더 일을 한다는 것을 느꼈다.

둘째, 형평이론을 통해서 관리자들은 개인들이 자신들의 기여도나 투입을 줄이거나 자신들의 일자리를 떠나게 동기부여되지 않도록 형평성 인식을 직접적으로 감안할 필요가 있다. 형평성 인식은 사람들에게 보수를 지급하거나 다르게 대우할 필요가 있도록 하는 직무나 다른 조건들 간의 차이를 설명함으로써 단순히 변경될 수 있는 것은 아니다. 그보다도 관리자들은 급여의 인상이나 사람들에 대한 보상을 위한 다른 방법들을 고려할 필요가 있다. 또 어떤 경우에는 관리자가 형평성의 인식을 회복하기 위하여 할 수 있는 일이 아무 것도 없을런지 모른다. 그러나, 그러한 관심들이 두어지지 않는다면, 그들은 동기부여 문제들의 근원이 될 수 있다는 것은 분명하다.

끝으로 우리는 사람들을 개인적 토대 위에서 동기부여하는 것이 중요하다고 주장하였다. 형평이론은 우리에게 이러한 접근조차도 한계가 있다는 것을 깨닫게 한다. 사람들이 개인으로서 취급되는 한 사람들이 자신들을 다르게 대우받는 사람들과 비교하게 될 것이고 그러한 차이들은 비형평성 인식의 단초가 될 것이기 때문에 비형평성 인식이 증대될 것이다.

기대의 힘

동기부여에 대한 또 하나의 초창기 관점으로 뛰어나고 유용한 이 관점은, 사람들이 기대하는 보상을 주는 일에 노력을 기울이는 합리적인 의사결정자라는 가정에서 출발하는, 기대이론이라 이름붙여진 것이다(Georgopoulos, Mahoney, and Jones, 1957; Vroom, 1964). 이 이론은 사람들이 자신들이 일에서 얻고자 하는 보상이 무엇인지 알고 있고 자신들의 성과가 그들이 가치를 두는 보상을 얻는 정도를 결정할 것이라는 점을 이해한다고 가정한다.

이러한 가정들에 기초하여 기대이론은 네 가지의 핵심적인 요소들을 갖고 있다(Mitchell, 1982). 첫째, **직무결과들**(job outcomes)이 있다. 이것들에는(예: 급여인상, 승진, 인정과 같은) 보상들과(예: 실직, 좌천과 같은) 부정적 경험을 모두 포함한다.

둘째, **유인성**(valences)이 있다. 이것은 직무결과들에 대한 개인들의 느낌을 말한다. 직무결과들과 같이, 이것들은 긍정적인 것에서 중립적인 것, 부정적인 것에까지 분포하고, 방향성은 물론 강도에 있어서도 다양하다. 셋째 구성요소는 **도구성**(instrumentality)인데, 작업성과와 결과 사이의 인지된 연계성을 뜻한다. 달리 말하면, 도구성은 개인들이 직무결과를 얻는 것을 자신

현장 사례: 한 보건소 일차진료의사에 대한 동기부여

일차진료의사인 Susan Smith는 한 도시 보건소에 취업하고 있다. 그의 환자 중 다수가 당뇨환자이기 때문에, 보건소에서 새로운 장기 당뇨병 관리프로그램을 개발하는데 깊이 참여하여 왔다. 보건소는 환자들이 보다 높은 삶의 질을 유지할 수 있고 보다 포괄적인 의료개입에 의하여 장기적인 비용이 상승하지 않도록 지속적으로 통제하여 주는 방법으로 당뇨병이 관리되기를 원한다.

Smith 박사는 자신의 능력과 보건소에서 개발된 질병 관리를 위한 상세한 지침들 사이에서 자신이 당뇨환자들의 질병을 잘 통제할 수 있을 것이라고 매우 확신하고 있다. 질병관리 지침은 환자들이 하루 네 차례씩의 혈당검사를 받도록 하고 있고, 비교적 비싼 검사와 녹내장 선별검사, 족병전문의에 대한 진료의뢰를 연간 빈번하게 처방받도록 하고 있다.

그 보건소는 일차진료의사의 동기부여를 높이기 위하여 일차적으로 의사들이 연말에 받을 수 있는 상여금을 통한 금전적인 인센티브를 사용한다. 의사들이(의사가 보는 환자 수에 의해 측정되어지는)생산성을 높이면 높일수록 연말에 더 큰 보너스를 받을 여지가 더 커진다. 질병관리지침들이 최근 들어 효과를 보기 시작하기는 하였지만, 일차진료의사들에 대한 보건소의 금전적 인센티브 제도는 어떠한 방식으로도 바뀌지 않았다. Smith 박사는 자신의 환자들 중 많은 비율이 당뇨환자들이기 때문에, 그 지침을 엄밀히 지킨다면, 결국 자신이 보아야 할 환자 수가 줄어들어 연말에는 어떠한 인센티브도 받지 못할 수도 있다는 것을 깨닫는다.

들의 작업성과에 달려 있거나 조건적으로 종속적이라고 믿는 정도이다. 예를 들면, 한 간호사가 급여와 같은 결과가(병원의 환자 규모와 같은) 다른 요인들보다는 자신의 업무수행과 고도로 관련되어 있다고 생각한다면, 결과에 대한 도구성은 높은 것이다. 끝으로, 기대(expectancy)는 노력과 업무성과와의 인지된 연결이다. 개인들은 어느 정도로 자신들이 얼마나 열심히 일하려 하는 것과 그들이 잘하는 것과의 사이에 관계가 있다고 믿는가?

기대이론모형을 이용하여, 우리는 "한 보건소 일차진료의사들의 동기부여 사례"에서 기술된 의사가 얼마나 열심히 보건소의 질병관리지침을 따르도록 동기부여가 가능한지 설명할 수 있다. 이 의사는 지침을 따름으로써 자신이 환자들의 질병을 상당히 잘 치료할 수 있으리라고 확신한다. 다시 말하면 의사는 효과적인 당뇨병 관리를 수행하는데 높은 기대 확률을 갖고 있다. 그러나 그 의사는 자신의 환자들을 효과적으로 관리하는데 필요한 단기적 비용이 더 많이 들기 때문에, 연말에 지급될 어떠한 금전적 상여금도 나누어 가지지 않을 확률이 또한 높다. 이것은 직무결과이기 때문에, 그는 그것을 좋아하지 않고, 그것은 부정적 유인성을 갖는다. 도구성, 또는 수행이 성과로 이끌 확률은 상당히 높지만, 성과는 강력한 부정적 유인성을 갖는다. 연말에 아무런 상여도 없다는 결과는 성과와는 관련되지 않기 때문에, 질 높은 당뇨병 관리업무를 수행하려는 의사의 동기는 실질적으로 감소되었다.

동기부여는 유인성과 도구성, 기대의 최종 산물이다. 사람들은 어떤 요인들이 조합되었을 때 동기가 부여된다: 사람들은 결과에 가치를 두고(즉, 유인성이 높고 긍정적이다), 업무성과가 좋으면 원하던 결과로 보상이 된다(즉, 도구성이 높다)고 믿으며, 자신들의 노력이 좋은 성과를 낳을 것으로(즉, 기대가 높다) 믿는다. 반대로, 기대이론의 구성요소들이 낮은 값을 갖고 있으면 동기부여가 낮을 가능성이 높다. 사람들이 자신들의 직무 결과에 개의치 않는다면 일을 할 이유가 별로 없는 것이다. 아니면, 조직이 결과를 성과와 연계시키지 않는다면(즉, 급여인상이 성과보다는 연공서열과 연계된다면), 사람들은 자신들의 성과에 신경을 쓸 이유가 적다. 마찬가지로, 노력과 성과가 관련되지 않은 것처럼 보인다면, 열심히 일할 이유가 별로 없게 된다.

이러한 요인들은 각각 동기를 저하시킬 수 있고, 모든 요소들이 다 있다면, 동기부여가 높아질 가능성이 적어 보인다. "사례"의 보건소 관리자는 질 지표들을 상여인센티브 풀에 참여조건으로 더욱 강조함으로써 결과와 성과 간의 연계를 개선시킬 수 있을 것이다.

요컨대, 기대이론(그림 4.4)은 관리행위를 위하여 매우 유용한 지침들을 제공해 준다(Pritchard, De Leo, & Von Bergen, 1976). 여기에는 다음과 같은 사항들이 포함된다.

1. 인센티브나 직무 결과는 직원들에게 매력적이도록 선택되어야 한다. 아마도 이를 위한 최선의 길은 표본조사나 면담을 통하여 직원들의 선호도에 관하여 직접적으로 질문하는 것이다.

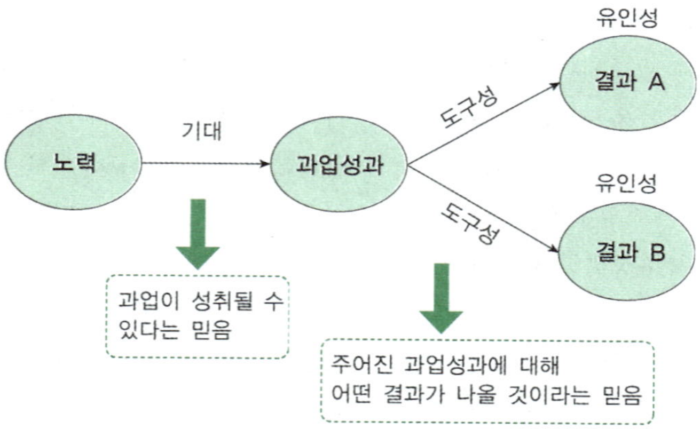

그림 4.4 기대이론 과정

자료: Delmar, Cengage Learning.

2. 인센티브를 얻기 위한 규칙들은 관련된 모두에게 명확해야 한다. 예를 들어, 작업성과 수준은 가능한 한 상세하게 기술되어야 한다. 그러한 규칙들은 직무분장과 직원 직무교육에서 명시되어야 한다. 이 규칙들은 또한 비공식적으로나 공식적으로, 정기적으로 검토되어야 한다. 우리는 여기에서 규칙들이 공정한 것으로 인식되어야 한다는 형평이론의 지적을 덧붙인다.
3. 사람들은 자신의 노력이 기대한 수준의 작업성과를 이룰 수 있다고 인식하여야 한다.

노력과 작업성과 간의 연계성을 약화시키는 몇 가지 요인들이 개입될 수 있기 때문에 기대이론을 실제 적용하는 데는 많은 제한점들이 있다. 예를 들어, 사람들은 열심히 하려고 하기는 하지만 그러기에는 장비와 같은 자원(예: 장비)들이 부족하기도 하고, 보건 분야에서 종종 그러하듯이, 사람들 간에 상호의존성이 매우 커서 작업성과가 개인이 아닌 동료 모두의 노력에 달려 있기도 하다. 집단이나 팀에서 수행된 작업은 종종 이러한 측면을 갖고 있다. 이러한 경우와 공동작업자들의 노력이 결여되어 있을 때, 자신의 노력과 집단 또는 작업단위의 작업성과 간의 연관성에 대한 개인의 인식이 쉽게 감소될 수 있다. 어느 경우에든 관리자들은, 자신들이 할 수 있는 한, 직원들 스스로가 통제할 수 없는 요인들에 의해 생기는 작업성과 문제들에 대하여 책임을 묻지 않는다는 것을 명확히 할 필요가 있다.

목표설정과 피드백

Locke(1968)는 목표(goals)의 역할과 **목표설정**(goal setting)에 초점을 맞춘 동기부여이론을 제안하였다. 그와 그의 동료들은 목표를 개인이 의식적으로 얻고자 시도하는 그 무엇으로 정의한다(Latham and Locke, 2006; Locke and Latham,

2004). 목표들은 사람들의 주의를 집중할 방향을 제시하고 목표달성과 관련된 업무에 노력을 집중시키며, 그러한 과업들을 지속하도록 사람들을 고취하기 때문에 강력하다. 더욱이, Locke는 목표가 더 어렵고 구체적일수록, 더욱 더 큰 동기가 부여될 것이라고 주장하였다. 간단히 말해서 목표는 어떤 일에 얼마나 많은 노력을 기울여야 하는지 지침을 제공한다.

목표들이 작업성과에 긍정적인 영향력을 갖기 위해서는 충족되어야 할 몇 가지 조건들이 있어야 한다. 첫째는 사람들이 목표를 인지하고 있어야 하고 그것들을 성취하기 위해서는 무엇을 하여야 하는지 알아야 한다. 둘째, 목표들은 사람들이 그것들을 위해 기꺼이 일하고자 하는 무엇으로 받아들여져야 한다. 사람들은 목표에 헌신하여야 한다. 다시 말해서, 목표들이 너무 어렵거나, 너무 쉽거나(Sherman, 1995; Tully, 1994), 목표 달성을 위하여 요구되는 바가 무엇인지 개인들이 알지 못한다면(Muchinsky, 1987) 사람들을 동기부여하는 데 실패할 수 있다. 목표설정 이론의 핵심적 부분들에 대한 경험적 지지는 뚜렷하다. 거의 400개에 이르는 실험연구들이 구체적이고 힘든 목표들이 “최선을 다하라” 나 아무런 목적이 없는 경우와 같이 쉽고 모호한 목적들에 비하여 더 나은 성과를 올린다는 것을 보여준다(Locke & Latham, 1990a).

목표설정은 또한 자신들의 성과를 목표들과 관련시켜 살펴볼 수 있는 피드백이 주어졌을 때 더 효과적이고 대개는 그러한 때에만 효과적이다. 피드백이 없는 목표설정은 정말 성과에 장기적인 영향이 거의 없는 것으로 보인다 (Becker, 1978). 다른 한편 목표설정 없는 피드백 또한 비효과적이다. 사람들이 목표들을 향해 동기화되도록 하기 위해서 목표과 피드백 모두가 필요하다. 더군다나 스스로 만든 피드백은 외부적 근원들로부터의 피드백보다는 동기부여에 대하여 더 큰 효과를 얻어내는 것으로 나타난다(Ivancevich & McMahon, 1982). 이 결과는 기대이론과도 일치한다.

이 이론이 관리자들에게 주는 시사점들은 비교적 직설적이다:

1. 사람들이 어렵고 구체적인 목표들을 설정하도록 하고 장려하라; 필요에 따라 목표들을 개편하고 최신의 것으로 바꾸어라. 일간, 주간, 또는 월간 “실천” 목록들과 같은 것은 유용한 기법의 사례이다.
2. 사람들에게 목표 대비 진도에 관하여 시의적절하고 구체적인 피드백을 제공하라.
3. 사람들이 목표를 달성할 수 있다고 믿도록 하고 그들의 가치와 일치하는 목표들을 선택함으로써 목표들에 대한 헌신을 구축하라.
4. 강화이론에서와 같이 보수가 목표달성에 부수적으로 주어지도록 하다.
5. 개인들이 그들 또는 당신이 설정한 목표들을 달성할 수 있는 능력을 확실히 갖도록 하라.

개념으로부터 실행으로: 동기화된 사람들에 대한 과정 접근의 이용

동기부여에 대한 과정 접근법들은 모두가 보건의료 관리자들에게 강력한 지침을 제공한다(“요약 및 경영 가이드"를 보라). 과정모형들은 업무의 내용이 사람들을 동기부여하는데 충분하지 않고, 강화나 기대, 공정함, 목표가 그들이 최선을 다하도록 활력을 북돋우는데 필요하다는 점을 공유한다. 과정 이론들은 참으로 제시되는 경영지침에서 지적되는 바와 같이 관리행위의 사이클을 제시해 준다.

보건의료 전문가들에 대한 동기부여

보건의료 조직들에서는 전형적으로, 임상전문가(의사, 간호사, 물리치료사, 사회사업가 등)들과 변호사, 회계사 등과 같이 다양하고도 수많은 전문가들이 함께 일한다. 이 전문가들은 (1) (구성원들의 높은 응집성을 가져오는) 엄격한 선발과 면허 수단에 의하여 그 구성원이 되는 것을 통제하는 정도, (2) 그들의 업무가 규정화되어 있고 종종 과학에 근거하는 지식과 기준에 기초하는 정도, (3) 봉사에 초점을 맞추는 윤리규정을 고수하는 정도, (4) 자율적이고 자신들의 활동을 통제하는 정도 등에 의하여 다른 직업군들과 구분되어진다(O'Connor & Lanning, 1992). 이러한 특성들 중 자율성이 가장 중요한 특성이다(Haug, 1988).

전문가들은 자신들의 일상적인 일에서 많은 개인의 재량과 자율을 가지고 사고하고 행동하도록 교육받고 사회화되기 때문에, 관리자들은 종종 그들의 행동을 변화시키도록 동기부여하기가 어렵다는 것을 발견하고, 전문가들은 일반적으로 관리적으로나 조직적으로 자신들의 활동에 관여하는 것을 극히 싫어한다(O'Connor, 1996; Starr, 1982). 또한 전문가들, 특히 의사와 간호사들은 일상적으로 보건의료 조직에서 일하기 때문에, 예를 들어, 관리자들은, 임상가들이(불필요한 진단검사와 같은) 자원의 과도한 사용과 같은 유해한 행동을 하지 않도록 설득함으로써 질 높고 비용효과적인 서비스를 하도록 동기부여할 수 있어야만 한다.

의사

의사들이 자신들의 성과를 개선하도록 동기 지우기 위한 "최선의 방법"은 없지만, 연구와 진료는 몇 가지 중요한 지침들을 제시한다. 첫째, 행동을 변화시키기 위한 수동적이고 "단번의" 접근은 없을 것이다. 단지 배포된 지침, 프로토콜, 또는 임상진료를 개선하기 위한 다른 도구들이 있다고 해도 행동을 별로 변화시키지 못한다(Smith, 2000). 마찬가지로, 후속조치가 따르지 않는 전통적인 의학교육은 제대로 기능하지 않는다.

더욱이, 아래에서 좀 더 상세히 논의하는 바와 같이, 금전적인 인센티브나 지불체계만으로 의사들의 행동을 바꾸어 준다는 근거가 거의 없다(Rosenthal & Frank, 2006): "보상은 다른 누구에게나와 같이 의사들에게 강력한 외재적 동기부여요인이지만, 이 인센티브는 관리자들이 흔히 저평가하고 무시하는 다른 강력한 동기요인들의 맥락 속에서 기능을 발휘한다"(Plume, 1995). 예를 들면 행위별 수가제를 단순히 더 적

현장 사례: 의사 요인(The M.D. Factor)

Manuel Loewenhaupt, M.D.는 많은 의사들을 안다. 수천 명의 의사들을. 거의 십여 년 동안, 그는 그들에게 자문을 하여 오고 있고, 그들의 의견을 들으며, 변화의 격랑을 헤쳐 나가는데 도움을 주고 있다. 이제 그는 보스턴에 있는 Deloitte & Touche Consulting Group의 파트너이다. 이것은 변화하는 의사 행동에 대한 그의 이해이다.

Q: 의사들이 진료하는 방식의 변화가 인구집단의 건강에 관해서 얼마나 중요합니까?

A: 가장 중요한 것은 환자진료가 이루어지는 방식이기 때문에 의사의 행태는 의료체계 전체 움직임의 핵심입니다. 인구집단의 건강은 의사들에 의하여 힘을 얻게 됩니다. 운전사가 없다면 당신은 아무 것도 가질 수 없습니다.

Q: 보건의료 조직과 의사들 간의 관계는 어떻게 변화를 복잡하게 만듭니까?

A: 보건기관은 의사들에 대하여 진정한 권위를 갖지 않습니다. 보건기관이 상근의사를 보유하지 못한다면, 보건기관들이 의사들을 해고할 수는 없습니다. 어떤 면에서 의사들은 컴퓨터 소프트웨어 회사들의 고급 프로그래머와 같습니다. 그들은 자신이 일하는 곳에서 일하고 싶지 않다면, 그들은 나와서 다른 더 좋은 곳을 찾아봅니다. 보건의료에서 변화의 인센티브는 통제와 권위의 관계를 통하여 나오지는 않습니다.

Q: 의사들의 마음가짐을 어떻게 맞추겠습니까?

A: 우리는 이상적인 작업방식으로서 팀이나 협조를 생각하도록 훈련받지는 않습니다. 우리는 우리 자신의 독립적인 판단에 의존하도록 훈련됩니다. 나는 최근에 의사들이 자신들의 가공의 영웅들을 열거하도록 하는 조사결과를 읽었습니다. 가장 일반적인 반응들은 슈퍼맨, the Lone Ranger and Maverick, 영화 탑건에서의 전투기 조종사 등이었습니다. 나는 관리대상자로서 의사들보다 더 만만찮은 집단을 생각할 수 없습니다.

Q: 의사들이 얼마나 사업관리 개념들에 잘 반응합니까?

A: 의사들은 권위모형으로는 일을 잘 하지 않습니다. 사실상 대부분이 자신들을 관리자나 경영자가 아닌 예술가로 봅니다. 그 태도는 종종 "제게 방해가 되지 않게 하십시오, 저를 귀찮게 하지 마십시오, 저를 관리하려고 하지 마십시오. 저를 혼자 내버려 두시고 내일을 좀 하게 두십시오"와 같은 것입니다.

Q: 보건의료 조직들은 의사들이 변화하도록 동기를 제공하려는데 무엇을 잘못하고 있습니까?

A: 너무나 자주, 관리자들은 잘못된 말로 전달사항을 내놓습니다. 의사들에게 새로운 업무방식이 보건기관의 발전에 기여할 것이라고 말하는 것은 별로 동기부여 효과를 주지 못할 것입니다. 밤에도 깨어 있으면서 한 병원이나 보건기관의 재정적인 안정을 걱정하는 의사들은 거의 없습니다. 사실, 많은 의사들은, 정해진 진료비지불제도하에서 강력한 병원은 의사의 급여를 줄이는 방식으로 재정안정을 이룰 수 있기 때문에, 병원의 향상된 성과에 대해 실제로는 두려워할 수 있습니다.

Q: 의사들에 대해 재정적으로 동기를 부여하는 것이 최선의 전략이라는 의미입니까?

A: 반드시 그렇지는 않습니다. 대부분 사람들의 첫 번째 추측은 의사들이 돈에 의하여 동기가 부여되고, 자신들이 전혀 틀리지 않을 것이라는 것입니다. 의사들이 자신들의 우선순위들을 매길 때, 돈은 상위 다섯째 순위에 들기는 하지만, 항상 첫째는 아닙니다. 또한 다른 핵심적 동기부여요인들이 있습니다. 그것들 중에는 우수한 진료를 제공하는 능력을 높이는 것, 그것을 할 수 있는 시간을 더 갖는 것, 효율, 그리고 동료들의 인정 등이 있습니다. 의사들에게 영향을 미치기를 원한다면, 이 요소들도 볼 필요가 있습니다.

Q: 의사들은 한 보건기관을 운영하는데 관하여 어떠한 오해를 가지고 있습니까?

A: 대부분의 의사들은 한 기관에서 진료가 시행되는 방식에 대해 거의 이해하지 못합니다. 그들은 관리자들을 숫자나 세는 사람들에 불과한 것으로 봅니다. 그리고 그들은 보건의료를 이끌어 나가고 영향을 주는 복잡한 재정모형을 이해하지 못합니다.

Q: 변화를 위해서는 특히 어떠한 행동들이 필요합니까?

A: 첫째, 우리는 단독진료모형에서 좀 더 협동모형으로 가야 합니다. 둘째, 진료에서 부적절한 변이들을 제거하는 방향으로 나아갈 필요가 있습니다. 대부분의 변이들은 임상과학에 의해서가 아니라 "이것이 내가 훈련받은 방식이다"라는 정신자세에 의하여 나옵니다. 그리고 셋째, 우리는 과학적인 근거보다는 전통적인 것에 의하여 추동되는 반사적 의료에서 벗어나야 할 필요가 있습니다. 우리는 더 이상 "항상 여기에서 이루어지는 방식"에 의존할 수는 없습니다.

Q: 의사들은 이러한 변화를 시작하고 있습니까?

A: 많은 의사들이 그렇습니다. 그러나 아직도 거기에는 저항이 많습니다. 의사들과의 회의에서 나는 의사들에게 미래의 이상적인 진료 환경을 기술해 보라고 합니다. 그들의 반응에서, 나는 10년 전에나 있었을 것과 같은 방식의 이야기를 많이 듣습니다. 사람들은 시계를 거꾸로 돌리기를 원합니다. 그러면 나는 내 자신이 그렇게 되돌려지지는 않을 것 같다고 재차 설명하게 됩니다.

Q: 어떠한 직무가 보건의료가 시행되는 방식을 변화시킬 것입니까?

A: 보건기관의 지도자들과 의사 지도자들 간의 진정한 협조가 취해질 것입니다. 많은 소규모 조직들은 아직도 그러한 협조를 어떻게 구축할 것인지 윤곽을 그리지 못하고 있고 갈등하고 있습니다. 그들이 직면하고 있는 큰 문제들 중 하나는 역사입니다. 아직도 과거의 움직임에서 남겨진 많은 나쁜 감정들이 있습니다. 그러나 누구나가 그 모든 것들을 뛰어 넘어가야만 할 것입니다.

Q: 의사들을 새로운 진료 방식으로 옮겨가게 하기 위한 첫단계는 무엇입니까?

A: 인식입니다. 종종 그것은 보건기관에서 나오지 않고 시장으로부터 나옵니다. 예를 들면, Detroit에서 포드자동차회사가 보건의료비 지출을 30% 줄이겠다고 선언하였을 때, 그것은

경고신호였습니다. 포드는 계약에 공격적이 되었고, 누구나 통상적인 사업은 끝났다고 깨달았습니다. 그 순간 똑같이 낡은 일을 되풀이하면서 좋은 결과를 성취하려는 것은 미친 짓이라는 것이 인식되었습니다.

Q: 의사행동에 영향을 주려고 하는 보건의료 조직들에게 어떠한 조언을 해주시겠습니까?

A: 그것은 복잡한 과정이고 순탄하지만은 않을 것입니다. 그것은 많은 사업 관리자들이 너무 느리다고 볼 속도로 일어날 것입니다. 동시에 의사들은 아마도 그것이 너무 빠르다고 생각하게 될 것입니다. 그러나 당신이 의사와 파트너가 되어 일하고, 함께 투자하고 결과를 분배받으며, 사명을 함께 한다는 의식을 갖는다면, 당신은 의사들이 그 원인을 위해 투쟁하는 데 있어 장애물들로부터 의사들을 돌려놓을 수 있습니다.

자료: The M.D. factor, Crossroads: *New directions in health management*, a supplement to *Hospitals & Health Networks*, November, 1997, Copyright, 1997, American Hospital Publishing, Inc.

은 자원을 사용하는 의사들이 더 많은 경제적 보상을 받도록 하는 경제적 보상구조로 전환하는 것이 좋은 발상이 아닐 수도 있다. 오로지 보상이 자원소비를 줄이도록 하는 제도는 질관리프로그램에 대한 참여나 조직 정책에 대한 순응, 환자만족도에 대한 관심의 표명과 같은 다른 중요한 활동들을 무시하게 한다(Kongstvedt, 1996).

반면에, 특히 벤치마킹 자료에 근거한 독촉이나 피드백이 보다 유용한 접근법이다(AHRQ, 2010; Smith, 2000). 전문가로의 사회화와 강력한 성취욕구 때문에 의사들은 자신들의 환자들에게 질 높은 최상의 의료를 시술하고 싶어한다. 그러나 그들이 이런 관점에서 얼마나 잘 하고 있는지 알기 위하여, 그들은 자신들이 동료나 자신의 과거 수행, 벤치마킹 목표들과 비교하여 얼마나 잘 하고 있는지 평가할 필요가 있다. 이것을 달성할 수 있는 첫 번째 방법은 빈번하게 피드백을 주는 고도의 정보체계를 개발하는 것이다. 그러한 체계는 의료전문직들에게 자신들이 얼마나 잘 하고 있는지 알게 할 뿐만 아니라 자신들이 옳게 일을 하고 있다는 확신을 갖도록 해준다(Kongstvedt, 1996).

피드백은 관리자들이 의사들의 행위를 동기부여시키는데 강력한 도구이다. 그러나 그 피드백 효과를 최대화하기 위하여 고려하여야 할 몇 가지 요인들이 있다. 첫째, 피드백이 가치를 가지려면, 의사 자신들의 행위가 변화될 필요가 있다는 것을 진정으로 알아야 한다. 둘째, 피드백은 자주 있어야 하고, 시간에 맞추어야 하고 새로운 행위를 지속해 나갈 수 있도록 정확한 시간 간격을 두고 주어질 필요가 있다. 셋째, 피드백은 이용할 수 있어야 하고, 일관적이어야 하며, 정확하여야 하고, 충분히 다양하여야 한다. 그것은 여러 가지 중요한 활용, 재정적 요인 및 질과 관련하여 측정하고자 하는 것을 타당하게 표현하는 자료들을 담고 있어야 한다. 그렇지 않으면, 결함이 있는 피드백 자료에 근거한 보상체계의 개선은 의사의 행위문제를 더 악화시킬 수 있다(Charns and Smith Tewksbury, 1993). 끝으로, 관리자들은 피드백을 "양호"나 "불량"으로 표현하지 말아야 한다.

끝으로 가장 중요한 것은, 의사들의 업무수행을 변화시키기 위한 노력에 의사들을 개입시키는 것이 결정적이라는 것이다. 의사들은 밀도 있게 참여하고 전적으로 통제할 수 있는 프로젝트에 더욱 호의적으로 반응하는 경향이 있다. Loewenhaupt(1997)가 관찰한 바(사례를 보라)와 같이, 의사들은 프로젝트의 미션과 투자, 보답을 공유하는 파트너일 때 보다 효과적으로 자신들의 행동을 변화시키려는 동기를 갖는다.

간호사

불행히도 간호사들의 높은 직무불만족과 자발적 이직은 미국 전체적으로 보건의료 조직의 진료의 질을 위협하는 주요하고도 만성적인 문제이다("도움의 요청" 현장 사례를 보라)(Aiken *et al.,* 2002; American Association of Colleges of Nursing, 2007). 1962년의 한 미국간호사협회 연구에 의하면 간호사 이직률은 40%를 넘는다. 그 상황은 오늘날에도 거의 변하지 않아서 병원 간호사들의 40% 이상이 자신들의 일에 대해 불만이고 전국 평균 자발적 이직이 21%로 추정된다(Aiken *et al,* 2001; PricewaterhouseCoopers' Health Research Institute, 2007).

물론 다른 직종들과 같이 간호사들도 많은 이유들로 이직을 한다. 삶의 여건(예: 자녀, 질병, 재배치, 은퇴와 같은)들이 일자리의 변동으로 몰아간다. 그러나 많은 간호사들이 업무의 압박, 장시간 근무, 무능한 관리자, 도움이 되지 않는 동료, 승진기회의 제한, 성과에 대한 인정을 받지 못하는 것과 같은 상황을 더 이상 감당하지 못하기 때문에 이직을 한다. 최고 수준의 간호관리연구자인 Linda Aiken은 간호인력의 위기 상태에 대해 "근로환경이 열악하고 한심하다!"는 지적을 하였다(2002). 참으로, 일반경영학과 보건의료 상황에서의 연구 결과들이 직무만족과 이직은 앞서 논의된 바와 같은 근로환경의 여러 특성들과 일관적이고도 정적인 관계가 있음을 보여준다(예: Kovner, Brewer, Wu, Cheng, and Suzuki, 2006).

간호사들의 열악한 근로환경에 대하여, 미국간호신임센터(American Nurses Credentialing Center)는 1983년에 Magnet 프로그램을 만들었다("도움의 요청" 현장 사례를 보라). 초창기부터 의미심장하게 확대되었던 이 프로그램은 간호사들의 근로환경을 개선하여 이직은 줄이고, 동기부여, 만족도와 성과를 높이려는 것이다. "Magnet"이라는 이름은 좋은 근로환경이 간호사들을 끌어 당기고 남아 있도록 할 것이라는 의미를 담고 있다. Magnet병원으로 지정되기 위해서, 의료기관은 유능한 간호관리자를 보유하고 있어야 하고, 조직의 의사결정에 간호사가 실질적으로 참여해야 하며, 간호사와 의사 간의 동반자적 관계와 같은 것을 입증하는 것을 포함하는 여러 기준들을 충족해야만 한다. 최근의 연구들은 이러한 기준들을 충족하는 병원들에서 간호사들이 높은 직무만족도를 갖고 있을 뿐만 아니라(Manojlovich and Lashinger, 2007), 외과환자들의 결과도 더 낫다(Friese, Lake, Aiken, Silber, and Sochalski, 2007)는 것을 보여주고 있다. Magnet 프로그램에서 핵심적인 교훈은 분명해 보인다. 보건의료 관리자들이 간호사들의 근로환경에 초점을 맞추고 개선하려는 노력을 기울일 필요가 있다는 것이다.

지원부서 인력에 대한 주석

직원 동기부여 방법들은 인력의 유형에 따라 다를 수 있다. 전문인력들은 고도의 자율성과 통제, 성취, 일에 대한 개인적 성장에 대한 욕구를 보이는데 비해, (사무원이나 서비스직원과 같은)지원인력은 이러한 욕구들이 낮은 수준을 보일 수 있다. 모든 사무직이나 서비스직원들이 전문직에서 보이는 바와 같은 인센티브에 반응하는 것은 아니다. 예를 들어, 그러한 욕구들이 모든 직원들에게 동일하다고 가정하는 관리자는 일부 지원인력들이 자율성과 일에 대한 개인적 성장 기회에 반응하지 않을 것이라는 것을 알고는 놀라게 될 것이다. 뿐만 아니라, 그들은 자신의 일들을 수입을 올리는 수단으로 보고 가족이나 여가활동을 통하여 일 이외의 개인적 충족을 추구할 것이라는 점을 보게 될 것이다.

동시에, 지원인력이 더 높은 수준의 욕구가 결여되어 있다거나 반드시 구조와 통제를 필요로 한다는 결론을 내릴 수는 없다. 한 대학병원이 간호학교를 유지하기 위해 두 명의 보조원을 썼다. 보조원 각자는 감독 없이도 자신의 주어진 영역에서 책임감이 있었고, 시설은 깨끗하게 유지되었다. 그들은 구두로나 서면으로 최상의 업무처리를 한데 대해 칭찬을 받아 왔다. 인사담당 부회장은 그들이 "자신들의" 영역으로 느꼈던 자부심과 주인의식 때문에 동기가 높았고 성과도 좋았던 것으로 생각하였다.

간호학교가 폐쇄되었을 때 두 직원은 병원으로 자리를 옮겼다. 병원에서 그들은 신입사원으로 간주되어, 규정에 따라 배치되었고, 더 이상 특정 영역에 대한 자율권과 주인의식을 갖지 못했다. 그들 업무의 질은 떨어지게 되었다. 그들은 태도문제, 동기 결여, 부적절한 업무성과 때문에 감독자들에 의하여 여러 번 지적되었다. 자신들의 잘못이 없음에도 불구하고 그들의 작업 구조와 환경이 변화하였고, 더 이상 동기부여도 되지 않았다.

이전에 높은 동기부여가 되어 있던 직원들은 자율성과 개인적 통제, 책임감, 주인의식의 자부심에 익숙해 있었다. 이 모두는 그들의 일이 재편되었을 때 사라져 버렸다. 그들이 전문직 지원이 아니었음에도, 위에서 언급된 높은 수준의 욕구들을 충족시킬 기회에 긍정적으로 반응하였고 이 기회들이 없어진 뒤에는 부정적으로 반응하였다.

전문직과 지원인력 모두에서 동기부여에 대한 중요한 점은 이 장의 "경영 가이드"에서 언급된 여러 가지 방법들이 우연적인 것으로 보일 수 있다는 점이다. 관리직에게는 하나의 사이즈(즉 스타일)가 모두에게 맞는 것은 아니다.

동기부여 문제들

본질과 원인들

보건의료 조직들에서 주된 도전은 직원 동기부여를 억제하는 문제를 방지하고 그러한 문제들이 발생할 경우에는 해결하는 것이다. 많은 노력에도 불구하고 대부분의 조직들은 직원들의 동기부여와 관련한 문제들을 경험하고 있다. 그 결과 무관심, 작업의 질 저하, 감독자와 환자들의 불평불만 등이 증상으로 나타난다.

동기부여에 문제를 일으키는 원인은 종종 세 가지 범주로 나뉜다. 첫째는 적절치 못한 성과 규정이 있을 수 있다. 이것은 직원들이 자신들에게 기대되는 바가 무엇인지를 완전히 알지 못한다는 것을 의미한다. 직원들에게 기대되는 바가 무엇인지 명확히 규정되어 있지 않고 효과적인 직무수행을 위한 지속적인 직원교육도 없다. 이 문제로 나타나는 증상들은 목표의 결여, 부적절한 직무분장, 부적절한 성과기준, 그리고 부적절한 성과평가들이다.

둘째로 직무성과를 올리는데 다른 장애물들이 있을 수 있다. 이들 중 가장 중요한 것으로 관료적, 환경적 장애물들, 불충분한 지원 또는 자원, 직원의 기술과 직무요건의 잘못된 연결 등이 있을 수 있다. 한 예로 간호직의 현저한 인력부족을 경험하는 병원이 있다. 간호사들은 아마도 업무가 과중하여 스트레스가 쌓이고 지치게 되기 때문에, 적절한 인력공급이 이루어지지 않으면 동기부여를 시킬 수 있는 환경을 제공하려는 노력들은 실패할 것이다. 간호인력의 부족과 그에 따른 업무과중이 간호사들의 이직을 부추기는 주된 문제들이다(Fottler, Crawford, Quintana, and White, 1995).

셋째, 부적절한 성과보상 연계가 있을 수 있다. 보상은 경제적인 것일 수도 있고 경제외적인 것일 수도 있다. 이 문제로 나타나는 증상들은 직원들에 의하여 가치가 부여되지 않는 부적절한 보상, 수행에 부적절한 보상, 보상수령의 지연, 보상확률, 그리고 보상분배에서의 불공평 등이다.

특정 직원의 동기부여 문제에 대한 구체적인 원인들을 결정하는 것은 어렵다. 보건의료 최고경영자들에게 가장 효과적인 접근은 의사소통 기술, 대인관계 기술, 면접기술 등을 발전시켜 직원들과 쌍방향 의사소통이 지속되도록 하는 것이다. 직원들이 솔직히 말할 수 있도록 잘 듣고 격려해 주는 것이 중요하다. 이렇게 할 경우 차상급자와 더 고위층의 관리자 모두는 개인이든 집단이든 특정 직원들의 문제와 좌절을 잘 이해하게 된다. 많은 조직들이 면접을 이용하는 상향 의사소통 체계가 결근, 이직을 줄이고, 생산성을 높이며 더 많은 이윤을 얻는 성과를 거두었다는 것을 알게 되었다(Pfeffer, 1988a).

직원태도조사들 또한 무기명으로 이루어지거나 그 결과가 실제에 반영된다는 것을 보장한다면 직원들의 신념과 태도에 관한 정보를 모으는데 유용하다(Fottler *et al.*, 1995). 첫째, 그러한 조사들은 검토 수정되어야 할 필요가 있는 문제들과 성과 장애요인들을 밝혀내는데 귀중하다. 둘째로, 그것들은 돈, 인정, 자율성, 협력관계 등과 같은 많은 다른 종류의 결과들에 직원들이 부여하는 가치를 알아내는데 유용하다. 직원과 관리자 견해의 차이는 직원 신념을 수정하기 위한 방법이나 직원 가치와 직무귀속을 보다 좋게 결부시키기 위한 직무조건들을 탐색하기 위한 기초를 제공한다.

그러나 태도조사만으로는 충분하지 않다. 조사결과들은 직원들이 갖고 있는 문제 영역들에 접근하기 위한 조직의 의사결정에 이용될 필요가 있다(Fotler *et al.*, 1995). 경영에서 직원들의 지적이나 불평, 제안들에 대응하는데 실패하면, 직원들이 분노하고 냉소적이 될 수 있다.

가능한 해결책

표 4.1은 앞에서 논의되었던 세 가지 동기부여 장애문제들과 가능한 해법들을 정리한 것이다. 대부분의 동기부여 장애문제들은 한 개 이상의 원인과 해결방안들을 갖고 있다는 것을 인정하는 것이 중요하다. 사실 최신이론과 연구는 성공적인 직원 동기부여 프로그램이 되기 위해서 통합적이면서 서로 강화시키는 몇 가지 동기부여 방법들을 포함할 것을 제안한다(Locke & Latham, 1990b; 2004). 이 접근들은 필요하다면 적어도 행동수정을 위한 긍정적 강화, 고도의 도전이나 어려운 목표, 성공에 대한 성과기대에 기초한 가치있는 보상 행위, 직원들에 대한 피드백, 직원들의 관여와 참여, 직무설계, 그리고 낮은 상황적 제약을 포함하여야 한다. 장기적 목표가 개발되어야 하고 "성과문화"가 존중되어야 한다("현장 사례: Sharp HealthCare 직원의 동기부여").

최근, 성과와 보상 간의 연계를 개선하기 위해 중요하게 논란이 되고 있는 접근이, 바람직한 행위와 결과를 재정적 보상이나 벌칙에 연결시키는 **성과연동지불제**이다. 성과연동프로그램은 몇 가지 차원에 따라 다양하다. 이 중 가장 중요한 것은 (1) (환자안전, 비용효율과 같이) 평가되는 성과 측면; (2) 개인, 집단, 또는 조직과 같이 측정되는 성과의 수준; (3) 과정이나 결과에 초점을 두는 것(예를 들면, 과정에 초점을 둔다면, 병원은 적정한 항생제 제공에 대해 지불하고, 결과에 초점을 둔다면 환자가 퇴원 후 감염될 경우 재정적으로 벌을 가하게 될 것) (4) 성과에 연계되어 있는 지불 규모; (5) 벌칙과 보상(보너스와 같은)의 이용 등이다.

성과연동프로그램은 지난 수년 동안 수적으로나 중요성에 있어서 실질적으로 증가하였다. 특히 입원진료에 초점을 맞추고 있는 40개 이상의 민간부문 병원의 성과연동지불프로그램이 있다(Mehrotra, Damberg, Sorbero, and Teleki, 2009). 더욱이 Medicare Payment Advisory Commission과 Institute of Medicine은 메디케어가 병원 성과연동지불프로그램을 채택할 것을 추천하였다. The Centers for Medicare and Medicaid Services는 2003년부터 이 프로그램들을 시험하였고, 더 최근에는 그것을 의사진료에까지 확대하였다.

성과연동지불프로그램이 부상하는 이유는 간단하다. 지불자, 소비자, 그리고 다른 이해당사자들이 보건의료 조직이 질이나 비용 수준에서 만족스러운 수준의 서비스를 제공하고 있지 않고 있어서 성과와 재정적 보상 간의 연계를 강

표 4.1 흔한 직원 동기부여 문제와 가능한 해결책들

동기부여 문제들	가능한 해결책들
1. 성과에 대한 부적절한 정의 (예: 목표의 결여, 부적절한 직무기술, 부적절한 성과표준, 부적절한 성과평가)	• 잘 규정된 직무기술 • 잘 규정된 성과기준 • 목표설정
2. 성과에 대한 장애들 (예: 관료적 또는 환경적 장애들, 부적절한 지원 또는 자원, 잘못된 직원-직무 연결, 부적절한 정보)	• 성과에 대한 피드백 • 직원 선발의 개선 • 직무재설계 또는 향상 • 불만억제요인들의 개선 (예: 안전하고 청결한 환경, 급여와 복지혜택, 직무안전성, 인원배치, 시간외 근무, 설비)
3. 부적절한 성과-보상 연계 (예: 부당한 보상, 부적절한 보상, 잘못된 보상시기, 낮은 보상 가능성, 보상 배분의 불공평성)	• 행위수정 또는 긍정적 강화 (개인 또는 집단) • 성과급 • 성취 또는 성장요인들의 개선 (예: 직원참여, 직무재설계 또는 개선, 경력계획, 전문성개발기회) • 존경 또는 권력요인 개선 (예: 자율성 또는 인격적 규제, 자율작업팀, 자아관리, 작업일정 변경, 인정, 찬사와 보상, 기술이나 재능의 과시기회, 타인에 대한 지도 및 훈련기회, 직급이나 직위의 승진, 조직이나 부서에 관한 정보, 업무활동이나 사업에 대한 선택, 추천서, 작업공간의 선택) • 친교 또는 관련 요인들의 개선 (예: 업무팀, 과제집단, 사업회의, 사교활동, 전문직 및 지역사회집단참여, 개인적 의사소통 또는 리더십 유형)

화하는 것이 더 나은 결과를 가져올 것이라고 믿기 때문이다. 그럼에도 불구하고 이 프로그램들이 그러한 목표를 달성할 것인지는 분명하지 않다. 현재까지로서는 성과연동지불프로그램들이 그 목표를 보건의료 환경에서 충족시킨다는 믿을 만한 근거가 별로 없다(예: Rosental and Frank, 2006; Glickman *et al.*, 2007; Mehrota *et al.*, 2009; Cambell, Reeves, Kontopantelis, Sibbald, and Katz, 2000; Barkema and Gomez-Mejiia, 1998).

참으로, 성과연동지불프로그램이 편익보다 더 중한 해로운 영향을 가질 수 있다는 비판이 있다. 한 가지 고려할 점은 개인들이 성과로 측정되는 것들에 편협하게 초점을 맞추고 그들이 적절한 주의를 기울이지 않거나 성과연동프로그램에 속하지 않는 부분의 다른 중요한 일에 대한 노력을 기울이지 않도록 연관될 수 있다는 것이다(Cambell *et al.*, 2009). 또한 이 프로그램에 이용되는 측정도구들이 근본적인 결함이 있다는 주장이 있다. 예를 들어, 이 프로그램이 실제로는 환자 결과와 강력히 연관되지 않는 임상적 진료과정을 강조할 수 있다는 것이다(예: Krumholz *et al.*, 2007). 이것이 어느 정도는 부합되는 것이어서, 임상의들은 궁극적으로 환자의 건강을 개선시키지 않을 서비스를 제공하

는데 노력을 기울일 것이다.

더욱이, 성과연동프로그램이 사용하는 도구와 기준들은 임상의들이 특정 프로토콜에 잘 맞지 않는 문제를 가진 환자들에 대하여 충분히 자율적인 의사결정을 하지 못하도록 할 수 있다. 최악의 경우, 임상의들은 실제로는 개별 환자들에 대해서는 해로울 수 있는 "cookbook" 의료를 제공하도록 동기화될 수도 있다.

또 다른 주요 고려점은 성과연동프로그램이 개인과 조직들로 하여금 자신들의 통제하에 있지 않은 업무과정과 결과에 책임을 지도록 할 것이라는 점이다(Jones, Brown, and Opelka, 2005). 예를 들어, "일차진료의사에 대한 동기부여"라는 사례에서 Dr. Smith를 보면, 성과연동 보험하에서, 그녀는 환자의 당뇨병 증상이 조절된다면 보너스를 받을 것이었다. 그러나, 그녀가 매우 주의 깊게 치료지침을 따른다 하더라도, 그 환자는 예를 들어 적절한 식사를 함으로써 그에 따르지 않을 수 있다. Dr. Smith가 벌칙을 받아야 하는가? 사실은, 개인들이 보건의료 조직에서 하는 일의 많은 부분은 조직은 물론 동료나 환자, 그들의 가족의 협조를 요한다. 이러한 고도의 상호의존성은 성과연동프로그램에 대해 하나의 과제를 부과한다.

좀 더 일반적으로, 성과연동프로그램은 개인의 심리학적이고 내적인 보상이나 동기(내재적 보상)에 비해 일에 대한 외적인 보상(외부적인 동기부여)에 너무 많은 강조점을 두고 있다(Janus, 2010). 극단적으로는 재정적 보상을 얻기 위한 외부적인 동기부여는 일에 대한 내적인 동기부여를 "몰아내거나" 훼손할 수 있다(Pfeffer, 1998b; Deci and Koestner, 1999). 앞에서 논의한 바와 같이, 보건의료에서 흔히, 개인들을 동기부여할 일련의 요인들에서 돈은 일부일 뿐이지만 종종 너무 중요하게 생각될 수도 있다.

최근 들어 목표설정에 대하여 유사한 비판들이 있었다. 비평가들은 개인들로 하여금 특별한 목표 성취에 좁게 초점을 맞추도록 하여 목표 성취와 연결된다면 비윤리적인 행동조차도 관여할 정도의 동기부여 도구로서 지나치게 강조될 수 있다고 주장한다(Ordonez, Schweitzer, Galinsky, and Bazerman, 2009). 목표와 그에 관련된 금전적인 보상을 얻기 위해 지나치게 노력하는 것은 전체적인 성과를 해칠 수 있다. 성과연동지불프로그램이 보상이 너무 적거나 타인과의 갈등을 초래하여 동기부여에 약한 신호를 보내고 거의 영향을 미치지 못하는 결과를 가져온다는 상반되는 이유로 실패한다는 근거도 또한 있다(Rynes, Gerhart, and Minette, 2004).

성과연동지불제가 갖고 있는 이러한 잠재적인 약점을 고려하면 관리자들과 정책가들은 그들에 대한 신뢰를 증대시키지 않는가? 반드시 그렇지는 않다. 또한 있다. 성과연동지불프로그램이 위에서 언급된 주요 함정들을 피하거나 최소화하면서 잘 설계되어 시행된다면 효과적일 수 있다는 근거도 있다(Gerhart, Rynes, and Fulmer, 2009).

우선, 업무의 몇몇 중요한 측면들을 설명하는 잘 균형 잡힌 성과 척도를 개발하는 것이 관건이다(Kaplan & Norton, 1996). 지적되었듯이, 예를 들면, 환자에 대한 좋은 결과는 전문가들간의 협조를 요하기 때문에, 개인의 성과뿐만 아니라 팀워크를 보상하는 것이 중요하다(Gittell, 2009). 둘째로, 성공적인 성과연동지불프로그램은 동기부여하기 위한 다른 접근들을 특징짓는 위에서 논의된 원칙들을 따른다. 그것들은 높은 수준의 성과를 확립하고, 정확한 성과측정체계를 발전시키고, 관리자들의 효과적인 피드백 실행을 훈련시킨다.

셋째로, 개인들은 성과연동지불프로그램에 대한 반응이 다양하다는 점을 인식하는 것이 중요하다. 예를 들어, 높은 성취욕구를 갖고 있는 개인들과 높은 성취를 이룬 적이 있는 개인들은 성과연동프로그램을 선호하기 쉽다(예를 들어, Trank, Rynes, and Breta, 2002).

끝으로, 금전적 보상은 물론 비금전적 보상에도 의존하는 보상과 인센티브에 대한 잘 균형 잡힌 접근을 취하는 것이 중요하다(WHO, 2008). 돈에 의해 우선적으로 동기부여되는 많은 월스트리트 은행가들과는 달리, 많은 보건의료직들은 자신들의 직업을 봉급이 아닌 다른 이유로 선택한다. 결과적으로 보건의료 조직들은 그들의 직원들을 동기부여할 넓은 범위의 다양한 비경제적 욕구들을 밝히고 대응할 필요가 있다(표 4.1). 예를 들어, 단순한 인정의 실행과 프로그램들은 직원의 참여와 보상을 연계하는 다음을 포함하는 또다른 방법을 제시한다: 잘한 업무에 대한 비공식적이면서 공개적인 칭찬; 한 명 이상의 직원들의 명예로운 성취를 부서별로 모으는 일; 직원의 성취나 환자와 방문객들의 편지를 조직의 웹사이트나 뉴스레터에 발표하는 일(Huseman and Hatfield, 1989; Mc-Connell, 1997).

효과적인 성과연동지불프로그램을 설계하고 시행한 조직으로 잘 알려진 한 사례는 용접기 제조회사로 설립된 지 100년 이상 된 Lincoln Electric인데, 이 회사는 성과연동지불제에 관하여 본질적인 교훈을 준다. 한 가지는 효과적인 프로그램을 개발하는데 수년이 걸린다는 점이다. Lincoln사의 접근법은 수십 년간 시행착오를 통해 발전하여 왔다. 이것은 성과연동지불프로그램이 단기적인 결과를 산출할 것으로 기대하는 보건의료 분야 관리자와 정책가들에게 경고를 준다. Lincoln사는 또한 개인의 생산성과 질, 팀워크, 업무와 생산물의 혁신 기여도 등을 평가하는 균형 잡힌 성과척도들을 명확하게 사용한다(Levin, 2003).

그러나, 우리들의 관점에서, 보건의료 조직들이 Lincoln사로부터 배울 수 있는 가장 중요한 교훈은 고도의 신뢰(Lincoln사는 직원이 금전적인 문제에 부닥쳤을 때 결코 외면하지 않았다); 의사결정에 대한 직원 참여(직원들은 관리이사회에 대해 잘 대표된다); 직원에 대한 투자(Lincoln사는 내부승진과 많은 훈련, 자기개발 기회들을 부여한다); 단순한 위계와 평등(관리계층이 매우 적고, 관리 "특전"이 없다); 그리고 높은 수준의 종업원 사주제도 등과 같은 최선의 관리 접근이 이루어지고 있기 때문에 성과연동지불제가 잘 작동한다는 점이다. 그럼에도 불구하고, 보건의료 조직들은, 특히 성과연동지불프로그램에 의존한다면, 이러한 방식들을 이용함으로써 실질적인 이득을 얻을 수 있다("현장 사례: Sharp HealthCare 직원의 동기부여"를 보라).

직무재설계는 동기부여를 증대시킬 수 있는

또 다른 전략이다(또한 7장을 보라). 그것은 직원들의 심리학적 욕구를 충족시키기 위해 직무의 어떤 측면을 변화시키면 그들이 좀 더 노력을 기울이도록 동기부여할 것을 전제로 한다. Hackman과 Oldham(1980)에 의하면, 보다 높은 수준의 욕구에 대한 충족은 직원이 다음과 같은 심리학적 상태를 경험할 때 일어난다. 첫째, 직무가 직원에게 자신의 결과에 대해 중요한 부분에 책임을 진다는 것을 개인적으로 느끼도록 한다. 자율성이나 개인적 통제는 직무성과에 대한 개인적 책임감을 느끼게 하는 핵심적인 직무 차원이다. 둘째, 직무가 개인에게 의미 있는 것으로 인식되도록 하는 것을 포함하고 있다. 직무를 의미 있는 것으로 만들 수 있는 핵심적인 세 가지 요소는 과업 정체성(즉, 전체 과업의 완성), 기능 다양성(즉, 다른 기능들의 이용), 과업 중요성(즉, 실질적 영향)이다. 셋째, 직무는 직원에게 결과를 알도록 해 준다. 직무 자체 또는 다른 개인으로부터의 피드백은 결과를 알게 해 주는 핵심적인 직무 차원이다.

예를 들어, 한 연구에서 장기요양 현장 간호사와 간호조무사의 직무재설계를 검토하였다. 결과에서 받은 서비스의 질에 대한 가족들의 만족도는 간호사의 조직헌신도에 의하여 영향을 받았고, 이것은 자율성, 과업 정체성, 기능 다양성과 상관성을 보였다. 이 연구는 장기요양 현장에서 간호와 간호조무사 업무를 재설계하는 것은 이들이 서비스 질의 수준을 높이는 것은 물론 조직에 대한 헌신도를 높이는 동기부여에 기여할 수 있다고 지적한다(Steffen, Nystrom, and O'Connor, 1996).

직무재설계는 주어진 직무 구조, 법적 억제, 기술적 억제, 직원의 특성과 가치들을 고려하여 실행 가능할 때 가장 적합하다. 보건의료에서 직무재설계는 확실히 실행 가능하지만, 대부분의 다른 산업들과 달리 법적으로나 전문직의 특성상 제한되기 쉽다(Blayney, 1992).

비보건의료 조직과 보건의료 조직 모두에서의 연구는 일반적으로 직원의 동기부여를 제고하는데 있어, 특히 성취와 성장에 대한 개인적 느낌에 가치를 많이 두는 직원들에게, 직무 특성들의 타당성을 뒷받침한다(Alpander, 1990; Grant and Parker, 2009; Guzzo, Jette, and Katzell, 1985). 그러나 어떠한 직무재설계이든 그 성공은 보상체계와 최고관리자의 지원과 같은 강화요인들에 달려 있기 쉽다(Fried & Ferris, 1987).

끝으로, 위에서 논의된 많은 참여전략들을 포괄하는 한 접근법은 직원들에 대한 임파워먼트이다. 임파워먼트 과정은 전반적인 목표의 방향이 주어져 있는 상태에서 직원들이 어떻게 그 지시를 따라 갈 것인지에 관하여 상당히 자유로운 "지휘된 자율성"의 하나이다. 직원들이 조직성과를 이해하고 그에 기여할 수 있도록 직원들과 정보와 지식을 공유할 필요가 있고, 조직성과에 영향을 미칠 결정을 하는 데 있어서의 자율성을 줄 필요가 있다(Ford & Fottler, 1995). 직원들의 참여를 강조하기는 하지만 권한과 권위의 배분에는 아무런 실질적인 변화도 없는 직원참여에 대한 이전의 접근들(예를 들어, 위임, 분권화, 그리고 참여적 관리와 같은)과 임파워먼트를 구분해 주는 것은 권한의 문제이다.

명백히 임파워먼트는 절대적이라기보다는 정

도의 문제이다(Ford & Fottler, 1995). 보건의료 최고경영자들은 어떠한 업무를 담당하는 개인이나 팀들에게는 다른 사람들에게 보다 더 높은 정도의 임파워먼트를 제공할 수 있다. 경영자는 문제발견, 대안개발, 대안평가, 대안선택, 그리고 실행 중 어느 것이나 그 모든 것에 대하여 부하직원에게 권한을 부여할 수 있다.

전반적 평가

지금까지 살펴본 것처럼, 조직성원들의 동기부여와 관련된 문제를 다루는 데는 많은 접근들이 있다. 그 어느 것도 절대적인 것은 아니다. 어떤 접근방법이 특정 상황에서 성공적인지 여부는 우선 그 방법이 동기부여가 낮게 된 일차

| 토론 | 성과연동지불에 대한 찬반

위에서 지적되었듯이, 다양한 종류의 성과연동지불프로그램이 지난 수년간 수적으로나 중요성에서 실질적으로 증대하였다. 민간 부문이나 공공 부문 모두에서 성과연동지불프로그램이 두드러지게 증가하는 이유는 지불자, 소비자, 기타 이해당사자들이 보건의료 조직이 질이나 비용에서 만족할 수준으로 제공되지 못하고 있고 성과와 금전적 보상의 연계가 보다 나은 결과 산출을 강화할 것으로 믿기 때문이다.

그럼에도 불구하고, 이러한 프로그램에 대한 비평가들은 그러한 프로그램이 몇 가지 이유로 목적을 충족할 것이라고 주장한다. 첫째, 비평가들은 성과연동지불제하에서 개인들은 성과연동지불프로그램의 일부가 아닌 다른 중요한 일에 대한 적절한 주의나 노력을 기울이지 않을 정도로 성과 척도와 관련된 보상에 좁혀서 초점을 맞출 것이라고 주장한다. 둘째, 비평가들은 이러한 프로그램에서의 척도들이 근본적인 결함을 가지고 있을 것이라고 주장한다. 예를 들어, 프로그램들은, 실제로, 환자의 성과와는 강하게 연계되지 않은 임상적 진료과정을 강조할 수 있다. 셋째, 성과연동지불프로그램이 사용하는 척도와 기준들이 임상의들에게 특별한 프로토콜에 잘 맞지 않는 문제들을 가진 환자들에 관한 의사결정을 위한 충분한 자율성을 주지 않을 수 있다. 넷째, 성과연동지불프로그램은 개인이나 조직들이 그들의 통제하에 있지 않은 업무 과정이나 결과에 대하여 책임을 유보할 수도 있다. 다섯째, 비평가들은 성과연동지불프로그램은 보다 심리학적이고 개인에 내재되어 있는 보상(내재적 보상)이나 동기(내재적 보상)보다 업무의 외적 보상(외재적 동기부여라고 하는)에 지나치게 많은 강조를 한다. 극단적으로는, 금전적 보상을 얻으려는 외재적 동기부여가 업무의 내재적 동기를 "밀쳐 내거나" 침해할 수도 있다. 끝으로, 성과연동지불프로그램은 보상이 너무 작거나 보상을 받을 기준이 서로 간에 갈등을 일으키거나, 동기부여를 하기에는 약한 신호를 주거나 거의 영향을 미치지 못하는 결과를 가져온다는 반대 이유로 인해 실패할 근거도 또한 있다.

이러한 점들을 고려할 때, 성과연동지불프로그램을 지지할 것인가? 이러한 프로그램하에서 일하는 개인이나 팀들을 어떻게 관리할 것인가?

적 원인들과 잘 맞아떨어졌는지에 달려 있다. 둘째로는 그 프로그램이 어떻게 도입되고 시행되었는지 그리고 저항이 최소화되고 몰입이 최대화되도록 도입되고 시행되었는지에 달려 있다. 예를 들어, 프로그램의 영향을 받는 직원들이 특정 동기부여 프로그램을 선택하고 시행하는데 어느 정도 참여할 수 있다면 최대로 좋은 반응이 나올 가능성이 있다. 셋째, 성공여부는 그 프로그램이 조직문화의 다른 측면들과 양립가능한지에 달려 있다(Hames, 1991; Mohrmann and Lawler, 1984). 상호의존적이고 서로 효과를 강화하는 여러 동기부여 프로그램을 동시에 도입하는 것은, 그것들이 모두 동기부여를 방해하는 원인들과 관련이 있다는 것을 가정한다면, 아마도 그러한 문제들을 극복하는데 가장 효과적일 것이다. 좋은 예가 Sharp HealthCare 프로그램이다("현장 사례: Sharp HealthCare 직원의 동기부여"를 보라).

요약 및 경영 가이드

1. 보건의료 관리자들은 그들이 가장 중요하다고 보는 욕구와 보상이 무엇인지를 결정함으로써 사람들을 동기부여할 수 있다. 이것은 공식적, 비공식적 의사소통 수단들을 통해 달성될 수 있다.
2. 보상은 경제적일 수도 있고 비경제적일 수도 있다. 보상은 특정 직원들 또는 직원집단들의 우선적인 욕구와 관련된다. 가능하다면, 직원의 보상에 대한 관점을 끌어내어 보상과 인센티브 체계를 개발하고 시행하는데 참여시켜라.
3. 목표들은 고용시와 주기적인 성과평가시에 설정하라. 사람들에게 어렵고 특화된 목표들을 장려하여 설정하고, 필요시마다 개정하고 갱신하라.
4. 목적달성과 결과에 대한 기대는 고용시에 설정되고 주기적으로 검토되어야 한다. 사람들이 그 목표들을 달성할 수 있다고 믿도록 돕고 그들의 가치들에 일관된 목표들을 선택함으로써 목표에 헌신하도록 하라.
5. 보상을 받기 위한 규칙들은 누구에게나 명료하게 하라.
6. 직원들의 업무와 보상이 공정한 것으로 인식하도록 하라. 제한된 자원의 제약하에서 불형평성이 가능한 한 최선임을 인식하도록 하라. 특히 관리자들이 개인들의 다른 욕구들을 고려하려 할 때 불형평성이 인식되기 쉽다는 점을 기억하라.
7. 사람들이 자신들의 목표에 대한 진도에 따라 시의적이고 구체적인 피드백을 주어라.
8. 성과에 따라 보상하라.
9. 직무재설계는 개인들의 욕구와 동기와 업무 사이에 연결을 증대시키기 위한 또 다른 대안이다. 재설계는 책임감 부여, 의사결정, 통제, 자율성, 도전, 그리고 성취기회를 포함하는 정도에 따라 동기부여를 증대시키기 위한 잠재성을 제공한다.

참고 문헌

Adams, J. S. (1963, November). Toward an understanding of inequity. *Journal of Abnormal and Social Psychology,* 67, 422–436.

Adams, J. S. (1965). Inequity in social exchange. In L. Berkowitz (Ed.), *Advances in Experimental Social Psychology, II.* New York: Academic Press.

Aiken, L. H. (2002). Commentary. *Medical Care Research and Review* 59(2): 215–222.

Aiken, L. H., Clarke, S, P., Sloan, D. M., Sochalski, J. A., Busse, R., Clarke, H., Giovannetti, P., Hunt, J., Rafferty, A. M., & Shamian, J. (2001). Nurses report on hospital care in fi ve countries. *Health Affairs,* 20(3): 43–53.

Aiken, L. H., Clarke, S. P., Sloan, D. M., Sochalski, J., & Silber, J. H. (2002). Hospital nurse staffi ng and patient mortality, nurse burnout and job dissatisfaction. *Journal of the American Medical Association,* 288(16): 1987–1993.

Alderfer, C. P. (1968). An empirical test of a new theory of human needs. *Organization Behavior and Human Performance,* 16(2), 42–175.

Alderfer, C. P. (1972). *Existence, relatedness, and growth.* New York: Free Press.

Alpander, G. G. (1990). Relationship between commitment to hospital goals and job satisfaction: A case study of a nursing department. *Health Care Management Review,* 25(4), 51–62.

American Association of Colleges of Nursing. Nursing shortage resource fact sheet. Retrieved December 10, 2009, from http:// www.aacn.nche.edu/Media/shortageresource.htm.

American Nurses Association (2009). *Nursing administration: Scope and standards of practice.* Silver Springs, MD: ANA.

American Nurses' Association. (1962). Spot Check of Current Hospital Employment Conditions. Kansas City, MO: Research and Statistical Unit, American Nurses' Association.

Appleby, C. (1998). Braindrain. *H&HN: Hospitals and Health Networks,* 72(8), 41–43.

Atkinson, J. W. (1961). *An introduction to motivation.* New York: Van Nostrand.

Barkema, H. G., & Gomez–Mejia, L. R. (1998). Managerial compensation and fi rm performance: A general research framework. *Academy of Management Journal,* 41(2), 135–145.

Becker, I. J. (1978). Joint effect of feedback and goal setting on performance: A fi eld study of resi–dential energy conservation. *Journal of Applied Psychology,* 63, 428–433.

Blayney, K. D. (Ed.). (1992). *Healing hands: Customizing your health team for institutional survival.* Battle Creek, MI: W. K. Kellogg Foundation.

Brockner, J. (2006). Why it's so hard to be fair. *Harvard Business Review,* 84(3), 122–129.

Campbell, J. P., & Pritchard, R. D. (1976). Motivation theory in industrial and organizational psychology. In M. D. Dunnette (Ed.), *Handbook of industrial and organizational psychology* (pp.

63–130). Skokie, IL: Rand McNally.

Campbell, S. M., Reeves, D., Kontopantelis, E., Sibbald, B., & Roland, M. (2009). Effects of pay for performance on the quality of primary care in England. *New England Journal of Medicine,* 361, 368–378.

Charns, M. P., & Smith Tewksbury, L. J. (1993). *Collaborative management in health care: Implementing the integrative organization.* San Francisco: Jossey–Bass Publishers.

Colvin, G. (1998). What money makes you do. *Fortune,* 138(4), 213–214.

Davis–Blake, A., & Pfeffer, J. (1989). Just a mirage: The search for disposition effects in organiza–tional research. *Academy of Management Review,* 14(3), 385–400.

Deci, E. L., & Koestner, R. (1999). A meta–analytic review of experiments examining the effects of extrinsic rewards on intrinsic motivation. *Psychological Bulletin,* 125(6), 627–669.

Ford, R. C., & Fottler, M. D. (1995). Empowerment: A matter of degree. *Academy of Management Executive,* 9(3), 21–29.

Fottler, M. D., Crawford, M. A., Quintana, J. B., & White, J. B. (1995). Evaluating nurse turnover: Comparing attitude surveys and exit interviews. *Hospital and Health Services Administration,* 40(2), 278–295.

Freid, Y., & Ferris, G. R. (1987). The validity of the job characteristics model: A review and meta–analysis. *Personnel Psychology,* 40(2), 287–322.

Fried, Y., & Slowik, L. H. (2004). Enriching goal setting theory with time: An integrated approach. *Academy of Management Review,* 29(3), 404–422.

Friese, C. R., Lake, E. T., Aiken, L. H., Silber, J. H., & Sochalski, J. (2008): Hospital nurse practice environments and outcomes for surgical oncology patients. *Health Services Research,* 43(4), 1145–1162.

Georgopoulos, B. S., Mahoney, B. S., & Jones, N. W. (1957). A path–goal approach to productivity. *Journal of Applied Psychology,* 41, 345–353.

Gerhart, B., Rynes, S. L., & Fulmer, I. S. (2009). Pay and performance: Individuals, groups and executives. *Annals of the Academy of Management,* 3(1), 251–315.

Glickman, S. W. Fang–Shu Ou, F–S., Elizabeth, R., DeLong, E. R., Roe, M. T., Lytle, B. L., Mulgund, J., Rumsfeld, J. S.,

Gibler, W. B., Ohman, E. M., Schulman, K. A., & Peterson, E. D. (2007). Pay for performance, quality of care, and outcomes in acute myocardial infarction. *Journal of the American Medical Association, 297,* 2373–2380.

Gittell, J. H. (2009). *High performance health care: Using the power of relationships to achieve qual–ity, efficiency and resilience.* New York: McGraw–Hill.

Grant, A. M., & Parker, S. K. (2009). Redesigning work design theories: The rise of relational and proactive perspectives. *Academy of Management Annals,* 3(1), 317–375.

Guzzo, R. A., Jette, R. D., & Katzell, R. A. (1985). The effects of psychologically based intervention programs on worker productivity: A meta analysis. *Personnel Psychology,* 38(3), 275–291.

Hackman, J. R., & Oldham, G. (1980). *Work redesign.* Reading, MA: Addison–Wesley.

Hames, D. S. (1991). Productivity–enhancing work innovations: Remedies for what ails hospitals? *Hospital and Health Services Administration,* 38(4), 545–557.

Haug, M. E. (1988). A re–examination of the hypothesis of physician deprofessionalization. *Milbank Quarterly,* 66(Suppl. 2), 48–56.

Herzberg, F. (1987). One more time: How do you motivate employees? *Harvard Business Review,* 65, 109–120.

Higgins, E. T., & Kruglansky, A. W. (Eds.). (2000). *Motivational science: Social and personality perspectives.* Philadelphia: Psychology Press.

Huselid, M. A. (1995). The impact of human resource management practices on turnover, pro–ductivity, and corporate financial performance. *Academy of Management Journal,* 38(3), 635–672.

Huseman, R. C., & Hatfi eld, J. D. (1989). *Managing the equity factor.* Boston: Houghton–Mifflin.

Ivancevich, J. M., & McMahon, J. T. (1982). The effects of goal–setting, external feedback, and self–generated feedback on outcome variables: A field experiment. *Academy of Management Journal,* 25(2), 359–372.

Janus, K. (2010). Managing motivation among healthcare professionals. Working paper. Columbia University, Mailman School of Public Health, Department of Health Policy and Management.

Jones, R. S., Brown, C., & Opelka, F. (2005). Surgeon compensation: "Pay for performance," the American College of Surgeons national surgical quality improvement program, the surgical care improvement program, and other considerations. *Surgery, 138,* 829–836.

Kanfer, R. (1990). Motivation theory and industrial and organizational psychology. In M. D. Dunnette & L. M. Houghlin (Eds.), *Handbook of industrial and organizational psychology* (pp. 75–170). Palo Alto, CA: Consulting Psychologists Press, Inc.

Kanfer, R., & Ackerman, P. L. (2004). Aging, adult development and work motivation. *Academy of Management Review,* 29(3), 423–439.

Kaplan, R. S., & Norton, D. P. (1996). Using the balanced scorecard as a strategic management system. *Harvard Business Review,* 74(1), 75–85.

Kennedy, M. M. (1997). How to put new life into an old job. *Healthcare Executive,* 12(5), 44–45.

Kim, W. C., & Mauborgne, R. (2003). Fair process: Managing in the knowledge economy. *Harvard Business Review,* January, 1–10, reprint number RO301K

Kongstvedt, P. R. (1996). The managed care health care handbook (3rd ed.). Gaithersburg, MD: Aspen Publishers, Inc.

Kovner, C., Brewer, C., Wu, Y—W., Cheng, Y., & Suzuki, M. (2006). Factors associated with work satisfaction of registered nurses. *Journal of Nursing Scholarship*, 38(1): 71–79.

Krumholz, H. M., Normand, S—L. T., Spertus, J. A., Shahian, D. M., & Bradley, E. H. (2007). Measuring performance for treating heart attacks and heart failure: The case for outcomes measurement. *Health Affairs,* 26, 75–85.

Latham, G. P., & Locke, E. A. (2006). Enhancing the benefi ts and overcoming the pitfalls of goal setting. *Organizational Dynamics,* 34(5), 332–340.

Laurinaitis, J. (1997). Actions speak louder than posters. *Psychology Today,* 30(3), 16.

Levin, J. (2003). Relational incentive contract. *American Economic Review,* 93(3), 835–857.

Locke, E. A. (1968). Effects of knowledge of results, feedback in relation to standards, and goals on reaction—time performance. *American Journal of Applied Psychology,* 81, 566–574.

Locke, E. A. (1982). Relation of goal level to performance with a short work period and multiple goal levels. *Journal of Applied Psychology,* 67, 512–514.

Locke, E. A., & Latham, G. P. (1990a). *A theory of goal setting and task performance.* Englewood Cliffs, NJ: Prentice—Hall.

Locke, E. A., & Latham, G. P. (1990b). Work motivation and satisfaction: Light at the end of the tunnel. *Psychological Science,* 1(4), 240–246.

Locke, E. A., & Latham, G. P. (2004). What should we do about motivation theory? Six recom—mendations for the twenty—first century. *Academy of Management Review,* 29(3), 388–403.

Manojlovich, M., & Laschinger, H. (2007). The nursing worklife model: Extending and refi ning a new theory. J*ournal of Nursing Management,* 15, 256–263.

Maslow, A. H. (1943). A theory of human motivation. *Psychological Review,* 50, 370–396.

McClelland, D. C. (1961). *The achieving society.* Princeton, NJ: Van Nostrand.

McClelland, D. C. (1975). *Power: The inner experience.* New York: Irvington.

McClelland, D. C., & Burnham, D. H. (1976). Power is the great motivator. *Harvard Business Review,* 54(2), 100–110.

McConnell, C. R. (1996). After reduction in force: Reinvigorating the survivors. *Health Care Supervisor,* 14(4), 1–2.

McConnell, C. R. (1997). Employee recognition: A little oil on the troubled waters of change. *Health Care Supervisor,* 15(4), 83–90.

The M.D. Factor. (1997). *Crossroads: New directions in health management (Supplement to Hospitals and Health Networks).*

Mehrotra, A., Damberg, C. L., Sorbero, M. E. S., & Teleki, S. S. (2009). Pay for performance in hos—pital settings: What is the state of the evidence? *American Journal of Medical Quality,* 24(1), 19–28.

Mercer, A. A. (1988). Commitment and motivation of professionals. In M. D. Fottler, S. R. Hernandez, and C. L. Joiner (Eds.), *Strategic management of human resources in health services organizations* (pp. 181-205). New York: John Wiley and Sons.

Mitchell, T. R. (1982). Motivation: New directions for theory, research, and practice. *Academy of Management Review,* 7, 80-88.

Mohr, L. B. (1982). *Explaining organizational behavior.* San Francisco: Jossey-Bass.

Mohrmann, S. A., & Lawler, E. E. (1984). Quality of worklife. *Research in Personnel and Human Resources Management, 2,* 219-260.

Morrissey, J. (2004). Dr. Intimidation: Surly prescribers increase risk of errors: Survey. *Modern Healthcare,* 34(14), 10.

Muchinsky, P. M. (1987). *Psychology applied to work: An introduction to industrial and organizational psychology* (pp. 341-378). Belmont, CA: Wadsworth, Inc.

Nordhaus-Bike, A. M. (1997). Cutting with kindness. *Hospital and Health Networks,* 71(2), 62-63.

O'Connor, S. J. (1996). Who will manage the managers? In A. Lazarus (Ed.), *Controversies in managed mental health care* (pp. 383-401). Washington, DC: American Psychiatric Press.

O'Connor, S. J., & Lanning, J. A. (1992). The end of autonomy? Refl ections on the post-professional physician. *Health Care Management Review,* 17(1), 63-72.

O'Connor, S. J., & Shewchuk, R. M. (1995). Service quality revisited: Striving for a new orientation. *Hospital and Health Services Administration, 40(1),* 535-552.

Ordonez, L. D., Schweitzer, M. E., Galensky, A. D., & Bazerman, M. H. (2009). On good scholarship, goal setting and scholars gone wild. *Academy of Management Perspectives,* 23(3), 82-87.

Pfeffer, J. (1998a). *The human equation: Building profi ts by putting people first.* Boston: Harvard Business School Press. Pfeffer, J. (1998b). Six dangerous myths about pay. Harvard Business Review, May-June, 109-119.

Plume, S. (1995). Redesigning physician compensation mechanisms: A fool's errand. *Motivation & Emotion,* 19(3), 205-210. Porter, L. W. (1987). *Motivation and work behavior.* New York: McGraw-Hill.

PricewaterhouseCoopers' Health Research Institute. (2007). What works: Healing the healthcare staffi ng shortage (Report). Retrieved October 15, 2007, from http://www.pwc.com

Pritchard, R. D., De Leo, P. J., & Von Bergen, C. W. (1976). A fi eld experimental test of expectancy—valence incentive motivation techniques. *Organizational Behavior and Human Performance,* 15, 355-406.

Rynes, S. L., Gerhart, B., & Minette, K. A. (2004). The importance of pay in employee motivation: Discrepancies between what people say and what they do. *Human Resources Management,* 43(4), 381-394.

Rosenthal, M. B. & Frank, R. G. (2006). What is the empirical basis for paying for quality in health care? *Medical Care Research and Review,* 63(135), 135-157.

Sherman, S. (1995). Stretch goals: The dark side of asking for miracles. Fortune, 132(10), 231-232.

Smith, W. R. (2000). Evidence for the effectiveness of techniques to change physician behavior. CHEST, 118(Suppl. 2), 8S-17S.

Stajkovic, A. D., & Luthans, F. (2001). Differential effects of incentive motivators on work performance. *Academy of Management Journal,* 4(3), 580-590.

Starr, P. (1982). *The social transformation of American medicine.* New York: Basic Books.

Steffen, T. M., Nystrom, P. C., & O'Connor, S. J. (1996). Satisfaction with nursing homes: The design of employees jobs can ultimately influence family members' perceptions. *Journal of Health Care Marketing,* 16(3), 34-38.

Tosi, H. L, Werner, S., Katz, J. P., & Gomez−Mejia, L. R. (2000). How much does performance mat−ter? A meta−analysis of CEO pay studies. *Journal of Management,* 26(2), 301-339.

Trank, C. Q., Rynes, S. L., & Bretz, R. D. (2002). Attracting applicants in the war for talent: Differences in work preferences among high achievers. *Journal of Business Psychology,* 17, 331-345.

Tully, S. (1994). Why go for the stretch targets? *Fortune, 130(10),* 145-158.

Vidaver−Cohen, D. (1998). Motivational appeal in normative theories of enterprise. *Business Ethics Quarterly,* 8(3), 385-407.

Vroom, V. (1964). *Work and motivation.* New York: Wiley.

World Health Organization (2008). *Guidelines: Incentives for health professionals.* Geneva, Switzerland: World Health Organization.

Zigarelli, M. (1996). Human resources and the bottom line. *Academy of Management Executive, 10(2),* 63.

제5장

의료조직의 팀과 팀 효율성

Bruce Fried, Sharon Topping, and Amy C. Edmondson
역자: 신의철

개 요

- 팀 종류
- 의료조직의 분류
- 팀 성과에 대한 이해
- 팀 효율 모델
- 결론

학습 목표

이 장을 읽고 나면

1. 의료조직 내 그룹과 팀의 중요성과 역할에 대해 설명할 수 있어야 한다.
2. 의료조직 내 다양한 팀의 차이점을 알고 이 차이점들이 팀의 역할 수행에 어떻게 영향을 미치는지 알 수 있어야 한다.
3. 팀 성과의 향상과 관련된 요인들을 알 수 있어야 한다.
4. 팀 특성과 업무성격, 그리고 환경여건이 팀 성과에 어떻게 영향을 미칠 수 있는지 설명할 수 있어야 한다.
5. 팀에서 결정을 내릴 때 사용할 수 있는 방법들을 설명할 수 있어야 한다.
6. 팀의 효율적인 의사 결정과 업무수행에 있어서 심리적 안전감의 중요성을 설명할 수 있어야 한다.
7. 팀 외적인 요소들이 팀 과정과 업무수행에 어떻게 영향을 미치는지 설명할 수 있어야 한다.
8. 응집성이 팀 성과에 미치는 역할을 설명할 수 있어야 한다.
9. 그룹과정의 주요 요소인 리더십, 의사소통구조, 의사결정, 그리고 그룹 성장과정에 대해 설명할 수 있어야 한다.

핵심 용어

결정 권한(Decisional Authority)
경계관리 역할(Boundary-Spanning Roles)
경계 투과성(Boundary Permeability)
경영 팀(Management Teams)
공식 그룹(Formal Groups)
공식 리더십(Formal Leadership)
과업 상호의존성(Task Interdependence)
과업 조정 활동(Task Coordinator Activities)
교호적 상호의존성(Reciprocal Interdependence)
구성원 유동성(Membership Fluidity)
그룹 간 관계(Intergroup Relationships)
근속기간의 다양성(Tenure Diversity)
능력별 지불(Skill-Based Pay)
다양성(Diversity)
대사 활동(Ambassador Activities)
델파이기법(Delphi Technique)
명목집단기법(Nominal Group Technique)
무임승차자(Free Rider)
병렬 팀(Parallel Teams)
비공식 그룹(Informal Groups)
비공식 리더십(Informal Leadership)
사회 자본(Social Capital)
사회적 태만(Social Loafing)
성과 규범(Performance Norms)
순차적 상호의존성(Sequential Interdependence)
스카우트 활동(Scout Activities)
심리적 안전성(Psychological Safety)
업무 팀(Work Teams)
의사소통 기법(Communication Technology)
의사소통 네트워크(Communication Networks)
조직 문화(Organizational Culture)
지원 팀(Support Teams)
지위 격차(Status Differences)
집단 사고(Groupthink)
집합적 상호의존성(Pooled Interdependence)
팀 과정(Team Processes)
팀 구성(Team Composition)
팀 규모(Team Size)
팀 규범(Team Norms)
팀 내 책무성(Accountabilities in Teams)
팀 리더십(Team Leadership)
팀 목적(Team Goals)
팀 발전 단계(Stages of eam Development)
팀별 보상(Team-Based Rewards)
팀 상호의존성(Team Interdependence)
팀 성과(Team Performance)
팀 응집성(Team Cohesiveness)
팀의 시간적 속성(Temporal Nature of Teams)
팀 학습(Team Learning)
프로젝트 팀(Project Teams)
행동 규범(Behavior Norms)
환경 맥락(Environmental Context)

현장 사례: 소아과 예방의료 서비스의 향상: 성공적이지 못한 사례

Glendale 소아과는 아홉 명의 의사들로 이루어져 있으며 주로 교외의 중산층을 대상으로 예방위주의 서비스를 하는 것을 자랑으로 삼고 있다. 의사 중 한명이 최근에 예방의료서비스에 관한 교육 프로그램에 참석한 후 돌아와 이 지역을 평가해본 결과, 그녀와 동료 의사들은 매우 놀랐다. 다음은 결과에 포함된 내용이다:

- 60%의 아이들이 최소 한 가지 이상의 예방접종에서 시기를 놓쳐 미접종 상태였다.
- 아이들 중 단 15%에서만 시력 검사가 시행되고 기록되었다.
- 아이들의 50%에서만 빈혈 선별검사가 시행되었다.
- 아이들의 25%만이 병력 차트에 혈압이 기록되었다.
- 아이들의 13%에서만 납중독에 대한 선별검사가 시행되었다.

의사들은 결과에 대해 크게 놀랐지만, 사실 이것은 의무기록사와 간호사들이 생각해왔던 것과 크게 다르지 않은 것이었다. 이 결과는 아침 실무진 회의에서 논의되었다. 환자의 40% 정도를 보고 있는 의사 두 명이 현재 그들의 환자들은 예방서비스를 잘 받고 있다고 단호하게 말하며, 예방의료서비스의 비율을 높이기 위한 추가적인 노력을 할 필요는 없다고 말하였다. 불행히도 의사들 개인별로 정리된 자료가 없었기 때문에 그들의 주장에 대하여 입증할 방법이 없었다. 썩 내키지않아 하는 이 두 의사를 포함한 전 실무진은 문제를 해결하기 위하여 팀을 구성하여 일하기로 동의하였다.

첫 회의는 낮 열두시였다. 의사 중 한 명은 12시 20분에 도착하였고, 다른 의사들 중 두 명은 12시 45분경에 먼저 나갔으며, 간호사 중 한 명은 아파서 참석하지 못하였다. 결국 아무 결론도 내지 못한 채 회의 대부분을 다음 일정을 맞추는 데 허비했다.

다음 회의에서 한 의사는 환자를 보는 그 짧은 진료 시간 동안 예방접종 여부를 확인하기 위해 일일이 의무기록을 점검할 시간이 없다고 말하였다. 이에 다른 의사들이 수긍하면서, 예방서비스 리스트를 만들어서 이것을 의무기록에 붙여놓기로 결정하였고, 간호사들이 예방서비스 차트(Preventive Service Chart, PSC)를 만드는 작업을 했다.

PSC 3000부가 인쇄되었다. 의사들은 이 리스트를 검토한 후, 예방서비스와 예방접종 스케줄 중 포함되지 않은 것들이 있다며 만들어진 리스트를 없애고 새로 만들기를 부탁하였다. 간호사들은 권장 예방서비스 프로토콜에 관한 정보를 얻기 위해 교육세미나에 참석한 의사와 상의하였다. 이 정보에 의거, 예방접종 스케줄과 다른 정보들이 추가된 리스트가 다시 작성되었다. 완벽할 것이라 자신하며 3000부가 다시 인쇄되었지만, 이 리스트를 검토하는 의사들 사이에서 선별검사에 대한 프로토콜과 예방접종 스케줄에 관해 의견이 맞지 않아 논란이 일었다.

이 회의 후에 의사 두 명의 자문을 받은 간호사가, 의사들이 개개인 선호하는 예방서비스 프로토콜을 위한 개별적인 칸을 만들어서 새로운 리스트를 만들었다. 하지만 점심시간에 이것에 대해 전해들은 한 의무기록사는 이 리스트의 실현가능성에 대해 회의적이었다. 게다가 한 간호사가 의사에게 언제 시간을 내서 이 리스트를 기록할지 물었을 때, "간호사들은 이번 일에서 너무 아무 것도 하지 않으려는 것 같아요. 간호사들은 쉬는 시간이 많으니까 충분히 환자들의 차트를 미리 준비할 시간이 있지 않나요?"라는 말만 들었다.

다음 3주 동안, 다음과 같은 일들이 있었다:

1. 간호사들은 의무기록사가 제 때에 차트를 기록해 놓지 않기 때문에 환자들의 예방서비스를 제 때에 훑어볼 수 없다고 의사들에게 불평하였다.
2. 의무기록사들은 간호사들이 하루 동안 다음 날 환자들을 준비할 수 있도록 다음 날의 차트를 오전 9시까지 준비해 놓으라는 것은 비현실적 요구라며 의사들에게 불평하였다.
3. 의사들 사이에서도 불평이 나왔는데, 절반 정도의 환자들에서 예방서비스에 대한 정보가 없었으며, 정보 중에서도 상당량이 부정확하다고 말하였다.
4. 간호사들은 다음 날 파일을 준비하는데 한두 시간을 추가적으로 쓰고 있었다. 그들은 의무 기록이 해석하기에 너무 힘들다고 불평하였다. 또한 추가수당을 요구했으나 받아들여지지 않았다.
5. 담당 의사를 위해 환자 파일이 준비되었으나 다른 의사가 그 환자를 보게 되었을 때 많은 혼란이 있었다. 또한 예약없이 병원을 찾아오는 환자들의 경우에는 환자 기록이 준비되어 있지 않다는 문제점도 있었다. 간호사들은 이렇게 예약 없이 찾아오는 환자들의 차트를 찾고 PSC에 정보를 기록하는 데에 30분이나 더 필요했다.
6. 시스템이 시행된 지 2주가 지났을 때, 한 간호사가 오후 세 시에 그냥 나가버렸다.
7. 한 의사는 부모에게 PSC를 주고서는, 의사들이 너무 바쁘기 때문에 그들 스스로 받은 예방서비스를 기록하라고 말하였다.

한 달이 지난 후에 팀이 다시 한자리에 모였다. 의사들은 이 "해결책"이 문제를 푸는 것보다 더 많은 문제들을 불러일으켰다고 결론지었다. 그들은 팀을 해체하고 개인적으로 예방서비스 문제를 해결하기로 결정하였다.

목적

팀은 진료 및 예방서비스, 건강전문가 교육, 진료 및 건강서비스 관련 조사수행 등에 있어서 의료조직의 기반이다.

팀의 효과성은 조직 전체의 효과성에 직접 영향을 줄 수 있다. 전문가들은 자신을 지원해 줄 효과적인 팀 없이는 자신의 기술을 적용할 수 없을 것이다.

정보 및 인적·경제적 자원에 대한 관리가 필요한 것과 마찬가지로 팀도 잘 관리되어야 한다. 적절한 리더십 없이는 팀의 최대 잠재력을 끌어낼 수 없다. 이 장의 목적은 관리자들이 팀 잠재력을 최대한 이끌어내고, 성과에 방해가 되는 요인들을 극복하도록 도와주는 것이다. 이 장은 관리자들이 팀을 경영하고 발전시킬 수 있는 역량을 강화시킬 수 있도록 팀 효과성과 팀 경영전략에 관한 논거 등을 제시할 것이다.

도입

Glendale 소아과는 팀이 처한 어려운 사례를 보여주었다. 하지만 조직화되고 효율적인 방법으로 관리된다면 팀은 조직의 중심으로서, 질을 향상시키기 위한 유용한 수단이 될 수 있다.

단체 내, 특히 의료조직 내에서 팀을 구성하여 일을 수행하는 것은 흔하다. 팀이 효과적으로 작동한다면 조직 효과성이 높아지는 동시에 팀 사기, 직업 만족도, 그리고 조직 충성도도 높아지게 된다. 따라서 팀이 기능적으로 많은 성과를 거둘 수 있도록 하는 것이 핵심이다. 팀이 절차상의 문제나 업무로 힘들게 된다면, 생산성과 효과성이 심각하게 떨어질 것이다.

의료조직에서 팀을 구성하여 일을 수행하는 것은 더 이상 선택이 아닌 필수항목이다. 임상업무뿐 아니라 경영업무를 할 때에도 팀이 필요하며, 팀의 종류는 매우 다양하다. 업무를 한 개인에게 맡기기에는 의료환경이 너무 복잡하다. 더 이상 과학자 혼자서 혁신과 발명을 할 수 없게 되었고, 혁신모델을 토마스 에디슨으로 삼던 시대는 이미 지났다. New England Journal of Medicine이나 the Journal of the American Medical Association과 같은 의학저널만 보아도 의학의 발전은 팀에 의해 이루어졌음을 알 수 있다. 더욱이, 팀의 구성은 보통 여러 분야 전문가들로 이루어져 있는데, 혁신이 사람들의 다양한 기술의 조합에 달려있기 때문이다. Challenger사건 실패는 일부 의사소통 및 조율 문제 때문이었고, 인간을 성공적으로 달에 착륙시킨 사건은 효과적인 팀워크의 성과였다.

수술실에서 수술환자를 다루든, 가정에서 만성질환 노인을 다루든, 실제 임상현장에서 효과적인 환자관리는 팀에 달려 있다. 임상현장에서 효과적인 의학적 해결책을 얻기 위해서 뿐 아니라 의학적 오류로 이어질 수 있는 문제를 인식하고 해결하기 위해서도 팀이 필요하다. 다시 말해, 자동차를 제조하거나 병원 감염에 대한 예방까지 전반적인 질을 향상시키기 위한 노력이 팀에게 달려있다. 팀 훈련과 효과적인 팀 경영은 질 향상을 일으키는 데에 있어 핵심요소이다. 현실적으로 개인이 혼자만의 힘으로 영웅적인 일을 해내는 경우는 거의 없다. 정말 뛰어난 사람들도 지속적으로 과업을 수행하기 위해서는 그들을 지지해주는 팀이 필요하다. 의료환경 대부분의 상황에서, 뛰어난 인재가 있다고 할지라도 유능하고 기능적인 팀의 지지가 충분히 있지 않다면 조직은 인재로부터 최대한의 이득을 얻지 못할 것이다.

이 장의 목적은 팀을 효과적이게 하는 것이 무엇인지 독자의 이해를 높이는 것이다. 이를 위해 의료조직 내 존재하는 다양한 팀의 배경, 팀들의 기능과 절차상의 당면하는 공통적인 병리기전, 그리고 팀 성과를 향상시키기 위한 전략들에 대해 기술할 것이다. 국제화, 기술 및 의사소통의 향상으로 인해 팀 구성에 있어 새로운 방식 -구성원들이 실제로 대면할 필요가 없는 가상 팀처럼- 이 생겨나게 되었다. 예를 들면, 저자들은 이 장을 저술할 때 개인적으로 교류하는 경우가 거의 없었고 대부분 정보기술을 이용해 협업하였다. 이와 같은 가상 팀으로 인해 조직은 팀을 경영하는 새로운 방법들을 개발해야 하는 과제에 당면해 있다.

수십 년 동안 팀은 광범위한 연구의 관심 대상이었기 때문에, 팀 효과성에 대한 많은 것이 밝혀지게 되었다. 연구의 일부는 의료조직에서 행해졌지만, 대부분은 스포츠 팀, 제품개발 팀, 항공사 파일럿 팀 등 다양한 환경에서 이루어졌다. 이 연구에서 놀라운 점은 한 유형의 팀에서 얻어진 교훈을 다른 유형의 팀에게도 적용할 수 있다는 점이었다. 따라서 다양한 환경에서 행해진 연구결과들을 의료환경 내에도 적용할 수 있을 것이다. 그러므로 이번 장은 성과가 뛰어난 팀과 관련된 몇 가지 매우 중요한 연구 결과들을 보여줄 것이다. 우선 의료조직에서 볼 수 있는 팀의 유형을 살펴보겠다.

의료조직 내 팀 유형

팀은 그룹이라고 할 수 있지만, 모든 그룹이 팀인 것은 아니다. 팀에는 정해진 목적, 구성원, 체계, 상세한 업무수행 방법, 그리고 리더십이 있다. 팀으로 분류되지 않는 그룹은, 팀 특징을 몇 가지 보유하고 있을 수는 있어도, 하나 이상의 중요한 요소들이 결여되어 있다. 농구팀은 당연히 팀이라고 할 수 있다. 농구팀에는 목적이 있고, 정해진 멤버가 있고, 틀이 있고(팀 멤버들은 맡은 포지션과 역할이 있고), 정해진 일의 수행 방법이 있고(팀이 어떻게 협동하여 움직일 것인지) 그리고 공식적인 리더가 있다(감독과 코치). 종종 비공식 리더가 있는 경우도 있다. 수술팀 또한 명확하게 팀의 특성을 보유하므로 팀이라고 할 수 있다. 수술팀에도 목적과 정해진 멤버와 체계, 일의 수행방법과 리더십이 있기 때문이다. 이 때, 한 외과의사는 함께 수술을 하는 다른 외과의사보다 나머지 팀 멤버들에 대해 더 많은 영향력을 가지고 있을 수도 있다. 하지만 저녁을 함께 먹으러 나가는 간호사 무리는 팀 특성을 몇 가지 만족시킬 수 있다하더라도 팀이 아닐 가능성이 높다. 무엇이 팀이고 무엇이 팀이 아니냐에 대해서 더 많은 이야기를 해 볼 수도 있겠지만, 우리가 이번 장에서 살펴보려고 하는 것은 팀의 목적이 조직의 목적과 직접적으로 연관되는 의료조직 내의 업무수행 팀이라는 것이다. 이 정의의 범위가 매우 좁은 것처럼 보일 지도 모르나, 이 정의 내에서 환경에 따라 매우 다양한 팀이 있다는 것을 살펴보도록 하겠다.

우선, 어떤 그룹은 팀은 아니지만 조직에 큰 영향력과 때로는 상당한 힘을 가질 수도 있다는 사실을 아는 것이 중요하다. 비공식적 업무그룹과 그들의 성과에 관련된 내용은 최소 50년 전부터 연구되어 왔다. Hawthorne실험을 통해서 개인 업무성과의 상당 부분이 업무그룹 내 비공식적 관계양상에 의해서 정해진다는 것을 확고히 입증하였다(Roethlisberger & Dickson, 1939). 업무그룹은 개인의 행동과 태도에도 상당한 영향을 미치는데 개인이 조직과업을 수행하는 중에 노출되는 수많은 자극에 업무그룹이 영향을 주기 때문이다(Hasenfeld, 1983). 그러므로 우리는 공식적으로 확인된 그룹 이외에도 비공식 그룹과 그 영향력에 대해 알고 있어야 한다. 따라서 비공식 그룹에 대한 내용도 몇 가지 기술하겠다.

비공식 그룹

비공식 그룹은 조직에 의해서 공식적으로 형성된 것은 아니지만 종종 개인 혹은 사회적 이득이나 필요를 충족시키기 위하여 구성원들에 의해 자연적으로 형성된 것을 이른다. 비공식 그룹은 구성원 개인에게 강한 동기를 부여한다. 어떤 그룹은 사회적 지지나 정보공유와 같은 여러 가지 기능을 수행하는 경우도 있는데, 이러한 그룹은 조직의 사기와 의사소통을 향상시킬 수 있으므로 매우 긍정적인 존재로 여겨진다. 예를 들어, 행정지원 인력들로 구성된 비공식 그룹은 조직과정(절차)에 대한 중요 정보를 공유함으로써 조직의 효율성(efficiency)을 증가시킨다.

비공식 그룹은 조직에 부정적 영향을 미치기도 한다. 비공식 그룹은 지나치게 배타적일 수 있으며 직원 간 갈등을 유발하기도 한다. 혹은 권한이 너무 강하여 조직의 공식 권위구조를 훼손하기도 한다. Etzioni(1961)가 서술한 공장에서 나타나는 전형적인 비공식 그룹의 부정적 사례를 소개하면 다음과 같다:

> 근로자들은 응집력이 강하고 규범이 잘 짜여진 자발적 그룹을 형성하였다. 그룹규범은 근로자들로 하여금 "일벌레"가 되지 않도록 너무 열심히 일하지도 말며, 또한 너무 태만하여 상대적으로 그룹을 착취하지도 말 것을 명확히 하였다(급여의 일부가 그룹성과에 근거하였음). 어떤 경우에도 밀고하거나 배신하지 않도록 하였다. 이러한 비공식적 사회통제를 통하여 그룹의 작업속도와 일당/주당 작업량, 작업중지량 및 근로자 간 작업배분량을 통제하였다. 이러한 그룹은 비공식적이지만 충분히 강제적인 행동규칙을 부여함으로써 근로자의 작업속도뿐 아니라 사회적인 통제가 가능하였다.

비공식 그룹은 변화를 촉진하는 역할도 한다. 비공식 그룹은 종종 근무조건 향상을 촉진하는 역할을 하며, 가끔 공식 그룹으로 바뀌기도 한다. 또한 비공식 그룹은 조직의 특별한 문제를 다루거나 조직정관이나 절차를 바꾸는 역할을 하기도 한다. 실제 부패한 관리나 감독자에 대해 반대운동을 유발하기도 한다.

요약하면, 비공식 그룹은 조직 내에서 일정 역할을 수행한다. 조직의 경영자는 이러한 비공식 그룹의 역할이 긍정적인지 부정적인지에 상관없이 그 존재를 잘 파악하고 있어야 한다.

공식 그룹

여기서부터는 의료조직의 팀에 대해서만 집중

하고자 한다. 즉, 초점을 **공식 그룹**, 또는 정식으로 인정받은 팀이며, 조직체계를 근간으로 하는 경우에 대해서만 맞추고자 한다. 이전의 정의에 따라 비추어 보면, 조직 내 팀은 경계가 있고, 구성원 간 상호작용이 있으며, 구성원의 역할이 분화되어 있는 하나의 온전한 사회체계이다. 조직 내 존재하는 팀은 과업 지향적이다. 하나 이상의 과업을 수행하고, 측정가능한 산출물을 생산해낸다. 마지막으로, 조직 상황하에서 운영되고, 더 큰 조직이나 조직 하부단위와 상호 작용한다(Hackman, 1990a). 이것은 다음의 정의와 일치한다:

> 그룹은 상호 영향을 주고받는 둘 이상의 사람을 말한다(Shaw, 1976). 팀은 사람들의 집합체로서 과업에 있어서 상호의존적이며, 산출물에 대해 책임을 공유하고, 하나 이상의 더 큰 사회체계 안에 존재하는 온전한 사회실체로 자타가 인정하며, 조직경계를 뛰어넘어 그 관계를 관리한다(Cohen & Bailey, 1997).

그룹은 영구적인 것뿐 아니라 단기간 동안 형성되는 프로젝트 추진팀 같은 것도 있다. 영구적이냐 단기적이냐 하는 수준을 넘어 다른 차원에서도 여러 종류의 팀이 있다는 것을 아는 것이 중요하다. 이 중 몇 가지에 대해 논의해 보도록 하겠다.

현장 사례: 팀 문화를 형성하는 것이 가능한가?

Rideout박사는 의과대학 병원의 부서장으로서, 환자들이 의사뿐만 아니라 여러 사람들을 마주치게 된다는 사실을 이해하고 있다. 예를 들어서, 환자가 병원에 들어오면 여러 명의 팀원들 −안내 접수원, 간호사, 기사, 의사, 등등− 을 마주하게 된다. 그러나 라이드아웃 박사는 팀이 역기능적 특징을 가지고 있어 결론적으로 환자의 만족도가 낮고 팀원의 사기 또한 낮다는 것을 알게 되었다. 그는 실무진과 이야기를 나누어 보았고, 팀워크가 지지적인 팀을 만들려고 노력하고 있다. 다음은 여러 입장들의 이야기를 들어본 것이다:

의사: "그들은 전형적인 공무원입니다. 진료실에서 환자 준비가 필요한 순간에 기사가 보이지 않습니다. 그들은 하루 종일 무얼 하는 걸까요? 환자를 보는 것은 제 일이고, 환자가 주는 만족도 점수에 따라서 우리 보수가 달라지는데 환자가 기다리는 시간이 길어질수록 만족도 점수가 낮아져서 우리도 피해를 보게 됩니다. 이 사람들은 우리가 의과대학 부속병원에서 근무하고 있으며, 제가 병원의 위원회 일에 참여해야 함은 물론이고 연구와 교육에도 책임이 있다는 사실조차 깨닫고 있지 못하고 있습니다. 이 사람들에게는 책임의식이 없습니다. 다른 환자 관련 업무를 보는 사람들이나 스케줄러들도 마찬가지에요. 이 사람들 전부를 해고하고 처음부터 다시 시작해야 합니다."

의료기사: "의사 대부분은 여기가 개인 진료소라고 착각하고 있는 것 같습니다. 손가락을 탁

하고 튕기면 의료기사가 마법처럼 등장할 거라고 생각하는가 본데, 여기에선 의사 세 명 혹은 네 명당 기사는 한 명뿐이기 때문에, 의사가 환자 준비를 위해 저를 찾을 때 보통 또 다른 의사의 환자를 준비시키고 있습니다. 의사들은 환자 대기 시간이 길다고 걱정스럽게 말하지요. 하지만 의사 대부분이 8시 진료시간을 지나 8시 45분에 나타나기도 하고 심지어 한낮에 어디 가는지, 혹은 언제 돌아올 것인지 알려주지도 않고 사라져 버리는 경우도 있죠. 그래놓고는 낮은 환자 만족도 점수에 대해 우리 탓을 하고 있는 겁니다."

환자 관련 업무자: "이 일은 정말 힘듭니다. 전화 받는 일, 환자 등록하는 일, 지불이나 보험관련 일, 환자상담과 문제를 해결하는 일까지 모든 것을 담당합니다. 환자가 화 났을 때 가라앉히는 것도 제 일이고, 의사가 저나 다른 누구에게 화가 났을 때에 견뎌야 하는 것도 저입니다. 최악의 경우는, 의사들이 환자 보는 앞에서 다른 실무진과 언성을 높일 때입니다. 우리는 질이 매우 높은 서비스를 제공하지만, 환자들은 그들만의 요구사항이 많습니다. 우리는 환자를 고객으로 모셔야 합니다. 제 하루는 여러 일을 동시에 정신없이 처리하다 지나갑니다. 의사들과 진료책임자들이 시키는 일을 하면서 환자들의 요구사항도 대변해야 하는 거죠. 늘 정신을 똑바로 차리고 세세한 것까지 신경쓰는 동시에, 친절해야 합니다. 여기는 스트레스가 매우 심하고 일하기 유쾌한 곳이 아니에요. 저는 여기서 일한 지 이제 5년이 되었는데, 지난 주부터 다른 직장을 알아보기 시작했어요."

진료소 책임자: "저는 중간에 딱 끼었어요. 모두들 저에게 불평을 늘어놓습니다. 기사들은 의사와 스케줄러들에 대해 불평하고, 환자 관련 업무자들은 의사들에 대해 불평하고, 그리고 아마 그들 전부가 저에 대해 불평할 것입니다. 다른 책임자와 저는 팀 정신을 이끌어내어 보려고 노력했어요. 하지만 휴일이나 생일 등에 이벤트를 하면 참석자는 책임자와 한두 명의 의사뿐입니다. 모두가 사무적으로 변해버려서, 의사와 실무진들은 서로를 한 인격적으로 대하는 대신, '기사들은 게으르고, 스케줄러들은 무능력하고, 환자 관련 업무자들은 환자가 지불능력이 없더라도 받아주는 자선사업가고, 의사들은 거만하다'라는 선입견으로 서로 대합니다. 단 한 가지 좋은 점은, 모두 Rideout박사를 좋아한다는 점입니다. 하지만 그는 다툼을 싫어한 탓으로 상황이 이렇게 악화될 때까지 너무 내버려 두었습니다. 더 강한 모습으로 사람들을 올바른 방향으로 제어했어야 하는데 말이죠. 이곳은 의과대학 부속병원인데, 사람들 모두 여섯 살짜리 꼬마처럼 굴고 있습니다. 저는 이 병원의 사명의식을 사랑하지만, 민간 진료소에서는 더 나은 연봉에 스트레스도 덜 받고 일할 수 있습니다."

미드웨스턴 의과대학병원의 부서장으로서, Rideout박사는 상황이 악화되었다는 것을 깨달았다. 그의 부서는 환자만족도가 가장 낮고, 실무자의 도덕심도 그가 수장이었던 10년 중 가장 낮은 상황이다. "우리 실무진들은 충성심이 매우 강하지만, 잠재력이 있는 직원들을 겁주어 그만두게 하였어요. 신규 직원들이 2주만에 그만두는 경우가 몇 번 있었습니다."

Rideout박사는 팀워크가 무엇보다도 중요하다고 믿고 있는 사람으로서, 팀워크의 급격한 악화에 매우 좌절하였다. 10년 전부터 지금까지 나아진 점이 없다. 그는 모두의 불평에 대해 회의적이고, 이 모든 것은 모두의 탓이거나, 혹은 누구의 탓도 할 수 없는 것이라 생각한다. 그는 의사 및 실무진의 말을 열심히 들어줌으로써 그들의 화가 풀어지기를 바랐지만, 전혀 효과가 없었다. 그는 2년 후 퇴직 때까지 처음 그가 여기서 시작했을 때보다는 나은 부서를 만들어 놓고 떠나고 싶어한다.

Rideout박사는 진실하고 선한 성격으로, 이 상황에서 어찌할 바를 모르고 있다. Rideout박사는 그가 대하고 있는 사람들의 성격이 매우 어려우며 세상만사란 원래 이런 것이라고 느끼고 있다. 그는 다른 부서장들, 그의 아내, 정신과 의사, 그리고 진료소 책임자들과 이야기를 나누어 보았고 심지어 목사와도 이야기를 나누어 보았다. 이들은 친절하게 도와주고 싶어했으나 실질적인 도움을 주지는 못하였다. 그런데, 2주 전 크리스마스 파티에서, 그는 보건행정학 석사과정을 준비하고 있는 여학생과 그의 문제들에 관하여 이야기를 나누게 되었다. 그녀가 해준 두 가지 코멘트는 "많은 의료조직들은 좋은 사람들로 가득하나, 나쁜 운영체계에서 일하고 있는 것뿐이다"는 것과 "모든 시스템은 현재의 결과를 이끌어내도록 완벽하게 설계되어 있다"는 말이었다.

의료조직에서 팀 유형학

팀에 대해서는 여러 설명이 있어 왔기 때문에 팀 특성을 논할 때 혼란스러울 수도 있다. 하지만 유형분류체계를 이용한다면(예컨대 차원에 따른 분류) 팀에 대해 보다 쉽게 논할 수 있을 것이다; 이 장에선 팀 유형학의 각 요소를 기술하고 유형학을 이용해 팀을 논하고자 한다.

1. 기능과 목적
2. 결정 권한
3. 시간적 속성
4. 시간과 공간
5. 다양성
6. 책임
7. 구성원 유동성 및 침투 경계

기능과 목적 항상: 왜 팀인가?

팀 유형학의 첫 요소는 기능과 목적이다. 의료조직 내에는 다양한 목적의 팀이 있고 이것은 업무수행의 표준이 되었다. 여기서 중요하고 주목할 만한 문제는 과연 팀이 개인보다 과업 수행에 있어 바람직한지 여부이다. 많은 경우에 경영자는 결정하기 힘든 문제에 직면했을 때 각각의 팀에게 옵션을 분석해서 건의하도록 한다. 이는 복잡한 과업을 수행할 때 팀이 가장 적절한 수단이라는 것이다. 팀이 조직의 기본단위란 말은 과장이 아니다.

팀은 여러 잠재적인 이득이 있다. 팀이 효과적으로 기능한다면 구성원들이 시너지를 발휘하여 팀 생산성이 개인의 생산성의 합보다 커질 수 있다. 이는 의사결정과정에서 구성원들이 서로의 업무와 아이디어를 검토하고 보충하면서, 상호작용을 통해 획기적인 결과를 낳을 수 있기 때문이다. 예를 들어 팀의 한 구성원이 효과적인 결정을 내리는데 필요한 핵심 요소를 간과하고 있다면 다른 구성원이 이를 알려 줄 수 있다. 또한 팀은 근로자에게 있어 권한부여와 만족의 원천으로 작용하여 직원들의 이직률과 장기결근을 낮추고 조직의 목표 달성률을 높일 수 있다. 뿐만 아니라 팀을 통해 여러 분야의 전문적 기술과 견해를 모을 수 있다는 것이 매우 중요한데(Galbraith, 1977; Kanter, 1988), 이렇게 모은 지식으로 문제를 해결하고 의사결정 및 과업 수행을 할 수 있다.

이 장에서는 팀의 운영과 장점에 대해 집중적으로 살펴볼 것이다; 하지만 팀에는 단점도 있다는 사실을 간과해서는 안 된다. 이 때문에 관리자는 팀을 운영할 때에 주의를 기울여야 한다. 한 예로 팀 운영은 조직 내 인재들을 분산시킬 수 있다. 가장 뛰어난 인재들이 조직의 중대한 문제를 해결하는 데 쓸 수 있는 시간을 팀 활동에 할애하는 것이 조직으로써 바람직한 일일까? 또한 팀이 효과적으로 기능하기 위해서는 여러 하부구조와 과정이 필요하다. 조직이 팀에 초점을 맞추고 있지 않다면 팀 활동에 필요한 하부구조와 일련의 과정이 필요할까? 예컨대 대부분의 조직은 전통적인 명령의 일원성에 따라 구성되어 있다. 즉, 다시 말해서 개개인은 각자의 책임을 진다. 그러나 조직이 복합적 기능팀으로 바뀌면 고용주는 기능 관리자(functional manager)의 책임뿐 아니라 프로젝트 팀 관리자의 책임까지 다양한 **책임**을 져야 한다. 따라서 조직은 팀을 감독하도록 관리자를 훈련시키고, 팀 환경에서 업무를 수행할 수 있도록 구성원들을 훈련시켜야 한다. 그리고 조직 내 개인은 갈등을 해결하고 의사소통 장애를 극복하는 기술과 효율적인 팀 조직 기술 그리고 그 밖에 마주칠 문제에 대해 **팀 리더십** 기술을 익혀야 한다. 비록 팀이 생산성과 질 향상의 가능성이 있다 해도 조직이 팀의 문제들을 당면할 준비가 되어 있지 않으면 오히려 잠재적 비용을 증가시키고 스트레스를 높일 가능성이 있다.

특정 과업과 의사결정에 팀을 이용하는 것이 적합한지 알기 위해서는 팀의 다양한 목적을 이해하는 것이 중요하다. 다음 단락에서 업무팀, 지원 팀, 병렬 팀, 프로젝트 팀, 경영 팀에 대해 기술하고자 한다.

업무 팀(work team)은 제품을 생산하거나 서비스를 제공하는 업무 단위이다. 업무 팀은 응급환자를 치료하거나 소아 예방접종 및 예방서비스를 제공하고, 새로운 약품을 개발하는 등 조직의 기초적인 업무와 목표를 지시받는다. 업무 팀은 감독자의 지시를 받기도 하고 자체적으로 운영되기도 한다. 의료조직의 업무 팀으로는 진료 팀, 연구 팀, 가정 치료 팀, 지역사회 위기 중재팀이 있다. 업무 팀의 구성원과 리더는 바뀔 수 있지만 팀 자체는 보통 지속적이고 비교적 영구적이다. 업무 팀은 같은 분야의 구성원들로 구성될 수도 있고, 여러 분야의 구성원들로 구성될 수도 있다. 또한 교육수준이 현저히 차이가 큰 사람들로 구성될 수도 있다. 일부는 특정 환자군에게 정기적으로 의료 서비스 제공을 공동으로 하는 사람들에 대해 “마이크로시스템"이라는 용어를 사용한다(Nelson, *et. al.*, 2002). 마이크로시스템은 진료 혹은 사업의 성과가 극대화되도록 고안된 독립적인 단위이다(Batalden, *et. al.*, 2003). 이처럼 업무 팀은 서비스를 제공하거나, 제품을 생산하거나, 지식을 창출하는 등 조직의 기초적인 업무를 한다고 할 수 있다.

다른 종류의 팀은 조직의 기본적 기능을 돕는 역할을 한다. 이러한 **지원 팀**(support team)은 다른 팀이 그 업무를 할 수 있게 하고, 업무의 질을 높이고, 전략을 계획하며, 새로운 직원 적임자를 찾는 등의 일을 한다. 업무 팀에 속한 구성원이 지원 팀의 역할을 할 수도 있다. 이런 경우 이들을 **병렬 팀**이라고 부르는데, 서로 다른 업무단위의 구성원들로 구성되고 조직 내에서 비정규적 기능을 수행하게 된다. 일반적으로 병렬 팀은 권한이 제한적이며 상급자에게 건의하는 역할을 한다. 병렬 팀의 예로 질향상 팀, 대책본부가 있다. 보건의료 분야의 병렬 팀의 예로 지속적 질향상(continuous quality improvement, CQI), 과정향상 팀, 지역사회 수요분석 팀, 의사 추천위원회가 있다. 병렬 팀은 특성상 다학제적으로 구성된다. 병렬 팀에 속하는 팀이 다양하므로 병렬 팀은 조직 내에서 일시적일 수도 있고 영구적일 수도 있다.

프로젝트 팀은 한시적으로 운영되며, 새로운 상품이나 서비스 및 정보체계 개발과 같은 일회적 산출물을 생산해낸다. 보건의료분야에서는 병원신설 기획, 알츠하이머 신약개발, 새로운 업무지침서 작성, 병원 방재계획 개발 등의 목적을 둔 프로젝트 팀이 있다.

마지막으로, **경영 팀**(management teams)은 하부조직을 조정하고 방침을 지시하는 역할을 한다. 경영 팀은 이사회, 상급경영자, 각 분과 등 여러 수준에 존재할 수 있다. 또한 경영 팀은 여러 직급의 구성원을 포함할 수 있다. 경영 팀의 구성원이 때론 직원이 아닐 수도 있지만 정의에 따라 명확한 계열 책무(line responsibilities)를 가지게 된다. 경영팀의 구성원은 관리자가 하는 것과 다른 역할을 맡을 수도 있다. 예컨대 경영 팀은 제한된 **결정 권한**을 가진 자문 역할을 할 수도 있다.

이번 절에서 기술된 팀의 목적은 겹쳐질 수도 있어서, 어떤 팀은 그와 다른 종류의 팀 특성을 가질 수도 있다. 예컨대 지원 팀이 특정 프로젝트를 수행할 수도 있고, 치료 팀이 품질 향상 업무의 역할을 맡게 될 수도 있다.

결정 권한

아마도 팀에 관련하여 가장 잘못 이해되고 있는 것 중 하나가 **결정 권한**이라고 부르는 것이다. 결정 권한은 팀이 의사결정을 할 때 필요한 일련의 역할을 일컫는다. 이렇게 연속된 역할의 끝에 팀은 의사결정의 권한을 갖게 된다. 병원 이사회가 이런 범주에 해당한다. 자율적으로 운영되는 팀의 경우에도 팀의 최종 결정을 상부에 보고했을 때 그 결정이 다른 결정으로 바뀌거나 거절당할지라도 거의 완전한 결정 권한을 가지고 있다.

이와는 반대로 결정 권한이 전혀 없는 경우도 있다. 이런 부류의 팀은 보통 의사결정에 필요한 옵션을 만들거나 이를 건의하기 위해 조직된다. 예컨대 조직이 새로운 정보시스템을 구축하고자 한다면, 필요한 정보기술을 제공할 IT 전문가와 이에 필요한 예산을 제공할 행정담당자로 구성된 팀을 만들 수 있다. 혹은 새로운 정보체계를 공급하는 여러 업체를 조사하고 각 업체의 장점과 단점을 평가하도록 할 수도 있다. 어떤 경우라도 최종 의사결정 권한은 고위 경영진이나 상위 계층에 있는 팀 혹은 특정 개인이 가지게 된다.

팀의 결정 권한에 관한 오해는 보통 팀이 자신의 역할을 잘 알지 못하는 데서 기인한다. 팀의 의사결정 권한은 종종 분명하게 제시되지 않고, 실제 가진 결정 권한보다 더 많은 권한을 갖는다고 생각하는 경우도 있다. 따라서 경영자는 팀의 역할, 특히 의사결정 과정에서의 역할을 명확히 해야 한다. 그러나 결정 권한이 분명한 경우라도 구성원은 자신의 건의안이나 노력이 인정받지 못할 경우 환멸을 느낄 수도 있다. 팀 중심의 조직에서 관리자는 팀의 업무와 들인 시간 그리고 구성원을 존중해야 한다. 팀이 내놓은 안건과 반대되는 결정이 내려진 경우 발생할 수 있는 불만을 최소화 할 수 있도록 팀 구성원과 의사소통을 하는 것이 매우 중요하다. 이를 관리하지 않는다면 팀 구성원이 좌절감을 느껴서 향후 비슷한 팀 업무를 하게 될 때 최선을 다하지 않을 수 있다.

팀의 의사결정 권한은 팀 구성원 개인의 결정 권한과도 밀접한 관계가 있다. 때로는 팀 리더가 결정 권한을 갖고, 팀 구성원은 단순히 팀 리더에게 의견을 제공하기만 하는 경우도 있다. 이에 대해서는 뒤에서 자세히 다루도록 한다.

시간적 속성

팀의 세 번째 특징은 **시간적 속성**으로 지속성을 가리킨다. 앞서 언급했듯이 팀은 영구히 존속할 수도 있고 특정 프로젝트나 작업 기간 동안 한시적으로 존재할 수도 있다. 대부분 변화와 수요에 빠르게 대응하기 위해서 한시적으로 팀을 운용하는 경우가 많아지고 있다. 예컨대 신제품을 개발하는 경우엔 기술변화, 짧은 제품수명주기, 세계화로 인해 신제품을 빠르고 효과적으로 개발해야 한다(Edmondson & Nembhard, 2009). 의료산업도 이와 같이 기술과 기타 환경변화에 직면하였다. 한 예로서 독감바이러스의 새로운 변종은 병원 내 여러 과에 영향을 끼칠 수 있다. 조직 차원의 적절한 대응책을 마련하기 위해서는 다학제 팀이 함께 문제에 접근하는 것이 필요하다. 이와 같이 어떤 팀은 법과 규제의 변화가 조직에 미치는 영향을 밝히는 일을 맡을 수 있다.

팀이 일시적인지 아닌지는 중요하지 않다. 그보다 중요한 것은 팀 과정이 일시적인 팀에게 요구되는 속도에 맞출 수 있는지이다. 그룹 과정과 리더십의 문제는 이전의 팀들보다 더 효율적으로 풀어가야 한다. 그룹 과정에 관련해서는 이 장의 뒷 부분에서 더욱 자세하게 다룬다.

시간과 공간

팀에 관한 많은 연구와 문헌은 팀이 특정 시간

과 공간 내에서 기능한다는 것에 기반하고 있다. 팀 경영 회의를 위한 권고 사항은 회의의 시작과 종료 시간이 정해져 있다는 개념에 기반하고 있다. 또한 몇몇 문헌은 최적의 좌석 배치, 모두를 참여시키는 방법, 늦게 도착하거나 일찍 도착하는 사람들을 다루는 방법과 같이 팀 경영의 물리적인 세부 항목을 기술하고 있다.

통신수단이 발달하고, 그 기술을 편리하게 사용할 수 있게 되면서 시공간적인 제약이 많이 사라졌다. 이제 팀은 거리에 관계없이 서로 연락할 수 있고, 업무를 효율적으로 수행할 수 있게 되었다. 인터넷 체스게임처럼, 팀은 특정 시간에 만날 필요가 없으며 팀 과업에 필요하고 실행 가능할 경우 이러한 "회의"는 며칠에 걸쳐 진행될 수도 있다. 팀 구성원은 다른 구성원의 질문에 대답하는데 수 시간에서 수 일이 걸릴 수 있으며, 팀 구성원은 질문에 대한 답을 낮에 할 수도, 밤에 할 수도 있다.

"가상 팀(virtual team)"이라는 용어는 팀 구성원의 의사소통 대부분 혹은 전부가 얼굴을 마주하는 전통적인 방식이 아닌 이메일, 팩스, 비디오 원격회의와 같은 통신장비로 이뤄지는 것을 뜻한다. 가상 팀의 잠재적인 다른 장점은 팀 구성원과 관련된 의료 기록이나 기타 정보와 같은 데이터를 잠정적으로 저장하고 접근할 수 있다는 것이다.

물론 모든 팀이 시간과 공간의 제약을 무시할 수 있는 것은 아니다. 일반 병원 진료팀은 실재하는 한 공간에서 만나는 시간이 필요하다. 그러나 기술의 발전으로 물리적인 제약이 있는 팀도 기존의 팀 세팅을 뛰어넘어 의사소통할 기회가 생겼다. 원격의료의 발달로 인해 팀은 공간의 제약없이 전문가의 조언을 들을 수 있다. 그러므로 Mumbai에 있는 방사선 기사가 Oklahoma지역의 진료팀 가상 구성원이 될 수 있다. 최근 연구는 보건의료 분야에서 만성 질환자들에게 의료를 제공하는 것과 같은 가상 팀의 잠재성을 보여주었다(Wiecha & Pollard, 2007). 최근의 한 연구에서는 가상 의료팀이 고위험 당뇨환자의 응급실 방문을 감소시킬 것을 발견했다. 이 연구는 "가상통합진료(Virtual Integrated Practice, VIP)" 모델을 이용하여 Rush대학 진료센터에서 실시되었는데, 사회복지사, 영양사로 구성된 팀은 고위험 당뇨환자를 돌보기 위해 전화나 팩스, 이메일 등 여러 기술을 이용해 연락을 주고받았다(Rush University Medical Center, 2008). 통신기술은 환자의 적극적인 개입을 비롯하여 팀워크를 향상시킬 수 있는 많은 기회들을 제공한다.

가상 팀은 성장 가능성을 지니고 있지만 추가적인 규칙과 지도가 필요하다는 사실을 인지해야 한다. 가상 팀은 필요에 따라 팀 멤버십을 유동적으로 변화시킴으로써 팀의 능력을 향상시킨다. 이처럼 팀은 환자를 포함하여 조직 밖의 사람을 포함시킬 수도 있다. 이러한 유동성은 관리자에게 또 하나의 과제이다. 팀을 관리하는 새로운 혹은 변형된 과정을 고안하고, 시험하고, 개선해야 한다. 또한 이러한 유동성은 조직의 전통적인 보고체계, 책무성, 보상체계에 영향을 미칠 수 있다. 업무수행을 효과적으로 모니터링 하기 위해서 시스템을 통제하고 측정할 수 있는 방법이 필요하다. 마지막으로 기술이 가상 팀에 핵심적인 역할을 하기 때문에, 팀 구성원은 여러 통신기술에 능숙해야 한다. 가상 팀이 서로 다른 조직과(혹은 조직에 속하지 않거나) 서로 다른 배경의 구성원으로 구성될 경우에 이는 더욱 중요하다.

다양성

다양성은 팀워크에서 기회와 시련을 모두 준다. 다양성은 여러 관점을 가질 기회와 효과적인 의사결정에 필요한 전문가적 지식을 제공하는 이점이 있다. 한편 가장 큰 어려움은 팀 구성원 간 상호작용으로 인해 생길 수 있는 다양한 의견과 세계관 그리고 갈등을 관리하는 일이다.

다양성은 그 자체로 다차원적이기도 하고, 상황에 따라 다르게 정의된다. 사회와 같이 큰 범위에서는 다양성을 민족과 인종의 다양성으로 생각하기 쉽고, 의료분야에서는 주로 전문적 배경에 있어서의 다양성이다. 다학제팀이 직면한 문제는 중간 사회적 지위의 차이, 세계관의 차이, 언어와 전문적 용어 및 은어의 차이이다. 그러나 다양성은 다음과 같은 영역까지 확장된다:

- **세대에 따른 다양성.** 이는 베이비 붐 세대, X세대, 밀레니엄 세대, 은퇴한 사람 등의 작업 스타일을 수용하는 일을 하는 조직과 특히 관련 있다.
- **성별 다양성.** 성별 다양성은 성이 그 사람의 세계관과 문제인식, 그리고 그 해결에 어떻게 영향을 미치는지에 대한 이해를 필요로 한다. 보건의료에서 성은 사회적 지위 중 간호사는 대부분 여성이지만 의사는 남녀가 대략 반반인 사실과 종종 연관 있다.
- **계급 다양성.** 이는 서로 다른 계급, 부서의 구성원으로 팀이 구성되는 진료팀과 특히 관련 있다.
- **소비자와 전문가의 다양성.** 많은 팀은 구성원으로 소비자를 포함한다. 보건의료팀에서 소비자는 전문가 중심의 팀에서 사용하는 용어와 행동규범에 익숙하지 않기 때문에 겁먹는 일이 흔하다. 소비자는 팀 내 전문가보다 사회경제적 혹은 기타 배경이 다양할 수 있다.
- **인구통계적, 문화적 다양성.** 보건의료 조직은 사회의 이질적인 면을 반영한다. 사회가 일반적으로 더 큰 포용성을 요구함에 따라, 조직과 팀은 긴장감을 갖게 되고 다양한 문화적 배경때문에 오해나 편견이 생길 수도 있다. 대부분의 팀에서 구성원들끼리의 밀접한 협력이 필요하기 때문에 팀 세팅에서 문화적 차이점이 확대될 수 있다.

책무성

팀이 계급에 따라 서로 다른 결정 권한이 있듯, 팀에게 요구되는 책임도 다양하다. 팀은 내부책임, 외부책임, 혹은 양쪽의 책임이 모두 있을 수 있다. 관리자는 과업을 완수해야 하는 책임을 팀에게 할당할 수 있으며, 따라서 팀의 외부책임은 관리자에게 있다. 프로젝트 팀에서 팀 구성원의 책임은 팀 리더에게 있지만, 팀을 대표하는 프로젝트 팀의 리더의 외부 책임은 팀 외부의 관리자에게 돌아간다. 유사하게, 프로그램 혹은 메트릭스 구조의 상황에서와 같이 프로젝트 팀 구성원의 책무는 그들의 기능적 관리자에게 돌아간다.

잘 운영되고 있는 팀은 구성원들이 각자의 분업에 대한 책임이 서로에게 있다는 것을 인지하고 있다. 팀 내 의사소통, 조정, 성과, 규율이 구성원의 책임이 되면, 외부 팀 관리의 필요가 크게 사라진다. 사실 특정 상황에서 효과적인 팀 리더는 팀이 그들 스스로 관리할 수 있도록 노력해야 한다.

구성원 유동성 및 침투 경계

팀의 마지막 특징으로 팀 멤버십의 특징과 팀의 경계에 대해 다룬다. 이미 언급하였듯 팀은 일시적일 수도 있고 영구적일 수도 있다. 구성원도 역시 안정적일 수 있고 유동적일 수 있다. 의과대학 전공의 자문 위원회의 경우 기존의 전공의가 떠나고 새로운 전공의가 들어옴으로써 구성원이 매우 빈번하게 바뀐다. 팀 구성원이 유동적인 경우 구성원 간 화합력이 낮다는 문제점이 있다. 구성원이 유동적인 팀은 구성원을 지속적으로 재교육시켜야 하고, 새로운 구성원은 팀업무에 기여할 수 있을 때까지 시간이 걸릴 수 있다. 반면 구성원이 유동적인 경우 업무수행에 도움이 될 만한 새로운 아이디어가 지속적으로 유입될 수 있으며, 조직 내부에만 집중하여 외부환경 변화에 대한 감을 놓치는 일을 막을 수 있다. 물론, 오랜기간 자리를 지켜온 팀 구성원은 기존의 방식에 변화를 모색한다고 생각되는 "젊은 개혁가"를 싫어할 수 있다.

구성원 지위 유동성은 팀 **침투 경계**와 관계가 있다. 몇몇 팀에서 특정 핵심구성원은 시간이 지나도 변하지 않는다. 병원 이사회는 팀 구성원이 잘 바뀌지 않으며, 해마다 소수의 구성원만 임기를 시작하고 마친다. 새로운 병원 부속 건물을 계획하는 팀의 경우 핵심구성원 지위는 안정적이지만 건축 프로젝트 과정에서 필요할 추가 구성원을 모집할 수 있다. 이런 팀의 몇몇 구성원은 필요에 따라 몇 번씩 팀에 속할 수도, 나갈 수도 있다. 또, 병원의 응급의학과와 같은 전문가 팀을 생각해보자. 팀 구성원 지위는 마치 매 비행마다 바뀌는 여객기의 승무원 구성처럼 하루 24시간 중에도 빈번하게 바뀐다. 이렇게 빠르게 바뀌는 팀은 어떻게 기능할 수 있을까? 분명히 하키팀이 팀 구성을 8시간마다 바꾸는 경우 구성원 지위를 안정적으로 유지하는 것보다 비효율적일 것이다. 하키팀과 응급의학과 혹은 여객기 업무의 차이는 후자의 팀이 고도로 표준화되어 있으며 후자의 팀 설정에 맞춰 일하는 전문가는 이런 설정에 맞춰 일할 수 있도록 고도로 훈련되었다는 점이다. 심지어 응급의학과와 같이 예측 불가능한 환경에서도 구성원들은 예측치 못한 상황에 계획된 방법대로 대응할 것을 훈련 받는다. 그러므로 이런 팀은 침투 경계와 구성원 변동에도 불구하고 구성원들이 여전히 높은 수준의 업무를 수행한다.

요컨대, 팀은 여러 다양한 차원에서 존재한다. 이 장에서 팀의 특성에 대해 알아봄으로써 이러한 특성들이 팀의 성과와 관리에 중요한 영향을 미친다는 것을 알 수 있었다. 팀은 높은 수준의 성과를 내기 위해 노력하는데, 다음 절에서 팀 성과에 대해 기술하겠다.

팀 성과의 이해

우리는 팀이 조직의 기본단위로 얼마나 중요한지와 팀 수행능력에 따라 구성원 개인의 성과가 결정될 수도 있다는 것을 앞에서 설명했다. 일부는 개인의 성과에 팀 성과의 영향력이 너무 과장되었다고 주장할 수도 있다. 개인이 팀보다 좋은 성과를 낼 수 있는 특정한 업무의 경우에는 그러한데 이럴 경우엔 상대적으로 개인 상호 간의 의존이 부족할 확률이 높다. 예컨대(비록 허점이 많은 예지만!), 훌륭한 초등학교 교사가 학교의 전반적인 수준에 영향받지 않는 경우를 생각해 볼 수 있다. 실제로 우수한 교사가 "좋지 않은" 학교에서 가르치는 경우가 있다. 보건의료 분야에서는 개인의 업무가 다른 사람에 의해 많이 영향받기 때문에 이와 같은 상황이 있긴 어렵다.

개인이나 팀의 수준을 넘어서 조직 수준에서 생각해보자. 팀 성과는 조직 성과에 어떤 영향을 미치는가? 이에 대한 답변은 앞에서 팀이 개인성과에 미치는 영향에 대해 논의했던 것보다는 덜 모호하다. 보건의료 조직의 모든 구성원은 팀에 속해있고 대부분의 경우는 여러 팀에 속해있기도 하며 팀 간에 구성원이 겹치는 경우도 있다. 따라서 팀은 어떤 종류의 생산성도 산출할 수 있는 하나의 독립체이다. 팀이 적절히 기능하지 않는 조직이 잘 구성되고 관리된 팀의 조직보다 생산성이(또는 다른 효율성 지표가) 낮을 가능성이 높다. 만약 환자가 수술 후 3일간의 치료과정을 선택할 수 있다면, 환자는 분명 간호사들이 서로 정확하게 의사소통하고 의사와 간호사가 서로의 입장을 존중하며 모든 팀 구성원이 유대감을 갖고, 진료를 향상시키기 위해 전념하는 팀을 선호할 것이다. 한마디로 정보를 가진 환자는 강한 팀의 면모를 보이는 진료단위를 선호할 것이다.

몇 년 전, 보건의료는 책무성의 시대에 들어섰다. 보건의료 조직은 예전부터 질에 대한 소위 "평판"은 갖고 있었지만, 합의된 평가에 따라 실제 업무수행을 평가하는 시도는 비교적 최근에 생겼다. 민간단체와 미국정부는 공개적으로 의료기관에 대해 질평가를 하고 그 결과를 공개한다(예로서 병원의 성과는 http://www.hospital-complare.hhs.gov, 요양원의 질 평가는 http://www.medicare.gov/NHCompare에 나와 있다). 비록 평가방법과 결과가 아직 불완전하여 추가적인 개발이 필요하지만, 의료기관을 평가하는 시도는 팀이 주 역할을 하는 보건의료 분야에서 지속적으로 이루어질 것이다.

미국의 보건부가 병원의 질을 판단하는 몇 가지 중요한 척도를 살펴보자(USDHHS, 2010).

- 폐렴환자와 폐렴구균백신 접종비율
- 수술 전 예방적 항생제의 적절 사용률(수술 전 1시간 이내)
- 퇴원 후 회복에 필요한 정보와 지도가 제공되었다고 보고한 환자 비율

- 천식 입원기간 동안 가정에서 천식관리 계획을 들은 소아와 보호자의 비율

각각의 평가는 전문적으로 개발된 가이드라인에 근거한다. 이 절차를 실시하기 위해서는 가이드라인과 시행근거를 잘 이해하고 있는 인력이 필요하다. 가이드라인에 기반하여 교정조치를 취한다는 측면에서 가이드라인을 아는 일과 그 근거를 지지하는 일은 서로 매우 다른 일이다. 이러한 절차뿐 아니라 다른 절차를 이행할 때도 팀의 역할을 알아내는 것은 어렵지 않다.

질 지표(quality measures)에서 좋은 결과를 받길 바라는 병원은 팀이라는 조직의 "구성요소"에 신경을 쓰지 않을 수 없을 것이다. 병원들은 업무경험과 자격증의 검토를 통해 임상의사의 질 평가에 큰 관심을 기울인다. 이러한 접근은 의료진의 기술적인 능력에 대한 정보는 제공하지만, 근거중심의 진료가 적절히 수행되고 있는지 확인하기엔 불충분하다. 병원은 팀에게 동일한 방식으로 "인증"을 부여해야 할까? 근거중심 진료의 시행과 업무수행에 있어서 팀의 중요성을 감안한다면, 의료기관은 다음과 같은 질문을 통해 최소한의 정기적인 팀 평가를 하는 것이 현명하다.

- 팀 구성원 간 의사소통의 수준은 어느 정도인가? 팀 의사소통의 강점과 약점은 무엇인가?
- 팀 구성원들이 서로의 의사소통 방식과 팀 관리방법에 대해 얼마나 만족하는가? 팀 구성원들은 의사결정에 얼마나 참여한다고 느끼는가?
- **팀 학습**을 증진시키고 팀 과정과 최종 결과(outcomes)를 개선하기 위해 팀은 어떠한 일을 하는가?
- 팀 구성원이 스스로를 팀 내 다른 구성원들에게 표현하는 것에 대해 얼마만큼 안전하다고 느끼는가?
- 팀 리더십에 대해 알려진 바를 고려했을 때 팀의 주된 리더십 유형은 무엇이고, 이러한 유형의 리더십이 팀 업무에 적절한가?
- 팀 구성원과 팀 리더를 훈련하고 있으며, 훈련 결과 팀의 기능과 결과물이 개선되었다는 증거가 있는가?
- 팀 간 의사소통과 협력의 정도는 어느 정도인가? 팀 간 관계증진에 요구되는 특정 분야는 무엇인가? 팀이 원하는 결과물을 도출하는 데 있어 효율성을 평가하는 특정한 척도가 있는가? 팀 구성원은 이러한 척도를 알고 있으며, 주기적으로 평가하는가?

불행하게도 보건의료 조직에서 팀의 업무 과정과 성과에 대해 체계적이고 지속적인 검토가 이루어지는 경우는 흔치 않다. 만약 병원이나 다른 보건의료 조직이 순위를 높이는 데 관심이 있다면, 순위를 결정하는 조직 구성요소에 대해 평가결과, 즉 팀이 효과적으로 운용되는지를 판단하는 것이 중요하다.

운동 팀을 다루든, 수술 팀이나 공공보건 조사팀을 다루든 모든 팀이 같지 않다는 것은 상식이다. 어떤 팀은 다른 팀보다 낫다. 우리는 누구나 팀의 구성원이 되어 본 경험이 있기 때

문에 팀의 행동을 살펴볼 기회를 갖고 있다. 이러한 관찰로부터 팀마다 효율성과 효과성이 다양하게 존재한다는 것을 알 수 있다. 팀의 성과에 이런 차이가 왜 생기는 것일까? 그 차이는 구성원 간 상호의존이 거의 없는 팀의 경우에는 구성원 개인의 차이로 인한 것일 수 있다. 반대로 팀 구성원 개인의 역량은 뛰어나지만 팀의 잘못된 의사결정으로 인해 최적의 결과를 만들지 못하는 상황도 있을 수 있다. 그 사례로 재능이 많고 숙련된 개인으로 이루어진 팀이 형편없는 안건을 만들고 시행하게 할 수도 있는 **집단 사고**의 개념을 이 장의 뒷부분에서 논하고자 한다.

다음 절에서는 효율적인 팀 모델을 제시하였다. 이 모델을 이용해서, 어떤 팀이 다른 팀보다 효과적이게 만드는 주요 요인들에 대한 근거를 제시하고자 한다.

팀 효과성 모델

무엇이 팀을 다른 팀보다 더욱 효과적이게 만드는가? 주어진 과업에 능숙한 구성원들을 모으는 것이 자연스레 효과적인 팀을 형성하지 않는다는 것을 우리는 알고 있다. 팀 구성원의 기본적인 능력이 중요하고 필수적이지만, 효과적인 팀 성과를 예측하기엔 불충분하다. 팀이 최상의 성과를 낼 수 있도록 팀 리더가 할 수 있는 단일의 조치는 없다. 그렇지만 팀 리더는 높은 수준의 팀 성과를 지속적으로 높이기 위한 조치와 의사결정을 해야 한다. 뿐만 아니라 팀 성과가 향상될 가능성을 극대화하기 위한 과정을 마련해야 한다. 이 절에서는 팀 효과성에 관련된 일련의 활동, 의사결정, 그리고 절차들에 대해 기술할 것이다. 이 중 몇몇은 상호의존적이어서, 한 전략의 수행을 다른 불가피한 전략의 영향을 받는다.

이 모델은 매우 유용하지만 어떤 요인의 경우 조직이나 관리자의 통제가 불가능하다는 사실을 인정해야 한다. 예컨대 팀 응집성은 일반적으로 팀에게 긍정적으로 작용하지만 팀 구성원의 교체와 같이 팀 응집성을 저해하는 사건들을 관리자가 항상 통제할 수 있는 것은 아니다. 하지만 통제불가능한 요인들이 팀 수행에 영향을 얼마나 미칠 것인지를 관리자나 팀 리더가 예견하고 이해하는 것이 필요하다. 만일 통제불가능한 요인이 미리 예측된다면 부정적인 영향이 최소화될 수 있다. 물론 통제불가능한 요인이 팀 과정이나 결과에 긍정적으로 작용하는 경우도 있다. 예를 들어 경기 침체는 직원들의 이직률을 낮추고 이로 인해 팀원들이 바뀌는 일이 줄어들어 팀 응집성을 지속적으로 유지시킬 것이다. 관리자 개인이 거시경제적인 사건을 통제하기란 불가능하다. 하지만 안 좋은 상황 속에서도 관리자는 이런 긍정적인 측면을 이용해 팀을 강화시키고, 업무환경을 향상시킬 수 있다.

그림 5.1은 팀 효과성에 관련된 여러 요인들을 개략적으로 나타내고 있다. 간단하게 나타내기 위해서 각 요소들끼리의 상호관계가 생략되었지만 본문 뒷 부분에 언급하였다. 왼쪽에서 오른쪽으로 팀 특성, 업무 특성, 환경맥락으로

된 세 분류의 요소들이 나열돼 있다. 세부적으로 나열된 요소들 중 조직문화와 외부환경을 제외한 일부분은 관리자에 의해 통제가 가능하다는 사실을 알아두길 바란다.

오른쪽을 보면 팀 과정에 포함되는 요소들이 나열되어 있는데, 대부분이 관리자에 의해 수정되거나 조정될 수 있는 것들이다. 마지막으로 팀 효과성에 포함되는 요소들이 제시되어 있다. 여기에는 환자의 치료결과와 같은 업무수행의 결과 이외에도 구성원의 만족도같은 과정의 척도, 그리고 팀의 효과성을 지속적으로 유지시켜 주는 능력 등이 포함된다. 앞서 언급한 것처럼 이 그림엔 각 요소들의 상호관계가 생략되어 있는데, 예를 들면 팀 구성원의 만족도가 환자의 치료결과에 미칠 수 있는 영향 등이 있다.

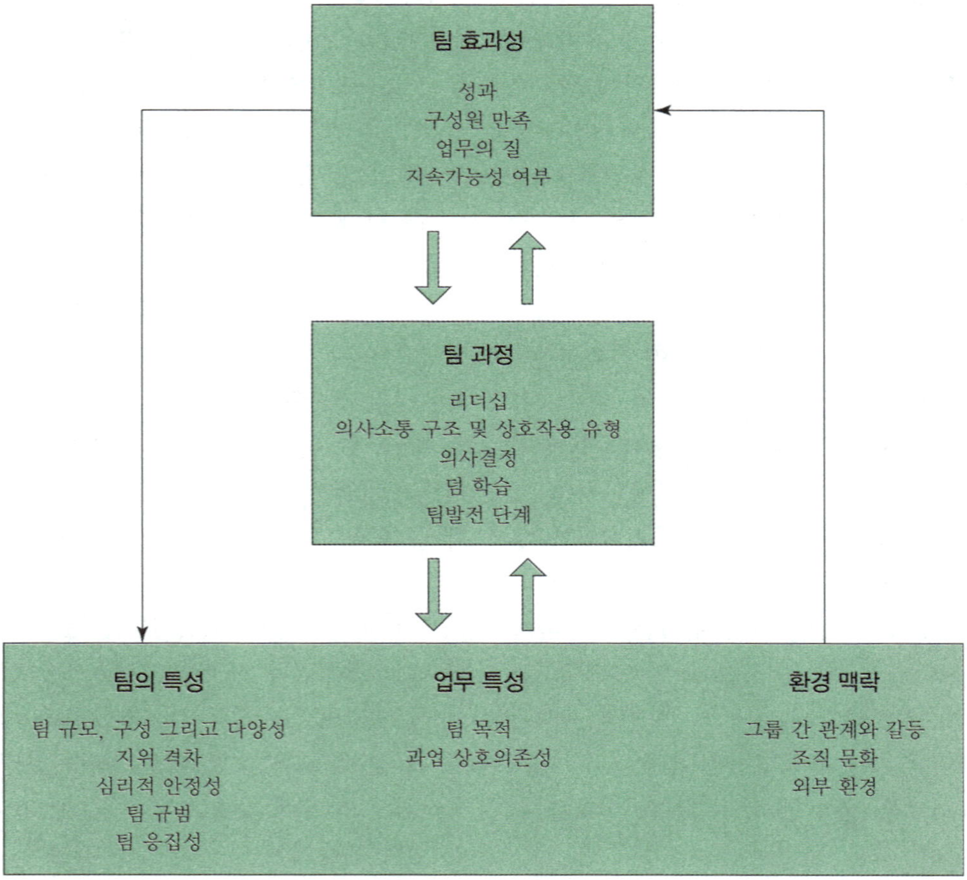

그림 5.1 팀 효과성 모델

자료: Delmar, Cengage Learning.

팀 특성

규모, 구성, 다양성

팀 규모는 오랫동안 연구된 주제이다. 일반적으로 **팀 규모**와 효과성과의 관계는 역 U자형이다. 즉 구성원이 너무 적거나 너무 많을 경우 팀 성과가 감소하게 된다(Cohen & Bailey, 1997). 팀 규모가 커질수록 의사소통과 조정문제가 많아지고 응집성이 감소한다(Colquitt. Noe, and jackson, 2002; Liberman *et al.*, 2001). 그러나 팀은 업무를 수행하기 위해서 일정 규모를 유지해야 한다. 경험칙상 팀은 업무달성을 위해 필요한 최소의 인원으로 구성해야 한다(Hackman, 1987).

하지만 팀의 규모와 효과성은 항상 역 U자형 관계가 맞는 것은 아니다. 진료팀의 경우 팀 규모와 효과성이 반비례하는 것으로 나타났다(Alexander, Jinnett, D'Aunno and Ullman, 1996; Vinokur-Kaplan, 1995b). 질향상 팀에서 효과성은 곡선으로 나타난다(Shortell, 2004). 이것은 규모가 작은 팀일수록 다루기 쉽고 사회적인 혼란이 덜하기 때문일 것이다. 또한 구성원 수가 적을수록 **무임승차**와 같은 일이 적어지게 되는데, 무임승차란 구성원이 팀 업무에 기여하지 않으면서 팀 업무로 인한 이득을 취하는 경우를 말한다(Liden *et al.*, 2004). 규모가 작은 팀에서는 구성원의 업무 태만이 눈에 잘 띄지만, 규모가 큰 팀에서는 개인의 익명성을 유지할 수 있고, 따라서 적절한 기여 없이도 그룹의 이득을 취할 수 있다.

팀 규모는 종종 관리자 권한 밖의 일인데, 이는 특히 조직 내에 민주주의적 대표제 규범이 자리잡고 있을 경우에 더욱 그러하다. 이러한 경우, 구성원들은 그들의 대표를 둘 것을 요구할 수 있으며, 리더는 관리가 좀 더 용이한 규모로 만드는 전략을 개발할 수도 있다(예를 들면 분과위원회를 둠). 그렇지 않다면, 팀이 정원을 초과하게 되고, 이럴 경우 업무가 형식적이고 성의없이 진행되는 경향이 있다. 또한 팀 규모가 커지면 구성원들 간에 자신의 영역을 보호하려는 상호 경쟁심이나 투기심이 생겨날 수 있다. 일부 구성원은 팀 노력으로부터 일정한 거리를 두고, 팀 성과향상을 위한 노력에 다소 미온적일 수 있다. 한편, 팀을 세부단위로 나누는 접근(분과위원회 등) 또한 문제점들이 있다. 팀이 작게 나누어질 경우 각 분과 단위의 응집력은 생기겠지만, 배타적이 되어서 다른 팀으로부터 고립될 수 있다.

앞서 기술했듯이 팀 규모가 성과에 미치는 영향은 여러 요인에 의해 좌우된다. 팀 규모와 효과성과의 관련성은 실증적 근거가 부족하기는 하나, 팀 규모로 인해 야기되는 잠재적 문제점과 이득에 대해 염두에 두는 것은 관리자에게 유용하다.

그룹성과를 이해하는데 팀 구성과 다양성은 중요한 요소가 된다. 어떤 팀은 다른 팀에 비하여 그룹 구성원의 자격을 제어하기가 쉽다. 예를 들어 병원장은 전략기획 태스크포스를 구성할 때 전 직원층을 대상으로 할 수 있으나, 간호부장이 소아과 암병동의 자율-관리 간호팀을 선발하는 데는 많은 제한이 따른다. 즉, 간호부장의 선택은 해당 병동에서 근무하는 혹은 동일한 전문분야의 훈련된 간호사들에 국한된다. 구성원 자격과 관련된 문제들에 대해 인지하는 것은 최소한 잠재적인 문제를 알아내고 이들을 관리하기 위한 전략개발에 도움이 될 것이다. 팀 구성을 진단할 때 다음과 같은 질문을 해볼 수 있다(Hackman, 1990b):

- 팀 인력이 적절히 구성되어 있는가? 구성원의 다양성이 적절한가?
- 구성원은 팀 과업을 성공적으로 수행하기 위한 전문성을 갖추었는가?
- 구성원이 너무 유사하여 상호 배울 점이 없을 정도인가? 혹은 너무 이질적이어서 상호 간 의사소통이나 조정이 힘들 위험성이 있는가?
- 전에 함께 일해 본 구성원들과 팀을 구성하였는가? 아닐 경우, 구성원들 간 업무스타일을 어떻게 익힐 수 있는가?

그룹의 구성은 연령, 직업, 성, 경력, 능력, 성격, 그리고 경험에 따라 다양하게 달라진다. 구성원의 다양성과 이질성은 그룹 내 구성원들이 상호 어떻게 인식하며, 공동작업을 얼마나 잘 하는가에 영향을 미친다(Jackson, Joshi, and Erhardt, 2003). 이는 결국 팀 성과에 영향을 줄 수 있다. 그룹구성에 대한 대부분의 연구에서는 과업이 복잡하고, 한시적 기간인 경우 이질적 그룹구성이 더 바람직하다는 것이 중론이다(Campion, Medsker, and Higgs, 1993) 따라서 구성원의 능력과 경험의 다양성은 특히 중요하다(Athanasaw, 2003; Mitchell, Parker, Giles, and White, 2010). 그러나 한 연구에서는 의료기기 산업 내 기업가적 팀에서는 서로 다른 관리경험(경력)간에 균형이 필요함을 밝혔다(Kor, 2003). 즉, 더 효과적인 팀은 산업에서의 경험(balance between industry and team experience)과 팀에서의 경험이 비슷한 구성원들로 이루어져 있었으며, 둘 중 하나가 지나칠 경우 갈등을 초래하고 새로운 성장 가능성을 저해했다.

다양성은 보건의료 조직에서 매우 중요한 관심사가 되었다. 다양한 문화를 잘 이해할 수 있는 직원을 팀에 포함시킴으로써 질 및 경쟁력 향상에 도움이 될 수 있다. 또한 다양성은 문제에 대한 더 폭넓은 시야를 가능케 하여, 우수한 문제분석과 적절한 해결책 탐색을 가능케 한다. 법률적인 관점에서 보면 다양성은 고용기회 평등보장법(equal employment opportunity law)과 동등하게 간주된다. TJC 의료기관 인증위원회가 직원의 다양성과 문화적 역량에 대한 평가항목을 도입함으로써 다양성은 더욱 중요해졌다(Joint Commission, 2005). 구성원이 다양하면 장점이 많지만, 반면, 문제점도 발생하게 되는데, 갈등 증가, 응집성 상실 등이 그 예이다. 연구자들은 신상품 개발팀에서 성과와 구성원 다양성의 관계가 반비례한다는 것을 밝혀냄으로써, 그룹이 이질적일 경우 사회통합과 응집을 저해할 수 있다고 주장한다(Ancona & Caldwell, 1992b). 결과적으로 갈등은 팀 성과에 그룹형성 초기단계부터 영향을 지속적으로 미치게 된다. 이것은 다학제 의료팀에서 더욱 뚜렷하게 나타나는데 그것은 학문 간 기본 철학, 가치관, 치료 접근방법, 용어에 차이가 있기 때문이다.

근속기간의 다양성(예를 들면 구성원의 팀 소속기간) 또한 팀에 있어 중요한 고려대상이다.

예를 들어 기존의 팀에 새로 들어온 신임구성원은 **팀 규범**(팀 구성원들의 행동을 규제하는 팀원들끼리의 약속)과 팀 과정에 익숙해지기 위해 과업을 놓고 소중한 시간을 소비하기도 한다. 팀원 구성의 연속성도 중요하지만, 어떤 그룹은 불가피하게 경계의 침투성이 크기도 하다. 예를 들어, 병원에서는 치료와 회복과정에서 환자상태에 따라 다른 의사나 간호사를 팀에 포함하는 경우가 자주 있다. 미션 혹은 과업 우선순위를 명확히 함으로써 구성원의 경력 다양성으로 인해 발생할 수 있는 여러 문제점들을 감소시킬 수 있으며, 핵심 및 주변 구성원 그리고 전임 및 시간제 직원의 사용은 팀 연속성을 증진시키고 팀 과정을 안정화시킬 것이다(Ancona & Caldwell, 1998; Topping, Norton, and Scafdi, 2003). 책임의 다양성은 만약 구성원들이 이전에 팀에서 일했던 경험을 갖고 있거나 팀을 만드는 기술을 훈련받아 왔다면 또한 완화되어질 수 있다(Athanasaw, 2003; Topping, Norton, and Scafidi, 2003). Katzenbach와 Smith(1993)는 성공적인 팀이란 갑자기 탄생하는 것이 아니라, 구성원들이 그룹상황에서 긍정적으로 기능할 수 있는 기술을 갖출 때 이루어지는 것임을 지적하였다. 이러한 기술은 특히 구성원들이 전에 함께 일해 본 경험이 있을 때, 훈련과 과거경험을 통해 습득되며, 갈등의 잠재성을 감소시킬 수 있다.

지위 격차

지위란 집단이 개인에게 부여한 가치의 척도이다. **지위 격차**는 조직 전반에 존재하며, 다양한 용도로 유용하게 쓰인다. 지위 격차는 구성원들에 동기를 부여하고, 그들을 인식시키는 수단이 되며, 조직의 안정성을 유지하는 힘이기도 하다(Scott, 1967). 지위 격차는 또한 부정적으로 작용해서 갈등과 긴장의 근원이 될 수도 있다. 이러한 지위 격차는 모든 팀에 존재한다. 그리고 팀 기능과 개인행동에 큰 영향을 미칠 수 있다. 지위 격차를 없애기는 어렵지만 잘 관리된다면 부정적인 면을 완화시킬 수 있다. 이번 절에서는 지위 격차가 팀에 미치는 영향과 이를 어떻게 관리할 것인지에 대한 전략에 대해 제시할 것이다.

의료분야에서 지위 격차는 흔히 존재하며 깊게 자리잡고 있다(Lemieux-Charles and McGuire, 2006; Membhard and Edmondson, 2006; Topping, Norton, and Scafidi, 2003). 다학제간 팀은 이상적으로는 형평한 관계의 동료로서 기능할 것으로 기대되나, 이는 현실에서 불가능하다. 말기 신부전 치료팀을 대상으로 한 한 연구에서, 팀 구성원 모두가 동일하게 참여한다는 원칙에는 동의하였으나, 의사결정과정에서 전문가적 지위에 있는 의사들이 다른 구성원보다 실제로는 더 많이 참여하는 것으로 나타났다(Deber & Leatt, 1896). 이러한 기대와 현실 간의 괴리는 팀 구성원들, 특히 간호사들의 사기와 직업만족도에 영향을 미치고, 동시에 역할에 대한 상실감을 느끼게 할 것이다. 즉, 그들은 보건전문가로서 역할을 충실히 하기 위한 능력이 제한된다. 이것은 곧 사기와 직업만족도 저하로 이어졌다. 지위 문제는 특히 남녀 혼성팀에서 남성이 더 높은 지위의 그룹을 구성하고 있는 경우에 더 악화될 수 있다. 구성원의 지위가 높을수록 의사소통을 더 자주 시도하려는 경향이 있고, 참여의 기회도 더 많으며, 의사결정과정에도 더 큰 영향력을 갖는다는 것이 일반적인 연구결과이다. 따라서 지위가 낮은 구성원들은 높은 지위의 구성원들로부터 위협을 받거나 무시당할 수 있다. 그 결과 이런 그룹에서는 개인의 전문가적 장점을 살릴 수 없다.

지위 격차는 팀 효과성에 크게 영향을 미칠 수 있다. 예를 들어, 지위가 낮은 사람이 지위가 높은 사람에게 이견을 제기하기 어렵게 할 수 있다. 이와 유사하게 지위 격차는 높은 지위의 사람들로 하여금 낮은 지위 구성원들의 의견을 듣는 것을 저해하는 경우가 있다. 권위경사(authority gradient)라는 용어는 지위와 권위의 차이를 나타내기 위해 사용된다. 권위경사는 항공사고의 원인 중 하나로서 항공 산업에서 정의되어져 왔다. 즉, 조종실 안에서의 조정과 의사소통이 권위와 지위의 격차로 인해 원활하지 않을 수 있다. 보건의료분야에서 권위경사는 전공의와 주치의들, 의사와 간호사, 약사, 사회사업가들 사이에서 논의되어 왔다. Cosby(2009)는 또한 서로 다른 전문과목 간 의사 사이에 존재하는 권위경사에 주목하였다(Cosby notes).

지위 격차는 환자의 치료결과에 영향을 미치기도 한다. Keeping Patients Safe: Transforming the Work Environment of Nurses라는 유명한 IOM(Institute of Medicine) 보고서에 따르면 "지위 격차로 인해 유발되는 계층적 의사소통 방식"이 의료과실 유발원인의 한 부분을 차지한다고 하였다(Institute of Medicine, 2003). 게다가 의료과실 사례에 대한 리뷰에서는 팀에서 의사들(팀에서 높은 지위에 있음)이 간호사와의 의사소통에서 중요한 정보를 종종 무시한다는 점을 발견하였다. 간호사들은 반대로 의사들에게 진단 및 치료에 관련된 정보를 전달하지 않는 경우가 있었다(Schmitt, 1990). 의료분야와 같이 지위를 의식하는 환경에서는 발전적 의사소통에 관여하는 것을 꺼림으로써 배움과 향상을 위한 기회를 놓치게 된다.

몇몇 팀은 지위 격차의 부정적인 면을 최소화하는데 도움이 될 만한 평등규범을 고안했다. 그러나 평등규범은 대규모에서 공식적, 비공식적 지위를 가진 구성원들에 의해 반대에 부딪힐 수도 있다. 예를 들어 진료팀에서는 의사는 권력을 잡고 휘두를 수 있는 반면 질향상 팀 내에서 이 의사는 문제를 분석하고 해결책을 건의함에 있어서 다른 구성원과 동등한 역할을 할 것으로 기대된다. 이처럼 구성원이 특정 환경의 규범에 따라 그들의 태도나 행동을 조절하는 것이 가능하겠는가? 앞으로 환경맥락에서 다루겠지만, 이것은 특정 팀 내 개인의 행동에 잠재적으로 영향을 미치는 환경의 예이다. 이처럼 팀 내부와 외부환경에서 존재하는 지위의 불일치는 팀 관리에 어려움을 유발시킨다.

질향상 팀은 지위 격차로 인한 문제점을 극복하기 위해 팀 개발 과정의 초기에서부터 훈련기법을 적용한다. 성공적으로 운영되는 다학제팀에서 낮은 지위의 구성원은 효과적이고 이목을 끄는 팀에 속한다는 사실만으로도 자부심을 느낄 것이다. 만약 지위 격차가 존재한다면, 팀 리더는 구성원이 다른 구성원에게 동의하지 않더라도 아무런 영향도 받지 않는 분위기를 조성하는 것이 바람직하다. 다시 말해, 팀의 리더는 구성원들이 심리적인 안전성을 가질 수 있도록 노력해야 한다. 한 연구에 따르면, 다른 분야의 의견과 관심사에 주의를 기울인 신생아 중환자실(NICU)의 실장이 지위 격차에 대한 인식을 줄이고 심리적 안전성을 확보함으로써 질 향상 프로젝트를 성공적으로 수행할 수 있었다(Nembhard & Edmondson, 2006).

심리적 안전성(Psychological Safety)

심리적 안전성 업무환경 내의 대인관계에서 초래되는 위험에 대한 개인의 인식을 말한다. 예를 들어 팀 내에서 질문을 하거나, 의견을 묻거나, 오류를 보고하거나, 새로운 착안을 제시하는 등 한 구성원이 진솔하게 자신을 내비칠 때 다른 사람이 어떻게 반응할지에 대해 대략 의문의 여지없이(taken-for-grarded) 여기는 믿음이다. 심리적 안전성이 보장되는 팀에서는 실수를 하더라도 다른 구성원이 자기를 난처하게 하거나 무시하지 않을 거라는 믿음이 있다. 이러한 믿음은 새로운 것을 시도하고, 문제나 실수에 대해 토론하고 다른 사람에게 도움을 요청할 수 있는 신뢰감을 불러일으킨다. 이러한 심리적 안전성은 상호 간 존중과 팀 구성원들 간의 신뢰를 바탕으로 조성되고, 리더의 태도는 팀 내 심리적 안전성의 수준에 큰 영향을 미친다(Edmondson, 1999, 2003).

심리적 안전성에 관한 연구는 Schein과 Bennis(1965)의 조직변화에 대한 연구에서 변화 가능성과 안정성을 느끼기 위해서는 개인이 심리적 안전성을 느껴야 한다는 점이 논의되면서 시작되었다. 심리적 안전성은 사람들이 그들의 기대나 희망에 반하는 어떤 정보를 접할 때, 발생하는 방어감 혹은 '학습불안'(이는 생산적 학습 행동을 저해함)을 극복하는데 도움이 된다(Schein, 1985). 학습에 도움이 되는 팀 분위기란 구성원 간 친밀함으로 만들어진 안락한 분위기라든지, 문제나 압박감이 전혀 없는 상황을 의미하는 것은 아니다. 심리적 안전성은 팀 응집성과 또한 다른 것이다. 팀 응집성은 다른 사람의 견해에 반대하고 문제를 제기하려는 의지를 감소시킴으로써 집단사고를 유발할 수 있는데(Janis, 1982), 이것은 상호 위험부담의 결손을 보여준다. 반면 심리적 안전성은 사람들이 자기방어에 덜 집중하게 함으로써, 문제를 조기에 예방하고, 공동목표를 달성하기 위한 생산적 토의에 집중할 수 있게 하는 분위기를 말한다. 다른 구성원의 시선을 의식하지 않는 사람은 거의 없지만, 그때 그때 우리가 처한 사회적 상황은 심리적인 경계의 완화를 감소시킬 수도 혹은 강화시킬 수도 있다. 병원과 기타 조직에 관한 연구에서 구성원들은 불확실하거나 잠재적으로 자신의 이미지에 나쁜 영향을 미칠 수도 있는 행동을 할 의향이 팀마다 다르다고 기술하였다. 심리적 안정감이 높을 때, 팀은 학습에 더 열중하게 된다(Edmondson, 1999). 설득력 있는 강력한 목적이 학습을 열심히 하도록 동기부여하듯이, 심리적 안전성은 인간관계에서 자아의식을 덜 갖도록 함으로써 이러한 목적의 동력을 강화시킨다. 목적이 없다면 앞으로 나아갈 명확한 방향이 없고 스스로 노력할 만한 동기가 없다. 심리적 안정성이 확보되지 않으면, 다른 구성원들 앞에서 학습행동에 진심으로 임하거나 기타 다른 핵심적인 팀과정에 관여치 못할 위험이 너무나 크다. 최근의 한 연구는 조직의 심리적 안전성이 질향상 프로젝트의 성공적 수행과 연관이 있다고 밝혔다. 구성원이 의문이나 우려를 제기할 때 개혁안의 취지를 더 잘 이해할 수 있었고, 그것을 더 기꺼이 그리고 신속히 수행할 수 있었다(Tucker, Nembhard, and Edmondson, 2007).

팀 규범

규범이란 구성원의 행태를 제어하고 그들에 의해 공유되는 표준으로 정의된다. **행동 규범**은 구성원이 일상적 행위를 어떻게 하는지 표준화하는 규정인 반면, **성과 규범**은 작업자의 근로 산출물을 표준화하는 규정이다. 팀의 행동 규범은 범위가 매우 넓고, 동일 조직 안에서도 그룹에 따라 상당한 변이가 있다. 행동 규범은 각 구성원이 일을 어느 범위까지 관여해야 하는지, 농담이 어디까지 허용되는지, 공식적 그룹 절차(예를 들면, Robert's Rules of Order)의 사용, 그리고 결근과 지각에 관련된 규칙들을 말한다. Denison과 Sutton(1990)은 한 연구에서 수술실의 행동 규범에 대해 당황하였던 점을 다음과 같이 기술하였다:

> 우리가 놀랐던 첫 번째는 수술실에서의 감정표현과 관련된 행동 규범이었다. 관상동맥우회술이 실시되는 수술실에 들어섰을 때, 카세트에서 "락"음악이 크게 나오고, 수술팀원들이 얼굴에 웃음을 띠고, 계속 농담을 해대는 모습에 놀랐다. Denison은 한 의사가 관상동맥우회술에 사용할 환자의 하지정맥을 잘라 내는 복잡한 수술을 하면서도 농담하고, 우스운 얘기들을 연신 해 대는 것을 보았다. 비슷한 경우로, Sutton이 거의 기절할 뻔한 상황은 편도선 적출술을 받는 무의식 상태의 아이가 피는 철철 나는데 집도의는 웃어 가며 "간밤에 튜브 속에 무엇이 있었게?"하고 농담하는 것에 너무 흥분하였기 때문이다.

규범은 조직과 팀에 강한 영향을 미치며, 그룹이 효과적으로 운영되는 데 필수적이다. Hackman(1976)은 Work Redesign에서 규범에 대해 다음과 같이 서술하였다:

1. 규범은 팀의 영향과정을 요약, 단순화한다. 규범은 팀이 구성원의 행동을 통제하는 과정을 나타내는 것이다.
2. 규범은 행동에만 적용될 뿐이며, 개인의 생각이나 느낌에는 적용되지 않는다. 규범을 개인적 가치로 수용할 필요는 없으며, 단지 공적인 면에서 순응하는 것이 필요할 뿐이다.
3. 규범은 일반적으로 팀 구성원 대부분이 중요하다고 생각하는 행위만을 대상으로 한다.
4. 규범은 보통 서서히 형성되지만, 구성원들이 그 과정을 빠르게 할 수도 있다. 보통 팀의 통합성(integrity)을 위해 새로운 구성원에 대한 규칙이 필요할 경우 팀원들에 의해 규범이 만들어진다.

5. 모든 규범이 구성원 모두에게 적용되는 것은 아니다. 어떤 규범은 신입사원(구성원)에게만 적용되는 반면, 어떤 규범들은 연령, 성, 인종, 경제수준 혹은 직종에 따라 다르게 적용될 수 있다.

규범은 효과적인 그룹 운영을 위해 중요하기 때문에, 구성원에게 기대되는 것이 무엇인지 알 수 있도록 규범을 공개하여 명확히 하는 것이 중요하다. 이는 병원이나 기타 보건의료 조직 내 다제간 협력팀의 경우 특히 그렇다(Deeter-Schmelz & Ramsey, 2003). 수용할 만한 규범이 그룹 과정의 한 부분으로 자리 잡으면, 소위 다제간 협력팀 내 특정분야의 지배 현상이 발생할 가능성이 낮아진다(Vinokur-Kaplan, 1995a).

팀 응집성

팀 응집성에는 다양한 정의가 있으며, 많은 경우 구성원들 간 상호 끌리며, 그럼으로 해서 그룹에 계속 잔류하려는 성향을 말한다. 다른 정의는, 이 장의 목적에 좀 더 근접한 협의의 정의로 Goodman, Ravlin, Schminke(1987)가 사용한 것이다: "응집성은 구성원이 그룹 과업에 헌신하는 정도이다." 이 정의에서 주안점은 '생산에 얼마나 참여하는가'이며, 구성원은 상호 간 끌리지 않더라도 공동 과업에 기여할 수 있음을 의미한다. 이 정의는 매우 현실적인 관점인데, 왜냐하면 우리는 간호사, 의사, 심리학자, 그리고 사회사업가 등 전문가적 규범을 갖는 구성원들로 이루어진 다제간 팀을 관리해야 하기 때문이다.

응집성은 그룹과정과 효과를 이해하기 위한 가장 중요한 요소 중 하나이다. 응집성이 높은 팀은 성과도 높고, 만족도도 향상되며 이직률도 낮다(Gully, Devine, & Whitney, 1995; Hoegl and Gemuenden, 2001; Yang and Tang, 2004). 더욱이 높은 수준의 조정, 의사소통, 공동업무가 필요한 복잡한 팀워크를 수행할 경우 응집성과 효과성의 관계는 더욱 커진다. 예를 들면, 한 연구에서 상호관련성이 매우 큰 업무를 하는 정신과 진료팀의 경우, 응집성이 높은 팀이 낮은 팀보다 성과가 높은 것으로 나타났다(Vinokur-Kaplan, 1995a). 유사한 결과가 노인 재활팀의 효과성 연구 결과에서도 나타났다(Wells *et al.*, 2003).

높은 성과의 주된 요인 중 하나는 팀 구성원 간 응집력이 크기 때문이었다. 응집성은 또한 그룹규범과 구성원에 대한 일반적 통제를 강화시켜 준다; 그러나 극단적인 경우, 지나친 획일성을 조장하여 집단사고와 같은 부작용을 발생시키기도 한다. 예를 들어, 높은 응집성으로 생산성이 저하되는 상황들이 있다. 만약 어떤 그룹의 규범이 낮은 생산성을 선호할 경우, 응집성이 높은 그룹은 그 규범에 잘 따르고자 할 것이며 따라서 생산성은 오히려 낮아질 것이다. 이와 유사한 예로, 응집성이 매우 강한 그룹은 관리자가 그룹 내에 새로운 구성원을 투입하거나, 혹은 다른 그룹과 상호 작용할 때 저항할 수 있다. 따라서 응집성의 효과는 상황을 고려해서 해석해야 한다. 대부분의 경우 응집성은 긍정적으로 작용하지만, 때로는 생산에 역행적인 규범과 행위를 따르도록 할 수도 있다.

응집성에 영향을 주는 요소는 무엇인가? 사회심리이론에 의하면 개인은 유사한 대상에게 끌린다는 것이다. 따라서 동질적 그룹은 이질적인 경우보다 응집성이 강하게 된다. 예를 들면, 여성으로만 이루어진 팀은 남성팀 혹은 남녀혼성팀보다 응집성이 강한 경향이 있다(Bettenhausen, 1991). 또한 갈등의 부재, 팀 훈련, 팀워크에 대한 긍정적 성향, 팀 구성원 사이의 신뢰감은 팀 응집성을 증가시킬 수 있다(Deeter-Schmelz & Ramsey, 2003). 이와 반대되는 얘기로 어떤 연구에 의하면 그룹이 복잡한 문제 상황에 처했을 때 오히려 갈등이 그룹 성과에 도움이 될 수도 있다고 밝히고 있다(Cosier, 1981; Janis, 1972; Schwenk, 1983). 이러한 관점에서 다학제간 그룹과 다양한 문화를 가진 구성원으로 이루어진 그룹은 응집성이 낮고 갈등수준이 높은 반면, 문제를 해결해 가는 접근법에 있어서는 보다 창조적이고 혁신적일 수 있다(Mitchell *et al.*, 2010).

덧붙여 응집성은 팀의 목표지향성이나 보상구조에 의해 영향을 받는다. 두 가지 상황을 고려해 보자. 첫째는 목표 상호의존적인 상황인데, 구성원이 팀으로서 평가받고 보상받는 경우이다(예를 들면 형평적 보상구조). 이 경우, 각 구성원의(전문가적/개인적) 목표달성을 위한 노력과 그룹의 목적달성을 위한 노력은 동일하다. 반대로, 두 번째는 그룹 구성원이 개인별로 평가되고 보상받는(예를 들면, 차별보상구조) 경우이다. 한마디로, 한 구성원은 다른 구성원의 상대적인 희생으로 자신의 목적을 달성하는 것이다. 일반적으로 연구결과들은 응집성 향상을 위해 첫 번째 혹은 협력적 상황을 지지한다(Parker, McAdams, and Zielinski, 2000; Yang and Tang, 2004). 두 번째의 경우 구성원들 간에 경쟁적일 수는 있지만 팀 응집성이 낮은데 그 이유는 다음과 같다:

- 구성원들 간의 상호 작용과 다른 구성원에 대한 의견수용이 더 낮다.
- 의사소통 및 이해에 어려움이 더 크다.
- 조정노력, 노동분업, 생산성이 더 낮다.

응집성이 큰 그룹은 상호작용의 수준이 더 높고 긍정적인 경향이 있다. 이것은 상호의존성이 높을 경우 더 강해진다. 즉, 형평적 보상구조를 가진 그룹들은 더 효율적으로 업무를 수행할 뿐 아니라 팀 협력이나 공동목표 달성을 촉진하기 위해 정보공유와 같은 협력 전략을 개발한다.

업무 특성

수년 동안 조직 연구는 상황성의 원칙을 채택하여 왔다. 특히, 조직의 구조와 과정은 많은 요소를 고려하여 조정해야 한다. 조직화하는 한 가지 최고의 방법은 없으며, 가장 적절한 조직 기전은 조직의 환경요인, 사용 기술, 그리고 업무특성에 의해 좌우된다. 즉, 과업은 성공적 성과를 이루기 위해 필수적으로 팀 행동들로 구성된다는 것이다. 이러한 특정행동들은 개인적인 노력뿐 아니라 협력적이고 상호의존적인 것들도 포함한다. 이는 효과적인 성과라는 것을 과업요구에 팀과정을 맞춤으로 달성됨을 의미한다. 이 단락에서는 팀이 직면한 과업의 핵심적인 측면과 과업의 특성에 적응하는 방식을 살펴볼 것이다. 또한 팀 업무의 두 가지 측면인 목적과 과업 상호의존성의 유형 및 수준에 대해 고려할 것이다.

팀 목적(team goals)

팀의 과업은 매우 여러 가지가 있지만 명료성, 복잡성, 그리고 다양성 등 상호 연관된 몇 가지 기준을 이용하여 분류할 수 있다. 각각의 기준에 의해 팀이 조직되거나 일하는 방식에 영향을 미칠 수 있다. 예를 들어 어떤 팀이 특정 목적을 오랜 기간 동안 지속적으로 수행해 왔다고 하자. 이런 상황에서는 구성원 간 의사소통과 상호협력이 일상화되어 있을 것이다. 산과팀에서 볼 수 있듯이, 비록(출산상황에서의) 다양하고 불확실한 상황을 직면한다 하더라도, 건강한 신생아의 출산 그리고 산모 및 신생아 건강 유지의 목적은 변함없을 것이다. 이 경우 팀의 목적과 과업이 잘 구조화되고, 구성원이 잘 이해하고 있는 것이다. 목적과 과업이 비교적 예측가능하고 구성원이 무엇을 해야하는지 정확하게 이해되는 상황에서 팀 과업은 매우 통상적인 일이 된다.

반면에, 이러한 상황과 대조적으로 모호한 목적과 과업에 직면한 팀은 구조적으로 문제가 있는 목적을 갖는다. 재난대응반의 경우는 불확실성을 가진 전형적인 팀의 유형이다. 이런 상황에서는 의사소통이 무엇보다 가장 중요하다. 팀 구성원은 새로운 상황에 적응할 준비를 하며, 그들의 과업을 상황에 맞게 수행해야 한다. 일상적인 일은 일정 수준까지만 가능하기 때문에, 지속적인 협동과 상호 적응이 필수적이다.

목적과 과업 명료성은 병원 진료팀으로 하여금 병원의 질적, 양적, 시기적 표준에 부응케 함으로써 이들의 성과를 결정하는 중요한 변수였다(Shaw, 1990; Vinokur-Kaplan, 1995a). 과업 복잡성은 팀의 상호작용과 관련이 있다(Shaw, 1976)(즉, 과업이 복잡할수록 상호작용이 더욱 필요하며, 따라서 이 경우 관리자는 팀 구성원 간 의사소통을 원활히 하도록 하는 것이 중요하다). 또한 과업다양성은 중환자실에서 여러 상황들을 다루어야 하는 것과 같이 진료 제공자들에게 도전이 될 만한 일을 요구하는데, 이는 전문가적 기술과 지식을 보다 잘 적용할 수 있고 그 결과 보다 좋은 결과가 나타나기 때문이다(Shortell *et al.*, 1994).

과업 상호의존성

과업 다양성의 또 다른 유형은 상호의존성이며, 이것은 일반적으로 팀이 형성되는 첫째 이유가 된다. **과업 상호의존성**이란 과업 간 상호연결성을 말하며, 더 구체적으로는 업무를 효과적으로 실시하기 위하여 팀 구성원들이 상호 의존하는 속성이다. 과업 상호의존성을 분류하는 유용한 방법은 정보나 자원의 교환 방식에 따라 나누는 것이다(Thompson, 1967; Van de Ven, Delbecq, & Koenig, 1976):

- **집합적 상호의존성**(Pooled interdependence). 구성원 간 상호작용이 없이 그룹의 결과산출에 각자 기여하는 경우를 말한다. 구성원 각자가

자신의 과업을 완수하기 때문에, 팀 성과는 개인의 노력을 합한 것이 된다. 팀 산출의 조정을 위해서는 표준화된 규칙과 절차가 필요하다.

- **순차적 상호의존성**(Sequential interdependence). 그룹구성원 한 사람이 작업을 끝내고, 다른 사람이 작업을 해야 하는 경우이다. 그룹구성원들은 서로 상이한 역할을 하며, 정해진 한 방향으로, 주어진 순서에 따라, 서로 다른 작업을 수행한다. 어느 구성원이라도 기대 목표를 달성치 못할 경우 수정이 필요하기 때문에 항상 우발상황이 발생할 가능성이 있다. 팀이 정상적으로 운영되기 위해서는 일정수립과 계획을 통한 조정이 필요하다.
- **교호적 상호의존성**(Reciprocal interdependence). 각 구성원이 산출한 결과가 구성원 서로의 투입 요소가 되는 경우를 말한다: 따라서 각 구성원은 서로에게 가변적 상황을 제공한다. 그룹구성원들은 서로 다른 영역의 전문가인 경우가 많고, 따라서 구성원들은 유연하게 "왔다 갔다"의 순서로 과업의 상이한 부분들을 수행한다. 리더는 구성원 간 터놓고 대화하게 하거나 필요한 경우 회의를 마련한다.
- **팀 상호의존성**(team interdependence). 팀 구성원들이 업무를 수행하면서 그룹으로서 문제를 진단, 해결하고 협력하는 상황을 말한다. 업무는 동시에 여러 방향으로 진행된다. 구성원 간 투입, 산출의 순서를 정하기 위한 조정 작업을 위해 그룹의 자율성과 함께 상호작용도 필요하다. 리더는 정기적인 모임을 자주 기획하며, 또한 일정에 없는 모임들도 조장해야 한다.

상호의존성의 단계가 높을수록, 팀과 팀원이 직면하는 불확실성도 함께 커진다. 따라서 팀 내부 상호의존도가 커질수록 조정, 의사소통, 그리고 협력과 함께 정보교환의 필요성도 늘어난다. 이는 정보교환을 위해서 정보교환과 정보처리의 필요성을 적절한 상호작용 및 조정 패턴에 부합시켜야 함을 의미한다. 상호의존성이 높음에도 팀 구성원이 실제 그렇지 않은 것으로 인식한다면, 조정을 위한 노력을 거의 하지 않을 것이다. 반대로, 상호의존성을 실제보다 높은 것으로 인식한다면, 조정을 위해 필요 이상의 노력을 투입하여 성과에 해를 입힐 것이다. 이러한 이유로, 상호의존성과 의사소통은 적절히 조화되어야 한다. 어떤 연구자들은 성공적인 팀은 상호의존성을 과업, 목표, 그리고 환류 측면에까지 조화하는 팀으로 본다. 즉, 교호적 업무가 그룹목적 및 환류와 일치할 때 성공적인 팀이 된다는 것이다. 그룹의 목적 및 환류라고 함은 그룹 전체의 목적과 성과를 기반으로 보상이 이루어지는 것을 의미한다. 반대로, 집합적 상호의존성은 개인의 목적과 환류에 부합된다(Salvedra, Earley, and Van Dyne, 1993).

과업 특성과 무관하게 관리자가 기억해야 할 중요한 점은 팀 과업을 절차와 구조에 맞게 조화시킬 필요가 있다는 것이다. 이러한 예로서, 의료전달 중 특히 분절화, 불연속성의 문제를 극복할 목적으로 한 도시 대형병원에서 실시한 팀 구조개편의 노력을 기술한 연구가 있다(Schweikhart & Smith-Daniels, 1996). 여러 분야의 전문의를 환자치료단위(patient care unit)로 묶어서 집중팀, 또는 상대적으로 자율적인 운영단위를 형성함으로써 약사, 호흡치료사, 간호사, 그리고 기타 진료인력들을 공동적 지배구조와 교차 훈련법(cross-training)을 통해 통합하였다. 이 팀에는 자율과 책임이 주어졌으며, 진료업무 이외에도 진료에 대한 기획, 관리, 집행, 그리고 조정의 책임도 부여되었다. 이 팀 구조는 활발한 의사소통과 상호작용을 가능케 함으로써 과업의 높은 복잡성과 상호의존성에 부합되었다.

가상의 팀에서 팀 구성원은 지역뿐만 아니라 문화나 언어 측면에서도 분리되어 있다. 이런 상황에서 관리자는 팀 구성원들이 받아온 훈련 방식과 각각의 문화적 차이도 조정해야 하는 상황에 직면한다(Barczak & McDooough, 2003). 의료 상품(예를 들어, 제약이나 의료기기)의 발전이나 임상연구가 발전함에 따라 의료분야에서는 이런 형태의 팀이 흔하다.

팀의 환경 맥락

팀은 외부와 단절된 상태에서 존재하지 않으며, 운영되지도 않는다. 넓은 **환경 맥락** 안에서 운영된다. 팀은 외부의 압력과 사건들로부터 끊임없이 영향을 받는다. 이 단락에서는 팀 성과에 영향을 미치는 외부요인인 그룹 간 관계와 갈등, 조직문화, 그리고 외부환경에 대해서 살펴보고자 한다.

그룹 간 관계와 갈등

팀의 외부환경에 가장 중요한 요소는 다른 팀의 존재이다. 팀 성과는 다른 팀과 얼마나 긍정적이고 생산적인 상호작용을 하는가에 따라 좌우되는 경우가 많다. 복잡한 조직에서 많은 팀이 직면하는 문제는 업무와 관련이 있는 다른 팀과의 상호작용이다(Edmondson, 2002). 두 병원의 합병 시 일어나는 수많은 그룹 간 작용에 대해 생각해 보자(Sidorov, 2003; Dooley and Zimmerman, 2003; Yang and Tang, 2004). 인력배치, 기술, 재무, 건축물 고려점, 그리고 무수한 다른 이슈들을 다루기 위해 조직된 팀은 그들 그룹 내에서 뿐 아니라 다른 합병 조직과도 함께 작업해야 한다. 이 때 다른 팀의 조언이나 도움 없이 작업을 진행하여 발생되는 혼란은 상상할 수도 없을 것이다.

팀이 그들의 노력을 조정해야만 하는 경우(when teams mush coordinate their efforts), 어떤 일이 생길까? 그룹 간 관계의 효과 및 비효과성에 영향을 미치는 요인은 무엇인가? 그룹 간 관계는 계급적이기보다는 종종 측면적(lateral), 동료적(peer), 유대적(relationship)으로 나타난다. 보건의료 조직이 업무를 관리하기 위한 딱딱한 계급적 구조에서 벗어나고, 점점 더 전문화됨에 따라 팀 교차훈련법(cross-team training), 가상 팀 생성, 계획 및 조정을 위한 공동회의와 같은 새로운 조정기전이 필요하게 되었다.

그룹 간에서 생기는 문제와 이를 조정하는 과정에서, 갈등은 아마 피할 수 없을 것이다. 의료분야와 같이 불확실하고 이질적인 조직에서는 사실상 한 그룹의 업무를 다른 그룹의 업무와 완벽히 조화되도록 업무과정을 설계한다는 것은 불가능한 일이다. 그룹 간 갈등이나 의견불일치가 발생할 때, 구성원은 갈등해소 전략의 레파토리를 가지는 것이 중요하다. 일부 경우에서는 팀 간 조율을 위한 조정만 필요한 경우도 있고, 어떤 경우는 업무절차 전반을 철저히 조사 및 개편하는 경우도 있다.

그룹 간 갈등은, 가끔 구성원 개인간의 차이나 반감에 의해 생길 수 있으나, 대부분의 경우 그룹 간 상호의존성과 이와 관련된 요인에 의해 발생된다. 따라서 의료분야와 같이 팀 간 상호의존성이 높은 경우에는 그룹 간 갈등이 발생할 소지가 더 많다. 그룹 간 갈등은 보통 개인차원에서 접근할 수 없으며, 구성원 개인이 일방적으로 그룹 간 갈등을 해결하는 것은 거의 불가능하다. 그룹 간 갈등이 그룹 간 접촉면(interface)의 문제로 인한 것으로 보인다면, 갈등의 원인을 분석하기 위해서 그룹 간 관계의 속성에 대해 살펴보아야 한다.

먼저 그룹 간 갈등은 또한 각 그룹의 책무나 역할의 모호성이 있을 경우 발생할 소지가 더 크다. 진료영역을 갖는 전문가 그룹들 간에 예를 들면, 심리학자와 정신과 의사의 관계처럼 발생하는 갈등의 많은 부분이 이러한 경우이다(Brown and Keyes, 2000; Weist *et al.*, 2001). 또한 과업 모호성은 빠르게 성장하고 변화하는 조직들에서 흔히 나타난다. 이러한 경우, 변화의 내용과 결과에 대해 그룹 간에 이해가 다를 수 있다. 합병이 한창 진행될 때 나타나는 여러 형태의 갈등이 그러한 예이다(Dooley & Zimmerman, 2003). 이러한 유형의 갈등에는 팀 역할을 명확히 정의하고(articulate), 유사한 그룹 간의 역할을 정확히 구분하는 것이 필요하다.

업무 성향(work orientation)에서 생기는 그룹 간 차이 또한 갈등을 유발한다. 각 팀은 업무가 수행되는 방식대로(the manner in which work is accomplished) 팀 고유의 규범을 개발한다. 많은 조직에서, 팀은 시간에 대해 다른 관점을 갖는다. 이러한 시간 관점의 차이는 가정의학 전문의 집단과 전략계획을 수립할 때 표출된 바 있으며 해결방안이 강구된 바 있다(Fried & Nelson, 1987):

> 대부분의 진료와 기획활동 간에는 시간 속성상 차이가 있다. 기획이란 전략적 결정결과가 시간경과를 거쳐 나타나는 장기적인 과정이며, 단기간 내에 가시화되지 않는다. 반면에, 의사들은 행위중심적 훈련을 받아 왔다.
>
> 기획과정 초기에 업무의 진행속도가 늘어지면 의사들의 회의참여가 낮아지는 것으로 나타났다. 이에 따라 의사들이 좀 더 수용할 수 있는 속도로 업무를 진행시켰다. 마감일을 정해 놓고 이에 따라 업무를 진행시킨 것이다.

업무 성향(work orientation)의 차이와 관련있는 것으로, 팀 간 목적 불일치를 들 수 있다. 목적이 서로 상충되는 그룹이 함께 업무를 수행해야 하는 경우가 가끔 있다. 예를 들면 비용-절감이 목적인 그룹과 접근성 해결이 목적인 그룹이 함께 일하는 경우이다. 한편, 그룹 문화의 차이가 팀 간 갈등을 유발하기도 한다. 각 그룹은 자신들만의 독특한 규범, 의사소통방식, 그리고 가치를 지니는데 이 모든 요인들을 일컬어 문화라고 한다. 이러한 문화가 상충될 때, 그룹 간 관계설정은 위험에 놓인다. 마지막으로 그룹은 자원에 대한 경쟁을 할 때 갈등상황에 놓일 수 있다. 그룹들은 서로 공통점이 많고,

동일한 목적을 지향함에도 불구하고 상호 충돌할 가능성이 있는데, 이는 재정적, 인적, 혹은 물적 자원에 대해 서로 경쟁하기 때문이다. 실제로 병원 내 생산 및 프로그램 관리의 변화는 생산-라인(product-line)의 내부 경쟁욕구가 발생되면서 그룹 간 갈등의 발생 가능성을 증가시켰다

아마도 그룹 간 갈등상황에 있어서 가장 중요한 부분은 승자지배(win-or-lose) 분위기를 협력적 관계로 바꾸는 것이다. 이러한 상황에서는 승리하는 것이 갈등유발의 문제를 해결하는 것보다 더 중요하게 된다. 이런 점들 때문에 그룹 간 갈등을 조정하고 경감시킬 수 있는 전략을 마련하는 것이 중요하다.

조직 문화

팀 성과에 영향을 미치는 가장 중요한 환경적 요소는 더 큰 조직에서의 조직 문화이다(organizational culture of the larger organization). 팀의 잠재적인 능력을 최대한 높이기 위해서는 구성원의 참여와 팀워크를 강조하고 가치를 부여하는 적합한 문화의 존재가 매우 중요하다(Zarrage & Bonache, 2003). 조직 내 팀이 갖는 가장 흔한 불만 중 하나는 그들이 기관으로부터 충분한 지원을 받지 못한다는 점이다. 많은 기관들이 팀-중심으로 전환하기를 원하지만, 이러한 변화를 달성할 효과적인 문화와 전략이 부족한 실정이다. 조직의 상급 관리자는 팀 중심 문화를 어떻게 적용하는가? 먼저, 상급 관리자가 팀 문화라는 개념을 내부화하는 것이 중요하고, 팀 문화가 전체의 전략을 얼만큼 지지하며, 얼마나 일관성이 있는지를 이해하는 것이 중요하다. 그 밖에도, 조직 전반적으로 이에 대해 소통하는 것이 필요하다. 고위관리자는 ① 구성원들이 그들의 일에 책임감이 있다고 믿어 주고, ② 팀 철학을 보여 주고, ③ 팀 환경의 일관된 비전을 명확히 표현하고, 그리고 ④ 그들이 처해 있는 장애를 극복할 창의력과 권한을 부여해야 한다 (Moorhead and Griffin, 1998; Orsburn, Moran, Musselwhite and Zenger, 1990).

조직과 마찬가지로 팀이 효과적이기 위해서는 상급관리자의 강력한 지원을 필요로 한다 (Liberman *et al.*, 2001). 지원이라 함은 철학 및 자원 측면의 지원을 말한다. 자원 측면의 지원은 재정, 인력, 훈련 및 시간의 지원을 포함한다. 최고경영자가 일단 팀 조직을 운영하고자 한다면, 세부 실행계획을 개발하는 것이 필요하다. 이러한 계획은 지속적 질 향상, 직원참여, 고객만족 등 조직사명을 명확히 하고, 팀의 위치를 선택하고, 인력확충과 운영을 위한 설계팀을 만들고, 경영층에서 팀으로의 권한 전환을 계획하며, 실행 초안을 마련하는 일 등을 포함한다.

이것이 성공적으로 유지되기 위해서는 팀은 동기부여, 격려 자원 획득, 그리고 팀 구성원 보상 등을 해줄 수 있는 내부의 옹호자(champion)를 필요로 한다(Cohen and Bailey, 1997; Shortell *et al.*, 2004).

훈련은 팀을 실행하고 지원하는 주요 부분이기 때문에, 효과적이기 위해서는 조직 문화가 훈련을 지지해야 한다(Liberman, 2000). 어떤 축구팀도 상당 수준의 훈련 없이는 성공할 수 없

다. 비운동 종목 팀의 경우에도 무수한 예에서 보듯이, 훈련의 필요성은 매우 명백하다. 팀 작업을 위한 구성원의 선발, 훈련, 그리고 효과적인 팀워크를 위한 필수 지식, 기술, 역량 관련 문헌들이 방대하다. 이 훈련에는 회합관리, 보상과 같은 논리적인 측면뿐 아니라 팀의 원리, 존재이유와 같은 인지적인 측면, 그리고 구성원의 역할, 책임, 팀 규범과 같은 정서적인 측면도 포함한다. 전체적으로, 포괄적인 팀 훈련이 되기 위해서는 필수 기술, 행정영역뿐 아니라 대인간 기술영역들을 적절히 포함해야 한다 (Moorhead & Griffin, 1998).

팀 훈련의 다른 예들은 다음과 같다. 팀 상호작용 훈련; 공유된 정신모형(shared mental models)(Marks, Zaccaro, and Mathieu, 2000); 학제간 팀의 상호작용을 강화하는 문제해결과 의사결정 훈련(problem-solving and decision-making training, which can enhance interdisciplinary team interactions)(Doran *et al.*, 2002); 사회화 과정을 촉진하는 신입직원 훈련(newcomer training, which can speed the socialization process)(Chen & Klimoski, 2003). 종합해서, 팀 훈련이 포괄적이기 위해서는 기술적, 행정적, 그리고 대인상호적인 기술들이 적절히 포함되어야 한다.

조직의 보상시스템 조직문화가 적절히 반영되어야 한다. 따라서, 팀-중심조직에서 관리자가 겪는 특별한 딜레마는 보상의 문제이다. 개인 보상에 비하여 팀에 얼마만큼의 보상을 할 것인가? 팀-중심의 보상이 팀과(혹은) 개인의 성과를 향상시킬 것인가? 조직은 또한 조직 연구에서 아직 답변하지 않은 질문에 대해 논의할 필요가 있다. 팀 기반의 보상이 팀과 개인, 또는 팀이나 개인의 성과를 향상시키는가? 이 분야의 애매모호한 특성에도 불구하고, 팀-중심 조직들은 적어도 **팀-중심 보상**을 고려하는 듯하다. 팀-중심 환경에서는 구성원이 성과를 보상받는 다양한 기전이 있다. 어떤 경우, 팀 구성원은 팀 목표를 달성하기 위한 일련의 기술 습득만으로도 보상받는다. **기술-근거 보상**은 근로자가 팀이 필요로 하는 기술을 습득함으로써 보상받는 것이다. 이러한 경우, 팀 구성원은 부가가치적 기술을 습득함으로써 보수를 증가시키려고 할 것이다. 다른 경우는, 실제 팀 성과에 근거하여 보상받는다. 즉, 팀 상여금 방식은 팀의 성과에 근거하여 특정 팀에게 보상을 하는 것이다. 마지막으로, 이윤분배방식(보통 범조직적 인센티브제도로 간주됨)은 기관 전체의 성과에 근거하여 모든 팀 모든 구성원에게 보상하는 것이다.

팀 성과에 대한 보상방법은 여러 가지가 있으나, 실제 팀-상여금방식을 사용하는 경우는 비교적 적다는 점을 중시해야 한다. 1996-1997년에 2,500곳의 회사를 대상으로 실시한 조사에 의하면 그룹 인센티브를 사용하는 회사의 수는 1995년에 16%에서 1997년에 19%로 증가하였음을 보고하였다(Pascarella, 1997). 이러한 증가는 주목할 만한 것이지만, 대부분의 기관에서는 아직 팀-중심 인센티브를 실시하지 않고 있다. 이러한 움직임이 낮은 이유는 방법이 복잡한 것뿐 아니라 팀-인센티브와 성과의 관련성에 동의하지 않기 때문이다. 성과에 근거한 보상에 대해 직관적으로는 이해가 가는 반면,

이에 대해서는 상당한 이견들이 있다. 많은 수의 경영자나 학자들은 이러한 방법들은 개인, 팀, 그리고 조직의 성과에 매우 해롭다고 믿고 있다. 더욱이, 팀 보상체계가 의외의 부정적인 결과를 초래하지 않도록 하기 위해 고려해야 할 몇 가지 중대한 사항들이 있다(Pascarella, 1997):

- 뛰어난 팀 성과에 대해 팀 전체를 보상할 것인가 혹은 팀의 개인을 보상할 것인가?
- 팀 구성원 간 보상의 배분을 다르게 할 경우, 관리자는 구성원 간 기여도 차이를 어떻게 평가하는가?
- 팀 구성원을 행동과 결과, 혹은 양쪽 등 어디에 근거하여 보상할 것인가?
- 여러 팀에 소속된 경우 어떻게 보상하는가?

이들은 중요한 질문이며, 이들에 대한 대답은 조직 문화뿐 아니라 조직 내 팀 운영방식에 따라 달라진다(Beersma *et al.,* 2003).

그러나 혼합된 방식이 동시에 실시되고 있으며 이를 통해 성취가 낮은 팀의 업무 향상이 독려되고, 성취가 높은 팀 역시 그 상태를 유지할 수 있도록 강화된다(Katz, 2001). 혼합 보상방식의 성공적인 한 예는 팀 목표를 설정하고, 이에 도달하였을 때 개인별로 보상을 하는 것이다. 이것은 숙련되지 않거나 지식이 부족한 동료를 가르칠 수 있는 고도로 숙련된 구성원이 충분할 때 특히 성공적이다.

외부 환경

조직 환경 외에도 팀은 꾸준히 외부 환경의 영향을 받기 때문에 외부 환경이 팀에 어떤 영향을 미치는지 이해하는 것이 중요하다(Ancona, 1990, Arrow *et al.,* 2000). 대부분의 연구가 팀에 영향을 미치는 조직 특성에 대한 것이지만 외부 환경의 영향에 대한 연구는 많지 않다(Lacey & Gruenfeld, 1999). 많은 그룹에서 외부 환경의 영향은 조직 내부 환경의 영향과 유사하거나 오히려 더 클 수도 있다고 나타났다(Hackman, 2003; Salas, Burk, and Cannon-Bowers, 2000). 이것은 조직 내부뿐만 아니라 지역사회 환경과 서비스 네트워크에 중요한 자원과 지원을 의존하는 다학제적 기관 간 그룹(multidisciplinary interagency group)에서 특히 잘 나타난다. 이런 팀은 종종 지원 부족이 심한 지방에 있는 경우 외부 환경의 특성을 더 잘 이해하게 되고, 이러한 영향을 극복할 수 있는 전략을 마련하게 된다.

몇몇 연구에 의하면(Fried *et al.,* 1998; Topping and Calloway, 2000), 지역(rural)의 정신보건 시스템의 개발에서 자원의 부족은 중요한 이슈였다. 자원이 부족한 지역에서는, 소수의 핵심적인 제공자가 중심적 역할을 하게 된다. 따라서 이러한 조직은 자원이 풍부한 지역의 조직에 비해 더욱 자율적으로 행동하게 된다. 결국 이것은 제공자 네트워크의 공동행위나 **사회자본**에 영향을 준다. 사회자본은 서비스 시스템 내 제공자들 간에 신뢰, 호혜규범, 협력 등 상호협력의 망(web)으로써 가장 잘 정의될 수 있다(Veenstra, 2000). 사회자본과 같은 자원이 적은 상황에서는 조직 간 협력이 낮기 때문에, 문제를 해결하기 위한 추진력도 적어진다. 예를 들어, 병원에서 퇴원한 노인들을 급성기 치료 간호사와 지역사회사업가로 구성된 팀이 돌보는데(Robinson & Street, 2004), 이 상황에서는 팀 구성원 간 협력이 힘들어진다.

팀 구성원 간 협력에 영향을 주는 다른 맥락적 요소는 제공자 네트워크나 지역사회에서의 과거 협력 경험이다. 여러 기관이 관련된 팀의 경우, 그 구성원들은 협력경험이 많기 때문에 쉽게 응집력있고 효과적으로 팀을 구성한다(Topping, Norton, and Scafidi, 2003). 여기에는 도시와 지방(rural)의 차이가 존재한다. 지방에서는 "모두들 서로 잘 알고, 전에 일해 본 적이 있다". 따라서 "팀"은 시작부터 구성되어 있는 것이다. 게다가 지방의 지역사회는 YMCA나 교회, 청소년 클럽과 같은 비 전통적인 조직에 의존해야 하는 반면, 도시의 지역사회는 더 많은 수의 서비스 조직을 포함하는 경향이 있고, 그 결과 기관 간 팀은 많은 전문가로 구성된다. 아쉽게도 이것은 다양성을 증가시켜서 팀 갈등을 증가시킨다(Jackson, 1992; Kor, 2003).

팀 과정

지금까지 팀 구성, 규범, 업무 특성, 업무 환경과 같은 기본적인 팀 특성을 살펴보고 이들 간의 상호작용을 논의하였다. 이번 절에서는 팀이 어떻게 일을 운영하는지 –이를테면 팀이 어떻게 이끌어지고, 구성원 간 의사소통은 어떻게 조정되며, 의사결정은 어떻게 내리는지, 다른 과정과 절차는 어떤 식으로 이루어지는지– 등을 살펴 볼 것이다. 팀 과정은 상호작용 팀 발전과정에서 이루어지는 상호작용, 작업수행의 방법을 총칭하며, 투입이 산출로 전환되는 과정에 나타나는 모든 구성원 간 혹은 개인의 행위를 포함한다. 여기서는 이러한 과정에서의 리더십, 의사소통, 의사결정, 학습, 그리고 그룹 발전단계의 이슈에 대해 다루고자 한다.

리더십

리더십이란 팀 목적을 달성하기 위해 구성원들에게 영향을 미치는 지도자 개인의 능력을 말한다. 여기에는 공식 리더와 비공식 리더가 있다. 공식 리더는 팀을 관장하는 법적 권한을 가지고 있다. 어떤 경우에는 외부의 지명도가 있는 사람에게 리더십을 맡길 수도 있고, 다른 경우는 팀 구성원의 투표 혹은 다른 형태의 동의를 통해 리더십이 형성되는 경우도 있다. 비공식 리더십은 어떤 개인적 성향에 의해 형성되는 리더십을 말한다. 전문기술, 경험, 개인적 카리스마와 같은 많은 요소가 이 비공식적인 리더십을 형성할 수 있다.

리더십과 구별되기는 하지만 관련 있는 것이 권력이다. 몇몇 팀 구성원들은 팀 외부 개인과의 관계를 통해 권력을 얻거나 행사할 수 있다. 예를 들면, 배우자를 부총장으로 둔 대학병원 교수의 경우는 권력을 행사할 수 있을 것이다. 또한 어떤 구성원은 자신을 대체할 인력을 찾을 수 없거나 찾기 힘들 때 팀 내에서 권력을 행사할 수 있다. 어떤 사람은 조직이 직면하는 불확실한 문제를 다룰 수 있기 때문에 권력을 행사할 수 있다. IT 직원의 경우는 불확실성에 대처하는 능력과 지식이 매우 희소하기 때문에 과도한 권력을 얻을 수 있다. 정보시스템에 이상이 생기면 잠재적으로 조직 과업에 위해를 끼칠 여지가 있기 때문이다.

몇몇 팀에는 다수의 리더가 존재한다. 공식 리더뿐 아니라 비공식 리더가 있을 수 있다. 비공식 리더는 공식 리더를 돕는 한편 공식 리더의 권력 남용을 견제한다. 공식 리더의 예로는 과장, 수간호사, 그리고 프로젝트위원회 위원장 등이다. 위에서 언급한 것처럼 공식 리더는 팀을 관장하는 법적 권한을 가지고 있다(즉, 조직은 그러한 리더들에게 권한을 유지하도록 공식적 보상을 하거나 제재할 수 있는 권력을 부여한다). 그러나 공식 리더가 팀에 가장 영향력 있는 사람이 아닐 수도 있다. 팀 구성원들이 공식 리더를 따르는 정도는 비공식 리더의 반응에 의해 많은 부분이 결정된다.

또한 병렬 팀이나 프로젝트 팀을 비롯한 임시 팀과 공식적 팀은 차이가 있음을 알아야 한다. 병렬 혹은 프로젝트 팀은 비공식 리더가 그룹의 공식 리더로 될 수 있다. 지명도가 높은 사람으로 하여금 질 향상팀을 관장하게 하거나 초빙위원회의 "명예위원장"도 이러한 논리에 근거한 것이다. 그러나 업무 팀에서는 선택의 여지가 있을 수 없다. 팀이 의존하는 사람은 공식 리더가 아니고, 오히려 "그룹의 가치를 심어주고, 목표를 달성하도록 도와주며, 그룹의 유지를 도와주는, 보통 팀 대변인의 역할을 하는 비공식 리더"일 수 있다(Hunsaker & Cook, 1986).

공식 리더와 비공식 리더를 포함한 팀 내 리더십 연구는 지속되어 왔는데, 이러한 연구의 중요성은 공식 리더와 비공식 리더를 구분하는 것이 아니고 리더십의 효과성과 비효과성을 구분하는 것이다. 한 연구에 의하면, 중환자실에서의 리더십은 수술효율성, 만족도, 그리고 간호사의 낮은 이직률과 비례적 관계를 보였다(Shortell, Zimmerman, Rousseau *et al.*, 1994). 성공적인 리더는 지지적인 **공식 및 비공식 리더십** 유형을 취하며 우수함을 강조하고, 상호간 작용을 권장하며, 의사소통을 통해 목적과 기대를 명확히 하고, 변화요구에 응하며, 가능한 가용자원을 지원한다. 다른 연구에 의하면 리더십은 수술시에 새로운 기술을 수행하는데 중요한 영향을 미친다(Edmondson, 2003). 성공적인 리더는 직면한 변화에 대해 설득력 있는 이유를 제시하고, 필요한 노력을 하도록 독려하며, 또한 서로 질문, 관찰, 생각하게 함으로써 수술실 구성원들의 다양한 지위 격차를 최소화 한다.

팀 리더들은 채택하는 리더십 스타일이 다양하고, 각기 다른 환경을 또한 각기 다른 리더십 스타일을 요구한다. 따라서 리더십 유형을 결정하기 위해서는, 리더는 그룹 내 공식 및 비공식 권한에 대해 현실적으로 고려할 필요가 있다. 의사결정을 뒷받침할 힘이 없는 리더가 강력하고 위압적 유형의 리더십을 보일 경우 역작용이 일어날 수 있다. 즉, 비공식 리더가 그 결정을 거부하고, 변경하거나 혹은 방해할 수 있는 능력이 있다는 것을 알게 될 것이다. Webster 등(1998)은 사례-관리팀을 이용하여 "무력한 리더"가 영향력이 있는 구성원들에 의해 경쟁과 분파를 겪게 됨을 밝혔다. 따라서 공식 리더는 가능한 비공식 지도자들의 견해를 고려하고 그들과 협력하는 것이 최선이다. 그러므로, 공식적 리더는 비공식적 리더를 파악하고 그가 긍정적으로 팀워크에 관여할 수 있도록 하는 것이 현명하다.

의사소통 네트워크와 상호작용 유형

어떤 그룹이든 구성원 간에 효과적인 정보교환 없이 기능을 발휘할 수 없다. 팀 내 그리고 팀 간 의사소통이 잘 이루어지는가는 팀 리더에게 달려 있다(Hackman, 1982). 신생아 집중치료실에서 환아의 주치의와의 대화를 마치고 나서, 보호자뿐 아니라 다음번 교대 간호사에게 주요 정보를 전달해주어야 하는 간호사의 경우를 생각해 보자. 정보가 어떻게 전달될 것인가? 정확한 의사소통 구조 없이는 주요정보가 유실되거나 잘못 전달될 수 있다. 많은 질향상 프로젝트에서 의사소통 구조에 대한 설계와 평가가 중요한 요소이다(Tucker *et al.*, 2007).

팀 내 의사소통의 속도와 정확성은 의사소통 네트워크와 과업의 복잡성에 의해 영향 받는다. 과업이 단순하고 **의사소통 네트워크**가 중앙집권화되어 있을 경우(예를 들면, 수레바퀴살 구조), 의사소통 속도와 정확도가 모두 높다. 과업이 복잡하고, 중앙집권형 의사소통 구조는 속도와 정확도를 둘 다 낮추는데, 이는 네트워크의 중심 역할을 하는 사람(즉, 정보배분자)에게 과부하가 걸리기 때문이다. 이러한 경우 지방분산형 의사소통 구조가 좋은데(즉, 완전연결형 구조), 이는 관리자가 정보를 여과할(변형도 가능) 가능성을 경감시켜 주기 때문이다. 앞서 기술한 신생아 집중치료실의 예에서 간호사가 필요한 정보를 수간호사에게 전달하고, 수간호사가 다음번 교대근무 간호사에게 전달하는 형태는 바람직하지 못하다. 수간호사가 물론 그 정보를 알 필요는 있지만, 정보전달의 정확성과 시의성이 낮아질 것이다. 다음번 교대근무 간호사와 직접 교류토록 하는 의사소통 구조가 훨씬 더 바람직하다.

팀의 의사소통 네트워크는 절차행동(process behaviour)과 상호작용 전략(interaction strategies)에서 가장 잘 설명될 수 있다(Coopman, 2001; Stewart & Barrick, 2000). 어떤 방법의 상호작용이 팀 구성원 간에 이루어지는지가 여기에 포함된다(Stewart & Barrick, 2000). 행동을 평가하는 방법은 대부분 Bales(1950)의 고전적 연구에 기초한 것으로써, 그는 그룹 과정을 유지행동(maintenance behavior)과 과업행동(task behavior)으로 분류하였다. 유지행동에는 대화를 개시하고, 서로 협력하고, 갈등을 줄이는 의사소통 방법이 포함된다. 과업행동은 과업과 직접적으로 관련되는 일을 말한다. 이런 분류체계를 통해서 팀의 상호작용이 어떻게 일어나는지 알아야 하고, 업무과정의 효율성을 평가할 수 있어야 한다(Hackman, 1987). 심각한 정서장애아동에게 의료서비스를 제공하는 기관 간 팀들로 구성된 다학제 팀에 관한 연구를 살펴보면, 새로 구성된 팀이 경험 많고 오랜 팀에 비해 유지행동에 더 많은 시간을 할애하는 것으로 나타났다(Topping, Breland, and Fowler, 2004). 또한 팀 모임의 전반에 걸쳐서 유지행동에 중요성을 두는 경우가 많았는데, 이는 팀 형성단계에서 상호작용 방법이 다르다는 것을 보여준다. 결과적으로 새로운 팀은 업무중심의 상호작용이 부족하였고, 그 때문에 사례검토가 부족했을 뿐만 아니라 업무중심의 행동에 덜 몰두하였다.

대부분 팀에서 내부 의사소통을 중시하지만, 외부 관계를 유지하는 것 또한 중요한 요소이다(Gladstein, 1984).

경계관리 활동은 팀이 조직 내 다른 팀과 협력하고, 조직이 필요로 하는 팀 활동을 가능하게 한다.

신제품/기술 개발 팀은 경계-관리 역할을 하기 위하여 다양한 인력들, 예를 들어 마케팅 부서 연구원, 진료팀 의사, 상급 관리팀 행정가 등을 활용한다. 각 팀원들은 모두 **경계관리 역할**(boundary-spanning roles)에 참여하게 되는데, 이것은 모든 팀원들이 팀 내에서 다른 팀원과 상호의존적으로 협력하는 것 외에도 대외적으로 의사소통을 해야 할 책임이 있기 때문이다. Ancona와 Caldwell(1992a)은 의사소통 활동의 유형을 다음과 같이 분류하였다:

- **대사형 활동**: 이러한 활동을 하는 사람들은 상사들과 자주 의사소통을 한다. 대사형 활동을 통하여 외부압력으로부터 팀을 보호하고, 팀을 지원토록 설득하며, 자원획득을 위한 로비를 할 수 있다.
- **과업-조정형 활동**: 이러한 유형의 활동을 하는 사람들은 조직 내 수평 관계에 있는 그룹, 구성원과 자주 의사소통한다. 과업-조정형 활동들로는 다른 사람들과 문제를 토의하거나, 환류를 받거나, 외부 사람들과 조정, 타협하는 일 등이 있다.
- **정찰형 활동**: 이러한 역할을 하는 구성원들은 외부환경의 정보와 계획을 유심히 살피는 활동을 한다. 이 역할은 조정 역할이라기보다는 일반적인 탐색 활동이라는 측면에서 앞의 두 활동과는 구별된다.

일반적으로 효과적인 팀은 대사형 및 과업-조정형의 의사소통이 많고, 정찰형 활동수준은 낮다. 고립주의적 팀은 외부활동을 등한시해서 성과가 상당히 낮은 경향이 있는데, 이는 아마도 외부 환경과 접촉하지 않기 때문이다. 또한 연구개발팀 같은 몇몇 그룹의 경우 효과적인 의사소통의 수단으로 경계관리(boundary spanning)를 사용하지만, 팀이 아닌 프로젝트 리더가 정보를 제공했을 경우가 가장 높은 소비자 평가를 받았다(Hirst & Mann, 2004).

요약하면, 의료기관 내 팀 의존도가 높아지고 부여된 역할이 커져 감에 따라 팀 내, 팀 간 그리고 외부 그룹과의 의사소통 네트워크가 모두 필요하게 된다는 것이다.

의사결정

대다수의 팀은 결정의 시점이 오면 이에 참여한다. 그러나 팀이 의사결정에 참여한다고 해서 구성원 모두가 참여해야 한다거나, 혹은 그 팀이 의사결정을 해야 한다는 것은 아니다. 병원장은 관리팀의 의견을 구하기는 하지만 최종결정 권한은 자신이 갖는다. 마찬가지로 의사는 다양한 전문가로부터 의견을 구하지만, 치료에 대한 마지막 결정은 자신이 한다. 관리자는 팀과 구성원의 역할을 명확히 함으로써 오해의 소지를 줄일 수 있다. 팀 구성원은 영향력의 경계가 명확할 경우, 그로 인한 제약점 문제를 잘 다루게 된다.

반면에 다양한 의견을 조합하여 질 높은 연구를 수행하는 다학제 연구팀의 경우에는 구성원들의 높은 참여가 필요하므로 의사결정을 내리기 위해 많은 대화와 토의를 거치게 된다. 이러한 경우에는 합의와 타협에 기초한 결정이 내려진다(Edmondson, Watkins, and Roberto, 2003).

세 번째 시나리오는 빠른 의사결정이 필요한 경우이다. 이런 경우에는 의사결정에 많은 사람이 참여하는 것이 불가능하다. 예를 들어, 응급환자를 분류하는 역할의 팀은 시간이 매우 촉박하므로 충분한 고려없이 신속히 의사결정을 해야 하며 한 사람이 결정을 내리는 경우도 많다. 다시 말해 응급실에서 의사결정을 할 때는 정교하고 상세한 과정(위에서 다학제 연구팀의 경우처럼)을 거치면 안된다! 반대로 대립되는 (ambiguities faced in research) 상황에 직면하고, 다양한 관점에서 의견이 필요할 경우엔(그리고 상황이 긴박하지 않을 때), 한 개인이 단독으로 결정을 내리는 것은 바람직하지 않을 것이다.

또한 그룹리더는 의사결정과 문제해결의 차이를 명확히 할 필요가 있다. 예를 들어 질 향상 팀은 문제 해결을 위해 혹은 특정한 조직과정의 개선법을 찾기 위하여 구성되었다. 그러나 이 조직은 의사결정의 권한은 없으며, 특히 상당량의 자원을 요구하는 경우에는 더욱 그러하다.

의사결정의 또다른 영역은 정보가 교류되고 결정이 내려지는 과정에 대한 것이다. 팀은 문제를 해결하기 위하여 모든 가용한 정보를 활용하여 옳은 의사결정을 하고자 한다. 팀 간 완전한 정보공유를 저해하는 데 공통적으로 나타나는 문제점은 "무임승차자"의 문제이다. "무임승차자"(사회적 태만으로도 불림)란 그룹구성원으로서 발생되는 이득은 취하지만, 이로 인하여 부담해야 하는 비용을 감수하지 않는 자를 말한다. 무임승차자는 공공의 이익(이러한 이익 산출에 헌신할 필요성)보다는 개인의 이익(개인적인 이익 취득)을 앞세우는 자로 해석된다. 무임승차 효과는 그룹의 규모가 클수록 커지는 것을 자주 볼 수 있다(Roberts & Hunt, 1991).

관리자는 무임승차 문제를 최소화하기 위하여 무엇을 할 수 있을까? 관리자는 권력을 효과적으로 사용하고, 조직설계(조직단위의 크기 포함)를 하며, 인센티브 체계를 관리함으로써 관리자는 구성원들의 행동에 영향을 줄 수 있다(Albanese & Van Fleet, 1985). 일반적으로 이러한 영향은 구성원에게 금전적 유인을 제공하거나 특정형태의 안정을 해줌으로써 일어난다. 또한 장기적인 관점에서 구성원이 가지는 자기중심성(self-interest)의 개념을 확대하는 시도와, 팀 과정의 노력에 가치를 두는 그룹문화를 형성하고, 전달, 유지함으로써 무임승차의 문제에 접근하는 것이 중요하다.

정보가 팀 내에 있더라도 의사결정을 하는데 항상 효과적으로 활용되는 것은 아니다. 첫 번째로, 유일한 정보(구성원 중 한 명만 알고 있는 것)는 그룹토의에서 드러나지 않는다(Stasser, 1999). 팀은 공통적인(모두가 공유하고 있는) 정보에만 집중하는 경향이 있고 개별적으로 알고 있는 정보는 다루지 않는 것으로 여러 연구에서 밝혀졌다. 게다가 그런 정보들은 제시된다

해도 무시되곤 한다(Larson *et al.*, 1996).

두 번째 문제는 팀이 어떤 한 이슈에 분극될 수 있다는 것인데 이러한 상황에서 팀 내 전반적인 정보와 의견이 반영되지 못한다. 팀 내 구성원이 한 이슈에 대해 팀 내 다른 구성원과 비교될 때, 구성원은 팀의 의견으로서 어느 한 쪽의 의견을 수용하도록 압력이 발생한다. 게다가, 한 입장이 강하게 논의되는 경우, 토론 초기에 좋다는 논증이 명확하게 도출되지 못하였더라도 지지를 받게 된다.

정보의 부적절한 사용은 집단사고 현상으로 나타나며, 이것은 시기상조의 잘못된 의사결정을 유발한다(Janis, 1972). 이 개념은 베트남, 피그만, 그리고 한국전쟁 등 정부관리의 정책결정에 대한 Janis의 연구에 나타나 있다. 집단사고는 가족 단위에서부터 중요한 직책, 정책 결정까지 모든 수준에서 일어날 수 있다. 특히, 조화와 의견일치에 대한 그룹의 욕구가 상황을 합리적으로 평가하고자 하는 노력을 앞설 때 언제나 일어난다. 다른 방식으로 표현하자면, 집단사고는 팀 분위기를 좋게 만드는 것이 좋은 의사결정보다 중시되었을 때 일어난다. 집단사고의 징후는 다음과 같다(Janis, 1972):

1. **무(無)취약성의 착각.** 팀 구성원들은 분명한 위기상황에서도 지나치게 자신을 믿고, 낙관적이며, 큰 위험부담도 감수하려고 한다.
2. **집단적 합리화.** 팀은 자신의 계획에 맹점이 있다는 것을 간과한다. 자신들의 의사결정에 대해 상충적인 정보를 접한 경우, 그 정보를 반박하고, 그들의 결정을 합리화하기 위해 상당히 많은 시간과 에너지를 소비한다.
3. **내재적 팀 도덕성에 대한 믿음.** 응집성이 매우 강한 팀은 자신의 역할에 대해 자기 정당성을 형성하고, 결정사항에 대해 무감각하게 된다.
4. **상대에 대한 고정관념.** 집단사고의 희생자들은 상대팀에 대해 편향되고, 부정적인 시각을 갖는다. 따라서 다른 팀과 협상이 불가능하며, 타협을 배제하는 태도를 취한다. 이 타협을 배제하는 태도는 내적 도덕성에 대한 믿음과 팀의 "정직(rightness)"과도 관련되었다.
5. **순응 압력.** 팀 구성원에게 팀 규범과 결정을 따르도록 심한 압력을 넣는다. 구성원의 이견을 비정상적인 것으로 간주하고, 공식 및 비공식적 처벌을 한다.
6. **심리 지킴이(mind guard)의 활용.** 심리 지킴이는 팀이 일정 문제에 대해 가지는 다른 관점이나 부적절한 정보로부터 팀을 보호하는 구성원이다. 그들은 부적절하다고 판단하는 정보를 보류하거나 무시한다.
7. **자기-검열.** 집단사고를 하는 팀은 우려사항에 대해 가능한 입을 다물고, 자신들의 결정에 대한 의심을 최소화하도록 압력을 가한다. 이것과 다른 몇몇 현상은 팀 구성원이 상당한 권위와 영향력을 가지고 있을 경우 특히 편재하다.
8. **만장일치의 착각.** 구성원들의 침묵이나 무저항을 동의와 의견일치로 느끼며, 만장

> 일치에 대한 착각이 일어난다. 의견충돌이 없다는 것은 꼭 심각한 의견 충돌이 없음을 의미하는 것은 아니다.

집단사고의 결말은 명명백백하다. 팀은 해결책을 가능한 일찍부터 제한하고, 포괄적으로 문제를 분석하는데 실패할 수 있다. 집단사고에 굳어져 있는 경우, 구성원들은 새로운 정보나 변화된 상황의 관점에서 그들의 결정을 검토하는 데 실패하게 된다. 팀은 또한 내·외부 전문가로부터 적절한 자문을 받지 못하고, 그들의 결정이 잘못 되었을 경우 예비계획의 개발에 실패한다.

팀 리더들의 집단사고를 예방하기 위한 몇 가지 전략이 있다. 첫째, 리더는 계획이나 해결책에 대해 구성원들이 엄격히 비판하도록 함으로써 집단사고를 줄일 수 있다. 특히 리더가 강하고 영향력이 있을 경우(그러나 팀 구성원들로부터 편향되지 않은 의견을 듣고자 원한다면), 의사결정과정의 최후까지 자신의 입장을 밝히지 말 것이다. 다른 전략은 동일한 문제를 다른 두 업무팀에 할당하는 것이다. 집단사고를 피하는 가장 중요한 것은 의견이나 해결책에 대해 신랄히 평가하는 규범을 확립하고, 집단사고의 경고징후를 이해하는 일이다. 또한 관리자들은 구성원의 참여를 조장하는 체계적인 의사결정방법을 고려할 수 있다. **명목집단기법과 델파이기법**(Dalkey, 1969)은 의사결정을 하기 전에 구성원들의 견해를 이끌어 낸다. 이와 같은 접근방법들은 착안을 끌어내는데 도움을 주고, 객관적인 논쟁을 촉진한다(Delberg *et al.*, 1975).

팀 학습

팀의 학습능력은 항상 변화하는 불확실한 환경에서 효과성을 지속적으로 유지하기 위한 필수 요건이라고 할 수 있다(Edmondson, 1999). 조직 관련 문헌에서는, 학습을 최종결과물로 여기는 입장과 과정으로 여기는 입장이 있다(Edmondson, 1999). 이 단원에서는 팀 학습을 하나의 과정으로 보는 후자의 전통을 따를 것이고, 학습을 위한 팀의 행동양식과 활동들에 대해 살펴볼 것이다. 팀 학습은 업무과정에서의 오류와 문제를 발견하고 시정하기 위한 반복적인 숙고와 활동의 과정으로 정의된다.

학습의 절차는 팀이 자료(data)를 수집하고 가공하며, 이를 적용, 개선시키는 팀 구성원의 활동들로 구성되어 있다. 그 예로 팀의 산출물이 고객의 욕구를 잘 충족시키고 있는지에 대한 피드백을 구하는 것, 오류에 관한 토론, 실험 등이 있다. 이러한 과정을 통해서 팀은 환경변화를 인지하고, 고객 요구사항에 대한 이해도를 높이며, 구성원들로 하여금 상황에 대해 전체적으로 이해할 수 있게 하고, 이전에 했던 일들의 예측치 못한 결과를 발견할 수도 있다.

한 연구에 따르면, 침습수술의 신기술을 학습하는데 성공적이었던 흉부외과팀은 그들이 무엇을 배우고 있는지, 어떻게 과정이 진행되고 있는지, 그리고 그 과정에서 어떤 변화가 있는지에 대해 다른 팀보다 훨씬 더 많이 심사숙고 했다(Edmondson, 2003). 이런 팀에서 학습이란 신기술의 전문적 측면과 관련된 지식과 기술의 습득을 포함한다. 또한 대인관련 행동과 같은 새로운 방법으로 수술실에서 거리낌 없이 대화하는 것과 같이 의사소통도 포함되었다.

학습과정에선 팀 구성원들 간에 문제가 생길 수도 있다. 예를 들어 어떤 일에 관심을 보이고, 실수를 인정하며, 일부에게 명백해 보이는 것이지만 질문하는 일들이 어떤 구성원은 적다고 생각하는 반면 다른 구성원은 그렇지 않다고 생각할 지도 모른다. 이러한 이유로 팀 내 학습은 심리적 안정의 분위기에서 훨씬 가능하며, 이러한 상황에서 사람들은 다른 사람들이 그들을 호의적인 위험(well-intentioned risk)으로 덜 생각하지 않을 것으로 믿는다.

보건의료분야에서 팀 학습은 다음과 같은 두 가지 이유로 특히 더 중요하다. 첫째, 의학지식은 끊임없이 발전한다. 제공자들은 새로운 프로토콜, 약품, 기술을 따라잡아야 한다. 의사들은 의학서적을 읽고, 컨퍼런스에 참가하고, 믿을만한 동료들에게 자문을 구함으로써 생물학과 의학기술의 새로운 발전을 따라잡는다. 사실, 과학과 의학의 발전은 의사와 간호사들에게 항상 끊임없이 학습할 것을 요구해왔다. 그와 동시에 보건의료기관들은 서비스 제공과정에서의 상호의존성을 증가시키는 방향으로 변화해왔다. 따라서 팀은 진료 프로토콜의 변화에 대해 숙고하고, 예기치 않은 일에 적응하는 활동들을 잘 조정하는 방법을 배워야 한다. 최근 발표된 연구에 따르면, 심리학적 안전성에 관련하여 질 향상팀이 새로운 업무를 시행할 때 개편안의 효과성을 높이기 위해 의학문헌의 도움을 받는 경우가 더욱 성공적이었다(Tucker *et al.*, 2007).

또한 의료분야의 팀 학습에서 필수적인 요소는 오류를 찾아내고 시정하는 일이다. 이러한 학습은 이환 및 사망률의 장(M&M, Morbidity and Mortality rounds)과 같은 방법을 통해서 이루어진다: 하지만 대부분 의사들은 실수에 대해 동료들과 공개적으로 토론하는 것을 꺼리고 불편해 하기 때문에 실수에서 얻을 수 있는 학습은 사적이고 개인적인 수준에 머물게 된다. 현재의 의료법적 환경에서는 전문가 양심에 호소하는 도덕윤리와 함께 의료행위의 결과에 대해 개인이 책임을 지도록 하고 있는데, 이는 의사 개인에 의한 사적인 학습에 초점을 맞춘 학습모델을 강화하는 기능을 한다(Bohmer & Edmondson, 2001). 하지만 팀 학습은 새로운 정보가 빠르게 의료제공자들에게 공유되므로 새로운 의료환경에서 매우 중요한 부분을 차지할 뿐만 아니라, 의료조직들은 자신의 실패에서 배우는 방법을 점차 익히고 있다. 예를 들어 Minneapolis주의 아동병원에서는 “무책망 보고(blame-free reporting)”와 안전조치팀(safety action team) 체제를 도입하여 오류와 위기 상황에 대해 보고하는 것을 권장하고 이를 방지할 수 있는 방법을 학습하도록 했다. Utah 주의 Intermountain Health Care에서는 병원이 오류를 통해 학습하고 의료의 질을 꾸준히 향상시킬 수 있도록 하는 정보기술과 행동규정을 결합시킨 통합 체계를 사용하고 있다(Bohmer and Demondson, 2002; Edmondson, 2004). 최근에 Cincinnati아동병원에선 이와 비슷하지만 매우 성공적인 변화에 착수했는데, 이곳에선 오류와 sentinel event를 면밀히 검토하고 거기에서 얻을 수 있는 교훈에 대해 공개토론이 이루어진다(Tucker & Edmondson, 2009). 앞서 언급한 예에서 관리자들은 구성원들이 오류에 대한 스티그마를 극복하고 결과적으로 지속적 팀 학습이 가능하도록 돕는데 매우 열심이었다.

팀 발전단계

팀의 효과성은 팀의 성숙도 혹은 **발전단계**에 따라 다양한 영향을 받는다. 팀은 예측가능한 발전단계를 거치게 되는데, 그 속도는 다를 수 있다. 아래에 제시된 모델에 의하면 팀은 다섯 단계를 거쳐 발전한다(Tuckman, 1965; Whetten & Cameron, 1998). 팀이 거쳐가는 단계를 정확히 예측하는 것은 불가능하지만, 팀 리더가 업무를 기획하고 실행할 때 팀의 성숙도와 발달단계를 고려해야 한다. 팀 발전의 순서는 아래 요약되어 있다.

1. **형성기**(Forming). 팀 발전의 첫 단계로 구성원, 팀 목적 그리고 경계에 대해 인식하는 단계이다. 구성원은 서로에게 익숙해지고 자신이 속한 팀의 목적을 숙지한다. 구성원들은 행동의 수용범위를 알게 되며, 신뢰감과 유대감을 형성한다. 이러한 초기 단계에서는 팀 구성원들끼리 서로 공손하게 대하고 대화를 잘 하지 않는다. 또한 명확한 방향을 설정하는 것이 중요하다.
2. **격동기**(Storming). 이 단계에서 팀 내 의견 불일치가 생기고, 상대를 인정하지 않게 되고, 갈등관리가 필요하게 된다. 구성원들은 그룹의 규범, 역할, 절차 형성에 영향력을 행사하고자 한다. 따라서 이 단계에는 갈등 소지가 매우 높다. 절차개선, 팀 달성 인식 고취, 상생적 관계의 조성에 집중함으로써 새롭게 생기는 갈등을 극복할 수 있다.
3. **규범화기**(Norming). 이 단계에서는 팀 응집성이 커지고 하나로 통합된다. 팀 규칙, 의사결정과정, 구성원의 역할과 기대감, 그리고 책무에 대해 의견일치가 이루어진다. 팀 리더는 지원적 환류를 제공하고, 팀 비전과 방향에 기여하도록 구성원들을 조장하는 것이 필요하다.
4. **수행기**(Performing). 팀 구성원이 그룹의 목적과 규범에 대해 일단 합의를 하면, 역할을 정의하고, 업무계획을 세움으로써 과업을 진행시킨다. 이때 팀은 지속적 향상, 변화, 그리고 신속성을 필요로 하게 된다. 리더는 새로운 착안을 지지하고, 그 실시를 조율하고, 특별성과를 독려하는 준비가 되어 있어야 한다.
5. **마감기**(Adjourning). 마감 단계에서는, 일시적 팀의 경우 과업 성취감, 후회, 혹은 감성증가 등의 현상이 나타난다.

상기 단계에 대해 몇 가지 언급할 것이 있다. 첫째, 모든 팀이 모든 단계를 거치는 것은 아니다. 어떤 팀은 규범화 혹은 수행 단계부터 시작하며(예를 들면, 함께 일해 본 경험이 있던 경우), 반면에 어떤 팀은 격동기 단계를 넘어서지 못한다. 더욱이 팀 발전단계는 선형적으로 진행되기보다는 "단절적 균형(punctuated equilibrium)"의 모형을 취한다(Gersick, 1989). 이러한 모형을 따르는 경우 오랜 기간동안 거의 변화가 없는 안정기를 지나 비교적 짧은 기간에 격렬한 변화가 일어난다. 마지막으로, 팀 발전과정은 이전 단계로 돌아갈 수도 있다. 새로운 과업이나 책무가 주어졌거나, 공식 혹은 비공식 리더십에 변화가 있거나, 새로운 구성원이 들어왔거나, 혹은 중요한 구성원이 빠져나갈 경우가 그러하다. 관리자는 그룹기대를 구축하는 데 팀 발전단계를 고려해야 한다.

예를 들어, 한 연구에서는 실제로 팀 관리자는 각 발전단계에 동반되는 문제들과 이에 따른 시기적절한 개입전략에 대해 알 필요가 있음을 밝혔다(Furst *et al.*, 2004). 이러한 전략의 한 예로써 팀의 초기 발전단계에서 팀의 사명과 목표를 명확히 해줄 조언자(senior sponsor)의 적극적인 개입을 들 수 있다.

중간단계로서의 팀 과정(Team processes as intermediary)

팀 과정은 팀 구조와 산출물(효과성) 사이의 중간 단계이다. 팀이 굉장히 유능한 구성원들로 이루어져 있다 해도 비효과적인 과정을 거치면 팀 기능을 제대로 하지 못할 수 있다. 반대로 효과적인 과정은 팀이 잠재력을 발휘할 수 있도록 한다. 팀 과정은 팀 구성이나 과업과 같이 상대적으로 변경 불가능한 사항들과는 달리 팀 구성원과 리더에 의해 변경되고 개선될 수 있기 때문에 매우 중요하다. 팀은 더 나은 의사소통 방법을 배울 수 있고, 리더는 회의를 관리하는 능력을 향상시키고 다른 팀 구성원을 지도할 수 있게 되며, 구성원들은 여러 유형의 의사결정을 실험해볼 수 있고, 팀은 학습하고 더 나아질 수 있다. 이러한 과정들이 적절하게 사용되면 팀 성과에 지대한 영향을 미치게 된다.

마지막으로, 효과적인 팀 과정을 이루는 요소는 상황에 따라 변한다. 앞서 언급했듯이, 응급실에서 생명을 구하기 위해서는 빠른 의사소통과 일방향의 의사결정이 요구되지만, 의학연구팀에서는 보다 참여적이고 합의를 추구하는 접근이 도움이 된다. 결론적으로 어떤 팀 과정도 모든 팀의 필요를 충족시킬 수는 없다. 팀 과정은 팀의 규모, 과업의 특성, 그리고 팀이 운영되고 있는 더 큰 맥락을 포함하는 팀의 구조적 측면에 의존하기 때문이다.

| 토론 | 개인 vs. 팀

관리자는 팀의 중요성에 대해 자주 역설하지만, 현재 인사관리시스템은 대부분 개인에 중점을 둔다. 팀이 중요하다면 우리는 인사관리의 현행을 개인보다 팀 위주로 재설계해야 하지 않을까? 경영의 다음과 같은 측면을 고려해보자:

- 직원 개인에게 직무분석표가 제공되는데, 이 직무분석표는 복합적인 직무분석에 근거한 것이다. 반면에 팀에게는 주로 모호한 목표와 불명확한 업무과정이 주어진다.
- 직원 개인은 성과 향상을 위한 업무 오리엔테이션과 지속적인 훈련을 제공받는다. 팀은 팀의

성과 향상을 위해서 이와 비슷한 업무 오리엔테이션과 지속적인 훈련이 얼마나 제공되는가?

- 조직에서는 업무 지원자들을 선별하기 위한 복잡한 시스템을 구축해 왔다. 몇몇 예외를 제외하면, 이러한 선별과정에서 기술적인 자격요건이 가장 중요하게 여겨진다. 기술적 자격요건을 평가하기 위해서는 체계적인 평가기법이 사용된다. 만약 조직이 팀 성과를 올리는데 정말로 관심이 있다면, 업무 지원자들이 "팀 업무에 적합한지" 선별하기 위해서는 다른 방법을 사용해야 하지 않겠는가?
- 조직의 근무 동기부여와 보상체계는 구성원 개인의 성과를 기준으로 맞추어져 있다. 팀이나 팀 성과의 중요성을 고려한다면 팀 성과 향상과 동기부여를 위해 효과적인 방법개발에 힘써야 하지 않을까?
- 성과 관리체계는 개인을 위한 피드백, 지도, 그리고 목표설정을 제공하기 위해 고안되었다. 팀 성과 개선을 위한 전략이나 피드백이 팀에 얼마나 제공되는가?

문제는 우리가 개인과 개인에게 맞추어진 보상체계를 무시해야 할지 말지가 아니다. 더 큰 문제는 팀의 중요한 역할을 공정하게 평가하기 위해 의료조직 내 인력 관리 과정을 어떻게 고안할 것인가이다. 우리는 개인을 가치의 단위로 보는 문화에서 업무 팀을 그와 비슷한 가치를 지닌 것으로 여기는 문화로 바꿀 수 있을까? 현재의 관료적인 조직체계로 하여금 팀의 가치를 인정하고 수용하도록 하는 것이 가능할까? 장애물들을 이겨낼 수 있을 것이며 이를 위해 노력할 가치가 있는가?

결론

경영업무 중 가장 중요한 것 중 하나는 팀 개발과 관리이다. 이제 조직은 구성원 개인뿐 아니라 잘 운영되는 팀에 의해 영향 받는다는 것이 일반상식이 되었다. 그러나 언급한 바와 같이, 팀은 저절로 잘 운영되지 않는다. 성공하기 위해서는 팀이 구성되고 지도되어야 한다. 또 팀은 저절로 형성되고 향상되는 것이 아니다. 헌신적이고 지속적인 노력이 없다면 팀은 시간이 지날수록 성과수준이 감소하고 기능장애를 겪게 될 것이다. 성공적인 경영자는 팀의 성과를 향상시키기 위해서는 복합적인 노력이 필요하며, 이를 위한 전략에서는 디자인 –구조와 과정– 뿐만 아니라 팀의 개별 구성원의 문제와 기여에 대한 이해가 강조되어야 함을 알고 있다(토론 참고). 끝으로, 팀에 대한 일반적이고 이론적인 담론들은 얼마든지 많지만, 각 팀은 각자 고유한 방식과 속도로 발전하여 조직에서 고유한 역할을 담당한다. 그러므로 팀을 운영하고 팀을 이루어 일하는 것은 과학(science)이자 예술(art)이라고 할 수 있다.

요약 및 경영 가이드

효과적인 팀 관리를 위해서는 기본적인 원리와 이론에 대해 이해해야 할 뿐만이 아니라 이러한 개념을 실제 관리에 적용할 수 있는 능력이 필요하다. 다음의 경영 가이드는 팀 효과성 향상의 목적과 함께 이론의 구체적인 적용에 대해 기술한다.

1. 팀 구성원은 개인이면서 동시에 팀의 구성 요소이다. 지속적인 동기부여를 위해서, 경영자는 개인의 성과뿐 아니라 팀 성과에 대해서도 보상하는 구조를 확립해야 한다.
2. 팀에는 보통 일련의 규정이 있는데, 그 중에는 잘 기능하고 있는 것도 있고 그렇지 못한 것도 있다. 관리자는 긍정적인 규정과 부정적인 규정을 모두 알고 있어야 하며, 팀에 도움이 되는 규정을 강화하고 팀의 효과를 저해하는 규정은 없애는 전략을 개발해야 한다.
3. 팀에서 갈등은 흔히 일어나므로 관리자는 갈등의 원인을 정확하게 알아낼 수 있어야 한다. 팀에서의 갈등을 해결하기 위해서 관리자는 다양한 갈등 해결전략에 익숙해져야 한다.
4. 팀에서 지도자 역할은 복잡한데, 공식적인 지도자뿐만 아니라 한 명 이상의 비공식 지도자가 있기 때문이다. 이들은 팀 과정과 효과성에 큰 영향을 미칠 수 있기 때문에 관리자는 무언의 역학구조를 파악해야 한다.
5. 관리자는 구성원들에게 팀의 역할을 명확히 해야 한다. 특히 팀 구성원은 의사결정 측면에서 팀의 역할에 대해 분명히 이해할 필요가 있다. 의사결정의 정보만을 제공하는 팀이 있는 반면 의사결정 권한을 주는 팀도 있다. 팀의 리더는 팀의 결정권에 대해 명확히 이해하고 있어야 하며, 이것을 구성원들에게 정확히 전달해야 한다.
6. 관리자는 팀에서 합의를 도출하고 의사결정을 내리는 다양한 방법들이 있음을 알아야 한다. 관리자는 섣불리 결정을 강요하거나 투표를 하는 등의 임의적인 의사결정 방법을 사용해서는 안 된다. 팀 구성원의 이해관계(지위가 아니라)를 알아내고 토론하는 것이 팀 구성원 간 합의점을 찾는데 도움이 될 수 있다.
7. 관리자는 팀 구성원 간 지위 격차에 대해서 파악하고, 이러한 격차가 의견을 충분히 내세우거나 이견을 발표하는데 어떤 영향을 미치는지 알아야 한다.
8. 그룹관리자는 회의에 있어서 다음의 원칙을 알아야 한다:
   a. 팀 리더는 회의안건을 준비하고 각 안건에 시간제한을 둬야 하며, 가장 중요한 안건을 앞에 배치한다. 각 안건의 목적이 정보제공, 토의, 의사결정인지 또는 기타 목적인지 명시할 수 있다.
   b. 특정 구성원이 어떤 주제에 대해 발표하기로 했다면, 관리자는 회의에 앞서 안건과 발표

자의 역할에 대해 간단히 설명하고 동의를 확실히 구해야 한다.

c. 팀 리더는 현재까지의 진행사항을 검토하고 회의의 목적을 정의해야 한다. 가능할 경우, 분과위원회의 대표들로 하여금 현재까지의 진행상황을 검토하도록 요청한다.

d. 팀 구성원들에게 필요한 자료가 무엇인지 회의 전에 알려 준다.

e. 충분한 참여가 이루어지도록 해야 한다. 한 예로서, 높은 직급의 구성원에게 의견을 묻기에 앞서서 그보다 아래 직급의 사람에게 의견을 묻는 것을 추천한다.

f. 팀이 논의한 내용을 기록하도록 한다. 특히 결정된 사항이나 각 결정을 뒷받침하는 토론 내용을 기록하도록 한다.

g. 팀 리더는 복합적인 결정이나 정보수집 과업에 관해서는 업무를 위임해야 한다. 관리자는 토의의 흐름을 알고 있어야 하고, 진행을 위해서 추가 정보나 분석이 필요하다고 판단된다면 토론을 중단시켜야 한다.

h. 회의 종료 시 회의결과를 요약하고, 다음 토의까지의 할당업무를 점검한다.

참고 문헌

Albanese, R., & Van Fleet, D. D. (1985). Rational behavior in groups: The free riding tendency. *Academy of Management Review,* 10, 244-255.

Alderfer, C. P. (1987). An intergroup perspective on organizational behavior. In J. W. Lorsch (Ed.), *Handbook of organizational behavior.* Englewood Cliffs, NJ, Prentice-Hall.

Alexander, J. A., Jinnett, K., D'Aunno, T. A., & Ullman, E. (1996). The effects of treatment team diversity and size on assessments of team functioning. *Hospital & Health Services Administration,* 41, 37-53.

Ancona, D. G. (1990). Outward bound: Strategies for team survival in an organization. *Academy of Management Journal,* 2, 334-365.

Ancona, D. G., & Caldwell, D. F. (1992a). Bridging the boundary: External activity and performance in organizational teams. *Administrative Science Quarterly,* 37, 634-665.

Ancona, D. G., & Caldwell, D. F. (1992b). Demography and design: Predictors of a new product team performance. *Organization Science,* 3, 321-341.

Ancona, D. G., & Caldwell, D. F. (1998). Rethinking team composition from the outside in. In D. H. Gruenfeld (Ed.), *Research on managing groups and teams* (pp. 21-37). Stamford, CT: MAI Press.

Arnold, H. J., & Feldman, D. C. (1986). *Organizational behavior.* New York: McGraw-Hill.

Arrow, H., McGrath, J. E., & Berdahl, J. L. (2000). *Small Groups as Complex Systems.* Thousand Oaks, CA: Sage Publications.

Ashforth, B. E., & Mael, F. (1989). Social identity theory and the organization. *Academy of Management journal,* 32, 20-39.

Athanasaw, Y. (2003). Team characteristics and team member knowledge, skills, and ability relationships to the effectiveness of cross-functional teams in the public sector. *International Journal of Public Administration,* 26, 1165-1204.

Barczak, G., & McDonough, E. F. (2003, November-December). Leading global product development teams. *Research Technology Management,* 46(6), 14.

Batalden, P. B., Nelson, E. C., Edwards, W. H., Godfrey, M. M., & Mohr, J. J. (2003). Microsystems in health care: Part 9. Developing small clinical units to attain peak performance. *Joint Commission Journal on Quality Improvement,* 29(11): 575-585.

Beckhard, R. (1967). The confrontation meeting. *Harvard Business Review,* 43, 159-165.

Beersma, B., Hollenbeck, J. R., Humphrey, S. E., Moon, H., Conlon, D. E., & Ilgen, D. R. (2003). Cooperation, competition, and team performance: Toward a contingency approach. *Academy of Management Journal,* 46, 572-591.

Benne, K., & Sheats, P (1948). Functional roles of group members. *Journal of Social Issues,* 2, 42-47.

Berwick, D. M. (1995). The toxicity of pay for performance. *Quality Management in Health Care,* 4(1), 27-33.

Bettenhausen, K. L. (1991). Five years of group research: What we have learned and what needs to be addressed. *Journal of Management,* 17, 345-381.

Blake, R. R., & Mouton, J. S. (1978). *The new managerial grid.* Houston, TX: Gulf.

Blake, R. R., & Mouton, J. S. (1984). *Solving costly organizational conflicts.* San Francisco: Jossey-Bass.

Bohmer, R., & Edmondson, A. (2001, March-April). Organizational learning in health care, *Health Forum Journal,* 32-35.

Bohmer R., & Edmondson, A. (2002) Intermountain health care. Harvard Business School Case #9-602-145. Boston: HBS Press.

Brodbeck, F. (1996). Work group performance and effectiveness: Conceptual and measurement issues. In M. A. West (Ed.), *Handbook of work group psychology* (pp. 285-315). Chichester: Wiley.

Brown, B., & Keyes, M. (2000). Blurred roles and permeable boundaries: The experience of multi-disciplinary working in community mental health. *Health and Social Care in the Community,* 8(6), 425-435.

Burchard, J. D., Burchard, S. N., Sewell, R., & VanDenBerg, J. (1993). *One kid at a time.* Juneau, AK: State of Alaska Division of Mental Health and Mental Retardation.

Campion, M. A., Medsker, G. J., & Higgs, A. C. (1993). Relations between work group characteristics and effectiveness: Implications for designing effective work groups. *Personnel Psychology,* 46, 823-850.

Cannon-Bowers, J. A., Oser, R., & Flanagan, D. L. (1992). Work teams in industry: A selected review and proposed framework. In R. W. Swezey, & E. Salas (Eds.), *Teams: Their training and performance.* Norwood, NJ: Ablex Publishing.

Capelli, P., & Rogovsky, N. (1994). New work systems and skills requirements. *International Labour Review,* 133(2), 205-220.

Cartwright, D., & Zander, A. (1968). Group *dynamics: Research and theory* (3rd ed.). New York: Harper & Row.

Cassard, S. D., Weisman, C. S., Gordon, D. L., & Wong, R. (1994). The impact of unit-based self-management by nurses on patient outcomes. *Health Services Research,* 29, 415-433.

Chen, G., & Klimoski, R. J. (2003). The impact of expectations on newcomer performance in teams as mediated by work characteristics, social exchanges, and empowerment. *Academy of Management Journal,* 46, 591-607.

Cheser, R. (1999). When teams go to war—against each other! *Quality Progress,* 32, 25-29.

Cohen, S. G., & Bailey, D. E. (1997). What makes teams work: Group effectiveness research from the shop floor to the executive suite. *Journal of Management,* 23, 239-290.

Colquitt, J. A., Noe, R. A., & Jackson, C. L. (2002). Justice in teams: Antecedents and consequences of procedural justice climate. *Personnel Psychology,* 55, 83-100.

Coopman, S. J. (2001). Democracy, performance, and outcomes in interdisciplinary health care teams. *The Journal of Business Communication,* 38(3), 261-281.

Cosby K. S. (2009). Authority gradients and communication. In P. Croskerry, K. S. Cosby, S. M. Schenkel, & R. L. Wears, *Patient Safety in Emergency Medicine* (chap. 28). Philadelphia: Wolters Kluwer/Lippincott Williams & Wilkins.

Cosier, R. A. (1981). Dialectical inquiry in strategic planning: A case of premature acceptance? Academy of Management Review, 6, 643-648.

Cummings, T. (1978). Self－regulating work groups: A socio－technical synthesis. *Academy of Management Review,* 3, 625-634.

Dailey, R., Young, A., & Barr, C. (1991). Empowering middle managers in hospitals with team－based problem solving. *Health Care Management Review,* 16, 55-63.

Deber, R. B., & Leatt, P (1986). The multidisciplinary renal team: Who makes the decisions? *Health Matrix,* 4(3), 3-9.

Deeter－Schmelz, D. R., & Ramsey, D. R. (2003). An investigation of team information processing in service teams: Exploring the link between teams and customers. *Journal of the Academy of Marketing Science,* 31(4), 409-425.

Delbecq, A., Van de Ven, A., & Gustafson, D. (1975). *Group techniques for program planning.* Glenview, IL: Scott, Foresman.

Denison, D. R., & Sutton, R. I. (1990). Operating room nurses. In J. R. Hackman (Ed.), *Groups that work (and those that don't): Creating conditions for effective teamwork.* San Francisco: Jossey－Bass.

Deutsch, M. (1949). An experimental study of the effects of co－operation and competition upon group process. *Human Relations,* 2, 199-232.

Dooley, K. J., & Zimmerman, B. J. 2003. Merger as marriage: Communication issues in postmerger integration. *Health Care Management Review,* 28, 55-68.

Doran, D., Baker, R., Murray, M., Bohnen, J., Zahn, C., Sidani, S., & Carryer, J. (2002). Achieving clinical improvement: An interdisciplinary intervention. *Health Care Management Review,* 27, 42-57.

Dyer, J. L. (1984). Team research and team training: A state－of－the－art review. In F. A. Muckler (Ed.), *Human factors review: 1984* (pp. 285-323). Santa Monica, CA: Human Factors Society.

Edmondson, A. (1996). Learning from mistakes is easier said than done: Group and organizational infl uences on the detection and correction of human error. *Journal of Applied Behavioral Science,*

32(1), 5-28.

Edmondson, A. (1999). Psychological safety and learning behavior in work teams. *Administrative Science Quarterly,* 44, 350-383.

Edmondson, A. C. (2002). The local and variegated nature of learning in organizations. *Organization Science,* 13(2), 128-146.

Edmondson, A. C. (2003). Speaking up in the operating room: How team leaders promote learning in interdisciplinary action teams. *Journal of Management Studies,* 40(6), 1419-1452.

Edmondson, A. C. (2004). Learning from failure in health care: Frequent opportunities, pervasive barriers. *Quality and Safety in Health Care,* 13, 3-9.

Edmondson, A. C., Bohmer, R. M., and Pisano, G. P. (2001). Disrupted routines: Team learning and new technology implementation in hospitals. *Administrative Science Quarterly,* 46, 685-716.

Edmondson, A. C., & Nembhard, I. M. (2009). Product development and learning in project teams: The challenges are the benefi ts. *Journal of Product Innovation Management,* 26, 123-138.

Edmondson, A. C., Roberto, M., and Watkins, M. (2003) A dynamic model of top management team effectiveness: Managing unstructured task streams. *Leadership Quarterly,* 219, 1-29.

Erickson, J. (1997). Turmoil in Tuscon. *American Medical News,* 40(34), 1, 23.

Etzioni, A. (1961). *A comparative analysis of complex organizations.* New York: Free Press.

Fargason, C. A., & Haddock, C. C. (1992). Crossfunctional, integrative team decision making: Essential for effective QI in health care. *Quality Review Bulletin,* 7, 157-163.

French, W. L., & Bell, C. H. (1990). *Organizational development.* Englewood Cliffs, NJ: PrenticeHall.

Fried, B., & Nelson, W. (1987). Strategic planning with family physicians. *Canadian Family Physician,* 33, 1309-1312.

Fried, B. J., Johnsen, M. C., Starrett, B. E., Calloway, M. O., & Morrissey, J. P. (1998). An empirical assessment of rural community support networks for individuals with severe mental disorders. *Community Mental Health Journal,* 34(1), 39-56.

Furst, S. A., Reeves, M. Rosen, B., & Blackburn, R. S. (2004). Managing the life cycle of virtual teams. *Academy of Managament Executive,* 18, 6-20.

George, J. F., & Jones, G. R. (1999). *Understanding and managing organizational behavior* (2nd ed.). Reading, MA: Addison-Wesley.

George, J. M. (1992). Extrinsic and intrinsic origins of perceived social loafing in organizations. *Academy of Management Journal,* 35, 191-202.

Gersick, C. J. G. (1989). Marking time: Predictable transitions in task groups. *Academy of Management,* 32, 274-309.

Gist, M. E., Locke, E. A., & Taylor, M. S. (1987). Organizational behavior: Group structure, process, and effectiveness. *Journal of Management,* 13, 237-257.

Gladstein, D. (1984). Groups in context: A model of task group effectiveness. *Administrative Science Quarterly,* 29, 499–517.

Goodman, P. S., Ravlin, E., & Schminke, M. (1987). Understanding groups in organizations. *Research in Organizational Behavior,* 9, 121–173.

Gordon, J. (1992, October). Work teams: How far have they come? *Training,* 59–65.

Gordon, J. R. (1999). Organizational behavior: *A diagnostic approach.* Upper Saddle River, NJ: Prentice–Hall.

Gully, S. M., Devine, D. J., & Whitney D. J. (1995). A meta–analysis of cohesion and performance. *Small Group Research,* 26, 497–520.

Guzzo, R. A. (1990). Group decision making and group effectiveness in organizations. In P. S. Goodman (Ed.), *Designing effective work groups.* San Francisco: Jossey–Bass.

Hackman, J. R. (1976). Work design. In J. R. Hackman, & J. L. Suttle (Eds.), *Improving life at work.* Santa Monica, CA: Goodyear.

Hackman, J. R. (1982). *A set of methods for research on work teams* (Technical Report No. 1). School of Organization and Management. New Haven, CT: Yale University.

Hackman, J. R. (1987). The design of work teams. In J. Lorsch (Ed.), *Handbook of organizational behavior.* New York: Prentice–Hall.

Hackman, J. R. (1990a). *Groups that work (and those that don't).* San Francisco: Jossey–Bass.

Hackman, J. R. (1990b). Introduction. Work teams in organizations: An orienting framework. In J. R. Hackman (Ed.), *Groups that work (and those that don't): Creating conditions for effectiveness teamwork.* San Francisco: Jossey–Bass.

Hackman, J. R. (2003). Learning more by crossing levels: Evidence from airplanes, hospitals, and orchestras. *Journal of Organizational Behavior,* 24(8), 905–1013.

Hackman, J. R., & Oldham, G. R. (1980). *Work redesign.* Reading, MA: Addison–Wesley.

Hasenfeld, Y. (1983). *Human service organizations.* Englewood Cliffs, NJ: Prentice–Hall.

Hirst, G., & Mann, L. (2004). A model of R&D leadership and team communication: The relationship with project performance. *R & D Management,* 34, 147–161.

Hoegl, M., & Gemuenden, H. G. (2001). Teamwork quality and the success of innovative projects: A theoretical concept and empirical evidence. *Organization Science,* 12, 435–449.

Horak, B. J., Guarino, J. H., Knight, C. C., & Kweder, S. L. (1991). Building a team on a medical fl oor. *Health Care Management Review,* 16, 65–71.

Huber, G. (1980). *Managerial decision making.* Glenview, IL: Scott, Foresman.

Hunsaker, P. L., & Cook, C. W. (1986). *Managing organizational behavior.* Reading, MA: Addison–Wesley.

Jackson, S. E. (1992). Team composition in organizational settings: Issues in managing an increasingly diverse work force. In S. Worchel, W. Wood, & J. A. Simpson (Eds.), *Group process and productivity.* Newbury Park, CA: Sage.

Jackson, S. E., Joshi, A., & Erhardt, N. L. (2003). Recent research on team and organizational diversity: SWOT analysis and implications. *Journal of Management,* 29(6), 801-830.

Janis, L. L. (1972). *Victims of groupthink.* Boston: Houghton－Mifflin.

Joint Commission on Accreditation of Healthcare Oganizations. (2005). *2005 comprehensive accred－itation manual for hospitals: The offi cial handbook (CAMH).* Oakbrook Terrace, IL: JCAHO.

Katz, N. (2001). Getting the most out of your team. *Harvard Business Review,* 79, 22.

Katzenbach, J. R., & Smith, D. K. (1993). The discipline of teams. *Harvard Business Review,* 71, 111-120.

Kirkman, B. L., & Rosen, B. (1997). A model of work team empowerment. In R. Woodman & W. Pasmore (Eds.), *Research in organizational change and development* (pp. 131-167). Greenwich, CT: Jai Press.

Kolodny, H., & Kiggundu, M. (1980). Towards the development of a sociotechnical systems model in woodlands mechanical harvesting. *Human Relations, 33,* 623-645.

Kor, Y. (2003). Experience－based top management team competence and sustained growth. *Organization Science,* 14(6), 707-720.

Lacey, R., & Gruenfeld, D. (1999). Unwrapping the work group: How extra－organizational context affects group behavior. *Research on Managing Groups and Teams,* 2, 157-177.

LaPenta, C., & Jacobs, G. M. (1996). Application of group process model to performance appraisal development in a CQI environment. *Health Care Management Review,* 21, 45-60.

Larson, J., Christensen, C., Abbott, A. & Franz, T. (1996). Diagnosing groups: charting the flow of in－formation in medical decision making teams. *Journal of Personality and Social Psychology,* 71, 315-330.

Latane, B., Williams, K. D., & Harkins, S. (1979). Many hands make light the work: The causes and consequences of social loafing. *Journal of Personality and Social Psychology,* 37, 822-832.

Liberman, R. P., Hilty, D. M., Drake, R. E., & Tsang, H. (2001). Requirements for multidisciplinary teamwork in psychiatric rehabiliation. *Psychiatric Services,* 52(10), 1331-1342.

Liden, R. C., Wayne, S. J., Jaworski, R. A., & Bennett, N. (2004). Social loafing: A field investigation. *Journal of Management,* 30, 285-305.

Lubit, R. H. (2003). *Coping with toxic managers, subordinates … and other difficult people: Using emotional intelligence to survive and prosper.* Financial Times/Prentice Hall.

Marks, M. A., Zaccaro, S. J., & Mathieu, J. E. (2000). Performance implications of leader briefings and team－interaction training for team adaptation to novel environments. *Journal of Applied Psychology,* 85, 971-987.

McGrath, J. E. (1984). *Groups: Interaction and performance.* Englewood Cliffs, NJ: Prentice-Hall.

McGregor, D. (1960). *The human side of enterprise.* New York: McGraw-Hill.

Mechanic, D. (1962). Sources of power of lower participants in complex organizations. *Administrative Science Quarterly,* 7(4), 349-364.

Moorhead, G., & Griffi n, R. W. (1998). *Organizational behavior: Managing people and organizations.* Boston: Houghton Mifflin.

Moreland, R. L., & Levine, J. M. (1988). Group dynamics over time: Development and socialization in small groups. In J. E. McGrath (Ed.), *The social psychology of groups* (pp.151-181). Beverly Hills, CA: Sage.

Mullen, B., & Baumeister, R. F. (1987). Group effects on self-attention and performance: Social loafi ng, social facilitation, and social impairment. In C. Hendrick (Ed.), *Review of personality and so-cial psychology.* Beverly Hills, CA: Sage.

Nadler, D. A., & Tushman, M. L. (1988). *Strategic organization design: Concepts, tools, and processes.* Glenview, IL: Scott, Foresman.

Nelson, R. E. (1989). The strength of strong ties: Social networks and intergroup confl ict in organizations. *Academy of Management Journal,* 32, 377-401.

Nelson E. C., Batalden P. B., Huber T. P., Mohr, J. J., Godfrey, M. M., Headrick, L. A., & Wasson, J. H. (2002). Microsystems in health care: Part 1. Learning from high-performing front-line clinical units. *Joint Commission Journal on Quality Improvement,* 28(9): 472-493.

Nembhard, I. M., & Edmondson, A.C. (2006). Making it safe: The effects of leader inclusiveness and professional status on psychological safety and improvement efforts in health care teams. *Journal of Organizational Behavior,* 27(7): 941-966.

Orsburn, J. D., Moran, L., Musselwhite, E., & Zenger, J. (1990). *Self-directed work teams: The new American challenge.* Homewood, IL: Business One Irwin.

Owens, D. A., Mannic, E. A., & Neale, M. A. (1998). Strategic formation of groups: Issues in task performancer and team member selection. In D. H. Gruenfeld (Ed.), *Research on managing groups and teams* (pp. 149-165). Stamford, CT: MAI Press.

Parker, G., McAdams, J., & Zielinski, D. (2000). *Rewarding teams: Lessons from the trenches.* San Francisco, Jossey-Bass Publishers.

Pascarella, P. (1997, February). Compensating teams. *Across the Board* (pp. 16-22).

Pinto, M. B., & Pinton, J. K. (1990). Project team communication and cross-functional cooperation in new program development. *Journal of Product Innovation Management,* 7, 200-212.

Roberts, K. H., & Hunt, D. M. (1991). *Organizational behavior.* Boston: PWS-Kent Publishing Co.

Robinson, A., & Street, A. (2004). Care of older people: Improving networks between acute care nurses and an aged care assessment team. *Journal of Clinical Nursing,* 13(4), 486-497.

Roethlisberger, F. J., & Dickson, W. J. (1939). *Management and the worker.* Cambridge, MA: Harvard University Press.

Rundall, T. G., Starkweather, D. B., & Norrish, B. A. (1998). *After restructuring: Empowerment strat-egies at work in America's hospitals.* San Francisco: Jossey-Bass.

Rush University Medical Center. (2008, May 26). Reduced emergency room visits for elderly patients attributed to virtual health care team approach. *Diabetes Week* (p. 222).

Salas, E., Burke, C. S., & Cannon-Bowers, J. A. (2000). Teamwork: Emerging principles. *International Journal of Management Reviews,* 2(4), 339-356.

Salvedra, R., Earley, P C., & Van Dyne, L. (1993). Complex interdependence in taskperforming groups. *Journal of Applied Psychology,* 78, 61-72.

Schein, E. H. (1985). *Organizational culture and leadership.* San Francisco, Jossey-Bass Publishers.

Schein, E. H. and W. Bennis (1965). *Personal and organizational change through group methods.* New York, Wiley.

Schweikhart, S. B., & Smith-Daniels, V (1996). Reengineering the work of caregivers: Role re-definition, team structures, and organizational redesign. *Health Care Management Review,* 41, 19-36.

Schwenk, C. R. (1983). Laboratory research on illstructured decision aids: The case of dialectical inquiry. *Decision Sciences,* 14, 140-144.

Scott, W. G. (1967). *Organization theory.* Homewood, IL: Irwin.

Seashore, S. (1954). *Group cohesiveness in the industrial work group.* Ann Arbor: Institute for Social Research, University of Michigan.

Shaw, M. E. (1976). *Group dynamics: The psychology of small group behavior.* New York: McGraw-Hill.

Shaw, R. B. (1990). Mental health treatment teams. In J. R. Hackman (Ed.), *Groups that work (and those that don't)* (pp. 320-348). San Francisco: Jossey-Bass.

Sherif, M., & Sherif, C. W. (1953). *Groups in harmony and tension.* New York: Harper.

Shortell, S. M., Marsteller, J. A., Lin, M., Pearson, M. L., Wu, S., Mendel, P., …Rosen, M. (2004, November). The role of perceived team effectiveness in improving chronic illness care. *Medical Care,* 42(11).

Shortell, S. M., Zimmerman, J. E., Rousseau, D. M., Gillies, R. R., Wagner, D. P, Draper, E. A., … Duffy, J. (1994). The performance of intensive care units: Does good management make a differ-ence? *Medical Care, 32,* 508-525.

Sidorov, J. (2003). Case study of a failed merger of hospital systems. *Managed Care,* 12(11): 56-60.

Stewart, G. L., & Barrick, M. R. (2000). Team structure and performance: Assessing the mediating role of intrateam process and the moderating role of task type. *Academy of Management Journal,*

43(20), 135–148.

Stasser, G. (1999). The uncertain role of unshared information in collective choice. In L. Thompson, J. Levine, & D. Messick (Eds.), *Shared cognition in organizations* (pp. 49–69). Mahwah, NJ: Lawrence Erlbaum Associates.

Stigler, G. J. (1974). Free riders and collective action: An appendix to theories of economic regulation. *Bell Journal of Economics and Management Science,* 5, 359–365.

Stoner, C. R., & Hartman, R. I. (1993). Team building: Answering the tough questions. *Business Horizons,* 36, 70–78.

Sundstrom, E., DeMeuse, K. P., & Futrell, D. (1990). Work teams: Applications and effectiveness. *American Psychologist,* 45(2), 120–133.

Thompson, J. D. (1967). *Organizations in action.* New York: McGraw–Hill.

Thyen, M. N., Theis, R., & Tebbitt, B. V. (1993). Organizational empowerment through self–governed teams. *Journal of Nursing Administration,* 23, 24–26.

Topping, S., Breland, J., & Fowler, A. (2004). Inter–agency teams: The nature of collaboration, in–teraction, and effectiveness in serving children and youth with SED. Working Paper.

Topping, S., & Calloway, M. (2000). Does resource scarcity create interorganizational coordination and formal service linkages? A case study of a rural mental health system. *Advances in Health Care Management,* 1, 393–419.

Topping, S., Norton, T., & Scafi di, B. (2003). Coordination of services: The use of multidisciplinary, interagency teams. In S. Dopson and A. L. Mark (Eds.), *Leading health care organizations* (pp. 100–112). New York: Palgrave Macmillan.

Tucker, A. L., Nembhard, I. M., & Edmondson, A. C. (2007). Implementing new practices: An em–pirical study of organizational learning in hospital intensive care units. *Management Science,* 53(6), 894–907.

Tucker, A., and Edmondson, A. (2009). Cincinnati Children's Hospital Medical Center. Boston: HBS Publishing Case # 9–609–109.

Tuckman, B. W. (1965). Developmental sequences in small groups. *Psychological Bulletin,* 63, 384–399.

U.S. Department of Health and Human Services. *Hospital compare.* Retrieved May 2010 from http://www.hospitalcompare.hhs.gov

Van de Ven, A. H., Delbecq, A. L., & Koenig, R. (1976). Determinants of coordination modes within organizations. *American Sociological Review,* 41, 322–338.

Veenstra, G. (2000). Social capital, SES and health: An individual–level analysis. *Social Science & Medicine,* 50, 619–629.

Vinokur–Kaplan, D. (1995a). Enhancing the effectiveness of interdisciplinary mental health treatment teams. *Administration and Policy in Mental Health,* 22(5), 521-530.

Vinokur−Kaplan, D. (1995b). Treatment teams that work (and those that don't): An application of Hackman's group effectiveness model to interdisciplinary teams in psychiatric hospitals. *Journal of Applied Behavioral Science,* 31, 303-327.

Wagner, J. A. (1994). Participation's effects on performance and satisfaction: A reconsideration of re− search evidence. *Academy of Management Review,* 19, 312-330.

Walsh, J., & Hewitt, H. (1996). Facilitating an effective process in treatment groups with persons having serious mentalillness. *Social Work with Groups,* 19, 5-18.

Webster, C. M., Grusky, O., Young, A., & Podus, D. (1998). Leadership structures in case manage− ment teams: An application of social network analysis. *Research in Community and Mental Health,* 9, 11-28.

Weist, M. D., Lowie, J. A., Flaherty, L. T., & Pruitt, D. (2001). Collaboration among the education, mental health, and public health systems to promote youth mental health. *Psychiatric Services,* 52(10), 1348-1351.

Wells, J. L., Seabrook, J. A., Stolee, P., *et al.* (2003). State of the art in geriatric rehabilitation. Part I: Review of frailty and comprehensive geriatric assessment. *Archives of Physical Medical and Rehabilitation,* 84(6), 890-897.

Whetten, D. A., & Cameron, K. S. (1998). *Developing management skills* (4th ed.). Reading, MA: Addison−Wesley.

Wiecha J., & Pollard T. (2004, September). The interdisciplinary eHealth team: Chronic care for the future. *Journal of Medical Internet Research Electronic Resource,* 6(3): e22, Sept. 2004.

Yang, H., & Tang, J. (2004). Team structure and team performance in IS development: A social net− work perspective. *Information & Management,* 41, 335-350.

Zarraga, C., & Bonache, J. (2003). Assessing the team environment for knowledge sharing: An em− pirical analysis. *International Journal of Human Resource Management,* 14(7), 1227-1246.

제6장

커뮤니케이션 관리

Mario Moussa
역자: 이기효

개 요

- 누가 누구에게 무엇을 말하는가?
- 커뮤니케이션의 장벽
- 이해관계자
- 조직 커뮤니케이션 관리를 위한 도구
- 소셜 네트워크와 소셜 미디어
- 커뮤니케이션 네트워크
- 조직 정치
- 리더십 기술로서의 의사소통

학습 목표

이 장을 읽고 나면

1. 고전적 송신자－수신자 커뮤니케이션 모형을 이해하고 적용할 수 있어야 한다.
2. 이해관계자를 파악하고 그들과의 효과적인 커뮤니케이션을 위한 수단을 선택할 수 있어야 한다.
3. 소셜 네트워크에 관한 최신 연구를 이해하고 적용시킬 수 있어야 한다.
4. 조직 정치의 중요성을 인식할 수 있어야 한다.
5. 보건의료기관을 이끄는 데 있어서 효과적인 의사소통의 중요성을 인식할 수 있어야 한다.

핵심 용어

리더십(Leadership)
메시지(Message)
발신자(Sender)
소셜 네트워크(Social Networks)
소셜 미디어(Social Media)
수신자(Receiver)
에토스, 파토스, 로고스(Ethos, Pathos, Logos)[1)]
왜곡(Distortion)
이해관계자(Stakeholder)
이해관계자 분석(Stakeholder Analysis)
조직 정치(Organizational Politics)
조직 학습(Organizational Learning)
지식의 저주(Curse of Knowledge)
커뮤니케이션 네트워크(Communication Networks)
커뮤니케이션의 장벽(Barriers to Communication)
피드백(Feedback)
화자-청자 모형(Speaker-Listener Model)
환자중심 커뮤니케이션(Patient-Centered Communication)

현장 사례: 의료개혁에 대한 논쟁

2009년 6월 미국 의사협회(American Medical Association) 모임에서 오바마 대통령은 미국에서 가장 영향력 있는 의사들을 대상으로 미국 의료개혁 법안에 대해 발표했다(문건: 미국 의료개혁에 대한 오바마 대통령 연설문, 2009년 6월 15일). 많은 참가자들이 의료개혁 법안에 대해 회의적이었으며, 이들을 설득하기 위해 대통령이 강조한 주요 요점들은 다음과 같다.

- 보건의료시스템은 더욱 좋은 기록관리(record keeping)가 필요하다. 그러므로 정부는 전자의무기록(Electronic Medical Record) 시스템에 대한 투자를 지속해야 하며, 이러한 투자는 향후 관리운영비 절감 및 의료사고 감소의 긍정적 효과를 가져 올 것이다.
- 국민들은 스스로 책임의식을 갖고 건강유지에 힘써야 한다. 금연과 조깅은 물론이고 자신의 아이들이 비디오게임을 줄이고 야외활동에 더 많은 시간을 할애하도록 장려해야 한다.
- 국민 모두가 균형 잡힌 식단과 올바른 식습관의 중요성을 인지해야 하며, 비만을 야기하는 음식도 가능한 줄이도록 노력해야 한다. 대통령도 이러한 의지를 실천하기 위해, 백악관에 채소밭을 가꾸어 균형 잡힌 식단을 준비한다고 강조했다.
- 고용주는 Safeway와 같은 인센티브 프로그램을 채택해야 한다. Safeway는 콜레스테롤 수준 및 혈압치를 낮추면 보험료를 줄여주는 방식으로 보상을 제공하는 소위 "건강한 방식(Healthy Measures)"이라 불리는 프로그램이다.

---

1) 역주: 아리스토텔레스는 저서 "수사학"에서 설득을 위해서는 세 가지 설득수단인 에토스(ethos: 신뢰도 측면. 사람들이 말하는 사람의 성실성과 능력에 대해 갖는 신뢰감), 파토스(pathos: 공감적 측면. 대화에서 듣는 사람이 느끼는 감정), 로고스(logos: 논리적인 측면. 설득할 때의 이성적 부분)가 적절히 융합되어야 한다고 지적하였다.

오바마 대통령은 발표를 통해, 오늘 참석한 의사들을 포함한 국민 모두가 의료비 지출을 줄일 수 있으며, 불필요한 의료이용을 억제하고, 나아가 더욱 건강한 사회를 이룩할 수 있다고 거듭 강조했다. 또한 연구기반의 진료가이드라인 등의 개발을 통해 의사의 진료행위에 대한 효과성을 제고하고 향후 전체 보건의료시스템의 지속가능성을 제고할 수 있다고 강조했다.

대통령의 발표는 모두 승리(win－win)하는 방안으로 들렸고, 누가 여기에 반대표를 던질 수 있으랴 싶었다.

그러나 많은 사람들이 반발했다. 공화당의 2008년 부통령 후보였던 Sarah Palin은 오바마 연설에 대해 "Death Panel"[2)]이란 용어를 사용하며 강하게 반대했다. Palin의 주장은 다음과 같았다. "내가 사랑하는 미국이란 사회는 단 한 가지의 잣대로 규정되어질 수 없다. 다운증후군을 갖고 있는 우리의 부모와 아이들 누구나 진료를 받을 권리가 있으며, 이러한 권리에 대한 의사결정이 단순히 사회의 생산성만을 강조하는 오바마 대통령을 포함한 Death Panel의 주관적인 판단에 의해 결정될 수 없다." 이러한 Palin의 주장으로 오바마의 의료개혁은 추진동력을 잃고 미궁으로 빠졌다.

그러나 양당의 정책분석가들은 Palin의 반대 주장에 대한 논리가 사실이라기보다 허구에 가깝다고 평가했다. 그럼에도 불구하고, 검은 양복을 차려입고 힘없는 국민들의 삶과 죽음을 위해 토로하는 Palin의 이미지는 국민들에게 상당히 인상적으로 각인되었다. 8월말에 이르러서는 대부분의 뉴스와 미디어가 Palin의 "death panel" 주장을 의료개혁 논쟁의 핵심 쟁점으로 다루게 되었다.

---

2) 역주: Death Panel: 진료 받을 환자와 죽어 가도록 방치할 환자들을 결정하는 의사 및 관료로 구성된 가상의 위원회를 의미. 생명윤리에 관한 자문을 담당하는 국가생명윤리위원회쯤의 기구를 일컫는 용어이나, 실제로는 미 공화당 측에서 오바마의 의료개혁 정책에 제동을 걸기 위해 만들어낸 다소 자극적인 표현으로 쓰였음.

목적

토론회에서 제기되었던 death panel과 같은 정치적 말장난은 일단 논외로 하자. 토론회에서 제기된 핵심은 보건의료정보시스템의 중요성과 그 본질을 강조했다는 점인데, 이는 기술적, 정치적 측면 모두에서 상당히 복잡한 문제이다. 특히 보건의료서비스 제공과 관련된 이슈에 관한 커뮤니케이션은 어떤 전문가에게도 복잡한 문제이다. 당신이 정책결정자인지, 병원경영자인지, 또는 환자를 진료하는 의사인지와 무관하게, 일반적으로 당신이 전달하려고 하는 메시지의 일부분은 정확히 전달되지 못하거나 잘 못 받아들여질 가능성이 있다.

이 장에서는 의사소통(커뮤니케이션)의 개념과 이론적 틀 그리고 그 적용가능성에 대해서 알아볼 것이다. 이 장에서 다룰 주요 요점은 다음 네 가지이다.

1. 커뮤니케이션 활동에 대해 어떻게 생각해야 하나?
2. 이해관계자(당신의 생각에 이해를 가진 사람과 단체)들을 관리하기 위한 이론과 실제
3. 보건의료 부문에서의 관계와 이의 실질적 가치에 관한 과학
4. 조직 정치의 중요성과 복잡한 정치 환경 하에서 주도하는 법

누가 누구에게 무엇을 말하는가?

고대 그리스 철학자 아리스토텔레스의 "수사학(rhetoric)"이라는 커뮤니케이션 모형은 아직까지도 커뮤니케이션 이론가들에게 상당한 영향

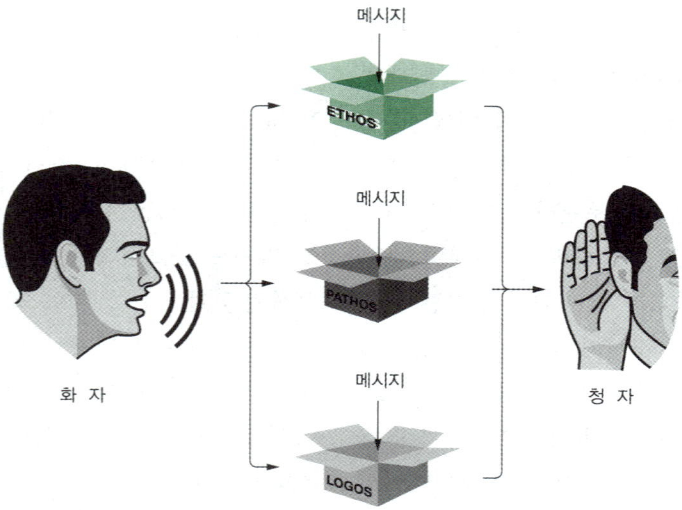

그림 6.1 Aristotle의 설득의 수단

자료: Delmar, Cengage Learning.

을 미치고 있다. 아리스토텔레스는 커뮤니케이션을 화자(Speaker)와 청자(Listner)가 참여하는 선형적 프로세스, 즉 화자-청자 모델로 묘사하고 있다. 그림 6.1은 이 과정을 단순화하여 보여주고 있는데, 아리스토텔레스는 효과적인 화자(speaker)는 세 가지의 설득 수단(ethos: 성격, pathos: 감정, logos: 논리) 중 하나 또는 그 이상을 사용해 그들이 전달하고자 하는 메시지를 패키지화하고 의미를 전달한다고 설명하고 있다.

아리스토텔레스의 설득의 수단(means of persuation) 모형은 현대사회에서도 통용되고 있다. 예를 들어 성격(character), 혹은 "신뢰성(credibility)"은 지금도 여전히 중요하다. 일반적으로 사람들은 그들이 신뢰하는 사람이 이야기하는 사실에 대해서 믿는 경향이 있는 반면, 신뢰하지 못하는 사람이 이야기하는 경우 믿지 않는 경향이 있다. 앞서 언급한 의료개혁에 대한 논쟁의 사례에서도 알 수 있듯 커뮤니케이션에서 성격이라는 것은 논리보다 중요한 경우가 많다. 토론에서 언급된 death panel의 지지나 반대의 경향은 정치적 성향과도 밀접한 관련이 있다. Palin을 지지하는 사람들에게 death panel 관련 주장은 논리의 타당성과 무관하게 의심의 여지없이 관철될 것이다. 왜냐하면 그 주장이 갖는 논리의 타당성이 아니라 Palin이라는 사람이 주장했기 때문에 믿는 것이기 때문이다. 앞서 설명한 성격이라는 요인과 유사하게, 감정(emotion) 또한 화자가 메시지를 전달할 때 상당히 효과적인 수단이다. 일반적으로 커뮤니케이션에서 사람들은 다른 수단보다 감정에 상당히 강하게 반응하는 경향이 있기 때문에, 감정이 논리보다 중요한 수단이 되는 경우가 많다. 미국의 전 대통령 로날드 레이건(Ronald Reagan)과 빌 클린턴(Bill Clinton)도 수많은 정치적 난관을 감정적 호소(emotional appeal) 등의 수단을 활용해 극복하곤 했다. 그러나 성격과 감정의 수단만을 활용한 의사소통은 상대방을 설득하는 데 한계가 있다. 특히 청자가 화자의 아이디어나 정보에 관심이 있는 경우 논리는 커뮤니케이션에서 매우 중요한 역할을 하게 된다. 커뮤니케이션에서 논리는 상당히 중요한 설득의 수단이며, 심리학자들도 화자의 논리와 이유 또는 근거가 있을 때 그렇지 못할 때보다 사람들이 더욱 효과적으로 설득되는 경향이 있다고 보고하고 있다(Langer, 1989).

잘 알려진 경영이론가 Nitin Nohria는 "현대사회에서 커뮤니케이션이란 진정한 리더십의 구현"이라고 언급하면서, 수사(rhetoric)와 설득을 리더가 갖추어야 할 중요한 덕목으로 언급했다(Blagg and Young, 2001; Eccles, Nohria, and Berkly, 1994; Nohria and Harrington, 1993). Nohria에 따르면 효과적인 리더는 커뮤니케이션에서 언제 어떻게 아리스토텔레스의 설득의 수단을 사용하는지 알아야 하며, 커뮤니케이션 그 자체도 중요하지만 그 전에 각기 다른 조직 구성원들(관리자, 실무자, 외부 이해관계자 등)의 가치와 관심사를 먼저 이해하는 것이 전제되어야 한다고 설명했다. 효과적인 리더는 커뮤니케이션을 "단순한 단어들"을 넘어선 개념으로 인지하고 있다. 철학자이자 언어학자 C. W. Morris는 언어란 누군가의 행동과 행태를 통제할 수 있는 "가장 미묘하면서도 강력한 도구"라고 언급하였고(Morris, 1949), 제너럴일렉트릭의 CEO였던 Jack Welch와 애플의 Steve Jobs와 같은 현대사회의 기업리더들도 커뮤니케이션의 중요성을 인지하여 사내외 공식적인 자리에서의 연설 또는 발표문에 상당한 관심과 노력을 기울이고 있다.

현대 커뮤니케이션 이론가들은 아리스토텔레스의 **화자-청자 모형**(Speaker-Listener model)에 **왜곡**(distortion)이라는 개념을 추가하여 아리스토텔레스의 모형을 좀 더 구체화하였다. 사회학자 Harold Laswell은 커뮤니케이션에서 "누가 무엇을 누구에게 어떤 수단을 통해 메시지를 전달하는가?"라는 요소들이 의사소통의 성공여부에 영향을 미칠 수 있다고 주장했다. 다시 말해 메시지 **송신자**, 메시지 내용, 전달 수단(직접 대면 형식, 문서, 이메일 등 전자 커뮤니케이션 등) 등의 다양한 요인들이 청자의 이해도에 영향을 미쳐, 의도한 뜻이 바로 전달되지 않을 수 있다고 설명했다(Croft, 2004). 이후 이러한 커뮤니케이션에서의 왜곡 또는 오해라는 복잡한 개념 및 이론을 통합하여 "**피드백**(feedback)" 모형이 이론화되었다. 그림 6.2는 피드백 모형 이론을 도식화한 것이다(Longest & Young, 2006).

이러한 피드백 모형은 심리, 인지, 환경 등의 다양한 요인들이 커뮤니케이션에 미치는 영향을 고려하고 있다. 다시 말해, 서로 상이한 경험을 갖고 있는 사람들의 의사소통은 서로를 이해하지 못한 상태에서는 원활히 진행되지 않는다. 즉, 효과적인 의사소통은 단순히 의미를 전달하는 목적을 넘어서 의사소통이 이루어지는 장소, 내용의 전후 맥락, 상대방의 사회적, 심리적 상태 등의 다양한 요소가 고려되어야 함을 의미한다.

언어철학자 Ludwig Wittgenstein는 "만약 사자가 말할 수 있다고 하여도, 우리는 그를 이해할 수 없다"라는 도발적인 문구를 통해, 커뮤니케이션에서 대화 맥락의 중요성과 오해의 가능성을 강조하고 있다(Wittgenstein, 1973). Wittgenstein의 이러한 표현은 다시 말해 상대방과 효과적으로 의사소통하기 위해서는, 그 상대방의 상황(상대방의 경력, 사회적 위치, 가치, 그리고 심리 등)을 이해해야 함을 시사한다. 기본적으로 인간은 사자와 같이 너무 다른 존재와 커뮤니케이션 할 수 없다. 좀 더 넓은 의미로, 너무 다른 경험과 가치를 갖고 있는 누군가와 대화하려 하는 것은 매우 어려운 일이다. 만약 당신이 관리자로서 혹은 리더로서 효과적인 커뮤니케이션을 원한다면 맥락을 이해하면서, 이 맥락에 맞추어 적절한 커뮤니케이션 전략을 구성하

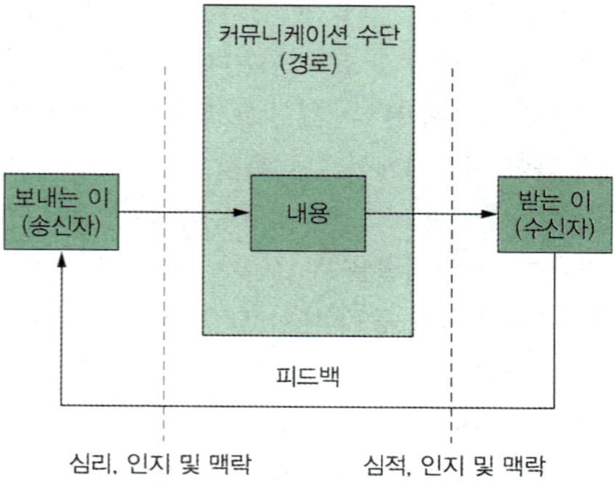

그림 6.2 송화자, 수화자 및 피드백 모델
자료: Delmar, Cengage Learning.

표 6.1 커뮤니케이션 전략의 활용

목적	청중	방법
공중관계(Public Relations) 관리	피고용인, 미디어, 분석가	대언론 공식발표, 보도자료, 인터뷰
이니셔티브에 대한 내부 지지 구축	피고용인	타운홀 미팅, 메모, 내부 소식지
마케팅	의사, 고객, 보험자	판촉전화, 방문판매, 광고, 홍보
대정부 관계	정책입안자	로비, 1대1 면담

자료: Delmar, Cengage Learning.

고 조정해야 한다.

커뮤니케이션 전략을 수립하는 것은 크고 작은 조직 모두에게 중요하다. 효과적인 커뮤니케이션 전략을 위한 가장 중요한 요소는 조직의 내부 혹은 외부의 이해관계자가 누구인지 파악하고, 그들의 관심사가 무엇인지 분석한 후, 효과적인 커뮤니케이션 수단을 선택하는 일이다. 표 6.1은 커뮤니케이션 전략을 적절하게 선택하기 위한 방안을 테이블로 나타낸 것이다.

표 6.1에서 알 수 있듯, 커뮤니케이션 전략을 적절하게 선택하기 위해서는 한 가지 요인만이 아니라, 커뮤니케이션의 목적, 청중의 조직 내 위치(관리자인지 실무자인지 등), 커뮤니케이션 방법 등 다양한 요소들을 고려해야 한다. 일반적으로 생각해 볼 수 있는 표준화된 질문들, 예를 들어 커뮤니케이션의 목적은 무엇인가?, 청중은 누구인가?, 그들과의 커뮤니케이션을 위한 적합한 소통 채널은 무엇인가?, 피드백 메커니즘은 무엇인가? 등에 대한 답을 명확히 한다면 커뮤니케이션 전략을 수립하는 데 도움이 될 것이다(Norton & Coffey, 2007).

현대 커뮤니케이션 이론가들 사이에서 효과적인 커뮤니케이션에 관해 일치하는 하나의 합일점은 바로 양방향 커뮤니케이션(two-way communication)이다. 급변하는 사회 환경 속에서 조직 내부 혹은 외부 이해관계자들과의 효과적인 의사소통은 조직의 존폐에 매우 중요하다. 과거의 절대군주식 하향 혹은 일방향 의사소통의 시대는 지나갔다. 시장 및 고객의 선호는 급변하고 있으며, 조직은 내외 환경변화에 대해 끊임없이 학습하고 적응해야 한다. 선도적 경영이론가들은 **조직 학습**(organizational learning)이라는 용어를 쓰며, 문제 해결, 기획 및 실행에 있어서 사람들을 집합적으로 참여시키는 의사소통 방법의 중요성을 설파하고 있다(Senge, 2006).

화자의 생각에 영향을 받고, 그 생각에 반응할 사람 또는 그룹을 **이해관계자**(stakeholder)라고 하는데, 커뮤니케이션에 있어서는 청자가 바로 이들이다. 그들의 삶과 일이 이루어지는 전체적 맥락은 그들의 심리 및 인지적 편견, 사회적 네트워크, 그리고 그들의 관심사를 대변하는 **조직 정치**(organizational politics)를 아우른다. 효과적인 관리자는 이해관계자를 적극적으로 관리해야 하고, 그들의 맥락에 맞게 전달할 메시지를 가공하여 그들의 지지를 구축해야 한다는 것을 잘 안다. 그렇지 않다면, 조직이 아무리 최고의 계획을 갖고 있다 하더라도 실행을 느리거나 어렵게 하는 저항에 직면하게 될 것이다.

커뮤니케이션의 장벽

당신이 상대방에게 전하고자 하는 메시지를 정확히 전달한다 할지라도, 청자의 입장에서 오해 또는 왜곡이라는 것은 항상 발생한다. 노벨문학상 수상자 조지 버나드 쇼(George Bernard Shaw)가 말했듯이 "커뮤니케이션에서 발생하는 유일한 큰 문제는 사람 또는 상황에 대한 착각이나 오해이다."

때로는 지식과 정보를 많이 알고 있는 것이 의사소통의 방해가 될 때가 있다. 이와 관련해서 왜 커뮤니케이션이 그렇게 자주 엉망이 되는지를 스탠포드 대학교에서 고안된 하나의 게임이 잘 보여준다. 연구자는 사람들을 "두드리는 사람과 듣는 사람(Tapper and Listener)"으로 나누어 역할을 부여했다. 두드리는 사람은 듣는 사람에게 잘 알려진 노래를 두드리게 하였다. 이 실험 전에 두드리는 사람에게 듣는 사람이 얼마나 그 노래를 알아 맞출지 예측하게 하였다. 두드리는 사람들은 듣는 사람 둘 중에 하나는 알아맞출 것이라고 대답했다. 그러나 실제로는 듣는 사람 40명 중에 단 1명만이 노래를 알아맞췄다. 두드리는 사람에게는 너무 잘 아는 노래이기 때문에 듣는 사람들이 잘 알아 맞출 것이라고 생각하지만, 듣는 사람에게는 사실 생소한 노래이기 때문이다. 두드리는 사람에게 소위 지식의 저주(The Curse of Knowledge)가 작용한 것이다. 지식의 저주는 듣는 사람이 모르는 지식을 말하는 사람이 아는 경우 듣는 사람의 상태를 오해하기 쉽게 되는 현상을 일컫는다 (Heath & Heath, 2007).

이러한 지식의 저주 현상은 일상적으로 일어난다. 병원 경영자가 직원들에게 발표하는 프레젠테이션에서, 각각의 상이한 분야의 전문가들의 회의석상에서, 환자와 의사와의 대화 속에서 지식의 저주로 인한 커뮤니케이션 왜곡은 항상 발생할 수 있다. 예를 들어, 어느 병원의 경영자가 올해 2천억 원의 수익을 냈다고 직원들에게 발표했다면 경영학 전공자가 아닌 이상 직원들은 그들의 지식과 교육수준에 상관없이 그 2천억 원이 어느 은행 계좌에 있을 것이다라고 이해할 것이다. 심지어 직원들 중 몇몇은 많은 수익에도 불구하고 직원들에게 인센티브를 제공하지 않는 병원에 대해 불만을 토로할 수도 있다. 사실상 앞서 경영자가 의미한 수익이란 현금을 의미하는 것이 아닌 회계 개념에 더 가깝다. 그래서 병원의 회계업무를 담당하는 직원 또는 경영학 전공자들만 경영자의 메시지를 정확히 이해할 것이며 병원의 의사나 간호사는 전혀 다르게 경영자의 메시지를 받아들이게 될 것이다. 환자와 의사의 의사소통에서 이러한 현상은 더욱 두드러지게 나타나는데, Britten 등은 약 80%의 환자가 의사의 메시지나 정보를 전혀 이해하지 못하는 것으로 나타났다고 보고했다 (Britten *et al.*, 2000).

일반적으로 모든 사람은 메시지를 전달하는 과정에서 크고 작은 커뮤니케이션 장벽에 직면하고 있다는 사실이 많은 연구에 의해 밝혀졌다(Shell & Moussa, 2007). 조직의 지도자로서 당신의 생각에 주요 이해관계자들이 주의를 기울이도록 하기 위해서는 각자의 상황을 평가하고, 관련되어 있는 장벽을 오히려 자산으로 전환시키기 위한 전략을 구사해야 한다. 커뮤니케이션 장벽은 크게 다섯 가지로 부정적 혹은 모호한 관계(Relationships), 빈약한 신뢰(Credibility), 믿음 체계(Belief system)의 충돌, 이해관계(Interests)의 갈등, 커뮤니케이션 스타일(Communication Style)의 부조화이다.

관계

관계를 형성하는 것은 효과적인 병원운영과 환자진료를 위한 궁극적인 수단이라 할 수 있다. 관계는 사람 사이에 신뢰와 믿음을 형성하게 만들고 그로 인해 효과적인 의사소통을 야기하며 업무의 효율성도 제고할 수 있기 때문이다.

현대 사회에서 우리는 이메일(e-mail), 트위터(Twitter), 페이스북(Facebook) 그리고 그 밖의 다양한 소셜 미디어를 통해 커뮤니케이션을 한다. 그럼에도 불구하고 관계 형성을 위한 가장 효과적인 방법은 대면이다. 즉, 직접 만나서 대화하는 시간을 갖는 것이다. 대면은 사람과의 관계를 형성하는 데 효과적이며 매우 중요한 요소이다. 1987년 R. F. Bornstein과 2명의 심리학자는 한 가지 재미있는 실험을 했는데(Bornstein, Leone, and Donna, 1987), 실험 대상자들에게 몇몇 사람의 얼굴 사진을 스크린에 인지하지 못할 만큼 빠르게 보여줬다. 그 후 실험 대상자들로 하여금 사진의 주인공들과 대화를 시켰는데, 실험 대상자들은 그 사람들에게서 상당한 호감을 느꼈으며, 더욱 놀랍게도, 말이 잘 통하는 것을 느꼈다. 또한 의견이 일치하지 않았을 때, 실험 대상자들은 전혀 본 적이 없는 사람들보다는 그 사람들의 편에 서는 경향이 발견되었다.

특히 병원의 진료환경에서 의사와 환자 간의 대면을 통한 관계형성은 매우 중요하다. 관계형성을 중요하게 여기는 환자들의 대다수는 의사와의 대화를 통해서 진료의 만족감을 느낀다고 보고되었다(Armstrong Cohen, 2009). 특히 노인환자의 경우 대면을 통한 진료를 선호하는 경향을 보였으며, 대면하지 않았을 경우 환자는 의사와의 감정적 연결이 단절되었다고 느꼈으며, 이로 인해 진료 서비스의 만족도가 상당히 저하되었고 의사의 처방이나 복약지도를 따르지 않는 경향을 보였다.

관계를 형성하는 것은 조직을 운영하는 데 매우 중요한 수단이다. 조직 내부 혹은 외부 이해관계자들을 파악하고 그들이 중요하게 생각하는 것이 무엇인지를 알아내기 위해 노력해야 한다. 성공적인 이해관계자 관리는 사람들과 관계를 맺고, 유지하며, 심화시키는 능력에 달려 있다.

신뢰성

아리스토텔레스의 예에서 설명한 바와 같이 신뢰는 상대방이 당신과 당신의 생각을 귀담아 듣게 해주는 역할을 한다. 연구자들은 상대방이 당신에게 느끼는 신뢰가 주관적 인식에 의해 형성된다고 주장하며, 주관적 인식은 당신이 가지는 능숙함, 전문성, 신용 이 세 가지 판단기준에 의해 형성된다고 한다. 즉, 당신에 대해 가지는 상대방의 신뢰란 객관적인 평가에 의해 수치화되어 결정되는 것이 아니라, 타인의 주관적 경험에 의해 형성된다는 것이다. 하지만 신뢰는 한번 평가되었다고 지속되는 것이 아니라 단 한 번의 잘못된 선택, 판단, 잘못된 행동으로도 쉽게 무너질 수 있는 성격을 지니고 있다.

주관적 인식을 형성하는 요소 중 '능숙함'은 당신이 하는 일을 믿을 수 있게 성공적으로 수행하는 모습을 보여줌으로써 형성될 수 있다. 자신이 맡은 일을 성공적으로 수행함으로써 얻어지는 당신에 대한 평판은 상대방으로 하여금 당신을 신뢰할 수 있게 한다.

전문가로부터 신뢰를 얻기 위해서는 신중하게 처신해야 한다. 당신은 경영관리자로서의 경력을 권위 있는 지식의 주요 원천으로 생각하겠지만, 당신이 영향을 미치고 싶어하는 의사들은 경영을 단지 누구나 다 아는 "일반 상식(common sense)"쯤으로 생각할 수도 있다. 이러한 경우 다른 방식으로 신뢰를 쌓을 필요가 있다. 대화의 서두에 의사의 전문성이 병원의 성공에 매우 소중하다는 취지로 얘기 할 필요가 있다. 이러한 행동은 적어도 당신이 의사의 가치를 충분히 인식하고 있다는 것을 보여준다. Dale Carnegie는 "친구를 만들고 사람들에게 영향을 미치는 법(How to Win Friends and Influence People)" 이라는 그의 고전적 저서에서 사람이 가지는 가장 큰 욕구는 본인이 중요한 사람으로 받아들여지는 것이라고 지적한 바 있다.

경영전문가 Stephen Covey는 신뢰를 "모든 것을 변화시키는 유일한 요소"라고 말했다(Covey & Merril, 2008). 신뢰가 있으면 원하는 것을 성취할 수 있는 반면, 신뢰가 없으면 어떤 것도 쉽게 성취하기 어렵다. 과거 20년간 15명의 성공한 경영자들을 관찰 연구한 결과, 성공한 경영자의 가장 중요한 기술은 바로 조직의 목표가 자신을 포함한 개인의 그것에 우선한다는 사실을 다른 사람에게 믿을 수 있게 설파하는 능력이라는 것을 발견했다(Harrison & Clough, 2006).

믿음

가능하면 항상 당신이 이해관계자의 핵심적 믿음과 가치에 공감한다는 사실을 메시지에 담아야 한다. 이러한 원칙을 고수하면 그들의 의견과 행동에 강한 영향을 미칠 수 있다. 심리학자들은 핵심적 믿음이 어떻게 작용하는지에 관해 다양하게 설명해왔다. 믿음 편향(Belief bias)이라는 개념은 사람들이 자신이 속한 체계에서 받아들여지는 신념의 범위 내에서 이해하고 수용한다는 것이다. 또 다른 이론으로 일관성 이론(consistency principle)이 있는데, 이 개념은 사람들이 이전에 공표한 가치 및 규범과 일치되는 행동을 하는 경향이 있다는 것을 의미한다. 그리고 "권력" 또는 "신"의 당기기(the pull of "power" or "God")라는 용어는 사람들이 안전, 연결, 지역사회, 혹은 진실과 같은 궁극적 가치에 반응하는 경향을 의미한다. 이러한 설명들은 당신의 아이디어가 이해당사자의 핵심적 믿음 혹은 가치를 강화시킬 때 비로소 좋은 반응을 얻을 수 있다는 동일한 결론에 도달하고 있다.

놀랍게도 이러한 현상은 독단적인 이론가뿐만 아니라 객관성을 중시하는 연구자들에게도 영향을 미친다. 한 예로 인간유전체연구에 대해 연구자들은 수십 년이 넘는 오랜 시간과 수많은 난관을 해결해야만 완벽한 연구결과로서의 인간지도를 해독할 수 있을 것이라는 믿음을 공유하고 있었다. 이러한 상황에서 유전학자인 James Weber와 컴퓨터생명공학자인 Eugene Myers는 1996년 버뮤다에서 개최된 회의에서 샷건 시퀀싱(shotgun sequencing) 방법을 소개하였다. 그들은 이 연구방법을 통해 유전체연구 기간을 획기적으로 앞당길 수 있다고 주장하였는데, 학계에서는 이들의 이론을 결점 투성이에 실현 불가능한 이론이라고 판단하고 신중하게 고려하지 않았다. 하지만 Craig Vendor는 학자들 사이에서의 이런 풍조에도 불구하고 이들의 의견을 경청하였고 그로부터 4년이 지난 2000년 인간유전체지도를 성공적으로 완성하였다. 또 다른 예로, 진화론을 주장한 Charles Darwin은 본인의 신념과 반대되는 연구결과가 나왔을 때 이를 부정하고 반증하고 싶은 욕구를 극복하는 것이 어려웠다고 회고하였다. 그는 본인의 이런 편향을 극복하고자 새로운 증거와 연구결과가 발견될 경우 즉시 기록하였는데, 만약 그렇지 않았다면 자신의 생각에 반대되는 증거가 있었는지를 잊어버렸을 것이라고 하였다.

열성적인 과학자들도 그들 자신의 믿음 때문에 비롯되는 오류를 극복하는 것이 어려운 것을 보면, 보통의 조직 생활에서 믿음 때문에 발생하는 문제를 상상하는 것은 어렵지 않다. 이러한 상황에서 당신이 경영자로서 혹은 부서장으로서 공식적 권위를 얼마나 많이 갖는가는 중요한 문제가 아니다. 믿음 편향은 너무 강력하기 때문에 이해관계자의 핵심 가치를 존중하는 문구로 당신의 아이디어를 가다듬어야 한다. 보건의료 분야에서는 “양질 의료”, “환자 만족”, “과학적 엄밀성”, 그리고 “결과”와 같은 문구들이 그것이다. 반면에 “핵심 달성 목표”, “시장 기반 경쟁”, 그리고 “효율”은 저항을 불러일으키는 대표적인 문구들이다.

당신이 핵심적 믿음에 반대되는 아이디어를 주장하려면, 제안을 가능한 작은 조각으로 쪼개어 이해관계자들에게 요구되는 극적인 변화의 양을 감소시켜야 한다. 심리학자들은 사람들이 다양한 신념과 의견에 소위 “닻 내림(anchor positions)”하고 있으며, 이러한 포지션에 융통성을 부여할 의지는 결국 그들이 얼마나 변화를 요구받는지에 달려있다는 사실을 발견하였다. 이해관계자들에게 덜 요구할수록, 그들은 당신이 원하는 방향으로 움직이게 될 것이다.

이 점을 잘 설명하는 다른 사례가 있다. 1980년 초반 IBM 연구부서에서 개인컴퓨터를 개발하자는 제안은 중요하게 받아들여지지 않았다. 고위 지도자들은 정복자에게 더 이상 경쟁적인 시장은 존재하지 않는다고 믿었다. IBM은 매우 우월적인 시장 지배자였기 때문에 그들에게 남은 유일한 진짜 성공의 척도는 회사 안에서 승진하는 것이었다. 하급 수준의 내부 태스크포스는 산업이 곧 변화할 것이라고 예측했으나, 상층부의 경영자들은 그들의 믿음에 갇혀 이러한 경고를 심각하게 받아들이지 않았다. 그럼에도 불구하고 IBM의 고위 관리자 Bill Lowe가 IBM이 PC 시장에 진입하는 단초가 되는 실험적인 PC 프로젝트를 위한 개발 자금을 획득하는데 성공하였다. 그는 그 프로젝트를 매우 작게 유지했기 때문에 아무도 반대하거나 간섭할 수 없었었다. Lowe의 소규모 프로그램이 자원을 소모하지 않아 회사의 기업고객들의 관심사항이 아니라는 것이 명백해졌을 때, IBM 경영위원회는 일주일 내에 이 프로젝트를 수많은 프로젝트 중의 하나로서 승인하였다. 요약하면, PC 개발의 주도권은 IBM의 핵심적 믿음이라는 레이다 스크린 밑에서 표류하였다.

이해관계(Interests)

이해관계자 관리의 핵심에는 이해관계자의 이기심, 문제, 그리고 욕구가 놓여있다. 당신의 아이디어가 이해관계자들의 이익을 증진할 수 있다는 것을 보여주면, 보통 그들의 지지를 얻기가 한결 수월해진다. 의사소통과정에서 이기심이 어떠한 역할을 하는지에 관하여 심리학자들은 두 가지 중요한 요인을 발견하였다. 첫 번째는 사람들이 자신에게 중요한 결과를 가져오게 될 사항에 집중한다는 것이다. '다이어트 성공하기', '부자가 되라', '젊은 그대'와 같은 논픽션 베스트셀러 책 제목들을 보면 이 사실이 기본적인 진실임을 확인할 수 있다. 두 번째는 이기심이 어떤 제안에 대한 사람들의 생각을 왜곡한다는 점이다. 사람들은 자신에게 이득이 되는 아이디어에 호의적이며 그들에게 중대한 비용을 지우는 제안에 반대하기 마련이다. 또한 연구에 의하면 청중들은 논쟁을 보면서 어떤 아이디어로부터 얻을게 있다고 생각하면 더욱 설득력 있다고 생각하는 반면에 잃을게 있다고 생각하면 덜 설득력 있다고 판단하는 경향이 있다고 한다. 요약하면 이기심은 아이디어를 판단하는 창문 역할을 한다는 것이다. 이해관계자의 이해관계를 알아내 주의를 기울인다면 그들은 당신의 아이디어를 받아들일 창문을 활짝 열 것이다.

이해관계자의 이기심에 관하여 체계적으로 고려하기 위해서는 세 가지 중요한 질문을 물어야 한다.

1. 나의 아이디어를 지지하도록 하기 위해 왜 상대방의 이해관계를 고려해야 하나?
2. 상대방은 내가 그들의 지지를 얻기 위해 줄 수 있는 무엇을 원하나?
3. 왜 그들이 아니라고 할까?

이러한 질문에 대한 대답은 상대방의 이해관계에 호소하고 그들의 주의를 얻기 위해 당신의 아이디어를 가다듬는데 도움이 될 것이다.

한 병원의 예를 들어보자. 수련의에 대한 정부의 지원이 줄어들게 되었다. 경영진은 박봉의 수련의들에게 임금이라도 인상하여 손실을 보전해주어야 했으나, 다른 직종들까지 임금을 올려달라는 요구가 발생할까봐 진퇴양난의 상황에 빠지게 되었다. 이러자 수련의들은 집단적으로 임금보상안을 경영진에게 요구하였다. 현 상황을 해결하고자 병원경영자는 수련의 대표와의 협의를 제안하였고, 이들이 진정 원하는 것이 무엇인지를 찾으려고 애를 썼다. 몇 주간의 논의 끝에 수련의들이 진정으로 원했던 자기이익이 무엇인지 알 수 있었는데, 그것은 다름이 아니라 전문의와 동일한 의사 가운을 입게 해 달라는 것이었다. 수련의들의 자기이익은 의사로서 환자로부터 전문의와 동등한 존중을 원했던 것이다. 경영자는 그들의 자기이익을 협상에서 알 수 있었고 그들의 요구를 들어줌으로써 문제를 해결할 수 있었다.

커뮤니케이션 방식

Jim Collins는 그의 베스트셀러 '좋은 기업을 넘어 위대한 기업으로(Good to Great)'에서 가장 훌륭한 조직의 가장 좋은 습성 중의 하나는 데이터를 모으고, 분석하며, "현실을 있는 그대로 직면"하려는 의지라고 적고 있다(Collins, 2001). 쉬워 보이지만, 충고하는 것은 실제로 따르는 일보다 훨씬 쉽다. 청중의 관점은 당신 자신의 관점보다 훨씬 중요하다는 사실을 끊임없이 되새겨야 한다. 그리고 당신 자신의 신뢰성에 관한 질문으로 돌아올 필요가 있다. 이해관계자가 당신을 어떻게 생각하고 있는가? 당신은 신뢰성을 갖고 있는가?

당신이 어떤 메시지를 전할 때 가장 중요한 것은 상대방이 이해할 수 있게 핵심사항을 명료하게 전달하는 것이다. 위대한 공학자이자 발명가인 Charles Kettering은 "문제를 잘 묘사할 수 있다면 문제는 절반이 해결된 것이다"라고 설파하였다. 커뮤니케이션 전문가 David Zarefsky는 "정의(definition)가 설득의 핵심이다"라고 했다. "무엇이 문제인가?"라는 질문에 명쾌하게 대답함으로써 당신의 아이디어가 평가될 맥락을 형성할 수 있다. 이를 인지심리학자들은 프레이밍(framing) 행동이라고 부른다. 프레이밍은 사람들의 인식, 사람들이 생각하는 기준, 적절하다고 고려하는 증거, 그들이 느끼는 정서, 그리고 그들의 궁극적인 의사결정에 강력한 영향을 미친다. 미국의 언론인이며 해설자인 Walter Lippman은 "많은 경우 우리는 먼저 본 후 정의하는게 아니라 먼저 정의한 후 본다"고 말했다. 당신이 문제를 어떻게 말하느냐에 따라 듣는 사람들의 관점이 결정되는 것이다.

2005년 스위스 다보스에서 개최된 세계경제포럼에서 사회활동가 Bono는 에이즈 논쟁에 영향을 미치기 위해 프레이밍을 활용하였다. Bono는 영국수상 Tony Blair, 전 미국 대통령 Bill Clinton, 나이지리아 대통령 Olusegun Obasanjo, 남아공대통령 Thabo Mbeki, 그리고 Microsoft 최고경영자 Bill Gates와 함께 연단에 앉았다. Bono는 다른 사람들이 아프리카가 AIDS, 빈곤, 그리고 정치적 부패를 극복하는 과정에서 직면하게 될 여러 가지 어려움에 관해 말하는 것을 들었다. 그 때 사회자가 Bono에게 무엇을 바꾸어야 하는지 질문하였다. 그는 이 이슈를 재구성하기로 마음먹었다. 그는 "토론의 분위기(the tone of debate)"를 변화시켜야 한다고 주장했다.

여기 있는 우리는 적절한 상황에 관하여 적절한 이야기를 나누고 있습니다. 내가 거리를 걸을 때면 사람들이 말합니다. "당신이 하는 일을 사랑해요. 당신의 목표를 사랑해요." 그러나 아프리카에서 하루에 AIDS로 6,000명이 사망하는 것이 목표라고 생각하지 않습니다. 이것은 응급상황입니다. 하루에 3,000명의 아이들이 말라리아로 죽는 것이 목표는 아닙니다. 응급상황입니다.

Bono의 메시지는 잘 전달되었다. 회사 경영자들, 정부 각료들, 그리고 문화계 저명인사들이 힘찬 박수를 보냈다. 아프리카의 가난과 AIDS는 정부 관료들에게 일상적으로 다루어야 할 이슈가 아니었다. 이 이슈들은 국제적인 "응급"상황이었다. 응급상황은 분석이 아니라 행동을 요구한다. Bono의 메시지는 전문가뿐만이 아니라 모든 사람들에게 영향을 미쳤다.

앞서 소개한 미국의 보건의료개혁의 예시를 다시 이야기하자면, 오바마 정부의 가장 큰 실수는 문제를 복잡하게 만들었다는 점이다. 한 비평가는 백악관에서 이 사안을 대중들에게 친숙하게 설명하였다면 상황은 달라졌을 것이며, 마치 금을 납으로 만든 최악의 연금술 같은 일이었다고 평가하였다(Pinkerton, 2010). Palin이 이와 다른 커뮤니케이션 전략을 채택했을 때, 그녀는 그가 무엇을 하는지 정확하게 알았다. death panel에 대해 그녀는 "마치 Reagon 대통령이 소련에 대해 '악의 제국'이라고 말한 것과 비슷하다"고 답하였다. 그녀는 그의 말에 대해 사람들이 어떻게 생각하는지 알았다. 꽤 효과적인 전략이었다. 'death panels'이 사람들에게 잘 먹힌 것이다. 다음과 같은 언급을 보면 그녀가 그 구절을 강조한 것이 의식적인 선택이었음을 알 수 있다. "이러한 의사결정을 하는 패널을 묘사하기 위해 쓴 용어(death panel)는 결코 수사로만 간주되어서는 안 된다(Davis, 2009).

두 번째로 중요한 것은 당신의 메시지가 선명해야 한다는 것이다. LA의 한 대형병원에서 손 씻기 실천율이 향상된 사례를 통해 효과적인 메시지 전달의 중요성을 설명하고자 한다(Dubner & Leavitt, 2006). 병원 내 감염으로 인한 사망자가 사회적으로 심각한 문제로 부각되면서 의료진들의 손 씻기 및 소독의 중요성이 강조되었다. 하지만 모든 사람들이 해야 한다는 것을 알지만 검사가 끝날 때마다 손을 소독하는 것은 사실 실천하기가 쉽지 않은 일이다. 또한 이미 조직 내에서 고착화된 행동습관을 바꾸는 것은 더더욱 어렵다.

손 씻기를 잘 하지 않는 원인들은 여러 가지였다. 의사들은 그들이 너무 바쁜데 세수대가 편리한 곳에 있지 않은 경우가 많다고 말하였고, 더욱 심각한 것은, 실제로 그들이 손을 잘 씻고 있다고 믿는다는 것이었다. 문제를 일으키는 사람들은 자신이 아닌 다른 의사들이라고 확신했다. 관리자들에게 이러한 상황은 조직 정치가 필요한 미묘한 사안이다. 만약 당신이 조직의 관리자라면 의사들이 느낄 모욕이나 소외감 없이 이 상황을 어떻게 풀어나갈 수 있을까? 관리자는 먼저 이메일, 팩스, 그리고 포스터를 통해 의사들에게 호소하는 방법을 취하였지만, 거의 변화가 없었다. 그러자 병원은 의사의 이기심에 호소하는 설득방법, 즉 손 씻기를 잘하면 소액의 커피 상품권을 주는 방법을 사용하였다. 이 방법은 일정수준 긍정적 효과를 보였지만, 원하는 수준만큼의 목표를 달성하지는 못하였다.

마지막으로 병원은 메시지를 선명하게 전달하는 방법에 초점을 두어 실행하였다. 의료진들이 모여 있는 오찬자리에서 의료진에게 손에 있는 세균을 검사해 보자고 제안한 것이다. 검사가 끝난 뒤 세균배양을 통해 나타난 결과물

현장 사례: 환자 중심 커뮤니케이션

국립 암 연구소의 지원으로 Epstein RM과 Street RL이 연구한 바에 따르면 임상 보건정보를 의사소통하는 일은 객관적인 정보를 전달하는 일과는 엄연히 다른 차원이라고 한다. 그림 6.3에서 보듯이 임상 상황에서는 여러 특징적인 요소들이 의사소통을 어렵게 한다.

정보의 교환은 임상가들이 환자와의 의사소통을 관리하기 위해 필요한 여섯 가지 기능 중의 하나에 지나지 않는다는 것에 유의해야 한다. 감성에의 대응과 불확실성의 관리 등 두 기능은 불안, 두려움, 희망, 행복과 같은 긍정과 부정의 두 감정을 모두 포함한다. 나머지 두 기능은 환자들로 하여금 자신의 치료에 참여하도록 권능을 부여하고, 적절한 의사결정을 하도록 하는데 목표를 둔다. 마지막 하나는 임상가와 환자 사이, 그리고 가족 및 친지 사이의 건강촉진 관계를 증진하는 것과 관련이 있다.

이 모형은 Aristotle이 창조한 직선적인 송자－수신자 모형을 뛰어 넘는다. Epstein과 Street의 틀은 보건의료 커뮤니케이션의 맥락을 형성하는 정보, 감정, 관계, 그리고 중대한 이해가 걸린 의사결정을 망라하고 있다(Epstein & Street, 2007).

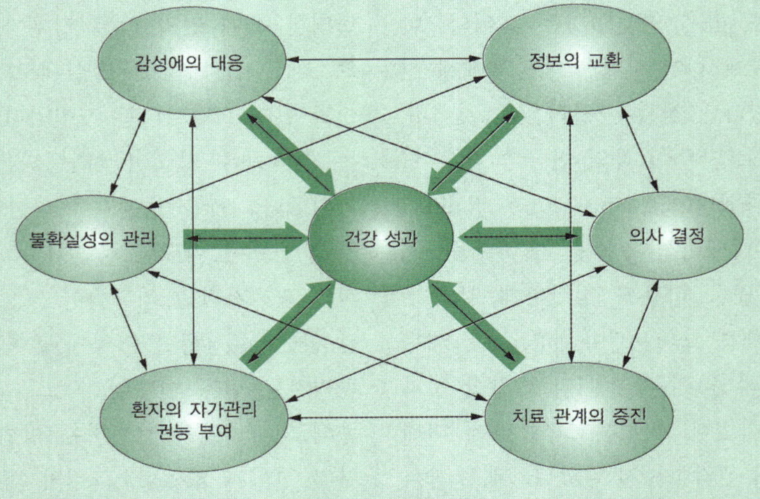

그림 6.3 임상 진료에서의 의사소통에 영향을 미치는 요인

자료: Delmar, Cengage Learning.

을 시각적으로 한 눈에 들어올 수 있도록 형형 색색 형상화하여 보는 이가 혐오감을 느낄 수 있도록 하였다. 또한 이 사진을 병원의 모든 컴퓨터 화면에서 볼 수 있도록 조치함으로써 의사들이 병원의 어느 곳에 있던지 사진을 볼 수 있는 환경을 조성하였다. 이 사례는 전달하고자 하는 메시지를 선명하게 전해 준 사례라 할 수 있다. 위험수준을 수치로 천 번 제시하는 것보다 단 한 장의 사진으로 보여준 효과가 의료인들의 행동변화에 더 큰 변화를 가져온 것이다. 이 예시는 의사소통과정에서 사람이 어떻게 정보를 인지하는지 잘 보여주는데, 이미지화되어 각인된 정보가 더 효율적이라는 것이다. 심리학자들은 이러한 방식을 의사전달의 유용성(availability)으로 정의한다.

이해관계자(STAKEHOLDERS)

이해관계자(Stakeholder)는 보건의료 조직에서 매우 중요한 역할을 한다. 유능한 경영자는 그들의 이해관계자가 누구인지 알아야 하며 이들에게 의사전달을 하는 데 방해요소가 무엇인지 세심한 관심을 가질 필요가 있다.

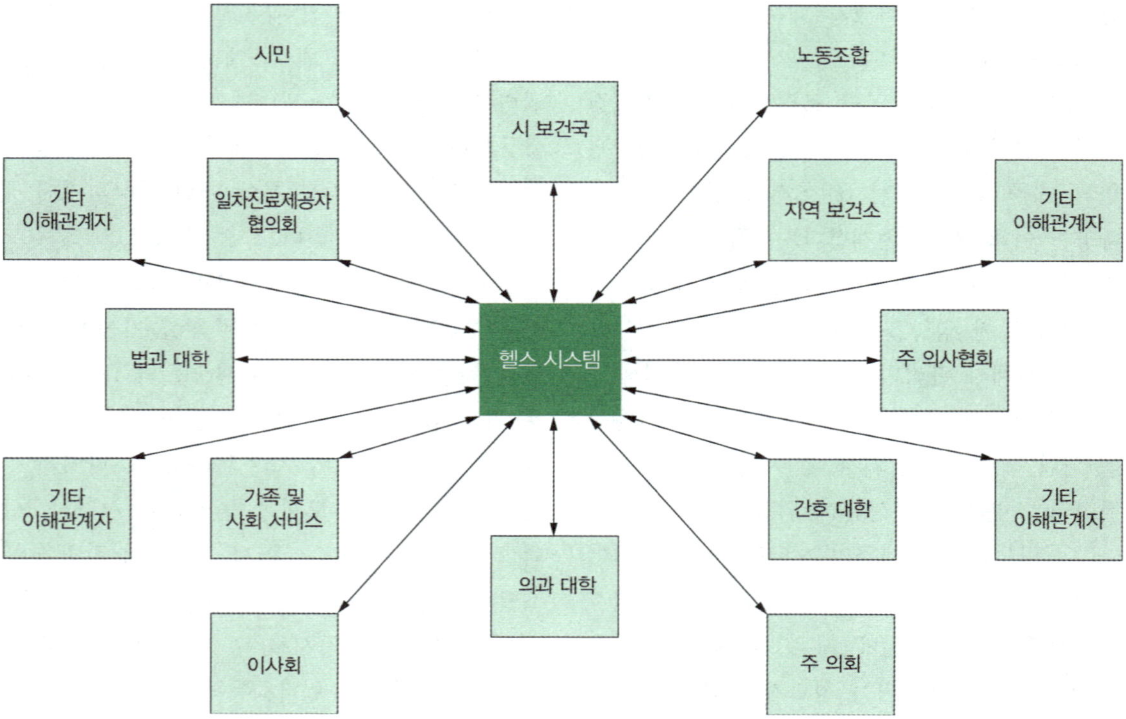

그림 6.4 대형 대학병원의 이해관계자 지도

자료: Delmar, Cengage Learning.

이해관계자라는 용어의 근원은 1960년대 기업가가 전략기획을 함에 있어서 처한 환경에 관한 경영 연구로 거슬러 올라간다. “주주(stockholder)”라는 개념을 구축하면서, 이해관계자 이론가들은 기업의 주인(주주)은 기업의 의사결정과 행동에 영향을 미치는 수많은 집단 중의 하나일 뿐이라는 것을 깨달았다. 기업에 대해 정당성을 갖거나 적어도 문제를 제기할 수 있는 고객, 근로자, 시민, 의원, 시민행동가 등 여러 주체가 있었던 것이다. 이들 집단 각자는 기업의 투자, 프로젝트, 환경 정책 등 다양한 측면에 관심을 가졌는데, 이들에게 기업 활동으로부터 해당 기업의 손익계산서 범위를 넘는 다양한 결과가 영향을 미쳤기 때문이다(Freeman & McVea, 2001).

보건의료 조직은 일반 조직보다 이해관계집단이 복잡하게 얽혀있는 양상을 보인다. 대학병원의 예를 들면, 그림 6.4에서 보듯이 수많은 다양한 이해집단이 존재한다. 이들 집단은 병원의 경영활동에 대해 찬성 혹은 반대의 입장을 주장함으로써 영향을 미친다.

이해관계자 관리의 실제를 이해하기 위해서, 병원의 질 향상 시도 사례를 살펴보자. 질 향상을 위한 핵심주체는 의사, 간호 관리자, 그리고 질관리 전문가로 구성된 단위조직 임상팀이었다. 이 팀들은 평균재원일수 단축, 임상 영역에서의 진료 효과성 향상, 예약제도를 통한 환자 대기시간 감소 등 눈에 띄는 성과를 산출하였다. 어느 누구도 이러한 성과가 바람직하지 않다고 문제제기 할 수는 없는 상황이었다. 그러나 드러내놓고 반대하지는 않았지만 어떤 그룹은 떨떠름한 태도를 보였다. 예컨대, 의사들의 경우 그들에게 익숙했던 전통적인 위계구조가 아닌 팀 기반 환경에서 일하는 것이 그들의 전문가적 지위를 위협한다고 느꼈을 수 있다. 혹은 팀 직원들의 입장에서는 새로운 질 관리 가이드라인의 도입이 보상이나 직무만족의 향상 없이 공연히 새로운 업무 방식을 습득해야 하는 부담만 주는 것으로 느껴 저항할 수 있다. 다른 집단들도 표면적으로는 도저히 거부할 수 없는 명분에 대해서도 반대할 여러 이유를 가지고 있기 마련이다.

이러한 사실이 바로 **이해관계자 분석**(stakeholder analysis)의 요체이며, 이해관계자 분석이야말로 이해관계자 관리의 첫걸음이 된다. 이해관계자 분석에는 그림 6.5에서 보는 바와 같은 권력/이익(power/interest) 매트릭스가 유용하게 활용된다(Block, 1991). 이해관계자들을 그림으로 나타냄으로써 각 그룹에 대한 커뮤니케이션 전략을 마련할 수 있다.

그림 6.5의 매트릭스를 보면 권력과 이해가 큰 세 명의 의사에게 많은 주의를 기울여야 한다는 것을 알 수 있다. Dr. Jones와 Dr. Smith 두 명의 의사가 가장 수익을 많이 올리는 의사라고 가정하자. 만약 그들의 기분이 나빠지게 된다면 병원관리자로서는 불필요한 시간과 노력을 소비해야 된다. 따라서 그들의 감정변화에 재빨리 반응하여 원하는 것이 무엇인지, 어떠한 요소가 그들을 설득시킬 수 있는 것인지 유심히 살펴볼 필요가 있다. 특히 한 명의 강력한 의사(Dr. Black)가 존재한다면 그와 마주 앉아 그의 관심을 어떻게 반영할지 이해시키는 특별

한 노력을 기울여야 한다. 질 향상 영역에서 큰 이해관계는 없지만, 권력을 가진 재무관리자와 같은 이해관계자들에 대해서는 유지 전략을 채택할 수 있다. 재무관리자들은 질 향상과 직접적 이해관계는 없지만, 이 활동이 이들에게 전혀 피해를 주지 않는다는 점을 설득시킬 필요는 있는 것이다. 이해관계는 비교적 강하지만 권력이 약한 집단, 예를 들어 수련의들에게는 "알 필요는 있다"는 식의 커뮤니케이션이 필요하다. 마지막으로 이 상황에서 이해관계도 없고 권력도 약한 이해관계자들에게는 최소한의 커뮤니케이션 노력만으로 충분하다. 수위나 청소원 등이 이런 부류인데, 다른 상황에서는 이들에게도 고도의 관심을 기울일 필요가 있다. 예컨대 시설관리 기능을 최적화하기 위한 프로세스 향상 프로젝트를 진행하기 위해서는 이들이 중요해진다.

이러한 종류의 분석을 통하여 개략적인 상황 파악이 가능하다. 그러나 궁극적인 목표는 관리적 효과성이라는 실제적인 목표이다. 누구와 어떻게 의사소통해야 하는지를 정확하게 이해해야만 아이디어를 극대화할 수 있게 된다. 다양

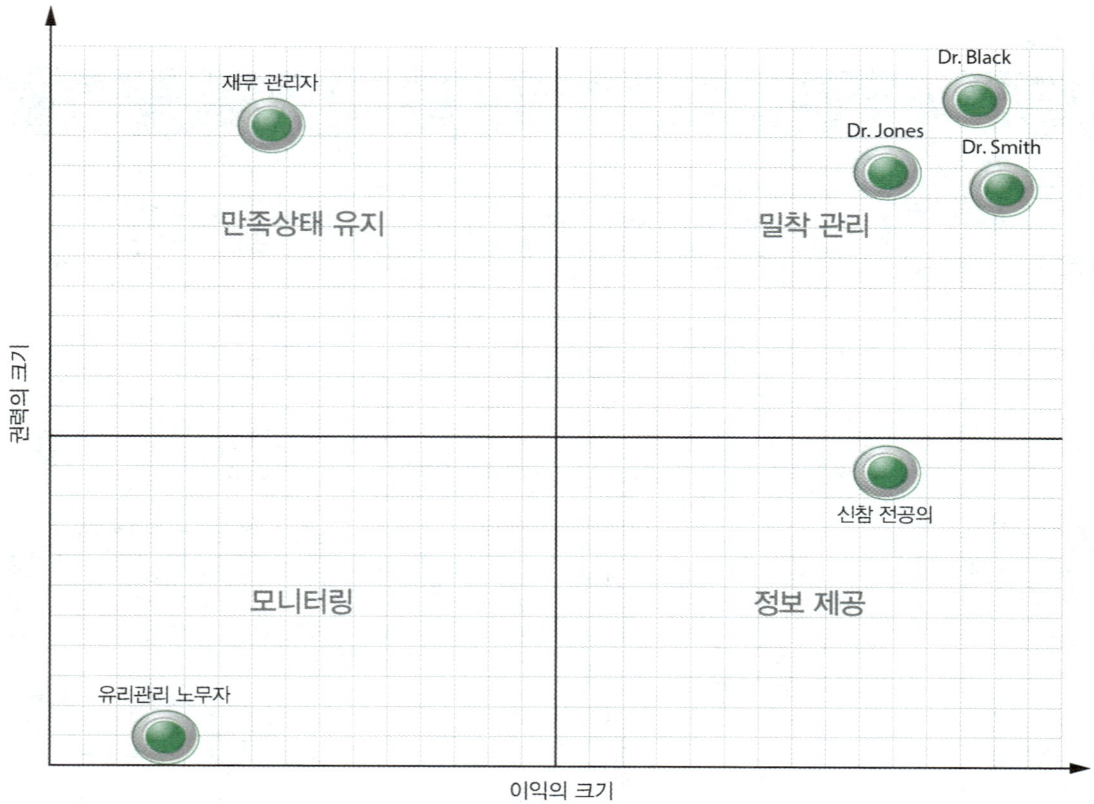

그림 6.5 권력-이익 매트릭스
자료: Delmar, Cengage Learning.

한 이해관계자를 폭넓게 참여시키는 일이 훌륭한 의사소통자로서의 성공을 위해 중요한 이유로는 크게 두 가지가 있다. 첫째, 이해관계자들은 당신의 아이디어에 그들의 지식, 전문성, 태도와 제안을 보탠다는 점이다. 이러한 집합적 지성을 조직화함으로써 당신 자신의 생각을 가다듬을 수 있는 것이다. 둘째, 참여를 통하여 이해관계자들의 몰입도와 이해가 높아지게 된다. 당신의 생각에 대한 몰입도가 높아질수록 당신의 생각을 지지하려는 그들의 의지는 더욱 강해지게 마련이다.

조직 커뮤니케이션 관리를 위한 도구

이해당사자를 파악하고, 그들의 이해관계를 평가하여 커뮤니케이션에 장애가 될 수 있는 잠재요인을 제거한 후의 다음 단계는 그들과 의사소통하는 일이다. 표 6.2는 조직 의사소통과정에 이해관계자를 참여시키는 다양한 방법을 제시하고 있다. 이들 방식 중 당신의 목표를 잘 달성할 수 있는 방법을 택할 수 있을 것이다. 예를 들어 명목집단기법(Nominal Group Techni-

표 6.2

컨설팅 방법	소요 시간	목적	설명	대표성	강점	약점
개방형 면접 (open-ended interviews)	30분 -1시간	비교적 복잡한 사안과 대안에 대한 응답을 얻기 위함.	면접관이 응답자에게 질문을 제기함.	없음	복잡한 질문을 수용할 수 있음. 구조화된 형식과는 다른 질문을 제기할 수 있음.	면접관의 면담 기술에 의존적이며, 소요시간이 길고 비용이 많이 듦.
구조화된 면접 (structured interviews)	15분 -1시간	비교적 복잡한 사안과 대안에 대한 응답을 얻기 위함.	면접관이 응답자에게 질문을 제기함.	적절한 샘플링이라면 대표성 있음.	복잡한 질문이 논의될 수 있음. 좀 더 표준화된 형식의 질문을 도출하는데 유리.	면접관의 면담 기술에 의존적이며, 소요시간이 길고 비용이 많이 듦.
명목집단기법 (nominal group technique)	30분 -2시간	미팅 참가자들의 참여를 증대시키고 균형을 이루기 위함.	개인적인 아이디어를 글로 쓴 후 집단토론을 거쳐 아이디어의 순위를 매김.	없음	배우기 쉽고, 사용하기 쉽고, 폭넓은 참여를 이끌어냄.	아이디어들과 이슈들 간의 상호작용이 없음.
면접설계 (interview design)	1-2시간	16-200명의 대집단 사이의 상호작용을 자극하고, 아이디어 사이의 유사점과 차이점을 밝힘.	그룹의 구성원들 사이에 여러 번의 일대일 면접 후, 인터뷰내용을 요약.	없음	그룹 구성원들의 적극적인 참여, 아이디어의 빠른 생성.	특정한 아이디어나 제안에 대해 깊은 탐구를 하기에는 적절하지 않음.

포커스 그룹 (focus group)	2-3시간	구성원과 소비자들이 생각하는 방향에 대한 가설을 만들어내기 위함.	훈련된 중개자에 의해 운영되며, 6명-12명의 사람이 자유로 토론함.	없음	유연성, 기대하지 못한 응답에 대해 열려있음, 낯선 영역 탐구에 유리함.	중개자의 능력에 의존, 동료 간 압력으로 인한 참가자들의 침묵, 해석의 어려움.
1분 에세이 (one-minute essays)	1-3분	토론에 대하여 생각할 짧은 기회를 제공하기 위함.	핵심적 토론내용을 짧게 요약함.	없음	빠름, 하기 쉬움, 정보소화기회 제공.	복잡한 제안을 정리하는 데는 적절치 않음.
짧은 설문지 (Short questionnaire)	15-30분 내외	특정주제에 대한 정보획득.	짧은 응답이 가능한 질문을 준비	표본 설계가 잘되었다면 가능.	응답자가 응답에 대하여 생각할 기회를 가질 수 있음, 면접자의 영향을 배제할 수 있음.	저조한 응답률, 질문을 명확히 할 기회가 없음, 정보량 획득 부족, 효과적인 질문개발에 시간소요.
긴 설문지 (long questionnaire)	30분 -1시간 내외	특정주제에 대한 정보획득.	짧은 응답이 가능한 질문을 준비.	표본 설계가 잘되었다면 가능.	간단한 설문을 통해 많은 정보 획득 가능.	단문질의와 동일한 약점. 장문질의로 인한 저조한 응답.
미니 델파이 (Mini Delphi)	15-30분 내외 (매회)	대안 평가를 통한 합의도출.	응답자가 대안에 우선순위를 매기고 이전회의 평균순위를 검토하면서 실행을 반복.	없음	지리적으로 흩어져 있는 응답자들이 서로 상호작용할 기회를 부여, 익명성을 통한 편향 방지.	평균적인 응답이 바람직하다고 가정.
워크숍 디자인 (Workshop designs)	반나절-하루 반나절	참여자들이 이슈에 대하여 심도 깊은 검토를 집합적으로 할 수 있는 구조화된 세팅을 제공.	소규모 및 대규모 그룹이 참여하는 토론 및 연습 이벤트	없음	참여자들이 일련의 주제에 관하여 집중할 수 있는 시간을 가지게 하고 협력적인 노력을 통하여 아이디어와 제안을 풍부하게 할 수 있음.	시간소비, 세심한 설계 필요, 참여자의 높은 기대수준을 충족시키기 어려움.
전략옵션의 탐색 (Exploring strategic options)	반나절-하루	전략 어젠다의 개발	개방형 면접으로부터 핵심적인 대안을 도출한 후 현재 상태, 바람직한 미래 상태 및 상대적 중요성에 관한 데이터를 산출.	없음	일반적인 전략 어젠다 수립에 도움이 되고, 동의하지 않는 영역을 재빨리 확인할 수 있음.	시간소비, 면접으로부터 핵심적인 선택을 도출하기 위한 기술에 달려있음.

que)은 소집단 이해관계자와의 효율적 의사소통 방법이 될 수 있고, 설문지기법은 이해당사자가 많은 대규모 집단과의 의사소통에 용이하다. 일반적으로 의사소통 대상 집단의 규모에 의해 방법이 결정되는데, 표의 아래쪽으로 내려갈수록 대규모 집단에 적합한 기법이다. 그러나 관리적 관점에서는 특정 개인, 집단, 혹은 조직 문화의 속성에 가능한 적합하도록 맞춤식으로 의사소통 방법을 선택해야 한다.

소셜 네트워크와 소셜 미디어

커뮤니케이션에 대한 최근의 연구는 사람 집단 간, 또는 그들이 살며 일하고 있는 더 넓은 영역의 환경과의 연결고리인 **소셜 네트워크**의 중요성을 강조하고 있다. 이러한 환경에서 사람들은 비공식적인 채널을 통하여 일을 처리하고 정보를 공유하고 있다(Burt, 2007: Christatkis and Fowler, 2009: Powell, 1998). 네트워크의 범위는 개인의 "사회적 자본"으로 여겨지며, 의사소통

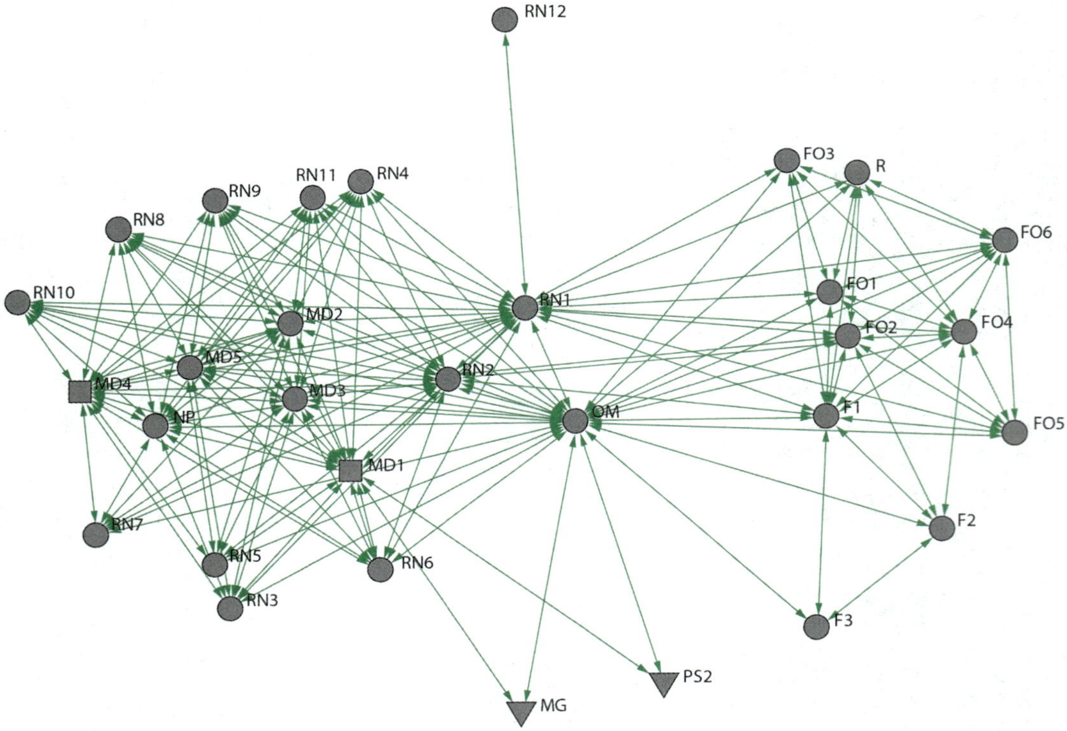

F = 채우기 FO = 접수 사무실 MD = 의사 MG = 관리 그룹 NP = 진료 간호사(nurse practioner)
OM = 사무실 관리자 PS = 진료 장소 R = 의뢰 RN = 간호사

그림 6.6 의사별 연결 밀도(계속)

자료: Delmar, Cengage Learning.

자료서 가장 중요한 자산 중의 하나이다. 이해관계자 분석과 더불어 매우 유용한 기법의 하나는 소셜 네트워크 지도로, 이는 조직과 그 외부 환경의 연결고리를 보여주는 엑스레이와 같다.

고혈압 치료지침에 대한 최근의 연구에서는 두 개의 일차의료에서 발생하는 진료행태를 비교하여 보여주었다(Scott *et al.*, 2005). 그림 6.6은 각각의 관계들에 대한 패턴을 보여주고 있다. 아래의 그림은 훨씬 더 높은 관계밀도(한 개인이 갖고 있는 연결고리의 수로 측정됨)를 보여주고 있다. 또 다른 측정값은 한 의사가 얼마나 협력하며 쌍방향 커뮤니케이션을 하는데 더 많은 시간을 보내는지에 대한 것을 나타낸다. 연구자들이 예상한대로, 아래의 진료행태가 의사

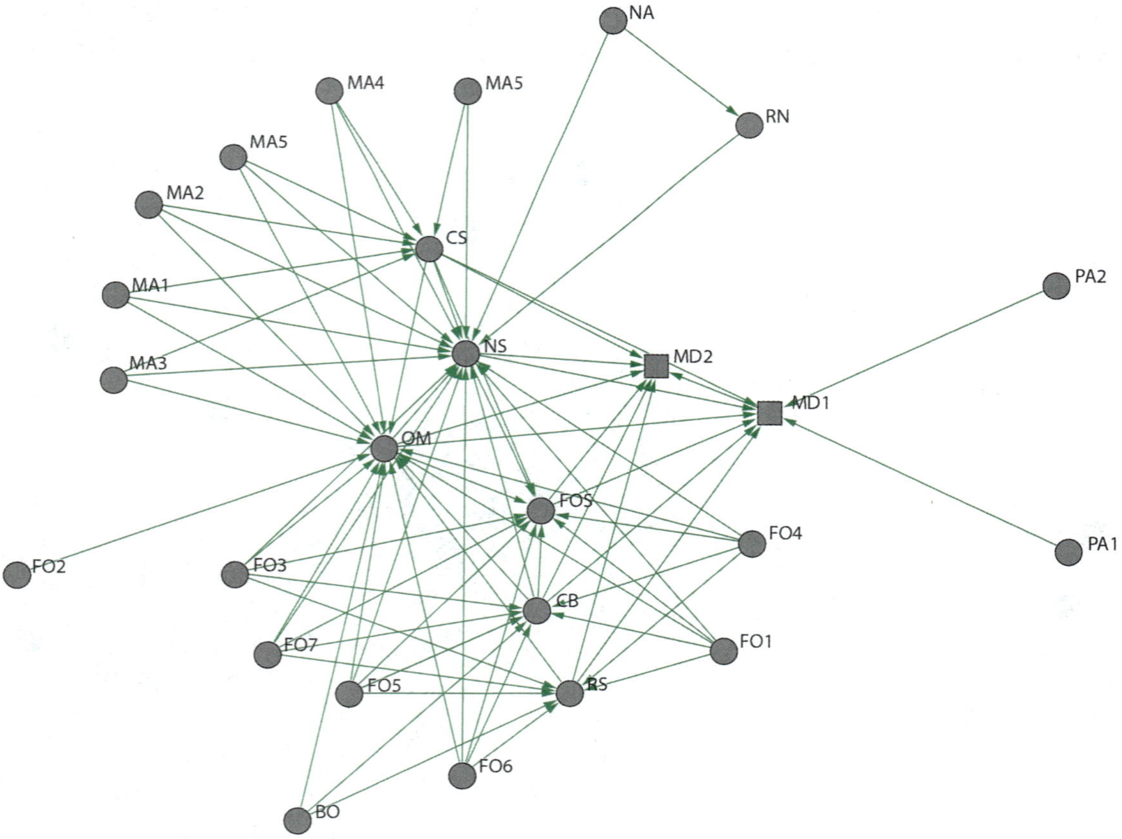

BO = 청구사무실　CB = 청구실장　CS = 임상 관리자　FO = 접수 사무실　MA = 의료 보조
MD = 의사　OM = 사무실 관리자　PA = 의사 보조　RN = 간호사

그림 6.6 의사별 연결 밀도

자료: Delmar, Cengage Learning.

간 진료가이드라인을 이행하는 데 훨씬 더 성공적인 케이스로 나타났다.

두 개의 개념은 진료가이드라인의 준수와 관련된 진료행태의 차이점을 연결과 확산의 관점에서 설명하고 있다. "연결"이란 한 집단 내의 사람이 갖고 있는 관계의 패턴이다. 어떤 네트워크에서는 한 사람이 여러 관계의 중심에 자리잡고 있는, 주로 중심축－바퀴살(hub-and- spoke) 배열을 보인다. 허브는 여러 개 존재할 수도 있으며 허브들 간에도 몇 개의 연결고리가 존재할 수도 있다. 또한, 계층적인 형태를 가지는 배열도 존재하며, 이것은 몇 사람이 다른 사람들보다 상위에 있으면서 네트워크를 통해 정보를 아래로 전달하는 형식이다. 그리고 일차진료 형태와 같은 네트워크가 있는데 이 형태는 사람들 사이에 수많은 상호연결이 특징이다. 이러한 패턴은 네트워크를 통해 정보가 어떻게 확산되는지에 대하여 영향을 미친다.

"확산(Contagion)"은 어떻게 정보가 퍼지는지를 설명한다. 생물학적으로 사람들은 다른 사람

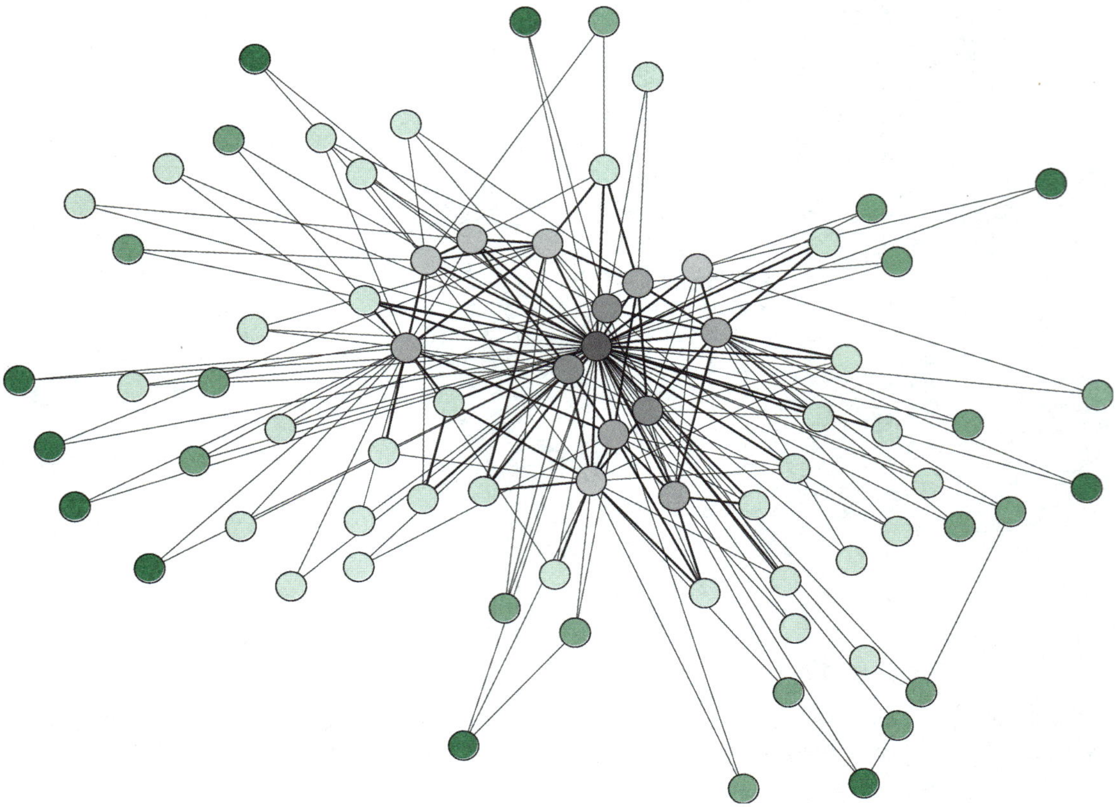

그림 6.7 사회 네트워크 지도

자료: Delmar, Cengage Learning.

들의 행동을 흉내내도록 진화해 왔다. 행동의 흉내는 감정을 동반한다. '행복은 전염된다(Connected)'의 작가가 언급했듯이, "당신이 미소 지으면 세상이 당신과 함께 미소 짓는다"라는 말에는 엄청난 진실이 존재한다. 기록된 것 중에서 가장 기이한 전염병 중의 하나로 꼽히는 것은, 1962년에 탄자니아에서 발생한 사람에서 사람으로 전염되는 통제할 수 없는 웃음 전염병이었으며, 이것은 1,000명이 넘는 사람들을 감염시켰다고 한다. 이로 인하여 네 개의 학교가 휴교를 할 수 밖에 없었고, 마을은 마비가 되었었다. 이러한 "웃음병"과 마찬가지로, 새로운 치료지침은 서로 밀접하게 일하는 전문가들 사이에 확산될 수 있다. 많은 시간 혼자 일하는 어떤 사람들보다 전문가들은 훨씬 빨리 이 정보를 접하기 쉽다.

사회 네트워크 지도의 실질적인 유용성은 조직과 그 환경 안에서 정보의 흐름을 어떻게 관리해야 하는지 보여준다는 것이다. 만약 네트워크가 중심축－바퀴살 구조인 경우 "중심축"을 기점으로 정보흐름을 관리해야 한다. 앞서 설명한 컨설팅 방법의 하나 혹은 여러 방법들을 사용하여 모임을 기획한 후 그들을 참석하도록 할 수 있다. 만약 그 "중심축"이 당신의 제안을 받아들였다면, 이제는 그들의 주변을 둘러싼 바퀴살들을 통해서 제안이 확산되도록 할 수 있다. 만약 당신이 좀 더 위계적인 환경에서 일한다면, 상위 관리자에게 접근하는 것이 효과적이다. 그들이 조직 전체에 정보의 흐름을 촉진시키는 역할을 할 것이다.

보건의료 봉사조직들에 대한 최근의 연구는 사회 네트워크 지도를 이러한 방법으로 사용하는 좋은 예시이다(Michigan Department of Community Health, 2009). 연구자들은 여러 당뇨봉사조직(Diabetes Outreach Networks, DONs)의 효과성에 대하여 평가하였다. DONs는 당뇨예방, 발견 그리고 치료를 촉진하는 조직이다. 그림 6.7에서 보는 바와 같이 연구 결과, 가장 성공적인 DONs는 그들의 사회 네트워크 안에서 핵심인 "중심축" 위치에 있었다는 것이 발견되었다.

정책적인 관점에서 볼 때, 가장 중요한 시사점의 하나는 DONs가 임상 정보를 전파하는 데 매우 중요한 역할을 하고 있고, 따라서 자금지원이 계속되어야 한다는 것이다. 또한, 이 데이터는 특정 경영관리 방안이 "중심축"으로써 DONs의 영향을 극대화한다는 것을 제시하였다. 이 경영관리 방안에는 지역자문위원회 설립, 전문적인 계발강좌의 제공, 온라인으로 정보자원을 확산시키는 것 등이 포함된다.

온라인 정보공유는 사회 네트워크와 관련된 중요한 이슈를 제기하였는데 이것이 바로 사회 네트워킹(social networking)이다. 웹 2.0 기술은 사회 네트워크 구성에 필요한 사회 매체를 활용하기 위한 다양한 방법들을 제공하였다. 여기에는 이메일, 블로그, 트위터(tweets), IMs, 위키(wikis), 그리고 기타 놀라운 속도로 발전하고 있는 여타 전자 커뮤니케이션 수단이 포함된다. 관리자 및 보건의료 공급자로서 당신은 어떤 경로(channel)를 선택해야 하는가? 커뮤니케이션에 대한 연구를 보면 온라인 또는 오프라인 중 어떤 방법으로 정보를 주고받는 것을 좋아하는지에 대해 사람마다 선호가 다르다고 한다. 하나의 기준이 모두에게 적합한 것은 아니다. 그러므로 "연결"이라고 하는 것도 심리적, 기술적인 선호에 따라 사람마다 다르다.

관계를 맺고 정보를 퍼뜨리는 데 있어서 이러한 개인적 차별성에 주목할 필요가 있다. 상황마다 다르기 때문에, 적절한 커뮤니케이션 전략을 선택하기 위한 판단력을 키울 필요성이 있다. 그러나 모든 경우에서 다음과 같은 핵심 질문을 생각해야 한다. 심리적 욕구와 정보적 욕구 사이의 올바른 균형은 무엇인가? 만약 심리적 접촉의 욕구가 더 크다면, 당신은 인간적인 대면에 관심을 가질 것이다. 만약 정보적 욕구가 더 강하다면 사회미디어 도구들에 좀 더 의존해야 할 것이다.

환자와의 커뮤니케이션을 예로 생각해보자. 환자들은 자신이 받고 있는 치료에 대해 많은 지식을 갖추고 적극적으로 참여할 때 더 잘하는 경향이 있기 때문에, 보건의료공급자는 환자들이 최선의 결정을 내릴 수 있도록 그들에게 필요한 정보를 제공해야 한다. 이를 위해서는 환자별로 가상 또는 대면 커뮤니케이션 사이의 적절한 균형이 요구된다. Ben Gerber와 Arnold Eiser는 환자들이 의사결정자로서, 크게 지식습득자(knowledge acquirer)와 잘 아는 의사결정자(informed decision maker)라는 두 개의 카테고리에 속하게 된다고 하였다(Gerber & Eiser, 2001). 지식습득자는 다소 수동적인 유형으로, 의사를 궁극적 권위자로 쉽게 받아들인다. 그러나 이 환자는 본인의 상태에 대해서 아직도 더 많이 알고 싶어 할 수도 있다. 이러한 경우, 의사는 건강 식단과 가정치료에 대한 정보가 있는 웹사이트를 "처방"해 줄 수 있을 것이다. 온라인에서 추가적인 정보를 검토하기 전에 의사가 미리 사전 지식을 알려주었을 경우, 이러한 유형의 환자들은 의사의 권고를 잘 따르는 경향이 있다. 반면, 잘 아는 의사결정자는 의사결정에 전적으로 참여하고 싶어한다. 이러한 환자들의 경우, 그들 스스로 학습하는 데 필요한 믿을 만한 정보가 있는 사이트를 알려줌으로써, 더욱 생산적인 대면면담을 할 수 있다.

온라인을 이용하는 데 어려움이 없는 환자들의 경우 소셜 미디어 도구를 활용하여 기본적인 정보를 다룰 수 있다. 보스턴의 Beth Israel Deaconess Medical Center의 Patientsite.org에서는 환자들이 이메일 송수신, 진료 예약, 검사결과 확인, 처방약 리필 등을 하고 있다. 또한 환자들은 웰니스 서비스, 투약 관리 프로그램, 그리고 의사결정 도구 등에 대한 정보에 접근할 수 있다. 이러한 환경에서는 소셜 미디어가 모든 환자집단에 대해 정보를 "방송"하는 기능을 수행할 수 있다.

조직 커뮤니케이션을 관리하기 위해서는 대면(face-to-face) 경로와 가상(virtual) 경로 모두를 포함하는 시스템을 갖추어야 한다. 이해관계자의 선호(Stakeholder Preferences)를 바탕으로 당신은 어떤 것을 누구에 대해 활용할 것인지 잘 선택해야 한다. 조직 커뮤니케이션 관리를 통해 관리자로서 당신이 누리는 혜택은 공식 계층의 "내부"에 존재하는 "보이지 않지만" 강력한 조직인 사회 네트워크를 구축할 수 있다는 점이다. 이 사회 네트워크는 당신의 프로그램과 이니셔티브의 효과를 증폭시키는 기능을 한다.

커뮤니케이션 네트워크

커뮤니케이션 전략을 보는 또 다른 방식은 "커뮤니케이션 네트워크"라는 개념을 살피는 것이다(Longest & Young, 2006). 당신은 다양한 목표를 달성하기 위해서 이러한 네트워크를 창조할 수 있다. 그림 6.8에서는 학자들이 밝혀낸 다섯 가지의 기본 패턴을 보여주고 있는데, 각 패턴은 서로 다른 관리 상황에서 적합하다.

아래의 예시들은 커뮤니케이션 네트워크의 개념을 실제적으로 활용하는 방식에 대해 설명하고 있다.

- **체인**. 단순한 위계적 커뮤니케이션 형태는 거의 체인형이다. 메시지는 계층의 위아래로 흐른다. 업무계획, 휴가계획 등과 같이 기본적인 사실에 기반을 둔 정보는 이러한 형태로 전달된다.
- Y. Y패턴에서는 사람들이 직속 상사에게 보고하고, 이 상사는 다시 두 명의 상사에게 이중적으로 보고를 하는 관계를 보여준다. 당신이 운영책임이사(COO)라면, 한 진료과 소속 수간호사로 하여금 그 일과 관련이 있는 그 과의 과장과 간호책임자 둘 모두에게 보고하도록 할 것이다. 이렇게 하면 각 진료과의 관심사와 전사적 관심사 모두가 보고 관계(reporting relationship)에 포함되게 된다.
- **바퀴**. 바퀴형은 당신이 여러 사람과 함께 의사소통을 해야 하지만, 대상자들끼리는 서로 직접적인 의사소통을 할 필요는 없는 상황일 경우 적합하다. 진료과장, 관리자, 의료진 등 조직의 여러 다른 부서 소속의 중요한 이해관계자들과 의사소통하는 경우 당신은 이러한 패턴을 따르고 있는 것이다.
- **원**. 각 부서장 등의 동료들은 규칙적인 회의나 사건 등에 있어서 종종 원의 형식으로 의사소통한다. 모두 다른 사람과 서로 의사소통할 수 있지만, 어느 한 사람도 공식적으로 의사소통을 관리 또는 통제하고

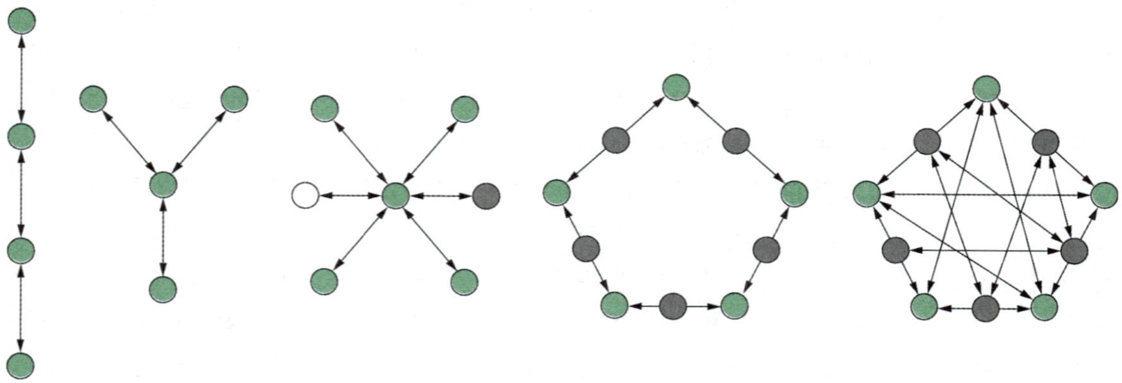

그림 6.8 사회 네트워크 유형

자료: Delmar, Cengage Learning.

있지 않다. 중견 관리자로서의 당신은 사려 깊은 전략으로써 이러한 종류의 자기관리 정보흐름(self managing information flow)을 활용할 수 있다.

- **전 채널**. 실시간 팀 회의가 바로 모든 채널 의사소통이 일어나는 곳이다. 정보는 팀 구성원들이 서로에게 직접 말하는 순간 자유롭게 흐른다.

소셜 네트워크와 마찬가지로 커뮤니케이션 네트워크는 거대하고 복잡한 조직구조에서 정보의 흐름을 관리하기 위한 개념적인 도구이며, 커뮤니케이션 전략에 대한 당신의 생각을 정리하는 데 도움을 준다.

조직 정치

만약 당신이 이해관계자 관리의 전문가이고, 소셜 네트워크 및 커뮤니케이션 네트워크를 통해서 정보의 흐름을 어떻게 조정해야 하는지 잘 알고 있으며, 소셜 미디어 도구에 대해서도 숙지하고 있더라도, 조직 정치를 피할 수는 없다. 거의 모든 직장에서 정치가 현실이라는 것을 보여주는 증거는 수없이 많다. 대부분의 연구들은 정치 행위가 거의 모든 조직에서 일어나고 있다고 언급하고 있다. 또한 정치 행위들 중 절반에 가까운 행위는 다소 큰 범위 또는 일정 정도의 범위에 걸쳐서 일어난다. 만약 당신이 조직 내 정치에 관여되어 있지 않다고 생각한다면, 당신은 이미 그 조직 내의 정치적 싸움에서 패배를 선언한 것과 마찬가지이다. 고대의 철학자 플라톤은 "정치에 관여하기에 너무 현명한 사람은 더 멍청한 사람들에 의해 지배를 받게 되어 있다"고 하였다. 그러므로 리더로서 당신은 복잡다양하게 발생할 수 있는 조직 내 정치 활동에 개입할 준비를 해야 한다.

커뮤니케이션 수완과 정치적 요령의 조합을 잘 보여준 예시로는, Allegheny General Hos-pital에서 ICU의 치명적인 감염사고를 감소시키기 위해 앞장섰던 Richard Shannon의 예를 들 수 있다(Institute for Healthcare Improvement, 2005). 그는 한꺼번에 대대적인 변화를 꾀하기에는 여러 이해관계자 그룹의 저항이 클 것이라는 사실을 깨닫고 작은 범위부터 개혁을 시작하였다. Shannon은 시범사업을 위한 기초단계로 토요타사의 절약형 생산기술에서 영감을 얻은, "결함제로 문제해결(zero-defect problem-solving)"절차를 실행하였다. 그 결과는 놀라웠다. Catheter 관련 혈류감염(CRBLIs)과 환풍기 관련 폐렴(VAPs)이 각각 87%, 83%씩 감소한 것이다. Shannon은 간호사와 레지던트, 두 주요 이해관계자 그룹의 행동을 이끌어내는데 초점을 맞추었다. 그는 "우리의 노력이 약 47명의 생명을 구할 수 있다"고 말하였다. "우리가 할 수 있다는 것을 스태프들이 깨닫게 되자 모두가 합류했다."

그 다음으로, Shannon은 관심을 돌려 고위 관리자의 지지를 얻기 위해 노력하였다. 이에 따라 커뮤니케이션 전략도 조정하였다. 그는 이 이해관계자 그룹이 뚜렷한 관점을 갖고 있다고 언급했다. "그들의 업무는 비용을 관리하는 일이며, 진료의 질 저하가 초래하는 결과에 대해서는 고려하지 않았다. 그들은 집계된 데이터만 보며, 이는 질 저하가 가져오는 재정적 영향에 대해 무디게 만들었다." 그래서 Shannon은 catheter 감염으로 인한 복합적인 합병증을 앓은 한 환자의 사례에 대한 재정적 영향을 강조하여 보여주었다. "병원은 그 단 한 개의 사례에 대해 $41,000 이상의 비용을 부담해야 했다." 또한 그는 총지출의 30 내지 70%가 감염병 혹은 관련 합병증을 치료하는 데 쓰였다는 사실을 발견하였다. 감염관리를 잘한다면 전체적으로 병원은 수백만 달러, 구체적으로 약 2.2백만 달러를 절약할 수 있다는 것이다. 이 수치는 고위 관리자들과 그 병원 관련 최대 보험사의 이목을 끌었으며, 보험사는 Shannon의 프로젝트 유지를 위해 2.1백만 달러의 보너스를 지불하기까지 하였다.

제 2장에서 등장했던 Paul Levy라는 인물도 이와 유사하게 Beth Israel Deaconess Medical Center의 마구잡이 정치운동에 노련하게 반응하였었다. CEO가 되자마자, 그는 커뮤니케이션 기본규칙을 정하였다(Grey, 2006). 건설적인 대안을 제시할 수만 있다면 어느 누구나 그의 계획을 비판할 수 있었다. 임상과장들과의 회의 직후 Levy는 그의 원칙에 대해 무례한 도전을 받았다. 운영상의 문제에 대한 토의 내내 조용히 앉아 있었던 한 임상과장이 그의 계획에 대해 맹공격하며 심하게 비난하는 이메일을 모든 과장과 각종 위원장, 그리고 Levy에게 보냈다. 이전의 관리자들이었다면 그 과장의 비판에 대해 개인적으로 응대했겠지만, Levy는 무뚝뚝하게 쓴 이메일을 통해 그 과장에게 공개적으로 맞섰다. Levy는 자신이 괴롭힘을 당하지 않을 것이라는 의지를 명확히 한 것이다. 끊임없는 저격－수배 행위(sniping and wanted action)로 인해 진절머리가 난 다른 과장들은 더욱 강하게 Levy를 지지하게 되었다. 그러나 Levy는 또한 부드러운 몸짓으로 반응해야 하는 시점이 언제인지도 알고 있었다. 한 그룹의 간호사들이 업무 규칙에 반발하여 동반 사직하는 문제가 발생하자, Levy는 문제 해결을 위해 태스크포스를 구성하였다. 간호사들이 그들 자신의 문제를 해결하기 위한 협력적 업무 기회를 갖게 되자, 이직률은 15%에서 4%로 감소하였다.

Richard Shannon과 Paul Levy의 사례에서 보듯이 효과적인 커뮤니케이션은 주요 이해관계자 그룹의 정치적인 관심사에 대한 깊은 성찰을 요구한다. Shannon에게는 주요 그룹이 작은 스케일의 이니셔티브를 전사적 이니셔티브로 확장시킬 수 있는 힘을 가지고 있었던 고위 관리자였다. Shannon은 그의 커뮤니케이션을 가다듬어 그들의 재정적 관점에 직접적으로 호소하였다. Levy는 무례한 임상과장에 대해 공개적으로 맞섬으로써 그의 리더십 권위를 확립하였다. 그러나 한편으로, Levy는 간호사 사례에서 보듯이 중요한 이해관계자 그룹이 그들 스스로 업무 규칙과 관련한 분쟁 문제를 해결할 수 있도록 한 발자국 물러나 줄 때가 언제인지도 알았다. 조직 커뮤니케이션은 기술, 타이밍, 판단, 그리고 행운조차도 게임의 일부가 되는 농구와 비슷하다.

리더십 기술로서의 커뮤니케이션

대부분의 보건의료 조직은 다양한 직종과 전문적 신념체계를 포괄함으로써 복잡하며, 거센 압력이 상존하는 업무 환경에 처해 있다. 이러한 환경에서 성공적인 커뮤니케이션을 하려면, "지역 문화(local culture)"에 적응하고, 수많은 서로 다른 "언어"로 이야기하는 방법을 익혀야 한다.

이해관계자에게 적응해야만 한다고 하는 필요성은 진실성(authenticity)이라는 중요한 리더십 이슈를 제기한다. 새로운 청중을 대할 때마다 자신을 멋대로 바꾸는 사람이 되어 신뢰성과 자존심을 잃어버릴 것인가? Judy Garland라는 여배우는 "다른 사람의 이류 버전이 되기보다는, 항상 자기 자신만의 일류 버전이 되어라"라고 말하였다.

엘리자베스 여왕 1세 시대인 1500년대 후반의 가장 영향력 있는 사람 중 한명이었던 영국의 철학자이자 정치가인 Francis Bacon은 궁중에서 사람들로부터 받은 모든 인상을 실제적으로 관리하려는 노력을 하였다. 그는 관측한 내용과 다른 사람들과의 만남에서 그가 어떻게 보여야 하는지에 대한 스스로의 충고를 일기장에 적어놓고, 각 성공과 실패로부터 얻은 경험을 다음의 미팅 때 참고하였다. 예를 들어, 여왕의 최측근 고문들과 대화할 때 "말할 때 헐떡거리거나 숨과 목소리 고르기 하는 것을 억제할 필요가 있다"고 쓴 내용이 있다. Bacon의 목표는 설득의 도구로써 분리되고 구별되는 "공적인 자아(public self)"를 창조하는 것이었다.

행동학 전문가인 Rob Goffe와 Gareth Jones는 인상관리(impression management)에서 나타나는 명백한 파라독스에 대해 탐구하였다(Goffe & Jones, 2005). 인지된 일관성과 진실성에 기초한 개인적 신뢰성이야말로 영향력의 기반이 된다. 그렇지만, 이 작가들이 말하기로는, 효과적인 의사소통자는 "카멜레온처럼 그들이 직면한 상황의 요구에 적응할 수 있는 능력의 소유자"이라고 했다.

신뢰성 있는 카멜레온(credible chameleon)이 되는 것이 정말 가능한가? 다음과 같은 의미에서 그렇다고 볼 수 있다. 당신의 삶에서 당신은 배우자, 부모, 전문가, 종업원, 상사, 스포츠 팬, 소비자, 공동체 리더, 학생, 선생 등 다양한 여러 역할을 수행한다. 이러한 역할 각각에서 당신은 자연스럽게 당신의 다른 면모를 보여주게 된다. 당신의 3학년짜리 아이의 선생님은 당신의 보스가 보는 당신의 면모와는 다른 모습을 볼 것이고, 당신의 형제들이 보는 당신은 자녀가 보는 당신의 모습과는 다를 것이다. 그럼에도 불구하고, 이 사람은 항상 "당신"이다.

그러므로 진실성 파라독스(authenticity paradox)는 의사소통하는 사람에 따라서 "다른 사람"이 될 수밖에 없다는 것을 당신이 잘 알고 있을 때 감소한다. 이러한 다양한 역할에 대한 의식은 각 만남에서 이끌어낼 수 있는 "진짜 자아들(authentic selves)"의 범위를 만들어 준다. 리더로서 의사소통의 예술은 동정심 많은 청중, 진행자, 소셜 네트워커, 가혹한 감독자 중 어떤 "자아"가 될 것인지 잘 아는 것을 포함한다.

| 토론 | 전략적 커뮤니케이션은 정말 단순한 조작일까?

이 장에는 전달내용과 커뮤니케이션 방식을 어떤 특정한 상황에 맞도록 적용시켰던 리더들에 대한 예시가 많았다. Richard Shannon의 사례를 들어보자. 그는 Allegheny General Hospital의 고위 관리자들과 재정적 언어를 사용하여 절약형 생산 기술의 이점에 대하여 의사소통하면서, 동시에 임상적인 결과를 강조하면서 의료진들의 동의를 이끌어 내었다. 다른 적용 사례로, Beth Israel Deaconess Medical Center의 Paul Levy는 분열을 조장하는 외과 의사들에 대응할 때에는 강압적인 전략을 사용하였지만, 업무 규칙에 대하여 화가 났던 간호사들에 대해서는 한결 부드러운 접근을 시도하였다. "적응성"은 언제 "비진실성"이 되는가?

"이해관계자 분석"의 개념에서도 이와 비슷한 의문이 제기된다. 이해관계자를 분류하기 위한 "Power－Interest Matrix"를 사용하려면, 개인과 그룹의 중요성의 정도를 다르게 할당해야 한다. 이러한 분석을 기반으로 커뮤니케이션 전략을 이행하려면 당신은 일정 그룹에 대해서는 다른 그룹에 비해 더욱 큰 주의를 기울여야 한다. 이것은 공평한가?

마지막으로, 경영 전문가인 Rob Goffe와 Gareth Jones는 리더들은 항상 각 상황에 대해 자신들을 적응시켜 이해될 수 있는 가능성을 높이는 "신뢰성 있는 카멜레온"이 되기 위해 노력해야 한다고 했다. 이러한 충고는 어떤 사람에게는 쉽지 않은 충고일 것이다. 셰익스피어는 "네 자신에 충실하라"고 했다. 모든 사람에게 모든 것이 되려고 노력하기보다는 이 원칙을 따라야 하는 것이 아닐까?

조직 리더의 관점에서 "자기 자신이 되는 것"과 정치적인 요령인 "신뢰성 있는 카멜레온"이 되는 것의 장단점을 가늠해 보아야 한다. 유연성을 보여주는 것이 바람직한 상황은 어떤 상황인가? 커뮤니케이션 전략을 세심하게 고려하지 않고 단순히 당신의 마음을 있는 그대로 표현해도 좋을 때가 과연 있는가?

요약 및 경영 가이드

1. 어떤 경영 상황에서든, 당신이 의도한 메시지의 본질뿐만 아니라 당신의 메시지가 왜곡될 수 있는 가능성에 대해서도 주의하라.
2. 조직의 이해관계자 지도를 그리고, 각 이해관계자 그룹에 적합한 커뮤니케이션 전략을 세워라.
3. 전체 조직을 위한 커뮤니케이션 전략을 디자인함에 있어, 각각의 목적과 청중에 따라서 타운홀미팅, 일대일 브리핑, 서면, 이메일 등 다양한 경로를 사용하라.
4. 조직의 정책과 전략을 공유하는 데 있어서 자료중심, 감정적, 시각적 커뮤니케이션 방법 등을 다양하게 활용하라.
5. 직원 및 외부 이해관계자들과 활발하게 쌍방향 커뮤니케이션을 함으로써 "조직 학습"을 극대화하라.
6. 신용, 능력, 전문성 등의 평판을 구축함으로써 리더로서의 신뢰성을 향상시키기 위해 항상 노력하라.
7. 조직 내외부 정보의 흐름에 영향을 미치기 위하여 적극적으로 소셜 네트워크를 분석하고 관리하라.
8. 이미 고도의 구조화된 커뮤니케이션 전략을 실행하고 있다고 하더라도, 필요시에는 언제든 "조직 정치"에 개입할 의지를 가져야 한다.
9. 수많은 서로 다른 종류의 사람들과 효과적으로 관계를 지속하기 위해서는 복수의 "진짜 자아들(authentic selves)"과 자주 마주함으로써 "신뢰성 있는 카멜레온(credible chameleon)"이 되도록 열심히 노력하라.

참고 문헌

Argenti, P., Howell, R. A., & Beck, H. A. (2005). The strategic communication imperative. *MIT Sloan Management Review,* 46(3), 83-89.

Aristotle. (2006). *On rhetoric: A theory of civic discourse.* New York: Oxford University Press.

Armstrong-Coben, A. (2009, March 5). The computer will see you now. *The New York Times.*

Blagg, D., & Young, S. (2001). What makes a good leader? *Harvard Business School Working Knowledge.*

Block, P. (1991). *The empowered manager.* San Francisco: Jossey-Bass.

Bornstein, R., Leone, D., & Donna, J. (1987). The generalizability of subliminal mere exposure effects. *Journal of Personality and Social Psychology,* 53(6): 1070-1079.

Britten, N., Stevenson, F., Barry, C., Barber, N., & Bradley, C. (2000). Misunderstandings in prescribing decisions in general practice: qualitative study. Retrieved August 12, 2010, from http://www.ncbi.nlm.nih.gov/pmc/articles/PMC27293/?tool=pubmed

Burt, R. (2007). *Brokerage and closure: an introduction to social capital.* Oxford University Press.

Collins, J. (2001). *Good to great: why some companies make the leap … and others don't.* Harper Business.

Covey, S. & Merril, R. (2008). *The speed of trust: The one thing that changes everything. Free Press.*

Croft, R. (2004). Communication theory. Retrieved August 12, 2010, from http://www2.eou.edu/~rcroft/MM350/CommModels.pdf

Christakis, N., & Fowler, J. (2009). *Connected: the surprising power of our social networks and how they shape our lives.* New York: Little Brown.

Davis, S. (2009). Palin's "death panels" charge named "Lie of the Year." Retrieved August 12, 2010, from http://blogs.wsj.com/washwire/2009/12/22/palins-death-panels-charge-named-lie-of-the-year/tab/article/

Dubner, S. and Levitt, S. (2006, September 24). "Selling soap." *The New York Times.* Retrieved August 12, 2010, from http://www.nytimes.com/2006/09/24/magazine/24wwln_freak.html

Eccles, R. G., Nohria, N., and Berkely, J. D. (1994). *Beyond the hype: Rediscovering the Essence of Management.* Boston: Harvard Business School Press.

Epstein, R., & Street, R. (2007). *Patient-centered communication in cancer care: Promoting healing and reducing suffering.* National Cancer Institute, NIH Publication No. 07-6225. Bethesda, MD.

Freeman, R. E., & McVea, J. (2001). A stakeholder approach to strategic management. Working Paper 01-02, Daren Graduate School of Business Administration.

Gardner, H. (2006). *Changing minds: The art and science of changing our own and other people's minds (leadership for the common good).* Boston: Harvard Business School Press.

Gerber, B. S., & Eiser, R. A. (2001). The patient–physician relationship in the internet age: future prospects and the research agenda. *Journal of Medical Internet Research,* 3(2), e15.

Goffe, R., & Jones, G. (2005). Managing authenticity. *Harvard Business Review,* 83(12), 86–94.

Grey, P. B. (2006). Rx for merger trauma. CFO.com. Retrieved August 12, 2010, from http://www.cfo.com/printable/article.cfm/5598469?f=optionss

Harrison, J. K., & Clough, M. W. (2006). Characteristics of "state of the art" leader: productive narcis–sism versus emotional intelligence and level 5 capabilities. *The Social Science Journal,* 43, 287–292.

Heath, C., & Heath, D. (2007). *Made to stick.* Random House, 2007.

Institute for Healthcare Improvement. (2005). Doing better, spending less. Retrieved on August 12, 2010 from http://www.ihi.org/IHI/Topics/CriticalCare/IntensiveCare/ImprovementStories/DoingBetterSpendingLess.htm

Langer, E. (1989). *Mindfulness.* Reading, MA: Da Capo.

Laswell, H. (1948). The structure and function of communication in society. In L. Bryson (Ed.), *The communication of ideas.* New York: Harper.

Longest, B. B., Jr., & Young, G. (2006). Coordination and communication. I*n Health Care Management: Organization Design and Behavior* (5th ed.). Delmar Cengage Learning.

Michigan Department of Community Health. (2009). *An interorganizational social network analysis of the Michigan Diabetes Outreach Networks.* Written by L. Corteville & M. Sun. Retrieved August 12, 2010, from http://www.diabetesinmichigan.org/PDF/SNA%2009.pdf

Morris, C. W. (1949). Signs, language and behavior. New York: Prentice Hall.

Nohria, N. and Harrington, B. (1993). Six principles of successful persuasion. Boston: Harvard Business School Note: 9–494–037.

Norton, D. P., & Coffey, J. (2007). Building an organized process for strategy communication. *Harvard Business Review.* Vol 9(3): 1–5.

Palin doubles down on "death panels." (2009). Yahoo! News. Retrieved on August 12, 2010 from http://news.yahoo.com/s/politico/20090813/pl_politico/26078

Pinkerton, J. (2010). Why Obama–care is doomed: The Hollywood version. Retrieved on August 12, 2010 from http://www.foxnews.com/opinion/2010/01/26/james–p–pinkerton–extraordinary–mea–sures–obamacare–review/

Powell, W. W. (1998). Learning from collaboration: knowledge and networks in the biotechnology and pharmaceutical industries. *California Management Review,* 40(3), 228–240.

Senge, P. (2006). *The fifth discipline: the art and practice of the learning organization.* USA: Broadway Business.

Shell, G. R., & Moussa, M. (2007). *The art of woo: Using strategic persuasion to sell your ideas.* Penguin. (8). Portions of this chapter were adapted from the book, with the publisher's permission.

Scott, J., Tallia, A., Crosson, J. C., Orzano, A. J., Stroebel, C., Dicco−Bloom, B., O'Malley, D., Shaw, E., Crabtree, B. (2005). Social network analysis as an analytic tool for interaction patterns in pri−mary care practices. *Annals of Family Medicine,* 3(5), 443-448.

Text: Obama's speech on health care reform. (2009). *The New York Times.* Retrieved on August 12, 2010 from http://www.nytimes.com/2009/06/15/health/policy /15obama.text.html?pagewanted=1&_r=1&sq=obama%20on%20health%20care&st=cse&scp=21

Wittgenstein, L. (1973). *Philosophical investigations.* New York: Prentice Hall.

제7장

보건의료 조직의 권력과 정치 및 갈등관리

Timothy Hoff and Kevin W. Rockmann
역자: 조병희

개 요

- 조직 내에서의 권력 행사
- 보건의료 조직의 핵심적 권력관계
- 권력의 정치적 성격
- 보건의료 조직의 권력 남용
- 갈등의 원천으로서 권력
- 갈등의 유형
- 갈등 관념에서 흔한 오류
- 갈등관리 전략
- 결론

학습 목표

이 장을 읽고 나면

1. 권력이 무엇이고 보건의료 조직 내에서 권력을 어떻게 사용해야 하는지를 파악할 수 있어야 한다.
2. 보건의료 조직의 권력의 주요 근거를 설명하고 비교할 수 있어야 한다.
3. 보건의료 조직에서 경영자의 권력 근거와 의료전문가의 권력 근거의 차이를 파악하고 비교할 수 있어야 한다.
4. 조직 환경에서 권력과 정치의 상호관계를 요약할 수 있어야 한다.
5. 보건의료 조직의 권력 분배에 영향을 미치는 인구학적 요인과 상황적 요인을 설명할 수 있어야 한다.
6. 보건의료 조직의 권력 남용을 야기하는 여러 조건들을 구분할 수 있어야 한다.

7. 보건의료 조직의 권력 남용을 예방하는 데 있어서 신뢰, 공정성, 투명성이 수행하는 서로 다른 역할을 비교할 수 있어야 한다.
8. 갈등의 여러 유형을 구분하고 그러한 갈등이 어떻게 여러 보건의료 조직에서 존재하는지 설명할 수 있어야 한다.
9. 갈등을 관리하는 개인들에게 감정이 어떤 영향을 미치는지 이해할 수 있어야 한다.
10. 개인들의 협상에 대한 관념과 관계에 대한 관념 때문에 발생하는 여러 가지 실수에 대하여 설명할 수 있어야 한다.
11. 이해관계와 입장의 차이에 대하여 설명하고 왜 협상에서는 차이가 중요한지 설명할 수 있어야 한다.
12. 세 가지 협상 전략인 타협, 경쟁, 협력의 이점을 비교할 수 있어야 한다.
13. 더 나은 대안을 찾기 위한 전술, 정보를 얻기 위한 전술, 남에게 영향을 주기 위한 전술에 대하여 설명할 수 있어야 한다.

핵심 용어

갈등관리론(Study of conflict management)
강제(Coercion)
경쟁적인(Competing)
관계적 갈등(Relationship conflict)
관성지식문제(Inert knowledge problem)
구조적으로 파생된 권력(Structurally derived power)
권력(Power)
권력 계층화(Power stratification)
권력 남용(Power abuse)
기능고착(Functional fixedness)
기준점 편향(Anchoring bias)
동맹(Coalitions)
문화적으로 파생된 편향(Culturally derived bias)
불특정 보상(Nonspecific compensation)
승자의 저주(Winner's curse)
업무상 갈등(Task conflict)
연결망 중심(Network centrality)
위협 경직 효과(Threat rigidity effect)
인지적으로 활성화된(Cognitively active)
자기충족예언(Self-fulfilling prophecy)
정서적 전염(Emotional contagion)
조직 정치(Organizational politics)
주제 분할(Fractioning)
지식근거 권력(Knowledge-based sources of power)
타협적인(Compromising)
협력(Logrolling)
협력적인(Collaborating)
협상에서의 가치(Value in negotiation)
협상 합의에 대한 최적 대안(BATNA)
호혜성(Reciprocity)
확증편향(Confirming evidence bias)

현장 사례: 성과연동 지불제와 권력: 가치 중심 구매에 있어서 Murky Measurement Waters에 영향 미치기와 협상하기

"가치기반 지불제"(VBP)의 개념은 보건의료의 질 성과와 지불제도를 잘 연계시킬 수 있는 잠재적 수단으로 인식되었다. 수많은 시범사업들이 실시되고 있으며, 이 개념의 원조인 "성과연동 지불제"(P4P)가 미국 전역에서 다수의 의사와 병원의 시술에 통합되어 왔다. VBP는 효율성 측면이나 의료의 질 측면 모두에서 최선의 결과를 만들어내는 의사와 병원이 재정적으로 보상받고, 성과가 나쁜 의사와 병원은 적게 받아야 한다는 근본 원리에 기초하고 있다. 전통적으로 의료인들은 그들이 제공한 서비스의 성과의 우수성과는 관계없이 동일하게 보상받았기 때문에 이러한 새로운 원리는 혁신적이라고 할 수 있다.

그러나 VBP는 보건의료 환경에서 권력의 잠재적 역동성을 드러낼 수 있고, 여러 당사자 간에 갈등을 유발할 수도 있다. 예를 들어 비용효과성이나 의료의 질의 측정방법은 VBP 작업수행에서 핵심적인 요소가 된다. 이를 측정하기 위한 올바른 방식에 대해서 상당한 이견이 있기 때문에 권력행사에 의하여 의사결정을 이루는 것이 필요하게 된다. 한 쪽 당사자가 측정방법에 대해 영향력을 행사하려 하면 갈등이 야기될 수도 있다. 이 갈등은 관련 당사자들 간의 불화를 증대시킴으로써 성과연동 지불제 프로그램의 성공기반을 약화시킬 수 있다. 지불제도는 병원과 의사의 경제적 생존에 매우 중요한 요소로, 이로 인해 지불자인 보험회사와 고용주 및 정부는 성과 측정 방식에 더 많은 영향력을 행사하려 한다. 이럴 경우 의사와 병원이 성과 측정 방식에 대해 지불자와 다른 의견을 갖고 있다면 정부의 영향력 행사에 대해 실망과 저항을 할 수도 있다.

다른 한편 의사들은 임상지식에 대한 통제력과 대중의 신뢰에 기대어 지불자들이 성과연동 지불제와 관련하여 어떤 질 측정 방식이 적합한지에 대한 의사결정에 영향력을 미치려 하는 시도를 상쇄시키는 영향력을 행사할 수 있다. 병원은 의료체계 내의 모든 사람이 의존할 수밖에 없는 복합적 시술을 제공할 수 있는 기반시설을 갖고 있기 때문에 질 측정 방법 결정에 영향을 미칠 수 있다. 환자들은 측정 방식 논쟁에 별다른 영향을 미치기 어려운데 이것은 환자들은 다른 당사자들이 환자들의 주장에 따르도록 할 수 있는 권력적 근거를 갖고 있지 못하기 때문이다. 권력의 역동성은 가치기준 지불제 논쟁에서 측정에 대한 의사결정을 두고 권력과 영향력이 행사되는 것에서 잘 파악할 수 있다.

성과연동 지불제에서 성과를 측정하는 방식을 둘러싸고 야기되는 갈등은 여러 당사자들이 논쟁의 전개를 유리하게 만들려고 권력을 행사하는 일종의 정치적 과정을 통하여 조정되고 관리된다. 예를 들어 보건의료 지불자들은 일종의 "성적표"와 같은 장치로서 임상적 성과에 대한 공표 체계 확립을 선호한다. 이에 대해 의료소비자들은 지지하고 공급자들은 방어적이다. 성적표와 같은 전술은 성취도의 투명성을 확보할 수 있는 합리적 수단임이 명백하다. 그러나 이 전술은 대중의 눈높이에 부합되는 "가치"와 "질"에 대한 지불자의 통제력을 높여주는 것이기도 하다. 반면 의료공급자들은 "우리는 환자들을 진료하기 때문에 우리가 가장 잘 안다"는 메시지를 제시할 수 있고, 따라서 질 측정 방식에 대한 보다 많은 통제력을 가져야 한다고 주장할 수 있다.

여기가 갈등관리, 즉 권력과 정치가 생산적인 결과를 도출해내도록 협상과정이 진행되는 지점이 된다. VBP와 관련된 측정 방식 논쟁을 여러 당사자들이 모두 승리할 수 있는 장(場)으로 간주하게 되면 성과는 모두에게 유리한 것이 될 것이고 협상의 모든 당사자들에게 수용될 수 있을 것이다. 이와 같이 다양한 관점이 존재할 수밖에 없는 "비용 효과성"이나 "질"을 측정하는 데 있어서의 협상은 다양한 당사자들에게 의견을 개진할 기회를 제공해주고, 수용가능하고 만족할만한 대안을 모색하여 성과연동제 실시를 위한 좋은 분위기를 조성하고 장기적인 성공 가능성을 높여주게 된다. 권력과 정치는 협상과 함께 가게 되는데 그것은 권력과 정치가 당사자들 간에 갈등을 유발할 수 있고, 이 갈등이 모두가 수용 가능한 최적의 대안을 찾을 수 있는 합리적 접근방식에 의하여 관리될 수 있기 때문이다.

목적

실제 사례에서 보여준 것처럼 조직생활에 있어서 권력만큼 위력적인 것도 없다. 권력은 타인에 대한 영향력이나 통제력을 말한다. 조직 내에서 벌어지는 일에 대하여, 의사결정을 비롯하여 성과지표에 이르기까지 권력은 매우 중요하게 작용한다. 권력은 영향력과 의존성을 원동력으로 하는데, 이 원동력이 대량으로 존재할 때, 개인, 집단, 조직에 의하여 그들이 선호하는 비전이나 목표를 성취할 수 있도록 권력이 행사된다.

이 장의 목적은 학생들에게 권력이 무엇이고, 어디서 어떻게 찾을 수 있고, 보건의료 조직에서 어떻게 작용하는지에 대한 분명한 이해를 돕는 것이다. 또한 권력이 병원과 의료시술의 상황에서 조직행위의 정치적 측면과 연관되어 있는지에 대하여 관심을 둘 것이며, 권력 남용을 유발하는 상황조건이 경영자들의 주의를 요하는 중요한 요소임을 강조할 것이다. 이 장의 후반부에서는 권력과 정치의 역할을 관리하는 데 있어서 갈등관리의 중요성에 대하여 다룰 것이다. 조직의 당사자들이 서로 만족할만한 성과를 얻어낼 수 있도록 협상과정을 잘 활용하는 방법을 소개할 것이다.

권력과 정치는 조직당사자들에 의하여 이기적이고 역기능적으로 사용될 수도 있다. 이 장에서는 이런 문제를 다룰 것이다. 그러나 조직과 조직성원이 효과적으로 업무 수행하는 데 있어서 권력과 정치가 수행하는 중요하고도 필수적인 기능을 강조할 것이다. 어떤 경우이든지 권력과 정치의 사용은 조직 내 갈등의 수위를 높이는 경향이 있다. 이러한 갈등은 윤리적, 합리적, 결과 중심적 갈등관리와 협상에 초점을 두는 전략적 관점에 의하여 가장 잘 관리될 수 있다.

조직 내 권력 사용

조직에서 권력은 여러 목적을 위해 사용된다. 가장 흔하게는 전반적인 회사 전략의 지침을 제공하기 위하여 조직 수준의 핵심적 선택을 결정할 때 권력이 사용된다(Finkelstein, 1992). 권력 사용에 가장 잘 부합되는 경우는 불확실성과 혁신성의 정도가 높을 때이다(Minzberg, Raisinghani, and Theoret, 1976). 최고 경영자나 이사회 또는 다른 고위층에서 조직이 어떤 방향으로 움직여야 하는지를 지도하거나, 어떻게 경쟁을 할 것인지, 어떤 생산품이나 서비스를 제공해야 할지, 이윤추구를 위해서 어떤 비즈니스 모형을 선택할지 등에 대한 지도를 하기 위해 권력을 사용하는 것은 기업의 역사만큼이나 오래되었다. 경영자들은 전략적 결정을 효율적으로 추진하기 위하여 권력을 사용할 수 있고 또 사용해왔다.

권력은 또한 다른 사람의 행동에 영향을 미치기 위해서 사용된다. 여기서 다른 사람이란 근로자일 수도 있고, 전문가나 다른 조직, 또는 기업의 고객일 수도 있다. 타인 행동에 영향을 미치는 요인으로는 신뢰, 포용, 순응 같은 것들이 있는데 권력은 이보다 강한 강제력을 가진 영향요인으로 볼 수 있다(Hart & Saunders, 1997). 즉 권력은 조직 내에서 타인으로 하여금 자신의 기대대로 행동하도록 만드는 수단이 된다. 상부의 지시에 따르게 하기 위해서 권력의 강제성을 이용하는 것은 상부의 지시가 옳다고 신뢰하여 따르도록 하는 좀 더 '부드러운' 방법을 사용하는 것에 비해 효과적이지 않을 수 있다(McEvily, Perrone, and Zaheer, 2003). 그럼에도 불구하고 권력 사용은 다양한 조직상황에서 채택되는 신속하고 또 믿을만한 통제방식이다(Pfeffer, 1981).

현장 사례: 질 관리 부서, 인증, 권력

보건산업에서 조직은 존재의 정당성을 인증에서 얻는다. '병원인증위원회'(Joint Commission for Hospitals), 의료보험 상품을 규제하는 '국가 질 보장 위원회'(National Committee for Quality Assurance, NCQA), 그리고 실험실과 방사선 시설에 대한 전문적 인증기관에 이르기까지 여러 형태의 인증절차들이 있다. 인증을 위해 준비하는 과정은 적어도 일시적으로는 보건의료의 권력구조를 바꾸는 것과도 같다. 병원의 권력이 질 관리(quality improvement, QI) 부서와 팀원들에게 이동하는 것이다. QI 부서와 팀원들은 질 인증기관의 요구에 맞추어 자료를 수집, 분석, 보고하는 신경 중추와도 같다. 인증을 통하여 그들은 희귀자원에 대한 통제력을 갖게 되고, 전략적 의사결정에 영향을 미치며, 조직문화를 형성하고, 조직성원의 업무수행 방식에도 영향을 미친다.

예를 들어 QI 지표가 결여된 부서나 질과 관련된 문제가 존재할 것으로 생각되는 조직 영역이 있을 것이다. QI 부서가 이점을 여러 번 지적하고, 이 문제가 인증에 영향을 미칠 수 있다면, 이 문제를 적기에 개선하도록 많은 자원이 QI 부서 팀원들에게 제공되고, 보다 많은 자율성도 주어질 것이다. 이들에게 제공된 자원은 결국 다른 부서에서 뺏어 온 것일 수 있고, 그럴수록 다른 부서의 영향력은 감소하게 된다.

QI 기능은 특정 영역에서 업무수행 방식을 재구성하기도 하고, 직원들이 자신의 일에 대한 생각을 바꿀 수도 있으며, 어떤 성과지표를 수집해야 할 것인지도 결정하고, 어떤 자료가 평가되어야 하는지도 정하게 된다. 따라서 QI 팀은 최고 경영자와 조직 전체에게 QI 부서가 질 문제를 밝히고 개선할 뿐만 아니라 모든 주요 외부 인증에서 실패하지 않도록 할 것이라는 확신을 주어야 한다. 이것은 QI 기능이 조직 내에서 영향력을 공고히 하고, 더 많은 자원을 얻어내며, 자원을 두고 경쟁하는 다른 부서를 누르고 승리하는 길이기도 하다. 조직 내에서 단기간의 권력 변화도 장기적인 영향을 만들어낼 수 있다.

권력은 조직 내에서 모든 종류의 자원을 통제하고, 할당하고, 재분배한다(Pfeffer and Salanick, 1978). 여기서 자원이란 임상직원을 포함한 인력 자원과 병원의 각 부처에 분배하는 예산과 같은 재정적인 자원 그리고 생산과정을 극대화시킬 수 있는 혁신과 같은 지적 자원을 의미한다. 예를 들면, 권력은 보건의료 시스템 중 어떤 부분에서 가장 먼저 일상 업무에 통합된 의료전산기록을 운영해야 하는지를 결정하는데 이용되기도 한다. 어떠한 특정 시스템을 가장 먼저 받아들이게 되면, 그 분야에 있어서 추후에 그것을 채택하는 경우보다 빠르게 긍정적인 혜택을 축적할 수 있는 기회가 생긴다. 자원 통제와 할당은 아마도 조직 내에서 가장 널리 사용되는 권력이다. 사회학자 Charles Perrow에 따르면, 이러한 권력의 사용은 조직 내에서의 파이 크기와 관련이 있는데 파이를 어떻게 나눌 것인지 즉, 누가 원하는 것을 더 많이 얻고 누가 잃을 것인지, 내가 얻고자 하는 것을 다른 사람들이 얻지 못하도록 하는 것과 관련된 것이다(Perrow, 1989).

또한 권력은 최고 경영자가 원하는 대로 조직문화를 형성하거나 변화시키기 위해서 사용될 수도 있고, 혹은 시장에서 더 경쟁력을 갖추고 효과적으로 운영되도록 하기 위해서 사용될 수 있다. 예를 들면, 1980－1990년대에 GE나 IBM의 최고경영자들은 고위간부들과 함께 그들의 지위와 권력을 활용하여 자신들의 회사를 글로벌 혁신 기업으로 변모시켰다(Gerstner, 2002; Slater, 1999). 그들은 각 조직의 종사자들이 갖고 있는 의미체계를 새로운 방식의 비즈니스를 추진할 수 있는 신념이나 가치로 전환하는데 중점을 두면서 추진했다. 그것은 회사가 급변하는 시장에 적응할 수 있는 계기가 된다. 그러나 조직의 문화는 쉽게 바뀌지 않는 것이기 때문에 권력을 사용하여 바꾸려 할 경우 위험이 따르게 된다.

권력이란 무엇인가, 어디에서 나오는 것인가?

권력은 다양하게 정의되어 왔다. 권력의 가장 보편적인 정의는 한 이해관계자가 자신의 영향력을 행사하여 다른 사람으로 하여금 그들이 원하지 않음에도 불구하고 자신이 원하는 것을 하도록 강제하는 능력을 의미한다(Pfeffer, 1981). 다시 말하면, 권력이란 한 집단이 다른 사람의 행동을 통제하는 것이라고 정의할 수 있다(Hickson *et al.*, 1981). 이러한 권력 개념의 핵심에는 영향력이라는 개념이 자리하고 있는데, 이것은 개인, 집단, 하위집단, 조직이 직접적으로나 간접적으로 다른 사람의 행동을 통제할 수 있는 능력과 기회를 가지고 있느냐 하는 것이다(Dahl, 1957). 이러한 측면에서 권력은 "강제"라는 개념을 포함하고 있다. 강제란 원하는 목표를 성취하기 위해 영향력을 행사하는 것인데, 이것은 모든 권력은 특정한 조직 환경하에서 갈등과 긴장이 높아질 수 있는 잠재력을 가진다는 의미이다. 이것은 권력의 사용이 조직 내 정치과정에 의하여 걸러지는 이유가 되는데 이는 다음 절에서 설명하기로 한다. 또한 조직 내에서 권력을 어떻게 정의하고 사용하고 통제하는지에 관한 실용적인 견해의 중심에는 이 장의 핵심주제의 하나인 협상과 갈등관리 문제가 자리 잡고 있다.

영향력이 권력을 정의하는 핵심이라고 한다면, 모든 권력은 관계적이라 할 수 있다. 이것은 권력의 존재여부와 규모, 그리고 권력 행사가 두 집단 사이에 계속적으로 이루어지는 사회적 교류와 밀접하게 연관되어 있기 때문이다. 충분한 권력행사가 이루어지기 위해서는 둘 이상의 집단이 계속적으로 상호작용을 해야 한다. 권력의 정의에 따르면, 병원이나 보험회사에서 한 집단이나 부서가 다른 집단/부서에 대해 권력을 가지고 있을 경우, 그 권력은 강한 집단이 상대방의 행동을 통제하거나 특정한 방향으로 변화시키면서 상호작용이 일어날 때 권력의 가장 완벽한 양상을 띠게 된다.

집단개원을 한 외과 의사들이 A종합병원에게 영향력을 행사하여 의료보험 환급률을 높이거나 더 좋은 수술 시간(OR)을 얻어낼 수도 있다. 왜냐하면 같은 지역에 동급의 B종합병원이 존재하여 이들이 B병원을 선택할 수도 있기 때문이다.[1)] 이러한 역학 관계 속에서, 외과의사 집단이 A병원과의 계약 협상을 진행하는 동안에 A병원에게 더 나은 조건의 환급률이나 수술시간을 얻어내고자 직접적인 의사소통과정 과정에서 권력은 극대화 되고 A병원은 그것을 따르게 된다.

권력은 여러 가지 원천에서 비롯된다. 조직 권력의 세 가지 주요 원천은 구조, 문화, 지식에 기반을 두고 있다. 권력의 구조적 원천은 공식적이거나 관료주의적인 조직으로부터 나온다(Wilson, 1982). 그 예로는 조직 차트, 문서화된 정책과 절차, 직책과 직무, 그리고 예산을 포함한다. 권력의 잠재성은 사회적 관계를 질서화하고 조직 성원의 행동 지침을 내리는 조직의

1) 역주: 미국에서는 개원 전문의들이 종합병원에 출장가서 자신의 환자를 치료할 수 있기 때문에 어떤 병원을 선택할지 여부가 병원에 영향력 행사가 된다.

공식적 구조의 존재를 통하여 모든 조직에 내재하게 된다. 구조가 어떻게 권력을 만들어내는지 관찰할 때, 관료제 요건들이 어떻게 특정 사람과 집단들에게 영향력 행사의 능력을 주입시키는지를 살펴 볼 필요가 있다.

예를 들어, 간단한 직책이나 직무 기술서라도 그 자리에 부수되는 권력과 영향력을 연상하게 만든다. 경영자나 관리자라는 직책은 그 자리에 앉은 사람이 조직 내에서 다른 사람들에 대하여 공식적인 권위를 가지게 됨을 의미한다. 이 권위는 병원장, 최고경영자, 또는 규정 이행 담당 부사장 같은 직책에 내재되어 있고, 보다 구체적으로는 직무 기술서에 "병원에 근무하는 모든 의사를 고용, 감독, 평가하는 직무"로 명시되어 있다. 직책이나 직무는 어떤 개인이 다른 이의 행동을 지시하고 업무 능력을 평가하고 조직 내 상부계층과 직원들 사이에 정보 전달자로서의 역할을 수행하는데 정당성을 부여한다.

구조적으로 파생된 권력은 자원을 창출함으로써 안정성과 정당성을 갖게 되는데, 이 자원은 타인에게 영향력을 행사하는 위치에 있는 개인이나 집단이 생존을 위해서 의존해야만 하는 것이다(Pfeffer & Salancik, 1978). 이러한 모습은 조직 내 부서가 다른 부서와 협력하여 일을 처리해야 할 경우에 극명하게 드러난다. 보건의료에 있어서 이러한 상황은 빈번하게 발생하는데 예를 들면 모든 병원은 응급 진료를 할 경우 성공적인 수술을 위해서는 방사선과나 진단검사의학과에 의존할 수밖에 없다. 환자의 혈액 수치나 감염 질환 여부를 검사하고 모니터링하거나, 뼈나 장기의 세부적인 사항을 검사하기 위해서는 방사선과와 진단검사의학과의 협조가 반드시 필요하기 때문에 병원 내에서 다른 부서에서 요청을 받거나 서비스를 제공할 시 영향력을 행사할 수 있다. 시의적절하고 질 높은 서비스의 지원 없이는 외과수술이나 응급처치의 시간이 지연되거나 질 낮은 의료 서비스를 제공하거나 비용이 높아지는 결과를 초래한다. 이러한 상황은 병원의 모든 임상부서들이 방사선과나 진단검사의학과에 의존할 수밖에 없는 상황을 만들어 내고, 그럴수록 그들은 자신의 업무방식을 결정하고 필요자원을 획득할 수 있는 추가적인 능력을 얻게 된다. 여기에서 자원의존이란 방사선과나 진단검사의학과의 지식과 기술에 대한 의존이 되는 것이다. 다른 상황에서 자원은 재정적인 것이 될 수도 있다.

권력은 조직문화로부터 파생될 수도 있다. 문화는 둘 혹은 그 이상의 집단 사이의 계속적인 상호관계 속에서 공유된 의미 체계로 정의된다(Schein, 1992). 구조가 조직의 형식적인 면을 대표한다면 문화는 규범, 가치, 신념, 가정 등과 같이 비공식적인 측면과 관련이 있다. **문화적으로 파생된 권력**은 비공식적이라서 구조적으로 파생된 권력보다 덜 가시적이지만 그 힘이 약한 것은 아니다. 규범 또는 신념으로부터 파생된 권력의 경우 대중의 시야에는 보이지 않는 방식으로 조직의 행동에 영향을 줄 수 있고, 이런 경우 구조적인 권력보다 그 영향력이 더 강할 수도 있다.

권력의 문화적인 원천은 조직 차트나 예산과 같은 공식적인 요소에 의해 밝혀지기는 어렵다.

대신 조직 내에서 어떻게 일들이 이루어지고 있는지에 대한 내재적 이해나 공감에 의해서 식별된다. 문화적으로 파생된 권력의 예는 외과의사 집단에서 찾아볼 수 있는데, 한 외과의사가 다른 의사들로부터 가장 수술을 잘하는 의사라고 널리 인정을 받게 되면 그 의사는 외과의사로서 갖추어야 하는 모든 기술에 있어서 최고임에 틀림이 없다는 집단적인 믿음을 갖게 된다. 이런 경우에 이 외과의사는 권력을 갖게 되고 사실이건 사실이 아니건 공유하고 있는 의미체계로 인해 집단 내에서 영향력을 발휘하게 된다. 이와 유사하게 한 의사가 함께 일하는 특정 간호사가 다른 간호사들을 설득할 수 있는 능력이 있다고 믿으면, 다른 상황에서도 그 간호사에게 더 의존하게 되고, 그럴수록 그 간호사는 의사들뿐만 아니라 동료 간호사들에게도 영향력을 행사할 수 있는 권력을 갖게 된다.

조직 내에는 **지식에 근거한 권력**도 있다. 지식에 근거한 권력은 조직에서 중요한 결정이나 생산을 조직하는데 반드시 필요한 전문성을 한 집단이 통제할 경우에 발생된다. 이러한 유형의 권력은 보건의료 산업 현장에서 특히 강하게 나타난다. 보건의료 산업은 과정이나 성과 측면에서 불확실성이 매우 높다. 어떠한 보건의료 행위는 표준화되어 있고 보편적이기도 하지만 대부분의 경우에는 그렇지 못하기 때문에 지적으로 우월한 사람들이 다른 사람을 통제할 수 있는 가능성을 만들어준다. 보건의료 산업에서의 지식 권력은 크게 두 가지 형태로 나타난다. 전통적으로 의사들은 지식 권력의 핵심 원천을 가지고 있었다. 의사는 임상 진료를 어떻게 수행해야 하는지, 환자를 어떻게 다루어야 하는지, 여러 가지 전달 체계에서 무엇이 성공이고 무엇이 실패를 의미하는지를 결정할 수 있었다 (Freidson, 1970). 의사들은 가장 중요한 임상지식과 과학지식을 확고하게 지배하고 있고, 다른 사람들은 그 지식이 적용되는 작업환경에서 매일 그들을 따를 수밖에 없기 때문에 그들은 보건의료 종사자 중에서 여전히 가장 강한 집단이다.

그런데 최근에는 지식기반 권력이 관료제 조직에서도 급증하고 있다. 이것은 조직전반을 표준화하고 이 표준화를 통해 지식기반 권력을 상품화한 것이다. 현대의 질 관리 운동은 의사로부터 권력을 쟁탈하거나 공유하는 방식으로 조직과 행정직원들의 지식기반 권력을 한데 모으려는 시도로 나타난다. 예를 들면, 임상치료 가이드라인은 당뇨병이나 고혈압 환자를 치료하기 위해 개발되었는데, 그 안에는 세세한 진단과정과 적합한 치료방법, 위험요소의 확인 등 모든 사항을 포함하고 있다.[2] 이것은 과거 의사가 독점적으로 관리하던 지식이 이전되고 있음을 의미하며, 이 과정에서 의사의 권력이 축소된다.

마지막으로, 이 세 가지 권력 중 어느 것도

2) 역주: 임상 가이드라인은 특정 질환의 진단, 치료에 관한 모든 사항을 순서별로 공정화한 일종의 산업공학적 설계도와 같은 것으로 특정 시점에 특정 인력(간호사 등) 어떤 업무를 수행할지를 일목요연하게 보여주고 모든 의료 인력이 이 설계도대로 따라하면 치료가 자동적으로 완결되게 디자인한 것이다. 이것은 모든 치료과정을 의사가 주관적으로 명령하여 이루어지던 과거 방식과 대비되고, 의사의 명령을 설계공정으로 대치한 것으로 볼 수 있다.

조직 내에서 단독으로는 발생하지는 않는다는 점에 주목할 필요가 있다. 권력의 원천은 서로 상호작용을 한다. 바로 앞의 예에서는 지식기반의 권력이 가이드라인, 정책, 진료의 실천을 통해서 조직구조에 공식적으로 내재화되는 것을 보여준다. **네트워크 중심성**이라는 개념은 지식기반 권력과 구조적 권력 간의 상호작용을 보여주는 사례이다. 네트워크 중심성이란 직장 내 한 작업집단이 여러 다른 집단들과의 교차점에 포진해 있는 조직 상황을 의미하며, 중심에 있는 덕분에 지식의 저장소 역할을 하게 되고 전체 조직이 어떻게 움직이고 있는지를 이해할 수 있게 된다(Ibarra & Andrew, 1993). 이러한 조직 내 위치는 다른 구성원들에게는 필수불가결한 정보의 원천이 되게 만들고, 그럴수록 그들은 타 부서에 대한 영향력을 더 높일 수 있게 된다.

병원, 보험회사, 의료기업의 질 향상(QI) 부서는 의료서비스에서 네트워크 중심성을 잘 보여주는 예이다. 조직의 각 업무 단계에서 정보를 수집하고 분석함으로써, 즉 병원의 한 부서에서 잘 작동하는 것을 밝히고 또 이를 다른 부서에 전수함으로써, QI 부서는 정당성과 권력을 갖게 된다. 부서와 인력이 조직의 다른 부서가 갖고 있는 지식을 필요로 할 경우 그 부서는 QI 부서와 같은 네트워크 중심성에 의존하는 것과 같다.

현장 사례: 관리자와 의사의 권력추구

동일한 의료기관에서 일하는 관리자와 의사는 자신의 권력을 확립하고 유지하기 위하여 서로 다른 원천에서 권력을 도출해낼 것이다. 관리자는 공식조직 내의 지위를 갖고 일할 것이다. 즉 관료제의 명령체계에 의하여 표준적인 방식으로 업무를 조정할 것이다. 관리자가 어떤 부서나 조직 전체의 조직도를 점검할 경우에 관리자나 감독자의 직위에 있는 사람은 조직의 기능, 인력, 예산에 대해 상당한 정도의 영향력을 행사할 수 있음을 간파하게 될 것이다. 의사들은 공식적인 행정적 지위를 갖고 있지 않지만 지식과 문화에 근거한 권력을 갖고 있다. 이것은 어떤 특정한 조직에 한정된 권력이 아니다. 반면 경영자의 권력은 특정 조직의 공식적 정책이나 조직도에 한정된 권력이다. 의사의 권력은 모든 조직을 아울러서 "의사가 책임을 져야" 하고, 의료전달에서 가장 효과적인 지식을 갖고 있고, 고객(예: 환자와 가족)의 생각에 가장 잘 부합된다는 사회적 믿음에서 유래된다.

병원조직에서는 이중 위계가 존재하여 관리자와 의사가 모두 직원을 지휘하고, 업무를 통제하고, 조직을 위한 의사결정을 내리는 것을 인정한다. 한 쪽 위계에서는 관리자의 역할을 인정하고, 다른 위계에서는 의사의 역할을 인정한다. 따라서 두 집단 간에는 일상적으로 긴장이 발생할 수밖에 없다. 양측이 모두 권력과 영향력을 지니고 있고, 조직의 모든 이해당사자들도 이들의 권력을 정당한 것으로 인정한다. 따라서 두 집단이 모두 조직의 기능에 기여해야 하고, 권력을 주장함으로써 발생할 수 있는 갈등과 긴장은 최소화해야 하는 당위적 과제를 갖고 있다.

관리자는 권력을 주장하거나 사용할 때 공식적 장치를 사용할 수 있다. 예컨대 새로운 조직 정책 실시, 재조직화, 임상업무에 대한 자료수집, 분석, 보고, 질 개선이나 인증과 같은 새로운 권위 영역의 확립 등을 들 수 있다. 관리자는 "의사가 아는 것을 아는" 것은 아니다. 그들은 지식에 대한 접근권을 얻고, 지식을 표준화하고 투명하게 만듦으로써 의사들의 지식 권력을 상쇄시키려 한다. 의사들은 특정한 업무 상황에서 지식의 우월성을 보다 분명히 하고, 그들의 업무를 보다 복잡하게 보이게 함으로써 경영관리로의 예속을 어렵게 만든다. 또한 간호사나 환자들이 의사집단을 진료 수행에 있어서 최고의 전문가이자, 정당한 집단이라고 믿게 함으로써 본인들의 권력을 주장하게 된다. 두 집단은 각기 다른 근거에서 권력을 주장하고 있다. 이러한 현실은 보건의료를 매우 유동적이게 만든다. 이중적 위계가 실제로 어떻게 작동할지, 두 집단 간에 권력은 어떻게 나누어질지, 한 시점에서 어떤 집단이 자신과 조직이 바라는 목표를 성취할지 여부 등은 유동적이다.

보건의료 조직의 주요 권력 관계

보건의료는 서비스 산업이다. 생산의 투입요소는 의사와 간호사 및 다양한 분야의 임상 및 비임상 직원들이다. 모든 권력은 관계적이기 때문에 보건의료와 같은 서비스 산업에서의 권력을 이해하기 위해서 주요 이해관계자들과 그들 간의 상호관계를 검토하는 것이 필요하다. 보건의료 조직의 주요 권력관계는 크게 세 가지가 있다: 의사와 환자 관계, 의사와 간호사 관계, 의사와 경영관리자 관계.

보건의료에서 가장 중요한 관계는 의사와 환자 관계이다. 모든 보건의료 서비스 전달 체계는 이 관계로부터 시작된다. 왜냐하면 환자는 모든 보건의료 서비스의 궁극적인 소비자이기 때문이다. 의사들은 전통적으로 환자에 대해 굉장한 권위를 가져왔기 때문에 지식, 정보, 접근성에 있어서 심각한 불균형이 존재해 왔다. 예를 들면 의사들은 환자가 필요로 하는 임상적인 지식이나 기술을 가지고 있고 그런 지식이나 기술은 의사를 만나지 않고서는 달리 해결할 방법이 없다(Starr, 1982). 또한 사회는 의사들에게 약 처방권을 주었고, MRI나 물리치료와 같은 의료 서비스를 제공하며, 환자에게 제공된 의료 서비스가 보험 적용이 될 수 있는지를 최종적으로 결정하는 권리를 의사에게 부여해왔다. 이러한 권리는 의사들로 하여금 의료에 있어서의 의사결정을 통제할 수 있게 하였고, 환자들에 대해 강력한 권력을 가지게 했다.

오랫동안 환자에 대한 의사의 권력은 가부장제 방식으로 표현되어 왔는데, 환자가 반드시 의사의 말을 듣고 복종해야 했다. 그럴수록 의사와 환자 관계에서 갈등과 긴장의 가능성은 최소화되었다. 그러나 이러한 관계, 즉 일방적인 권력의 속성은 불필요할 뿐만 아니라 의료 서비스의 질과 환자의 만족도를 떨어뜨린다는 비판이 증가했다(Wachter & Shojana, 2004).

의사들은 계속하여 환자에 대한 지식의 우위성을 주장하지만 인터넷과 같은 새로운 정보기술의 발명으로 의사와 환자 간의 정보와 지식 불균형이 감소될 것이라고 주장하는 사람들도 있다. 인터넷은 환자들로 하여금 빠르고 쉽게 의학정보를 이해하고 그것에 접근할 수 있는 능력을 갖게 했다(Pew Internet and American Life Project, 2002). 의사와 환자 간의 힘의 균형이 이루어질 수 있는 또 다른 잠재적인 이유로 의료체계와 의료기관에 대한 불신의 증가, 의료 소비자 운동 증가, 그리고 환자안전과 같은 소비자 중심의 이슈에 대한 지속적인 강조 등이 있다(Armstrong *et al.*, 2006).

의사와 간호사 관계 역시 권력과 영향력으로 가득 차 있다. 의사는 그들의 업무를 효과적으로 수행하기 위해서 간호사들에게 상당 부분 의존한다. 그러나 의사들은 문화 권력과 지식 권력의 원천을 통제하는 능력을 지니고 있기 때문에 비록 간호사들에게 의존한다고 해도 의사와 간호사가 동등한 권력을 갖지는 않는다. 이러한 통제력은 의사가 법적 권리를 유지하고 간호사의 업무, 임금, 고용 상태에 직접적으로 영향을 미칠 수 있게 한다. 정규 간호사(RN)나 실무 간호사(LPN)는 환자를 진단하거나 치료하거나 약을 처방할 수 없다. 이 직업군의 교육훈련도 임상 업무에 있어서 의사를 돕는 역할을 하도록 한정되어 있다. 간호사의 임금이나 지위는 의사에 비해 낮을 수밖에 없다.

그 결과 이 관계는 상호의존적이지만 불균형한 권력관계로 볼 수 있고, 그래서 이들은 역사적으로 상당히 높은 수준의 긴장상태를 만들어왔다. 그러나 최근 들어서는 1차 진료와 같은 의료현장에서 인력부족 현상이 생겨남에 따라 간호사는 새롭게 간호진료사(NP)로 발전하여 가정의나 소아과 의사와 같은 특정 의사집단과 동등한 위치가 되었다. 이들은 미국 내 일부 주에서는 의사의 감독 없이 독립적으로 약을 처방하거나 환자를 진단하거나 치료할 수 있는 권리를 지닌다. 최근 연구에 따르면 간호진료사들은 의사들과 거의 비슷한 수준의 의료 서비스를 제공한다고 한다(Horrocks, Anderson, and Salisbury, 2002). 시간이 지남에 따라 만일 이러한 간호진료사와 같은 하부집단이 전통적으로 의사들의 권한이었던 분야에서 동등한 업무성과를 보여준다면 이들은 간호사에게 새로운 권력의 원천을 제공해 줄 것이고, 직업군으로서 독자적인 자기결정(self-determination)의 역량을 높일 수 있을 것이다.

의사와 관리자와의 관계 또한 권력의 획득과 사용으로 특정 지어진다. 의사와 관리자는 서로 다른 원천의 권력을 갖고 있고, 권력을 획득하기 위한 끊임없는 경쟁을 벌이는데 때로는 부지불식간에 심해진다. 더구나 이중의 권위구조가 존재하는 병원조직에서는 두 집단이 모두 권력보유의 정당성을 주장하면서 이 두 집단 사이의 긴장이 생겨날 수밖에 없다. 그런데 언제 어디에서 한 집단이 다른 집단보다 더 권위를 가져야만 하는지는 불명확하다. 의사와 관리자는 성과와 연관된 이해관계를 갖고 있고, 자신이 원하는 특정적인 성과를 얻기 위하여 각자 권력을 사용하려고 한다.

예를 들어, 의사들은 임상의로서 혹은 의료서비스 전달자로서 자신의 환자를 걱정하는 반면 동료들이나 조직 전체의 전반적인 업무성과와 관련해서는 별로 관심을 두지 않는다. 반면에 관리자들은 (심지어 의사로서 관리자가 된 사람들조차도) 조직에 의해 직접 고용되어, 업무단위나 부서, 기능, 또는 조직 전체 여부를 가리지 않고, 거시적인 차원에서 효과적인 업무수행을 이루어내는데 관심을 둔다. 관리자의 업무는 개개인의 업무 평가를 지나치게 강조하지 않고 전체적인 수준에서 업무능력을 평가하는 것이다. 이러한 관점의 차이가 한 쪽은 좋고 다른 쪽은 나쁘다는 것을 의미하지는 않는다. 중요한 것은 책임에 있어서의 차이가 업무 성취에 대한 견해의 차이를 만들어 내고, 이런 차이가 갈등으로 이어져 권력을 사용하게 만들거나 아니면 이견을 조정하기 위한 협상으로까지 이어질 수 있다는 것이다.

현대의 질 향상 운동과 고비용 고기술 전문 의료서비스에 대한 강조는 의사와 관리자 간의 악화된 권력 투쟁의 최근 경향을 보여주는 두 가지 예이다. 십여 년 전과는 다르게 의사와 관리자는 더 빈번하게 접촉하면서 업무성과의 다양성, 투명성, 측정방법을 찾고 있다. 보험회사와 병원 등은 공식적인 관리체계의 구축과 전문 관리인을 통한 체계의 운영을 통해, 단지 임상의의 업무능력을 평가하는 것뿐만 아니라 그 임상평가 정보를 환자들과 조직의 다른 부서에서도 이용할 수 있도록 자원과 권위를 공급하게 되었다. 이러한 시스템의 예로 정교한 성과연동 지불제 프로그램을 들 수 있다. 성과연동 지불이란 임상의가 높은 수준의 의료서비스를 제공했을 경우나 매번 같은 방식으로 처리될 필요가 있는 증상들에 대하여 표준화된 "묶음 서비스"를 제공한 경우, 또는 다른 공급자 대비 성과수준을 산정해주는 자료수집 시스템을 제공했을 경우 성과급을 지급하는 것을 말한다. 개별 의사들에 의해서 규정되던 업무평가 방식으로부터 의사집단 전체에 적용되는 투명한 기준에 의한 업무평가로의 전환은 엄청난 것이다. 이를 통해 전통적으로 의사들에 의해서 통제되고 전파되던 지식이 의료서비스 조직 전체 혹은 환자들에게 이전됨으로써 의사들의 권력의 원천을 위협할 수도 있다.

현장 사례: 인터넷 시대의 환자 역능화(empowerment)

혹자는 인터넷과 전자의무기록(EMR) 같은 보건정보기술의 발전으로 의사와의 관계에서 권력의 불균형이 바로 잡힐 수 있을 것으로 예상하기도 한다. 환자가 소비자 지향성을 갖게 된 것은 사실이다. 예를 들어 최근 한 조사에 의하면 환자의 3/4이 인터넷에 접속하여 의사를 방문하기 전에 건강정보를 찾아본다고 한다(Pew Internet and American Life Project, 2002). 환자가 느끼는 질병 증상에 대해 찾아본 정보의 인쇄물을 갖고서 의사를 방문하는 상황과 의사가 그러한 정보가 환자의 임상 상태와 부합되지 않는다는 것을 열심히 설명하는 장면을 예상해 볼 수 있다. 그런데 이러한 장면은 핵심요소를 빠뜨리고 있다. 즉 환자가 병원 방문 이전에 의학정보를 탐색할 수 있는 능력을 갖추고 있다는 점은 환자가 적극적으로 행동하고 찾고 참여하는 강력한 의료소비자가 될 수 있음을 말한다. 소비자는 존중받아야 하고 덜 권위주의적인 방식으로 대접받아야 한다.

이제 의사, 병원, 보험회사, 다른 보건산업체들에 대한 다양한 성적표, 평가제도, 성취 지표가 온라인으로 이용가능하다. 만일 당신이 뉴욕 주에서 심장수술을 하게 된다면 어떤 프로그램이 가장 질이 우수한지 쉽게 파악할 수 있다. 이 성적표들은 뉴욕 주의 심장 수술 프로그램들이 환자에게 최고 수준의 질 성과 제공을 목표로 공개적으로 경쟁하고 있음을 말해준다. 환자들은 그런 프로그램이 어떤 방향으로 질을 개선하고, 자원을 투자하며, 마케팅을 하고, 고객관리를 향상시켜야 할지를 결정하는 힘을 갖게 된 것이다.

인터넷과 정보기술에 의해 창출된 환자 역능성은 의료전문가와의 관계에서 환자에게 더 많은 권력을 부여하는 것일 수도 있고, 아니면 인지적 수준에서 권력감을 느끼는 것뿐일 수도 있다. 그런데 보건의료의 성과가 보다 투명해지고 소비자에게 이용가능해지면서 의료 쇼핑 시 여러 병원이나 의사를 비교할 수 있게 된 것은 분명한 사실이다. 이러한 정보시장은 아주 협소한 방식이기는 하지만 보건의료 소비자와 공급자 간 관계를 평등하게 만들어줌으로써 오랫동안 "환자에게 최선인 것을 알고 있다"는 전문성의 신화에 기초하여 세워진 보건산업 전체에 변화의 바람을 일으키고 있다. 그러나 의학이 점차 복잡해지면서 소비자를 위한 정보의 이용가능성이 소비자를 역능화 시킨다는 가정은 믿기 어렵게 되었다. 정보는 오히려 소비자의 혼란을 부를 수 있는데, 의료전달이 투명화되면서 정보의 과다가 발생하게 되고 이로 인한 혼란이 발생하면 의사들은 지난 시기 소비자주의 때문에 상실했던 권력을 되찾을 수 있는 기회를 얻게 될 것이다.

권력의 정치적 성격

조직에서 권력은 정치적 과정을 통하여 창조되고, 유지되며, 이전된다. 조직 정치는 "영향력을 관리하는" 지속적인 과정으로 규정될 수 있는데(Mayes & Allen, 1977), 여러 이해관계자들이 얽혀서 자신이 원하는 목표를 얻어낼 기회를 노리면서 조직 정치가 만들어진다. 영향력을 관리하는 과정에서 합당하지 못한 전략과 전술을 사용할 수 있는데 권력의 사용이 그 예이다(Mayes & Allen, 1977). 원하는 목표를 위하여 권력을 사용하는 과정으로 정치를 규정하는 것은 학자들의 일반적인 경향이다(Eisenhart & Boureois, 1988). 이러한 개념정의는 권력 사용이 증폭되고, 가속도가 붙는 조직 정치의 핵심을 가리키고 있다. 예를 들어 고도의 정치적인 업무 분위기는 권력의 사용을 보여줌과 동시에 더 많은 권력을 사용하도록 조장하는데, 이는 권력을 통해 이해관계자들이 업무의 통제와 의사결정에 대한 권리를 주장할 수 있기 때문이다.

정치의 사용은 속성상 숨겨져 있다. 즉 정치적 전략과 전술은 모든 사람에게 분명하게 드러나지는 않는다(Eisenhart & Boureois, 1988). 이러한 속성이 권력의 사용을 용이하게 만들며, 특히 위험이 높거나, 조직과 조직 종사자들에 의하여 즉각적으로 제재 받지 않는 과업활동의 경우에 그러하다. 이러한 상황의 한 사례는 재정위기에 처한 회사가 근로자를 해고시키는 경우이다. 해고결정은 조직의 전 부서에 해당되는 것이지만 어떤 부서들은 자기 부서원의 해고를 최소화하기 위해 정치적인 노력을 할 것이다. 여기에는 최고경영자에게 해고의 부작용이 매우 크다는 점을 지적하면서 위협을 가하거나, 핵심 의사결정자에게 접근하여 특정 부서를 지원하도록 만들거나, 최고경영자가 다른 부서의 청원을 기각하도록 만드는 경우들이 해당된다.

이러한 과정은 잘 드러나지 않고, 각 부서의 책임자나 최고경영자에게만 보여진다. 여기에는 의사결정을 통제하고자 하는 광범위한 권력의 행사 및 시도 등이 포함된다. 예를 들어 병원의 간호부서는, 만일 노동조합이 결성되어 있거나 해고가 간호부서에 집중된 상황이라면 파업을 하겠다고 위협할 수 있다. 질 관리 부서나 정보기술 부서는 자기 부서에 해고자가 많아지면 병원 기능이 와해될 수 있다고 위협할 수 있다. 의사들은 같은 의사인 병원장에게 항의하면서 다른 의사들도 모두 공감한다는 식으로 위협할 수 있다. 최고경영자들은 조직 운영에 정치적으로 영향을 많이 주는 부서와 부서별 위협의 강도를 종합하여 해고결정을 하게 된다.

조직을 협상된 질서 또는 상이한 이해관계의 연합으로 보는 개념은 왜 정치가 조직성원들에게 가장 지배적인 상호작용 양식이 되는지를 잘 보여준다. 통제권을 얻기 위한 갈등과 투쟁은 조직에 내재된 것이고 거의 자연스러운 현상으로 볼 수 있다. 다양한 당사자들의 이해관계를 녹여서 단일적인 것으로 만든다는 것은 불가능한 일이다. 그래서 많은 조직 활동에서 관건은 (1) 누구의 이해관심사가 지배력을 발휘하게 되는지, (2) 특정한 조직성과가 선호되고 그것을 어떻게 달성할 수 있는지를 결정하는데 모아진다.

보건의료 조직은 특히 정치적인 성격을 갖게 된다. 보건의료 분야에는 강력한 당사자들이 존재하기 때문이다. 의사, 간호사, 행정 관리자들은 서로에게 업무상 영향력을 행사할 수 있고, 주요 결정을 내리거나 자원에 대한 통제력을 행사할 수 있다. 보건의료 부문에서 경영관리의 당위성은 권력이 역기능적으로 작동하지 않도록, 즉 조직전체에 가치가 부가되지 않게 권력을 행사하는 집단에게 이득이 돌아가지 않도록 정치적 행동을 규제하는 것이다. 이런 상황에서는 조직성원들이 값비싼 시간과 노력을 조직 전체의 생산성과 질 향상을 위해서가 아니라 이기적 목적을 위해 낭비하는 것이기 때문에 정치의 사용이 조직에 별 도움이 되지 못한다(Pfeffer, 1981).

긍정적 측면에서는 정치가 집단과 개인이 권력을 공유하고, 공동의 목표나 성과를 얻을 수 있게 만드는데 핵심적 역할을 수행한다. 예를 들어 의사와 간호사는 병원에서 여러 문제를 두고 대립하지만 어떤 문제에 대해서는 합심하여 공동의 노력을 하기도 하고, 다른 집단을 희생시키고 자원을 얻는데 영향력을 발휘하기도 하고, 병원이 인증요건을 충족하거나 병원의 명성을 훼손할 수 있는 질 문제의 개선을 위하여 공동의 정치적 노력을 하기도 한다. 이 경우 의사와 간호사는 유사한 비공식적 전술을 사용하고, 정보를 공유하며, 뒷전에서 지지활동을 벌인다. 두 개의 강력한 집단이 동시에 벌이는 정치활동은 매우 위력적일 수밖에 없다.

일반적으로 정치과정은 조직 내에 유동적인 권력구조를 만든다. 그래서 어떤 순간에 어떤 조직부서가 영향력을 행사할지 또 그것이 성공할지를 예측하기는 어렵다. 권력의 유동적 성격으로 인하여 조직의 리더들이 권력을 획득하고 사용하는 것이 다소 위험할 수 있다. 권력과 정치의 성과가 업무환경에 따라 달라질 수 있기 때문에 현대 보건의료 조직에서 정치와 권력을 어떻게 활용할 것인가는 경영관리자에게 숙제로 남아 있다.

권력의 계층화: 개인과 조직 맥락의 영향

권력은 조직 내에 또는 조직 간에 결코 평등하게 분포되어 있지 않다. 권력 계층화는 각 이해당사자가 자신의 특수한 속성이나 환경에 따라 권력에 접근할 기회를 갖게 되는 것을 의미한다. 권력 계층화의 핵심 근거는 이해당사자 집단의 인구학적 특성이다. 전통적으로 남성은 여성에 비하여 조직의 장을 차지할 기회가 많았다(Ragins, 1993). 미국 의료에서 최근에 여성의사들이 증가하고 있기는 하지만, 가장 강력하고 많은 수입을 얻는 외과 분야는 남성의사들이 지배해왔다. 미국의 의학 분야도 남성들이 과다 분포되어 있고, 결국 이들에 의하여 의대생과 젊은 의사들에 대한 교육훈련의 권한이 독점되고 있다.

연령은 보건의료에서 권력 계층화의 또 다른 중요한 근거이다. 의학이나 간호 같은 전문직은 도제식 훈련이 중요한데 그 도제의 경험은 결국 연공서열(연차)의 근거가 된다. 업무 경험이 가장 많은 사람은 대개의 경우 나이가 더 많고 더 큰 영향력과 권위를 행사하게 된다. 그들이 전문가의 진료행동의 규칙을 설정하게 되고, 의사집단 전체에 문화적 의미체계를 만들며, 규범에서 벗어난 일탈행위에 대한 제재를 가한다. 의사 양성과정의 기초가 되는 레지던트 훈련에서 암묵적으로 연령을 중요한 요인으로 간주하는데 전문직 내에서도 연령이 높으면 더 큰 권력을 가질 수 있기 때문이다.

고용상태도 권력 계층화의 원인이 된다. 봉직의사는 병원을 위해 일하기 때문에 독자적인 전문 진료를 하는 의사보다 개인적, 집합적 권력이 작다. 봉직의사는 자신에게 봉급을 지불하고, 업무를 부과하며, 준수해야 하는 규칙을 설정하는 병원에 의존하지 않을 수 없다. 반면 독자 진료 의사는 보험자 및 병원과 의료보험의 상환율을 협상할 수도 있고, 업무시간을 자율적으로 조정할 수 있으며, 자신의 환자 유형과 자신이 제공할 서비스의 내용을 선택할 수 있다.

조직의 규모와 유형에 따라서 권력기회도 달라진다. 대형 보험회사의 최고경영자일 경우에는 해당 지역의 시장 점유율을 대부분 통제할 수 있고 의사나 병원에 대하여 권력을 행사할 기회도 많다. 의사나 병원은 대부분 의료보험 환자에 의존하기 때문이다. 마찬가지로 특정 전문과의 의사들은 해당 지역에서 단일적 조직을 만들어서 시장을 지배할 수 있다. 이러한 경향은 미국에서 증가하고 있다. 특히 정형외과, 심장의학과, 비뇨기과 전문의들이 그러한데 이들은 대학병원 진료를 중단하고 가용한 전문의의 대부분을 끌어 모아 "최우수 진료단"(super-practices)을 구성하였다.

끝으로 재정적 자원에 대한 통제력도 조직 계층화의 원인이다. 조직에서 "돈의 힘"이란 자원배분을 담당하는 부서가 그렇지 못한 부서보다 추가적인 권력기회를 얻을 수 있다는 것을 의미한다. 전통적으로 재정회계부는 다른 부서의 구매, 자본획득, 고용에 대한 결정을 평가하고 승인하기 때문에 매우 큰 권력을 행사해 왔다. 조직 내 권력 투쟁은 흔히 재정적 독립이나 타 부서에 대한 권위 획득을 둘러싸고 일어난다.

보건의료 조직에서 권력의 남용

경영관리자들에게는 조직의 목표를 효율적으로 달성하기 위해 필요할 때 권력을 사용하는 것이 중요하다. 그런데 경영관리자들은 권력사용의 기능적 측면과 함께 권력이 직원과 외부 당사자들에게 남용될 가능성도 균형 있게 고려해야 한다(Hardy & Clegg, 1996). **권력 남용**이란 조직의 한 당사자가 조직의 이익보다는 사익을 추구하면서 일반적으로 수용되지 않는 방식으로 권력을 행사하는 것을 말하는데, 직원과 고객 및 조직의 지지자들에게 부정적 결과를 미칠 수 있다.

권력 남용은 두 가지 이유 때문에 발생한다. 첫째는 고객이나 직원보다는 개인적 이익을 우선하기 때문이다. 최고경영자가 자신의 친구나 동업자만으로 이사회를 구성하여 외부에 조직의 재정 상태와 성과를 왜곡시켜 보고하고 개인적 치부를 하는 경우가 해당된다. 보건산업계나 일반산업계에서 모두 이러한 사례들이 보고되고 있다.

둘째로 조직의 목표를 우선시 할 때에도 권력 남용이 발생할 수 있다. 이러한 권력 남용 유형은 밝혀지기도 어렵고, 또 모든 조직 성원들이 목표달성을 위한 권력 남용이 반드시 부정적 결과를 가져올 것이라고 생각하는 것도 아니다. 그런데 이러한 권력 남용은 조직 내외의 당사자들로부터 제재를 받을 수 있다. 경영자가 조직 전체의 목표를 위해 권력을 남용하는 예로는 이사회나 이해관계자들에 긍정적 신호를 보내기 위하여 부실한 성과를 야기한 조직의 근본적인 문제나 잘못된 의사결정에 대해서는 언급하지 않은 채 직원해고로 무마하려는 경우, 시장의 다른 경쟁자에 비하여 조직이 더 좋은 성과를 내고 있는 것처럼 보이기 위해 성과지표를 왜곡하는 경우 등을 들 수 있다.

추구하는 목표가 무엇이든지 간에 경영자의 권력 남용은 조직에 부정적 영향을 초래하게 된다. 권력 남용이 초래하는 가장 큰 문제는 신뢰의 위기이다. 신뢰 위기는 두 가지로 표현되는데 (1) 고객과 외부 당사자들의 조직에 대한 신뢰의 상실, (2) 조직 종사자들의 최고경영자에 대한 신뢰의 상실이다. 신뢰 위기는 최근 보건산업계에서 화두가 되었고, 미국 금융산업의 신뢰 상실은 매우 심각한 경제 불황을 초래하는 원인이 되었다. 고객과 외부 당사자들의 신뢰 상실은 조직의 성과와 생존에 유의미한 영향을 미친다. 과업이 사라지고, 자본투자가 감소하며, 규제가 강화되고, 부정적 평판이 증대되어 경쟁자들이 우위에 설 수 있는 기회를 만들어 준다(Fukuyama, 1995; Sitkin and Stickel, 1996).

조직 구성원들의 경영자에 대한 신뢰 상실은 조직의 성과 향상을 위한 역동성을 감소시킨다. 그 예로 팀워크, 협력, 의사소통의 질, 참여정신, 직업만족도 등이 하락하게 된다(Axelrod, 1984; Blau, 1964; Hoff, 2003; White *et al.*, 1998). 또한 직원의 현실 안주, 업무수행 노력 감소, 변화에 느린 적응 태도 등도 나타난다(Burawoy, 1979). 반드시 그런 것은 아니지만 권력 남용은 조직의 성과에 심각한 부정적 영향을 미치고, 과업의 상실, 파산과 같은 형태의 조직붕괴를 초래할 수도 있다. 이러한 사례는 최근 미국의 산업계에서 보고되고 있다.

조직 내에서 권력 남용을 부추기는 여러 요인들이 있는데 목표 달성의 불확실성, 과도한 중앙집권적 결정구조, 경쟁 조직의 부재, 조직 핵심 당사자 상호 간의 의존성 부재, 현실에 안주하는 조직문화, 신속한 결정을 하게 만드는 주변의 압력 등이 있다(Brass, Burkhradt, and Marlene, 1993; Crozier, 1964; Mintzberg, 1983; Perrow, 1989; Weber, 1978). 우연하게도 권력 남용을 부르는 요인들과 권력을 창출하는 요인이 거의 동일하다. 이것은 권력의 모순적 속성을 잘 보여준다. 권력을 성장시키고 효과적으로 사용하도록 해주는 요인이 조작되거나 극단적으로 가면 권력 남용을 부르게 된다. 따라서 조직 내에서 경영자의 역할은 권력을 조작할 수 있는 가능성을 제한하는 조직구조와 조직문화를 정비하는 것이다.

예를 들어, 지식이나 자금을 근거로 조직 내에 의존적 관계를 만드는 역량은 조직 권력의 잠재적 원천이다. 이러한 의존관계가 한쪽으로 너무 기울면 권력 남용이 발생할 수 있다(Brass, Burkhradt, and Marlene, 1993). 특히 문제가 되는 자원이 희귀하고, 필수적이며, 대체가 불가능한 경우에 상황은 악화된다.

네트워크의 중심에 위치한 구조적 장점을 활용하여 정보를 통제하는 것은 남용될 수 있는 조직권력의 또 다른 사례이다. 조직 내에서 의사소통과 정보 흐름의 중심에 위치한 개인이나 집단은 권력을 행사할 수 있는 위치에 있다. 정보는 각 개인의 의사결정을 위한 전제가 되고, 불확실성을 통제하는 자원이다(Crozier, 1964; Perrow, 1989). 그러나 경영자나 다른 사람이 이 정보를 배타적으로 통제하게 되면 권력 남용의 근거가 만들어진다.

연합이나 동맹의 구축도 조직권력의 원천이다. 그러나 조직 안에 단 하나의 지배적인 연합 또는 동맹이 있는 경우에는 권력 남용이 발생할 수 있다. 다양한 관점을 인정하지 않는 리더 중심의 연합은 독재적 상황을 조성하여 리더의 의지나 선호도가 조직 전체의 것이 되고(Mintberg, 1983), 이는 집단사고(groupthink)[3]와

3) 역주: 구성원들의 반대 없이 의견의 일치를 이루어

같은 부정적 결과를 초래한다. 조직 내에 경쟁자가 부재할 경우 권력 남용이 발생할 수 있는데 이것은 조직 성원 각자가 자신의 정보, 논리, 전략의 장점에 기초하여 서로 아이디어 경쟁을 벌일 수 있는 창조적 긴장의 역량이 감소하기 때문이다. 이때 조직의 지배집단은 현재의 지배구조 상태에서 벗어나는 일탈적 행동을 최소화하는 기전을 도입하게 된다(Salanick and Pfeffer, 1977), 이것은 조직이 변화하는 환경의 요구에 적응할 수 있는 역량과 성과에 치명적 위해를 가하게 된다.

권력 남용을 예방하기 위한 신뢰, 공정성, 투명성의 역할

경영자들은 조직 내 권력 남용을 방지하기 위한 몇 단계의 조치를 취할 수 있다. 조직의 의사결정, 실행, 평가의 측면에서 투명성을 제고하기 위하여 소통체계를 구축하는 것, 이사회와 자문단에게 경영자와 균형을 맞추는 역할을 부여하는 것, 조직의 윤리규범 제정, 적절한 평가체계 개발, 고용기능에서 개인의 통합성(personal integrity) 강조 등이 있다(Alford, 2001; Hoff, 2003; Thibodeaux and Powell, 1985; Westheafer, 2000).

투명성이란 조직 내에서 정보를 공공재로 만든다는 의미를 갖는다. 예를 들어 조직 내 모든 자리나 부서의 성과 데이터에 접근할 수 있게 한다면 일선의 직원으로부터 최고경영자에 이르기까지 특정한 결정이 이루어지는 논리를 이해할 수 있게 된다. 조직투명성을 확대하면 경영자는 직원들에게 더 다가갈 수 있다. 또한 조직 내 신뢰가 높아진다. 권력사용이 제한받는 것은 아니지만 권력 남용은 즉시 밝혀지게 된다. 외부적 투명성도 권력 남용을 제한한다. 조직의 핵심 구성원인 주주, 규제자, 고객들에게 완벽하고 정확하고 시의적절한 성과 데이터를 제공하면 경영자나 이사회가 전략적 논리에 기초하지 않고 상황을 조작하려는 의사결정을 하지 못하게 예방할 수 있다.

최근 권력 남용과 관련된 회사들의 스캔들은 독립적인 감독기구나 외부의 감독자에 의하여 예방될 수 있는 것들이었다. 이사회 구성원들은 조직과 여러 가지로 얽혀서 관리감독을 제대로 할 수 없는 사람들로 구성되어 있었다. 따라서 이사회는 조직의 권력 남용을 통제하는데 무기력했다. 감독 역할을 수행할 시간이 있고, 감독의 결과에 개인적 이해관계가 얽혀있지 않은 개인들로 구성된 이사회여야 경영자에게 권력의 남용이 아닌 적절한 사용을 허용할 수 있다.

강력한 윤리규범을 만들어서 그것을 조직문화 속에 제도화시키는 것도 권력 남용을 방지하는 방법이다. 최근의 권력 남용 사례들은 비윤리적인(반드시 불법적인 것은 아니지만) 행위에 대하여 관용적이고 때로는 부추기는 업무환경의 존재에 부분적으로 기인한다. 윤리규범을 만들면 경영자와 직원들이 권력이 행사되는 상황에서 어떻게 행동해야 하는지 기준을 제시해 주게 된다. 이것은 권력 행사시에 개인의 자의적 판단에 제한을 가한다. 또한 권력을 남용하

내려고 하기 때문에 결과적으로 비판적 태도가 사라지게 되는 현상을 의미함.

면 위험에 처하거나 제재를 받게 된다는 의식을 하게 만든다(Thibodeaux & Powell, 1985). 윤리규범이 성공하는 길은 최고경영자가 이를 준수하는 것이다.

윤리적 행동을 강조하는 성과평가와 고용제도를 구축하여 권력 남용의 가능성을 제한할 수도 있다. 경영자들은 공식적 위계구조를 사용하여 직원을 상대로 권력을 남용할 수 있는데, 성과평가 제도를 만들어서 객관적 기준에 의하여 성과를 평가함으로 권력 남용을 최소화 할 수 있다. 경영자와 직원들이 고용과정에서 개인의 가치와 윤리적 행위의 중요성을 인식하게 되면 자의적으로 권력을 사용하지 않는 사람들로 조직이 구성되게 된다. 시간이 지나면 권력

현장 사례: 조직의 최고경영자에 의한 권력 남용

보건의료 분야에서 최고경영자나 이사들이 조직 내에 단일적 지배집단을 만들어서 의사결정을 통제하고 반대의견을 묵살하는 등 권력을 남용한 사례들이 있다. 최고경영자가 더 많은 영향력을 가지려고 친구나 동업자, 비슷한 견해를 가진 사람들로 이사회를 구성하는 경우가 있다. 이 경우 극단적으로는 이사회가 최고경영자를 견제하지 못하고 "거수기"(rubber stamps) 역할만 한다. 또한 경영자의 의사결정을 비판하지 못함으로써 전략적 결정의 질을 떨어뜨린다. 궁극적으로 이들은 고객, 직원, 주주의 이익에 반하여 자신들의 이익만을 탐하는 결정을 하게 된다.

한 병원장이 자신과 함께 일하는 은행장, 자신의 골프 클럽 친구인 변호사, 병원의 과업 수행을 도와준 지역 건설회사 사장, 낚시 친구이고 대학 동창생이며 지역사회에서 유명한 심장외과 의사 등으로 이사회를 구성했다고 가정하자. 최고경영자와 이 이사들 간의 이전의 관계는 이사회가 창조적 긴장상태를 통해 병원의 전략을 개발하는데 필요한 독자적인 고민을 하고, 최고경영자의 의사결정을 제대로 평가할 수 있는 역량을 훼손시키게 된다. 몇몇 이사들은 기존의 최고경영자와의 관계에서 최고경영자를 신뢰했기 때문에 최고경영자의 병원 경영에 대한 철학과 관념에 동조하고 최고경영자의 행위에 무조건적 지지를 표하게 된다. 최고경영자 덕분에 이사가 될 수 있었기 때문에 몇몇 이사들은 최고경영자에게 문제를 제기하거나 이견을 말하지 않게 된다. 또 다른 이사들은 최고경영자가 자기 식대로 일하도록 도와주면 본인들에게 더 많은 추가적 보상이 돌아올 것으로 기대한다. 어떤 이사들은 최고경영자처럼 되기를 바라면서 그와 친하게 지내기 때문에 그의 생각이나 결정에 반대할 까닭이 없다.

이전에 최고경영자와 친했고 그 때문에 이사로 영입되었던 사람들 때문에 최고경영자가 어떤 전략적 결정을 하려고 할 때 권력을 남용할 가능성은 커진다. 우정은 인생에서 중요하지만 최고경영자와 이사회의 경우에는 우정이 조직 정상부에 단일적인 이해관계 동맹을 만들어서 다른 관점을 배제하고 비판적 토론을 제거시키며, 조직의 리더들은 둔감하고 이기적이며 조직의 실제에 연결되지 못하게 된다. 이러한 속성이 집단 내에서 권력의 남용을 용이하게 만든다.

남용에 대한 부정적 견해가 공동의 규범으로 정착되는 조직문화를 만들게 된다.

갈등의 원천으로서 권력

조직 내 권력의 사용은 정치활동과 함께 갈등을 야기할 수 있다. 권력 및 정치와 연관된 갈등은 두 가지 조직 상황에서 기인한다. 첫째, 둘 이상의 당사자들이 서로 다른 관점, 아이디어, 어젠다를 갖고 있을 경우이다. 이들은 자신의 생각을 조직에서 실현하고자 하며, 조직에 부적합하거나 역기능적인 결과를 방지하려면 서로 간에 화해가 필요한데 각 당사자가 기꺼이 그 방향으로 행동해야만 한다. 둘째, 조직 내 갈등은 둘 이상의 당사자들이 서로 다른 근거 위에서 권력을 만들어 내거나 권력 기회의 접근이 불평등할 때 발생한다. 이 상황이 보건의료 환경에 가장 고유한 예이다. 여러 집단이 자신의 과업을 서로 조정해야 하고, 환자에게 서비스를 제공하려면 서로 의존하지 않으면 안 된다. 이들은 서로 다른 권력 근거를 갖고 있는데, 이들 간에 상호의존성은 결국 누가 더 힘이 센지 따지려 들면서 갈등이 유발되는 구조가 만들어진다.

두 번째 사례의 예는 상호 의존하는 당사자들이 공동으로 조직목표를 추구할 것이 기대되는 경우이다. 예를 들어 병원에서 의사와 간호사가 환자의 재원기간 동안 발생할 수 있는 의료사고를 감소시키기 위해 함께 일하도록 요구받는 상황을 생각할 수 있다. 이 목표를 성취하기 위하여 두 집단은 각기 더 많은 인력, 기술, 의사결정의 자율성 등 동일한 자원을 요구할 수 있다. 각 집단이 그 자원을 자신들만의 것으로 주장할 때 갈등이 빚어지게 된다. 이것이 우리가 일반적으로 생각할 수 있는 갈등의 유형이다.

그러나 갈등은 두 번째의 보다 심층적인 상황에서 발생하게 된다. 이 갈등은 누가 어떤 자원을 요구하는가 하는 첫째 수준의 갈등을 해소하기 위한 권력의 근거에 대한 불일치에서 비롯된다. 조직에는 여러 가지 권력의 근거가 있는데, 갈등을 어떻게 해결하면 좋을지에 대한 생각은 모든 당사자들이 반드시 공유하지는 않는다. 예를 들어 지식의 장점을 갖고 있는 당사자는 지식에 근거한 권력이 갈등 해소에 가장 적합하다고 생각하지만 관리 감독의 위치에 있는 당사자는 공식적인 정책과 같은 행정적 기전에 의한 갈등 해소가 가장 적합하다고 생각한다(Ashforth & Johnson, 2001).

이와 관련된 문제는 어떤 상황에서 어떤 갈등해소 기법을 선택할 것인가 하는 것이다. 예를 들어 의사－간호사 관계나 의사－환자 관계에서 의사는 의료전문직의 높은 신분으로부터 유래된 권력을 갖고 있다. 그 권력은 간호사나 환자에 대하여 의사에게 권위를 부여한다. 의사와 간호사, 또는 의사와 환자 사이에 갈등이 빚어질 때 의사는 권력을 사용할지 말지를 결정해야 한다. 의사는 "나는 의사이고 당신은 간호사 혹은 환자다. 그리고 내가 더 잘 안다"고 말함으로써 문화적으로 유래된 권력에 근거하여 영향력을 행사할 수 있다. 또는 의사는 공적인 권력 사용을 자제하고, 덜 강압적인 영향력 모델에 의존할 수도 있다. 효과적인 갈등관리는 각 당사자들이 가지는 권력의 원천을 인식하고, 권력 자원이 언제 어떻게 사용될 수 있는지를 아는 데에 달려 있다.

갈등 관리 연구는 당사자들이 갈등에 접근하고 갈등을 처리, 해결하는 방법과 이 과정에서 인적, 사회적, 환경적 요인 중 어떤 요인이 영향을 미치는지를 알아내는 것에 관한 것이다. 여기에서의 초점은 갈등 관리 방법인 "협상"이다. 협상은 갈등을 해결하는 직접적인 방법이다. 이 장에서 우리는 갈등 관리에 참여하는 이들을 "협상가" 또는 "협상의 당사자"라 부른다. 협상가들은 협상 자체로 인해 혜택 혹은 손해를 입는 실질적인 당사자들을 포함한다. 갈등을 해결하는 또 다른 전략은 회피 혹은 수용이다. 회피는 한 명 혹은 그 이상의 당사자가 갈등을 다루기를 거부하는 것이고, 수용은 한 당사자가 단순히 다른 당사자(들)에게 양보하는 것이다. 회피는 감정이 고조되고 협상을 준비하기 위한 시간이 필요할 때에, 수용은 결과가 덜 중요할 때에 효과적인 반면, 협상은 결과에 따른 이해관계가 이미 정해진 경우와 당사자 서로가 스스로를 위해 그리고 자신들의 이익을 위해 최대한 효과적으로 상황을 해결하려 할 때에 가능한 과정이다.

| 토론 |

전문적 권력이나 조직 권력을 갖고 있는 사람들에게 조직의 고객에게 이득이 되는 상황에서 언제 어떻게 권력을 사용해야 하는지를 아는 것은 쉽지 않은 일이다. 이 장에서 언급한대로 모든 권력이 나쁜 것은 아니다. 권력의 사용은 필요하고 고객에게 양질의 서비스를 효율적으로 제공하기 위한 권력의 사용은 생산적인 것으로 볼 수 있다. 세심하게 계획된 권력의 사용은 최선의 결정에 대한 조직의 관성을 극복하고, 내부의 이해관계자들 사이의 분란을 해소하고, 시간이 중요한 요소일 때 재빠르게 의사결정을 내릴 수 있게 한다. 그러나 권력 사용의 정확한 시점과 방법은 그 이유가 무엇이든 간에 보건의료 조직의 경영관리자들이나 의료전문가들에게 해결해야 할 과제로 남아 있다.

당신은 언제 조직에서 권력을 사용할 것인가? 의사결정 하는데 있어서 몇 가지 유념해야 할 사항이 있다. 첫째, 당신이 권력을 사용함으로 기여하고자 하는 성과에 대하여 생각해야 한다. 윤리적인가? 조직 전체에 이득이 되는 것인가? 서비스의 질이나 효율성을 제고하는 성과를 산출해내는데 도움을 주는가? 아니면 고객에게 도움을 주는가? 다른 조직목표를 훼손하지는 않는가? 이 질문에 대한 대답은 외부 당사자들이 듣고 싶어 하는 권력사용의 전제조건을 만드는데 매우 중요하다. 일단 질문에 대한 답이 얻어진 후, 두 번째 고려사항은 권력사용에 필요한 행동의 유형을 평가하고 그 행동이 조직의 다른 부분에 얼마나 영향을 줄 것인가를 가늠하는 것이다. 예를 들어 매우 은밀하고 통제 또는 영향 기전으로서의 본성을 감추는 고도의 정치적 방식으로 권력을 사용하는 것은 권력을 사용하여 얻고자 하는 성과가 무엇인가에 상관없이 적절하지 못하다. 말하자면 권력사용의 적합한 방식에 대한 이해가 필요하다. 권력을 사용할 때 투명성은 어느 정도의 수준이어야 하는가? 모든 사람이 권력의 사용이 특정 상황에서 조직 행동의 지침이라는 것을 알아야 하는가? 어떤 행동이 권력사용의 측면에서 한계를 넘어선 것인가(out of bounds)?

세 번째 고려 사항은 권력의 사용이 초래할 수 있는 의도하지 않은 부정적 결과에 대한 평가이다. 이러한 결과는 권력사용이 필요했고 또 적절한 것으로 판단된 경우에도 발생할 수 있다. 이러한 유형의 의도하지 않은 결과는 중요하다. 그 예로는 직원들의 만족도, 생산성 및 사기 저하, 이직과 같이 인력에 미친 영향, 수익감소 또는 고객 불만족 같은 조직성과에 미친 영향, 이해당사자 간의 갈등의 증가, 근로자나 경영자의 응집성을 무너뜨리는 문화적 변화 등이 있다. 어떤 부정적 결과가 발생할지 예측하는 것은 쉽지 않다. 하지만 부정적 결과가 발생할 확률과 조직에 미칠 손해를 감축하기 위한 방안을 논의할 필요는 있다.

끝으로 권력사용은 꼭 필요한 경우에도 단기적이어야 한다. 권력사용의 기간, 종료시점, 범위 등이 분명하게 규정되어야 한다. 원하는 결과를 얻지 못해도 더 이상 권력을 사용하지 말아야 하는 시점에서는 사용을 중지해야 한다. 이 점은 매우 중요한데 그 이유는 권력사용은 조직에게 부담을 주고, 특히 장기간 권력을 사용하는 경우 부담이 더욱 커지기 때문이다. 따라서 권력사용은 드물게, 전략적으로 이루어져야 하며, 효과적으로 작동되는지 잘 살펴야 한다.

이러한 점을 고려하면 권력은 개인이나 집단 또는 조직에 의하여 사용될 수 있다. 모든 권력이 나쁘거나 비도덕적인 것은 아니다. 또한 권력을 사용한다고 해서 원하는 결과를 항시 얻을 수 있는 것도 아니다. 권력사용은 위험이 수반되고, 예측이 불가능하다는 것을 고려하면서 평가되어야 한다.

갈등의 유형

일반적으로, 집단 내에서 발생하는 갈등에는 두 가지 유형이 있다. 과업에 관한 견해를 둘러싼 갈등과 팀에서의 사회적 요인과 관련된 갈등이 그것이다(Jehn, 1997). **과업 갈등**(task conflict)이라 할 수 있는 첫 번째 갈등 유형은 직무를 이해하고 수행함에 있어서 당사자들 사이의 차이점들을 반영한다. 이 갈등 유형은 집단 내의 전반적인 직무 수행과 의사 결정에는 부정적이다. 하지만 개인적인 측면이 적고 수용하기가 다소 쉽다는 점에서 "더 나은" 갈등으로 보인다. 예를 들어, 과업 갈등 상황에서 의사와 관리자가 서로 다른 것을 원한다고 하자. 그러나 그들은 서로를 존중하고 서로를 좋게 생각할 수도 있다. 이러한 방식은 업무 해결을 반드시 더 수월하게 하는 것은 아니지만, 이 당사자들은 갈등 관리 상황이 끝난 후에도 서로의 관계를 보존할 수 있다는 것이 중요하다.

상호의존적인 두 당사자가 직무 수행과 만족

에서 위기를 겪는 것은 바로 **관계 갈등**(relationship conflict), 혹은 상대방의 어떤 성격에 관하여 갈등이 존재할 때이다. 관계 갈등의 원인은 대인관계의 방식, 성격, 정치성향 등과 관련될 수 있다(De Dreu & Weingart, 2003). 관계 갈등은 업무를 초월하여 상대방에 대한 판단이 이루어지기 때문에 해결하기 어렵다. 업무를 해결하는 방식에 대해서는 서로가 같은 생각을 갖더라도, 관계 자체에 뿌리 깊은 갈등을 겪는 집단들은 부정적인 감정을 강하게 느끼고 서로에 대한 반감을 갖게 된다.

갈등이 주로 업무로 인한 것이라면, 해결과제는 현장 당사자들 모두의 관점과 시각을 이해하는 것이다. 만약 갈등이 관계로 인한 것에 가깝다면, 해결과제는 합의된 결과의 실행을 방해할 수 있는 집단 내에 고조된 감정과 인식을 어떻게 어루만질 것인가 하는 점이다. 과업 갈등은 관계 갈등으로 이어질 수 있다. 예를 들어 의사, 관리자와 같이 서로 다른 두 당사자가 서로 다른 권력의 원천을 갖고 있다고 하자. 그렇다면 의사가 가진 지식 기반 권력은 병원 관리자가 가진 자원 통제 권력과 갈등을 야기할 수 있다. 이 경우에는 각자가 갈등을 해결하는 "최선의" 방법을 안다고 생각하고, 이것이 직접적인 업무에 관한 갈등이 된다. 그러나 만약 의사와 병원 관리자가 상대방의 관점에서 갈등을 인지하지 못한다면, 업무 갈등은 관계 갈등으로 번진다. 일단 이렇게 되면, 이들은 업무 해결 방법에 대해 서로 다른 관점을 지닐 뿐만 아니라 나아가 서로의 가치관에 대해 평가를 하게 됨으로써 상호 신뢰 및 존중이 약화되는 결과를 낳는다. 그리고 신뢰의 결여는 업무에서 견고한 상호관계적인 근거가 없다는 것을 의미하고, 이는 갈등의 해결을 더욱 어렵게 한다.

감정의 부정적인 측면

1981년에 Barry Straw와 그의 동료들은 **위협 경직 효과**(threat rigidity effect)에 관한 페이퍼를 발표했다. 위협 경직 효과란 개인이 위협 받는다고 느낄 때 사고가 경직되거나 융통성이 없어지는 것을 말한다(Staw, Sandelands, and Dutton, 1981). 갈등은 개인으로 하여금 자신의 자원이 위협받거나 자신이 상대방으로부터 공격받고 있다고 느끼도록 만들기 때문에 경직성이 나타나기 쉽다. 이러한 감정 변화는 정보, 사고, 가능한 해결책을 인식하고 진행하는 능력을 저하시킨다. 뇌는 "탐험" 모드에서 "보호" 모드로 전환되고, 결과적으로 협상가들은 상대방과 창의적인 해결을 위해 노력하지 않고 자신의 관점을 보호하는 것에 몰두한다. 이와 관련된 Carnevale과 Probst(1998)의 연구는 참여자들이 협력적 상황을 예상할 때보다 큰 갈등을 동반하는 적대적인 상황을 예상할 때에 인지적 유연성과 창의적인 사고를 적게 발휘함을 밝혔다.

갈등으로 인한 감정 변화는 인지 과정을 저해할 뿐 아니라, 감정이 전염될 수도 있다(Barsade, 2002). **정서적 전염**(emotional contagion)은 감정이 한 사람에게서 다른 사람에게 전달될 때에 발생한다. 만약 한 당사자가 화가 나면 그 공간에 있는 상대방들은 화난 감정을 "알아챌 수" 있고, 그 감정이 다른 이에게 전달되는 부정적인 결과가 나타난다. 갈등을 경험하면서 이 부정적 정서가 통하는 당사자들은 자신들이 지금 이 갈등에서 긍정적 결과를 창출할 수 있는 선택지들을 거의 갖고 있지 않다는 것을 깨닫는다. 이것은 바로 갈등, 특히 관계 갈등을 겪고 있는 당사자들이 집단의 정서 상태를 알아야 할 필요가 있다는 점을 말해준다.

이 사례를 보면 갈등해결 과정에서 메리가 은연중에 지닌 부정적인 감정은 그녀가 효과적으로 협상할 수 있는 능력을 흐리게 했을 뿐만 아니라, 그 감정은 라이언에게도 전달되었다. 그녀의 분노는 이 대화 중에 전염되었다. 그 결

현장 사례: 병원 인적 자원에서 부정적 감정의 악순환

다음에 이어지는 메리(Mary)와 그녀의 상사 라이언(Ryan)의 대화를 통해 정서적 전염의 사례를 볼 수 있다. 직원 복지후생 관리자로서 병원에서 근무하는 메리는 승진에서 약간의 좌절을 겪었다. 환자 권리 옹호 부서에서 일을 시작한 후 환자 권리 옹호 교육 부서를 거친 메리는 현재 환자와의 접촉이 완전히 불가능한 부서로 옮겨졌다. 그녀는 상사인 라이언이 "어떤 일이든" 하려는 자신의 의지를 이용하여 자신의 열정과는 동떨어진 곳에서 일하도록 만들었다고 느낀다. 반면 상사 라이언은 그동안 메리의 업무수행에 매우 만족해왔고 그녀를 유능한 직원들 중에서도 최고로 여긴다. 그녀는 맡은 모든 임무에 성실하고 그가 시키는 일은 어느 것이든 하려는 의지가 있는 것처럼 보이기 때문이다. 이러한 점이 바로 그가 그녀를 복지후생 부서로 옮긴 이유이다.

점심식사 중에 동료 직원이 메리에게 승진에 대해 물었고, 그 대화는 메리가 자신의 직위에 대해 불만이 있다는 사실을 "깨닫게" 해주었다. 그녀는 갈등에 대해서는 생각해보지도 않고, 라이언을 크게 비난하며 라이언에게 접근했다.

메리(이미 화가 남): "라이언, 제 직위에 대해서 지금 당장 이야기 나누고 싶습니다."

라이언: "좋아요. 무엇이 문제인가요?"

메리: "저를 왜 이런 장래성 없는 직위로 보내셨나요?"

라이언: "무슨 말을 하는 겁니까? 당신은 내 최고 부하직원 중의 한 명입니다!"

메리: "제가 무슨 말을 하는 건지는 잘 아시잖아요. 저 말고는 아무도 이 일을 하려 하지 않고, 당신은 내가 거절하지 못할 거란 걸 알았잖아요."

라이언: "나를 탓하는 게 당신이 원하는 것을 갖게 해 줄 거라고 생각하는 거라면, 완전히 실수했어요. 난 당신을 도우려고 한 것 밖에 없습니다."

메리: "저는 이 일을 그만두고 환자 권리 옹호 부서로 돌아가고 싶습니다. 만약 그렇지 않으면, 전 이직할 겁니다."

라이언: "정 그렇다면, 내 대답은 안 된다는 겁니다."

과 기꺼이 메리의 문제에 대해 차분하게 이야기하려던 라이언이 현재는 메리와 함께 일하려 하지 않는다. 그런데 우리는 그들의 대화에서 메리가 환자와 직접 만나며 일하고자 하는 열정에 대해서는 이야기를 나누지 않았다는 사실을 발견할 수 있다. 만약 그녀의 열정에 대한 이야기가 이루어졌다면, 라이언은 메리의 훌륭한 업무 수행 능력을 고려해서라도 그녀가 하고 싶어 하는 일을 다시 할 수 있도록 도왔을 것이다. 좋은 협상가들은 자신들의 행동과 감정이 상대방에 의해 모방된다는 사실을 알고 있다.

갈등 인지에서의 흔한 오류들

갈등에 접근하는 과정에서 협상가들이 저지르는 가장 중요한 실수는 앞서 본 사례의 메리처럼, 갈등을 해결하려고 시도하기 전에 갈등에 대해 계획을 세우거나 심사숙고하지 못하는 것이다. 무계획은 협상가가 자신에게 가장 익숙한 협상 기술에 과도하게 의존하는, 되는 대로의 협상으로 끝날 가능성이 높다. 반면 사전계획은 갈등을 해결하는 데 가장 효과적일 수 있는 전략으로 체계적이고 면밀한 접근으로 이어질 가능성이 높다. 협상을 위한 각 당사자들의 효과적인 계획에는 자신들의 관심이나 근원적인 필요, 이러한 관심을 충족시킬 수 있는 직위나 계약, 협상하는 구체적인 직위에 대한 목표, 그리고 목표를 달성하기 위해 사용할 전략들에 대한 서술이 포함되어야 한다. 만약 관심이나 상대방의 직위를 불확실성이 존재한다면, 질문 목록 역시 계획에 포함되어야 한다. 질문은 상대방의 관심이나 직위를 이해하는 데에 도움이 된다.

직위보다는 관심이 더 중요한 토론거리인데, 관심은 협상가가 가장 중요한 것에 집중하도록 도와주고 여러 직위에 대한 고려를 통해 창의적 문제해결에 대한 가능성을 열어주기 때문이다(Thompson, 2005 참고). 한편 목표는 협상가의 동기를 유발한다는 점에서 중요하다(Locke & Latham, 1990). 협상가들이 명확한 목표를 가질 때, 갈등 해결을 향한 협상가들의 끈기와 노력을 높여 목표를 향해 계속해서 일할 수 있는 동기를 갖게 된다. 마지막으로, 사전계획은 협상 당사자들에게 갈등 해결 방법에 대한 다수의 선택지를 부여한다. 이는 협상가 중 그 어느 쪽도 상황 해결책을 알지 못하는 교착상태에 빠지지 않도록 돕는다.

사전계획은 협상에서의 모든 구체적인 실행 계획에 대한 설명도 포함한다. 협상 장소는 어디인가? 시간은 얼마나 걸리는가? 누가 참석할 것인가? 참석하지는 않았지만 영향력 있는 이해 당사자는 누구인가? 무엇이 논의될 것인가? 실행 계획은 여러 이유에서 중요하다. 첫째, 급박함은 당사자들이 보통 전략으로써 절충하는 결과를 낳기 때문에, 갈등을 해결하기 위한 충분한 시간이 있어야 한다. 둘째, 모든 당사자들이 편안하고 긴장하지 않았을 때 그 분위기에서 정보공유가 가능해진다. 조용한 환경은 잘못된 의사전달의 가능성을 낮추기 때문에 주변 소음까지도 중요해진다. 셋째, 협상 당사자와 문제에 대해 최대한 많은 정보를 알아야 서로가 무엇을 기대하는지를 알 수 있다. 마지막으로, 다른 곳이 아니라 자신의 사무실에서 만나는 것은 권력과 편안함을 전달한다. 상대방이 편한 시간에 편한 장소에서 만나는 것은 신뢰로 비춰질 것이다.

협상가가 계획을 세우지 못할 때, **기능적 고정관념**(functional fixedness)의 피해자로 전락할 수 있다. 기능적 고정관념은 협상가가 가장 효과적인 방법보다 자신에게 익숙한 방법에 기초를 둘 때에 발생한다(Adamson & Taylor, 1954). 예를 들어, 한 의사가 어떤 병원 관리자와 긴 논쟁 관계를 맺고 있다고 가정해 보자. 이 둘이 협상하거나 문제를 해결해야 할 때마다 관계는 감정적으로 변하고 서로에게 공격적으로 행동한다. 말할 필요도 없이, 이러한 상황은 그들과 그 주변 사람들의 긴장 상태를 만들고 양측 모두가 행복하지 않은 덜 효과적인 합의를 초래한다. 이제 병원 관리자가 새로운 사람으로 바뀌었다고 생각해보자. 의사는 과거 경험을 토대로 새로운 관리자에게도 즉시 전과 동일한 논쟁적인 행동을 유지한다. 의사는 다른 모든 관리자와의 협상 방식으로써 그러한 행동 유형에 고정되어 있다. 그러므로 새로운 병원 관리자가 다른 방식으로 협상하려는 의지가 있어도, 그들은 이전의 전략으로 되돌아간다. 이 사례에서 의사는 새로온 관리자와의 협상을 계획함에 있어서 상대방에 대한 정보가 전혀 없기 때문에 경쟁적인 그 어떤 행동을 고려하기 전, 질문을 통해 상대방에 대한 정보를 얻고, 유대관계를 형성해야 함을 알 수 있다.

효과적 협상의 또 다른 방해요소는 인지 편향, 또는 효율적으로 정보를 수집하고 통합하는 것을 방해하는 마음의 장벽이다. 성공적인 협상은 당사자들의 정보 수집 과정에 기반하고 있기 때문에 이러한 편향은 효율적인 갈등 관리를 방해한다. 각 당사자들은 자신뿐만 아니라 상대방의 관심이 무엇인지에 대해 이해해야 한다. 협상가들과 관련한 하나의 편향은 **확증 편향**(confirming evidence bias)이다. 확증 편향은 이전의 신념을 확인하는 정보에만 집중하고 그 정보만 추구하는 경향이다(Eagly & Chaiken, 1993). 이때 개인들은 가능한 여러 계약을 통해서 잠재적으로 도움이 될 수 있는 정보에 더 이상 관심을 두지 않기 때문에 확증 편향은 학습 과정을 차단한다.

직업 협상에서 지원자가 회사에 "강한 흥미를 갖는" 상황을 생각해보자. 지원자가 미리 가지고 있는 회사에 대한 신뢰는 정보를 객관적으로 평가할 능력을 저하시키기 때문에 지원자의 협상 능력을 떨어뜨릴 것이다. 확증 편향을 지닌 협상가는 다른 측면에 대한 질문은 하지 않으려 하고 협상 주제를 한정시키고 회사가 자신의 관심을 충족시키지 못할 것이라는 정보에는 관심을 두지 않는다. 이러한 경향은 갈등 없는 평화로운 협상으로 이어지겠지만, **승자의 저주**(winner's curse), 혹은 왜 좀 더 묻지 않았을까 하는 후회를 남기는 합의로 인한 불행의 가능성은 높아진다.

협상가가 지니는 다른 일반적 문제는 **관성 지식 문제**(inert knowledge problem) 혹은 새로운 상황을 해결해야 하는 정보를 이용하지 못하는 것이다. 관성 지식 문제는 한 상황에서 "얻은 교훈"을 유사하지 않은 다른 상황에 전달하지 못하는 점에 기인한다. 예를 들어, 의사−환자

간 갈등은 환자가 특정 치료약에 대해 느끼는 불안에 대해 의사가 이해하려는 노력을 중심으로 한다. 의사는 환자에게 치료약에 대한 확신을 주는 최선의 방법이란 확실한 객관적 통계자료를 제시하는 행위처럼 자신의 전문성을 보여주는 것이라고 생각한다. 하지만 이것은 최선이 아니라 여러 방법들 중의 하나일 뿐이다. 환자는 그 통계 수치에 대해 관심이 없을 수도 있고, 이해하지 못할 수도 있다. 환자는 그 약을 복용한 다른 사람이 긍정적인 효과를 보지 못했기 때문에 걱정하는 것일 수 있다. 또는 장단기적 비용에 대해 걱정하는 것일 수도 있다. 환자와 환자의 다양한 걱정에 대한 정보는 무시함으로써, 의사는 임상적으로 바람직한 약물을 환자에게 처방하는 것이 불가능할 수 있다.

관계 관리의 오류

상대방을 배려하지 않는 행위는 협상가들이 저지르는 또 다른 실수이다. 충분한 경험이 없거나 직급이 낮은 상태에서 협상할 때에, 대부분의 협상가들은 자신의 필요에 주로 초점을 맞추는 경향이 있다. 동일한 수준의 상품과 서비스를 교환하려는 경향인 **호혜성**(reciprocity)의 힘을 무시하는 것이다(Cialdini, 2001). 호혜성은 협상가가 상대방에 대해서 어떻게 행동해야 할지에 대한 단서를 찾고 있는 것과 같은 불확실성이 존재하는 상황에서 효과적이다. 만약에 한쪽이 작은 양보를 하고 어떤 정보를 포기하거나 반대로 공격적으로 행동하면 상대방은 그와 같은 방식으로 대응한다(Weingart *et al.*, 2007). 호혜성을 통해 협상의 당사자들은 서로에 대한 신뢰를 쌓을 수 있다. 그러므로 상대방의 필요는 무시하면서 무언가가 돌아오기를 바라는 것은 실수이다.

이와 마찬가지로, 상대방을 고려하지 않아서 생기는 또 다른 실수는 "합산"하는 것이다. 정규 초과 근무에 대한 의사와 직원 사이의 협상을 생각해보자. 이야기가 진행되면서, 의사는 직원들이 몇 시간 정도까지 양보하도록 허락할 수 있는지에 집중한다. 이러한 상황은 직원들이 "내가 주당 45시간을 일했는데, 얼마나 더?"와 같이 생각하도록 만든다. 이러한 방식은 이 협상을 통해 직원들이 만족할지 그렇지 않을지, 직원들이 원하는 추가 근무 시간은 어느 정도인지에 대한 정보는 무시한다. 상대방의 필요를 만족시킨다는 것은 협상에서 "긍정"의 답변을 하고 합의를 수행하기에 충분한 만큼을 얻는 것을 의미한다. 협상 당사자 모두에게 관심을 두는 것을 **인식적 적극성**(cognitively active)이라 한다. 이러한 태도는 자신이 아닌 협상의 모든 상대방에게 꾸준히 그리고 의도적으로 중점을 두는 것이다.

마지막으로, 신뢰의 결여가 효과적인 갈등해결을 심각하게 방해한다. 최근 연구에서 Deepak Malhotra와 그의 동료들은 협상에서 상대에 대한 신뢰가 얼마나 유익한지에 대해 알아냈다(Malhotra, 2004; Weber, Malhotra and Murnighan, 2005). 많은 협상가들이 상대방을 신뢰하기 어렵다고 느끼기 때문에 이 주제는 중요하다. 협상가들은 정보를 보호하려는 경향이 있고, 작은 양보도 주저한다. 이러한 태도는 상대방이 그 정보를 이용하여 자신에게 맞설 수 있고, 이는 자신의 약점으로 보일 수 있다고 생각하기 때문이다. 협상가들이 깨닫지 못하는 것은 정보를 쥐고 있는 것은 상대방에게 신뢰감이 없다는 사실을 전달한다는 점이다. 그 결과, 협상 당사자의 신념이 상대방에게 같은 신념을 지지하는 방식으로 행동하게 만드는 자기충족 예언을 만들어낸다(Merton, 1968). Bazerman과 Gillespie(1999)는 정보의 일부만을 주는 것과 같은 부분적인 신뢰가 최악의 협상 전략임을 밝혔다. 전적인 신뢰는 호혜성을 유도하고 불신은 정보와 자원을 보호하게 하지만 부분적인 신뢰는 호혜성은 고사하고 자원도 손해를 보기 때문이다.

현장 사례: 응급실 간호사의 협상계획과 협상시행

조앤(Joanne)은 최근 스프링필드(Springfield)로 남편과 이사를 왔고, 지역병원에서 직업 협상을 할 예정이다. 응급실 부서의 채용과 이사 온 집과의 근접성을 고려할 때 이 병원은 그녀에게 1순위이다. 그녀는 간호사 고용 담당인 챈드라(Chandra)와 협상할 것이다.

챈드라: "조앤, 만나게 돼서 반갑습니다. 응급실에 큰 도움이 될 거라고 생각합니다."

조앤: "감사합니다."

챈드라: "연봉 협상이 민감하다는 것을 알고, 병원뿐만 아니라 나도 분명하고 공정하게 하고 싶습니다. 그래서 당신이 지난 직장에서 한 일에 대한 이야기로 시작했으면 좋겠습니다. 어느 부서에서 일할지에 대한 기초정보를 얻을 수 있을 것입니다."

조앤: "하지만 저는 지난 직장에서의 일보다 더 나아가고 싶습니다."

챈드라: "우리는 당신의 경력에 기초해서 공정하게 연봉을 결정하고 싶고, 적당한 연봉 금액을 정하는 데에는 전 직장에서의 연봉이 어느 정도 도움이 될 거라고 생각합니다."

조앤: "그 점에 대해서 말하기는 불편합니다."

챈드라: "우리는 당신이 이 병원에서 일하길 원한다고 생각했습니다. 우리가 당신을 이용하려고 한다고 생각합니까?"

조앤은 협상을 계획하고 상대방을 신뢰하는 것 모두에 실패했다. 그녀는 상대방을 불신할 필요가 없었음에도 불구하고 어떠한 정보도 제공하려고 하지 않았다. 그녀는 정보를 제공하거나 대화를 다시 해보려는 노력 대신에 거절로써 대응했다. 위의 대화 중 마지막 부분이 다음과 같았다면 다른 대화가 이루어졌을 것이다.

챈드라: "... 어느 부서에서 일할지에 대한 기초정보를 구할 수 있을 것입니다."

조앤: "당신이 그러한 정보를 원할 것이라고 생각했고 기꺼이 말씀드리겠습니다. 하지만 제 연봉을 결정하기 위해, 우리 대화에서는 저의 기술과 경험을 이 병원에 있는 다른 간호사들과의 비교에 중점을 두었으면 좋겠습니다. 당신이 원하는 정보는 알려드리겠습

니다. 괜찮을까요?"

챈드라: "네, 좋습니다."

조앤: "그리고 휴가와 교대 근무에 대해서도 이야기를 나누고 싶습니다. 집에 어린 아이가 있어서 제게는 중요한 문제입니다."

챈드라: "네. 우리 병원에는 두 가지 자리가 있어서 근무 시간은 꽤 탄력적입니다. 그리고 당신은 우리가 우선적으로 고려하는 지원자입니다."

조앤: "좋습니다. 그럼 이야기를..."

조앤은 챈드라에게 방어적인 태도를 취하는 대신 자신의 관심을 말함으로써, 협상 관계를 유지하고 연봉과 다른 문제를 논의하기 위한 기초를 마련했다. 이 협상은 감정적이고 논쟁적이었을 수 있었지만 편안한 문제해결 환경으로 바뀌었다.

핵심적 갈등 관리 전략

모든 당사자들에게 중요한 갈등이 발생했을 때, 협상가들은 이를 해결할 전략을 개발하게 된다. 여러 전략이 있지만 각 전략은 **협상 내 가치**(value in negotiation)에 대해 각기 달리 접근하고 있으며, 여기서 협상의 가치란 각 당사자의 이익의 결합으로 정의될 수 있다. 개인이 다른 상대와 관계를 맺고(상황을 회피하지 않고) 해결을 추구할 때의 세 가지 전략은 타협, 경쟁, 그리고 협력이다(Pruitt & Rubin, 1986).

타협: 협상 당사자들이 가치를 나누고 부분적으로 모두를 만족시키는 해결책을 찾는 협상 전략. 아무도 이기거나 지지 않는 "절충안"을 찾는 해결책.

사례: 이번 주 목요일 교대 근무를 하기가 어렵습니다. 이 날 제가 앞의 네 시간을 일하면 당신이 뒤의 네 시간을 맡아줄 수 있습니까?

타협을 통한 주된 이익은 적시에 이루어지고 효율적이라는 것이다. 회의 시간을 정하는데 직원의 절반은 오전 8시, 나머지 절반은 오전 8시 30분에 시작하기를 원할 때, 타협을 통한 해결은 8시 15분에 회의를 하는 것이다. 다른 해결책을 찾으려고 애쓸 필요가 거의 없다. 결과의 중요도가 낮거나 당사자에게도 그 중요성이 크지 않은 경우에 타협은 효율적인 전략이다. 문제는 타협해서는 안 되는 상황, 예컨대 문제의 중요도가 높고 문제를 해결할 다른 방법을 찾을 수 없을 때와 같은 경우에 타협이 이루어지는 것이다. 이 경우 타협의 단점은 협상의 모든 당사자에게 더 좋은 결과를 줄 수 있는 창의적인 대안점 마련을 방해한다는 것이다.

경쟁: 협상의 한 당사자가 상대방은 가능한 한 고려하지 않고 자신의 이익을 얻으려고 노력하는 협상 전략.

사례: 이번 주 목요일 교대 근무를 하기가 어렵습니다. 집에는 아픈 아이가 둘이나

있고 현재의 근무 시간표도 벅차니까, 당신이 제 교대 근무를 맡아 주세요.

경쟁 전략은 (1) 상대방과의 관계 지속에 대한 고려가 없을 때 또는 (2) 상대방을 신뢰할 필요가 없을 때에 이익이 된다. 이 사례에서 의사는 상대방과 협력하려 하기보다는 긍정의 답변을 얻기 위해 상대방의 관점을 바꾸려고 노력하고 있다. 합의에 포함된 많은 이익을 얻고자 노력한다는 면에서 우리는 이것을 요구 가치라고 할 수 있다.

협력: 협상에서 창출되는 가치를 극대화하는 과정에서 당사자들이 서로가 원하는 것을 얻도록 돕는 협상 전략.

사례: 이번 주 목요일 교대 근무를 하기가 어렵습니다. 당신이 부모님을 뵈러 가기 위해 연가가 필요하다고 알고 있는데, 다음 주에 당신이 휴가가 필요하니까 제가 다음 주에 근무를 하고 이번 주 근무를 해주실 수 있나요?

협력은 가장 효율적인 협상 전략이고, 협상의 결과가 상대방 모두에 대한 큰 관심이 있을 때 사용할 수 있다. 협력 전략을 채택할 때, 협상가들은 자신의 이익 추구뿐만 아니라 상대방의 필요에도 중점을 둔다. 상대방에게 관심을 보임으로써 호혜성을 발휘할 수 있다는 점에서 이 전략은 매우 효과적이다. 호혜성은 다른 상대방에게도 또한 관심을 보이게 한다.

더 많은 정보 획득을 위한 전략

협상가가 다양한 목표를 추구하는 데 사용할 수 있는 전략에는 세 가지 범주가 있다. 그것은 더 많은 정보를 얻는 전략, 더 좋은 해결책을 찾는 전략, 그리고 상대방에게 영향력을 미칠 수 있는 전략이다. 첫 번째 범주는 협상 전 그리고 진행 중에 질문하고 탐색하는 행위에 중점을 둔다. 두 번째 범주는 창의적인 문제해결을 통해 협상에서 가치를 창출해내는 것에 중점을 둔다. 협상의 맥락에서 가장 중요하게 생각되는 세 번째 범주는 상대방의 관점을 바꾸는 것을 포함한다.

탐색하라

협상 전 정보 수집은 갈등을 해결할 때에 권력을 다룰 수 있도록 해준다. 탐색은 여러 형태로 이루어질 수 있는데, 미리 할 수 있는 가장 중요한 탐색은 객관적인 자료를 모으는 것이다. 객관적 자료는 지식 기반 자원의 사용을 영향력 있게 만들어 준다. 의료서비스 분야 직업 협상에서 객관적 자료 수집의 예로는 (1) 당신의 전문 분야나 하위 전문 분야에서 다른 사람들이 하고 있는 일, (2) 당신의 도시나 지역 사회에서 다른 사람들이 하고 있는 일, (3) 당신과 유사한 경력을 지닌 사람들이 하고 있는 일, (4) 당신의 의과대학 혹은 간호대학을 졸업한 사람이나 같은 학위를 가진 사람들이 하고 있는 일, (5) 당신의 현(혹은 전) 병원, 회사에서 다른 사람들이 하고 있는 일, (6) 당신이 가진 자격증, 학위, 경력이 다른 사람들이 하는 것과의 관계, (7) 이전 지역과 비교하여 당신의 지역에서의 생활비용이다. 앞서 말한 것들은 모두 쉽게 반박할 수 없고(의견보다는) 사실에 기초하고 있기 때문에 객관적 자료이다. 이 자료는 온라인, 인적 관계, 출판물 등을 통해서 얻을 수 있다.

질문하라

협상에서 상대방에게 질문하는 것은 상대방의 정보를 얻는 구체적 방법이다. 상대측의 관심이 무엇인지에 대한 지식이 있다면 정보가 거의 없는 상태에서 협상에 임하더라도 질문을 함으

현장 사례: 간호사 노동조합 협상

많은 간호사들이 노조에 가입되어 있고, 간호사 노조는 병원이나 의료시스템과 같은 고용주와 새로운 계약 협상을 정기적으로 해야 한다. 최근 몇 해, 두 건 이상의 중요한 협상 주제는 연금 등의 경제적 문제와 직급 등의 노동 관련 문제들이었다. 이러한 주제들은 논쟁적으로 될 수 있다. 예를 들어, 간호사 노조는 자신들이 환자 돌봄에 가장 큰 관심이 있으므로 간호사당 필수적인 환자 수의 비율을 언제나 유지할 것을 요구하는 입장을 취할 것이다. 하지만 병원과 같은 고용주는 인력의 질과 재정적 이유를 들어 수간호사가 시기마다 환자의 필요에 따라 간호사의 직급을 정하도록 하려는 입장을 취할 것이다. 연금 문제에서는 고용주가 "경제성을 높이기 위해" 연금 기여를 제한하거나 줄이려고 할 것이다. 양측은 상대측이 협상에 참여하여 "선의로" 협상을 시작하기를 바란다고 말함으로써 가식적으로 행동할 것이다.

위의 간략한 요약에서처럼 노조 협상에서의 어려움은 협상 주제를 관심이 아닌 직위에 주로 두려는 경향을 보이기 때문에 나타난다. 이는 양측이 자신의 직위에 고착하게 만들고 창의적인 해결의 가능성을 낮춘다. 이 사례에서 노조는 "필수적 비율"을 병원은 "수간호사가 결정하는" 시스템을 언급하며 직급에 대한 공적인 태도를 취할 것이다.

노조 협상에서 이러한 입장 차이의 이유는 협상가들이 다른 관심사들을 지니기 때문이다. 구성원들을 만족시키는 것 외에도 협상가는 "좋아 보이길" 원한다. 그래서 협상가들은 구성원들로부터 지지를 얻기 위해 직위를 반영하는 공적인 입장을 발표하는 것이다(예를 들어 "필수적인 환자 수의 비율이 필요하다"). 그러나 협상에서 직위를 이용하는 것은 한 명의 승자와 한 명의 패자가 생겨나므로 결국 상대방을 패배시키는 것으로 끝난다. 협상이 어떻게 전개되느냐에 따라, 더 나쁜 경우에는 양측 모두의 패배로 협상이 끝난다.

결론은 무엇인가? 양측의 입장이 공개적으로 확인되었기 때문에, 항복하는 것은 협상에서 체면을 구기는 것이 된다. 그리고 그것은 협상가 모두가 원하지 않는 결과이다. 이것은 어느 쪽도 입장을 바꾸려 하지 않는 경쟁 전략의 특징이다. 당연히, 양측이 대화하려 하지 않고 함께 일하려 하지 않을 때 협상을 통해 가치를 창출할 가능성은 크게 낮아진다. 결국 협상의 종반전은 힘에 의해 결정된다. 만약 회사가 더 많은 힘을 갖고 있다고 생각하면, 회사는 노동자

들(이 사례에서는 간호사들)이 재정적으로 파업을 유지할 수 없을 때까지 파업을 하도록 내버려 둘 것이다. 만약 노동자들이 더 많은 힘을 갖고 있다고 생각하면, 파업을 내세워 협박하고 회사가 항복하기를 바랄 것이다. 하지만 갈등에 빠져서 두 집단은 결과를 결정함에 있어 자신들이 더 많은 힘을 가지고 있다고 확신하게 되고, 그 과정에서, 모두의 체면을 살릴 수 있는 방법인 서로에게 다가가 상대방을 다시 협상테이블로 불러오는 것에 실패한다. 이는 협상 과정을 길어지게 하고, 결국에는 어느 쪽도 만족하지 못하는 결과를 낳게 된다.

로써 탐색 및 수집 과정의 일부분을 달성할 수 있다. 질문을 통해 정보 획득은 물론 상대방의 관심을 고려한다는 사실을 전달할 수도 있다. 이를 통해 앞서 언급한 것처럼 상대방이 자신에게 대하는 대로 자신도 상대방을 똑같이 대하는 태도인 호혜성을 유발할 수 있다. 그러나 모든 질문이 같지는 않다. 어떤 질문은 정보를 얻기 위해 고안(예를 들어, "당신의 관심은 무엇입니까?")되는 반면, 다른 질문은 모욕적일 수 있고(예를 들어, "왜 이렇게 행동합니까?"), 위협을 암시할 수 있고("그 직위를 원하는 게 확실합니까?"), 또는 단순히 형편없는 질문일 수 있다(예를 들어, "당신의 근원적인 필요를 알려주시겠습니까? 제가 지금 당신이 말하고 있는 것을 이해 못하겠거든요."). 질문이 위협적이지 않고 거짓 없는 관심을 전달하고 있는 것이라고 인식될 때에 상대방은 정보를 내보일 수 있다.

공통의 토대를 찾아라

질문을 할 때 주요한 목적 중 하나는 상대편이 그들의 관심에 대해 솔직해지도록 하는 것이다. 이것은 다수의 당사자들이 공통의 목표와 관심사를 찾도록 돕는 "공통의 토대 찾기"라고 하는 더 큰 전략의 한 부분이다. 질문을 함으로써도 이룰 수 있지만, 비슷한 경력이나 당사자들의 공통점을 찾음으로써도 달성가능하다. 그리고 이것은 협상이 더 부드럽고 원만하게 이루어지도록 한다(Fisher and Ury, 1983). 공통의 토대는 협상에서 상호 관심(예를 들어, 고용주와 고용인 모두 같은 날 시작하기를 바람), 공통의 여가(예를 들어, 모두 골프를 좋아함), 공통의 배경(예를 들어, 같은 대학 졸업), 또는 공통의 협상 목표(예를 들어, 양측 모두 협상 과정이 공정하기를 바람)를 반영할 수 있다. 협상가가 서로의 공통의 토대를 발견할 때, 서로 정보를 공유할 가능성이 높아진다(Cramton, 2001).

더 좋은 해결책을 찾는 전략

주제 추가

주제 추가는 협상가가 협상 과정에서 할 수 있는 가장 쉬운 전략 중 하나로, 문자 그대로 협상 테이블에서 주제를 더하는 것을 의미한다. 예를 들어, 직업 협상에서 지원자가 경영자에게 연봉과 함께 총 급여의 한 부분으로 새로운 노트북 컴퓨터를 제공받을 수 있는지의 여부를 묻는다면, 연봉 협상 주제에 더하여 컴퓨터 문제는 중심 주제로 다루어지게 된다. 추가된 주제는 그 중요성과는 상관없이 상호협력을 가능하게 하는 언급을 할 가능성을 양측에 부여한다. 상호협력에 대해서는 후에 설명한다. 주제 추가는 공통의 토대를 발견하는 데에도 도움이 되고, 협상에서의 가치를 창출해내기도 한다. (추가된 주제인) 노트북 컴퓨터는 개인적으로 구매할 경우 1500달러의 비용이 들기 때문에 그 정도의 가치가 있다고 가정해보자. 그리고 회사는 대량구매할인으로 1200달러에 컴퓨터를 구매했고, 경영자가 IT부서와 가격을 동등하게 부담하여 경영자가 느끼는 최종가격은 600달러라고 해보자. 이때 컴퓨터가 주제에 추가되면서, 개인의 1500달러의 이익과 경영자의 600달러의 손해가 합해져 결과적으로 협상을 통해 900달러의 이익이 창출된다.

불특정 보상

불특정 보상은 돈이나 보상과는 상관없는 주제를 추가하는 협상 전략이다. 불특정 보상 주제들은 개인이 돈보다 더 관심을 가지는 것일 때 중요하다. 예를 들어 의료보험청구 담당자에게는 3% 연봉 인상보다 주 1회 재택근무(불특정보상)의 기회가 더 중요할 수 있다.

주제 분할(Fractioning)

분할(Fractioning)은 구체적 주체의 다양한 구성요소를 분리하는 협상 전략이다. 주제 추가 전략은 전혀 다른 주제가 협상 테이블에 추가되는 것이지만 주제 분할 전략은 더 나은 해결책을 모색하기 위해 현재의 주제를 쪼개는 것이다. 예를 들어, 직업 협상 사례에서 "보상"은 당연히 연봉으로 고려된다. 그러나 보상은(분명하게는) 초봉과 추가수당뿐만 아니라(덜 분명하게는) 학자금 지원과 연봉 인상 시기에 대한 부분 주제들로 분할될 수 있다. 이 네 가지 주제는 지원자가 급료를 통해 얻게 될 금액에 직접적으로 영향을 미친다. 주제 추가와 함께 주제 분할은 협상의 추가 주제를 확인할 수 있도록 돕고 상호협력을 가능하게 한다.

협력(통나무 굴리기, Loglolling)

통나무 굴리기는 둘 이상의 선수들이 협력할 때 가능하다. 협상에서도 각 당사자들에게 다른 가치를 지닌 주제의 균형을 맞추는 협력 작업이 필요한데 이를 통나무 굴리기 방식의 협력이라 한다. 협력 전략은 세 단계로 이루어진다. 1단계는 "협상 테이블에 주제를 추가하는 것"이다. 2단계는 동시에 그 주제들을 협상하는 것이다. 3단계는 각 당사자들이 다른 것보다 특정 주제를 더 선호한다는 것을 아는 것이다. 4단계는 구체적 주제에 대해서 선호하는 입장을 받아들이는 거래를 협상하는 것이다. 통나무 굴리기식 협력을 이해하기 위해 곧 있을 재정 보고서 작성 업무 부여에 대한 상사와 직원 간의 협상을 예로 들어보자. 비협력적 해결은 상사가 직원에게 업무를 맡으라고 지시하는 것이고, 이는 갈등을 효과적으로 끝내버린다. 상호 협력적 해결은 앞서 말한 보고서 작성 업무부여 외에도 앞으로 있을 다른 업무들에 대해 이야기를 나누는 것이다(1, 2단계). 부하 직원은 자신의 가장 중요한 관심은 재정 보고서 작성이 아니라 회계감사와 관련된 업무라고 말하고, 상사는 자신의 가장 중요한 관심이 이 재정 보고서 업무를 마치는 것이라 말한다(3단계). 그러면 직원은 가능한 한 빨리 재정 보고서 업무를 끝마침으로써 상사의 관심을 충족시키고, 상사는 앞으로 그 직원에게 회계감사와 관련된 일만을 주려고 노력함으로써 직원의 관심을 충족시킨다(4단계).

일괄 제안

이 전략은 다수의 주제에 대하여 한 번에 제안을 하는 것을 말한다. 통나무 굴리기 식 협력은 항상 일괄적 제안을 하는 반면 일괄 제안 방식의 협상은 반드시 통나무 굴리기 식 상호 협력을 바탕으로 하지는 않는다. 일괄 제안 협상을 위해 합의 전까지 모든 협상 주제들을 잠정적인 상태로 유지하는 것은 모든 협상 당사자들에게 주제를 분할하고 상호협력하고 주제를 추가할 가능성이 있는지 확인할 수 있게 해준다. 일괄 제안 협상은 모든 것들을 잠정적인 상태로 둠으로써, 즉 언제든 이전으로 돌아갈 수 있고 협상 당사자들은 다양한 주제에 관한 다른 대안 조합들을 시도해봄으로써, 협상가들이 교착상태에 빠지지 않게 한다. 일괄 제안 협상은 하나의 주제를 합의하고 다른 주제로 넘어가는 주제 단위별 협상(issue-by-issue) 방식과는 대조를 이룬다. 주제 단위별 협상에서는 합의에 도달한 주제는 다음 협상의 논의 대상에서 제외된다. 이 접근법은 각 주제에 대한 타협을 가능하게 한다.

조건부 계약(Contingent Contracts)

이 전략은 잠정적으로 협상에서 다루기 어려운 주제를 해결하기 위해 협상가들이 미래에 "조건"을 걸어두는 것이다(Bazerman and Gillespie, 1999). 즉, 한 쪽이 상대측에게 제시하는 것은 미래에 발생할 사건에 대한 조건부 계약이다. 조건부 계약의 전형적인 사례는 병원 수익 문제이다. 응급실과 병원 모두 응급실에 적당한 자원의 수준을 결정하지 못한다고 가정해 보자. 응급실에서는 5명의 신규 인력이 필요하고 병원에서는 오직 3명의 인력을 채용할 수 있는 수준의 자금을 할당하고자 한다. 이 협상의 중심 주제는 앞으로 응급실에서 받게 될 환자의 수이다. 현재 다른 지역사회 응급의료 시설은 규모를 줄이고 있고, 병원 응급실의 수요가 증가할지는 알 수 없는 상태이다. 양측 역시 향후 응급실을 이용할 정확한 환자의 수는 모른다. 응급실 측에서는 내년에 63,000명이 응급실 이용 후 퇴원할 것이라 생각하고(앞으로 3개월 동안에는 20,000명), 병원 측에서는 그 숫자가 50,000명일 것이라 생각한다(앞으로 3개월 동안에는 15,000명).

이 갈등을 해결하기 위해 병원은 기꺼이 지금 즉시 두 명의 인력을 고용할 것이다. 그리고 향후 3개월간 실제로 받게 될 환자의 숫자에 대해서는 조건부로 자원을 할당한다. 만약 향후 환자 수가 15,000명 미만이면 추가 인력 고용은 없고, 20,000명 이상이면 3명의 인력을 추가 고용한다. 그리고 환자 수가 15,000명부터 20,000명 사이이면 차등하여 인력을 고용한다. 조건부 계약을 통해 협상가들이 더 나은 해결책을 모색할 수 있는 이유는, 만약 환자가 20,000명 이상이면 병원은 기꺼이 추가 인력을 고용할 것이고 그렇지 않다면 응급실은 실제로 추가 인력이 필요해지지 않기 때문이다. 나아가 조건부 계약은 당사자 모두의 관심이 충족되었다고 느끼게 해준다. 미래의 결과에 대한 자신들의 추정치가 옳다고 생각하기 때문이다. 개인이 어느 기준점(조건부 계약)을 달성하면 회사가 직원에게 성과급을 지급하는 것은 조건부 계약과 같은 이치이다.

상대방에게 영향력을 행사하는 전략

강력한 최초의 제안

협상에서 반드시 논의되어야 하고 협상의 주목적이 되는 중심 주제가 있다(예를 들면 직업 협상에서의 연봉 문제). 협상에는 최초의 제안을 할 것인지, 그리고 하게 된다면 그 제안은 무엇이 되어야 할지를 결정하는 두 가지 과정이 있다. 만약 협상가가 최초의 제안이 무엇이 되어야 할지에 대한 객관적인 자료를 갖고 있다면, 최초의 제안을 하는 것은 유리한 것으로 밝혀졌다(Galinsky, 2004). 강력한 최초의 제안이 협상에서 유리한 이유는 **기준점 편향**(anchoring bias) 때문이다. 기준점 편향은 협상에서 최초의 제안이라는 작은 정보가 후속적 사고에 영향을 미치는 심리 효과이다. 인지 편향과 함께 기준점 편향은 당사자에 대한 불확실성이 존재할 때 큰 영향력이 있다. 기준점은 협상의 틀을 구상하는 핵심 정보가 되고, 상대방이 얼마나 얻어갈 수 있고 또 다른 상대방은 얼마나 줄 의향이 있는지에 영향을 미친다(Tversky & Kahneman, 1974). 만약 최초의 제안에 대한 객관적 타당성이나 괜찮은 정보가 없다면 최초의 제안은 하지 않는 것이 좋다. 정보를 가지지 못한 상태에서 이루어지는 최초의 제안은 그 기준이 너무 높거나 너무 낮을 수 있기 때문이다. 만약에 판매자가 너무 낮은 최초의 제안을 한다면 판매자 스스로 느끼기에 부당한 거래를 한 것이 되고, 너무 높은 최초의 제안을 한다면 구매자들을 분노하게 하고 그들을 떠나게 만들 것이다.

객관적 기준의 사용

웹스터 사전(Merriam-Webster, 2009)에 의하면, “객관적”이라 함은 “실제의 물체, 상태, 현상에 대한 경험 그리고 감각에 의한 인식으로부터 유래하거나 그것들을 포함”이라 정의된다. 정의에서 “실제”라는 단어에 주목하면, 객관적 기준의 사용이란 논거를 제시할 때 “실제” 자료를 이용하는 것을 의미한다. 실제 자료는 사실, 그림, 통계, 그리고 편향되지 않은 정보를 이용하여 논거를 변호할 수 있는 그 어느 것이든 될 수 있다. 이것은 주관적 논거와 대조가 되는데, 주관적 논거란 한 개인의 마음에만 있고 인식에 기초한 것이다. 객관적 논거는 주관적 논거보다 더 효과적인데, 이는 인식이 아닌 논리에 뿌리를 두고 있으므로 반박하기가 더 어렵기 때문이다. 사례는 다음과 같다.

주관적: 이 업무는 힘들다.
주관적: 내 일은 그녀의 일보다 낫다.
주관적: 그렇지만 내가 더 가치 있다.
객관적: 이 병원에서 우리 부서가 제일 낮은 환자 비용을 받고 있다.

객관적: 지난주에 미수금 90%를 받을 수 있었다.

객관적: 지난주에 73명의 환자를 진료했고, 이는 작년의 같은 주에 비해 20% 증가한 숫자이다.

연합 형성

연합(coalition)은 각자의 권력과 이해를 강화하기 위해 결성된 개인 혹은 집단 간 기간이 제한되는 동맹을 의미한다. 연합의 힘은 앞에서 권력의 이용과 조직 정치의 관리를 설명할 때 논의되었다. 양립 가능한 관심을 가진 당사자들이 또 다른 당사자와 협상하기 위해 스스로 연합을 만들었을 때 효과가 있다. 연합은 다른 권력에 통합된 모습으로 비칠 수 있고, 연합을 형성함으로써 권력이 커졌기 때문에 상대방에게 더 큰 영향력을 미칠 수 있다. 예를 들어, 의사 보조원(the staff of physician practice)이 개인적으로 협상할 때에는 담당 의사(physician in charge)에 비해 매우 작은 권력을 지닌다. 하지만 진료 시간 협상을 위한 특별 연합을 형성하면 즉각적으로 훨씬 더 큰 권력을 발휘하게 되고 담당의사에게도 영향력을 미칠 수 있게 된다. 나아가 자신들이 원하는 양보를 얻어내기 위해 근무 거부를 함으로써 권력을 이용할 수도 있다.

BATNA: 협상 중단(Walk-Away)의 힘

BANTA(Best Alternative to a Negotiated Agreement)는 "협상 합의에 대한 최적 대안"을 의미한다. 이것은 현 협상이 실패하고 합의에 도달하지 못하더라도 최선의 선택이 남아있음을 말한다. BANTA를 이용하면, 더 나은 조건이 존재하고 BANTA를 사용하는 쪽에게 협상을 중단시킬 힘이 있다는 사실을 상대방에게 전달하게 된다. BANTA는 협상의 어느 한 쪽이 상대방과 달리 자원 독립성을 가질 때 사용된다. 예를 들어, 간호사와 의사가 병원에서 지니는 중요성을 생각할 때, 이 두 그룹은 협상에서 매우 효율적으로 BANTA를 사용할 능력이 갖추어진다. 또, 간호사 노조는 병원을 마비시킬 수 있는 파업으로 병원을 위협할 수 있다. 만약 한 당사자가 중요한 자원을 통제하는 상황이라면, BANTA는 더 나은 조건이 주어질 때까지 자원이 묶여 있도록 만들 것이다. 연합과 함께 BANTA는 즉각적으로 협상에서의 권력을 높여주고, 이는 곧 상대방이 양보하도록 영향을 미친다.

계획된 양보(Plan Concessions)

협상에서 양보는 상대방에게 정보를 전달하기 때문에 꽤 영향력이 있다. 특히 협상이 한두 가지 주제를 다루고 있을 때는 더욱 그렇다. 200달러에 팔리는 물건에 100달러라는 가격을 양보하면, 상대방은 그 제품의 가치가 적은 것이라고 생각할 것이다. 하지만 20,000달러에 팔리는 물건에 같은 가격을 양허하면, 그 상품의 가치가 높다는 것을 암시한다. 양보는 구체적인 행동의 한 유형으로서 상대방에게 언어로 되어있는 독립적 논거를 전달한다. 양보 계획은 상대방에게 현 가격에서 다른 가격으로 바꾸는 것은 실제로는 생각할 필요가 없는 선택이라는 내용을 전달하는 비위협적인 방법이다.

효과적이지 못하게 계획된 양보의 예로는 모두 같은 가격으로 만들거나(예를 들어, 매번 500달러의 양허를 받음) 일방적인 양보를 하는 것(상대방의 양허 없이 연달아 두 번의 양허를 하는 것)이 있다. 상대방이 특정 가격보다 더 이상 낮출 수 없다는 것을 알고 있을 때에 좋은 전략은 점진적인 양허 감소 전략이다. 이 전략은 연속적 양허에서 양허하는 정도를 줄이는 것을 말한다. 예를 들어, 시간제 노동자가 7달러, 7.5달러, 7.8달러, 7.9달러의 급여를 제안 받았다고 생각해보자. 50센트에서 30센트, 10센트로 양허가 점점 감소되는 것은 그 지원자에게 급여가 더 이상 높아질 수 없는 수준으로 빠르게 접근하고 있다는 것을 전달하는 것이 된다.

결론

이 장에서의 주된 주제는 다음과 같다. (1) 권력은 관리될 수도, 남용될 수도 있는 조직 내의 고유한 힘이다. (2) 정치는 권력이 드러나는 수단이다. (3) 협상을 통한 갈등 관리는 조직 내의 권력과 갈등을 처리하는 하나의 방법이다. (4) 협상은 배우고 숙련시킬 수 있는, 구체적 단계를 가진 공식적, 비공식적 과정이다. 주요 초점은 권력과 정치, 갈등이라는 세 가지 원동력들이 현안과 맥락, 상호관계를 이해함에 있어서 적극적인 역할을 필요로 한다는 점이다. 이는 경영자가 조직 내에 현존하는 권력의 역동성이 이득이 되고 집합적인 성과를 산출하는데 사용되어야 한다는 것을 확실히 하도록 만든다. 이는 또한 경영자와 조직의 리더에게 권력이 어디에서 부적절하게 이용되는지를 밝힐 책임과 조직 정치의 이용이 어디에서 부적절한 권력 남용을 감추는지에 대해 밝혀야 할 책임을 부여한다.

권력과 정치는 조직 내에서 갈등을 유발한다. 갈등은 무시해서는 안될 불가피한 사실이고, 갈등 관리를 통해 다루어져야 한다. 효과적인 협상 활동을 배우고 익힘으로써, 조직 내 개인은 생산적이고 조직적으로 이로운 방법을 통해 갈등을 해결하는 역량을 갖추게 된다. 조직은 수많은 상호작용과 관계의 집합장소로서 권력과 정치의 이용과 응용을 위한 바탕이 된다. 제대로 운영되는 조직의 정상 범위 내에서 권력과 정치의 두 가지 역학을 보는 것은 바로 이러한 현실의 재인식에서 가능하다.

요약 및 경영 가이드

1. 보건의료 조직에서 권력이 어디에서부터 나오는지를 이해한다. 권력의 원천을 알기 위해서 권력을 이해하고 관리하고자 하는 시기가 중요하다. 이것은 개인이나 집단이 직장에서 그들의 권력을 내세우는 논리를 이해하게 해주고, 잘못된 권력 이용을 제한하기 위한 목표 관리 전략에 관한 정보를 제공해준다.
2. 새로운 권력 구조의 창조는 조직 내 권력 분포를 바꾸는 최선의 방법이다. 특히, 상이한 이해 당사자들에 대하여 새로운 자원의존성을 창출하면 의사결정에서 영향력을 지닌 존재로 곧바로 바뀌게 될 것이다. 단 한 명의 이해 당사자만이 존재하기 때문에 권력 남용이 발생할 가능성이 높은 상황에서는, 자신의 지위 및 자원을 이용하기 위해서는 조직 내 다른 당사자에게 더 의존하게 함으로써, 권력 남용을 막을 수 있다.
3. 한 쪽 당사자가 다른 당사자에게 통제권을 행사하려고 시도하는 조직 상황을 항상 밝히고 평가해야 한다. 현재의 조건에서 나타나는 서로 다른 통제 시도들을 연구함으로써 누가 자신의 권력과 영향력을 행사하려고 시도하는지에 대해 잘 알 수 있게 된다. 이는 권력 사용을 관리하는 효과적 전략을 빠르게 발전시킬 수 있다.
4. 모든 권력은 관계 속에 있다. 진정 권력을 이해하려면, 조직을 정의하는 다양한 관계의 유형과 함께 더 중요하게는 이 관계들이 어떻게 드러나는지를 알아야 한다. 이것은 일상적인 매일의 상황 속에서 나타나는 관계를 관찰하는 것을 말한다.
5. 주어진 주제 혹은 자신들에게 특별히 중요한 주제에 기초해서 서로 반대하거나 협동하는 개인 및 집단 연합이 계속해서 변화하는 장소로서의 조직을 바라보고 관리하려고 노력하라. 이 관점은 서로 다른 관심들 사이의 질서를 유지한다는 의미에서 관리직 업무를 매우 벅찬 정치적 도전으로 만들 수 있다. 하지만 이는 조직에 중요한 주제를 생산적인 방식으로 다루는 개별 주제 연합을 양성하는 방법뿐만 아니라, 관리자가 변화의 장벽을 이해하는 데에 도움이 되는 현실적인 관점을 제시한다.
6. 같은 직업이라고 해서 모두가 같은 권력을 가졌다고 가정해서는 안 된다. 예를 들어, 모든 의사나 간호사가 권력을 만들어 내고 이용하는 데에 동등한 지위를 차지하는 것은 아니다. 어떤 의사와 간호사는 다른 이들보다 더 큰 영향력을 가질 수 있고, 그러한 직업 내에서 권력이 충족되는 방식을 아는 것은 직장에 권력과 정치가 존재하는 상황을 정확하게 이해하도록 도와준다.
7. 권력 남용은 투명성, 공정성, 조직 내 신뢰와 같은 원칙을 추구함으로써 주도적으로 피할 수 있다. 이 원칙들은 윤리적인 조직문화를 위해 모든 직원들이 배우고 받아들이고 이용할

수 있는 구체적 행동과 가치로 전환될 수 있다.

8. 스스로 협상 경험이 많다는 이유만으로 자신을 협상 전문가로 가정하지 말라. 대부분의 사람들은 실제보다 긍정적으로 과거의 결과를 평가하는 후판단 편향(hindsight bias)을 갖고 있다. 갈등을 해결하는 데에는 자신에게 익숙한 방식 외에도 많은 방법들이 있음을 깨달아라.
9. 권한을 갖고 있다는 사실만으로 그 권한을 이용하려 하지 말라. 갈등 관리의 맥락에서 권력의 공적 이용 그리고 최선의 해결로 이어지지도 않을 경쟁 전략은 피하라. 이것은 특히 처음 부임한 경영자에게 문제가 된다.
10. 협상 시 합의의 이행에 대해 생각하라. 즉, 이 합의가 당신에게 향후 한 주, 한 달, 한 해 동안 상대방과의 관계에 어떤 영향을 미칠지 생각하라. 협상을 수행할 다른 사람이나 방법이 없다는 것을 안다면, 협상테이블을 떠나기 전에 문제를 해결하라.
11. 교착상태에 빠졌다면 휴식을 취한 후 재평가하라. 감정적으로 치우친 협상은 창의적 사고 및 문제해결을 막을 뿐 아니라 관계를 악화시키고 앞으로 있을 협상에서의 자신감에도 손상을 입힌다. 교착상태에 빠질 경우 이 점을 생각하고, 상대방에게 휴식을 요구한 후 생각해보라.
12. 갈등 해결 시, 다른 사람들로부터 조언을 구하라. 보통 갈등 상황에 처하게 되면 상황의 모든 측면을 객관적으로 보기 어렵다. 이것은 우리가 편향된 존재이기 때문이다. 우리는 단순히 달성하고자 하는 위치에 있기 때문에, 무의식적으로 스스로가 옳다고 생각한다. 조언자이든지 협상과는 상관 없는 친구든지, 아니면 협상의 중재자든지 상관 없이 세 명의 조언자는 당신이 협상과정을 잘 헤쳐 나가고 창의적인 해결책을 생각해내도록 도와줄 것이다.
13. 협상에서 상대방으로부터 "긍정"의 답변을 듣고자 원한다면 상대방에게 충분히 줘야 한다는 점을 기억하라. "긍정"의 답변을 듣는 것은 궁극적으로 당신이 원하는 것을 얻는 것이기 때문이다. 당신이 오로지 자신의 관심과 그 관심을 충족시키는 직위에만 초점을 두고 있다면, 당신은 상대방의 관심은 무시하고 있는 것이며, 이는 당신이 상대방을 동의하도록 이끌 수 있는 능력을 저하시킬 것이다.

참고 문헌

Adamson, R. E., & Taylor, D. W. (1954). Functional fi xedness as related to elapsed time and to set. *Journal of Experimental Psychology,* 47(2), 122–126.

Alford, C. F. (2001). *Broken lives and organizational power.* Ithaca, NY: Cornell University Press.

Armstrong, K. A., Rose, A., Peters N., Long, J. A., McMurphy, S., & Shea, J. (2006). Distrust of the health care system and self–reported health in the United States. *Journal of General Internal Medicine,* 21(4), 292–297.

Ashforth, B. E., & Johnson, S. A. (2001). Which hat to wear? The relative salience of multiple identi–ties in organizational contexts. In M. A. Hogg & D. J. Terry (Eds.), *Social identity processes in organizational contexts* (pp. 31–48). Philadelphia, PA: Psychology Press.

Axelrod, R. (1984). *The evolution of cooperation.* New York: Basic Books.

Barsade, S. G. (2002). The ripple effect: Emotional contagion and its influence on group behavior. *Administrative Science Quarterly,* 47, 644–675.

Bazerman, M. H., & Gillespie, J. J. (1999). Betting on the future: The virtues of contingent contracts. *Harvard Business Review, 77,* 155–160.

Blau, P. M. (1964). *Exchange and power in social life.* New York: John Wiley.

Brass, D. J., Burkhardt, M. E., & Marlene, E. (1993). Potential power and power use: An investigation of structure and behavior. *Academy of Management Journal,* 36(3), 441–471.

Burawoy, M. (1979). *Manufacturing consent.* Chicago: University of Chicago Press.

Carnevale, P. J., & Probst, T. M. (1998). Social values and social confl ict in creative problem solving and categorization. *Journal of Personality and Social Psychology,* 74, 1300–1309.

Cialdini, R. B. (2001). The science of persuasion. *Scientifi c American,* 143–148.

Cramton, C. D. (2001). The mutual knowledge problem and its consequences for dispersed collaboration. *Organization Science,* 12, 346–371.

Crozier, M. (1964). *The bureaucratic phenomenon.* Chicago: University of Chicago Press.

Dahl, R. A. (1957). The concept of power. *Behavioral Science,* 2, 201–215.

De Dreu, C. K. W., & Weingart, L. R. (2003). Task versus relationship confl ict, team performance, and team member satisfaction: A meta–analysis. *Journal of Applied Psychology, 88,* 741–749.

Eagly, A. H., & Chaiken, S. (1993). *The psychology of attitudes.* Orlando, FL: Harcourt Brace Jovanovich.

Eisenhart, K. M., & Bourgeois, L. J. (1988). Politics of strategic decision making in high–velocity en–vironments: Toward a midrange theory. A*cademy of Management Journal,* 31(4), 737–770.

Finkelstein, S. (1992). Power in top management teams: Dimensions, measurement, and validation. *Academy of Management Journal,* 35(3), 505–538.

Fisher, R., & Ury, W. L. (1983). *Getting to yes: Negotiating agreement without giving in.* New York: Penguin Books.

Freidson, E. 1970. *Profession of medicine.* Chicago: University of Chicago Press.

Fukuyama, F. (1995). Trust: The social virtues and the creation of prosperity. New York: Free Press.

Galinsky, A. D. (2004). Should you make your fi rst offer? *Negotiation Journal,* 7, 1-4.

Gerstner, L. (2002). *Who says elephants can't dance?* New York: Harper Business.

Hardy, C., & Clegg, S. R. (1996). Some dare call it power. In S. Clegg, C. Hardy, & W. Nord (Eds.), *Handbook of organizational studies* (pp. 622-640). Thousand Oaks, CA: Sage Publications.

Hart, P., & Saunders, C. (1997). Power and trust: Critical factors in the adoption and use of electronic data interchange. *Organization Science,* 8(1), 23-42.

Hatcher, T. (2002). Ethics and HRD: A new approach to leading responsible organizations. Cambridge, MA: Persuns Publishing.

Hickson, D. J., Hinings, C. R., Lee, C. A., Schneck, R. E., & Pennings, J. M. (1971). A strategic con-tingencies theory of intraorganizational power. *Administrative Science Quarterly,* 16(2), 216-229.

Hoff, T. J. (2003). The power of frontline workers in transforming government: The Upstate New York Veterans Healthcare Network. Washington, DC: IBM Endowment for the Business of Government.

Horrocks, S., Anderson, E., & Salisbury, C. (2002). Systematic review of whether nurse practitioners working in primary care can provide equivalent care to doctors. *British Medical Journal,* 324(7341), 819-823.

Ibarra, H., & Andrews, S. B. (1993). Power, social infl uence, and sense making: Effects of network centrality and proximity on employee perceptions. *Administrative Science Quarterly,* 38(2), 277-303.

Jehn, K. (1997). Affective and cognitive confl ict in work groups: Increasing performance through value-based intragroup conflict. In C. K. W. De Dreu & E. Van de Vliert (Eds.), Using conflict in organizations (pp. 87-100). London: Sage.

Locke, E. A., & Latham, G. P. (1990). *A theory of goal setting & task performance.* Englewood Cliffs, NJ: Prentice Hall.

Malhotra, D. (2004). Trust and reciprocity decisions: The differing perspectives of trustors and trusted parties. *Organizational Behavior and Human Decision Processes,* 94, 61-73.

Martin, J. (1992). *Cultures in organizations: Three perspectives.* New York: Oxford University Press.

Mayes, B. T., & Allen, R. W. (1977). Toward a definition of organizational politics. *The Academy of Management Review,* 2(4), 672-678.

McEvily, B., Perrone, V., & Zaheer, A. (2003). Trust as an organizing principle. *Organization Science,* 14(1), 91-103.

Merton, R. K. (1968). *Social theory and social structure.* New York: Free Press.

Mintzberg, H. (1983). *Power in and around organizations.* Englewood Cliffs, NJ: Prentice Hall.

Mintzberg, H., Raisinghani, D., & Theoret, A. (1976). The structure of "unstructured" decision processes. *Administrative Science Quarterly,* 21(2), 246–275.

"Objective." (2009). In *Merriam–Webster Online Dictionary.* Retrieved November 15, 2009, from http://www.merriam–webster.com/dictionary/objective.

Perrow, C. (1989). *Complex organizations: A critical essay.* New York: McGraw–Hill.

Pew Internet and American Life Project. (2002). Counting on the Internet: *Most fi nd the information they seek, expect.* Washington, DC.

Pfeffer, J. (1981). *Power in organizations.* Boston, MA: Pitman Publishing.

Pfeffer, J., & Salancik, G. R. (1978). *The external control of organizations: A resource dependence perspective.* New York: Harper and Row.

Pruitt, D. G., & Rubin, J. Z. (1986). *Social conflict: Escalation, stalemate, and settlement.* New York: Random House.

Ragins, B. R. (1993). Gender gap in the executive suite: CEOs and female executives report on breaking the glass ceiling. *The Academy of Management Executive*, 12(1), 28–42.

Salancik, G. R., & Pfeffer, J. (1977). Who gets power—and how they hold on to it: A strategic con–tingency model of power. *Organizational Dynamics,* 3–21.

Schein, E. H. (1992). Organizational culture and leadership. San Francisco: Jossey–Bass.

Sitkin, S. B., & Stickel, D. (1996). The road to hell: The dynamics of distrust in an era of quality. In R. M. Kramer & T. R. Tyler (Eds.), *Trust in organizations.* Englewood Cliffs, NJ: Prentice Hall.

Slater, R. (1999). *Jack Welch and the GE way.* New York: McGraw–Hill.

Starr, P. (1982). *The social transformation of American medicine.* New York: Basic Books.

Staw, B. M., Sandelands, L. E., & Dutton, J. E. (1981). Threat–rigidity effects in organizational be–havior: A multilevel analysis. *Administrative Science Quarterly,* 26, 501–524.

Thibodeaux, M. S., & Powell, J. D. (Spring, 1985). Exploitations: Ethical problems of organizational power. *SAM Advanced Management Journal,* 42–44.

Thompson, L. L. (2005). *The mind and the heart of the negotiator* (3rd ed.). Upper Saddle River, NJ: Prentice Hall.

Tversky, A., & Kahneman, D. (1974). Judgment under uncertainty: Heuristics and biases. *Science,* 185, 1124–1131.

Wachter, R. M., & Shojana, K. G. (2004). *Internal bleeding.* New York: Rugged Land.

Weber, J. M., Malhotra, D., and Murnighan, J. K. (2005). Normal acts of irrational trust, motivated at–tributions, and the process of trust development. In B. M. Staw and R. M. Kramer (Eds.), *Research in organizational behavior* (Vol. 26, pp. 75–102). New York: Elsevier.

Weber, M. (1978). *Economy and society: An outline of interpretive sociology* (2 vols.) (G. Roth & C. Wittich, Eds.). Berkeley: University of California Press.

Weingart, L. R., Brett, J. M., Olekalns, M., & Smith, P. L. (2007). Conflicting social motives in negotiating groups. *Journal of Personality and Social Psychology,* 93, 994-1010.

Westheafer, C. (2000). Integrating perspectives within a framework: Taming the dark side. *Organizational Development Journal,* 18(3), 63-74.

Whitener, E. M., Brodt, S. E., Korsgaard, M. A., & Werner, J. M. (1998). Managers as initiators of trust: An exchange relationship framework for understanding managerial trustworthy behavior. *Academy of Management Review,* 23(3), 513-530.

Wilson, J. Q. (1989). *Bureaucracy: What government agencies do and why they do it.* New York: Basic Books.

제8장

복잡성, 학습 및 혁신의 관리

Bryan J. Weiner & Christian D. Helfrich
역자: 김양균

개 요

- 복잡계로서의 의료기관
- 복잡성과 피드백: 자세히 살펴보기
- 조직 학습
- 혁신과 학습
- 복잡성, 학습, 그리고 혁신의 관리

학습 목표

이 장을 읽고 나면

1. 의료기관을 복잡한 시스템으로 만드는 특성을 확인할 수 있다.
2. 조직 학습을 촉진하는 다섯 가지 수련을 설명할 수 있다.
3. 조직 학습이 실제로는 왜 실행이 어려운지 설명할 수 있다.
4. 세계적 혁신이 어떻게 개발되는지 설명할 수 있다.
5. 혁신에 대한 흔한 믿음과 오해를 확인할 수 있다.
6. 조직적 학습과 혁신의 촉진을 위한 전략을 논할 수 있다.

핵심 용어

개인적 숙련(Personal Mastery)
공유된 비전(Shared Vision)
균형 피드백 루프(Balancing Feedback Loops)
단일순환학습(Single-Loop Learning)
동적복잡성(Dynamic Complexity)
발견(Discovery)
복잡계(Complex Systems)
생성 학습(Generative Learning)
세부복잡성(Detail Complexity)
시스템 사고(Systems Thinking)
실험(Testing)
이중순환학습(Double-Loop Learning)
적응 학습(Adaptive Learning)
정신적 모형(Mental Models)
정책 저항(Policy Resistance)
조직 학습(Organizational Learning)
조합복잡성(Combinatorial Complexity)
출현(Emergence)
팀 학습(Team Learning)
피드백 루프 강화(Reinforcing Feedback Loops)
학습(Learning)
학습 조직(Learning Organization)
혁신(Innovation)

현장 사례: 실수를 통해 배우다 - 접근성계획에 의해 발생한 문제점이 환자중심 메디컬홈의 해법으로 탈바꿈하다

미국의 Group Health Cooperative는 2002년에 일차 의료의 접근성과 효율성을 개선하기 위한 계획을 야심차게 론칭했다. Group Health는 혼합모형 건강관리기관(Health Maintenance Organization; HMO)으로써 Washington 주 Seattle에 본부를 두어 Washington 주와 Northern Idaho에 거주하는 약 50만 명의 회원에게 서비스를 제공하고 있다. 1990년대 말, HMO는 가입된 보험자가 유지되는 비율은 일정한 반면 신규가입률은 16% 하락하는 것을 목격하게 되었다. 감소하는 가입률과 수입에 당면하여(Robert Wood Johnson Foundation, 2008) Group Health는 접근성계획(Access Initiative)를 마련하였다. 이 계획은 Institute of Medicine의 환자중심의료 원칙을 기준으로 변화의 주요 범주를 포함하였다: 1) 웹기반 제공자 보안메시징, 2) 일차의료팀의 재설계, 3) 의사에 대한 새로운 생산성 기준 보상체계 구축, 4) 전문의에 대한 회원의 직접 접근 허가 등이 여기에 해당된다. Group Health는 접근성계획을 통해 몇 가지 기대편익을 인식하였다: 1) 전반적인 환자만족도 향상, 2) 구체적인 접근성 차원에서의 환자만족도 향상; 이에는 필요시 의사를 볼 수 있고 진료예약에 소요되는 시간의 최소화를 포함(Ralston *et al.*, 2009), 3) 정직원당 상대가치단위와 환자당 비용 측면 모두에서의 효율성 개선(Conrad *et al.*, 2008)이 해당된다.

그러나 접근성계획은 제공자의 업무량 증가와 제공자 만족도의 감소를 가져오게 되었다. 제공자는 일상적으로 일당 12~15시간에 걸쳐 근무하고 정신적으로 극도의 피로감을 느끼는 것으로 보고되었다. 이와 관련한 결과는 제공자가 행정적으로는 요구되지만 임상적으로는 도움이 되지 않는다고 판단한 정보를 의료기록에 넣지 않게 된 것을 포함한다(Tufano, Ralston and Martin, 2008). 동시에 심각한 문제는 의료의 질 인디케이터의 하락과 특수의료, 응급의료, 입원일수 등 서비스 '하류'에서 환자 이용의 증가가 관측되기 시작한 것이다(Reid *et al.*, 2009; Robert Wood Johnson Foundation, 2008).

이렇듯 예기치 않고 원치 않는 결과(즉, 실수) 때문에 Group Health는 접근성계획이 접근성과 효율성 추구 과정에서 경시한 일차의료의 이상(Ideal) 일부를 드높이기 위해 시범사업을 론칭하였다(Ralston *et al.*, 2009). 가장 눈에 띄는 것은 시범사업에서 접근성계획의 두 가지 구성요소를 뒤바꾼 것이다: 1) 제공자 패널의 규모를 획기적으로 줄였으며, 2) 성과기준 급여인센티브에서 제공자를 제외시켰다. 또한 시범사업은 환자에 대한 연락(예: 응급실 방문 후 체계적 Follow-up), Point-of-care(POC) 절차(예: 의사와 의사보조직의 페어링), 조직구조(예: 일차의료팀 구성원들의 결합) 및 경영 절차(예: 일별 팀 회의). 이를 위해 HMO는 큰 규모의 투자를 집행하였다. 구체적으로 의사직은 15%, 의사보조직은 17%, 임상약사는 72%의 인력이 증원되었다. 또한 더 작아진 패널 규모와 증가된 내원시간에 대응하기 위해 환자의 25%를 새 제공자에 재배정하였다(Reid *et al.*, 2009).

결과는 희망적이었다. 통제 클리닉(접근성계획 클리닉)에 비교하여 시범 클리닉에서는 일곱 개의 환자만족도 지표 중 여섯 개의 지표가 개선되었다. 통제 클리닉에서 근무하는 의사의 30%가 극도의 정신적 피로도를 보고한 반면 시범 클리닉에서는 10%가 피로도를 보고하였으며, 의료의 질 지표가 개선되었다. 또한 Group Health는 응급실 방문빈도가 적절 규모로 감소하여 인력충원에 따른 비용 증가와 전문의 방문횟수의 예기치 않은 증가 비용 모두를 만회할 수 있음을 관찰하였다. 이에 따라 시범사업 시행 12개월 후 비용은 모두 회수되었다.

Commonwealth Fund 등(McCarthy, Mueller and Tillman, 2009)은 시범사업을 국가적 차원에서 환자중심 메디컬홈의 모형이 될 수 있다고 홍보하였다. 그러나 이야기는 여기에서 끝나지 않는다. 결국 시범사업은 단지 시범사업일 뿐이었다. Group Health Cooperative의 나머지 19개 클리닉에 대한 메디컬홈 개념의 확산은 계속 진행 중이다. 본 사례의 경험에 따르면 메디컬홈으로 인해 새로운 문제가 대두되었다. 예를 들어 시범사업을 통해 이미 전문의 방문횟수가 예기치 않게 증가한 것이다. Group Health가 당면한 과제는 미래에 실수를 회피하는 것이 아니라 학습과 추가적 혁신의 기회로 삼기 위해 새로운 문제점을 찾는 것이다.

목적

미국 Group Health Cooperative의 접근성계획(Access Initiative)과 이후의 환자중심 메디컬 홈(Medical home) 시범사업 사례("현장 사례: 실수를 통해 배우다" 참조)는 이번 장에서 다룰 세 가지 주제를 나타내고 있으며, 이는 다음과 같다: 1) 의료기관은 예측 가능하거나 불가능한 방식으로 자극에 반응하는 복잡계이다; 2) 복잡계 관리를 위해서는 조직 학습이 필수적이다; 3) 실수나 예상치 못한 결과는 학습이 발생한다면 참신함과 혁신의 토대가 될 수 있다.

경영자에게 있어 의료기관의 가장 당혹스러운 특징 중 하나는 바로 이들 의료기관이 직관에 반하는 행동을 자주 보인다는 것이다. 미국의 건강관리기관(Health Maintenance Organization; HMO)은 의사들이 좀 더 저렴한 제네릭 의약품을 처방하도록 했으나, 결과적으로는 의사 처방 행동의 의도치 않은 변화로 인하여 의약품 비용이 낮아지기는커녕 더욱 높아지게 되었다. 병원들은 제조환경에서 효과성이 입증된 품질경영 도구나 기법을 실행하지만, 의료의 질은 향상되는 것이 아니라 오히려 떨어지는 경우가 있다. 집단의료(Physician group practice)에서는 전자의무기록시스템(Electronic medical record; EMR)을 도입하여 처음 몇 개월 동안은 의료사고가 줄어들지만 이후에는 오히려 도입 전보다 높은 수준으로 악화될 수 있다. 또한 간호부장은 직무 만족과 유지를 위해 근무 시간 자유 선택제를 도입하지만, 간호사들로서는 근무 시간 배정에 대한 예측 가능성이 떨어져 더 긴 시간을 근무하게 됨에 따라 사기가 저하되고 이직률이 증가하는 경우도 있다.

사회 시스템은 우리가 원하거나 예측하는 대로 행동하는 경우가 거의 없다. 예상치 못한 결과로 인해 어제의 해결책이 오늘의 문제점이 된다. 변화를 도입하려는 노력은 현상 유지를 추구하는 반대세력에 부딪힌다. 이전에는 잘 작동하거나 다른 분야에서 잘 작동한 해결책을 적용해도 더 이상은 작동하지 않거나 우리에게는 작동하지 않을 수 있다. 이에 따라 더욱 열심히 노력하고 더 큰 열정을 가지고 해법을 적용한다 해도 문제는 더 커질 뿐이다. 아니면 해법이 작동하더라도 동시에 유해한 부작용을 수반하여 질병보다 치료법이 오히려 더 심각해보일 수도 있다.

반직관적 역학관계를 이해하고 완화하기 위해 의료계의 리더들은 조직이 어떻게 작동하고 개선되며 변화할 수 있는지 다시금 생각해볼 필요가 있다. 본 장에서는 의료기관을 미래 상태가 예측 불가능한 복잡계(Complex systems)로 보는 관점을 소개한다. 더불어 혁신과 변화를 합리적이고 통제 가능한 절차가 아닌 복잡하고 불확실하며 비선형 배열인 사건 및 활동으로 간주한다. 이러한 혁신과 변화는 흔히 제한적이고 결함이 있을 수밖에 없는 지각력에 의해 주도된다. 이러한 관점들을 연결하고 통합하는 것이 **학습 조직**의 개념이며, 이러한 조직에서 혁신과 변화는 일상적인 것과 동시에 추가적 학습을 위한 투입물이다(McGill & Slocum, 1993). 본 장에서는 복잡성, 학습 및 혁신을 관리하는 지침을 제시하며 마무리한다.

복잡계로서의 의료기관

경영학 이론은 그 시대의 '지배적 발상(Idea)'을 반영한다. 지난 세기 초 경영학 이론들은 사회 시스템에 대하여 뉴턴 물리학의 영감을 받아 기계론적 관점을 수용하였다(제1장 참조). 1960년대와 1970년대의 경영학 이론은 사회 시스템에 대하여 생물학, 생태학 및 진화론의 발전을 반영한 유기적 관점을 취하였다. 1990년대부터는 기상학, 생물학, 물리학, 화학 및 수학 등에서 새롭게 생겨난 복잡성의 과학을 학자 및 실무자들이 받아들이면서 새로운 경영학적 발상들이 등장하게 되었다(Arndt and Bigelow, 2000; Begun, 1994; Burns, 2005; Lemak and Goodrick, 2003; Plsek and Greenhalgh, 2001; Senge, 2006; Stacey, 1995; Wheatley, 2006). 이 관점에 따르면 조직은 혼돈의 가장자리에서 운영되는 동적이고 비선형적인 시스템으로써 끊임없이 변화하고, 절대 예측 가능한 패턴에 안주하지 않지만 제한 범위 내에서 복잡한 질서의 형태를 나타낸다.

기상시스템, 식민지, 인간경제 그리고 의료기관 간에는 어떠한 공통점이 있을까? 이들은 모두 **복잡계**(Complex systems)로써 새로운 행동을 생성하는 상호작용 및 상호의존적 부분들의 배열이다. 즉, 집단의 행동은 개별 부분의 행동을 기준으로 예측할 수 없다. 모든 시스템이 복잡계는 아니다. 복잡계는 세 가지 특성으로 정의된다. 첫째, 복잡계는 풍부하게 상호연결되어 있다. 즉, 시스템 요소는 다양한 방식으로 연결되어 있으며, 이러한 연결은 반응성의 수준에 따라 달라진다(Marion & Bacon, 2000). 어떤 연결은 매우 빠르고 강하게 반응하며, 어떤 연결은 느리고 약하게 반응하고, 어떤 연결은 시기 적절성과 강도의 측면에서 중간 수준으로 반응한다. 경영학 이론은 오랫동안 조직이 수많은 다양한 상호 의존적 부분으로 구성되어 있다고 인식해왔다. 복잡성 이론에 따르면 조직은 단순히 개방형 시스템이 아니라 '엄청나게 얼기설기 얽힌' 시스템이다(Begun, Zimmerman, and Dooley, 2003).

둘째, 복잡계는 비선형이다(Stacey, 1995). 선형시스템에서 출력물(Output)은 입력물(Input)에 정비례한다. 작은 원인은 작은 효과를 내며 큰 원인은 큰 효과를 낸다. 반면 비선형시스템에서 출력물은 입력물에 정비례하지 않는다. 작은 원인은 큰 효과를 낼 수도, 작은 효과를 낼 수도, 아니면 아무런 효과를 내지 않을 수도 있으며, 이는 시스템 내에서 작용하는 인과순환(Cause and effect loop)의 복잡한 사슬에 달려 있다. 비선형성은 밀도 높은 상호연결성과 결합되어 복잡계 내의 행동을 신뢰성 있게 예측하는 것을 불가능하게 만든다.

셋째, 복잡계는 동적(dynamic)이다. 시스템은 변화를 위한 능력이 있을 뿐만 아니라 이전의 상태가 현재 사건에 영향을 줄 수도 있다. 경영학 이론은 종종 시간과 역사의 중요성을 무시한다는 비판을 받는다(Pettigrew, 1985). 복잡성 이론은 시스템의 역사를 무시할 수 없다고 주장한다. 주어진 상황에 대해 개인이 당면하는 일련의 의사결정은 해당 개인이 과거에 내린 의사결정에 제한되며, 이는 과거 상황이 더 이상 존재하지 않는 경우에도 마찬가지이다.

이러한 특성 – 상호연결성, 비선형성, 역동성 – 들로 인해 복잡계는 예측이 불가능해지고 관리가 어렵게 된다. 경영자는 조직의 한 부분 내에서 일어나는 겉으로는 작고, 점진적이며, 국소적인 변화가 조직의 다른 부분에 대하여 상당히 빠르게 크고 원치 않는 효과를 생성하는 것에 방심하지 말아야 한다. 예를 들어 중환자실(ICU)의 기본운영절차에 작은 변화가 생기면 급격히 일반간호병동의 병상부족과 수술실 일정의 혼란상태가 생길 수 있다. 마찬가지로 정보시스템의 환자접수문제를 해결하기 위한 가벼운 '기술적' 조정(Fix)은 매우 큰 금액의 청구 손실로 이어질 수 있다. 우리의 일반적 생각과는 달리 효과는 원인에 항상 정비례하는 것은 아니며, 인과 역시 시간과 공간에 항상 밀접히 연관되어 있지만은 않다.

이와 유사하게 복잡계 내에서 초기 조건의 작은 차이는 여러 다른 개발경로로 이어진다. 동일한 당뇨병 등록(Diabetes registry)을 실행하기 위한 재원, 경영지원 및 기술지원의 수준이 비슷한 보건소 두 곳이 있는 경우, Physician champion[1)]이 타 제공자 및 직원에 대하여 변화 노력의 틀을 마련하는 데 있어 작은 차이에 따라 매우 다른 궤도를 따르게 되며, 굉장히 다른 결과를 경험하게 된다. 초기 조건에 대한 복잡계의 민감도를 고려하여 복잡계 과학은 한 곳의 의료기관에서는 잘 작동했던 프로그램, 절차 또는 관행이 다른 의료기관에서는 올바르게 작동하지 않거나 전혀 작동하지 않을 수 있다고 주장한다(Wheatley, 2006).

마지막으로 복잡계는 매우 다양한 환경적 특성에 의해 조정될 수 있다. 복잡계 이론에 따르면 복잡계는 매우 강건하여 타 시스템에 의한 동요나 침입에 저항한다(Marion & Bacon, 2000). 의료기관은 정책 및 시장충격(예: 포괄수가제, 관리의료)과 운영 조건 상의 느리고 누적된 변화에 대해 놀라운 조정 능력이 있음을 보여왔다(Begun & Lake, 2001). 이는 물론 감탄스럽긴 하지만 이러한 탄성(Resiliency)은 **정책 저항**을 일으킨다. 정책 저항이란 시스템의 반응에 의해 개입 자체가 지연, 희석 또는 무산되는 경향을 일컫는다(Sterman, 2000). 의료기관은 종종 정책입안자, 경영자, 임상의 및 환자가 깜짝 놀랄 만큼 우리를 혼동시키고 의도를 좌절시키는 방식으로 반응한다.

아이러니하게도 복잡계를 당혹스럽고 마치 관리 불가능한 것으로 만드는 특성들은 동시에 혁신, 창조성 및 참신함을 위한 끊임없는 잠재력이 된다. 복잡계가 예측 불가능하게 행동함에도 불구하고 무작위(Random)로 행동하지는 않는다. 오히려 복잡계는 질서의 복잡한 형태를 나타내며 Ralph Stacey(1995)는 이를 '제한적 불안정성(Bounded instability)'이라 칭한다. 이 상태에서 복잡계의 행동은 본질적으로 예측 불가능한 경로를 따르지만, 이러한 행동에는 명백한 제한선이 있다. 시간이 흐름에 따라 시스템 행동의 특정 방향은 예측할 수 없지만 우리는 장기적 행동에 대한 패턴을 파악할 수 있으며, 단

1) Physician Champion: 교육을 제공하거나 특정 원인 또는 제품 등을 옹호하고, 임상지침, 프로토콜, 연구 근거 등의 확산 및 실행을 위해 관련 직원을 지원하는 전문가.

기적 행동에 대하여 어느 정도 정확한 예측을 내릴 수 있다. 기상학을 예로 들자면, 우리는 지금으로부터 3주 후의 날씨가 어떨지 정확하게 예측할 수는 없지만 내일 또는 모레의 날씨가 어떨지는 꽤 정확하게 예측할 수 있다. 더욱이 오늘로부터 수일 이후의 기상 패턴은 정확히 예측할 수 없을지라도 장기적인 기온, 강수량 및 습도에 대한 어느 정도의 패턴은 파악이 가능하다.

복잡성 중심 경영학자들은 조직 역시 제한적 불안정성을 보인다고 주장한다(Black, 2000; Fitzgerald, 2002; Hock and VISA International, 1999; Stacey, 1995; Tetenbaum, 1998). 즉, 조직은 절대 안정 균형(Stable equilibrium)에 정착하지는 않지만 일반적으로 산산조각나지도 않는다. 질서(안정)와 혼돈(불안정) 간에는 중간 영역이 있으며 일부 학자들은 이를 시적인 표현으로써 '혼돈의 가장자리'라 칭한다(Hock and VISA International, 1999). 조직이 혼돈의 가장자리에서 운영할 경우 참여자 또는 관찰자가 예측하거나 기대하지 않은 새로운 발상, 제품, 관행 및 관계가 생겨난다. 복잡성 이론가들은 이러한 현상을 출현(Emergence)이라 칭한다. 복잡성 중심 경영학자들에 따르면 경영자의 과제는 질서(안정) 또는 혼돈(불안정)의 영향력에 굴복하는 것이 아니라 지속적 혁신과 적응성이 가능한 혼돈의 가장자리에서 조직을 지속시키는 것이다(Brown and Eisenhardt, 1997; Jenner, 1998; Tetenbaum, 1998).

그렇다면 복잡성 과학에 따라 의료경영자는 어디에 위치할까? 복잡계를 어떻게 관리해야 할까? 복잡성 과학을 통해 새로운 경영학 이론은 생겨나지 않고 있다. 그러나 학자들과 실무자들은 경영 측면에서 두 가지의 시사점을 도출하였다. 첫째, 만약 의료기관을 복잡계의 개념으로써 받아들인다면 의료기관에서 혁신, 성과 및 변화가 어떻게 일어나는지에 대한 우리의 사고에 새로운 개념과 도구가 필요하다(Minzberg, 1994; Senge, 2006; Stacey, 1995). 구체적으로 복잡성과 피드백에 대한 우리의 발상을 자세히 들여다봐야 할 것이며, 아마도 우리가 내리는 의사결정의 영향을 시뮬레이션하기 위한 시스템 역학과 기타 모형접근법을 활용해야 할 것이다. 둘째, 의료기관을 복잡계로 바라보는 것은 경영자의 역할에 대한 사고에 있어 근본적인 변화를 수반한다(Beeson and Davis, 2000; Rowe and Hogarth, 2005; Sullivan, 1999; Tetenbaum, 1998; Wheatley, 2006). 복잡성 과학은 경영 통제의 제약과 복잡계 내 변화를 불러일으키려는 노력으로 인해 발생하는 정책 저항에 주목한다. 복잡성 과학의 관점에 따르면 경영은 시스템을 '전체'로 보고, 작은 변화를 큰 효과로 전환시키는 레버리지 지점(Leverage point)을 탐색하며, 조직구성원으로 하여금 실시간으로 학습하고 임시변통으로 처리할 수 있는 조건을 생성하는 것을 포함한다(Senge, 2006). 이후 절에서는 혁신과 학습의 맥락에서 복잡성 과학의 두 가지 시사점에 대하여 탐구한다.

| 토론 | 복잡계는 어떻게 관리할 것인가?

복잡계 내에는 아직도 계획, 조직화, 의사결정 및 통제 등의 고전적 관리과업에 대한 역할이 있는가? 일부 경영학자 및 실무자들은 조직의 생존을 위해서 관리자가 '통제, 상황 파악 및 안정성 추구'에 대한 집착을 버려야 한다고 주장한다(Berquist, 1993; McDaniel, 1997; Vaill, 1989; Wheatley, 1992). 다른 학자들은 고전적 관리과업이 아직도 복잡계의 일정 부분을 차지한다고 주장한다. 예를 들어 Stacey(1995)는 복잡계 내에서 적합한 관리 및 리더십 접근법 선택은 두 가지 요인에 의해 결정된다고 제안하였다. 한 요인은 인과관계("X를 행함으로써 발생하는 Y")에 대한 확실성의 양이며, 다른 한 요인은 어떤 사안이나 의사결정("우리는 어떻게 해야 되는가?")에 대한 합의의 양이다. 확실성이나 합의의 정도가 높을 경우, 고전적 관리과업은 주효하다. 예를 들어 Plsek & Greenhalgh(2001)가 관찰한 바에 따르면 정기적으로 담낭수술을 수행하는 수술팀은 성공적인 결과로 이어지는 수술절차에 대하여 높은 확실성을 보이는 동시에 협업에 대하여 높은 합의를 보였다. 이러한 상황을 관리하는 경우에는 미래를 예측하기 위해 과거의 데이터를 활용하고, 결과를 달성하기 위해 행동경로를 계획하며, 변이(Variation)를 줄이기 위해 실제결과와 예측결과 간의 차이를 모니터링한다. 불확실성이 높고 의견충돌이 만연한 경우에는 일반적으로 큰 혼란이 야기된다. 이러한 상황에서는 소수의 관리 및 리더십 접근법만이 작동한다. 보통 수준의 확실성과 합의가 존재하는 경우, 조직은 높은 수준의 창조성과 혁신이 가능해지는 "복잡성 구역(Zone of complexity)" 또는 "혼돈의 가장자리(Edge of chaos)"에 들어서게 된다. 이 구역에서 관리자는 복잡계가 무엇을 하고 이를 어떻게 최적화하면 되는지 감히 이해할 방법이 없다. 따라서 고전적 관리접근법은 그 효과성을 상실하게 된다. 그 대신 관리자는 몇 가지 단순한 규칙을 수립하고, "괜찮은 정도"의 비전을 제시하며, 혁신을 위한 충분한 공간을 두어 이끌어가야 할 것이다.

현장 사례: 선도적 의료기관에 대한 새로운 개념

VHA, Inc의 수석 부사장인 James Robert에게 있어 자기조직화(Self-organization), 공진화(Co-evolution) 및 출현(Emergence)은 VHA의 의사 리더십 네트워크 구축을 이해하고 지도하는 데 매우 유용한 개념임이 입증되었다. 예를 들어 공진화의 개념으로 인해 Robert는 VHA 내부에 존재하는 상호의존성에 민감하게 되었다. 조직이 상호비교가 가능한 의사 진료 데이터베이스를 구축하자 VHA의 Dallas 본사, 지사 그리고 의사들 간의 관계에 변화가 일어나게 되었다. 관계가 어느 한 파트너에 의해 지배되기보다는 공진화할 때 혼자서는 만들어 내거나 예측할 수 없는 새로운 제품, 서비스 및 프로세스들이 생겨나게 된다. "우리 고객들과 공진화한다는 발상은 오늘날 가장 강력한 발상들 중 하나입니다. 이로 인해 함께 일하고 공진화하는 우리에게 장애물이 무엇인지 생각하게 되었습니다. 우리는 어떻게 하면 제공자, 고객 그리고 공급자 간의 뚜렷한 경계를 모호하게 할 수 있을까요? 결국 우리는 이 모든 것에 함께 한다는 것입니다"(Zimmerman, 1999).

복잡성과 피드백: 자세히 살펴보기

다른 복잡계와 마찬가지로 의료기관도 두 가지 유형의 복잡성을 보인다. **조합복잡성**(Combinatorial complexity) 또는 **세부복잡성**(Detail complexity)은 시스템 구성요소의 수 또는 이들 간에 존재하는 상호관계의 수로부터 발생한다(Senge, 2006). 예를 들어, 병원 내 수술실 일정의 최적화는 매우 복잡하다. 그러나 문제의 복잡성은 수많은 가능성 중에 최적의 대안을 찾는 것에 있다. 세상이 138개의 논리적이고 상호 의존적인 명제에 의해 움직인다고 해보자. 그리고 이들 명제 중 하나는 "소비자는 가장 낮은 가격의 옵션을 선택할 것이며, 모든 조건은 동일하다"이다. 이러한 138개의 명제로 인해 너무나 많은 잠재적 결과의 조합이 가능하며, 이들 조합의 평가를 위해서는 슈퍼컴퓨터가 태초 이래 아직도 계산하고 있을 것이다(Cherniak, 1986).

동적복잡성(Dynamic complexity) 또는 비선형성은 피드백 루프(Feedback loop)의 운용으로부터 발생한다(Sterman, 2006). 피드백 루프에는 두 가지 기본 유형이 있다. **피드백 루프의 강화**(Reinforcing feedback loops)는 시스템 내에서 발생하는 모든 것을 증폭 또는 심화시키는 것이다. 일상적 언어로 설명한다면 피드백 루프의 강화는 자기충족 예언(Self-fulfilling prophecy) 또는 피그말리온 효과(pygmalion effect)라 한다. 예를 들어 더 높은 질의 의료를 제공하는 공동개원(physician group practice)은 입소문을 통해 긍정적인 명성을 얻게 되어, 더 많은 진료의뢰(referral)로 이어진다. 더 많은 진료의뢰는 의료의 질을 향상시키기 위해 투자할 수 있는 많은 자원을 얻을 수 있게 한다. **피드백 루프의 균형**(Balancing feedback loops)은 시스템 내에서 발생하는 모든 것에 대응하거나 반대하는 것이다. 예를 들어 집단의료의사가 현실적으로 관리할 수 있는 환자보다 더 많은 환자를 본다면 환자 만족과 의료품질은 악화될 것이다. 시간이 지남에 따라 부정적 입소문으로 인해 위탁이 줄어들고 환자 수는 감소할 것이다. 피드백 루프의 강화가 시스템을 불균형(Disequilibrium) 쪽으로 몰고 가 성장 또는 위축에 대한 원동력이 된다면, 피드백 루프의 균형은 시스템을 균형(Equilibrium) 쪽으로 몰고 가 안정 상태 또는 목표중심 행동의 원동력이 된다. 중요한 것은 피드백 루프의 강화와 균형 모두 원하거나 원치 않는 결과를 낳을 수 있다는 것이다.

조합 또는 세부복잡성이 중요하지만 복잡계의 행동을 이해하기 위해서는 동적복잡성이 매우 중요하다. 동적복잡성이 존재한다면(즉, 피드백 루프 작동), 동일한 행위는 단기 및 장기적으로 상이한 효과가 있을 수 있다. 마찬가지로, 행위는 국소적으로는 하나의 결과로 이어지지만 시스템 내 다른 영역에서는 상이한 결과를 가져올 수 있다. 정책 저항은 동적복잡성이 존재한다는 신호이다. 동적복잡성을 '복잡'하게 만드는 것은 피드백 루프가 흔히 지연 또는 행위와 결과 간의 중단을 동반하며, 이에 대한 이해도가 떨어지거나 무시된다는 점 때문이다. 인과 간의 거리가 시간과 공간 측면에서 멀어지게 되면 사람들은 시스템 역학을 이해하는데 어려움을 겪게 된다. 또한 대부분의 복잡계는 수많은 피드백 루프의 교합(Interlock)으로 이루어진다. 시스템 역학 상 단일 또는 격리된 루프가 있는 경우에는 올바르게 추론할 여지가 있지만, 시스템이 다중의 교합 루프를 보유하면 인간의 인지력을 급격히 초과하게 된다(Sterman, 2000).

시스템 역학은 이러한 제한점을 극복하고 복잡계 행동에 대한 통찰력을 얻기에 유용한 방법이 될 수 있다. 시스템 역학은 기업경영자로 하여금 산업 공정에 대한 경영자 의사결정을 개선할 수 있도록 MIT에서 1950년대에 개발된 개념 및 도구의 집합이다. 시스템 역학 애플리케이션은 일반적으로 컴퓨터 시뮬레이션 개발을 수반한다. 항공사가 조종사 지원을 위해 비행 시뮬레이터를 활용하는 것과 마찬가지로 경영자는 시스템 역학을 활용하여 Sterman(2000)이 칭한 '경영 시뮬레이터'를 개발할 수 있다. 이를 통해 경영자는 동적복잡성을 이해하고, 정책 저항 원천에 대한 통찰력을 얻으며, 경영의사결정에 의한 결과를 탐색할 수 있다. 의료정책 분야에서 시스템 역학모형은 원격의료(Telecare) 혁신의 효과 평가(Bayer, Barlow, and Curry, 2007), 만성질환 관리전략의 위험성과 가능성 검증(Homer *et al.*, 2004; Homer, Hirsch, and Milstein, 2007), 수요 증가에 대비한 의료시스템용량 확대 대안 탐색(Wolstenholme, 2004) 등에 사용되어 왔다.

시스템 역학모형 –특히 컴퓨터 시뮬레이션 형태– 에는 몇 가지 장점이 있다(Sterman, 2000). 첫째, 통제실험이 가능해짐으로써 경영자는 실제 상황보다 더 빨리 전략을 실험하고 학습할 수 있게 되었다. 시뮬레이션에서는 인과 간의 지연을 줄이기 위해 시간을 압축하는 것이 가능하며, 여러 다른 조건에서 행위를 완전히 뒤바꾸거나 반복하는 것이 가능하다. 또한 반영과 대화를 가능케 하기 위해 행위를 중지시킬 수도 있다. 둘째, 시뮬레이션은 실제의 성과(performance)에 대한 압력을 완화시켜 경영자로 하여금 고위험 전략이나 타당해보이지 않는 상황들을 수반하는 '가정(What-if)'의 시나리오를 탐색할 수 있는 안전한 환경을 제공해준다. 마지막으로 시뮬레이션은 경영자에게 '완벽하고, 즉각적이며, 왜곡되지 않은 완전한 결과 피드백'을 제공할 수 있다(Sterman, 2000). 이러한 고품질 결과 피드백으로 인해 경영자는 자신이 경영하는 복잡계의 기본 구조를 볼 수 있으며, 실제 상황에서는 절대 구현될 수 없는 자신의 심적 표상(Mental representation)을 점검할 수 있다.

시스템 역학모형은 예측도구가 아니다. 시스템 역학모형의 가치는 세상의 미래 상태 일부를 예측하는 데 있는 것이 아니라 복잡계 학습을 위한 저렴한 실험실을 구축하는 데 있다. 그러나 학습 실험실로써 효과적인 시스템 역학모형은 시스템 사고와 기타 조직적 학습을 지원하는 '수련'을 요한다.

조직 학습

학습(Learning)은 학문, 설명 및 경험 등을 통한 지식 또는 기술의 획득을 수반한다. 학습은 근본적으로 피드백 절차이다. 우리는 행위를 하고, 행위의 효과에 대한 정보를 모은 후 우리의 세상과 우리 자신에 대한 이해를 수정한다. 가장 단순한 형태에서 학습은 피드백 루프의 균형과 유사하다. 즉, 우리는 원하거나 기대하는 상태와 우리 행동의 실제 결과를 비교한 후 이들 간의 격차를 줄일 것으로 믿는 방식으로 행위하게 된다(Cyert & March, 1992). Argyris and Schon(1978)은 이러한 학습 유형을 **단일순환학습**(Single-loop learning)으로 칭하였다. 이는 문제해결자가 조직의 정책, 계획, 가치 및 규칙 내에서 해결책을 찾는 비교적 단순한 오류-수정 절차이다. 좀 더 복잡한 학습 형태인 **이중순환학습**(Double-loop learning)은 문제해결자가 조직의 문제를 형성하고 조직적 행동을 이끄는 조직의 정책, 계획, 가치 및 규칙에 의문점을 던지고 수정함으로써 원하는 상태와 실제 상태 간의 격차를 줄이고자 할 때 발생한다(Argyris & Schon, 1978). 결국 근본적 가치와 가정의 변화는 행위 전략의 변화를 유도한다(그림 8.1 참조).

단일순환학습과 이중순환학습 모두 의료기관에 필수적이며 유용하다. 단일순환학습에서는 문제해결자가 변화하는 사건이나 추세에 대응하여 행동과 작업 절차를 조정하는 **적응 학습**(Adaptive learning)을 촉진한다. 예를 들어 품질개선팀은 병원감염을 감소시키고 이에 따른 재원일수 감소를 목적으로 복도와 병실에 손소독기를 설치하는 것에 대한 효과성을 조사하기 위해 단일순환학습의 한 유형인 계획-실행-평가-개선(Plan-Do-Study-Act) 사이클을 적용할 수 있다. 이중순환학습에서는 문제해결자가 시스템의 근본 구조를 변경하여 문제를 제거하고자 하는 **생성 학습**(Generative learning)을 촉진한다. 이때 근본 구조는 시스템 내 의사결정자의 '운영 정책(예: 가치 및 가정)'을 포함한다. 예를 들어 질 향상팀이 임상의 간의 Hand-off[2]를 감소시켜 의료의 질과 안전성을 개선하고자 한다면, 의료진 전문화의 가치에 대한 뿌리 깊은 가정에 의문점을 제기할 수 있을 것이다. 이러한 질의를 기반으로 보다 작고 자율적으로 일하는 다기능(Multi-skilled) 인력을 고용하도록 시스템을 재구성할 수 있다(Leander, 1996; Wermers *et al.*, 1996).

우리는 보통 학습이 개인적 절차라고 생각한다. 그러나 학습은 혼자만의 활동이 아니다. 학습은 사회적 사업으로써 개인, 집단 및 조직 수준에서 지식의 창조, 유지 및 이전을 포함한다. 조직 내에서 학습은 지식의 흐름이 개인적 수준에서 집단의 수준으로, 집단의 수준에서 조직의 수준으로 이어지고, 이것이 다시 순환하는 원형적 역학을 나타낸다(Argote, 1999; Chuang, Ginsburg, and Berta, 2007). Chuang *et al.*,(2007)은 다음과 같이 설명한다.

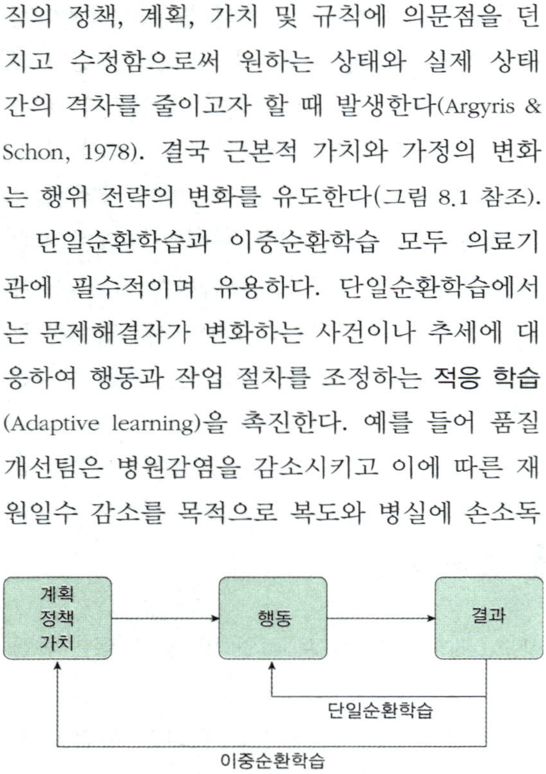

그림 8.1 단일순환학습 vs 이중순환학습

자료: Delmar, Cengage Learning.

2) Hand-off의 예: 의료진이 컴퓨터 앞에서 전자의무기록에 입력을 하다가 갑자기 자리를 비우고 환자 옆으로 이동해야 하는 경우가 발생하게 된다. 이때 적절한 Sign-out을 하지 않는다면 미완성 상태의 의무기록 정보와 오더가 연관 부서에 전송이 되어 실행되는 오류가 발생한다.

개인의 학습 절차가 작업집단(Workgroup)의 다른 구성원과 공유되면, 개인의 학습은 다른 집단 구성원들의 학습, 경험 및 해석과 재결합되어 집단 수준에서 학습이 공유된다. 이러한 절차를 통해 집단 구성원은 각자의 경험과 관점에 대하여 상호 간의 이해를 발전시킬 수 있으며, 이는 집단적으로 효과적 또는 비효과적으로 인지된 집단의 관행을 수정하게 된다. 효과적으로 간주된 관행은 집단 내에서 유지되고 조직 내 다른 구성원들에게 이전될 가능성이 높다(Argote, 1999). 이후 이미 학습된 사항은 조직에서 집단, 집단에서 개인으로 피드백되어 개인이 행위하고 사고하는 방식에 영향을 미친다(Crossan, Lane, and White, 1999).

조직 학습(Organizational learning)은 따라서 다차원적인 현상이다. 더욱이 서로 다른 요인이 수준 내 및 수준 간 지식의 창조, 유지 및 이전에 영향을 미친다. 예를 들어 개인의 학습은 경험, 피드백 및 의도적 관행(즉, 기술에 대한 주력 및 원칙의 이해)의 영향을 받는다. 집단의 학습은 집단 구성원의 다양성, 집단 간 연계 및 심리적 안전 등의 집단 규범의 영향을 받는다(제5장 참조). 조직의 학습은 조직의 리더십, 문화, 정책 및 정해진 틀(Routine)의 영향을 받는다. 다양한 수준의 학습을 가능케 하거나 방해하는 요인이 뒤얽혀있지만, 다음 절에서는 학습 조직을 특성 짓는 다섯 가지 경영 관행에 초점을 맞춘다.

학습 수련

학자 및 실무자들이 꽤 오랫동안 조직적 학습을 논해왔지만, Peter Senge의 저서 제 5경영(*The Fifth Discipline, 1990*)을 통해 학습 조직이라는 용어가 일반화되었다. 시적인 표현을 통해 저자는 학습하는 조직을 '사람들이 진실로 원하는 결과를 창출할 수 있는 자신의 능력을 지속적으로 확대하는 장소로서 새롭고 광범위한 사고가 형성되고, 집단적 열망(Collective aspiration)이 자유로우며, 사람들이 함께 학습하는 법을 지속적으로 학습하는 곳'이라고 설명하였다(Senge, 1990). 다른 이들은 좀 더 평범한 언어를 통해 학습하는 조직을 '지식의 창조, 습득 및 이전과 새로운 지식 및 통찰력을 반영하는 행동의 수정에 능숙한 조직'으로 정의하였다(Garvin, 1993).

Senge(2006)는 다섯 가지 수련이 모두 결합될 경우 조직이 '미래를 창조할 수 있는 능력'을 보유하게 된다고 설명하였다. 그는 이러한 조직적 관행이 개발의 숙련을 위해 실행되어야 할 이론과 기법을 포함하기 때문에 '수련'이라고 칭하였다. 이들 숙련은 시스템 사고, 개인적 숙련, 정신적 모형, 공유된 비전 및 팀 학습이다.

- 시스템 사고(Systems thinking)는 '전체'를 바라보고, 동적 복잡계의 기본 구조를 인지하며, 높은 레버리지의 변화 기회를 파악하는 숙련을 뜻한다. 시스템 사고는 복잡계의 특성을 인식하는 것뿐만 아니라 일상적 조직 행동 및 성과를 형성하는 더 깊은 구조를 나타내는 시스템 원

형(Archetype)의 능숙한 적용까지 포함한다("조직 행동의 이해를 위한 시스템 원형의 활용" 참조). 교육과 실무를 통해 조직 구성원은 '어디에서 구조 내 행위 및 변화가 유의하고 지속적 향상으로 이어질 수 있는지' 볼 수 있게 된다(Senge, 1990).

• **개인적 숙련**(Personal mastery)은 개인적 학습에 대한 숙련이며, 이것 없이는 조직적 학습이 일어날 수 없다. 개인적 숙련은 지속적으로 개인의 목적과 비전을 명확히 하고, 왜곡 없이 세상을 바라볼 수 있는 방법에 대해 학습하는 것을 포함한다. 비전과 현실 간의 격차로 인해 발생된 갈등은 창조적으로 활용할 경우 탐구와 성장을 위한 에너지를 생성할 수 있다. 개인적 숙련을 보이는 조직 구성원은 더 높은 조직몰입을 보이고, 솔선수범하며, 빠르게 배우고, 더 큰 책임감을 느끼는 것으로 나타난다. 개인적 수련을 배양하기 위해서는 최소한의 조건으로 인간의 행동과 종업원의 성장 및 개발을 촉진하는 조직 정책 및 관행에 관한 Y이론을 채택해야 한다(제2장 참조).

• **정신적 모델**(Mental model)모형은 세상이 어떻게 작동하는가에 관한 우리의 가정을 지속적으로 다듬고, 검정하며, 개선하는 숙련을 의미한다. 정신적 모형은 "우리가 무엇을 바라보는가"를 능동적으로 형성하며, 이에 따라 "우리가 어떻게 행위하는가"를 형성하게 된다("학습의 정신적 모형" 참조). 조직 구성원의 고찰(Reflection)과 질의(Inquiry)에 대한 이중 기술(Dual skills)을 교육하고 독려함으로써 경영자는 결함[3] 있는 '무언의 통제(Grip of tacit)'를 완화시켜 조직 학습을 촉진할 수 있게 된다.

• **공유된 비전**(Shared vision)은 "우리가 무엇을 창조하고자 하는가"에 대한 공통의 답을 만들어내는 숙련이다. 공유 비전은 공통 열망을 통해 사람들을 연결시키며 사람들의 개인적 비전을 이용하여 동기를 부여한다. 공유 비전으로부터 학습에 대한 집중과 에너지, 위험 감수와 실험에 대한 의향, 개인적 노력의 상호적 정렬 및 장기적 관점에서의 몰입 등이 생성된다. 공유 비전을 창출하기 위해서는 조직 구성원으로 하여금 개인의 비전, 표현된 견해의 다양성을 통합하는 보다 깊은 비전에 대한 질의 및 어려운 상황에서도 버티는 방법 등의 개발 및 의사소통을 독려해야 한다.

• **팀 학습**(Team learning)은 팀 구성원으로 하여금 복잡한 문제에 대하여 통찰력 있게 생각하고, 그들의 지식과 기술을 협력하게 하고, 조화된 행동을 하게 한다. 팀 학습을 위해서는 신뢰와 존경을 고취하는 조직풍토가 필수적이다. 이러한 풍토에서 개인은 강점과 약점 모두를 안전하게 공유할 수 있다. 또한 해당 환경에서는 개인이 동료에게 자신의 약점을 드러냄으로 인하여 인지할 수 있는 당혹감이나 취약성 등의 위협으로부터 보호받고자 방어적으로 행동하려는 경향이 줄어들게 된다(제5장 참조). 이러한 환경은 개인이 타인으로부터 배우고, 최종 결과가 공동의 것이며, 조직이 대체 가능한 의미와 새로운 관점을 물색하는 열린 대화를 통해 촉진할 수 있다(Isaacs, 1999).

3) 결함이 있는 정신적 모형의 예: 고품질에는 항상 더 많은 비용이 투입된다.

조직 행동의 이해를 위한 시스템 원형의 활용

시스템 원형 –또는 반복적으로 발생하는 구조의 패턴– 은 시스템 사고의 핵심 도구를 나타낸다. 시스템 원형은 사람들로 하여금 피드백 루프의 강화와 균형이 어떻게 사회 시스템의 행동에 영향을 미치는지 볼 수 있게 한다. 이렇듯 구조가 작용하는 것을 관찰함으로써 영속되는 변화를 창출할 수 있는 높은 레버리지 행동을 확인할 수 있게 된다. Senge(2006)는 "성장에 대한 제한"을 포함하여 몇 가지 시스템 원형을 설명한다. 아래 그림 8.2에 나타난 바와 같이 성장에 대한 제한에서 피드백 루프의 강화는 성공의 나선을 창출하지만 동시에 피드백 루프의 균형을 촉발한다. 피드백 루프의 균형은 지연 후 성공을 둔화시킨다.

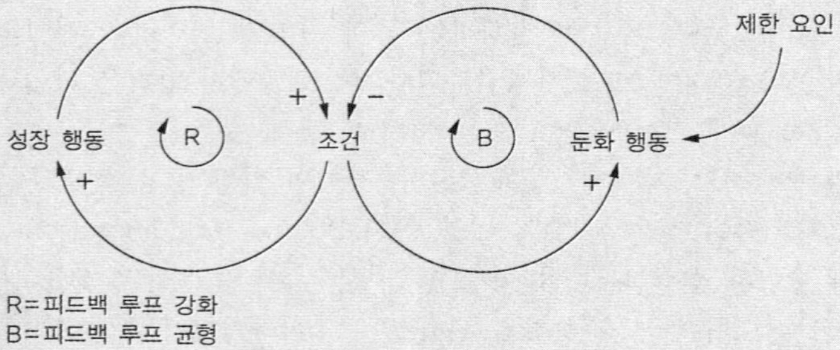

그림 8.2 성장 원형에 대한 제한: 포괄적 템플릿
자료: Delmar, Cengage Learning.

성장에 대한 제한 구조는 과대확장이 성과 감소로 이어질 수 있음을 설명한다. 예를 들어 고품질의 의료를 제공하는 집단의료는 긍정적 명성을 발달시켜 긍정적 입소문을 통해 더 많은 위탁으로 이어진다. 결과적으로 더 많은 위탁은 양질의 의료에 투자될 수 있는 더 많은 자원을 창출한다. 그러나 환자의 수가 질 개선을 위한 투자보다 더 빨리 증가할 경우 환자만족도와 양질의 의료는 고통 받기 시작한다. 시간이 흐름에 따라 부정적 평판은 의뢰 및 진료 예약의 감소로 이어진다.

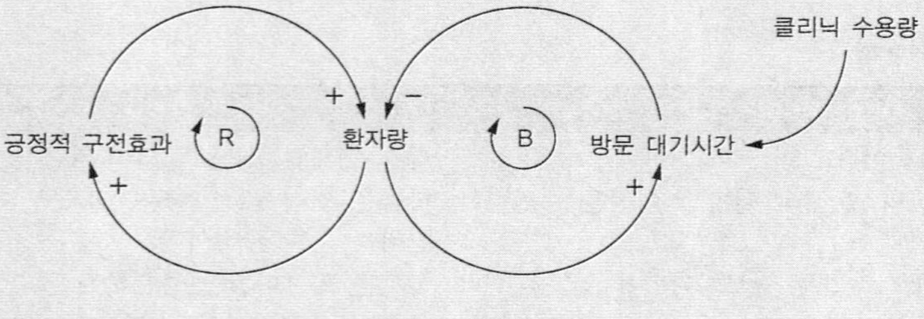

그림 8.3 성장에 대한 제한 원형: 예
자료: Delmar, Cengage Learning.

학습의 정신적 모형

정신적 모형은 우리의 행동만 형성하는 것이 아니라 이러한 행동으로부터 학습할 수 있는 우리의 역량도 형성한다. Bohmer & Edmondson(2001)은 의료관리자와 의료전문가가 학습은 곧 반복과 오류감지 및 수정의 선형 절차를 수반하는 개인적 활동이라는 사실이 널리 받아들여짐과 동시에 암묵적인 정신적 모형을 공유한다고 주장하였다. 이 모델(표 8.1 참조)에서 의료전문가는 초기교육과 지속적 교육의 지식 및 우수사례에 대한 일방향(One-way) 이전을 통해 지식과 기술을 습득한다. 반복을 통해 이들은 자신의 능숙도를 향상시킨다. 현장교육(On-the-job training)은 주로 증례토론 사례에 나타난 바와 같이 오류감지 및 수정을 통해 일어나거나, 정신과의가 자신의 환자에게 가장 잘 맞는 약을 찾기 위해 다양한 항우울제를 처방하듯이 시행착오를 통해 발생한다. Bohmer & Edmondson에 따르면 이러한 정신적 모형은 불완전하다. 이들은 의료기관에서 실제로 무슨 일들이 발생하는지 더 완전히 설명하고 개선노력을 좀 더 효과적으로 인도할 수 있다는 대안 모델을 제시하였다. 이 모델에서 학습은 다이내믹하고 순환적인 프로세스로써 정기적 관행(즉, 활용되고 있는 지식)을 통해 습득된 경험은 개인뿐만 아니라 집단과 조직에 의해서도 숙고, 재해석 및 개선된다. 경험이 가장 좋은 선생일 수 있지만, 경험으로부터의 학습은 자동적인 것은 아니다. 예를 들어 Bohmer & Edmondson은 수술 건수로 측정된 경험의 양이 동일한 수술팀들이 다양한 성과개선 수준을 보이는 것을 관찰하였다. 이들은 팀 및 조직 학습이 반드시 반복과 경험을 뒤따르는 것이라기보다는 오히려 팀과 조직의 학습 프로세스를 관리해야 한다고 주장하였다. 더불어 이들의 심리적 안전에 대한 연구에서 나타난 바와 같이 효과적인 팀 및 조직 학습은 단일순환학습과 이중순환학습 모두를 수반한다(제5장 참조).

관리자는 어떻게 조직 학습을 배양할 수 있을 것인가? 첫 단계에서는 지배적이지만 대체로 암묵적인 학습의 정신적 모형이 결함 있고 불완전한 추정(Assumption)을 포함하기 때문에 집단의 학습역량을 제한시킨다는 것을 인식해야 한다. 이러한 정신적 모형을 깊은 생각과 대화를 통해 검토함으로써 관리자는 자신과 타인의 인지, 귀인(Attribution) 및 행동에 대한 추정을 느슨하게 할 수 있다. 사람들의 정신적 모형에 변화가 없다면 질 개선방법, 컴퓨터 시뮬레이션, 보고 세션 및 기타 전략 등을 통한 조직 학습 증가 노력은 이치에 맞지 않기 때문에 학습에 대하여 개인주의적, 선형적, 단일순환 모델을 보유한 사람들로부터 지지를 받기 힘들다.

표 8.1 정신적 모형

우리는 학습이 어떻게 일어난다고 생각하는가	학습은 실제로 어떻게 일어나는가
학습은 개인적인 활동이다.	학습은 개인, 집단 및 조직의 활동이다.
학습은 지식과 '최고의 관행'의 일방적 이전을 수반하는 선형 과정이다.	학습은 지식 해석, 응용, 피드백, 재해석 및 보완을 수반하는 순환 과정이다.
반복은 최고의 관행으로 가는 경로이다.	반복은 필요하지만 충분하지 않다.
학습은 오류발견과 수정을 통해 발생한다. (단일순환학습)	학습은 오류발견과 수정 및 시스템과 정책의 진단을 통해 발생한다. (단일+이중순환학습)

자료: Bohmer RM, Edmonson AC. Organisational learning in health care. Health Forum Journal Mar/Apr 2001.

Senge(2006)는 다섯 가지 수련의 각 수련이 서로를 기반으로 하고 강화시키기 때문에 모두 중요하다고 강조하였다. 예를 들어 개인적 숙련은 이성과 직관의 통합을 촉진하여 개인으로 하여금 외견상 별개인 사건들의 상호 관계를 더 잘 볼 수 있게 한다. 이와 유사하게 정신적 모형의 활용은 시스템 사고, 공유된 비전 및 팀 학습을 저해하는 암묵적 가정에 지배당하는 것을 완화시켜 준다.

조직 학습의 제한점

학습 조직의 장래는 정말 흥미진진할 것임이 틀림없다. 그럼에도 불구하고 학습 조직에 대한 경영자의 열정은 학습 조직의 구축에 수반되는 명백한 난관뿐만 아니라 외견상 다루기 매우 힘든 조직 학습의 제한점에 의해 억제된다. 첫째, 조직 구성원은 보통 제한적인 정보만을 보유하며, 이러한 정보는 대부분 모호하거나 부정확한 것이다. Sterman(2000)은 "아무도 주어진 시점에 자신이 속한 기업의 현 판매율, 생산율 또는 수주잔고의 실제가치 등을 알 수 없다. 그 대신 표본, 평균 또는 지연 측정값 등을 기준으로 한 추정값만을 알 수 있을 뿐이다. 측정 행위는 왜곡, 지연, 편향, 오류 및 기타 불완전성을 불러온다"고 밝혔다. 또한 기대는 선별적 지

현장 사례: 실패로부터의 학습 실패

의료관리자와 전문가는 종종 "우리는 왜 계속 똑같은 문제들을 해결하나?"라는 질문을 하게 된다. 조직 학습은 자주 "실패하는 처방(Fixes that fail)"이라 불리는 시스템 다이내믹에 의해 억제된다. 이 원형(Archetype)은 사람들이 당면한 급한 문제를 해결하기 위해 임시방편으로 행동하는 패턴을 설명한다. 빠른 처방은 당장은 잘 듣지만 일정 시간이 지나면 문제가 전보다 훨씬 심각한 상태로 재발하는 의도치 않은 결과를 야기한다.

Tucker & Edmondson의 간호프로세스에 대한 연구(2003)에서는 "실패하는 처방" 다이내믹이 어떻게 병원들이 실패로부터 학습하는 것을 방해하는지 보여준다(그림 8.4 참조). 이 연구에 따르면 간호사들은 용품 분실 및 손상이나 정보분실 또는 오류 등 업무흐름 관련 문제에 자주 당면한다. 간호사들은 이러한 문제 처리를 위해 대부분 일차문제해결법(First-order problem solving; 단일순환학습)을 택했다. 즉, 이들은 환자 케어에 빠르게 복귀할 수 있도록 단기적인 처방을 사용하였으며, 이차문제해결법(이중순환학습)을 통해 문제의 근본 원인을 처리하려고 노력하지 않았다. 예를 들어 야간 근무 중인 종양과(Oncology) 병동간호사는 환자병상용 리넨이 떨어지자 리넨 재고가 있는 다른 병동으로 가 리넨 공급을 받았다. 이 문제에 책임이 있는 개인이나 담당부서와 커뮤니케이션하거나, 관리자에게 보고하거나, 재발 방지를 위한 아이디어를 타인과 공유하지 않았다. 간호사는 즉각적인 문제는 해결했지만, 조직 학습은 일어나지 않은 것이다.

간호사들은 왜 그리도 일차문제해결에 의존하는 것일까? Tucker & Edmondson은 네 가지 이유를 제시하였다. 첫째, 산업 규범에 따르면 간호사와 기타 의료전문가는 문제 해결에 개인적 책임을 지도록 되어 있다. 반직관적으로 개인 책임을 독려하는 규범으로 인해 간호사는 즉각적인 문제 해결을 위해서는 문제의 시스템적 원인이나 단기적 처방이 가져올 시스템적 결과 고려 없이 결단력 있고 독립적인 행동을 하게 된다. 둘째, 간호병동은 각 과별 효율성을 최대화하기 위해 최소한의 인력 운영을 추구한다. 간호사들은 일상적 업무에서 직면하는 문제에 대한 근본 원인을 해결하기에는 시간이 턱없이 부족하다. 단기적 처방은 장기적으로는 효과가 없을지라도 효율적인 해결법이다. 셋째, 여러 가지 이유로 간호관리자는 자신의 휘하에 있는 인력보다는 일상적 업무에 덜 관여한다. 이로 인해 업무가 과중한 일선(frontline) 인력이 조직경계를 넘어서는 문제와 씨름하는 것이 매우 어려워진다. 마지막으로 간호사들은 스스로 문제를 해결하는 것을 개인적으로 기쁘게 생각하는 것으로 나타났으며, 환자를 위해 가능한 모든 것을 한 것에 대해 만족감이 높은 것으로 보고되었다.

시스템 다이내믹이 주는 교훈 중 하나는 치유법(Cure)이 종종 질병 자체보다 더 나쁘다는 것이다. 일차문제해결법은 효과가 있다. 그러나 이는 단기적으로만 유효하다. 시스템적 원인은 언급되지 않은 채 계속 진행되면, 문제는 악화된다. 더욱이 이러한 문제는 지체된 후에만 나타난다. 간호사들에게는 시간이 지남에 따라 똑같은 문제가 되풀이되다 보니 좌절감과 탈진 상태가 쌓여 결국 과로로 인한 기력소진과 조직이탈 더 나아가 직종 자체를 떠나버리는 상황이 발생한다. 이는 매우 비싼 지식자산의 손실이 아닐 수 없다. 극단적으로 본다면 일차문제해결법은 애초에 지원하고자 했던 시스템에 오히려 대재앙적인 실패를 촉발할 수도 있다. 이는 만성적 문제의 일부가 독소처럼 누적되어 발생하기 때문이다. Paul Levy(2001)는 Boston Harbor의 Nut Island 하수처리시설에 관해 저술한 바 있으며, 이 시설의 종업원들은 시설관리에 대하여 자신들이 활용하고 있는 일차문제해결법을 자랑으로 여기고 있었다. 이들은 매우 오랫동안 상사가 신경 쓰게 하지 않고 하수처리시설을 운영하였으며, 이로 인해 중요한 전략적 유지관리와 업그레이드에 실패하게 되었다. 결국 하수처리시설에 대재앙적인 실패가 발생하였으며, 수억 갤런의 하수가 Boston Harbor에 버려지게 되었다.

이상의 사례에서 묘사된 "실패하는 처방" 다이내믹을 방지하기 위해 관리자는 무엇을 할 수 있는가? 바로 이차문제해결법을 촉진하는 레버리지 포인트(Leverage point)를 찾는 것이다. Tucker & Edmondson은 두 가지 레버리지 포인트를 강조하였다. 첫째는 교대근무시간 중 적어도 일부에 대하여 관리자를 투입함으로써 관리지원을 높이는 것이다. 이로 인해 일선 인력의 문제해결노력에 도움을 주게 되며, 이차문제해결법에 대한 롤모델(Role model)의 역할을 하게 된다. 둘째, 일선 인력이 업무흐름과 관련된 문제를 쑥스러움과 처벌의 두려움 없이 자유롭게 피력할 수 있는 환경을 조성해야 한다.

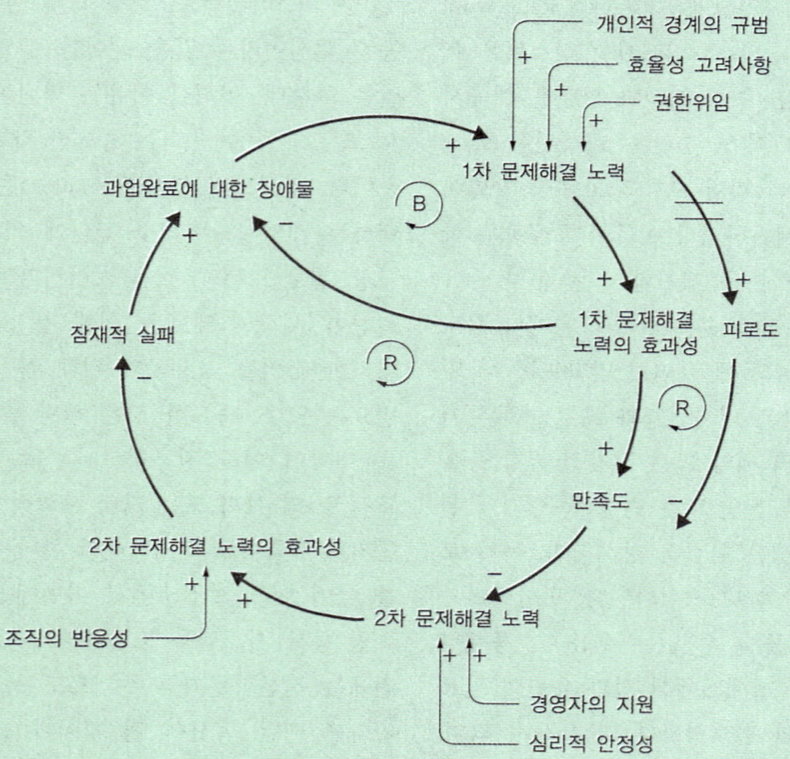

그림 8.4 1차 및 2차 문제해결 행동

자료: The Regents of the University of California. Reprinted from the California Management Review. Vol.45, No.2.

각을 야기한다. 다시 말해서, 우리는 실제로 발생하는 것이 아닌 우리가 보고 듣기 원하는 것만을 보거나 듣는다는 것이다(Bowditch & Buono, 2001). 예를 들어 의미 있고 중요한 것에 대한 정신적 모형은 우리가 정보체계를 활용하여 무엇을 정의, 측정 및 모니터링 하고자 하는지 알려준다. 결과적으로 우리의 정보체계는 우리의 지각 형성에 영향을 미친다(Sterman, 2000). 이러한 의미에서 우리는 우리가 살고 있는 환경을 "제정"한다(Weick, 1979).

둘째, 완전한 정보가 있음에도 불구하고 조직 구성원은 판단오류와 편향으로 인하여 일상적으로 비과학적 추론에 사로잡힌다(Hammond, Keeney, and Raiffa, 1998). 인간은 복잡성과 불확실성에 대응하기 위해 휴리스틱(Heuristics)이라 불리는 무의식적 일상에 의존한다(Kahneman, Slovic, and Tversky, 1982). 이러한 휴리스틱은 효율적이기는 하지만 종종 이성과 판단을 왜곡시킨다. 다섯 가지 학습 수련은 회상편향(Recall bias), 과신 및 기타 판단 오류의 효과를 약화시키지만, 이들을 제거하거나 이들이 초래하는 학습부진(Poor learning)을 제거할 수는 없다.

마지막으로 조직 학습은 현실적 문제나 서로 상반되는 우선순위들에 우연히 맞닥뜨릴 수 있다. 예를 들어 많은 의사결정과 프로그램은 기술적 장애, 자원의 제약 또는 정치적 저항 등을 접함에 따라 실행 지연 또는 변경 등을 겪게 된다. 불완전한 실행은 학습을 방해하며, 특히 오랜 기간에 걸칠수록 더욱 심화된다. 또한 Sterman(2000)은 "되돌릴 수 없는 행동 및 중대한 이해관계가 있는 실세계에서 성과 유지의 필요성은 종종 학습의 필요성보다 더 우선시 되며, 이는 학습이 높은 통찰력을 제공하고 미래에 손실을 방지할 수 있음에도 불구하고 현재에 손실을 야기할 것이라는 두려움 때문"이라고 주장하였다.

혁신과 학습

혁신의 핵심에는 학습이 있다. 혁신한다는 것은 어떠한 환경에 무언가 새로운 것을 처음으로 도입한다는 의미이다. 학습 즉, 지식 또는 기술의 습득은 발견, 탐구, 실험 및 숙고의 혁신 '여정'을 통해 일어난다. 모든 학습이 혁신을 수반하지는 않지만, 모든 혁신은 학습을 수반한다.

연구자, 컨설턴트, 경영자 및 정책 입안자는 종종 혁신이라는 같은 용어를 두고 서로 다른 말을 하는데, 이러한 이유는 혁신이 명사와 동사 모두가 될 수 있다는 중요한 사실을 잊기 때문이다. 명사로써 **혁신**(Innovation)은 '그것을 채택하는 개인 또는 기타 집단에 의해 인지되는 발상, 관행 또는 대상'을 가리킨다(Rogers, 2003). 혁신이 '세상에 새로운' 어떤 것이기는 하지만, 이러한 정의를 적용하기 위해 꼭 그래야만 할 필요는 없다. 중요한 것은 해당 발상, 관행 또는 대상이 이를 활용하고자 하는 개인, 집단, 조직, 지역 사회 또는 기타 사회적 실체에게 새롭거나 새롭다고 인지되어야 한다는 것이다. 예를 들어 어느 보건소에서 이번에 전산화된 당뇨병 등록 시스템을 도입하기로 했다. 만약 이전에는 전산화는커녕 수기로도 등록한 경험이 없다면 이는 혁신이 될 것이다(Helfrich *et al.*, 2007). 혁신을 명사로 생각하는 이에게 주된 관심은 '새로운 발상, 관행 또는 대상을 시간의 흐름에 따라 어떻게 사회 시스템에 확산시킬 것인가'이다. 기타 관심사에는 '어떤 요인들이 혁신을 택하는 개인 또는 조직의 의사결정에 영향을 미치는가', '어떤 개인 또는 조직은 왜 다른 이보다 더 빨리 혁신을 택하는가', '개인 또는 조직은 혁신을 어떻게 더 효율적으로 실행하고 그 활용을 지속할 것인가' 등이 있다.

동사로써 혁신은 어떤 환경에 새로운 무언가를 도입하는 행동 또는 절차를 뜻한다. 즉, 혁신은 누군가가 택하는 어떤 것이 아니라 행동인 것이다. Van de Ven *et al.*(1999)은 혁신을

"새로운 발상을 개발하고 실행하기 위한 목적의식이 있고 집중적인 노력"이라고 정의하였다. 이들은 혁신이 일반적으로 오랜 시간에 걸쳐 많은 사람들의 공동 노력을 수반하며 특히 상당한 기술적, 조직적 및 시장의 불확실성 조건하에서 이루어짐을 주시하였다. 더불어 이러한 노력은 보통 더욱 많은 자원을 필요로 한다. 혁신을 동사로 생각하는 이에게 주된 관심은 '조직은 새로운 것을 정확히 어떻게 창조하는가'이다. 기타 관심사에는 '왜 어떤 조직은 다른 조직보다 더 혁신적인가', '조직은 어떻게 더 빠르고, 효율적이고 효과적으로 혁신할 수 있는가', '덜 혁신적인 조직은 어떻게 더 혁신적인 조직으로 탈바꿈할 수 있는가' 등이 있다.

너무도 많은 연구가 새로운 발상, 기술, 프로그램, 관행 및 서비스의 채택, 실행 및 확산에 대하여 이루어졌다(Rogers, 2003; Greenhalgh *et al.,* 2004). 이와 비교하여 소수의 연구만이 새로운 발상, 기술, 프로그램, 관행 및 서비스가 개발되는 생성 과정을 다루었다. 그 대신 혁신 과정에 대하여 우리가 알고 있거나 생각하는 것의 대부분은 현재 또는 기존의 경영자, 컨설턴트 및 유명한 경영 출판물로부터의 일화, 고찰 및 보고서에 기인한다(Greenhalgh *et al.,* 2004). 일반 통념(Conventional wisdom)이 유용한 통찰력을 포함하고는 있지만 이와 동시에 실증 조사를 통해 규명되지 않는 오인, 편향, 미신까지 포함된다. 대표적인 세 가지를 알아보도록 한다.

"혁신은 좋은 것이다"

특히 미국의 경우 혁신이 사회 경제적으로 가치가 있으며 혁신 활동이 바람직하고 훌륭하다고 여기는 문화적 가정(Presumption)이 매우 강하다. 연구자들은 이러한 가정을 '친혁신적 편향(Pro innovation bias)'이라 칭한다(Kimberly, 1981; Rogers, 2003). 모든 혁신이 사회 경제적으로 유익한 것은 아니다(예: 크랙 코카인). 어떤 혁신은 올바르게 사용하더라도 해롭고 예상치 못한 결과를 가져올 수 있다(예: Vioxx). 또한 과대 확산되거나 잘못 사용할 경우 처참하고 예상치 못한 결과를 가져오게 된다(예: 파생금융상품). 혁신 과정 그 자체는 조직과 경영자에게 있어 방해가 되며 위험투성이다. 어떤 기업은 혁신하여 번창하지만 어떤 기업은 파산하게 된다(Pfeffer and Sutton, 2006; Rosenzweig, 2007; Van de Ven, 1999). 이러한 경우 신제품의 실패율(예: 수익 창출의 실패)은 30~60%에 달하며, 신설 기업일수록 더 높다(Pfeffer & Sutton, 2006). 성공적인 혁신 과정은 경영자의 커리어를 강화하지만 실패한 혁신 과정은 비난, 강등 및 사직 등으로 이어진다(Van de Ven, 1999).

"혁신에는 공식(Formula)이 있다"

대중적인 경영 저서들은 흔히 단일 공식을 사용하여 화려한 결과를 얻을 수 있다고 약속한다. "다른 일에 참견 말고 당신 일을 잘하라"(Peters & Waterman, 1982), "대담한 목표를 설정하라"(Collins & Porras, 1994) 등이 해당된다.

그러나 실증 연구들은 혁신 과정이 성공적인 경우조차도 쉽게 요약될 수 없는 매우 복잡하고 난잡한 문제라고 밝히고 있다(Van de Ven, 1999). Rosenzweig(2007)는 조직 혁신이 단순한 공식에 기인한다는 팽배한 믿음이 후광 효과(Halo effect)라 불리는 관측 편향(Observational bias)으로부터 발생한다고 제시하였다. 후광 효과란 사람이나 사물 등 일정한 대상을 평가할 때 그 대상의 본질과 관계가 없는 것으로 그 대상을 평가한다든지, 평가대상의 극히 일부의 특징을 가지고 전체를 평가할 때 나타나는 효과를 말한다. 우리가 혁신에 관해 알고 있는 것의 대부분은 기업이 매우 잘 해낸 성공 사례에 관한 연구로부터 비롯된다(Collins, 2001; Collins and Porras, 1994; Peters and Waterman, 1982). 경영 전문가는 먼저 성공적인 기업들을 탐색한 후 이들 기업이 동종 업체들로부터 차별화되기 위해 무엇을 했는지를 재구성하려 한다. 이러한 후향성 분석(Retrospective analysis)의 문제점은 경영 전문가가 밝게 빛나 보이는 것(즉, 후광)이나 기업의 성과에 대하여 이미 알고 있는 것을 해석한다는 것이다. 이러한 기업을 감싸고 있는 후광으로 인해 경영 전문가는 기업의 성공 비밀을 설명하기 위해 경영자가 사용하는 단순 공식이나 경험 법칙(Rules of thumb)을 무비판적으로 수용하게 된다. 불행하게도 경영 전문가가 단순 공식을 도출한 많은 기업들이 벤치마킹된 '이후'에 시장에서 저조한 성과를 낸다(Rosenzweig, 2007).

"혁신은 선형(Linear)이다"

혁신 여정에 대하여 가장 만연한 오해는 혁신이 논리적이고 예측 가능한 일련의 활동 단계를 따른다는 것이다. 전형적인 단계모형에서 혁신은 요구평가(Needs assessment)나 문제 확인으로부터 시작하며, 기초 또는 응용연구에서 개발, 그리고 상업화로 진행된다(Rogers, 2003; Van de Ven, 1999). 이러한 단계는 선형 진행(Linear progression)의 형태로써 예측 가능하고 질서 있는 방식을 통해 한 단계에서 다음 단계로 넘어가게 된다. 단계모형은 혁신 여정을 논하기 위한 휴리스틱으로써 유용할 수 있다. 그러나 선형 단순모형의 단순성, 명료성 및 예측가능성은 실증 연구에 의해 드러난 혁신 여정의 복잡하고, 불확실하며 쉽게 가늠할 수 없는 본질을 잘못 전달한다(Greenhalgh *et al.*, 2004; Van de Ven *et al.*, 1989).

그렇다면 과연 혁신 여정은 어떤 모습을 하고 있을까? Andrew Van de Ven과 University of Minnesota의 경영학자팀은 이에 대한 답을 얻고자 17년에 걸쳐 14개의 세계적 혁신을 연구하였다. 이러한 혁신에는 3M의 달팽이관 이식 개발, 1980년대의 의료기관 네트워크 형성, 학교 내 신설 프로그램 설치 등이 포함되었다. Minnesota Innovation Research Project(MIRP)가 수행되어 연구자들은 혁신 여정의 시발점에서 자료를 수집하였다. 따라서 MIRP 연구자들은 Rosenzweig(2007)가 후광 효과에 대한 희생의 주범으로 언급한 두 가지 문제를 피할 수 있었다. 하나는 결과를 기준으로 사례연구를 선택하는 것이고 다른 하나는 결과로부터 독립적이지 않은 자료의 수집이다. MIRP의 연구 결과는 혁신이 예측 가능하지는 않지만 무작위도 아님을 제시하였다. 그 대신 혁신 여정은 복잡계의 비선형 역학(Nonlinear dynamics)을 반영한다. MIRP 연구자들은 12가지 패턴을 확인하여 이들을 세 가지 넓은 활동 단계에 따라 분류하였다(Van de Ven *et al.*, 1999). 이러한 범주는 12가지 이질적인 비선형 패턴에 일정한 이야기의 일관성을 부여하였다. 그러나 더욱 중요한 것은 시간이 지남에 따라 모든 상황에 있어 혁신 스토리의 핵심 부분이 급변했다는 것이다. 혁신 노력에 관여한 사람들이 변하고, 노력의 대상이 변하고, 혁신이 무엇인지에 대한 발상 자체도 변하였다. 마지막으로 MIRP 연구 결과는 혁신 여정의 조직적 학습에 있어 기존의 혁신 및 학습 연구들이 제시한 것보다 더 복잡한 그림을 드러내 보였다.

혁신 여정

MIRP 연구자들은 그 시대에 경영자 및 학자들이 일반적으로 가지고 있는 가정들로부터 시작하였다. 이들은 '혁신'이 개발 과정에 걸쳐 정체성을 보유한 단일의 공통 발상 또는 기술이라고 가정하였다. 서로 다른 이해관계자가 혁신과 관련하여 다양하거나 대립되는 관점을 가지더라도 결국 이들은 혁신을 동일한(인식 가능한) 것으로 보았을 것이다. 자신의 다른 임무로부터 소집되어 팀을 형성하더라도 이들은 주로 혁신 개발을 위해 일할 것이다. 더욱이 팀은 개발 과정 내내 온전히 남아있을 것이다. 이와 유사하게 팀의 판매자(Vender), 공급자 및 기타 외부 이해관계자와의 관계는 한번 구축된 이후에는 안정적일 것이다. 팀은 각 단계의 선형 진행을 통해 혁신을 인도하여 성공 또는 실패라는 최종 결과로 막을 내리게 된다.

MIRP 연구자들이 발견한 것은 애초에 이들이 기대한 것과는 꽤 달랐다. 혁신은 발상의 확산과 빈번한 재발명을 수반했으며, 다수의 기업가가 시간의 흐름에 따라 관여, 비관여 및 재관여를 반복하였다. 이들이 연구한 14개의 혁신 중 그 어느 것도 단순 선형 단계로 움직이지 않았으며, 대다수가 쉽게 가늠할 수 없고 모호한 결과를 낳았다. MIRP 연구자들은 이들이 관찰한 복잡하고 난잡한 사건의 진행을 세 가지 넓은 활동 단계의 측면에서 설명했으며 이는 다음과 같다: 발생, 개발, 종료. 비록 연구자들이 설명과 보고의 목적을 위해 혁신 여정을 3단계로 분석하기는 했지만, 이러한 단계가 불분명하고, 불완전하며, 비선형이라고 강조하였다.

발생(Genesis)

혁신은 단일한 충동적 사건으로부터 발생하지 않는다. 발상의 본질이 수년에 걸쳐 발전하며, 예측 불가능한 사건들이 배경을 형성한다. 예를 들어, MIRP 연구자들은 달팽이관 이식의 개발을 연구하였다. 3M사는 University of Melbourne의 연구자들이 생체공학적 귀에 대해 수행한 연구의 상업화와 관련하여 자사의 호주 내 계열사에 연락을 취하면서 달팽이관 이식에 대한 개발을 시작하였다. 동시에 이와는 별도로 또 다른 3M 부서가 보청기와 관련하여 유사한 작업을 하고 있었다. 이러한 연구의 흐름은 독립적으로 진화했지만 대학의 연구자들이 연락을 취하면서 한 점에서 만나게 되었다.

어떠한 시점, 쇼크 또는 사건, 흔히 외부적인 요인이 혁신 개발을 위한 집중된 노력을 촉발시킨다. 혁신자는 초기의 집중적인 혁신 개발에 필요한 자원을 관리하는 이에게 계획을 제출한다. 이러한 스폰서는 기업의 최고경영자가 될 수도 있고 벤처 투자자 등 외부 투자자가 될 수도 있다. 이러한 계획은 혁신 개발을 위한 협조 노력의 시작을 알리지만 일반적으로는 스폰서를 합류시키기 위한 주요 '판매 수단'으로 활용된다. 초기 계획은 보통 모호한 목표, 낙관적 예상, 위험 축소 등을 포함한다. 예를 들어, 달팽이관 이식과 관련하여 초기 시장예측은 거의 모든 성인 청각장애인이 해당 기술에 흥미를 보일 것으로 보고 잠재적 시장 규모를 1억 달러 이상으로 추정하였다.

개발(Development)

집중 작업이 시작되면 원래의 발상은 재빠르게 다중의 다양한 발상과 활동으로 확산된다. 균일한 혁신이란 없다. 관련되고 진화하는 발상들이 얽혀 있으며, 이들 간의 경계는 뚜렷하지 않다. 이로 인해 선형 스토리텔링(Story telling)이 거의 불가능하지만, 혁신이 얼마나 불확실한 것인지 생각한다면 이러한 다양성은 논리적이다. 다중적인 개발 경로를 추구하는 것은 혁신자와 경영자의 입장에서 어떤 발상이 성공할지 모르기 때문에 적응적(Adaptive)이다. 이러한 불확실성의 측면에서 최상의 방법은 제한된 자원을 몇 가지의 타당한 대안에 동시적으로 투자하여 불확실성이 감소함에 따라 가장 유력한 대안에 자원을 이전하는 것이다.

혁신자는 예외 없이 지연을 경험하게 되며, 이는 원래의 발상과 가정을 변경시키는 외부 환경의 예측되지 않은 변화 때문이다. 경쟁기술이 출현하고, 새로운 시장이 열리거나, 금융위기로 인해 자본이 희소해질 수 있다. 달팽이관 이식의 경우, 혁신자들은 청각장애인에게 있어 청각장애가 그들이 탈출하고 싶어 하는 장애가 아닌, 온전한 하위문화이자 공동체로 인식하고 있음을 알게 되었다. 이는 원래의 계획을 무질서로 몰아넣는다. 초기에 혁신자는 스폰서에게 더 많은 시간, 추가 기금, 목표 수정 등 더 많은 비용을 청원한다. 그러나 일반적으로 문제점은 지속적으로 누적된다. 혁신자는 예기치 않은 문제와 기회가 발생하면 원래의 계획을 재검토하고 수정한다. 그러나 스폰서는 원래의 계획을 일종의 계약으로 보고 시간이 지남에 따라 혁신자에게 책임을 묻고자 한다. 예를 들어, 청각장애인 달팽이관 이식 시장이 충분하지 않음이 명백해지자 3M의 혁신 관리자는 보청기에 대하여 기술을 적용하는 대안을 모색하게 되었다.

목표는 시간이 지남에 따라 진화한다. 스폰서 및 혁신자는 혁신의 성공 또는 실패를 가늠하는 기준을 바꾼다. 이와 유사하게 사람들 자체 – 혁신자와 그 팀 – 도 시간의 흐름에 따라 변동을 보여 최초로 관여했다가 떠나며, 상황에 따라 다시 돌아오기도 한다. 이러한 기준의 변화와 인력의 이직은 학습을 저해한다. 목표가 반복적으로 또는 예측할 수 없게 변화하면 계획된 전략이 원하는 목표로 이어지는지 알 수 없게 된다. 유사하게 혁신 여정에서 발생하는 학습은 암묵적이다. 즉, 개인이 보유하며 단어나 이미지로 표현되기 어렵다. 암묵적 지식은 개인이 떠나거나 다른 위치로 재배정될 경우 소실될 가능성이 높다.

스폰서(투자자 및 최고경영자)는 혁신 개발 과정에 빈번하게 관여되며, 지속적으로 바뀌고 상충되기도 하는 다양한 역할을 수행하게 된다. Van de Ven *et al.*은 스폰서의 직접 관여 없이는 주요 혁신 문제들이 해결될 수 없다고 결론지었다. 혁신자와 스폰서 간의 힘의 논리는 혁신 개발 과정 전반에 걸쳐 변화한다("혁신 여정에서 경영자의 역할" 참조). 초기에는 혁신자가 혁신 개발을 위한 지원을 협상함에 따라 스폰서가 본질적인 힘을 보유한다. 스폰서가 혁신 개발에 대규모의 자원을 투자한 이후에는 이러한 투자가 스폰서에게 큰 영향을 미치게 된다. 이는 스폰서가 자신의 투자가 위험에 처하는 것을 절대 원하지 않기 때문이다. 혁신자는 다른 조직들과 관계를 발전시키며, 이러한 관계로 인해 혁신자는 특정 행동방침을 따르게 되며, 다른 것들을 축소하고 예측할 수 없는 결과를 맞이하게 된다. 혁신은 경쟁자, 무역협회, 규제기관, 입법기관 및 기타 실체로 구성된 생태계에서 발생하며, 이들 구성요소는 혁신을 지원하거나 저해하는 공통 인프라에 기여한다. 따라서 혁신은 단순히 혁신자의 행동뿐 아니라 보다 광범위하게 생태계에 의해 제공되는 지원 혹은 저해의 기능에 의해 전개된다.

종료(Termination)

혁신은 사용자가 국부적(Local) 상황에 혁신을 통합하고 적응함에 따라 지속적으로 진화한다. 언젠가 혁신은 중단된다. '적용'되어 더 이상 혁신이 아닐 수도 있고, 혁신자가 자원을 모두 소비하여 혁신 작업을 그만둘 수도 있다. 그러나 작업이 중단되더라도 어떤 새로운 사건의 합류가 흥미를 촉발한다면 재개될 수도 있다.

어느 시점에서 스폰서는 혁신의 성공 또는 실패에 대한 결과를 도출하여 인정(Credit) 또는 책임(Blame)을 부여한다. 실패의 결과가 클수록 혁신팀에 실패의 원인에 대한 책임을 물을 경향은 높아진다. MIRP 연구자들은 많은 사례를 통해 인정 또는 책임의 귀인(Attribution)이 잘못 이용되지만 이렇게 잘못된 귀인조차도 혁신과 혁신자 커리어의 궁극적 운명에 중요한 함의를 가지고 있음을 발견하였다. MIRP 연구자들이 조사한 기업들의 대부분이 명백히 또는 암묵적으로 위험 감수의 문화를 지지하는 것으로 나타났다. 이러한 문화에서 종업원은 실패에 대해서는 처벌을 받지만 적절한 위험을 감수함에 있어서는 표면상 처벌을 받지 않는다.

혁신 여정의 단순 단계모형 대신에 MIRP 연구자들은 '불꽃(Fireworks)모형'을 통해 혁신 과정의 비선형 역학 특성을 포착하였다. 종합하면, Van de Ven 등은 혁신 과정이 단계로 축소될 수 없음을 입증하였다. 그 대신 혁신 과정이 다중적인 조직 수준에서 운용되는 부분적이자 집합적인 활동의 순환이고 유지를 위한 자원이 존재하는 이상 지속된다고 주장하였다.

혁신 여정에서의 학습

우리는 혁신을 생각할 때 상당한 시행착오 학습을 수반하는 과정을 상상하게 된다. 혁신은 발명가가 자신만의 공간에서 자신의 발상을 실현하는데 필요한 올바른 조합을 위해 각종 재료와 과정을 실험하는 대중적 이미지를 만들어 내었다. Thomas Edison은 "발명은 1%의 영감과 99%의 노력"이라고 말했다. 이는 혁신이 근본적으로 단일순환(적응)학습의 연장선에 있는 과정임을 뜻한다. 발명가는 행동하고, 자신의 행동으로 인한 결과를 목표에 비교하며, 원하는 결과와 실제 결과 간의 격차를 줄일 것이라고 믿는 방식의 행동을 하게 된다. MIRP 연구자들은 혁신 여정이 실제로 단일순환(또는 적응)학습의 특성을 보유한다고 보고 이를 **실험**(Testing)이라 칭하였다. 실험을 통해 혁신자는 행동－결과 관계에 대해 배운다. 구체적으로, 혁신자는 행동이 신뢰성 있게 원하는 결과를 낳는 인과 관계를 연속적 실험을 통해 배운다. 그러나 MIRP 연구자들은 이와 동시에 실험에 의한 학습이 혁신 여정의 후반부에서 발생함을 주시하였다. 실험에 의한 학습은 실행하고자 하는 과업에 대하여 어느 정도의 사전 지식을 요한다. 구체적으로 학습자는 먼저 어떤 행동방침이 가능하고, 어떤 목표 또는 결과가 선호되며, 어떤 규칙, 자원 및 기타 맥락 관련 요인이 학습 절차와 관련이 있는지 알아야 한다. 몇 년간 관찰된 사례에서 혁신 여정의 초기 몇 개월 동안에는 실험에 의한 학습을 위해 필요한 조건들이 존재하지 않았다. 그러나 이는 개발 기간 동안 학습이 전혀 일어나지 않았다는 의미가 아니다. 그 대신 다른 유형의 학습이 일어났으며, MIRP 연구자들은 이를 **발견**(Discovery)이라 칭하였다. 발견을 통해 혁신자는 가능한 행동대안, 결과 선호도 및 맥락 관련 요인들에 대하여 배우게 된다. 발견에 의한 학습은 가능성을 모색하고 조사하기 때문에 이중순환(또는 생성)학습과 유사하다. 실험이 오류발견 및 수정 절차를 수반한다면, 발견은 탐색 절차를 수반한다. 경로는 삭제되거나 수렴하기보다는 증가하고 다양화된다.

MIRP 연구자들은 추가적으로 발견에 의한 학습이 실험에 의한 학습에 대한 전제조건이라고 제시한다. 혁신은 일반적으로 높은 수준의 불확실성에서 시작한다. 이를 보여주기 위해 Van de Ven *et al.*(1999)은 다음과 같이 두 가지의 새로운 생물의학 혁신의 혁신 여정을 설명하였다.

> 초기 계획은 다음 세대의 조직 경영 지속에 잠재력이 있다고 보이는 신기술을 개발하고 상업화하기 위해 모호하지만 낙관적인 제안이 담겨 있었다(Van de Ven *et al.*, 1989). 계획에 따르면 시작 조건은 매우 모호하였으며, 구체적인 프로젝트 목표 및 결과 기준이 아닌 가능성과 기회에 초점을 두었다. 또한 실행 계획은 매우 불확실했다. 그들은 혁신이 조직에 대해 신규 사업을 의미했기 때문에 실험 또는 평가가 아닌 탐색적 연구와 발견을 강조했다.

혁신자는 어떤 행동이 어떤 결과로 이어지는

지 실험하기 이전에 어떤 행동방침이 가능하고, 어떤 결과 목표 및 기준이 선호되며, 어떤 환경 맥락에서 작업이 기대되는지를 먼저 발견해야 한다. 혁신에 대한 초기 발상이 다양한 발상 및 행동으로 확산되며 혁신자가 동시에 다양한 방향의 일을 진행하는 시기가 바로 이때이다. 이러한 포괄적이고 다양한 방향으로의 활동 기간이 무작위이고 비생산적으로 보일 수 있으나 Van de Ven et al.(1999)은 발견적 학습의 혼돈스러운 과정에 대해 혁신자가 "아직은 혼란스럽지만 더 잘 정의된 시행착오 학습 기간으로 집합시키기 이전에 반드시 필요하다"고 밝혔다.

또한 MIRP 연구는 언제 어떻게 발견에 의한 학습으로부터 실험에 의한 학습으로 전환되는지를 밝혀내었다. MIRP 연구자들은 혁신 노력에는 지속을 위해 조직 내부로부터는 물론 조직 외부로부터도 에너지와 자원이 필요하다고 하였다. 예를 들어 신설 기업은 제품 개발을 지속하기 위하여 지속적인 벤처 자본의 유입이 필요하다. 유사하게 기 설립된 조직 내 혁신 노력은 인적자원, 경영지원, 예산 할당 등의 유형으로써 내부 '벤처 자원'의 지속적인 유입이 필요하다. 더욱이 혁신 노력은 혁신 노력의 시기, 속도, 내용 및 과정을 형성하는 제도적 규칙의 맥락에서 발생한다. 예를 들어 의약품 개발은 식품의약국(US Food and Drug Administration)의 규칙, 법규 및 절차에 강한 영향을 받는다. 경영자의 지시, 제도적 규칙 및 자원의 흐름은 다중적이고 다양한 개발 경로의 혁신 노력을 위한 자유도를 제약함으로써 발견에서 실험으로의 전환을 촉발한다. 예를 들어 경영자는 혁신 노력에 대해 구체적인 목표를 부과하거나 혁신 노력의 성공을 판단하는 일련의 결과 기준을 부과할 수 있다. 행동과 결과 간에 긴밀한 연결고리를 요하는 것은 실험에 초점을 두며, 실험을 통해 행동 대안은 선택된 결과 또는 목표를 최적으로 창출한다. 유사하게 자원 보유자와 기관 규칙 제정자가 부과하는 기한은 행동대안과 가능한 결과를 탐색하는 혁신 노력에서 타당한 행동과 원하는 결과의 가장 좋은 선형 혼합을 찾는 혁신 노력으로의 전환을 가능케 한다. MIRP 연구자들은 혁신 여정에서의 학습이 단순히 발견에서 실험의 한 방향으로 진행되지 않는다고 주장한다. 긴밀한 행동과 결과의 연계가 초점을 구체화시키지만, 동시에 탐색과 해결을 요하는 새로운 질문과 문제들이 발생한다. 따라서 혁신 여정은 예측 가능하지는 않지만 반복 가능한 발견에 의한 학습과 실험에 의해 학습의 순환을 수반한다. 앞서 언급한 바와 같이 이러한 순환은 혁신 노력이 성공하거나 자원이 소진될 때까지 지속된다.

마지막으로 MIRP 연구는 혁신 여정의 특징 중 하나는 길게는 수년간 지속되는 행동과 결과 간의 긴 지연이라고 밝힌다. "개발 기간 중에 구체적 결과를 위한 개발 활동을 좁히는데 유용한 객관적 정보 없이 모호한 독창적 발상을 구체적인 실체로 변환하기 위해서는 집중 투자와 노력이 필수적이다"(Van de Ven *et al.*, 1999). 실제로 결과에 대한 가장 확정적인 정보는 혁신이 시장에서 론칭되거나 채택하는 조직에 의해 실행되기 전까지는 가용성이 없다. 행동과 결과 간의 피드백 루프 내 긴 지연은 적응, 단일순환, 시행착오 학습이 왜 흔히 혁신 여정의 후반부에서 발생하는지 설명한다. 구체적 목표와 결과에 대한 시기적절한 피드백 부재 시 관리 가능한 혁신 노력의 복잡성을 좁히기 위해 널리 퍼지고 선호되는 전략은 행동 지속(Action persistence)이다. 달리 말하면, 목표, 수단, 성과가 모호한 경우 가장 좋은 전략은 가장 좋은 행동방침을 선택하여 고수하는 것이다. 저명한 조직학자가 말한 바와 같이 행동 지속은 심리적으로 만족도가 높다. "몰입은 대안의 타당성을 파괴하는 힘을 통제하고 이러한 힘의 행동 저해 능력을 제거한다"(Weick, 1993). MIRP 연구자들은 확률적 정보를 확정적 정보처럼 취급하고 상대적 진실이 있는 믿음을 절대적 진실이 있는 믿음으로 취급하는 것에 어느 정도의 가치가 있음에는 동의한다. 그러나 이러한 행동 지속은 복잡계의 핵심 특성인 '초기 조건에 대한 민감도'를 강조한다. 수정의 필요성의 신호를 알리는 피드백이 없는 상황에서 한 개인이 특정 행동방침을 지속한다면 시작점의 작은 차이가 혁신 여정을 완전히 다른 방향으로 이끌 수 있게 된다. 도로의 갈림길에서 지속적으로 왼쪽 방향으로만 튼다면 궁극적으로는 개인이 원하는 도착지에 다다를 수도 있고 그렇지 않을 수도 있다. 모든 것은 시작점에 달려 있다. MIRP 연구자들이 지적한 바와 같이 혁신 여정이 성공적이라면 행동 지속은 영웅을 창조한다. 그러나 혁신 여정이 성공적이지 못하다면 행동 지속은 비극과 희생양을 창조한다.

혁신 여정에서 관리자의 역할

MIRP 연구의 교훈 중 하나는 혁신을 촉진함에 있어 다수의 관리자가 다중 위계수준(Hierarchical level)에서 다양한 역할을 한다는 것이다. 이들은 번갈아가며 후원자(Sponsor), 멘토(Mentor), 비평가(Critic) 그리고 기관의 리더 역할을 하였으며, 서로 다른 관리자가 서로 다른 시기에 서로 다른 역할을 수행하였다. 이에 따라 서로에 대한 견제와 균형(Check and balance)이 가능하게 되었다. 후원자로써 관리자는 투자결정과 기타 이슈들을 고려함에 있어 혁신과 혁신 팀을 지지하였다. 멘토로써 관리자는 코칭하고, 카운슬링하며, 롤모델로서의 역할을 수행하였다. 비평가로서 관리자는 선의의 비판자(Devil's advocate) 역할을 수행함으로써 혁신 목표, 진행상황, 전망에 대하여 냉철한 관점을 고수하였다. 기관 리더로서 관리자는 구조를 확립하고 분쟁을 조정함으로써 대립되는 역할 간의 균형을 도모하였다. MIRP 연구자들은 이러한 관리자의 역할이 상호 관계가 있으며 자기 수정적(Self-correcting) 주기(피드백 루프 균형)를 통해 시간의 흐름에 따라 서로의 균형을 잡아준다는 것을 관찰하였다. 또한 이러한 역할 수행에 있어 균형과 시기의 중요성에 주목하였다.

복잡성, 혁신, 그리고 학습의 관리

복잡성중심 경영학자들에 따르면 지속적 혁신과 학습은 '혼돈의 가장자리'에서 운영되는 조직에서 발생한다. 이때 혼돈의 가장자리는 예측되거나 예측되지 않은 새로운 발상, 제품, 관행 및 관계가 자발적으로 발생하는 안정과 불안정 사이의 중간 영역이다. 그러나 조직이 이러한 혼돈의 가장자리에서 평정을 유지하는 것은 매우 어려운 일이다. 이를 위해서는 과하게 구조화되거나(질서) 너무 적게 구조화(혼돈)되는 것을 방지하기 위해 지속적인 경영자의 경계가 필요하다. 복잡성중심 경영학자들은 혁신과 학습을 촉진하기 위해서는 경영자가 하향식(Top down) 지휘 및 통제(Command and control) 접근법을 택하여 질서를 부과해서는 안 되지만 자유분방한 접근법을 택하여 질서에 태만해서도 안 된다고 주장한다. 그 대신 질서가 자발적, 창조적, 자동 구성적 방식으로 발생하는 조건을 만들어야 한다. 이를 달성하기 위한 한 방법은 세부 계획보다는 최소한의 규격화(Minimum specifications)에 의존하는 것이다. Plsek & Wilson (2001)은 최소한의 규격화가 방향, 경계, 허가, 자원의 네 가지 핵심 조건 및 변수를 확립함으로써 새로운 발상, 창조적 해결법, 새로운 관계 등이 발생하는 광범위한 공간을 창출할 수 있다고 주장한다. 유사하게 경영자는 목표를 설정하고 자원을 배분함에 있어 전체 시스템을 고려해야 한다. 최소한의 규격화와 마찬가지로 글로벌 타겟(Global target)과 예산 풀링(Pooled budget)은 시스템 내 다양한 이해관계자 간에 생산적이고 생성적인 상호작용이 발생할 수 있는 맥락을 창출할 수 있다. 일반적 개념은 혁신과 학습을 지원하도록 충분한 구조인 동시에 이를 억압하지 않도록 과도하지 않은 구조를 만드는 것이다.

선견지명(Foresight)의 배양

급변하고 매우 경쟁적인 환경에서조차 지속적 혁신을 실행하는 조직은 "신개발이 유행이 되기 전에 발견하고 미래 사건의 방향을 결정할 가능성이 있는 사회적 경향의 관련 특성 등을 이해하는 역량과 과정을 개발"하여 이를 가능케 한다(Tsoukas & Shepherd, 2004). 이는 복잡성과학의 원리와 일치하는 것으로써 이러한 조직은 통합적인 전략계획을 개발하지 않으며 미래에 대한 단 하나의 비전에만 투자하지 않는다. 동시에 이들 조직은 미래에 대비하여 반응적(Reactive)인 방식을 취하지 않는다. 그 대신 이들은 자신이 일부 형성하게 될 미래를 살피고, 약하거나 모호한 신호를 탐색하며, 실행 가능한 대안을 개발하기 위해 다양한 관행을 활용한다. 선견지명을 배양하기 위한 구체적 관행은 다음과 같다: 1) 원형(Prototype), 시범사업(Pilot program), 컴퓨터 시뮬레이션 등을 통한 빠른 실험, 2) 지식 브로커(Brokering) – 다른 산업, 기업 또는 프로젝트로부터의 발상 간 연계(Hargadon & Sutton, 2000), 3) 현재 시장의 미충족 요구사항과 미래 시장의 미래 요구사항 학습을 위해 기존 고객, 잠재 고객, 기타 기업과의 연합(Alliances) 구축(Brown & Eisenhardt, 1997), 4) 민을 수도, 상상할 수도 없고 '금지된' 미래에 대한 다직종(Cross-functional) 대화를 위한 규칙적 내부 회의(Day and Schoemaker, 2005; Roberto, Bohmer and Edmondson, 2006). 선견지명의 배양을 위한 실천은 조직으로 하여금 반응의 혼돈뿐 아니라 계획의 경직성 또한 피할 수 있게 한다. 또한 발견에 의한 빠른 학습 즉, 혁신자가 가능한 행동대안, 결과 선호도, 맥락적 요인 등에 대한 지식을 얻을 수 있는 이중순환 생성학습을 촉진한다.

임기응변(Improvisation)의 배양

제품과 서비스에 있어 지속적인 혁신을 실행하는 조직은 훈련된 문제해결보다 임기응변을 강조한다(Brown & Eisenhardt, 1997). 임기응변이 "상황에 따라 대처하는 것"을 수반하지만(Moorman & Miner, 1998) '즉흥적'인 것과 동일한 것은 아니다. 예를 들어 재즈에서는 개인적 표현과 상호 조율이 몇 가지 구체적인 규칙 내에서 일어난다(예: 솔로 순서, 가능한 코드 순서). 실제로 몇 가지 단순 규칙을 고수함으로써 임기응변이 가능해진다. 만약 모두가 "자신만의 것"을 유지한다면 결과는 불협화음이 된다. 이는 복잡성과학의 원리와 일치하는 것으로써 조직은 폭넓은 커뮤니케이션과 제한된 구조를 연계하여 지속적 혁신을 실행한다(Brown & Eisenhardt, 1997). 구체적으로 이러한 조직은 잘 정의된 경영책임과 명확한 프로젝트 우선순위를 느슨하게 명시된 개발과정과 결합시킨다. 더불어 이러한 '반구조(Semi structure)'를 프로젝트팀에 걸친 빈번한 공식적, 비공식적 커뮤니케이션으로 보완한다. 새로움, 창조성, 자발성 형태의 임기응변은 최소한의 규격화와 사회적 상호작용에 의해 발생한다. 반면 지속적 혁신에 어려움을 겪는 조직은 너무 많은 구조(예: 매우 구체적이고 순차적인 개발과정)를 적용하거나 너무 적은 구조(예: 제대로 정의되지 않은 의무, 불확실한 프로젝트 우선순위)를 적용한다. Brown & Eisenhardt(1997)의 반구조에 대한 개념은 MIRP 연구에서 묘사한 모호하고, 유동적이며, 난잡한 과정과 다소 상충하는 것으로 보인다. 앞서 논의한 바와 같이 MIRP 연구자들은 최고경영자나 자원 보유자가 과정 후반부에 도달하기 전까지는 명확한 목표, 우선순위 및 기한 등을 부과하지 않았다고 밝혔다. 맥락적 차이가 이러한 불일치를 설명한다. MIRP 연구자들이 세계적 혁신에 초점을 둔 반면 Brown & Eisenhardt(1997)는 빠르지만 점진적인 제품 혁신에 초점을 두었다. 그 대신에 이러한 불일치는 성공의 차이와 관련될 수 있을 것이다. 모든 MIRP 혁신은 실패했다.

뜻밖의 행운(Serendipity)의 극대화

발견은 우리가 무엇을 찾고 있는지 모르는 상황에서 어떤 것을 찾아내거나 외견상 관련이 없는 사건, 대상, 사실 간에 예기치 않은 관련성이 있을 때 발생한다. 발견은 그 의미상 놀람의 요소를 수반한다. 예를 들어 페니실린의 발견은 운이 좋은 사고였다. 백신, X-ray, 마취, 관상동맥 도관법, 비아그라, 리튬, 바륨, 인슐린, 퀴닌, 항생제, 항우울제, 암치료법 등의 발견 모두가 그러했다. 거의 모든 사례에서 과학자들은 어떤 것을 찾고 있었으며 또한 이를 예견했으나, 결과적으로 완전히 다르거나 예기치 않은 것을 찾게 되었다. 의료는 유일무이하지 않다. 다른 산업에서도 동등하게 뜻밖의 행운에 의존한다(예: 셀로판, 포스트잇 노트, 보안경, 시리얼, 전자레인지, 가황고무, 초코칩 쿠키 등). Louis Pasteur는 "행운은 마음의 준비가 되어 있는 사람에게만 미소를 짓는다"고 하였다. 경영자에게 있어 현실적인 의문점이 생길 것이다, "운 좋은 상황을 창조하고, 인지하고, 이에 대해 행동하기 위해 조직이 할 수 있는 것은 무엇인가?" 오래된 발상이 새로운 발상의 주 근원임을 볼 때 일부 혁신 기업은 종업원이 다른 산업, 기업, 프로젝트 등에서 얻은 발상 간에 관련성을 만들 수 있는 상황을 만든다(Hargadon & Sutton, 2000). 이는 복잡성과학의 원리와 일치하는 것으로써 이러한 조직은 타분야 생산자 간 회의, 직무 순환, 타 산업 및 지부 방문 등 지식 브로커 전략을 생성적 상호작용을 촉진하고 행운의 관계를 만들기 위한 수단으로 활용한다. 추가적으로 심리과학에서는 사람들이 보류된 목표 추구를 위해 예기치 않은 기회를 더 잘 인식하고 이에 대해 행동할 수 있으며, 이는 다음에 의해 가능하다고 말한다: 1) 목표 달성을 위해 필요한 상황에 대한 생각, 2) 이러한 상황의 몇 가지 핵심 특성 선별, 3) 목표와 기억의 단서에 동시 몰입(Patalano and Seifert, 1997; Seifert and Patalano, 2001). 목표와 상황 간에 강한 심적 연계를 구성함으로써 개인은 다른 활동에 임하고 있는 경우에도 보류된 목표를 추구할 기회를 나타내는 환경적 신호를 더 잘 인지할 가능성이 높아진다.

실수로부터의 학습

실수와 기타 의도하지 않고 원치 않는 결과는 조직 학습에 있어 가치 있는 기회를 창출할 수 있다. 그러나 실수로부터의 학습은 우연하게 일어나지 않는다. 성공적인 팀에서 리더는 자신의 팀이 어떻게 학습하는지 능동적으로 관리한다. 예를 들어 Edmondson 등은 새롭게 개발된 최소절개수술기법을 실행한 심장수술팀을 연구하였다(Edmondson, Bohmer and Pisano, 2001). 이 연구에서는 수술집도의의 직급이나 경험수준, 최고경영자와 재정지원 수준, 팀 보고 및 감사 활용 등 자주 인용되는 요인들을 조사했으나 팀이 새로운 수술법을 얼마나 빨리 통합시키는가와 관련해서는 특이사항이 별로 없었다. 그러나 성공적인 팀은 몇 가지 다른 행태를 보였다. 첫째, 성공적인 팀의 리더는 협업 능력과 Input에 얼마나 오픈되어 있는가를 기준으로 구성원을 선별했다. 더불어 팀 리더는 구성원들을 그들의 전문성을 기준으로 교체 가능한 톱니바퀴로 보지 않고 함께 할 팀이라는 것을 강조했다. 이는 곧 팀 내 신뢰와 효과적인 커뮤니케이션을 구축할 기회를 극대화 했다. 둘째, 성공적인 팀의 리더는 새로운 수술기법의 실행을 근본적으로 기술적인 도전 과제가 아닌 '조직적'인 도전 과제로 표현했다. 즉, 해당 팀 구성원들은 어떻게 새 기법 역량을 기술적으로 학습할 것인가가 아닌 어떻게 협업하여 새로운 수술법을 실행한 것인가에 대해 생각하게 되었다. 학습이 더딘 팀 리더의 경우, 문제를 기술적 도전과제로 표현했을 뿐만 아니라 변화의 상대적 어려움을 축소하는 경우도 있었다. 결과는 불만족하고 동기부여되지 않은 팀 구성원들이었다. 셋째, 가장 성공적인 팀은 심리적으로 안전한 풍토를 만들어 실행되지 않을 수도 있는 아이디어 제시, 잠재된 문제의 확인, 실수의 인정을 편안하게 여겼다. 심리적 안전성은 특히 중요한 요인이었을 것이며, 이는 새로운 발상과 문제해결을 위한 커뮤니케이션이 수술 도중 그때그때의 상황에 따라 이루어졌기 때문이다.

또한 실수와 기타 의도하지 않고 원치 않는 결과는 혁신의 비옥한 원천이 될 수 있다. 국제적으로 저명한 경영학자인 Peter Drucker는 혁신의 성공이 통찰력의 유레카(Eureka) 순간에 기인하는 것이 아닌, 특히 '예기치 않은 발생'으로 대변되는 일반 역학으로부터 발생한다고 주장하였다. 이러한 예기치 않은 발생은 흔히 실수로 치부된다. 실수는 대부분의 기업이 이를 변칙적이고 원치 않는 것으로 취급하여 실수의 원인을 탐색하기보다는 최소화하려 하기 때문에 혁신에 대하여 특별히 중요한 기회를 제공한다(Drucker, 2002). 경영자와 컨설턴트가 이러한 태도를 영속하는 방법 중 하나는 실수나 예기치 않은 발생을 말 그대로 '예기치 않은 것'으로 취급하는 것이다. Pfeffer & Sutton의 근거중심 경영을 위한 성명에 따르면 '모든' 개입(Intervention), 프로그램 및 발상에는 단점이 있다(Pfeffer & Sutton, 2006). 우리가 궁극적으로 원하는 혁신들(전사적 품질관리, Lean 생산방식 등)조차도 어느 정도의 의도치 않고 원치 않는 결과를 갖게 될 것이다. 경영자를 위한 답의 일부는 예기치 않은 문제가 새로운 프로그램이나 전략으로부터 발생하는지 알기 위해 기다릴 것이 아니라 '어떤' 문제가 발생 가능한지 의문을 가지라는 것이다. 앞서 집단의료의 환자중심 메디컬홈 사례에서 알아본 바와 같이 예기치 않은 문제는 더 나은 해법에 대한 기회를 창출한다.

그렇다면 의도적으로 실수를 저지르는 것은 어떠한가? 즉, 자신이 생각하기에는 실패할 것이라고 생각하는 행동방침을 고의로 시도하는 것은 어떠한가? 이 역시 가치 있는 것이라고 경영 컨설턴트 Schoemaker & Gunther(2006)는 주장한다. 여기서 문제는 우리가 기존에 유지한 가정을 뒷받침하기 위한 확증적 근거만을 찾으려는 자연적 성향이다. 실험을 수행할 경우 우리는 일반적으로 성공하거나 최소한 현재보다 못하지는 않을 것이라 믿는 대안을 선별한다. 이 경우, 명백히 실패하지는 않는 해법을 확인할 경우에는 작동하지만, 최적 해법을 발견하기 위해서는 좋은 전략이 아니다. 이는 단일순환학습 대비 이중순환학습의 문제와 유사하다. 이중순환학습은 근본적인 가정의 검토를 수반하며, 이것은 바로 확인 편향(Confirmatory bias)이 불가능하게 하는 것이다(Schoemaker & Gunther, 2006). 예를 들어 만약 환자들이 자동 전화가 거슬리고 인간미가 없다고 여긴다면 우리는 복약순응도(Medication adherence)를 개선하기 위한 대안으로써 대화식 음성 응답(Interactive voice response)의 사용을 고려하지 않을 것이다. 이는 또한 과거의 경험 또는 자료를 기준으로 한 것일 수도 있다. 여기서 문제는 가정을 한번 내리게 되면 다시 논의하게 되는 경우는 거의 없으며, 이러한 가정을 만들어낸 조건은 극적으로 변할 수 있다는 것이다. 어떤 '실수'가 중요한 학습으로 이어질 가능성이 높은지 선택하기 위해 Schoemaker & Gunther는 세 가지 요인을 고려해야 한다고 제시하였다.

1. 잠재적 비용 대비 잠재적 수익: 만약 시도할 어떤 것의 실패 확률이 높다면, 잠재적 편익에 대비한 비용은 잠재적으로 낮아야 한다. 일방적 승률이 보이는 내기에 기업의 존재를 걸고 도박할 이유는 없다.
2. 다양한 의사결정으로 이어지는 핵심 가정들을 검정한다: 만약 의도적 실수가 다양한 일상적 의사결정으로 이어지는 가정을 검정한다면 자신이 내린 가정이 틀린지의 여부를 더욱 빠르게 알 수 있으며, 결과적 편익은 빠르게 누적되기 때문에 의도적 실수는 수익으로 이어질 가능성이 높다.
3. 조건은 변한다: 우리는 일련의 조건하에서 가정을 세우며, 이러한 조건은 변할 수 있다.

경험을 넘어 의식적인 연습

경험이 최고의 스승이라는 것은 상식적인 생각이다. 그러나 이것이 사실일까? 2008년 말콤 글래이드웰(Malcolm Gladwell)은 최근 베스트셀러가 된 Outlier에서 '10,000시간 규칙'을 소개하였다. 이 규칙은 음악에서 물리학 그리고 체스게임에 이르기까지 적용될 수 있는데, 지식이 높은 수준으로 출중한 사람들은 자신의 활동에 10,000시간 또는 그 이상을 사용한다는 것이다. 인지심리학에서의 폭넓은 연구에서도 이러한 '10,000시간 규칙'을 지지하고 있다. 하지만, 글래이드웰(Gladwell)은 이야기의 반을 간과하고 있다. 즉 반복은 숙달을 이끌 수는 있지만, 필연적으로 완벽함을 이끌 수는 없다. 대부분의 연주자들은 그것에 집중하지 않고서도 과업을 완성할 수 있는 능숙함을 보유하고 있다. 이 점에서, 그들의 성과는 정체상태에 이르게 되고, 개선은 정지하게 된다. 반면 고도의 완벽함을 보유한 전문가는 과업에 대한 초점을 의식적으로 지속하고, 의식적인 연습에 관심을 집중한다. 이것의 결과로 그들은 지속적인 개선이 이루어진다(Ericsson, 2006).

의식적인 연습의 특징은 1) 어떤 과업을 연속적 학습이 가능한 개별 요소로 나누고, 2) 현재 보유한 능력을 강조하고 궁극적으로 이를 확장하기 위해 어려움을 증가시키는 과업과 연관시키며, 3) 성과를 모니터링하고 수정하기 위한 기전을 만든다(Ericsson, 2006).

개인행동에서의 교훈을 그대로 집단에 적용하는 것은 매우 위험한 것일 수도 있지만, 의도적인 연습의 특징은 분명히 조직에 대해서도 매우 유사한 점을 지니고 있다. 예를 들면 시스템 공학의 한 부분을 이용하여 조직과정을 지도로 그릴 수 있고, 개선을 위한 기회를 평가할 수 있게 개별요소로 나눌 수 있다(Anderson & Johnson, 1997). 이와 유사하게, 관리자들은 현존하는 과정을 가지고는 불가능하여 새로운 업무 수행 방식을 위해 팀의 구축이 필요한, 현재의 성과를 훨씬 넘어선 '도전적 목표'를 사용할 수 있다(Wright *et al.*, 1993).

아마도 의식적인 연습을 통해 배울 수 있는 가장 중요한 교훈은 세 번째 요점인 환류 기전의 사용과 관련이 있다. 성과지표는 HEDIS와 조인트 커미션(Joint Commission)의 측정지표와 같이 보건의료분야에 풍부하게 존재하지만, 이러한 지표들은 치료과정이 수행된 후, 인센티브와 연관되어 잘 수행한 것을 보고하는 총괄적인 특징을 지니고 있다. 함축적으로 이러한 지표들은 동기부여를 위해 더 많이 사용되는 도구이고, 정보의 도구로는 드물게 사용된다. 관리자들은 그들이 잘 수행한 것을 증명하기보다는 학습과 개선을 강조하는 모니터링 기전을 팀에게 제공할 수 있는 다른 방식을 사용할 수 있다. 팀 과업활동회의(team debriefs)와 팀 협의회의(team huddles)가 잘 활용되지 않는 두 가지의 방식이다. 팀 과정활동회의는 특별한 사건이나 일어날 일들은 되짚으면서 개선이 필요한 잠재적인 부분을 확인하는 회의를 말한다. 팀 협의회의는 당면한 문제를 상의하고 확인하는 규칙적이면서 짧은 회의를 말한다.

이러한 세 가지 특징 모두를 기억해야 하는 중요한 이유는 업무와 성취과정에 대한 의식적인 평가 기회 없이, 기계적 암기에 의한 운영방식으로 팀이 떨어지는 것을 막을 수 있기 때문이다.

요약 및 경영 가이드

1. 의료기관은 다음과 같이 복잡계의 세 가지 특성을 보인다: 상호의존성, 비선형성, 역동성. 복잡계 내에서 학습과 혁신을 관리하기 위해 반드시 지켜야 하는 규칙은 없지만 경영학자들은 너무 많은 구조(질서)와 너무 적은 구조(혼돈) 간의 균형을 위해 몇 가지 아이디어를 제안한다: 1) 세부 계획이 아닌 몇 가지 단순 규칙에의 의존, 2) 목표 설정 및 자원 할당 시 전체 시스템에 대한 영향 고려.
2. 조직 학습은 피드백 루프 과정이다. 단일순환학습(적응 학습)은 문제해결자가 원하는 상태를 실제 결과와 비교하여 격차를 줄이고자 할 때 발생한다. 이중순환학습(생성 학습)은 문제해결자가 실제 상태에 기여하는 근본 조건들에 대해 의문을 가지고 수정하여 원하는 상태와 실제 상태 간의 격차를 줄이려고 할 때 발생한다. 이때 조직의 정책, 계획, 가치와 조직의 문제를 표현하는 규칙 등이 근본 조건에 해당한다.
3. 다섯 가지 '수련'은 조직적 학습을 촉진한다: 1) 시스템 사고, 2) 개인적 숙련, 3) 정신적 모형, 4) 공유된 비전, 5) 팀 학습. 시스템 사고 숙련을 확산시키는 강력한 방법은 조직 구성원의 학습과 시스템 원형의 활용을 독려하는 것이다.
4. 조직적 학습은 다음에 의해 제한된다: 1) 일반적으로 모호하고 부정확한 제한된 정보의 가용성, 2) 일반적으로 복잡성과 불확실성에 대응하기 위해 의존하게 되는 휴리스틱 관련 인간의 판단오류 및 편향, 3) 우선순위 경쟁, 자원의 제약, 광범위한 정책 고려사항. 시스템 역학모형은 사람들로 하여금 복잡계로써 조직의 근본 구조를 이해하고, 시스템이 어떻게 작동하는지에 대한 정신적 모형을 표면화하고, 빠르고 저비용의 통제된 실험을 통해 경영 전략을 검증할 수 있게 함으로써 '학습 장애'를 극복할 수 있게 해준다.
5. 혁신에 대한 세 가지 일반적 미신과 오해에 주의한다: 1) 혁신은 좋은 것이다, 2) 혁신에는 공식이 있다, 3) 혁신은 선형이다.
6. 혁신 여정에서의 학습은 발견과 실험 모두를 수반한다. 발견은 이중순환(생성)학습과 유사하다. 실험은 단일순환(적응)학습과 유사하다. 발견을 촉진하기 위한 방법 중 하나로 조직 경계 외부의 상태와 관행에 대한 정보를 지속적으로 스캐닝(Scanning)하는 것이 있다. 이에 따라 빈틈없게 되고, 불일치하는 정보가 표면화되고, 새로운 발상이 드러난다. 스캐닝 방법으로는 벤치마킹; 구매자, 공급자, 파트너와의 계속적인 연락; 종업원, 의사, 환자로부터의 피드백 등이 있다.
7. 혁신 여정은 일반적으로 발견과 함께 시작하지만 이후에는 발견과 실험 사이에서 예측 불가능한 순환이 일어난다. 혁신 효과에 대한 기대를 관리하는 것은 중요하다. 매우 기술적인 혁

신조차도 역할 전환, 특혜, 책임 등의 주요 조직적 도전 과제를 수반한다. 혁신 여정의 도전적 본질을 솔직하게 인정하는 것이 불만족을 완화하고 열린 커뮤니케이션을 유지하는데 도움이 된다.

8. 조직은 선견지명의 배양, 임기응변의 배양, 뜻밖의 행운의 극대화, 실수로부터의 학습 등을 통해 학습과 혁신을 촉진할 수 있다. 새로운 프로그램으로부터 예기치 않고 원치 않는 실수를 능동적으로 찾아야 한다. 조직 구성원으로 하여금 실수는 일어날 수밖에 없으며, 가장 중요한 것은 결과적으로 이러한 실수가 어떻게 발생했는지 이해하도록 한다. 이러한 실수는 미래의 혁신을 위해 가장 비옥한 기반이 될 수 있다.

참고 문헌

Anderson, V., & Johnson, L. (1997). *Systems thinking basics: From concepts to causal loops.* Cambridge, MA: Pegasus Communication.

Andriopoulos, C., & Gotsi, M. (2006). Probing the future: Mobilising foresight in multiple–product innovation firms. *Futures*, 38(1), 50–66.

Argote, L. (1999). *Organizational learning: Creating, retaining, and transferring knowledge.* Boston: Kluwer Academic.

Argyris, C., & Schon, D. A. (1978). *Organizational learning.* Reading: MA: Addison–Wesley.

Arndt, M., & Bigelow, B. (2000). Commentary: The potential of chaos theory and complexity theory for health services management. *Health Care Management Review,* 25(1), 35–38.

Bayer, S., Barlow, J., & Curry, R. (2007). Assessing the impact of a care innovation: telecare. *System Dynamics Review,* 23(1), 61–80.

Beeson, I., & Davis, C. (2000). Emergence and accomplishment in organizational change. *Journal of Organizational Change Management,* 13(2), 178–189.

Begun, J. W. (1994). Chaos and complexity: Frontiers of organization science. *Journal of Management Inquiry,* 329–335.

Begun, J. W., & Luke, R. D. (2001). Factors underlying organizational change in local health care markets, 1982–1995. *Health Care Management Review,* 26(2): 62–72.

Begun, J. W., Zimmerman, B., & Dooley, K. (2003). Health care organizations as complex adaptive systems. in S. S. Mick and M. E. Wyttenbach (Eds.), *Advances in health care organization theory* (pp. 253–288). San Francisco: Jossey–Bass.

Berquist, W. (1993). *The postmodern organization: Mastering the art of irreversible change.* San Francisco: Jossey–Bass.

Berwick, D. M. (1998). Developing and testing changes in delivery of care. *Annals of Internal Medicine,* 128(8), 651–656.

Black, J. A. (2000). Fermenting change—capitalizing on the inherent change found in dynamic non–linear (or complex) systems. *Journal of Organizational Change Management,* 13(6), 520–525.

Bohmer, R. M., & Edmondson, A. C. (2001). Organizational learning in health care. *Health Forum Journal,* 44(2), 32–35.

Bowditch, J. L., & Buono, A. F. (2001). *A primer on organizational behavior* (5th ed.). New York: John Wiley & Sons.

Brown, S. L., & Eisenhardt, K. M. (1997). The art of continuous change: Linking complexity theory and time–paced evolution in relentlessly shifting organizations. *Administrative Science Quarterly,* 42(1), 1–34.

Burnes, B. (2005). Complexity theories and organizational change. *International Journal of Management Reviews,* 7(2), 73-90.

Cherniak, C. (1986). *Minimal rationality: Computational models of cognition and perception.* Cambridge, MA: MIT Press.

Chuang, Y. T., Ginsburg, L., & Berta, W. B. (2007). Learning from preventable adverse events in health care organizations: Development of a multilevel model of learning and propositions. *Health Care Management Review,* 32(4), 330-340.

Collins, J. C. (2001). *Good to great: Why some companies make the leap—and others don't.* New York: HarperBusiness.

Collins, J.C., & Porras, J. I. (1994). *Built to last: Successful habits of visionary companies.* New York: HarperBusiness.

Conrad, D., *et al.* (2008). Access intervention in an integrated, prepaid group practice: Effects on pri-mary care physician productivity. *Health Services Research,* 43(5), 1888-1905.

Crossan, M. M., Lane, H. W., & White, R. E. (1999). An organizational learning framework: From in-tuition to institution. *Academy of Management Review,* 24(3), 522-537.

Cyert, R. M. & March, J. G. (1992). *A behavioral theory of the firm* (2nd ed.). Cambridge, MA: Blackwell Business.

Day, G. S., & Schoemaker, P. J. H. (2005). Scanning the periphery. Harvard Business Review, 83(11), 135-148.

Drucker, P. F. (2002). The discipline of innovation. *Harvard Business Review,* 80(8), 95-102.

Edmondson, A., Bohmer, R., & Pisano, G. (2001). Speeding up team learning. *Harvard Business Review,* 79(9), 125-132.

Ericsson, K. A. (2006). The influence of experience and deliberate practice on the development of superior expert performance. In K. A. Ericsson (Ed.), *The Cambridge handbook of expertise and expert performance* (pp. 683-703). Cambridge: Cambridge University Press.

Fitzgerald, L. A. (2002). Chaos: The lens that transcends. *Journal of Organizational Change Management,* 15(4), 339-358.

Garvin, D. A. (1993). Building a learning organization. *Harvard Business Review,* 74(1), 78-91.

Gladwell, M. (2008). Outliers: *The story of success.* New York: Little, Brown and Company.

Greenhalgh, T., *et al.* (2004). Diffusion of innovations in service organizations: systematic review and recommendations. *Milbank Quarterly,* 82(4), 581-629.

Hammond, J. S., Keeney, R. L. & Raiffa, H. (1998). The hidden traps in decision making. *Harvard Business Review,* 76(5), 47-58.

Hargadon, A., & Sutton, R. I. (2000). Building an innovation factory. *Harvard Business Review,* 78(3), 157-166.

Helfrich, C. D., *et al.* (2007). Adoption and implementation of mandated diabetes registries by com-munity health centers. *American Journal of Preventive Medicine,* 33(1 Suppl.), S50–S58; quiz, S59–S65.

Hock, D., & VISA International (1999). *Birth of the chaordic age.* San Francisco: Berrett-Koehler.

Homer, J., *et al.* (2004). Models for collaboration: how system dynamics helped a community organize cost-effective care for chronic illness. *System Dynamics Review,* 20(3), 199–222.

Homer, J., Hirsch, G., & Milstein, B. (2007). Chronic illness in a complex health economy: the perils and promises of downstream and upstream reforms. *System Dynamics Review,* 23(2–3), 313–343.

Isaacs, W. (1999). *Dialogue and the art of thinking together.* New York: Random House.

Jenner, R. A. (1998). Dissipative enterprises, chaos, and the principles of lean organizations. *Omega-International Journal of Management Science,* 26(3), 397–407.

Kahneman, D., Slovic, P., & Tversky, A. (Eds.). (1982). *Judgment under uncertainty: Heuristics and biases.* Cambridge: Cambridge University Press.

Kimberly, J. (1981). *Managing innovation.* In P. C. Nystrom and W. H. Starbuck (Eds.), *Handbook of organizational design.* Oxford: Oxford University Press.

Leander, W. J. (1996). *Patients fi rst: Experiences of a patient-focused pioneer.* Chicago: Health Administration Press.

Lemak, C. H., & Goodrick, E. (2003). Strategy as simple rules: Understanding success in a rural clinic. *Health Care Management Review,* 28(2), 179–188.

Levy, P. F. (2001). The Nut Island effect: When good teams go wrong. *Harvard Business Review,* 79(3), 51–59.

Marion, R., & Bacon, J. (2000). "Organizational Extinction and Complex Systems." *Emergence,* 1(4), 71–96.

McCarthy, D., Mueller, K., & Tillmann, I. (2009). *Group Health Cooperative: Reinventing primary care by connecting patients with a medical home.* New York: The Commonwealth Fund.

McDaniel, R. R. (1997). Strategic leadership: A view from quantum and chaos theories. *Health Care Management Review,* 22(1), 21–37.

McGill, M. E., & J.W. Slocum, J. W. (1993). Unlearning the Organization. *Organizational Dynamics,* 22, 67–78.

Mintzberg, H. (1994). *The rise and fall of strategic planning: Reconceiving roles for planning, plans, planners.* New York: Free Press.

Moorman, C., & Miner, A. S. (1998). Organizational improvisation and organizational memory. *Academy of Management Review,* 23(4), 698–723.

Patalano, A. L., & Seifert, C. M. (1997). Opportunistic planning: Being reminded of pending goals. *Cognitive Psychology,* 34(1), 1–36.

Peters, T. J., & Waterman, R. H. (1982). *In search of excellence: Lessons from America's best−run companies.* New York: Harper & Row.

Pettigrew, A. M. (1985). *The awakening giant: Continuity and change in imperial chemical industries.* Oxford: Blackwell.

Pfeffer, J., & Sutton, R. I. (2006). *Hard facts, dangerous half−truths, and total nonsense: profiting from evidence−based management.* Boston: Harvard Business School Press.

Plsek, P. E., & Greenhalgh, T. (2001). Complexity science: The challenge of complexity in health care. *British Medical Journal,* 323(7313), 625–628.

Plsek, P. E., & Wilson, T. (2001, 29 September). "Complexity, leadership, and management in health care organizations." *BMJ,* 323, 746–749.

Ralston, J. D., *et al.* (2009). Group Health Cooperative's transformation toward patient−centered access. *Medical Care Research and Review,* 66(6), 703–724.

Reid, R. J., *et al.* (2009). Patient−centered medical home demonstration: A prospective, quasi−ex−perimental, before and after evaluation. *American Journal of Managed Care,* 15(9), E71–E87.

Robert Wood Johnson Foundation. (2008). *Improving access to improve quality: evaluation of an or−ganizational innovation.* Washington, DC: AcademyHealth.

Roberto, M. A., Bohmer, R. M. J., & Edmondson, A. C. (2006). *Facing ambiguous threats. Harvard Business Review,* 84(11): p. 106–112.

Rogers, E. M. (2003). *The diffusion of innovations* (5th ed.). New York: Free Press.

Rosenzweig, P. M. (2007). *The halo effect and the eight other business delusions that deceive managers.* New York: Free Press.

Rowe, A., & Hogarth, A. (2005). *Use of complex adaptive systems metaphor to achieve professional and organizational change. Journal of Advanced Nursing,* 51(4), 396–405.

Schoemaker, P. J. H., & Gunther, R. E. (2006). The wisdom of deliberate mistakes. *Harvard Business Review,* 84(6) 108–115.

Seifert, C. M., & A. L. Patalano (2001). Opportunism in memory: Preparing for chance encounters. *Current Directions in Psychological Science,* 10(6), 198–201.

Senge, P. M. (2006). The fi fth discipline: *The art and practice of the learning organization* (Rev. and updated ed.) New York: Doubleday/Currency.

Senge, P. M. (1990). *The fifth discipline: The art and practice of the learning organization.* New York: Currency Doubleday.

Stacey, R. D. (1995). *The science of complexity: An alternative perspective for strategic change processes. Strategic Management Journal,* 16, 477–495.

Sterman, J. D. (2000). *Business dynamics: Systems thinking and modeling for a complex world.* Boston: Irwin McGraw−Hill.

Sullivan, T. J. (1999). Leading people in a chaotic world. *Journal of Educational Administration,* 37(5), 408-423.

Tetenbaum, T. J. (1998). Shifting paradigms: From Newton to chaos. *Organizational Dynamics,* 26(4), 21-32.

Tsoukas, H., & Shepherd, J. (2004). Coping with the future: Developing organizational foresightfulness —introduction. *Futures,* 36(2), 137-144.

Tucker, A. L., & Edmondson, A. C. (2003). Why hospitals don't learn from failures: Organizational and psychological dynamics that inhibit system change. *California Management Review,* 45(2), 55-72.

Tufano, J. T., Ralston, J. D., & Martin, D. P. (2008). Providers' experience with an organizational re-design initiative to promote patient-centered access: A qualitative study. *Journal of General Internal Medicine,* 23(11), 1778-1783.

Vaill, P. B. (1989). *Managing as a performing art: New ideas for a world of chaotic change.* San Francisco: Jossey-Bass.

Van de Ven, A. H., Polley, D. E., Garud, R., & Venkataraman, S. (1999). *The innovation journey.* New York: Oxford University Press.

Van de Ven, A. H., *et al.* (1989). Processes of new business creation in different organizational settings. In A. H. Van de Ven, H. L. Angle, & M. S. Poole (Eds.), *Research on the management of innovation: The Minnesota studies* (pp. 221-298). New York: Ballinger/Harper & Row.

Weick, K. (1979). *The social psychology of organizing.* Reading: MA: Addison-Wesley.

Weick, K. E. (1993). Sensemaking in organizations: Small structures with large consequences. In J. K. Murningham (Ed.), *Social psychology in organizations: Advances in theory and research* (pp. 10-37). Englewood Cliffs, NJ: Prentice Hall.

Wermers, M. A., *et al.* (1996). Planning and assessing a cross-training initiative with multiskilled employees. *Joint Commission Journal on Quality Improvement,* 22(6), 412-426.

Wheatley, M. J. (2006). *Leadership and the new science: Discovering order in a chaotic world* (3rd ed.). San Francisco: Berrett-Koehler.

Wheatley, M. J. (1992). *Leadership and the new science: Learning about organization from an orderly universe.* San Francisco: Berrett-Koehler.

Wolstenholme, E. (2004). Using generic system archetypes to support thinking and modelling. *System Dynamics Review,* 20(4), 341-356.

Wright, P. M., *et al.* (1993). Productivity and extra-role behavior—the effects of goals and incentives on spontaneous helping. *Journal of Applied Psychology,* 78(3), 374-381.

Zimmerman, B. J. (1999). Complexity science: A route through hard times and uncertainty. *Health Forum Journal,* 42(2), 42-46.

제9장

보건의료 조직의 질향상

Ann Scheck McAlearney, Jeffrey A. Alexander

개 요

- 보건의료에서의 질향상(QI, Quality Improvement)
- 질평가와 질향상
- 질향상 접근법
- 높은 질과 질향상에 이르는 길
- 질향상의 틀 적용

학습 목표

이 장을 읽고 나면

1. 보건의료 질향상의 중요성을 설명할 수 있어야 한다.
2. 조직의 질과 성과지표를 정의할 수 있어야 한다.
3. 질과 성과지표를 정의, 측정, 활용하는 데 있어서의 중요 이슈들을 구분할 수 있어야 한다.
4. 보건의료 조직의 질향상 수행 시 도전과제를 인식할 수 있어야 한다.
5. 질향상 프레임워크를 구별할 수 있어야 한다.
6. 보건의료 조직의 질향상을 위한 전략과 전술 적용의 기회를 기술할 수 있어야 한다.
7. 질향상 변화의 조건을 평가할 수 있어야 한다.
8. 의료 질향상 관리의 필요성을 정당화할 수 있어야 한다.
9. 질향상에 있어서 인적자원과 인적자원 이슈에 관심을 가지는 것이 중요함을 설명할 수 있어야 한다.
10. 고-성과, 질-중심 조직을 창출하는 데 있어서 경영의 역할을 기술할 수 있어야 한다.

핵심 용어

거래적 리더십(Transactional Leadership)
고성과 업무실행(High-Performance Work Practices, HPWPs)
린(Lean)
벤치마킹(Benchmarking)
변혁적 리더십(Transformational Leadership)
실행(Implementation)
6시그마(Six sigma)
임상진료지침(Clinical Practice Guidelines)
지속적 질향상(Continuous Quality Improvement, CQI)
질의 결과지표(Outcome Measures of Quality)
질의 과정 지표(Process Measures of Quality)
질의 구조적 지표(Structural Measures of Quality)
질 지표(Quality Measures)
질향상(Quality Improvement, QI)
질향상 중재(Quality Improvement Interventions)

현장 사례: Sharp HealthCare의 질향상 여정

Sharp HealthCare는 미국 캘리포니아주 샌디에이고의 대형 비영리 의료시스템이다. 14,000명이 넘는 근로자와 2,600명의 의사들이 가입되어 있는 이 시스템은 급성기병원 4곳, 전문병원 3곳, 개원그룹(medical groups) 2곳으로 구성되어 있다. 또한 다양한 시설과 서비스를 갖추고 있다. 캘리포니아주는 규제가 엄격하기 때문에 Sharp는 특히 보건의료 전문인력의 전반적인 고용과 배치에 영향을 미치는 의료법인법(corporate practice of medicine law), 간호사비 규제법(laws regulating nurse-staff ratios)과 관련해 많은 문제에 직면했다. 이런 난관에도 Sharp HealthCare의 급성기 병원 2곳은 최상의 간호수준을 인정받아 Magnet 국가인증을, 급성기 병원 1곳은 Plane tree hospital 국가인증을 받았으며, 시스템 전체가 권위 있는 2007 Malcolm Baldrige Award for Quality를 수상하면서 지난 수십 년간 점점 더 주목받고 있다.

Sharp가 설명하는 질향상의 "여정"은 다면적이었고 의료시스템 전반에 걸친 것이었다. Sharp는 1990년대 후반 샌디에이고에서 명성을 확보했고, 자체적으로 실시한 환자만족도 점수가 높아 크게 걱정할 일은 없었다. 그럼에도 시스템 리더십의 변화를 통해 새로운 방법으로 질과 질향상에 집중했다.

Sharp는 포커스그룹을 통해 환자들이 진료에 대해 어떻게 느꼈는지 조사했다. 놀랍고 유감스럽게도, 환자들은 Sharp에서의 경험이 그리 좋지 않았으며 고쳐야 할 점이 많다고 반응했다. 포커스그룹은 Sharp가 환자들에게 좋은 평을 받고 있음을 확인시켜주기 보다는 Sharp가 나아질 수 있는 여러 기회들에 대해 지적했다. Sharp는 다른 의료시스템을 벤치마킹하기 시작했고 Press-Ganey에 환자만족도 평가를 의뢰했다. 새로운 척도로 평가된 환자만족도 점수는 최저 사분위에 있었다.

Sharp의 경영진은 이 자료를 이용해 조직 구성원들이 질과 성과향상에 관심을 갖도록 자극했고, 조직이 필요로 하는 변화에 대해 추구하도록 동기부여했다. 10년 후 Sharp는 **린**(Lean)과 **6시그마를 성과향상** 방침으로 정하고 막대한 투자를 감행했으며 질향상에 매진하는 조직 분위기를 조성했다. 게다가 질향상 여정의 기반으로, Sharp는 "가장 좋은 일터, 가장 진료하기에 좋은 곳, 가장 진료받기 좋은 곳"이라는 임무지향적 목표를 성과향상 계획으로 고안해 'The Sharp Experience'라고 명명했다. 2007년 Baldrige Award for Quality를 수상함으로써 Sharp는 질향상의 성공을 대중에게 인식시켰다. Baldrige Award를 수상한 후에도 Sharp는 질향상 투자를 계속하고 있다. 현재 "공정문화(just culture)"를 표방하는 투명성과 환자안전의 향상에 힘쓰고 있다. 팀 훈련, 의사소통과정 표준화, 이관시 표준화(handoff standardization), 설계 수정은 의료시스템을 통틀어 진료 질 및 환자의 안전을 향상시키는 방향으로 이끌고 있다.

자료: Nancy G. Pratt, Sharp HealthCare 홈페이지(http://www.sharp.com)

목적

IOM(Institute of Medicine)의 보고서 'To Err is Human: Building a Safer Health System(IOM, 1999)'이 발간되면서 질과 환자안전이 의료전달체계의 주목할만한 이슈로 다시 떠올랐다. IOM 보고서는 의학적 오류를 줄이고 환자의 안전을 향상시키기 위한 질향상 활동을 파악하고 실행하기 위한 새로운 노력의 필요성을 고취시켰다. 또 보건의료 조직이 질관리의 책무를 져야 한다는 점을 재조명했다. 정부기관, 인증기구, 사용자단체 및 기타 조직 등은 보건의료 조직의 성과와 질향상 측정에 필요한 질 지표와 환자안전 목표를 꾸준히 개발했다. 어떤 주(州)는 병원들이 의무적으로 질 보고시스템을 실시하도록 했다(Morrissey, 2002). 그러므로 의료서비스조직의 질은 오랫동안 면밀한 조사가 지속될 가능성이 높다. 9장에서는 의료서비스조직이 질향상 노력을 통해 어떻게 의료의 질을 향상시키고, 환자안전을 도모할 수 있는지 기술하고 질향상이 조직행동의 일부로 확고하게 받아들여지도록 조직시스템을 변화시키기 위한 과제와 전략을 소개한다.

보건의료에서의 질향상

대부분의 사람들은 높은 질이 보건의료서비스의 중요한 특성이라는 데 동의한다. 그렇지만 보건의료의 질이라는 개념은 정의하기 어렵다. Donabedian(2005)은 질이 매우 폭 넓게 정의될 수 있지만 대개 현재 의료체계와 그 체계가 속한 사회의 가치와 목표를 반영한다고 보았다. Donabedian(1988)은 구조, 과정, 결과가 질의 세 가지 주요 요소라고 언급하였다: 구조는 적정의료를 제공하는 데 필요한 자원들과 관련 있으며; 과정은 진료가 어떻게 제공, 전달되고 관리되는가에 초점을 맞추며; 결과는 진료의 결과로 환자의 건강상태가 어떻게 달라지는지를 말한다.

널리 받아들여지는 질의 다른 정의는 IOM의 영향력 있는 보고서 Crossing the Quality Chasm: A New Health System for the 21st Century에도 언급되었다. 이 보고서(IOM, 2001)는 질을 "개인과 인구집단을 위한 보건의료서비스가 희망하는 진료 결과를 도출할 가능성을 높이고 현재 전문지식과 일치하는 정도"라고 정의했다. 보고서는 또한 보건의료의 향상을 위한 6대 주요 목표를 논의했다. 진료는 안전하고, 효과적이며, 환자 중심적이고, 시의적절하고, 효율적이며, 공평해야 한다(IOM, 2001). 의료서비스조직은 이 같은 목표를 성취하기 위해 진료를 제공하는 소규모의 의료전달 시스템을 지지하는 과정에서 도전을 받고 있다 (Berwick, 2002).

미국 보건의료체제에서 질 문제는 다양하게 제시되었고, 여러 출처에서 기인하며, 개인과 조직에 다른 결과를 야기했다. 의학적 오류와 관련하여 예를 들자면, 예방 가능한 의학적 오류가 병원에서 매년 44,000~98,000건의 죽음을 유발하는 것으로 나타났다(IOM, 1999). 게다가 미국인들은 예방, 급성치료, 만성치료에서 권장되는 진료를 55%만 받는데도(McGlynn *et al.*, 2003) 권장되지 않거나 잠재적으로 해로운 과잉치료를 받는 경우는 10%를 조금 넘는 수준으로 나타났다(McGlynn *et al.*, 2003). 더군다나 낮은 질은 비용을 증가시킬 수 있는데 연구결과 전형적인 의료기관 지출의 20~30%는 과잉 노력, 재치료, 오류, 비효율, 지속되는 문제, 미숙한 근로자 등 문제에서 기인하고 있었다(Leebov & Ersoz, 2003).

질향상

질향상(Quality Improvement, QI)은 지속적으로 성과향상을 계획하고 시행하는 조직적 접근법이다. **질향상**은 업무과정의 지속적인 관찰과 향상을 강조하며, 이 활동은 기초 통계기술과 문제해결도구 사용훈련을 받고, 자료분석 결과에 기반한 의사결정 역량이 강화된 구성원으로 조직된 팀에 의해 이루어진다. 일반적으로 질향상에 대한 노력은 근거 중심으로 이루어지며 환자들이 경험한 진료과정과 결과에 대한 자료에 크게 의존한다. 질향상은 원래 제조업에서 발전했지만, 질 관련 전문가들은 질향상 방법이 서비스 제공에도 성공적으로 적용될 수 있다고 주장한다. Juran(1988)은 산출물의 무형성과 서비스 전달의 상호적 특성때문에 의료서비스의 결과를 측정하기 어렵지만 개념적으로는 고객의 요구조건 확인과 그 요구의 행동화 및 표준화, 과정 점검 등을 실현할 수 있다고 주장한다. 일부 의료서비스조직은 질향상을 임상진료 과정에 적용해 주목할 만한 성과를 나타냈다고 보고했다(Gregor *et al.*, 1996; Krein *et al.*, 2004; Lynn, West, Hausmann, *et al.*, 2007; Monteleoni and Clark, 2004; Pestontnik *et al.*, 1996; Solberg *et al.*, 2006; Ullman *et al.*, 1996).

시스템을 기반으로 한 다른 접근처럼 질향상도 역시 서비스가 어떻게 계획되고 전달되는지의 과정에 가장 크게 의존한다는 점을 강조한다. 질향상 시스템의 핵심은 의사가 제공하는 서비스의 질은 사실상 그들이 근무하는 조직체계의 역량에 의해 좌우된다는 점이다. 의사 개개인의 유능함은 여전히 중요하지만, 오류를 막고 환경 여건과 의료진 사이에서 진료를 조정하며, 필요한 때 적절하고 정확한 정보를 이용할 수 있도록 보장하는 조직적 체계의 역량이 양질의 진료서비스 제공에 매우 중요하다는 것을 점점 더 많은 사람들이 깨닫고 있다. QI의 시스템을 기반으로 한 관점은 기관 전체의 헌신과 참여를 강조하는데, 대부분의 중요한 업무 절차는 모든 임상 환경에서 많은 개인들, 학문분야, 부서에 걸쳐있기 때문이다.

질향상 중재

질향상 활동 중재는 매우 다양하다(Lucas *et al.*, 2007). 외부에서 개발된 질향상은 조직 밖에서 새롭게 혹은 재설계된 활동 ―주로 근거기반의― 이 조직 내로 들어오는 것을 포함한다. 이런 활동 유형의 초점은 바람직한 새로운 실무(desired new practices)에 있다. 가이드라인 구현과 같이 연구를 실행에 옮기려는 많은 노력이 이 범주에 포함된다. 반대로 내부에서 개발된 질향상은, 개선을 위한 활동이 문제에서부터 출발하지만 참여자들은 그 결과가 어떻게 나올지 알지 못하므로 분석과 실험을 통해 해결책이 발전된다. 이런 경우 주안점은 서비스가 나타나는 과정을 바꾸는 데 있다. 다른 질향상 계획도 미리 광범위하게 정해져있지만 상당한 유연성과 내부 수정의 여지가 있다. Improving Chronic Illness Care Collaboration을 통해 도입된 만성진료 모델은 이런 접근의 좋은 예이다. 만성진료 모델은 상호연관성 있는 효과적인 팀 치료, 치료제공자들 간의 조직적 상호작용, 자기주체적 관리 지원, 지역사회 자원, 통합적 결정 지원, 환자기록과 다른 정보기술(IT)의 여섯 가지 구성 요소로 이뤄져 있다. 기록과 결정 지원, 의료 제공자들의 의사소통, 치료조정을 위한 정보교환 등은 모두 의료 질향상을 가능하게 하는 중요한 요소들이다. 예를 들어 기록은 환자들을 특정한 만성질환별로 분류해 추적할 수 있어 의료팀이 직책별 진찰에서 최대의 효과를 내고, 근거 기반의 진료지침을 따르는 데 도움이 된다. 이 모델은 일반적 지침을 제공하고 진료전달체계에 포함되어야 하는 요소들을 식별하지만, 이 요소들이 일차 진료자들에게 어떻게 적용하는지는 이용가능한 자원의 역할, 환자들의 유형, 진료의 규모, 그리고 질향상과 유사한 방식의 경험에 따라 다를 것이다.

실무에서 질향상 중재는 조직적 측면으로도 기술할 수 있다. 중재는 (1) 목표하는 조직의 수준에 따라(예: 개인 수준, 팀이나 부서 같은 소규모 수준, 전체 기관이 대상인 대규모 수준) (2) 중재의 규모에 따라(예: 일개 메디컬센터 또는 클리닉, 여러 병원, 혹은 국가적 시범사업) 기술할 수 있다. QI중재의 범위와 수준을 구체화하는 것은 구성원들이 질향상 목표와 특성을 더 잘 이해할 수 있게 할 뿐만 아니라 질향상 개입의 잠재적 목표 달성과 그 영향에도 도움이 된다.

질측정과 질향상

보건의료 조직이 질과 질향상에 집중하려면 조직은 질이 어떻게 측정, 검토되는지 알아야 한다. 다음에서는 질측정에 대해 기술하고, 의료서비스조직에서 질향상을 촉진하기 위해 필요한 질의 정의 및 다양한 활용법과 관련된 이슈에 대해 논의할 것이다.

질 지표 및 측정

Donabedian(1966)의 보건의료의 질 정의에 기초하면 **질측정**은 구조, 과정, 결과의 세 가지 측면이 명시되어야 한다. 첫 번째, **질의 구조적 측정**은 전체적인 질이나 조직의 성과에 영향을 미칠 수 있는 조직이나 개인의 행동을 관점으로 정의되었다. 사업 활동의 측면에서, 구조적 측정은 일의 효율성을 증진시킬 수 있는 조직역량과 연관된다. 보건의료의 질을 구조적으로 측정하는 사례는 매우 많으며, 다음의 여러 지표를 포함한다. 기관의 병상 수 및 병상 유형, 공유된 거버넌스 구조의 존재 여부, 의료진의 의사 결정을 지원하는 기능을 가진 전산화처방시스템(CPOE)의 존재 등이다. Joint Commission 인증이나, 간호 부문의 Magnet Status처럼 특정기구의 인증이나 수상 실적 역시 질을 구조적으로 측정하는 데 사용될 수 있다. 질의 구조적 평가가 조직이나 관리자의 통제 하에 놓이기도 하지만 이는 진료의 질과는 상당히 거리있는 지표로 여겨진다.

다음으로, **질의 과정 평가**는 조직에서 일을 수행하는 데 관련되는 활동을 나타내는 접근을 가리킨다. 의무기록 검토를 통해 환자교육이 잘 되었는지 확인하거나, 의사와 간호사가 조직의 청결 표준을 준수하는지 점검하거나, 중심정맥관의 사용을 평가하는 등의 활동이 모두 과정 측정 지표다. 과정지표는 임상진료의 질에 더 긴밀하게 연관되어 있다고 여겨진다. 관리자들이 과정에 영향을 미치고 과정을 향상시킬 수 있기 때문에 구조적 측면보다 우선시되기도 한다.

셋째로, **질의 결과 측정**은 수행된 업무 결과에 기초한 측정법이다. 결과 측정은 여러 면에서 업무과정의 결과를 측정하는 것으로 간주된다. 의료에서 결과측정의 예는 많다. 건강상태와 환자만족, 그리고 사망률 등이 그 예이다. 임상결과가 가장 중요한 관심사이고 환자 및 환자와 의료기관 모두가 관련이 있기 때문에 결과측정은 종종 구조와 과정 측정보다 우선시되곤 한다.

질지표의 활용

의료 질향상을 위한 노력의 가장 기본은 정확하게 질을 측정하는 능력과 지표를 이용해 문제를 식별하고 진척상황을 점검하며, 진료의 질을 높이는 전략을 짜는 것이다. 직관적으로 보일 수 있지만 많은 기술적, 조직적, 관리적 문제가 의료서비스조직의 질지표 개발과 이용을 상당히 지연시킨다. 아마 가장 기초적인 문제는 질측정 관련 자료가 있음에도 많은 관리자들과 위원회가 그것을 어떻게 활용할지 모른다는 점일 것이다. 투자수익(ROI)이나 자산 대비 부채비율같은 재정적 경영성과 지표는 대다수의 관리자들이 곧 알아볼 수 있는 데 반해 대다수의 질측정 지표들은 낯설고 모호한 것으로 인식된다. 이는 이 훈련이 불충분했음을 반영하곤 하며, 이로 인해 관리자들은 종종 질측정이 소송을 초래할 수 있는 변화라고 잘못 이해한다. 관리자들은 질성과 미달의 책임을 근원적 문제인 시스템 실패와 연관시켜 분석하기보다는 문제를 일으켰거나 보고한 임상의 또는 의료진 등 개인에게 전가하는 경우도 있다(Alexander & Young, 2010). 예를 들어 의료전달체계에 대한 실질적인 접근성 부족때문에 관리자들은 임상과정을 잘 이해하지 못하고, 투약 오류율이나 심정지에 의한 입원환자 사망률 등과 같은 질 지표에 영향을 미치는 기반시설에 관심을 두지 않을 수 있다.

질평가의 확산을 막는 두 번째 문제는 측정 자체의 특성에 기인한다. 대다수의 결과–기반 질지표는 타당성과 권한에 관해 끊임없는 논란이 있었다. 첫 번째 사례에서, 많은 의사들이 질지표에 임상적 측면이 부족하고, 질측정을 위한 자료에는 많은 “잡음(noise)”이 있기 때문에 보험자료로부터의 질측정 지표들에 매우 낮은 신뢰를 보였다. 경영적 관점에서 질측정 지표는 재무지표보다 행동의 변화를 이끌어내기 어렵다. 이와 유사하게 어떤 질측정은 조직이나 조직 구성원들이 실시한 진료와는 다른 요인의 영향을 받는 것으로 판단되어 무시되기도 한다. 예를 들어 심장부전 환자의 특정 치료에 대한 반응은 다른 무엇보다 치료가 실제 효과가 있었는지(환자의 유전학과 생물학적 정보에 기반하여), 환자에게 다른 합병증이 있었는지, 환자가 치료에 잘 따랐는지 등에 더 크게 좌우된다. 치료는 구조적 측정이나 과정 측정으로는 성공적으로 평가될 수 있어도(예: 의사는 전문의였고, 병상은 지연 없이 마련됐으며 필요한 약이 잘 구비되어 적절히 처방된 경우) 환자가 심장마비를 겪었거나 입원 중 사망했다면 결과 측정은 치료 질이 낮았다고 지적할 수 있다.

이러한 외부 요인들을 “표준화”하려는 노력은 종종 입원 사망률같은 이른바 질지표에 대한 위험보정의 논쟁으로 비화된다. 입원사망률이 병원 입원 환례들의 복잡성과 심각성, 환자 연령 및 다른 위험 요인들에 의해 보정되지 않는다면 단순히 입원환자의 사망수를 집계하는 것은 의료의 질을 정확하게 반영하지 못할 것이다. 이러한 위험요인을 보정하는 표준화된 방법이 없기 때문에 책임자들이 질측정 결과를 수용하지 않을 수 있고, 조직 구성원들은 본인들이 통제할 수 없다고 생각되는 성과에 대한 책임을 꺼릴 수 있다.

세 번째 문제는 질측정의 초점에 집중한다. 앞서 언급된 것처럼 많은 결과기반 지표들은 대단히 평가하기 어렵고, 주요 이해관계자들에 의한 이해 부족(lack of buy-in) 문제의 대상이 된다. 다른 질지표는 구조나 과정에 초점을 맞추고, 구조나 과정이 준비되어 있다면 더 나은 결과가 산출될 것이라는 가정에 기초하고 있다. 이러한 측정은 결과 기반 측정이 갖는 문제들을 벗어나면서도 실제 환자의 결과와의 연관관계에 대한 중요한 가정을 놓지 않는다. 또 긍정적으로 본다면 이런 측정은 위험조절 논란의 대상이 거의 되지 않는다. 그리고 측정의 기초 데이터는 대개 더 얻기 쉬울 뿐만 아니라 정확하다. CMS(center for medicare & Medicaid service)와 HEDIS(Healthcare Effectiveness Data and Information Set)는 이제 과정에 기반한 질측정을 Hospital Compare and health plan 병원간 비교와 보건 계획 성과보고서에 포함시키고 있다.

질지표의 개발

앞서 언급한 것처럼 문제점이 있긴 하지만, 보건의료관리자들은 질향상을 목표로 평가의 질을 높이기 위한 기본적 가이드라인을 따라야 한다. 가이드라인은 다음과 같다. 첫째, 질측정방법은 경제적이어야 한다. 질지표는 산출이 용이하고, 조직 구성원들이 새로운 데이터시스템, 자료 수집시간, 그리고 분석시간에 큰 부담이 없어야 한다. 비경제적인 질 기록 보고시스템은 목표와 관계없이 작동하게 되고, 결국 초기의 목표에서 멀어지게 된다. 사용자들이 시스템을 비싸고 시간을 낭비하게 하는 것이라고 여기게 되면 이러한 시스템은 자체부담때문에 붕괴될 가능성이 높다.

둘째, 질측정을 기반으로 하는 자료들은 시의적절해야 한다. 이는 자료 수집 및 추출, 측정법 고안, 측정법 보고가 최대한 실시간에 가까워야 한다는 것이다. 측정이 시의적절하면 현재의 상황을 반영할 수 있으므로 측정결과에 영향을 받을 담당자들에 대한 평가가 더욱 적절해진다. 만약 질측정법 고안과 보고에 시간이 많이 걸린다거나 측정이 몇 달 전의 자료를 기반으로 한 것이라면 그 측정은 현재의 것이라고 볼 수 없고, 이러한 측정이 진료과정에 변화를 이끄는 데 쓰일 가능성은 낮을 것이다.

끝으로 가장 중요한 것은 질지표를 실행할 수 있어야 한다는 점이다. 정확한 성과측정을 통해 의료서비스조직은 질 표준에 비추어 자신이 어느 정도 수준인지, 목표에 도달하지 못했거나 진행이 제대로 되지 않는 경우 어떤 조치를 취해야 할 것인지 알 수 있다. 즉, 측정은 명확한 변화의 신호를 포함하고 있어야 한다. 이는 측정이 조직이나 조직 관계자들에게 무엇이 바뀌어야 하는지 구체적으로 알려준다는 의미가 아님을 명심해야 한다. 질향상의 근본을 이루는 중요한 전제는 질 향상이 팀 기반 분석과 과정 재설계를 통해 이뤄진다는 것이다. 그러나 질측정은 중요한 요인이다. 실행 가능한 측정법은 질을 받아들일 수 있는 구성요소와 질을 받아들일 수 없는 구성요소에 대해 명확한 신호를 보내줄 것이며, 질이 향상 또는 떨어지고 있는지 아니면 현재 상태를 유지하고 있는지에 관한 지표를 제공하기 때문이다. 실제로 이는 지나친 측정에 따른 모순적 신호를 피하기 위해 측정 횟수는 질을 가장 잘 반영하는 몇 개의 주요 지표로 제한돼야 한다는 것을 의미한다. 또한 측정 표준과 운용에 관한 정의가 앞으로 사용할 사람들을 위해 명확하게 정의되어야 한다는 것을 의미한다.

표 9.1은 조직 구성원들이 고려해야 할 질측정법 사례를 보여주고 있다. 조직적 매트릭스

표 9.1 질측정의 예시

조직 매트릭스	임상적 매트릭스 (Institute of Medicine's Aims for Improvement - IOM 2001)
업무 생활의 질(Quality of Work Life) • 사무와 일상생활 간 균형에 대한 생각 • 종종 조직적 조사에서 도출	안정성 • 1개 unit, 1개 조직당 표준화된 사망률 • 투약 1000회당 유해사건 발생 수
조직에 대한 직원 만족도 • 친구 또는 친지에게 조직에 대해 추천할 의사 (willingness to refer) • 조직 내에서 진료를 추구하는 의지 • 직원의 이직률	효과성 • 직원 1인당 작업 손실 일수 • 조직의 시장 점유율 확대 • 환자의 안전과 관련된 통계 수치 • 조직 문화 내의 의료 질에 대한 인식
재정관련 지표(financial metrics) • 마진 • 1,000당 입원일 • 시장 점유율	환자 중심 • 병동 및 조직에 대한 환자 만족도 • 환자 교육통계 검색
환자 만족도 • 진료, 안전 및 의료제공자에 대한 만족도 • 친구 또는 친지에게 의료서비스 및 시설을 추천할 의사	적시성 • 진료대기시간 측정 등을 통한 서비스 접근성 파악 • 진료 지연 측정
전략적 목표 달성 • 균형성과평가(balanced scorecard) 목표와의 정렬 • 국가적 환자 안전 목표 달성 • IHI(Institute for Healthcare Improvement) 캠페인 참여	효율성 • 보정된 병원입원 당 비용(cost per adjusted hospital admission) • 수술에 따른 현금으로 측정한 영업 마진 • 진료 접근성 격차 • 이용도 격차 • 위탁률 격차

열은 조직이 이미 수집한 데이터에서 도출한 결과를 강조하며, 질측정이 더욱 경제적이고, 시의적절하며, 실행가능하도록 한다. 예를 들어 많은 의료서비스조직은 조직내 설문조사를 통해, 직원 만족도 데이터를 얻는다. 그리고 이 조사에서 얻은 결과는 조직 구성원들의 "장 생활의 질"에 대한 인식을 알아보기 위한 질측정법을 만드는 데 편집되고 이용될 수 있다. 임상적인 면에서, 삶의 질향상을 위한 IOM의 목표는 어떤 요소가 임상적인 질측정법을 발전시킬 수 있을지에 대한 청사진으로 쓰일 수 있다. 임상적 메트릭스 열은 이런 방법이 일상적으로 이용되는 임상적, 조직적 데이터로 어떻게 발전할 수 있는지를 보여준다.

질향상을 위한 접근법

모든 질향상(QI) 활동은 특정 원칙을 공유한다. 질향상 접근법은 데이터를 활용한 체계성, 효율성 향상에 초점을 맞추고 있다(Lynn *et al.*, 2007). 질향상을 위한 중요한 접근 방법으로는 지속적 향상, 소비자를 위한 향상, 구조적인 향상 과정, 조직 범위로 확대된 참여 등이 있다. 이러한 방법들은 경험적 학습에 기초해 이루어지며, 향상을 작업 단계의 일부로 간주하며 진료 진전을 기대하게 하는 계획적 과정으로 이뤄져 있다(Lynn *et al.*, 2007). 조직은 종종 다양한 질향상 접근법을 함께 사용한다. 표 9.2는 보건 의료 질향상과 관련된 공통 용어들과 프

표 9.2 보건의료 질향상 관련 용어 및 프로그램

AIDET: 의사-환자 간 신뢰 형성을 도와 환자 순응도 및 진료결과를 향상하도록 Studer Group이 고안한 의사소통 도구이다. AIDET는 Acknowledge, Introduce, Duration, Explanation, Thank you의 이니셜이다(http://www.study-group.com/dotCMS/detailProduct?inode=110454).
Baldrige Award: 보건의료를 포함한 여러 분야 회사들을 대상으로 하는 명망 있는 국가 표창으로 7가지 범주에서 우수성을 평가한다. 평가 항목은 리더십, 전략적 계획, 소비자와 시장 초점, 측정 분석 및 지식 관리, 근로자, 과정 관리, 결과이다. 평가는 독립적인 Board Examiner에 의해 이루어진다(http://www.baldrige.nist.gov/).
Benchmarking: 많은 질향상 접근법의 핵심 항목으로, 조직의 성과 계측 수치(예: 질, 비용, 운영 효율성 등)를 "Best practice"를 하는 다른 조직과 비교하는 것이다.
Business Process Reengineering(BPR): 현재 근로 과정을 리뷰하고 다시 조직하거나, 새롭고 혁신적인 근로 과정을 채택하는 데 드는 노력을 표현하는 용어. 고객가치, 조직 효율성, 시장 경쟁력을 높이는 데 이용된다. BPR의 핵심은 직무 재설계를 효과적으로 돕기 위한 조직적, 관리적 구조의 개발이다(예: 정보기술)(Hammer, 1990 참고).
Clinical Practice Guidelines: 주로 전문가 패널에 의해 개발되는 임상진료지침은 문헌에서 근거를 통합하고, 특정한 임상적 상황에 대한 치료 방법을 제시한다(IOM, 2001 참고). The National Guideline Clearing house(http://www.guideline.gov)는 모든 범위의 진료 환경을 커버하는 근거기반의 가이드라인을 위해 공식적으로 이용할 수 있는 자료이다.
Continuous Quality Improvement(CQI): 지속적인 조직 향상 과정을 계획하기 위한 참여적, 체계적 접근법이다.
Crew Resource Management(CRM): 항공 분야에서 이용되는 기술로 역동적인 환경에서의 커뮤니케이션과 의사 결정 과정에서 나타나는 오류들을 팀 단위로 처리하는데, 보건의료 분야에서 환자의 안전을 보장하기 위해 채택됐다. CRM은 Agency for Healthcare Research and Quality의 논문 "Making Health Care Safer: A Critical Analysis of Patient Safety Practices Evidence Report/Technology Assessment No.43"(http://www.ncbi.nlm.nih.gov/bookshelf/br.fcgi?book=erta43&part=A64100)에 포함된 근거 기반 안전 의료 기술 중 하나이다.
Crucial Conversations: Patterson *et al.*, 2002) 에서 설명하고 있는 개념과 기술을 지칭한다.
Fortune "Best places to work": "일하기 좋은 환경"으로 지명되는 상근직원(FTE) 1000이상의 미국 회사를 대상으로 Fortune 매거진에서 매년 순위를 매기는 랭크이다. 상은 직원 조사(2009년부터 기업 353곳, 직원 81,000명이 조사에 참여했다)와 각 회사가 시행하는 문화 감사(Culture audit)를 기반으로 수여한다(http://www.greatplacetowork.com/).
High Reliability Organizations: 고신뢰조직(High reliability organization, HRO)는 "시스템 실패를 과감히 줄이고 실패에 효과적으로 대처하는" 프로세스를 만드는 조직이다(http://www.ahrq.gov/qual/hroadviceexecsum.htm).

High-Performance Work Practices(HPWPs): 수행 능력이 높은 구성원들을 끌어들이고, 선발하고, 고용하고, 개발 및 유지하기 위해 조직의 수용력을 향상할 수 있는 인적자원에 기반한 의료 실습이다.

Just Culture/Just safety Culture: 환자 안전을 확보하기 위한 열린 대화를 추구하는 조직 문화를 표현하는 용어로 종종 "비난" 문화(안전 위반 시 시스템보다 개인에 초점을 맞춘다)와 대조적으로 표현된다. Just Culture는 개인에게 자유를, 하지만 책임과 관료주의적 조정을 전제로 하는 자유를 주어야 한다고 말한다. 최근 학자들은 just culture가 질과 안전 분야에서 조직적 학습에 초점을 맞추고 있다고 변호하고 있다(Khatri, Brown, and Hicks 2009).

Lean: 관리와 작동 향상을 위한 접근기법으로 종종 "변혁" 개념으로 기술되는데 이는 기술, 자산, 각 부서를 따라 흐르는 "가치의 흐름"에서 발생하는 잔여물을 제거하는데 집중한다. Lean approach의 의도는 비용을 절약하고 오류를 줄이며, 소비자 서비스를 증진하는 데 있다. "Lean"이라는 용어는 당초 PhD. Jim Womack에 의해 창안되었으며 도요타의 제조 공정 혁신을 표현하는 말이었다(http://www.lean.org).

Magnet Status: "Magnet" 프로그램에서 나온 권위 있는 외부 명칭 시스템. 간호사의 훌륭한 업무 환경을 조성할 수 있는 14가지 특성(간호 리더십, 환자 진료 질, 간호 자치 수준, 직원 채용 비율, 전문성 개발 등)을 가진 병원의 지위를 인식하게 한다.

Pay-for-Performance(P4P): 보건의료 서비스에서 지불 인센티브를 질과 성과에 연계되도록 설계한 지불보상 시스템이다. 다양한 접근 시스템을 테스트하기 위한 프로그램은 Centers for Medicare and Medicaid Servicies를 통해 진행되고 있다(IOM, 2001 참고).

Pebble Project: 파트너와의 협업을 통해 설비를 향상시키는 Center for Health Design을 통해 오류를 줄이고, 질과 효율 및 업무 경험을 향상시키기 위해 문서로 작성된 "근거 기반 설계"를 결합시키는 조치(http://www.health-design.org/research/pebble).

Performance Improvement International: 시스템에 맞춘, 공학 기술에 기초한 성과 향상 방법론을 지지하는 컨설팅 회사. 성과 향상을 위해 성과 지표를 쓰고 오류를 줄이기 위해 근본 원인을 분석한다(http://www.piionline.com/company/index.html).

Planetree: Planetree Institute는 다음과 같은 관리 모델을 확립했다. "보건의료에 대해 환자 중심의, 전체론적 접근, 정신/감정/영혼/사회/신체적 치료를 추구한다. 정보교환을 통해 환자와 가족의 권한을 강화하고 치료자와의 치료 파트너십을 형성한다. 최적의 치료법을 통합하고 치료환경에 예술과 자연 개념을 포함시켜 보건의료의 플러스 산출을 극대화한다." Planetree의 파트너들은 이 모델을 그들의 독특한 상황에 맞췄다(http://www.plantree.org).

Quality Improvement Organization(QIO): 메디케어(Medicare)와 메디케이드(Medicaid) 서비스를 위한 센터들은 각 주의 QIO와 계약을 맺어 타당성, 효용성, 메디케어 수혜자들이 받는 의료 질이 얼마나 향상되었는지 기록, 관찰하고, 발전을 촉진한다(http://www.cms.gov/QualityImprovementOrgs/).

Six sigma: 데이터에 의해 운용되는 방법론으로 일정한 DMAIC(define, measure, analyze, improve, control) 청사진을 적용해 모든 프로세스에서 도출되는 결함을 제거한다. Six Sigma는 모토롤라에서 처음 시작되었고 General Electric을 비롯한 많은 다른 회사에서 이용되고 있다(http://www.isixsigma.com).

Studer group: 보건 의료 컨설팅 조직으로 "조직이 서비스와 조직운영의 탁월성을 기르고 유지하는데 즉각적으로 쓸 수 있는 과정과 근거에 기반한 도구 활용법을 가르치는데 헌신"한다. 추가 아이디어와 방법은 Leader Quint Studer(Studer, 2003 등)에서 웹 기반 자료, 뉴스레터, 단체 컨설팅 업무를 통해 얻을 수 있다(http://www.studergroup.com).

Studer group "Pillars": 의사소통 전략과 성과향상, 조직목표와 표준 준수에 대한 직원들의 책임감 고취를 위해 Studer Group이 개발한 전략적 조직 틀이다. Studer Group에 의하면, 이 다섯 개의 기둥은 조직 비전에 맞춰지고, 조직이 목표를 설정하고 사업에 중요한 요소들을 잘 계측할 수 있도록 일관성 있는 틀을 제공한다(http://www.studergroup.com/dotCMS/knowledgeAssetDetail?inode=109970).

Total Quality Management(TQM): 질향상 계획과 실행에 대한 참여적 체계적 접근법을 의미한다.

로그램 목록을 보여주고 있다. 관련된 인터넷 주소도 포함되어 있다.

널리 쓰이는 질향상 접근법은 지속적 질향상(CQI; continuous quality improvement)과 Six Sigma이다. **지속적 질향상**(CQI)은 1980년 중반에 시작된 접근법이다. Blumenthal과 Kilo (1998)는 CQI가 질을 향상시키고 비전 있는 리더십을 촉진하는 지속적인 방법론 중의 하나라고 했다. CQI 운동은 조직의 프로세스를 향상시키는 데 주목적이 있고, 이로 인해 더 향상된 질이 만들어질 수 있다. CQI를 통해 과학적인 업무 프로세스를 간단하면서도 효율적인 기술을 사용하여 적용할 수 있다. 임상진료지침의 질향상 접근법에 비해 CQI는 임상과 비임상적 프로세스 향상을 함께 촉진하는 포괄적인 분석 기술을 사용하는 데 초점을 둔다. CQI는 또한 조직변화를 가져오도록 경영구조의 재편성을 독려한다. 그러한 변화는 구성원들로 하여금 지속적인 향상과정을 배우고 참여하도록 동기부여하는 것을 포함한다.

Six sigma는 1980년대 중반에 모토롤라에 의해 고안된 질향상 전략이다. "Sigma"는 통계학에서 변이를 측정할 때 쓰는 용어다. 이 전략의 전제는 만약 과정에서 발생하는 결함의 수를 측정할 수 있다면, 결함을 체계적으로 제거할 수 있고 결함의 수를 영(zero)에 가깝게 줄일 수 있다는 것이다. 최종 목표는 DMAIC(define, measure, analyze, improve, control) system을 이용해 과정향상을 위한 변이를 감소시키는 것이다. 6-sigma는 처음에는 제조업에서 쓰였지만 이제는 보건의료분야와도 연관 있다. 보건의료 분야에서 결함의 수는 예로써 당뇨병 환자 100만 명당 매년 검안을 받지 않는 당뇨병 환자 수가 될 것이다. 보건의료 분야에서 Six sigma는 환자들이 혜택을 받을 수 있는 효율적인 진료를 항상 제공하고, 비효과적인 진료는 결코 제공하지 않으며, 예방가능한 합병증을 없애는 데 쓰일 수 있다.

지속적 질향상(CQI)과 6-Sigma는 몇 가지 면에서 다르다. CQI는 QI의 "진화적(evolutionary)" 방법으로 알려져 있다. 어떤 문제가 상대적으로 작거나 지역적일 때 쓸 수 있다. CQI는 과정 자체를 다시 설계할 필요까지는 없다고 판단될 때 미시적이며 점진적인 변화를 시도한다. 반면 6-Sigma는 "혁명적(revolutionary)" 접근법으로 알려져 있다. 보다 거시적인 향상

| 토론 |

의료시스템은 질 향상과 동시에 비용절감을 통해 서비스의 가치를 증진시켜야 한다는 도전을 받는다. 6-Sigma, CQI, 린과 같은 과정향상 기술 등 많은 전략들을 통해 이러한 이슈들을 다룰 수 있다. 다양한 대안 중에 선택해야 하는 경우, 조직은 무엇을 고려하는가? 어떤 질향상 접근법을 선택하는 것이 얼마나 문제가 될 것이라고 생각하는가? 질향상 전략의 성공에 영향을 미치는 다른 요인들은 무엇인가?

이 필요할 때 사용된다. CQI와 비교할 때, 6−Sigma는 더 정교한 자료분석 도구를 사용하고, 재무와 관련한 결과를 포함하며, 시간적 여유가 많지 않을 때 종종 사용된다.

양질(良質)로의 접근 및 질향상

실행의 어려움

비록 QI는 질향상에 대한 약속을 의미하지만, 이를 채택하는 의료조직은 실행 문제와 자주 부딪치게 된다. **실행**(Implementation)은 QI 혁신을 도입하는 결정과 이를 일상적으로 사용하는 것 사이의 핵심적 관문이자 새로운 아이디어/활동을 조직의 운영체계에 융합시키기 위한 중요한 관문이다. 예로써 실행은 임상 및 비임상가가 진료과정을 향상시키기 위해 질향상 원칙과 실무를 일상적으로 적용할 때 발생된다. QI 실행에는 세 가지 주요한 성공 및 실패요소가 있다: (1) 질혁신에 대한 전반적인 혹은 단위조직/역할 특이적인 회피(비사용), (2) 불충분하고 열성이 없는 사용(피동적 사용, compliant use) (3) 숙련되고, 열정적이며, 지속적인 활용(헌신적 사용)(Klein & Sorra, 1996). 처음 두 경우의 빈도는 걱정스러울 정도로 높다. 최근 연구에서

표 9.3 효과적인 질향상 활동수행을 위한 의료서비스 조직의 특징, 함축과 원리

산업 특성	실행실패의 기여요소	실행성공의 핵심 원칙
업무 특성 • 높은 불확실성 • 환자 사망의 위험성 • 임상 의사의 재량권	• 성공적 실행을 위한 시험에 대해 구성원들이 반감	• 비위협적인 시험과 혁신에 대한 적응의 기회 조성
인력 • 기존 계층 구조에 의거한 전문직종 간 상호작용 • 강한 전문가 정체성, 약한 조직 정체성	• 증가하는 다학제적 혁신에 필요한 협력적 학습에 대해 구성원이 반감 • 조직적 향상노력에의 참여에 구성원이 거의 무관심	• 학습 도전으로서의 틀을 실행 • 조직의 시민성 행태(citizenship behaviour)에 대한 관심을 형성하기 위해 인지된 조직 정체성과 외부 이미지의 호감도를 향상
리더-구성원 관계 • 거래적 교환 성행 • 리더와 구성원 간 목표 충돌	• 이기심을 상회하는 총체적 목표(즉, 혁신 실행)에 리더, 구성원이 접근 불능	• 혁신 실시를 위해 변형적 리더십(transformational leadership) 과정을 결합
성과평가 및 통제체계 • 미개발 • 성과/수행의 보상 없음 • 관계적 신뢰가 아닌 계산−근거의 신뢰에 기반	• 실행의 문제를 파악하기 어려우며, 따라서 보정하기 힘듦. • 실행과 동떨어진 인센티브	• 구성원을 시스템 개발에 관여 • 실행 노력의 평가와 보상

자료: Adapted from Nembhard *et al.*(2009).

는 근거-기반 진료행태의 실행율이 50%에 못 미치는 것으로 추정하였다(Burstin *et al.,* 1999; Li et al 2004; McGlynn, Asch, and Adams, 2003). 보다 중요한 것은, 질향상 프로그램이 완전히 실행되지 않거나 조직 운영표준의 일부가 되지 않는다면 효과적이지 않을 수 있다는 점이다.

질향상의 실행이 어떤 이유로 이처럼 낮을까? 일반적으로 새롭고 혁신적인 업무의 실행은 구성원과 조직 모두에게 요구된다. 이는 지속적 리더십, 엄청난 훈련과 지지, 강력한 평가와 자료체계, 재조정된 인센티브와 인사업무, 변화에 대한 문화적 감수성 등 복합적인 노력을 필요로 한다. 더욱이 질향상은 글자 그대로 시간의 경과에 따라 진화하는 종종 복잡한 중재이다. 계획이 즉각적으로 정확하게 작동한다고 가정하는 것은 비현실적이며 비상식적이다. 마지막으로 질향상 노력이 실행되는 맥락(예: 구조, 과정, 그리고 조직 상위의 문화와 환경)은 질향상 노력과 관계없이 질향상의 성공에 강력한 영향력을 발휘할 수 있다.

게다가 보건의료기관에서의 질향상 실시는 업무와 인력의 특성, 그리고 보건의료산업의 성과측정 및 통제시스템과 관련한 고려점들로 인해 어려움이 많다. 이러한 이슈들과 질향상 실시와의 관련성에 대해서는 다음에 더 논의할 것이다. 표 9.3에서는 우려되는 핵심 이슈와 이러한 이슈들이 보건의료기관의 질향상 실시의 성공과 어떻게 연관되어 있는지 보여준다.

보건의료의 속성

이 책의 다른 장에서 언급한 것처럼, 보건의료는 다른 산업과 구별된다. 이러한 차이점은 질과 질향상의 중요성을 고려할 때 특별히 두드러진다: 위험성(risk), 업무 규범(work norms), 임상의 재량(clinician discretion).

위험성(회피) 많은 QI 혁신이 장기적으로 질을 개선하도록 설계되어 있지만, 구성원들이 새로운 수행에 익숙해지는 동안 단기적으로는 종종 실패의 위험성이 증가된다. 조기의 수행의 노력은 종종 실패로 이어지는데, QI 혁신을 손상시키거나 조직의 평판을 훼손시키거나 혹은 환자에게 해를 입힌다. 개인의 실패에 대한 공포는 실패를 경험해보려는 의지를 제한한다. 그러나 실패를 경험해보려는 의지는 많은 의료서비스의 향상에 중요하다. 실패는 어떤 일을 해야 하고 하지 말아야 할지에 대한 귀중한 혜안을 제공한다. 따라서 "조절된(controlled)" 실패는 실행의 실패를 피하고, 현행 관리과정을 어떻게 향상시킬지에 대한 지침이 된다. 보건의료 종사자들의 위험성 회피 경향에도 불구하고, 근로자들이 사람을 나약하게 하는 공포감 없이 질을 향상하도록 정진하는 안전한 환경을 조성하는 것이 중요하다(Nembhard *et al.,* 2009).

업무 규범 보건의료전문가들이 느끼는 실행에 대한 회피는 실패에 대한 막연한 두려움뿐만 아니라 환자에 해를 미친다는 구체적인 두려움으로부터 나온다. 어떤 행동이 기존의 규범과 일관적일 경우, 개인은 이를 적절하다고 여기고 더욱 이에 따라 행동하려 한다. 반대로 비일관적으로 보일 때는 참여하는 것을 자제한다. 그러나, QI 실행은 환자들에게 해로 나타날 수 있기 때문에 불행하게도 많은 보건의료전문가들에게 이는 직업적 규범과 비일관적인 것으로 나타난다. 예를 들어 임상의는 한 가지의 근거에 기반한 진단을 사용하지 않으려 하는데, 종양 진단에 대해 폭 넓은 테스트를 하지 않았다면 환자에게 해를 끼칠 위험성을 느낄 때 그러하다. 이러한 이유로 인해 많은 보건의료 전문가들이 QI실행에 저항하게 된다. 76건의 연구 검토 결과는 환자에게 해를 끼칠 수 있다는 우려가 실행 회피의 주된 이유임을 확인했다 (Cabana *et al.,* 1999). 새로운 술기가 규범(즉, "해를 주지 말 것")을 위반할 때, 새로운 실행을 회피하는 것은 자연스러운 반응이다.

임상적 재량(Clinical Discretion) 보건의료 외부 영역에서는 구성원이 새로운 업무관행을 회피할 동일한 자유가 주어지지 않는다. 반면 새로운 실행에 대한 보건의료전문가들의 높은 수준의 재량권은 임상진료에 대한 재량권과 관련되어 있다. 의학 지식에 대한 독점적이고 보호된 통제성때문에, 보건의료 전문가들은 임상진료에 있어 최고의 권위를 부여받고 있다. 의료경영자들 권한은 비교적 약한 편인데, 그 이유는 대다수의 의료경영자들이 조직 구성원이 보유한 면허(예: 의사)가 없기 때문이며, 가장 전문적인 구성원(예: 내과전문의)은 조직과의 고용계약에 얽매이지 않아서이다(Nembhard *et al.,* 2009).

다른 산업에서 관리자의 권위로써 조직 실행을 용이롭게 한다. 관리자들이 조직 정책으로 QI 실행을 표명하면 구성원들은 그 실행노력을 따르도록 강제된다. 그러나 보건의료경영자들은 이러한 권한이 없는데, QI 실행이 의료전문가들의 임상업무에 영향을 미치고, 상기한 이유로 이들이 자주 혁신실행에 저항하기 때문이다. 전문가들이 혁신에 맞서는 결정을 내리면, 실행은 거의 필연적으로 실패한다.

인력의 특성과 실행 도전

전문화. 급격히 성장하는 의료지식과 보건의료 전달체계의 복잡성으로 보건의료인력의 전문화가 증가되었다. 예를 들어 의사는 120개 전문분야로 세분화됐고, 이들에는 내과, 심장내과, 성인 심폐마취, 수부수술, 소아 내분비학, 그리고 복부 방사선 등이 있다. 기타 다른 보건의료 전문가로서 간호사, 치료사, 영양사, 약사 등이 있다.

이러한 높은 전문화 수준은 이들이 환자를 진료하는 데 있어서 부분적인 지식을 활용한다는 것을 의미한다. 실제 병원의 한 환자를 치료하기 위해 20개 분야 이상의 보건의료 전문지식이 통합되어져야 한다. 임상진료가 효과적이기 위해서는 보건의료 전문가들이 협력해야 한다는 인식이 증가하고 있다(IOM 2004). 그러나 협력이 중요한데도 전문적 상호작용이 종종 소외되고, 협력의 부재는 질 문제의 주요원인이 된다. Boston의 한 어린이병원에서 5세 아이가 발작으로 사망했으며 그 이유는 치료부재였다. 사망 후 조사 결과, 아이를 담당하던 의사들 상호 간에 의사소통이 없었던 것으로 나타났다. 대신 각자 상대방이 책임을 질 것으로 가정했으며, 이로 인해 아이는 누구의 치료도 받지 못하였다.

의사의 문화. 보건의료인력 간 협력문제는 보건의료인의 사회화 과정에 깊이 존재하는 위계적이고 개인주의적인 문화에서 대부분 유래된다. 보건의료전문가들은 취업하기 이전에 전문의 수련 프로그램을 통해 취업하기 전에 사회화되며, 수련기간은 종종 10년 이상의 기간(대부분의 서비스 산업보다 긴)이 필요하다. 수련기간 동안, 전문가들은 환자를 어떻게 다루는지에 대해서 뿐아니라 그들 자신을 어떻게 바라볼지, 전문영역 안팎의 사람들과 어떻게 상호작용할지에 대해 배운다. 예를 들어 의사는 독립적이고, 권위적이며, 자율적이며, 경쟁적이고, 보수적이고, 반응적이며, 그리고 냉정한 행위자가 되는 것을 배운다. 그리고 그들의 영역 안에서 존경과 높은 위상을 가지고 사람들을 치료하는 것을 배운다. 그들은 기존의 의료전문직 간 위계에 따라 다른 보건의료전문가와 함께 치료하는 법을 배운다. 이러한 위계에서 전문의는 일차진료의, 간호사, 치료사보다 높은 지위에 있다. 개인의 위계상 지위가 낮을수록 그 개인의 의견은 임상결정에 있어서 덜 고려된다. 실제로 모든 개인은 위계질서에 민감하고, 직업 정체성을 강하게 느낀다.

전문가 위계. 보건의료의 질향상은 점점 더 다학제 간 팀워크를 필요로 한다. 이는 여러 전문분야 전문가들이 새로운 진료 접근법과 이를 학습하기 위해 협력하지 않고서는 성공할 수 없음을 의미한다. 그러나 의료서비스조직의 계층적 문화는 불행히도 성공적 질향상에 필수적인 협력학습에 대한 구성원의 의지를 방해한다. 협력적 학습(collaborative learning)은 개인 혹은 그룹이 새로운 지식을 결합시키고 이해함으로써 그들의 활동을 개선하기 위해 함께 일하는 반복적인 과정이다. 이는 공동으로 정보를 분석하고, 우려점을 개방적으로 토론하며, 의사결정을 공유하며, 실험을 조정하는 것들을 포함한다. 다음으로 개인은 다른 사람의 견해에 도전하고, 자신의 오류를 인정하고, 공개적으로 실패한 실험을 논의할 용의가 있어야 한다. 이런 행동은 개인이 무능력하거나 호전적이게 보이도록 하고, 그럼으로써 동료 간에 그 사람의 명성을 낮출 가능성이 있어서 인간관계상 위험하다(Nembhard *et al.*, 2009).

사람들은 심리적으로 안정적으로 느끼는 환경에서만 그러한 위험을 감수한다. 불행히도 의료전문분야에서의 위계는 하부에 있는 전문직의 심리적 안정성을 침해한다. 간호사는 다음과 같이 얘기하는 경우가 많다. "상부에 이를 말하는 것은 어렵다"와 "간호사가 말하면 잘 받아들여지지 않는다" 더욱이 상사에게 우려와 제안의 목소리를 내고, 실패한 실험에 참여할 때 부정적 결과(예: 벌칙, 거절, 방해)를 경험하였음을 보고한다. 따라서 그들은 QI 실행과 같은 협력적 학습 상황을 꺼려한다.

상위 계층의 전문직들도 꺼리는 건 마찬가지다. 제조공장 8곳의 직원참여 프로그램에 대한 한 연구에서 고위직 인사들은 협력적 학습이 전제된 프로그램에 대해 종종 저항하였는데, 이것이 그들의 통제와 권위를 훼손하기 때문으로 생각하였다. 일부 공장에서 이 믿음은 감독자들이 프로그램을 비판하게 이끌었고, 지위가 낮은 구성원들의 참여의지를 낮추었다. 결국 프로그램은 높거나 낮은 지위의 근로자 모두 참여하지 않아 실패했다(Klein, 1984).

전문가 정체성. 전문가 정체성은 조직 정체성을 매우 제한해왔다(즉, 개인이 조직에 대해 갖는 정렬감(sense of alignment)). 이러한 미약한 조직 정체성은 두 가지 측면에서 QI 실행에 부정적인 영향을 미친다. 첫째, 실행 성공에 필요한 협력을 고취시키는 조직의 능력을 제한한다. 그룹(즉, 조직) 정체성은 구성원 간 협력을 이끄는데, 이것이 없으면 전문직 구성원들은 각각의 전문직 헌신으로 끌리게 된다. 이러한 정체성이 약할 때, 협력적 학습과 성공적 수행을 위해 동기부여하기가 더욱 어렵다. 둘째, 약한 조직 정체성은 의료서비스조직의 QI 실행에 문제가 되는데, 보건의료전문가들은 전통적으로 QI 실행을 환자진료라는 핵심과업과는 별개의 부가적인 활동으로 간주하기 때문이다. 구성원들이 이러한 관점을 유지할 때, 조직이 "부가적 과업"을 달성하기 위해서는 구성원의 가외의 특별역할 행동 – 소위 조직시민행태(organizational citizenship behavior) – 에 의존하게 된다. 구성원들은 조직을 강하게 인식할 때 이러한 행동유형에 참여하는 경향이 더 크다. 예를 들어 한 연구에서는 병원에 대한 정체성이 강력한 의사들이 병원의 위원회에 더 참여하고 있는 것으로 나타났다(Dukerich, Golden, and Shortell, 2002). 유사하게, 의사들이 의료서비스조직에 대한 정렬감을 더 느낄수록 새로운 임상업무를 실행하는 경향이 높아진다(Nembhard *et al.*, 2009).

성과측정 및 제어체계

성과측정 및 제어체계를 통해 특이적 행동과 산출물에 대한 자료가 수집되고 이에 대해 보상한다. 오랜 기간 동안 보건의료분야의 성과측정 및 제어체계는 개발되지 못했다. 극소수의 보건의료 조직만이 과정과 성과와 관련된 자료를 수집한다. 다른 서비스업 혹은 제조분야의 조직과 달리, 의사들이 얻을 수 있는 가장 흔한 질정보는 제3자 지불자(third party payer)로부터 나오는데, 이는 그들 조직에 대한 정보를 타인에게 의존함을 의미한다. 외부에서 정보를 얻든 혹은 자체 수집하든 종종 자료가 조직행태를 알리는데 이용되지 않는 경향이 있다(Nembhard *et at.*, 2009).

보건의료분야에서 성과측정 및 제어체계 개발이 부족한 요인은 몇 가지 있다. 첫째, 의료조직과 그 구성원들은 종종 환자진료를 열심히 하는 것과 최상의 가능한 진료를 하는 것을 동일한 것으로 본다 그 결과, 성과가 좋은 사례들을 무작위적 현상으로 보고, 예방이나 개입의 대상이라고 보지 않는다. 따라서 성과측정 및 제어체계에 대한 투자인식이 거의 없다. 둘째, 이러한 시스템에 투자하지 않음으로써, 전문가들은 그들의 노력이 최고의 질적 진료라는 믿음을 훼손하는 정보에 노출되는 것을 극소화한다. "선택적 노출(selective exposure)"의 회피 혹은 활용은 인지적 불협화음을 줄이는 일반적인 전략이다. 셋째, 의료의 질과 성과를 효과적으로 정의하고 측정하는 일이 고유한 업무성격 때문에 본질적으로 어렵다. 무엇을 측정하고

(예: 구조, 과정, 결과), 무엇이 타당한 평가인지에 대해 논쟁이 많다. 넷째, 높은 질의 서비스를 제공하든, 낮은 질의 서비스를 제공하든 의료조직이나 전문가에게 동일하게 지불되기 때문에 비용이 드는 평가시스템에 투자할 동기가 거의 없다(Nembhard *et al.*, 2009).

실행 규정 및 관행

앞서 언급한 것처럼, 질향상 노력은 실행 실패로 종종 성공적이지 못하다. Klein과 Sorra(1996)의 실행혁신 모델(implementation innovation model)은 효과적인 조직 실행의 결정요인에 대해 기술했다. 채택한 혁신(질향상과 같은)을 진행하는 질과 일관성은 (1) 혁신실행을 위한 조직 분위기, (2) 혁신을 자신의 가치에 맞추고자 하는 구성원의 지각의 영향을 받는 것으로 기술하고 있다. 조직 분위기란 특정한 혁신에 기여하는 구성원에 대한 보상, 지원, 기대 정도에 대해 구성원들이 공유하고 있는 요약적 지각(shared summary perception)을 말한다. 조직은 구성원들이 혁신 활용에 필요한 기술을 갖도록 하고, 혁신 활용에 대해서는 인센티브를, 미활용에 대해서는 디스인센티브를 제공하며, 그리고 혁신 활용을 막는 장애물을 제거함으로써 혁신 실행을 권장할 수 있다.

실행 규정 및 관행(Implementation policies and practices, IPPs)이란 질향상 활용(교육, 사용자 지원, 인센티브, 인정, 최종사용자 참여, 그리고 업무부하 변화)에 영향을 주는 일련의 규정, 업무, 그리고 특성을 말하며, 혁신실행을 지원하는데 사용할 수 있다. IPPs는 근로자의 역량, 동기부여 그리고 혁신활용의 기회를 증가시킴으로써 실행을 촉진시킨다. IPPs는 상호 의존적인 세 가지 범주로 나눌 수 있다: 조직기반 및 지원, 질향상 전술 및 전략, 그리고 인식 관리.

조직 기반과 지원

이 카테고리의 실행 관습 및 정책은 조직이 어떻게 구성되고 재정을 지원하는지부터 조직이 학습에 역점을 두고 있는지를 다룬다. IPPs의 독특한 유형은 각각 다음과 같다.

조직구조. 질향상 촉진은 전통적 기능적(또는 학제적) 부서보다 임상 과정 관련 조직이 증가하면서 임상적 질향상을 위한 조직적, 전문적 장벽을 낮춤으로써 질향상을 촉진한다. 임상 통합은 전문가 대신 환자의 요구에 맞추고, 개별적 과정 대신 진료 과정에 집중하고, 교차기능적·다학제적 팀을 구성해 진료 전달 과정을 분석하고 향상시키는 문화적 마인드를 생성시켜 질향상을 지원한다.

재정적 지원. 강력한 정보 시스템을 개발하고 임상 과정을 재구성하는 것은 상당한 재정자원을 필요로 한다(Greenhalgh *et al.*, 2004; Cummings *et al.*, 2007). 질향상 노력을 위한 자원 배분은 조직적 헌신의 주요 지표를 나타낸다. 튼실한 자원을 통한 질향상 지원은 단순히 최신 질향상 동향을 따른 조직을 차별화할 수 있다. 그러므로 조직의 일반적인 재정 건전성을 넘어 질향상을 위한 특화된 투자는 조직적 맥락을 지원하는 중요한 특징이 될 수 있다. 재정 지원은 질향상 인프라 구조의 주요 측면이지만, 훈련, 교육, 물리적 공간, 심지어 시간과 같은 다른 자원은 긍정적으로 QI 실행과 관련되어 있다. 예를 들어, "느슨한 자원"을 가진 조직은 사람들로 하여금 새로운 QI혁신을 시도하기 위해 기존의 일상을 방해하지 않고 시간을 "짜내는" 것으로 높은 실행을 이끌 수 있게 된다.

조직문화는 근본적인 가치, 가정, 그리고 조직 구성원들의 공통된 신념을 포괄한다. 이는 종종 안정적이고 사회적으로 구축되고 잠재적인 것처럼 다루어진다. 구성원들은 조직문화를 신입 구성원들에게 가르치고, 문화는 그들의 "업무"에 접근하는 방식으로 구성원들이 서로 어떻게 관계되는지 측정하는 데 크게 영향을 준다. 거의 모든 질향상을 위한 변화 노력이 과업, 구조, 과정 같은 조직의 "객관적인" 측면을 대상으로 하지만, 조직문화가 맞춰 변화하지 않았기 때문에 이러한 촉진요인들은 대부분은 실패한다. 다시 말해 조직의 일반적인 가치, 이해가 무언의 "규칙"과 일치하지 않기 때문에 이러한 변화는 종종 고수되지 않는다. 예를 들어 변화를 위한 조직의 응집력과 적응성은 기업가적 학습 조직에서 발견되는 중요한 특성이다. 대조적으로 더욱 형식화된 문화를 가진 조직은 유지 보수 규정 및 정책, 새로운 아이디어의 낮은 수용, 현재 상황에 대한 유지를 강조하기 때문에 QI 혁신을 채택하는 경향성이 낮아 보일 수 있다. 문화적 변화는 어렵고 시간이 많

디즈니 방식으로 경영하기(MANAGING THE DISNEY WAY)

질과 질향상의 중요성은 보건의료에 제한된 것이 아니다. 다른 산업들은 다른 제품과 서비스와 관련되어 있음에도, 보건의료 산업은 여전히 다른 기업과 경영 기술을 통해 가치 있는 경험을 배우고 있다. Fred Lee는 그의 저서 "만약 디즈니가 당신의 병원을 운영한다면: 당신은 $9\frac{1}{2}$가지를 다르게 할 것이다"에서 짧은 시간동안 디즈니의 캐스트 멤버로서 일했던 경험으로부터 얻은 통찰을 공유한다. Lee는 디즈니와 디즈니의 문화를 시험하는 관점을 보건의료의 산업의 경험과 비교함으로써 발전시킨다. 특히 Orlando의 Florida병원 부원장 관점에서 설명하고 있다. Lee는 조직 내 문화의 중요성에 초점을 맞춤으로써 병원이 운영할 수 있는 다른 방식들을 결부시킨다. 서비스를 강조하기보다는, 문화적 우수성을 강조하는 것이 조직과 근로자들의 공통적으로 추구하는 바, 가치 있는 목표와 연결될 수 있다고 설명한다. 또한 디즈니의 네 가지 "질적인 초점"인 (1) 안전, (2) 호의, (3) 보여주기(디즈니가 창안한 감각적 영감의 분야) 그리고 (4) 효율성을 우선시한다. 이런 전략적인 우선순위를 설명함으로써 근로자들은 어떤 행동지침을 따라야 하는지에 대한 접근 가능한 청사진을 갖게 된다. Lee가 강조한 병원이 디즈니로부터 배워야 할 $9\frac{1}{2}$가지는 다음과 같다.

1. 경쟁상대를 재정의하기(Redefining the competition)
2. 효율성보다 배려를 강조하기
3. 측정 기준으로서 환자만족도에 대한 신뢰를 줄이기
4. 개선을 위한 측정에 초점을 맞추기(Focusing on measurement for improvement)
5. 권력을 분산하기(Decentralizing authority)
6. 업무의 개념을 바꾸기
7. 근로자들에게 동기부여하는 상상력을 활용하기
8. 불만족의 분위기를 조성하기(Creating a climate of dissatisfaction)
9. 근로자들의 동기부여를 위해서 경쟁적으로 금전적인 보상을 남발하지 않기
10. 아는 것과 행동의 차이를 좁히기

Lee는 한 병원의 경영자가 되는 것은 고객이 원하는 바, 그리고 위험 부담이 적은 표준화된 환경을 표현할 수 있는 디즈니의 경영자가 되는 것보다 훨씬 도전적이라고 인정한다. 그러나 이런 분명한 차이에도 Lee의 리스트와 수반된 토의 내용은 보건의료산업의 병원들이 고려하려는 질향상에 대한 흥미로운 기회를 제공해 준다.

자료: Lee(2004).

이 걸리지만, 지속적인 질향상을 위한 장기적인 헌신은 조직 환경의 중요한 측면을 해결하기 위해 필요하다.

리더십, 경영지원 및 개입(Leadership and Management and Engagement). 리더십은 QI 실행에 직·간접적 영향을 줄 수 있는 조직의 모든 관리자를 말한다. 고위 관리자뿐만 아니라 관리자에게도 중요하다. 이는 여러 자원을 협상하고 교류하는 능력때문이기도 하고 다른 기업적 요구와 비교해 질향상에 더 높은(혹은 더 낮은) 우선순위를 할당할 수 있는 위치에 있기 때문이기도 하다. 리더와 관리자들의 헌신, 참여, 책임 QI 실행의 성공에 중요한 영향력을 가진다. 경영지원은 헌신과 적극적 관심의 관점에서 강력한 실행 분위기를 조성하도록 이끌 수 있고, 이는 이행 효과와 관련 있다. 관리자들은 인맥이나 중재를 실행하는 것과 관련된 표준 모델을 설계해 주주들을 설득시킬 수 있다. 경영상의 인내는(단기적이기보다는 장기적인 관점에서) 종종 그 중재가 진행될 때까지 불가피하게 생산성 감소의 시간을 허락하는데, 이러한 인내는 보다 성공적인 이행을 이끌 수 있다. 그러나 만약 채택된 결정이나 전략이 그것을 바꿀 수 있는 위계서열에서 더 높은 위치에 있는 관리자로부터 실제 사용자들의 의견에 관계없이 나온 것이라면 그러한 수행은 실패할 확률이 높아진다. 중간 관리자들은 기업 목표를 촉진할 수 있다고 믿는 전략이라면, 또한 충분한

토론으로부터 나온 전략이라고 생각된다면 그 전략을 적극 지지해야 한다.

거버넌스 리더십. 이사회는 조직적인 독립체로서 질 관리에 대한 법적 책임이 있기 때문에 질향상 노력과 환자 안전을 계획 감독하는 중요한 역할을 한다. 이사회는 관리 책임 이행뿐 아니라 질과 보안을 조직화하는 것에 우선순위에 두고 QI 실행과 환자 안전 계획을 지원하기 위해 자원을 분배하고, 경영 보상과 수행평가의 기준을 개정하고, 질과 안전에 가치를 두는 기업문화를 조성하는데 잠재적으로 지도적인 역할을 수행할 수 있다. 의료서비스조직에서 질 관리 이사회의 책임은 명시된 법률, 규제요건, 인증 기준으로 명확하게 기술된다.

의료 질을 보장하는 이사회의 현재 역할은 법적인 책임의 확장으로부터 발생했다. 50개 주에 있는 모든 병원허가법은 질에 대한 이사회의 책임과 인력을 감독하는 책임에 주안점을 둔다(Orlikoff and Totten, 1991). 더구나 연방정부는 병원들이 메디케어 프로그램(Medicare Program)의 자격조건에 제시된 질과 관련된 규정들을 준수하도록 하기 위해 Medicare 상환을 요구한다(Anthony & Singer, 1989). 마지막으로 Joint Commission은 의료서비스조직 이사회에 기대와 책임을 제시한다(Joint Commission, 2005).

비록 이사회가 잠재적으로 가치있는 역할을 맡고 있지만, 이사회의 구성, 구조, 과정 및 맥락의 다양한 특성은 질에 대한 책임이 확실하게 보장될 수 있도록 명시되어야 한다. 첫째, 보건의료 분야 경력이나 임상 경험을 가진 이사들은 거의 없다. 이사들은 대체로 사업경험, 전문기술(예: 법, 마케팅, 재무 등), 사회적 영향력, 개인의 가치, 시간적 여유, 또는 이러한 조건들의 조합에 의해 선발된다. 제조업이나 서비스업 계통에서 경력이 있는 이사회의 이사들은 새 조직에 와도 질적 문제에 익숙하지만, 의료 질향상 책임에 대해 종종 혼란을 느끼고, 의료의 질을 평가하는데 준비가 되어있지 않으며, 질적 문제를 바로잡는 행동을 하는데 불편함을 호소한다(예: 의사의 재임명거부나, 무능한 의사를 훈련시키는 것). 둘째, 이사회는 질 위원회 체계 결합 문제에 맞닥뜨린다. 예를 들어 병원에서 이사회와 의료진 위원회 둘 모두 의료의 질과 서비스의 질적 향상에 책임이 있다. 이러한 위원회의 이중구조는 효율적 질 감독을 복잡하게 만든다. 셋째, 대다수의 이사회가 충분한 경영정보 체계를 갖추지 못하고 있다. 즉, 정보체계가 경영업무를 지원하기 위해 설계되어 있다. 이사들은 질을 효율적으로 감시하기에는 너무 많거나 혹은 너무 적은 정보를 갖게 된다. 더구나 이사회는 일정한 형식으로 정보를 받고 있지 않아 어떤 질적 문제를 개선하거나 질을 증진시킬 수 있도록 취해야 하는 행동이 무엇인지 쉽게 결정하기 힘들다. 끝으로 이사회는 주로 재정적 문제에 회의시간을 소비한다; 심지어 질 문제는 정기적 의제로 논의되지 않는다.

병원 경영을 위해 확인된 이러한 도전을 극복하기 위해 병원의 거버넌스, 즉 이사회는 병원/의사 간 접점과 의료 질을 관리하는 능력을 향상시키는 훈련을 받아야 한다. 이사회는 첫 번째로 조심스럽게 그들의 책임과 연관된 자신의 위치와 발전정도에 대해 자가평가를 해야한다. 지적된 것처럼 많은 이사들이 병원/의사 사이의 협력을 강화시키는데 필요한 능력을 효과적으로 수행하거나 의료의 질을 감독할만한 경험이나 기술이 부족하다. 이사들은 또한 의사들로부터 병원 경영을 분리시키는 문화적 장벽을 이해해야 한다. 뿐만 아니라 공통목표 및 관련 전략에 대한 이해와 개발을 통해 장벽을 넘어 한걸음 더 내딛어야 할 인물을 정해야 한다. 성공적인 이사회가 되려면 다른 많은 이사회들처럼 전통을 밀어내는 태도에서 벗어나야 한다. 이사회는 조직 내 구조적 위치에 배타적으로 의존하기보다는 의료진과 소통하고 질향상 방침을 지지하는 문화를 발전시켜야 한다.

현장 사례: 보건의료 조직에서 높은 성과의 업무 실행에 대한 연구

최상의 의료 질 제공의 핵심은 유능하고 경쟁력 있는 인력의 존재 여부에 있다. 보건의료 외의 영역에서 광범위한 한 연구는 혁신적인 인적자원(Human Resource, HR) 실행의 질 성과를 개선하기 위한 노력의 중요한 요소가 될 수 있다. HPWPs는 체계화된 구성원의 선발과정, 인센티브, 팀 방식의 광범위한 활용 등을 포함하고 이런 요소들은 조직이 높은 수준의 인력을 끌어들이고 우수한 직원을 보유할 수 있게 도와준다.

보건의료 영역 내에서도 HPWPs 활용이 의료 질과 조직적 성과에 유사하게 중요한 영향을 미칠 수 있는지에 대한 의문이 제기된다. Agency for Healthcare Research and Quality(AHRQ)의 지원을 받는 한 연구팀이 HPWPs 활용을 조사하는 프로젝트를 기획했다. 프로젝트는 HPWPs 활용과 미국 의료서비스조직의 의료 질 및 환자안전과 연관된 요인 사이의 잠재적 연계성에 초점을 맞췄다.

이 팀의 첫 번째 과업은 광범위한 문헌고찰 및 문헌 수집 – 학술적 문헌과 함께(peer-reviewed journal) 보고서와 출간물을 모두 포함한 "회색" – 을 확보해 합성하는 것이었다. 다음으로 HPWPs의 네 가지 핵심 하위체계(또는 bundles)의 윤곽을 그리는 예비 모델을 개발했다. 잠재적인 조직적 효과뿐 아니라 하위조직 사이의 관계에 대해서도 기술했다. 그리고 나서 HPWP의 실행으로 성공한 것으로 알려진 HCO에서 선택된 미국 의료서비스조직의 5개 사례를 연구했다. 조직적 임상적 핵심 정보제공자들과 71차례의 인터뷰한 장소를 2009년 방문했고, 시행 중인 HPWPs와 관련된 조직 문서를 수집했다. 모든 핵심 정보제공 인터뷰는 녹음했고, 추가분석을 위해 문서화했다.

이 팀은 기존에 의료와 직접 연관된 HPWP 4개 하위조직 체계 모두(조직적 개입, 구성원 발탁/개발, 일선 권한위임, 리더십 제휴/개발) 5개 조직 사례 연구에서 강조되고 있음을 알아냈다. 또한 HPWP 채택(과정)의 실질적 변이를 발견했고, 의료서비스조직에의 혁신적 적용에 주목했다. 이와 함께 HPWPs 사용과 구성원들의 결과(예를 들어 이직, 고만족/개입)가 관계있다는 증거를 발견했다. 팀이 하드데이터를 모을 수 없었던 동안, 핵심 정보제공자들은 HPWPs

가 의료시스템과 조직 결과물 수준 향상(예를 들어 부정적 사건의 감소, 혁신 채택, 비용 절감, 회전비용 절감)에 동시에 기여했다고 일관되게 보고했다. 이 중에는 의료질 향상과 직결된 것도 있었다.

연구결과는 기초근거와 함께 HPWPs가 의료서비스조직 내 운영을 향상시키는 방법 관련 사례를 제공했다. 또한 HPWPs가 질과 안전에 대해 영향을 줄 수 있음을 알려주었다. 이 팀은 의료 성과향상에 대한 도전과제가 언급될 때, HPWPs가 고려되어야 한다고 결론을 지었다. 이어 HPWPs 수행과 조합은 보건의료질향상에 상당한 잠재력을 가질 수 있음을 조사하기 위한 추가연구를 제안했다.

자료: McAlearney *et al.*(2010).

학습 분위기(Learning Climate). 학습을 촉진하는 분위기를 조성하는 것은 의료서비스조직이 지속적인 질향상을 유지하는데 필요한 '핵심적 가치다. 문화와 유사하게 긍정적인 분위기는 도전에 대해 수용적인 맥락을 만든다. 특히 학습 분위기는 근로자들과 조직적 기술의 발전, 학습, 성장을 가능하게 하고 뒷받침하는 일련의 관련된 관례나 믿음과 함께 한다. 학습 분위기 속에서 이해관련자들은 실패로 인한 제약을 받지 않는다. 심리적인 안정의 분위기가 조장된다. QI 실행을 촉진하는 학습 분위기의 핵심적인 특징은 (1) QI 혁신 활용에 대해 강제적이고 이를 부추기는 이유가 명확하게 표명되어 있다. (2) 리더들이 스스로 오류를 범하기 쉽다는 점을 인정하고 조직 구성원들의 도움과 조언의 필요성을 표현한다는 것, (3) 리더들이 팀 구성원들과 그들은 필요하고, 가치 있으며 과정을 변화시키는데 지식있는 파트너라고 의사소통한다. 성찰적 사고와 평가를 위한 시간과 공간을 갖는 것은 과거의 성공과 실패로부터 배울 수 있도록 하고 미래의 질향상 수행을 알릴 수 있는 또 하나의 중요한 요소다. 학습 '분위기'는 종종 하위집단에 따라 다르다는 것을 인식하고 이러한 속성의 개인이나 팀 차원의 표현은 조직 전체적인 학습보다 강력한 영향을 줄 수 있을 것이다.

MAYO 병원에서의 경영 수업(MANAGEMENT LESSONS FROM MAYO CLINIC)

Mayo Clinic은 의료 질과 서비스 모두 탁월한 것으로 전 세계적으로 잘 알려져 있다. Mayo Clinic은 Minnesota주 Rochester에 140년 전에 설립됐다. Rochester의 병원과 Florida의 Jacksonville과 Arizona의 Scottsdale에 있는 새로운 Mayo Clinic시설을 포함해 확장했다. Leomard Berry와 Kent Seltman은 이러한 '100년의 브랜드' 아래에 있는 성공에 대해 더 공부

하려는 노력으로 인터뷰와 의사-환자 관계에 대한 관찰을 통해 Mayo Clinic의 서비스 문화와 시스템에 관한 연구에 착수했다. 이들의 책 'Management Lessons from Mayo Clinic(2008)'은 다음과 같은 결과를 기술하고 있다.

Berry와 Seltman은 이 책에서 문화, 팀워크, 학습, 커뮤니케이션, 탁월한 진료를 제공하는 전문가적 통합능력, 질과 서비스 향상을 위한 활동과 관련된 다양한 사례를 제공한다. 예를 들어 질과 질향상에 대해 Mayo Clinic에선 "질은 임상 결과, 안전, 서비스에 의해 결정된다"고 말한다(p. 229). Mayo Clinic이 의료질을 평가하는 객관적인 체계에서 일관적으로 최고로 분류되는 동안 Mayo Clinic은 향상을 위한 노력을 계속해왔다. Mayo Clinic을 이끄는 한 의사는 "임상적 책임에 있어서 조직 내 리더들보다도 통합된 집단진료가 더 중요한 위치를 차지하고 있다. 이러한 통합집단진료는 팀워크를 중시하고, 간호사, 의료기사, 의사, 약사 및 행정관리자로 이루어진 수평적, 다기능적 팀의 필요성을 이해하며, 한 세기 넘게 지속된 긴 역사를 가진 환자중심 진료의 역사를 갖고 있다"라고 설명한다(p. 229). Mayo Clinic의 의사들과 관리자들은 "우리는 더 잘 할 수 있다"는 태도로, 병원 문화에 뿌리내린 "환자의 필요가 최우선"이라는 Mayo Clinic의 핵심 가치로 하나가 되는 학습 환경에서 함께 일한다.

자료: Berry & Seltman(2008).

질향상 프레임워크

질향상 전술과 전략

구성원들을 위한 기회 제공시도 및 질향상 적응

의료서비스조직(HCO) 구성원들이 QI실행에 참여하면서 갖는 저항감은 위협적이지 않은 방법으로 QI 혁신에 접근하는 실험에 참여할 기회를 제공함으로써 나타날 수 있다. 비위협적 기회(예: 교육, 시범사업, 시운전)는 환자들에게 실패 결과가 거의 없거나 전혀 없는 위험도가 낮은 환경을 창출한다. 구성원들에게 혁신에 대해 친근감을 갖게 하고, 혜택을 경험하게 하며, 사용자의 능력을 향상시킬 수 있다. 결과적으로 이러한 환경에서 구성원들은 혁신을 고위험을 감수하는 것으로 볼 가능성이 줄어들게 되고, 실행에 저항할 가능성도 낮아진다.

구성원들이 저항하지 않을 때 실행의 성공 가능성은 높아진다. 예를 들어 QI 혁신으로 훈련된 구성원들은 실행성에 대한 긍정적 예측자가 된다. 마찬가지로 혁신적 실행을 위한 시운전(임상 절차에서 환자 역할을 하는 인체모형과 함께), 시범사업 등 활동을 활용한 단체는 더 큰 실행 성공을 경험한다(Tucker, Nembhard, and Edmondson 2007).

이러한 활동은 실행 성공을 촉진시킨다. 위험에 따른 저항을 줄이는 것뿐 아니라 "헌신적 태도(attitudinal commitment)" QI 실행에 구성원들의 적극적인 개입을 촉진하는 헌신을 높이기 때문이다.

학습 과제로서 질향상 프레임

의료계의 계층적 문화에 따른 심리적 행동적 측면의 부정적인 결과에 맞서기 위해 질향상 혁신은 적절한 프레임(Frame)을 설정해야 한다. 프레이밍(Framing)은 상황 해석 도구인 렌즈를 제공하는 과정이다. 도전과제는 수행 또는 학습의 관점에서 구조화될 수 있다. 성과 프레임을 채택한 개인이나 그룹은 새로운 임무를 현재의 관습과 유사하게 볼 것이다. 반면 학습 프레임을 채택한 사람들은 임무를 다르게 보고, 새로운 행동과 관계를 탐험할 기회로 바라볼 것이다. 결과적으로 어떤 프레임을 채택하느냐에 따라 이어지는 행동이 달라진다. 실행을 수행과제보다는 학습으로 명확히 구조화한 리더의 팀은 위계적 상호작용을 포함해 현존하는 대인관계의 단조로움을 폐기할 가능성이 높았다. 또한 협력적 학습행동을 채택할 가능성이 더 높았다(Edmonson, 2003). 게다가 이 팀의 구성원들은 (전문적 지위에 관계없이)심리적 안정감을 느꼈으며 자신들의 투입물 제공에 흥미를 느꼈다.

조직적 정체성 고취

전문가적 정체성은 보건의료의 성공적 QI 실행과 연관된 조직적 정체성의 필요와 충돌할 수 있다. 그러나 이러한 갈등은 필요치 않다. 의료조직의 실행을 성공시키기 위한 조직적 정체성 증진 전략은 최소 두 가지가 있다: (1) 조직 정체성 인식의 매력을 증진시킨다. 그리고 (2) 조직의 외부 이미지(예: 조직 외부 사람들에 의한 이미지)의 매력을 증진시킨다(Dukerich *et al.*, 2002). 첫 번째 전략은 의사들이 개인적 목표, 가치와 조직의 목표, 가치 사이에서 정렬되어있을 때, 조직에 대한 정체성을 강하게 느낀다는 것을

현장 사례: Safety Coach Training을 통한 환자 안전 추구

Z 종합병원은 일선 구성원들에게 권한이양을 통해 잠재적인 안전성 위험 확인 및 실시간 위험 관리를 통해 의료질을 향상시킬 기회를 인식했다. 조직의 안전관리사(safety-coach) 구조를 이용해 이 병원은 “결정적 대화(crucial conversations)” 프레임워크를 이용한 트레이닝을 제공했다. 조사 전후 비교 결과는 모든 영역의 측정에 걸쳐 “자유롭게 말하고 우려를 완벽하게 표현한다”고 말하는 직원의 비율이 증가한 것으로 나타났다. 예를 들어 훈련 전 조사 결과는 구성원들의 10%가 손쉬운 방법 사용을 관찰한 것에 대해 거리낌없이 지적했는데 이는 훈련 후 36%가 나온 것과 비교된다. 훈련 전후에 대한 다른 비교에서도 이와 비슷한 차이가 나타난다(예컨대 실수를 관찰한 것에 대해 거리낌없이 이야기하는 것이 훈련 전 43%, 훈련 후 16%였으며, 역량부족 관찰에 관해서는 각각 33%와 10%, 부족한 팀워크 관찰 26%와 8%, 무례함 관찰 21%와 7%, 그리고 권위의 오남용관찰에 대해 11%와 4%를 보였다).

자료: McHugh, Garman, Song, and McAlearney(2010).

발견한 연구 결과다. 두 번째 전략은 의사들의 조직에 대한 소속감은 외부 사람들이 그 조직을 어떻게 보느냐에 영향을 받는다는 연구결과를 반영한 것이다. 의료조직의 도전과제는 이와 같이 조직의 목표와 구성원들의 가치 사이에서 유사성을 강조하는 방법을 찾는 것이다. 또한 외부이미지와 계열사의 인식을 향상시키기 위한 긍정적 태도(예: 무상으로 제공되는 일, 포상, 새로운 시설)를 보여줘야 한다.

영국 Royal Devon, Exeter NHS Foundation Trust는 이러한 원칙을 적용해 약했던 조직 정체성을 강하게 바꿨다(Bate, Mendel, and Robert, 2008). 1990년대 후반까지 Trust의 정체성은 매우 약해서 전문가들은 Trust가 주도하는 혁신의 실행을 거부했다. 게다가 Trust는 이직률이 높고, 일부 의사들이 어렵다는 인식때문에 부정적 평판이 많았다. 전환점은 환자 82명이 잘못된 진단을 받고 그들 중 11명이 숨지는 엄청난 사건 직후였다. 당시 CEO는 조직적 정체성을 우선순위에 놓기로 결심하고 전문가적 정체성을 건드리지 않으면서 정체성을 구축하기 위한 조치를 취했다. 예를 들어 상호이익을 토의하기 위해 경영진과 임상디렉터 사이의 회의를 추진했고, 개인과 조직을 연결시키기 위해 유사한 이슈에 대한 분기별 리뷰를 활용했으며, 향상 프로젝트를 개발하기 위한 스태프를 초빙했고, 전문직 간 대화의 중요성을 강조했고, "그 사건"을 조직을 하나로 통합하기 위해 필요한 귀감으로 활용했다. Trust는 현재 조직 정체성과 질향상에 관한 명성이 높아졌다.

현장 사례: 샤프의 경험(The Sharp Experience)

샤프의 질향상 과정에서 괄목할 만한 대목은 2001년 "The Sharp Experience" 개념 정립과 실행이었다. 내부 브랜드 프로그램은 "전면적인 성과 개선 계획"으로 묘사되며 샤프의 임상결과, 환자 안전, 조직, 서비스 메트릭스 향상을 돕는 역할을 했다. The Sharp Experience는 샤프 웹사이트(http://www.sharp.com)의 "What we call our Sharp culture"에 설명되어 있다. 이는 샤프사와 관련된 구성원들과 환자들을 결집시키는 중심적 계기가 되었다.

The Sharp Experience는 전반적으로 의료 경험의 변화, 샤프를 가장 일하기 좋은 곳, 의학을 가장 잘 실행하는 곳, 진료 서비스를 가장 잘 받을 수 있는 곳으로 만들기 위한 개선 계획으로 설계됐다. 앞서 이야기한 Malcolm Baldridge award에서는 샤프의 응용에 대해 "The Sharp Experience는 팀 구성원 1만 4,000여 명, 자원봉사자 2,000여 명, 소속 의사 2,600여 명의 마음, 마인드, 행동에 목적의식, 일의 가치, 그리고 차이를 만들어내겠다는 샤프의 미션을 불어넣었다. 샤프는 문화를 만들고 있으며, 뛰어난 진료 및 서비스를 제공하기 위해 필요한 훈련법을 창조했다"고 말했다.

The Sharp Experience의 일환으로 모든 직원들은 샌디에이고 컨벤션 센터에서 특별히 Sharp Health Care를 위한 다각적 성과 증진에 초점을 둔 내·외부 연사들의 프로그램에 주기적으로 참여하고 있다. The Sharp Experience는 현재 Sharp Health Care에 확고히 자리잡았고 조직 목표 및 달성과 관련된 일관된 조직 소통 플랫폼을 제공하고 있다. 또한 구성원들에게 스스로 조직과 헬스케어에 지속적인 자기격려를 하게 함으로써 주인의식과 샤프에 대한 자부심을 고취하도록 하고 있다.

자료: Nancy G, Pratt, RN, MS, Senior Vice President, Clinical Effectiveness, Sharp HealthCare; Sharp HealthCare Web site(http://www.sharp.com).

변혁적 리더십 과정의 이용

변혁적 리더십(transformational leadership)은 팔로워들의 목표를 넓히고 상승시키며 이들에게 암묵적 또는 명시적 교환 협정으로 구체화된 기대 이상의 확신을 갖도록 하는 것으로 정의된다(Dvir, Eden, Avolioo, and Shamir, 2002). 변혁적 리더는 비전과 임무감각을 제공하고 높은 기대를 소통하며 지성을 증진시키고 구성원들에게 개인적 관심을 제공한다.

대조적으로, **거래적 리더십**(transactional leadership)은 관리자와 구성원 사이의 거래에 기반한다. 이를테면 관리자가 일을 시작, 구조화하고 일을 잘 수행하는 구성원들에게는 인정과 승진을 제공하는 반면 그렇지 않은 구성원들에게는 벌을 주는 역할같은 것이다. 거래적 리더는 노력과 훌륭한 성과에 대한 보상을 제공한다. 규범과 기준에서 벗어나는 것을 지켜보거나 기준에 맞지 않을 경우 개입하지만, 결정은 피한다(Bass, 1990).

QI 실행에 관해, 변혁적 리더는 구성원들의 초점을 개인의 목표에서 QI 실행과 같은 공동목표로 효과적으로 이동시키는 과정을 진행한다. 변혁적 리더는 지적 자극을 통해 개인적 목표가 공동의 목표와 얼마나 부합하는지 생각하도록 동기를 부여한다. 또 카리스마를 통해 구성원들이 서로에게 좋은 감정을 갖도록 이끌어냄으로써 리더와 조직의 목표를 위해 헌신하도록 이끈다. 협력모델을 통해 구성원들이 공동체로서 일할 수 있도록 고무한다. 개별적 관심을 통해 구성원들의 발전적 요구가 조직의 목표를 위해 일하면서 채워진다는 것을 확실하게 해준다. 인적자원은 실행을 포함한 조직목표를 향해 근면하게 일함으로써 이 호의에 대해 종종 보답한다(Gilmatin & D'Aunno, 2007).

구성원들 또한 변혁적 리더가 제공한 실행을 위한 지지에 보답하기도 한다(예: 요구된 자원의 할당, 현존하는 제도적 정책과 같은 조직 장벽 제거, 피드백 간청 및 표출, 구성원의 일에 대한 지지). 이러한 지지는 합당하게 실행성공을 촉진하고, 나아가 구성원들에게 실행동기를 부여한다. 더욱이 이는 구성원들이 리더에게 QI 실행 개선에 관해 편안하게 피드백을 주고받을 수 있는 분위기를 조성한다. 끝으로 리더십 지원은 실행노력에서 흔히 발생하는 차질, 수행의 감소 등의 변화에 대한 모멘텀을 유지하는데 도움이 된다.

구성원들의 헌신을 QI 실행과 같은 조직의 목표로 이끄는 변혁적 리더의 입증된 효과를 고려하면, 의료서비스조직은 변혁적 리더십 과정을 활용하는 것이 현명하다. 이러한 행동을 포함하는 것이 업무적 행동 배제를 수반하는 것은 아니다. 사실 거래적 리더십과 변혁적 리더십의 스타일은 서로 보완적이고, 잘 공존하며, QI 실행과 현재 조직의 요구라는 두 가지 도전을 동등하게 다루는 데 필요하다.

의료서비스조직에서 변혁적 리더십을 증가시키기 위한 최소 두 가지 전략이 있다. 첫 번째 전략은 변혁적 과정을 활용하거나 변혁적 과정과 업무적 과정 활용에 동등하게 강점을 지닌 리더를 고용하는 것이다. 미네소타의 Children's Hospital & Clinics에서 줄리에 모라스(Julie Morath)를 고용해 이 같은 접근법을 사

현장 사례: 질향상에서 리더십 개발의 역할

의료서비스조직(HCO)에서 리더십 개발프로그램의 확장적 활용, 특히 다른 산업 리더십 개발프로그램과의 비교는 비교적 최근 일이다(McAlearney, 2006, in press). 그러나 공식적 리더십 개발프로그램은 의료서비스조직이 의료 질과 환자 안전과 같은 조직적 우선순위에 초점을 맞추는데 도움을 주는 수단으로 작용한다고 판단된다(McAlearney 2010).

의료서비스조직의 리더십 개발활동에 관한 연구는 이러한 프로그램이 의료 질 및 환자안전 향상 기회를 제공한다고 강조한다(McAlearney 2008, 2010). 첫째 리더십 개발프로그램은 일반적으로 의료진의 능력을 증진시킨다. 또한 질향상 기술을 활용한 교육과 훈련을 통해 구성원들이 조직이 적절하게 활용하는 질향상 활동을 이해하고 참여하도록 함에 확실한 도움을 준다. 나아가 구성원들의 이 같은 관심은 질향상 활동을 지휘하는 리더가 조직과 함께 의료서비스조직의 질향상 과정에 박차를 가할 수 있도록 돕는 역할을 한다.

둘째 리더십 개발프로그램은 조직의 관심이 전략적 순위에 초점을 맞추도록 하는 데 사용될 수 있다. 질과 질향상이 조직의 전략적 우선순위에 포함될 때, 조직의 목적과 리더십 개발 목표간 정렬은 의사소통의 일관성, 질과 우선순위에 관한 조직 메시지의 명확성을 확보할 수 있도록 확실히 도와준다. 리더십 개발프로그램을 통해, 성장하는 리더들은 관리와 리더십 실행에서 질 관련 조직 메시지를 어떻게 강조해야 하는지 배운다.

끝으로 리더십 개발프로그램은 특히 의료 질에 가치를 둔 조직문화를 명확하게 강조하고 강화하도록 설계될 수 있다. 미션, 비전, 가치는 조직이 무엇에 가치를 두고 있는지, 그리고 질에 집중한 기회를 창출하는 문서양식에 질을 포함시키도록 하는 공적인 지표다. 미션, 비전, 가치는 조직문화에 녹아드는 것이기 때문이다. 리더십 개발프로그램은 질의 가치를 조직문화에 들어맞도록 강조하는 구체적이고 집중된 기회를 제공한다. 나아가 이러한 환경에서 의료 질 이슈에 대한 관심이 증폭되고, 조직문화의 변화에 포함될 때, 리더십 개발프로그램은 문화 수정노력에 특히 중요한 요소가 될 수 있다.

용했다. 그녀는 최고경영자를 뽑는 인터뷰에서 병원에 팀워크 문화와 어린이들의 안전을 창출하겠다고 명백하게 말했다(Edmondson, Roberto, Tucker, 2005). 모라스의 경우, 그녀의 명성은 그녀보다 앞섰고, 구직 인터뷰에서 그녀가 보여준 플랫폼의 변화는 변혁적 리더로서의 명성을 강화시켰다.

두 번째 전략은 현재 리더를 리더십 개발프로그램을 통해 변혁적 리더십 과정을 거치도록 훈련시키는 것이다. 개인이 효과적 리더로 훈련될 수 있는지, 리더십 개발프로그램이 실제로 개인의 리더십 능력을 향상시키는지에 관해 많은 논쟁이 있었다. 그러나 경영 관련 연구결과들은 특히 의사들의 리더십 스타일 및 커뮤니케이션 기술 향상을 포함해 의료서비스조직 리더를 위한 훈련의 가치를 점점 확신하고 있다. 의료서비스조직 내 모든 층위의 리더들은 변혁적 리더십 과정을 능숙하게 사용하는 방법을 배워야 한다. 고위층에서 이러한 기술의 사용은 중요한데, 이는 변혁적 행동이 조직에 낙수 효과를 일으키기 때문이다(앞서 언급한 거버넌스 리더십을 살펴보라). 구성원들은 이러한 행동과 스타일로 제안된 고위층 리더들의 행동을 잘 골라 받아들이는 경향이 있다. 변혁적 스타일의 고위 리더가 질향상을 시행할 때, 조직 구성원들은 조직 목표를 달성하려고 한다. 반면 실행을 위한 조직 구성원의 지속적 헌신에 대한 실행 메시지는 반드시 위계구조상 가까운 변혁적 리더에 의해 전달되어야 한다. 리더들의 이 같은 행동은 상당히 핵심적이며 동기를 부여하는 역할을 한다.

직원들의 성과측정 및 통제체계 개발 참여

성공적인 질향상 시행은 문제를 확인하고 진료과정의 변화를 벤치마크(benchmark)하는 데 쓰이는 정보의 유효성과 적시성에 의해 좌우된다. 정보 시스템과 임상·재무 데이터가 융합된 조직은 성공적 질향상 과정의 설계를 위한 더욱 튼튼한 기반을 가지게 된다.

반면 의료서비스조직은 구성원들이 질향상 성공에 필요한 시스템을 개발하고 유지함에 있어서 갖고 있는 성과 측정 및 데이터 시스템에 대한 불신을 극복해야 한다. 이러한 문제를 극복하기 위해 관리자들은 시스템의 공정성에 대한 인식을 증대시켜야 한다. 예컨대 관리자는 반드시 (1) 시스템 개발, 유지 및 평가과정에서 목표조직 구성원들의 의견 개진을 통제할 것이 아니라 허용해야 하고, (2) 목표조직의 구성원들에게 특별한 관심을 보이는 시스템의 관점에서 의사 결정 권한을 공유해야 하며(예: 개인적인 성과가 공식적으로 보고되는지 여부와 관계없이), (3) 조직 리더와 구성원 사이에 규칙적인 의사소통과 정보 보급 환경을 조성해야 한다(Nembhard *et al.,* 2009).

공정성에 대한 인식은 두 가지 측면에서 질향상 시행을 가능하게 한다. 첫째, 목표 조직 구성원들의 관계적 신뢰와 조직 및 시스템에 대한 몰입을 증가시킨다. 결국 구성원들은 실행 노력에 협조하게 된다. 둘째, 개입 과정에서 나온 공정성에 대한 인식은 목표 조직 구성원들이 실행 결과에 대한 개인적 책임감을 느끼게 한다. 책임감은 실행 노력을 더 조력하게 하고 지정된 측정에 따른 비교를 보다 잘 받아들이도록 하며 보상도 더 받아들일 수 있게 한다.

QI 실행 노력의 측정과 보상

적절한 보상을 수행하는 성과 측정과 관리 체계를 이용하지 않을 때, 의료서비스조직은 질향상을 실행하는 중요한 길을 놓칠 수도 있다. 이런 시스템은 효율적인 혁신을 요구하는 업무 특성을 반영하는 보상(경제적, 비경제적)을 제공해야 한다. 질향상과 같은 보건의료 혁신은 보건의료 전문가들 사이의 상호의존을 점진적으로 확장시킨다. 이러한 사례에서 그룹 수준의 인센티브는 최적의 역할을 한다. 최적의 작업을 수행하기 위해 동료를 관찰하면서 동기를 부여하게 되고 함께 일하려는 의지가 향상되기 때문에 인센티브는 상호의존성을 바탕으로 한 높은 업무수행도로 나타난다. 다음으로 우수한 실행능력은 개인에게 업무의 독립적 요소에 대한 인센티브를 제공해 얻을 수 있다. 정렬되지 않은 인센티브 구조(예: 독립적 업무에 대한 그룹 인센티브나 상호의존적 업무에 대한 개인 인센티브)는 업무 특성에 반하는 행동에 대한 동기부여가 되기 때문에 오히려 실행능력을 저하시킬 수 있다.

종종, 팀워크에 의존하여 QI 혁신을 수행하려고 노력하는 의료서비스조직의 가장 좋은 행동은 그룹 차원의 인센티브를 사용하는 것이다. 예를 들어 펜실베니아의 Geisinger Medical Center는 환자와 의료제공자 사이의 관리협동 과정을 설정, 의료 질 증진을 목표로 하는 QI 혁신인 "환자 중심의 내 집같은 의료"를 따르는 스태프를 격려하기 위해 그룹 실행 단계에 따라 보상을 제공한다. Geisinger는 개인 차원의 보상도 제공한다. 이처럼 두 가지 조정분야에 대한(최선과 차선의) 접근의 조합을 활용한 결과, 시행 첫 해에 놀랍게도 병원입원을 20%나 줄일 수 있었다(Nembhard, 2009).

높은 성과의 의료서비스조직 만들기

Jody Hoffer Gittel의 책, High Performance Healthcare: Using the Power of Relationships to Achieve Quality, Efficiency and Resilience(2009)에서 그녀는 "관계적 협동"으로 개념화한 중요성을 강조하기 위해 보건의료 산업에 대한 10년간의 연구를 통합한다. Ms.Gittel은 "조정(Coordination)은 업무 사이의 상호연관성을 관리하는 반면, 관계적 조정(Relational Coordination)은 업무를 수행하는 사람들 사이의 상호연관성의 관리"라고 설명한다. 나아가 그녀는 "관계적 협동은 공동의 목표, 공동의 지식, 그리고 상호존중의 관계를 통한 업무협력"이라고 말한다(p. 23).

Ms.Gittel의 관계적 협동과 수술, 의료 수행, 장기요양성과에 대한 연구는 그녀의 관계적 협동과 항공사 업무성과를 조사하는 작업을 했다(2003년 저서, The Southwest Airlines Way는 항공사의 이러한 개념을 강조한다). 연구 결과는 관계적 협동에서 과정 향상은 조직 관리의 질과 효율성을 함께 향상시키는 결과를 얻을 수 있도록 도울 수 있다는 것이다.

이러한 개념을 의료산업에 적용시키는 과정에 거대한 도전이 있음을 인정하면서 Ms.Gittel은 향상노력의 초점을 높은 성과체계(high-performance work system) 구축에 맞출 것을 추천한다. 특히 관계적 협동을 향상시키기 위해 의료서비스조직이 받아들이거나 설정할 수 있는 12가지 실천과제(work Practice)를 기술한다.

1. 팀워크 선택
2. 팀 성과 측정
3. 팀 성과 보상
4. 갈등의 사전 해결
5. 일선 리더십에 대한 투자
6. 집중업무 설정(Design jobs for focus)
7. 업무경계 유연화
8. 경계관리자(baoundary spanner) 지정하기
9. 경로를 통한 연결
10. 회진 참여 확대
11. 정보공유시스템 개발
12. 제공자들과의 파트너십

Ms.Gittel의 연구 결과는 이 같은 실행과제를 채택함으로써 의료서비스조직은 관계적 협력(relational coordination)을 개선할 수 있고, 이로 인해 질 성과의 중요한 결과, 효율성과 업무만족도를 향상시킬 수 있다고 제안한다. 의료서비스조직이 상호의존성은 높은 수준이지만 진료 및 진료시스템의 조화는 완벽하지는 않은 것으로 알려진 만큼, 더 나은 조화를 위한 과정향상에 집중할 기회라는 것은 명확하다. Ms.Gittell의 연구 결과는 사람과 관계에 초점을 맞추는 노력이 질향상의 중요한 요인이 될 수 있다는 강력한 사전 근거를 제공한다.

자료: Gittell(2009)

질향상 근거 설계

질향상 중재의 원천 QI 혁신이 외부적 또는 내부적으로 개발되었는가에 대한 핵심 이해당사자들의 인식은 QI 실행의 성공에 영향을 준다. QI 혁신은 공식 연구기관의 자료, 시장, 시스템, 정부의 위임을 또는 다른 외부적인 원천을 통해 조직으로 유입될 수 있다. 대안으로 QI 혁신은 좋은 아이디어, 문제 해결법 또는 기초적인 노력을 통해 내부적으로 발전할 수 있었다. 예를 들어 감염 방지 목적으로 코팅한 카테터(coated catheter)의 사용이 공식적으로 연구되고 문헌으로 알려지면 간호사는 자신이 속한

조직이 감염률을 낮추기 위해 이 장치를 사용해야 한다고 결정할 수 있을 것이다. 조직 내부의 이해당사자들은 QI 혁신을 외적(질병관리 예방본부의 문헌이 강력하게 그것을 사용하도록 권장하는 것) 또는 내적(정맥주사 간호전담팀이 그 문제를 해결하는 데 가장 좋은 해결책이라 믿는 것)으로 개발된 것으로 여긴다. 그러나 QI 혁신 실행의 결정 단계에서 투명성 없이 외적으로 발전된 QI 혁신을 선택하면 실행 실패로 이어진다. 비록 강제적 결정으로 QI 혁신을 사용하는 데 대한 긍정적 연관성의 실증적 근거가 있지만, 질향상을 전적으로 시행하거나 단조롭게 시행하는 것에 대한 부정적 관련성도 있다. 반면 조직 밖에서 얻은 중요한 아이디어 또는 조직에 특별히 맞춘 아이디어는 보다 성공적인 실행 결과를 얻을 수 있다.

근거 강도와 질 근거 강도는 QI 혁신이 바람직한 결과물을 얻게 해 줄 것이라는 믿음을 지지하는 근거의 타당성과 질에 대한 이해당사자들의 인식을 포함한다. 근거의 출처는 출판된 문헌, 가이드라인, 직장 동료들의 일화적 이야기, 경쟁자들에게서 얻은 정보, 환자들의 경험, 특정 시범사업에서 얻은 결과 등이 있다. 비록 "강력한 근거"에 대한 공인된 측정 방법은 없지만, 만약 근거가 견고하다면 QI 혁신의 전파와 긍정적인 연관성이 있다는 경험적 증거가 있다. 하지만 실행에 대한 견고한 근거의 영향력은 상대적 우위, 비용, 복합성, 현재 관행과의 적합성 등 다른 변수들의 영향을 받는다. 내·외부적 근거와 시범을 통한 경험을 합해 QI 혁신 실천사례를 만들 수 있을 것이다. 근거 개발자들의 신용, 중재를 개발할 수 있는 과정의 투명성, 의도적으로 계획한 실행이 QI 혁신에 대한 부정적 인식을 상쇄하는 데 사용될 수 있다.

현장 사례: 실무기반 의료서비스 연구를 통한 근거 수립

이 장에서 강조한 것과 같이 늘어나는 근거가 제안하는 것은 질향상 목표 성취는 질향상 중재 그 자체뿐 아니라 QI 혁신 과정 및 맥락에 달려있다는 점이다. 이런 이유로 질향상 진전을 위해서는 어떤 유형의 질향상 활동이 효과적인지, 언제 어디서 어떻게 효과가 나타나는지에 대한 부가적 연구가 필요하다. 연구자들은 다른 중재전략을 사용할 때의 효과뿐 아니라 다른 실무배경에서 QI중재를 도입할 때의 효과에 대해 학습할 때 이러한 이해를 얻을 수 있으며, 이는 미래의 QI중재를 지지하는 근거에 기여하게 된다. 이런 종류의 근거들은 전형적으로 실무기반 연구를 통해 얻을 수 있다. 이런 연구를 발전시키는 연방 프로그램에는 Veterans Administration의 "Quality Enhancement Research Initiative, QUERI(http://www.queri.research.va.gov)"와 "Accelerating Change in Transforming Networks, ACTION(http://www.ahrq.gov/research/ACTION.htm)", the Agency for Healthcare Research and Quality 기금을 받는 "Practice Based Research Networks, PBRNs(http://pbrn.ahrq.gov/portal/server.pt)"가 있다. 경영자, 정책 입안자 등은 연구 프로젝트 결과를 활용해 질향상 개입에 대한 결정을 알림으로써 질향상이 성공할 수 있는 역량을 극대화시킨다.

성공적 질향상 변화인식 관리를 위한 핵심

모든 질향상 변화는 변화가 성공적으로 실행될 수 있을 법한 형태와 관련된 조직적, 역사적 맥락에서 일어난다. 이는 객관적이기보다 사회적으로 구축된 경우가 잦으며 조직 구성원들의 시각을 통해 인식되거나 변화에 영향을 받은 사람들이 개입된다. 예를 들어 질향상 추진에 있어서 조직 전체적인 참여는 QI 혁신에 대한 긍정적 반응에서 비롯된다. 대체로 동료들의 개인적인 경험을 통해 얻은 주관적인 의견들은 더 쉽게 접촉할 수 있고 설득력이 있어 이런 것들이 개인과 그룹이 동감할 수 있게 한다(인지적인 반응을 요구하는 객관적 근거보다 더 낫다).

아마도 가장 근본적으로, 변화와 변화의 이유가 이해되어야 한다. 구성원들은 목적이 명확하게 이해되지 않으면 변화 수용을 꺼릴 수 있다. QI 혁신을 채택하는 근본적 원칙이나 이유의 지식에 의존하는 것은 인지적 기능이다. 만약 이 지식이 개인의 QI 혁신 채택과 시도보다 선행하지 않으면 거부와 불지속성이 나타날 수 있다.

질향상 변화에 대한 개인적 인식에 영향을 주는 두 번째 핵심 원칙은 거의 모든 형태의 변화는 안정성 – 직업 안정성, 재정 안정성, 전문적 특전에 대한 안정성, 자아 존중감 등 – 에 잠재적 위협을 가한다는 것이다. 제안된 QI 혁신이나 위협적으로 인식되는 변화는 받아들여질 가능성이 낮다. 결과적으로 변화를 주도해야 할 담당자들은 인식된 위협을 진지하게 받아들여 근거없는 위협으로 여길 것이 아니라 제대로 된 단계를 거쳐 변화 과정에 대응할 수 있어야 한다. 예를 들어 이런 위협을 근거없는 것으로 여겨 무시하는 것이 아니라 관리하거나, 위협으로 보이는 변화가 사실은 모든 조직 구성원들이 노력해야 하는 환자에게 유익한 결과를 가져올 것이라는 확신을 반복적으로 제공함으로써 질향상 변화를 성공적으로 수행한 동료를 통해 정보를 얻을 수 있다.

질향상의 연속성은 변화에 참여하는 참가자나 잠재적으로 변화에 의해 영향을 받는 사람들의 인식을 형성할 수 있다. 구체적으로, 관리자들은 특히 질향상 계획을 조직의 또 다른 계획이 마무리되는 시점에 이어서 바로 소개하는 것을 피해야 한다. 왜냐하면 이는 변화를 위한 변화를 목표로 인식하게 되고, 예전의 변화가 효과적으로 흡수되도록 충분한 시간을 허용하지 않기 때문이다. 인식적으로 개인은 새로운 변화에 집중하는데 어려움을 갖는데, 정신적으로 이전 상태에 익숙하기 때문이다. 너무 잦은 변화, 너무 빨리 바뀌는 변화는 피해야 하지만 관리자들이 성공적으로 인식한(최소한 해롭지 않은) 예전의 질향상과 새로운 변화를 의도적으로 접목시키는 것 역시 중요하다. 예전의 비슷한 경험에 의해 형성된 인식은 새로운 변화에 대해 긍정적인 기반을 갖게 한다. 질향상 리더들은 처음부터 변화를 호소하기보다는 과거 경험을 통해 혜택을 받을 수 있다.

끝으로 변화를 계획할 때는 현실임을 인지하는 중요성을 인정하고 다음 요소들을 포함해야 한다. 첫째 계획은 이해당사자들의 관점과 요구, 특히 지출할 비용과 유익에 관심을 두고 함께 고려해야 한다. 다른 이들이 변화를 어떻게 보는지, 그것이 조직에 주는 효과에 대한 인식은 계획 단계에서 중요한 과정이다. 둘째, 의료서비스조직의 복합성과 전문적 직업적 계통에 따른 차이는 의료서비스조직(전문가적, 인구학적, 문화적, 조직적 속성에 따라 기술된) 내의 전략을 구성함에 있어서 의료서비스조직 내 다양한 소집단의 특성을 고려해야 할 필요성을 강조한다. 셋째, 비슷한 이유로 조직 내 개인과 소집단들은 서로 다른 메시지와 방식에 반응할 것이고, 이 중 일부분은 변화를 위한 인식형성에 효과적일 수 있다. 결과적으로 조직은 적절한 스타일, 형상화, 은유를 활용, 정보를 제공해야 하고 적절한 의사소통 채널을 사용하고 확인해야 한다. 끝으로 질향상 변화를 계획할 때는 변화를 유지시키기 위해 신념에만 의존하지 말아야 한다. 의료서비스조직은 철저한 목표, 획기적 이정표(milestone)를 향한 경과를 추적할 수 있는 모니터링과 평가의 방법으로 구성원들에게서 변화에 대한 결과를 강화하고 인증하고 목표를 설정할 수 있다.

| 토론 |

질향상에 대해 고려할 때, 일부 사람들은 향상된 의료진들의 기술과 능력에 의해서 발전의 기회가 인식된다고 생각한다. 그러나 다른 이들은 의료단체와 조직의 변화로 인해 더 많은 발전 기회들이 따른다고 생각한다. 세 번째 그룹은 보건의료의 질이 기술적 실현성 혹은 교육활동에 대한 참여와 연관되어 있다고 생각한다. 어떻게 생각하는가? 어느 부분이 가장 많이 강조되어야 한다고 생각하는가? 이런 질문들에 대해 고려함에 있어서 어떤 조건, 요인들, 변수들이 당신의 결정에 영향을 주는가?

요약 및 경영 가이드

1. 의료서비스조직(HCO)은 의료 질과 환자의 안전을 촉진하고 지지해야만 한다. 질향상 활동은 이런 이슈에 대응하기 위해 설계되고 시행될 수 있다. 진료 제공 과정의 잠재적 문제를 감지하고 방지함으로써 질향상을 위해 노력하고, 이에 따라 질 이슈에 주도적으로 대응한다. 질 측정은 질향상이 필요한 조직이 문제가 무엇이며, 향상을 어떻게 측정할 것인지에 대해 이해할 수 있도록 정의되어야 한다. 측정 방법의 개발과 배치는 질향상 성공이 어떻게 정의되느냐에 영향을 미칠 수 있다. 관리자들은 질측정에 대한 다른 정의, 질측정에 대한 다른 접근과 연관된 문제 및 교섭을 인식해야 한다.
2. 의료서비스조직(HCO) 내에서 질향상 노력을 수행하는 것은 보건의료 분야의 업무가 지닌 불확실성과 보건의료종사자가 전문가로 구성되었다는 점때문에 어려움이 따른다. 경쟁자 및 산업계 리더와의 비교를 통한 벤치마킹을 하고 조직 내 “best practices”를 도입함으로써 높은 기준을 세워야 한다.
3. 성과 측정 및 통제 시스템의 채택은 질향상 노력이 어떻게 진전되고, 질향상 성과가 어떻게 측정되는지에 영향을 미칠 수 있다. 정확하고 시의적절한 데이터에 근거한 시스템을 선택하고, 조직 구성원들의 통제 아래 이뤄지는 업무 활동에 기초한 질향상에 대한 인센티브를 개발해야 한다.
4. 특정한 실행 정책과 그 과정은 의료서비스조직(HCO)의 질향상 개입 활용에 직접적 영향을 미친다. 조직구조, 재정 지원, 조직 문화, 리더십과 경영 지원 및 참여, 거버넌스 리더십, 학습 분위기같은 요인들은 구조적 맥락에서 질향상 수행에 중요한 영향을 끼친다. 현명한 업무 수행에 에너지를 더 집중하고, 실행 정책과 절차를 발전시킬 때 이런 요인들을 고려해야 한다.
5. 의료서비스조직(HCO)의 QI 실행을 보장하는 7가지 질향상 전술과 전략은 (1) 구성원들이 경험할 수 있는 기회를 창출하고, (2) 학습과제로서 QI를 구성하고, (3) 조직 정체성을 촉진하고, (4) 변혁적 리더십 과정을 활용하며, (5) 성과 측정 및 조절 시스템 개발 과정에 인적자원을 투입시키고, (6) QI 실행 노력을 측정하고 보상하며, (7) 질향상을 위한 근거를 만드는 것이다. 질향상 개입에 착수할 때 의료서비스조직(HCO)의 질향상 계획이 성공할 확률을 최대화하기 위해 이 전략들을 잘 결합해 적용한다.
6. 질향상과 관련된 “인력” 관련 과정에 집중하는 것은 의료서비스조직(HCO)이 높은 성과 조직(high performance organization)이 될 수 있도록 한다. 조직 전문가들과 모든 층위의 구성원들의 투입을 격려하는 참여적인 팀 중심의 기관 문화를 일으키기 위해 노력하는 것은 직원들로 하여금 더 큰 유연성을 갖도록 한다.

7. 질 향상의 중요한 요소는 조직의 변화에 관한 사안과 구성원들의 변화에 대한 인식 관리에 중점을 두는 것이다. 질 향상의 필요성이 조직 전반에 공유되고, 조직의 안전을 위협하지 않는다면, 질 향상의 영향을 받은 사람들을 포함할 수 있다면, 성공적 변화가 약속된다면, 직전에 조직이 경험한 변화가 어느 정도 정착된 후 시작한다면, 그리고 계획 과정을 통해 이행된다면 의료서비스조직의 질향상의 성공가능성은 더 높아질 것이다. 조직 구성원들, 특히 전문가들을 질향상 촉진에 대한 모니터링, 실행, 개발 단계에 참여시킨다.

참고 문헌

Adams, R., Warner, P., Hubbard, B., & Goulding, T. (2004). Decreasing turnaround time between general surgery cases: A six sigma initiative. *Journal of Nursing Administration,* 34(3), 140-148.

Alexander, J. A., & Young, G. (2010). Overcoming barriers to improved hospital-physician collabo-ration and alignment: Governance issues. In J. Crossan & L. Tollen (Eds.), *Partners in health: How physicians and hospitals can be accountable together.* San Francisco: Jossey-Bass.

Anthony, M. F., & Singer, L. E. (1989). The legal basis for the board's quality assurance duties. Trustee, 42(1), 2, 19.

Bass, B. M. (1990). From transactional to transformational leadership: Learning to share the vision. *Organizational Dynamics,* 18(3), 19-31.

Bate, P., Mendel, P., & Robert, G. (2008). *Organizing for quality: The improvement journeys of lead-ing hospitals in Europe and the United States.* Oxford: Radcliffe Publishing.

Benedetto, A. R. (2003). Six sigma: not for the faint of heart. *Radiology Management,* 25(2), 40-53.

Berry, L. L., & Seltman, K. D. (2008). *Management lessons from Mayo Clinic: Inside one of the world's most admired service organizations.* New York: McGraw-Hill.

Berwick, D. M. (2002). A user's manual for the IOM's "Quality Chasm" report. *Health Affairs,* 21(3), 80-90.

Blumenthal, D., & Kilo, C. M. (1998). A report card on continuous quality improvement. *Milbank Quarterly,* 76(4), 625-648.

Burstin, H. R., Conn, A., Setnik, G., Rucker, D. W., Cleary, P. D., O'Neil, A. C., … Brennan, T. A. (1999). Benchmarking and quality improvement: The Harvard Emergency Department quality study. *American Journal of Medicine,* 107(5), 437-449.

Chassin, M. R. (1998). Is health care ready for six sigma quality? *Milbank Quarterly,* 76(4), 565-691.

Cummings, G. G., Estabrooks, C. A., Midodzi, W. K., Wallin, L., & Hayduk, L. (2007). Infl uence of organizational characteristics and context on research utilization. *Nursing Research,* 56, S24-S39.

Damschroder, L., Aron, D., Keith, R., Kirsch, S., Alexander, J., & Lowry, J. (2009). Fostering im-plementation of health services research fi ndings into practice: A consolidated framework for advancing *implementation science.* Implementation Science, 4(50): 543-555.

Deming, W. E. (1986). *Out of the crisis.* Cambridge, MA: Massachusetts Institute of Technology.

Donabedian, A. (1966). Evaluating the quality of medical care. *Milbank Memorial Fund Quarterly,* 44(2), 166-206.

Donabedian, A. (1980). *Explorations in quality assessment and monitoring, vol. 1: The definition of quality and approaches to its assessment.* Chicago: Health Administration Press.

Donabedian, A. (1988). The quality of care. How can it be assessed? *Journal of the American Medical*

Association, 260(12), 1743-1748.

Donabedian, A. (2005). Evaluating the quality of medical care. *Milbank Quarterly,* 83(4), 691-729.

Dukerich, J. M., Golden, B. R., & Shortell, S. M. (2002). Beauty is in the eye of the beholder: The impact of organizational identifi cation, identity, and image on the cooperative behaviors of physicians. *Administrative Science Quarterly,* 47, 507-533.

Dvir, T., Eden, D., Avolio, B. J., & Shamir, B. (2002). Impact of transformational leadership on fol-lower development and performance: A field experiment. *The Academy of Management Journal,* 45(4), 735-744.

Festinger, L. A. (1962). *A theory of cognitive dissonance.* Palo Alto, CA: Stanford University.

Flood, A. B., Zinn, J. S., & Scott, W. R. (2006). Organizational performance: Managing for effi ciency and effectiveness. In: S. M. Shortell & A. D. Kaluzny (Eds.), *Health care management: Organization design and behavior* (5th ed.). Clifton Park, NY: Delmar Cengage Learning.

Gittell, J. H. (2003). *The Southwest Airlines way: Using the power of relationships to achieve high performance.* New York: McGraw-Hill.

Gittell, J. H. (2009). *High performance healthcare: Using the power of relationships to achieve quality, efficiency and resilience.* New York: McGraw-Hill.

Greenhalgh, T., Robert, G., Macfarlane, F., Bate, P., Kyriakidou, O. (2004). Diffusion of innovations in service organizations: systematic review and recommendations. *Milbank Quarterly,* 82, 581-629.

Gregor, C., Pope, S., Werry, D., & Dodek, P. (1996). Reduced length of stay and improved appro-priateness of care with a clinical path for total knee or hip arthroplasty. *Joint Commission Journal on Quality Improvement,* 22(9): 617-627.

Hammer, M. (1990). Reengineering Work: Don't Automate, Obliterate. *Harvard Business Review,* July-August.

Helfrich, C. D., Weiner. B. J., McKinney, M. M., & Minasian, L. (2007). Determinants of im-plementation effectiveness: adapting a framework for complex innovations. *Medical Care Research and Review,* 64, 279-303.

Institute of Medicine. (2000). *To err is human: Building a safer health system.* Washington, DC: National Academy Press.

Institute of Medicine. (2001). *Crossing the quality chasm: A new health system for the 21st century.* Washington, DC: National Academy Press.

Institute of Medicine. (2004). Keeping patients safe: Transforming the work environment of nurses. Washington, DC: National Academy Press.

Institute of Medicine. (2007). *Rewarding provider performance: Aligning incentives in Medicare.* Pathways to Quality Series. Washington, DC: National Academy Press.

Joint Commission on Accreditation of Healthcare Organizations (2005). *Comprehensive accreditation manual for hospitals*(CAMH). Oakbrook Terrace, IL: Joint Commission.

Juran, J. M. (1988). *Juran on planning for quality.* New York: Free Press.

Juran, J. M. (Ed.). (1988). *Juran's quality control handbook* (4th ed.). New York: McGraw-Hill.

Khatri, N., Brown, G. D., & Hicks, L. L. (2009). From a blame culture to a just culture. *Healthcare Management,* October-December, pp. 312-322.

Kimberly, J. R., & Minvielle, E. (2000). *The quality imperative: Measurement and management of quality in health care.* London: Imperial College Press.

Klein, K. J. (1984). Why supervisors resist employee involvement. *Harvard Business Review,* 84(5), 87-95.

Klein, K. J., & Sorra, J. S. (1996). The challenge of innovation implementation. *Academy of Management Review,* 21(4), 1055-1080.

Kohn, L., Corrigan, J., & Donaldson, M. (Eds.). (1999). *To err is human: Building a safer health system.* Washington, DC: National Academy Press.

Krein, S. L., Klamerus, M. L., Vijan, S., Lee, J. L., Fitzgerald, J. T., Pawlow, A., Reeves, P., & Hayward, R. A. (2004). Case management for patients with poorly controlled diabetes: a randomized trial. *American Journal of Medicine,* 116, 732-739.

Kwak, Y. H., & Anbari, F. T. (2006). Benefits, obstacles, and future of six sigma approach. *Technovation*, 26, 708-715.

Lee, F. (2004). *If Disney ran your hospital: 9½ things you would do differently.* Bozeman, MT: Second River Healthcare Press.

Leebov, W., & Ersoz, C. J. (2003). *The health care manager's guide to continuous quality improvement.* Lincoln, NE: Authors Choice Press.

Li, R., Simon, J., Gillies, R. R., Casalino, L., Schmittdiel, J., & Shortell, S. M. (2004). Organizational factors affecting the adoption of diabetes care management processes in physician organizations. *Diabetes Care*, 27(10), 2312-2316.

Lukas, C. V., Holmes, S. K., Cohen, A. B., Restuccia, J., Cramer, I. E., Shwartz, M., & Charns, M. P. (2007). An organizational model of transformational change in healthcare systems. *Health Care Management Review,* 32(4), 309-320.

Lynn, J., Baily, M. A., Bottrell, M., Jennings, B., Levine, R. J., Davidoff, F., *et al.* (2007). The ethics of using quality improvement methods in health care. *Annals of Internal Medicine,* 146(9), 666-673.

Lynn, J., West, J., Hausmann, S., Gifford, D., Nelson, R., McGann, P., *et al.* (2007). Collaborative clinical quality improvement for pressure ulcers in nursing homes. *Journal of the American Geriatrics Society,* 55(10), 1663-1669.

McAlearney, A. S. (2006). Leadership development in healthcare organizations: A qualitative study.

Journal of *Organizational Behavior*, 27(7), 967–982.

McAlearney, A. S. (2008). Improving patient safety through organizational development: Considering the opportunities. *Advances in Health Care Management,* 7, 213–239.

McAlearney, A. S. (2008, September–October). Using leadership development programs to improve quality and effi ciency in healthcare. *Journal of Healthcare Management,* 53(5), 319–332.

McAlearney, A. S. (2010). Executive leadership development in U.S. health systems. *Journal of Healthcare Management,* 55(3), 206–222; discussion 223–224.

McAlearney, A. S., Garman, A., Song, P., McHugh, M., Robbins, J., & Harrison, M. (2010). High–performance work practices in healthcare management: Five case studies of best practices in healthcare organizations. *Best paper proceedings of the 70th annual Academy of Management meeting.*

McGlynn, E. A., Asch, S. M., Adams, J., Keesey, J., Hicks, J., DeCristofaro, A., & Kerr, E. A. (2003). The quality of health care delivered to adults in the United States. *New England Journal of Medicine,* 348(26): 2635–2645.

McHugh, M., Garman, A., Song, P. H., and McAlearney, A. S. (2010). Unpublished data from research study, "Using high–performance work practices to improve quality and safety in healthcare."

McLaughlin, C. P., & Kaluzny, A. D. (2006). *Continuous quality improvement in health care* (3rd ed.). Sudbury, MA: Jones and Bartlett Publishers.

Monteleoni, C., & Clark, E. (2004). Using rapid–cycle quality improvement methodology to reduce feeding tubes in patients with advanced dementia: Before and after study. *British Medical Journal,* 329, 491–494.

Nembhard, I. M., Alexander, J. A, Hoff, T., & Ramanujam, R. (2009). Understanding implementation failure in health care delivery: A role for organizational research and theory. *Academy of Management Perspectives*, 23(1), 1–27.

Nichols, J. O. (1995). *A practitioner's handbook for institutional effectiveness and student outcomes assessment implementation.* Edison, NJ: Agathon Press.

Orlikoff, J. E., & Totten, M. K. (1991). *The board's role in quality.* Chicago, American Hospital Publishing, Inc.

Patterson, K., Grenny, J., McMillan, R., & Switzler, A. (2002). *Crucial conversations: Tools for talking when stakes are high.* New York: McGraw–Hill.

Pestotnik, S. L., Classen, D. C., Evans, R. S., & Burke, J. P. (1996). Implementing antibiotic practice guidelines through computer assisted decision–support: Clinical and fi nancial outcomes. *Annals of Internal Medicine,* 124, 884–890.

Senge, P. (1990). *The fifth discipline: The art and practice of the learning organization.* New York: Free Press.

Shortell, S. M., O'Brien, J. L., Carman, J. M., Foster, R. W., Hughes, E. F., Boerstler, H., *et al.* (1995). Assessing the impact of continuous quality improvement/total quality management: Concept versus implementation. *Health Services Research,* 30(2), 377-401.

Solberg, L. I., Hroscikoski, M. C., Sperl-Hillen, J. M., Harper, P. G., & Crabtree, B. F. (2006). Transforming medical care: case study of an exemplary, small medical group. *Annals of Family Medicine*, 4, 109-116.

Studer, Q. (2003). *Hardwiring excellence. Purpose, worthwhile work, making a difference.* Gulf Breeze, FL: Fire Starter Publishing.

Thomas, E. J., & Helmreich, R. L. (2002). Will airline safety models wzork in medicine? In M. M. Rosenthal & K. M. Sutcliffe (Eds.), *Medical error: What do we know? What do we do?* San Francisco: Jossey-Bass.

Tucker, A. L., Nembhard, I. M., & Edmondson, A. C. (2007). Implementing new practices: An empirical study of organizational learning in hospital intensive care units. *Management Science,* 53(6), 894-907.

제3부

거시적 관점

제10장

전략적 사고와 경쟁 우위

Stephen L. Walston and Ann F.Chou
역자: 신의철

개 요

- 전략경영
- 가치, 사명, 비전
- 전략과 보건의료
- 조직환경의 평가
- 내부 자원: 경쟁우위의 원천
- 일반적 전략의 활용
- 결론

학습 목표

이 장을 읽고 나면

1. 전략과 전략 개념을 이해할 수 있어야 한다.
2. 조직의 사명, 비전, 가치의 형성과 그 중요성을 배워야 한다.
3. 전략 우위가 보건의료분야에서 어떻게 다른지 식별할 수 있어야 한다.
4. 전략이 조직 내에서 어떻게 개발되고 진화하는지 인식할 수 있어야 한다.
5. 사업모형의 개념과 요소를 이해할 수 있어야 한다.
6. 내적 외적 환경분석법을 학습하고 분석을 전략설계에 접목시킬 수 있어야 한다.
7. 다양한 일반적 전략적 접근법을 인식하고 보건의료 환경에 적용할 수 있어야 한다.
8. 전략 평가법에 대한 기술을 획득할 수 있어야 한다.
9. 전략과 전략분석이 보건의료시장에 어떻게 적용되는지 이해할 수 있어야 한다.

핵심 용어

가치(Values)
경쟁 관계(Rivalry)
경쟁 우위(Competitive Advantage)
공급자 권력(Supplier Power)
과점(Oligopoly)
구매자의 권력(Buyer Power)
내적 환경(Internal Environment)
대체 위협(Threat of Substitution)
비전(Vision)
사명(Mission)
사업 모형(Business Model)
SWOT 분석(SWOT Analysis)
시장 구조(Market Structure)
시장 틈새 전략(Market Niche Strategy)
완전경쟁(Perfect Competition)
외부 환경(External Environment)
일반적 전략(Generic Strategy)
전략(Strategy)
전략적 경영(Strategic Management)
전략적 그룹(Strategic Group)
전환 비용(Switching Costs)
제품의 라이프 사이클(Product Life Cycle)
진입장벽(Barriers to Entry)
최초 진출자 우위(First Mover Advantage)
포터의 5대 영향력 틀(Porter's Five Forces Framework)
포트폴리오 분석(Portfolio Analysis)

현장 사례: 전략은 어떻게 진화하는가

'전략'은 문자 그대로 "지휘관의 기술"이다. 전투계획을 의미하는 그리스어 'strategos'에서 유래했다. 전략 개념은 수천년간 논의됐다. '조직구조' 개념과 함께 군사적 목적을 부각시키기 위한 단어로 정제, 기술됐다. 전투는 지휘관이 전장에서 우위를 점할 수 있는 여러 방법을 모색하도록 촉진했다. 지휘관들은 경험과 지혜를 총동원해 군대가 잇따른 전투에서 승리할 가능성을 높이기 위해 최선을 다했다. 중국에서는 역사가 처음으로 기록되기 시작한 기원 전 500년~700년경 손자병법 등 전문서적들이 발견되기도 했다. 지중해에서는 마케도니아의 필리포스 2세(기원 전 382-336년)와 알렉산더 대왕(기원 전 356-323년), 카르타고의 한니발(기원 전 247-183년) 등이 근대 군사전략을 발전시켰다. 필리포스 2세는 보병, 기병, 원시 포병대를 훈련시켜 하나의 잘 조직된, 기동성 있는 군대로 만들었으며 그의 군대는 기술자들과 기초적인 신호체계에 의해 뒷받침됐다. 그의 아들 알렉산더 대왕은 계획 수립, 병참선 유지, 보안유지, 추격전, 기습공격 등에 대한 끝없는 고심을 통해 완벽에 가까운 전략전술가로 성장했다. 한니발은 군단의 유연성을 강조하는 전술은 지휘체계통일과 기병대 개선으로 뒷받침되어야 한다는 교훈을 압도적 승리를 통해 로마인들에게 남긴 탁월한 전술가였다. 로마는 한니발과의 긴 전쟁 이후 시민군을 직업군인으로 대체해 전문적으로 훈련하기에 이르렀다. 결국 로마의 방어력과 도로공사, 포위 공격력은 전설로 남았다. 비잔틴의 지휘관들은 로마의 전략과 전술을 공부해 이에 대한 에세이를 작성하기도 했다.

중세시대(서기 1000~1500년)에는 전략의 중요성과 이에 대한 연구가 감소하는 추세를 보였다. 물론 몽골의 정복자, 징기스칸은 논외다. 중세시대의 전략은 방어적 요새 구축, 포위공격술, 그리고 기갑병을 특히 강조했다. 하지만 이후 석궁, 장궁, 미늘창, 창, 그리고 무엇보다 화약이 발명되면서 전쟁에 혁명의 바람이 불었으며, 전술과 전략에 큰 변화가 일어났다. 지금까지 설명한 '전략'의 개념은 산업혁명이 일어날 때까지는 전쟁과 군사에만 적용됐다. 하지만 산업혁명이 일어나고 기업들이 거대화되면서 '전략'이란 단어 역시 적용범위를 넓혔다. 20세기 들어 제너럴 모터스의 알프레드 슬론, 뉴저지 벨의 체서트 바나드 등 대기업 경영진이 기업경영에 '전략'의 필요성을 강조하기 시작했다. 같은 시기에 저명한 경제학자들 역시 기업의 목적, 자원할당 그리고 기업성공과의 관계에 대한 해답을 찾기 위한 노력을 시작했다(Ghemawat, 2001).

이에 따라 전략에 대한 다양한 시각이 생겨나게 됐고 전략은 의도된, 목적지향적 행위로 위험을 극소화하면서 기회를 극대화하는 결정을 할 수 있게 하는 행위라는 시각이 지배적이었다. 전략은 행동을 안내하고 조직목표를 성취하도록 개발됐다. 성공을 위한 방법과 수단은 규범적이다. 또 전략가들이 목표 달성과정에서 효과를 높이기 위해 정제된 전략을 추구하도록 한다. 예를 들어 나폴레옹은 115가지 원칙을 갖고 있었지만, 나단 베드포드 장군은 단 하나의 원칙만 있었는데: "최대한 많은 인원과 함께 가장 먼저 도착하였다(Wills, 1998). 전략을 바라보는 또 다른 시각은 기술적이다. 기술적 시각은 환경변화, 경험습득, 혁신 등이 반영된 기업의 과거 결정 패턴 등을 분석해 기업의 과거 행동을 설명해준다. 성공적 전략경영과 의사결정을 위해서는 두 가지 시각을 함께 갖춰야 한다. 학자들은 기업이 유연성과 적응력을 유지하면서 적절한 생존전략을 설계하기 위해서는 신중함과 창조적 사고를 동시에 갖춰야 한다"고 제안한다(Burns, 2002; Ghoshal and Bartlett,1995; Mintzberg *et al.*, 1998)

오늘날, 전략과 전략적 경영의 필요성은 널리 받아들여지고 있다. 대다수의 경영대학에는 전략 관련 과목들이 개설되어 있으며, 리더십 과정에서 전략경영은 필수 요소이다. 하지만 '다양함'이라는 전략의 특성을 고려했을 때, 전략을 가르치는 일은 미래지향적 계획을 수립하고, 넓고 날카로운 시야를 기르고 학습, 적응, 변화할 수 있는 능력을 키우는 일을 모두 포함하는 매우 어려운 일이다(Burns, 2002). 전략의 개념과 중요성은 경영의 영역을 넘어 여러 분야로 퍼져나가고 있다. 2010년 4월 Amazon.com에서 '전략'이란 단어로 검색한 결과, 11만건이 넘는 결과가 나왔다. 이 책에는 마케팅, 게임이론, 군사, 그리고 기업경영 등 전략의 다양한 특성이 반영되어 있다. 전략의 본성은 전반적으로 매우 복잡하다. 하지만 이는 이미 널리 받아들여지고 있다.

목적

이 장은 독자들이 경영: 전략과 전략경영을 중요하게 바라볼 수 있도록 정보를 제공한다. 전략에 대한 이해 및 전략적 사고는 학생들과 보건의료계 리더들로 하여금 의사결정을 향상시킬 수 있도록 돕는다. 또한 전략의 원칙에 대한 이해와 함께 전략경영 및 적용법의 기반을 제공한다.

전략경영

전략경영은 기업의 제품 생산, 적용은 물론 기업의 전반적인 방향설정을 의미한다. 전략의 개발, 적용, 모니터링에는 내적·외적 관리기능이 필요하다. 전략경영의 단계는 다음과 같다. (1) 목표설정; (2) 환경조사; (3) 전략기획; (4) 전략검토; (5) 적용; 그리고 (6) 전략적 제어다. 먼저 내부적으로 볼 때 전략관리는 조직내 모든 구성원들의 참여를 요구하고, 특히 리더십이 중요하다. 조직의 리더십과 경영은 전략을 기획하고, 전략을 통해 조직의 사명, 비전, 목표에 집중하도록 하는 핵심적인 역할을 하며, 조직 기전, 문화, 그리고 자원을 이용하여 전략의 분석, 평가뿐 아니라 그 실행을 지원한다. 외부적으로 전략관리는 외부의 환경변화를 예측해 조직의 성공률을 높인다. 또 조직이 변화하고, 경쟁자들이 쉽게 따라할 수 없는 독특하고 장기적인 시장에서의 **경쟁우위**(competitive advantage)를 유지할 수 있도록 해준다. 종합하면 전략 관리 과정에서 내부 메커니즘과 외부 분석은 중요하다(Ginter, Swayne, and Duncan, 2002; Luke, Walston, and Plummer 2004; Mintzberg, Ahlstrand, and Lampel, 1998; Schendel, 1994).

환경

어떤 조직도 **외부환경**(조직의 활동과 선택과정에 영향을 주는 외부 조건, 객체 그리고 요인을 의미한다)의 영향에서 자유롭지 않다. 전략관리는 조직이 잠재적 위협과 기회에 대해 적절하게 대응하도록 돕는 과정이다. 전략관리는 보건의료분야에서도 중요성이 점점 높아지고 있다. 산업으로서 보건의료는 특히 환경에 민감한 편인데, 인구동태, 사회, 문화, 경제, 기술, 정치/법 등 여러 분야의 영향을 받기 때문이다(Fahey, 1999; Walter and Priem, 1999). 대부분의 경우 의료조직은 이러한 요인에 직접 영향력을 행사할 수 없지만, 이러한 요인은 의료조직의 경쟁력에 직접 영향을 미친다.

보건의료전략에 직접 영향을 미치는 외부요인 중 하나는 지역의 인구통계다. 인구통계는 인구규모, 연령구조, 지리적 분포, 인종/민족 분포, 그리고 소득 수준을 포함한다(Fahey & Narayanan, 1986). 미국의 의료서비스 수요에 영향을 끼치는 변하지 않는 요인 중 하나가 바로 인구동태다. 미국 인구구조는 갈수록 고령화되고 있으며 인종, 민족적, 그리고 지리적 분포도 다양해지고 있다. 미국보건부에 의하면 2050년에는 60세 이상 인구가 25%를 넘어설 것으로 예측된다(그림 10.1). 인종과 민족 분포도 다양해지고 있으며, 2000년도 인구조사에서 소수 인종/민족 인구비율은 전체 인구의 30%를 차지했다(그림 10.2). 캘리포니아주는 더 이상 다수를 점유하는 인종/민족이 존재하지 않으며, 이러한 경향은 다른 주에서도 이어질 가능성이 높다. 2010년 인구조사는 전체 인구에서 소수 인종/민족이 차지하는 구성비가 더 많아질 것이라는 결론을 내렸다.

인구분포의 다각화는 전략변화를 촉진하고, 의료조직이 성공하기 위해서는 민첩해지고, 구성원들의 문화적 인구통계수요에 부응해야 할 것이다. 문화, 인종, 민족, 언어 등은 진료의 접근성과 예방, 처치에 대한 순응도에 관련성을 보여줬다. 지역사회 구성원들의 분포가 보다 다각화됨에 따라 형평성과 질의 확보를 위해 문화적으로 민감하고, 언어적으로도 적절한 전략이 강조되어야 한다. 미국병원협회와 같은 기관은 조직 구성원들로 하여금 이러한 다양한 요구를 제시하는데 선두에 서도록 촉구하고 있다(AHA, 2010). CAHPS(Consumer Assessment of Healthcare Providers and Systems)와 같은 도구를 활용해 환자만족도를 평가함으로써 통합적 정보를 수집하고, 의료서비스 접근성 및 경험에서 인종/민족에 따라 불균형이 있는지 조사하고 있다.

더욱이 환자들은 갈수록 복잡한 양상을 띠고 있다. 비만과 만성질환 유병률이 높아지면서 복수의 합병증을 앓고 있기 때문이다. 이처럼 환자 관리가 어려운 시기에 의료인력 부족까지 겹쳐 수요–제공 불균형이 나타난다.

경제적 관점에서 급증하는 보험료와 의료비는 위협을 가한다. 이와 같이 비용 급증 현상이 계속되면 의료시스템은 장기적으로 지속될 수 없다. 글로벌기관을 포함해 경쟁 영역이 확장되

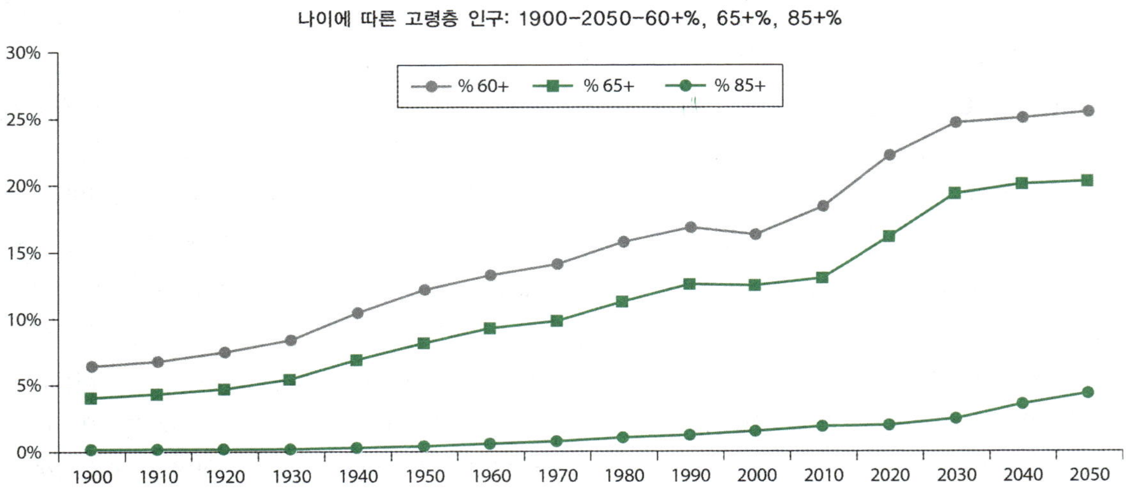

그림 10.1 연령별로 본 미국 인구 1900–2050.

자료: Administration on Aging, Department of Health and Human Services. http://www.aoa.gov/AoARoot/Again_Statistics/future_growth/docs/By_Age_Total_Population.xls

고 있다. 높은 의료비때문에 환자들은 해외에서 의약품을 구매하는 등 대안을 찾을 수밖에 없다. 또한 미국의 높은 의료비용을 감당하지 못해 남미나 아시아로 의료관광에 나서는 미국인들도 늘고 있다.

미국을 찾는 외국인들은 국제의료서비스 시장과 정치동향에 영향을 받고 있다. 미국은 수십년간 최첨단 의료서비스를 보유한 국가라는 이미지 덕에 외국인들의 발길이 끊이지 않고 있다. 2008년에는 40여만 명의 외국인들이 미국을 찾아 약 50억 달러를 썼다. 이는 미국 의료서비스 매출의 2%에 해당한다(Deloitte & Touche, 2009). Stanford Hospital & Clinics, Houston의 Methodist Hospital 등 대형병원은 외국인 환자들의 접근성을 높이기 위해 국제사무국을 두고 진료예약을 받고 있다. 외국인 환자들이 전체환자에서 차지하는 비중은 작지만, 그들은 의료서비스 비용의 전액을 지불하기 때문에 여러 미국병원의 중요한 수입원이 되고 있다. 그러나 2001년부터 외국 환자들의 수가 계속하여 그리고 상당한 수준으로 감소하고 있다. 이는 부분적으로 글로벌경쟁 가열과 값비싼 의료비, 그리고 9·11 사태 이후 강화된 미국의 입국심사 영향으로 보인다(Lee & Davis, 2009).

보건의료 분야는 기술혁신이 가장 많은 산업이지만 기술적 진보는 의료비 상승을 야기하기도 한다. 최근에는 의료서비스 제공자들이 건강정보기술(HIT: health information technology) 적용을 위해 적극적으로 활동하고 있다. 특히 미국 의학원(The Institute of Medicine)은 HIT를 활용하여 의료사고를 줄이고 의료의 질을 개선하는 전략을 강구하고 있다(IOM, 2001). 이에 더해 2009년 연방 보건의료개혁안에서 HIT는 중추적 부분을 차지했다. 개혁안에는 모든 의료서비스 제공자들이 HIT를 의미있게 활용하도록 의무화하는 방안이 포함되어 있다. 이는 의료조직

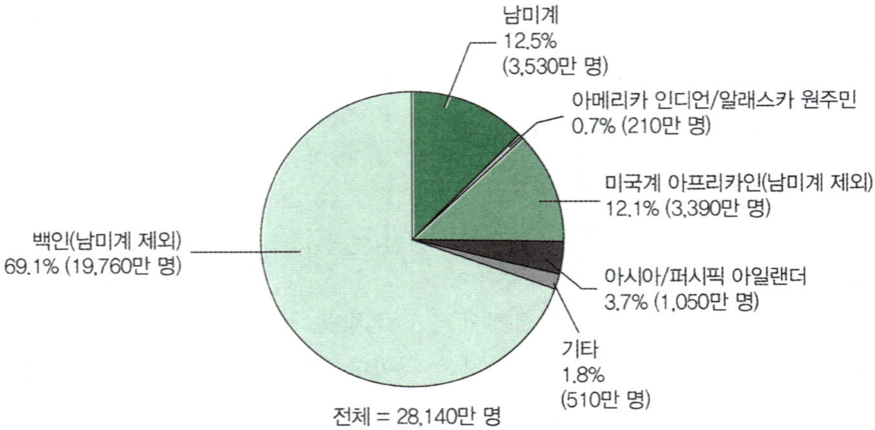

그림 10.2 인종, 민족별 미국 인구 백분율

자료: U.S. Census Bureau, Census 2000 Redistricting Data.

과 보건의료산업에 대한 정치적 환경을 반영한다. 보건의료는 정부가 제공자, 규제자, 지불자와 복합적 관계를 형성하기 때문에 정치적·법적 영향을 발휘하는 독특한 산업이다.

대체적으로 보건의료산업은 매우 크고 역동적이며 복합적이다. 그리고 많은 위협과 기회가 존재하는 도전적인 환경에 싸여 있다. 고령화와 인구구성 다각화에 따라 소비자 구성이 변한다. 경쟁심화, 기술혁신, 시시각각 변화하는 정치적 환경 속에서 의료서비스 제공자들은 그들의 미래와 환경의 연관성을 잘 이해해야 한다. 산업환경에 대한 이해는 조직의 목표달성과 수익증가, 강력한 시장지위를 선점할 수 있는 전략을 제시할 수 있게 해준다.

전략이란 무엇인가?

전략이 형성되는 과정은 종종 이성적이지 않다. 섣부른 결정은 의사결정자로 하여금 그들이 선택한 논리에 갇히게 하고, 피했어야 할 정책과 행동을 강요하게 한다(Murray, Knox, and Bernstein, 1994).

Porter(1980)의 정의를 기반으로 전략을 정의하면, 조직의 사명을 달성하기 위해 경쟁하고 협력하며 목적을 세우고 절차를 수립하는 방법을 기술해 주는 전반적인 원칙(규정)의 개발이라 할 수 있다. 전략은 모든 기업과 조직에서 나타난다. 이는 조직리더십에 의해 받아들여지고 여러가지 방식으로 정의되는 개념이다. 인지적이고, 문서화된 목표로부터 우연히 발생한 결정까지 다양한 정의가 제기됐다. 전략에 대한 다양한 기술로서 미래의 행동계획이나 길잡이, 과거 행동에 대한 방식, 특정시장에 상품을 출시하는 과정, 조직이 운영되는 기초적인 방식, 경쟁자를 속이는 책략이나 거짓말 등이 있다(Mintzberg, Ahlstrand, and Lampel, 1998). 이 장에서는 이 책이 다루는 많은 제안적 정의, 구성, 전략제안에 대해 평가하지는 않는다. 여기에서는 실무에서 전략을 정하는 전략의 목적적인 측면과, 독자와 보건의료경력자들로 하여금 전략에 대한 이해를 높이고, 의도와 인지적 의사결정을 통해 전략 실무를 집행할 수 있는 지식과 기술을 제공하는 데 초점을 두고 있다.

전략은 자원의 위임을 확실하게 필요로 한다는 점에서 중요하다. 쉽게 되돌릴 수 없다. 전략은 다양한 의미를 가질 수 있지만 일반적으로 다음과 같은 특성을 갖는다.

1. 조직과 환경을 함께 고려한다.
2. 복합체이다.
3. 조직의 복지에 영향을 준다.
4. 콘텐츠와 과정에 영향을 준다.
5. 순수하게 계획적인 것은 아니다.
6. 다양한 수준에서 존재한다.
7. 다양한 생각의 과정에 연루한다.
8. 자원의 배치에 연루한다.
9. 목적에 기초한다(Chaffee, 1985)

전략은 궁극적으로 더 나은 의사결정을 위한 것이다. 경영자들은 많은 중요한 선택들과 마주치게 된다: 어디에 투자해야 하는가, 누구를 고용해야 하는가, 어떤 서비스를 제공해야 하는가 등. 전략적 사고에 따라 전략 기술을 개발하는 리더들이 더 나은 의견을 만든다. 전략은 조직이 가능한 많은 선택 중에서 현명한 선택을 하도록 돕는다. 전략적 계획은 경쟁자와 관련된 기업의 지위와 현재, 미래 활동에 대한 자산배치 관련 의견을 형성함으로써 구성된다. 리더는 전략적 분석과 발견을 통해 인과관계의 고리를 더 잘 이해하게 된다. 이는 인적자원과 물리적 자원의 배분으로 연결된다. 미래는 불확실성으로 가득하기 때문에 전략이 미래에 대한 청사진을 제시하지는 않는다. 전략은 환경변화에 충분히 유연해야 한다. 그러나 전략적 행동은 종종 회복하기 힘들 정도로 자원을 위임한다. 사람들은 종종 대체할 수 있고, 자주 그리고 상대적으로 빨리 저비용으로 새 프로젝트, 상품, 지령으로 옮길 수 있다. 그러나 병원 건물이나 의료장비 같은 대부분의 자산은 옮기기 힘들고 계획부터 완성까지 매우 오랜 시간을 요구한다. 예를 들어 어떤 의료기관은 양성자 치료의 효용성에 대한 충분한 근거가 부족함에도 양성자 치료에 1억 2500만 달러가 넘는 금액을 투자한다(Forbes, 2009). 성공적 전략은 유연성과 자산투자 요구에 균형을 맞춤으로써 자원배치를 고려한다. 이는 리더가 환경과 상황에 대해 신중히 고려한 후 의사결정을 해야 한다는 것을 나타낸다. 전략계획은 환경조건의 변화를 고려할 수 있도록 유연해야 하지만, 경쟁우위를 유지할 수 있을 만큼 충분히 중요하게 다뤄야 한다. 이러한 선택지 안에서 전략은 조직의 일관성, 행동 방향, 결정에 대한 통합된 주제를 제공한다.

전략에는 매우 중요한 두 가지 기능이 있다. 첫째, 좋은 전략은 조직의 이익을 장기적으로 확보할 수 있는 자원배분의 결정을 진작시킨다. 리더의 역할 중 중요한 영역은 한정된 자원을 어떻게 분배하는지에 관한 결정을 내리는 것이다. 좋은 전략은 한정된 자원으로 수익을 극대화할 수 있도록 한다. 둘째, 전략은 실존하는 가정에 도전할 수 있게 하고 새로운 가능성을 열어 준다. 이렇게 하면 경영자는 변화를 효율적으로 관리할 수 있다는 새로운 사실을 인식할 수 있다.

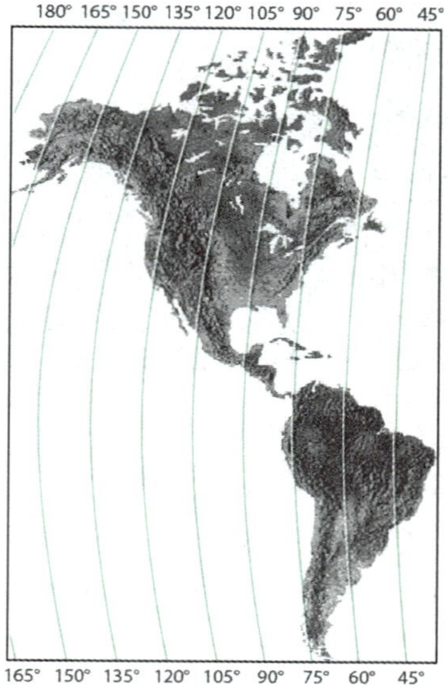

그림 10.3 아메리카 대륙
자료: Delmar, Cengage Learning.

우리의 가정은 종종 시대에 뒤쳐지거나 잘못된 정보에 근거를 둔다. 예를 들어 마이애미에 근접한 리마의 위치를 물을 때 대다수의 사람들은 리마가 마이애미 서쪽에 있다고 믿는다. 사실 그 반대이다(그림 10.3). 1980년대 후반과 1990년대 초반 보건의료분야에서 HMO 모델이 의료서비스 제공체계의 지배적 모델이 될 것이

이해와 편견

Miami나 Lima 중 어느 도시가 더 서쪽에 있는지 묻는다면, 대다수의 사람들은 Lima를 고를 것이다. 그러나 지도를 보거나 경도를 비교해 보면 Miami가 더 서쪽에 있음을 발견하게 될 것이다. Miami는 −80˚ 11’ 37”이고 Lima는 −77˚ 3’ 0”이다. 왜 대부분의 사람들이 부정확한 정보를 가지고 있는 것일까? 일반적으로 사람들은 남아메리카가 북아메리카 바로 밑에 있다고 잘못 알고 있다. 남아메리카는 사실 북아메리카의 동쪽에 돌출되어 있다.

라고 생각했다. 이 가정과 HMO의 조직 성장에 기초했을 때, 많은 사람들은 통합의료시스템이 보건의료에서 우월적 조직체가 될 것이라고 믿었다.

이 가정은 많은 시스템이 전략적 계획을 통해 병원, 의사, 보험시스템을 구축하도록 이끌었다. 어떤 병원은 시스템 통합을 위해 사명을 새롭게 설계했다. 하지만 1990년대 후반, HMO의 성장이 흐지부지된다는 것이 명확해지고 PPO가 보건의료시장에서 우세해지기 시작했다. 이 가정에 따라 보건의료 시스템을 다시 업데이트하지 못한 경우, 중요한 전략적 실수를 할 수 있었고, 그런 사례들이 많았다.

전략적 과정

전략의 성공은 방향설정, 자원배분, 과정의 체계적 운영에 달려있다. 방향이 설정되면 전략이 성취된다고 믿는 조직이 많다. 하지만 방향은 전략적 행동의 첫 걸음일 뿐이다. 전략적 사고는 최종목표와 목적물을 위한 정교한 방향 설정을 포함한다. 전략은 책임감이 따르는 행동, 지령, 기대되는 결과, 최종 마무리를 요구한다. 많은 전략은 부적절하고 부주의한 실행으로 인해 실패한다. 실행부진과 적절치 않은 추종은 최고의 전략적 계획을 의미없게 할 수 있다. 실행계획에 상응하지 못하는 전략은 다양한 조직적 문제를 초래할 수 있다. 예를 들어 새 전략은 집행되지 않을 수 있다는 기대를 불러일으킬 수 있고 결국 근로자들의 냉소를 받게 된다.

조직의 전략적 우선순위는 정교하게 설명되어야 한다. 그리고 목적과 목표물에 대한 계획이 영역별로 개발, 실행, 주목되어야 한다. 적절한 사람에게 책임과 전략목표 달성을 위한 권한이 주어져야 한다. 핵심과업 수행을 지도하는 이는 과업의 진전 정도를 측정해야 한다. 다음으로 정기적인 검토와 피드백이 있어야 한다. 예를 들어 주요 3차 의료서비스를 제공하기 위해 설립한 대형병원의 전략적 우선순위 중 하나는 서비스 규모를 넓히는 것이다. 이 목표는 측정가능하고 실행할 수 있는 결과에 의해 정의되어야 한다: (1) 3차 진료수준이 아닌 환자에 대한 부하를 줄인다. (2) 효율성과 환자 처치양을 증가시킨다. (3) 편의시설을 늘린다. (4) 환자보호와 관련 다른 조직과의 협력을 개선한다. (5) 환자보호 서비스 지역을 확대한다. 각각

현장 사례: 가정 변경이 어떤 영향을 미쳤나 - 1863년 7월(Gettysburg 전쟁)

피투성이 갈등의 미국 남북전쟁은 3년차에 접어들었다. 처음 2년간 수적 열세와 무기의 열세에도 남부군은 Robert E.Lee 장군의 지휘 아래 많은 전쟁을 승리로 이끌었다. 1863년 여름 Lee 장군은 북쪽을 침공해 연합군을 물리치고 전쟁을 끝낼 수 있다고 확신했다. Lee 장군은 6월 중순 7만 2천명의 군대로 Maryland와 Pensylvania를 침략했다. 연합군은 새로 임명된 George Meadewkdrns이 지휘하였는데 마침내 Pensylvania Gettysburg의 작은 마을에서 남부군을 발견했다. 이때 연합군은 약 9만 4천명이었다.

7월 1일 아침, Lee 장군의 군대가 연합군을 Gettysburg 마을 밖으로 밀어내고 언덕을 에워싸면서 전쟁은 시작됐다. 그러나 어둠이 남부군의 전진을 막았다. 7월 2일 아침, Lee 장군은 연합군의 오른쪽과 왼쪽을 공격하도록 명령했다. 전선은 앞뒤로 흔들렸다. 둘째 날이 저물기 전 남부군은 일시적으로 연합군을 격파했지만 확실한 우위를 확보하진 못했다. 셋째 날, Lee 장군은 그의 경력에서 가장 좋지 않은 결정을 하게 된다. Lieutent 장군의 충고가 있었지만 1만 2천명의 병력으로 하여금 연합군 중심부를 공격하도록 명령했다. 연합군진지에 도착하기 위해 남부군은 약 1마일 거리의 평야를 가로질러 행군해야 했다. Lee 장군의 실패는 전술이나 전략때문이 아니라, 자신의 가정과 사실을 업데이트하지 못한 데에서 왔다. 화기들은 약 500년간 사용됐지만 역사적으로 살펴보면 매우 부정확했는데, 이는 총이 전통적으로 활강포를 갖고 있거나 총열이 부드러웠기 때문이다. 이는 야구의 너클볼처럼 총알이 무작위로 돌게하는 원인이 됐다. 이는 정확성을 낮추었고 사정거리를 제한하게 만들었다.

Lee 장군은 새로운 무기가 주어졌음에도 고전적 전술에 익숙해 있었고 그의 전략을 업데이트하지 않았다. 18세기까지 일반적인 보병 무기는 활강구식 소총이었다. 하지만 1863년 대다수의 군인들은 통 안에서 총알이 회전해 50~300야드 거리까지 정확도가 높아진 리플총을 가졌다. 연합군 진지에 충분히 다다르기 전에 행군하는 1만 2천명의 군인들은 끔찍한 상황을 겪었다. 단 300명의 남부군만이 연합군 진지의 중심에 갈 수 있었는데, 그들은 매우 빨리 죽거나 생포됐다. 7월 3일의 막바지 전쟁은 끝났고, 남부군은 퇴각을 준비하기 시작했다. 전쟁 3일간 4만 6천명의 사상자가 나왔다. 이는 연합군을 향한 최고조점이었고, 남부군의 끝을 알리는 계기였다. 결코 다시는 북부군에 도전할 수 없었다. Lee 장군은 후일 이 공격은 그가 장군으로서 할 수 있었던 최악의 결정 중 하나였다고 말했다. 의심없이 받아들인 가정이 패인이었다 (Coggins, 1990; Eicher, 2001).

의 결과 영역은 구성원에 대한 책임 할당, 핵심 성과 지표, 보고 시간 틀을 갖춘 특정 목적에 맞춰 보다 세분화되어야 한다.

전략계획을 수립하는 과정에는 적절한 사람들이 개입해야 한다. 조직적 투쟁은 종종 적절한 인력 배치와 관련 있다. 최고책임자는 전략

계획을 이끌어야 하며 시간의 헌신, 자원, 지성으로서 수행을 잘 보여줘야 한다. 위원회는, 적절하다면, 전략계획의 수립 과정과 모니터링에 참여해야 한다. 많은 보건의료 조직에서 위원회는 경영활동과 방향성이 조직의 비전과 사명에 잘 맞춰지고 있는지 지역사회를 대표하며 확인해야 할 책임감을 가진다. 이는 위원회의 매우 중요한 기능이다. 전략계획과 관련된 위원회의 방향은 종종 전략적인 계획위원회와 동등하다.

개입해야 할 이해당사자들을 확인하고, 개입과 책임을 정의하는 것은 매우 중요하다. 조직구성원, 의사, 의료기관의 서비스에 의존하는 조직, 그리고 다른 이해당사자들은 기업의 전략계획에 기득권을 가지며, 계획수립 과정에 참여하도록 요청받을 책임과 과정에 대한 명확성 결여는 핵심 이해당사자들의 좌절과 철회를 야기할 수 있다. 이는 전략을 창조하고 실행하는데 큰 장애물이 될 수 있다.

그림 10.4는 이 장에서 언급할 전략경영 과정을 표현하고 있다. 전략경영은 조직의 가치에 기초를 두고 사명 형성, 전략 모델링 및 실행을 따르는 계획을 수립하는 것으로 시작된다. 계획은 취해야 할 단계별 개요를 짜고, 위원회와 회의를 설계하고, 시간 계획을 확실히 짜야 한다. 또한 인적자원, 물적 자원/편의시설(건물, 워크스테이션 등), 문화, 조직 실행능력, 외부(정치적 요인, 정부와의 관계) 지지와 같은 조직자원을 평가하는 것도 중요하다. 절차 설계는 실행을 촉진한다. 예를 들어 모든 과정이 계획되고 모니터링되는가? 조직구조와 의사결정 위계구조가 실행에 미치는가? 그 과정은 조직의 가치, 사명, 비전의 심사나 설계를 촉진하며, 전략 분석과 목표 개발을 이끌어야 한다. 끝으로 정보, 평가, 피드백을 전파해 실행과정을 향상시킬 명확한 커뮤니케이션 채널이 있어야 한다.

앞서 서술한 것처럼 전략적 행동의 가장 어려운 측면은 전략계획의 실행 단계다. 전략계획 수립에 상당한 시간과 자원을 소비하는 조직이 많다. 하지만 계획의 많은 부분이 실제로 실행되지는 않는다. 이 같은 자원의 낭비는 계획의 필요성과 수익과 관련된 전략적 사고에 따른 제안을 이해하지 못하고, 조직이 사명과 비전을 통해 경쟁적 지위를 향상시키는지 이해하지 못하기 때문에 나타나는 문제다.

실행도를 향상시키기 위해 의료조직은 다음을 추구해야 한다:

- 전략적 행동을 성취하는데 필요한 적격성, 능력, 자원을 갖춰야 한다. 기업은 조직적 기술을 마음에 새기고 특정 목표, 계획, 프로그램을 통해 전략적인 행동을 수행하는데 필요한 자원과 인력을 적절히 배분해야 한다.
- 책임감과 정확한 스케줄과 핵심 실무책임자를 정한다. 이는 관리직의 책임을 포함하고 목표 전략 목적의 수행에 필요한 자원과도 연결된다.
- 전략적 행동을 돕는 정책을 개발하라. 조직은 기술을 격려하고 변화를 돕는 정책을 설계해야 한다.
- 정보를 적절하게 사용하고 전략을 이끌어내기 위한 시스템을 운영하라. 의료조직은

많은 데이터를 갖고 있지만 전략적 결정을 이끌어내는 중요한 정보는 부족하다. 전략적 사고는 정확하고 시의적절한 정보를 요구하며, 의사결정자에게 전달되어야 한다.

- 전략적 행동의 성취에는 보상이 필요하다. 성공적인 전략 중심 기업은 결과 기반이며, 전략적 성과의 성취를 촉진하고 격려해야 한다. 전략적 결과에 따른 보상과 인센티브가 있어야 한다.
- 전략을 위한 예산이 필요하다. 전략적 계획이 너무 많으면 예산 수립이 쉽지 않다. 전략은 연간 예산에 포함되어야 하며, 전략적 행동을 이끌어내는 데 쓰여야 한다.
- 전략 실행의 진전 정도와 도전적 과제에 대해 알 수 있는 모니터링과 평가과정을 설계해야 한다.

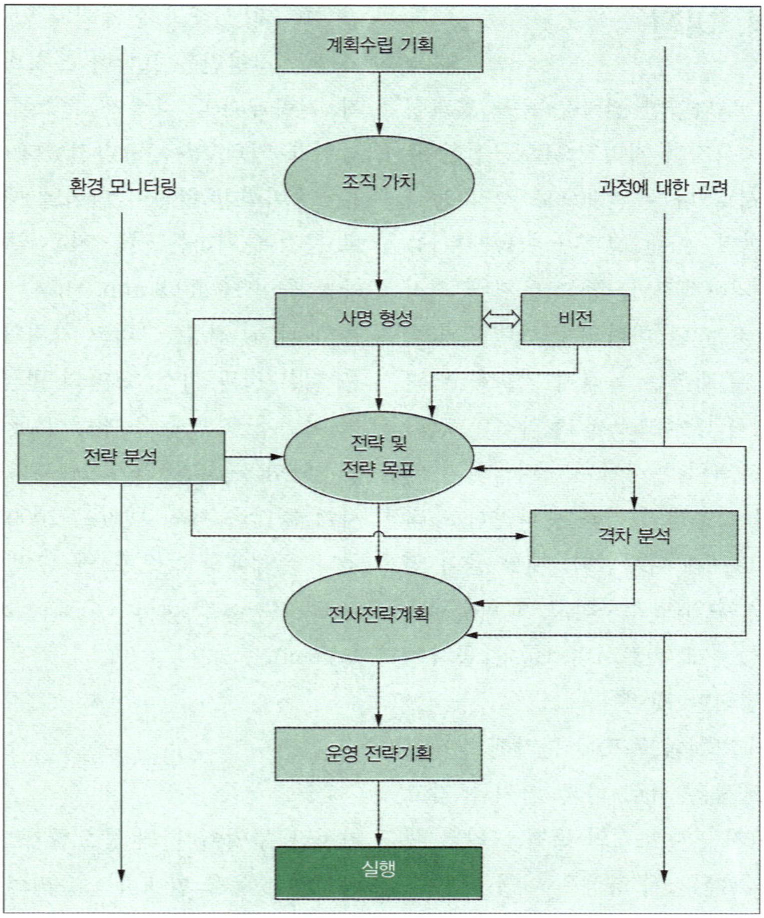

그림 10.4 전략적 과정

자료: Delmar, Cengage Learning.

• 전략적 행동을 연간 평가에 포함시켜야 한다. 구성원에 대한 연간 평가는 조직의 전략과 함께해야 한다. 특히 조직의 가치는 각 평가에 직접 반영되어야 한다. 조직의 관리자와 구성원은 구성원들이 일의 가치와 얼마나 근접하게 생활하고 있는지 결정해야 한다.

가치, 사명, 비전

조직은 기본적으로 다양한 전략을 통해 효과성을 높일 수 있다. 심지어 지리적으로 근접한 유사한 조직들과 서로 다른 전략으로 각각 놀라운 결과를 창출한다. 이런 결과가 어떻게 가능한가? 앞으로 논의하겠지만, 항상 옳거나 최적인 혹은 딱 들어맞는 단 하나의 전략이란 솔직히 없다. 조직이 존재하는 목적에 맞도록 내적 능력과 외부환경을 맞춤으로써 효과적인 전략이 만들어진다. 조직의 존재이유는 다양하기 때문에 효과적이며 성공적인 결과는 다양한 조직의 성격에 따라 다르게 나타난다. 예를 들어 영리병원은 더 많은 수익을 추구하고, 교회병원은 보다 많은 환자들에게 의료서비스를 제공하는 것을 성공으로 정의할 것이다.

성공은 조직의 가치와 목표에 근거해 정의되어야 한다. 각 조직은 서로 다른 가치를 갖고 있으며, 이해당사자들은 조직의 목적 그리고 성공을 어떻게 정의하는가에 영향을 미칠 것이다. 다양한 조직모델은 또한 전략에 대한 접근법이 다를 뿐 아니라 다양한 가치, 사명, 비전 문서와 연관되어 있을 것이다. 특히 의료영역의 경우 영리병원과 비영리병원, 대학 종합병원과 지역병원, 도시와 농촌의 시설, 시장 다각화 시스템과 단일시장 병원 등의 전략은 다르다.

모든 성공적 전략의 기초는 조직의 과제, 전망, 그리고 가치에서 비롯된다(Luke, Walston, and Plummer 2004). 이런 점이 조직적 전략의 기초가 되어야 한다. 하지만 종종 선반 위의 문서나 벽에 걸린 액자 수준으로 전락하고, 전략적 공식화 및 실행과 연계되지 않는다. 전략 전문가들은 경영진을 포함한 조직의 구성원들이 조직 전략계획의 지적인 요소에 대해 설명하는 경우가 거의 없음을 발견했다(Collis & Rukstad, 2008). 이러한 단절이 일어날 때마다 조직 스스로 곤경에 처하는 것을 자주 발견할 수 있었다. 예를 들어 HealthSouth, HCA, Tenet의 경우 그들의 과제, 전망, 그리고 가치와 배치되는 행동을 취한 결과 피소, 고액의 벌금, 주가 추락, 공적 이미지 훼손 등을 겪어야 했다. HCA는 병원 곳곳마다 게시한 가치선언문과 사명을 어기고 사기 행각을 벌인 대가로 2000년과 2003년 벌금과 손해배상 등으로 약 17억 불을 물어야 했다(http://www.usdoj.gov/opa/pr/2003/June/03_civ_386.htm).

가치

가치란 무엇이며 왜 중요한가? **가치**란 조직 구성원의 행동을 안내하는 윤리의 표현이다. 가치는 사명과 비전이 어떻게 성취되는지에 대한 구속력을 지녀야 한다. 어떤 행동은 조직의 사명을 완수한 것이라 해도 받아들여질 수 없다. 사명을 달성했다 해도 가치를 어겼다면, 조직은 실패한 것이다.

많은 조직에서 구성원들은 묻는다. "조직의 가치를 명확하게 표현하는 가치가 있는가?" 일반적으로 구성원들은 조직의 표현된 가치가 문화로 동화되었는가를 관찰하느냐 여부를 떠나 적재적소에 배치될 수 있다. 구성원들은 조직의 가치선언문은 단순한 제스처일 뿐 진정한 목적이 없다고 인식할지 모른다. 심지어 주의 깊게 지켜보는 이들은 조직의 의도된 전략과 표현된 가치 사이의 연결성이 실패했음을 확인할 수도 있다.

형식적으로 문서화된 조직의 가치는 여러 가지 이유로 중요하다. 첫째, 문서는 윤리적 나침반으로 제시된다. 문서가 없을 경우 조직을 전략에 따라 안내할 명백한 지침이 없는 것이다. 특히 스트레스가 가해질 때, 나침반이 없는 조직은 아마도 기준에서 벗어나고 있으며, 일반적인 윤리적 실습에 반하는 결정을 하고 있다는 압박을 느낄 것이다. 목표 성취에 대한 압박은 또한 개인 또는 그룹에 부적절하고 비윤리적인 행동을 야기함으로써 인간관계 갈등을 야기할 수 있다. 문서화된 가치는 기본적 신뢰에 대한 조직의 사명을 상기시키는 역할을 한다.

가치를 마음속에 새겨두지 못하는 것 또한 조직으로 하여금 우발적인 리스크를 갖게 한다 -가치는 환경에 따라 변하는 것이다. 문서화된 가치는 기초 조직의 윤리를 끊임없이 지원한다. 이는 가치가 상황에 따라 흔들리지 않고 유지되도록 한다. 달리 말하면, 가치와 윤리는 지지되어야 하며 현재의 마주침과 도전에 흔들려선 안 된다. 전략은 끊임없이 수정되어야 하지만, 가치는 그래서는 안 된다. IBM 전 대표인 Thomas Watson Jr.는 기업이 갖춰야 할 일반적 신뢰의 필요성을 언급했다. "어떤 조직이든 성공을 이루고 살아남으려면 모든 정책과 행동의 전제가 되는 건전한 신뢰의 일정틀이 필요하다"(Watson, 1963).

조직의 가치는 이론적으로 조직과 관련된 개인의 가치 총합으로 표현된다. 하지만 실제로는 최고책임자의 가치가 거의 항상 조직의 논조와 실습에 우세한 영향을 미친다. 더 일반적으로 이는 최고경영자(CEO)의 역할이자 다른 고위 경영자들의 역할이고, 조직의 가치를 공식화하고 조직에 몸담고 있는 내내 조직의 가치를 확실히 알고 있는 이사진의 역할이다. 한 컨설턴트의 말처럼, "가치는 그냥 벽에 씌어있는 것이 아니라, 구성원들의 마음에 씌어져야 효과적이다." 조직의 리더들은 가치를 벽에서 구성원들의 마음으로 옮길 책임이 있다.

표현된 가치는 또한 조직이 이해당사자들의 선택 범주에 대한 구성원들의 태도를 형성하는 수단이 될 수 있다. 이는 다른 이해당사자의 다양성과 중요도에 따라 주어지는 의료서비스에서 특히 중요하다. 하나의 좋은 예로, Wisconsin주 Racine의 All Saints Healthcare System에서 제공한 가치 보고서에서 찾을 수 있다. All Saints는 가톨릭 종합병원시스템 Wheaton Franciscan System의 부속병원으로 표현된 네 가지 가치는 다음과 같다(retrieved August 14, 2010, from http://www.mywheaton.org/about/mission_vision_values.asp).

존경(Respect): 모든 사람은 고귀하며 성스러운 모습과 이미지를 갖고 태어났으며, 각자의 삶에는 가치와 의미가 있다.
성실(Integrity): 정직을 가치 있게 여기며, 말과 행동은 진실해야 한다.
성장(Development): 신체적, 감성적, 정신적 그리고 업무와 생활의 관계적 측면의 조화를 통해 개인과 전문성의 성장에 가치를 둔다.
우수(Excellence): 일과 서비스의 우월한 성과를 가치있게 여긴다.
책임(Stewardship): 우리에게 위임된 인적, 재무적 그리고 자연적 자원의 활용에 책무성을 느낀다. 특히 보편적 선을 추구하기 위해 빈곤층에 대해 특별한 관심을 갖는다.

이 같은 가치들이 어떻게 환자와 가난한 자를 위해 기대된 행동으로 기능했는지 주목하자. 이런 가치가 조직문화에 녹아있다면, 탁월한 진료를 기대할 수 있으며 빈곤한 자들이 병원에서 존엄한 진료를 받을 것으로 기대할 수 있다. 나아가 병원의 위치선정과 재무방침에 이런 가치가 반영되어야 한다. 병원이 사회경제적으로 낙후된 지역과 가까이 위치해 가난한 이들에게 일반적인 할인을 제공할 것으로 기대할 수도 있을 것이다.

가치는 어떻게 설립되어야 하고 평가되어야 하는가?

가치는 핵심 관련당사자들이 기대하는 가치를 바탕으로 설립, 재평가되어야 한다.

- 조직에 대한 핵심 관련당사자들의 기대를 얻어라. 어떤 조직은 소유주가 단 하나의 그룹이 중요하게 생각되어야 한다고 판단할 수 있다. 반면 대표, 고객, 구성원, 공급자를 포함하는 다수의 그룹이 가치 추구에 영향력 있다고 생각하는 조직도 있다. 핵심 관련당사자를 확인하는 하나의 방법은 만약 조직이 중단될 경우 가장 먼저 고통받는 그룹을 확인하는 것이다. 조직에 어떤 가치가 중요한지는 조사와 인터뷰를 통해 확인할 수도 있다. (1) 조직이 어떻게 알려지기 바라는가? (2) 조직이 자랑스럽게 여겨지게 하는 것은 무엇인가? (3) 조직의 영웅은 누구이며, 왜 그러한가? 같은 질문들을 통해 그 답을 찾아야 한다.
- 관련당사자를 통해 공통가치를 살펴라. 일반적으로 표현되는 가치는 조직이 추구하는 윤리적 가치와 연관되어 확인되고 표현되어야 한다. 기업은 이들을 확실히 구별하는 가치를 찾아야 한다.
- 가치는 구성원들에게 가시적이고 쉽게 닿을 수 있는 것이어야 한다. 조직의 가치는 반드시 가시적이어야 하고 성과와 직결되어야 한다. 가치는 명확하게 (CEO를 포함한)모든 조직 구성원들에 대한 평가를 지향해야 하며, 구성원들은 가치에 따라 잘 생활하고 있는가에 관해 평가받아야 한다. 기업은 또한 만족 점수, 오차율, 노숙자의 정신보건 서비스의 접근 및 기타 지표들을 통해 측정할 수 있는 전략적 결과와 가치와의 사이를 연결할 수 있어야 한다.
- 가치는 기억되어야 한다. 가치는 관련당사

자들이 이해하고 기억할 수 있어야 한다. 경험칙에 따르면, 가치는 5~7가지여야 한다.

사명

사명은 전략적 방향성의 기초가 되어야 한다. 사명의 존재와 실행은 기업 성공의 핵심적 요인이어야 한다. 사명은 경영진으로 하여금 그들의 주된 목적에 집중하게끔 한다. 최우선목표에 초점을 맞춰 계속 유지되어야 한다. 사명 작성자는 사명이 존재하는 이유, 그리고 지금의 일을 왜 하는지에 대해 표현해야 한다(Ginter, Swayne, and Duncan, 2005; Luke, Walston, and Plummer, 2004). 이는 조직이 관련당사자들을 어떻게 바라보는지를 알려주는 중요 지표이다. 사명은 그 자체로서 가치의 직접 파생물이어야 한다. 사명은 기업의 존재 이유를 나타내야 하며 전략의 기초를 형성해야 한다. 사명은 기업의 에너지를 어디에 집중해야 하는지 안내하고 전략선택과 자원 배분의 틀을 구성한다. 사명은 자원배분을 이끄는 전략적인 방향의 견고한 기반이 되어야 한다.

사명에는 무엇이 포함되어야 하는가? 성공적인 대부분의 경우는 측정가능하고 정의할 수 있고 행동으로 옮길 수 있는 내용을 담고 있다. 이런 경우는 인식하고 행동할 수 있게 하는 감성적 호소도 담겨 있다. 핵심요소로 제품이나 서비스에 대한 정의, 고용기준 및 조직이 대상으로 하는 인구집단과 영역이 포함되어야 한다. 사명은 조직이 무엇을 하는지 또는 하고 있는 일의 영역이 무엇인지 설명해야 한다. 무엇이 그렇게 할 수 있는가? 모험을 하지 말아야 할 경계선은 어디까지인가? 사명은 또한 표현가능한 기준과 목표를 통해 조직의 가치를 반영해야 한다. 의료서비스에서 이런 기준은 종종 "세계 최상급의 서비스 제공" 또는 "지역사회의 질 표준 설정"과 같은 어구를 포함한다. 사명은 조직의 경쟁우위적 본질을 표현해야 한다. 조직을 달리 보이게 하는 점은 무엇인가, 다른 조직보다 앞서가려면 어떻게 해야 하는가? 사명은 또한 특정소비자를 대상으로 할 수 있다. 조직은 여성이나 어린이 같은 특정 인구집단 또는 국가나 지역에 대한 서비스를 사명으로 명시할 수도 있다.

현장 사례: 가치는 행동과 결과에 어떻게 영향을 끼치는가: 몽골과 아랍의 정복자들

조직의 가치는 행동과 결과에 직접적인 영향을 줄 수 있다. 서로 다른 시대에서 세계의 넓은 지역을 정복했던 두 민족의 사례를 통해 가치가 행동과 결과에 어떻게 영향을 끼치는지 설명할 수 있다. 서기 632년 출현한 아랍 혹은 무슬림 군대는 아랍반도를 통합했다. 서기 732년까지 무슬림은 스페인부터 인도에 이르는 땅을 통치했다. 무슬림은 깊게 뿌리내린 기존 가치를 전쟁 후 지속했다. 즉, 무슬림은 이슬람교를 다른 민족과 공유할 필요성을 절실히 느꼈다. 무슬림 여행가들과 무역업자들은 역사적으로, 아프리카, 중국, 말레이시아 및 인도네시아에 걸친 넓은 지역에서 평화롭게 다닐 수 있었다. 군대의 가치와 행동이 가장 영향을 주는 전쟁 중이라도 이슬람교 공유는 아랍군의 최우선목표였다.

점령된 국가들에게 전쟁에 대한 강력한 의욕은 부족했지만(Al-Baqarah 2:190 in the Quran 참고), 포악한 국가들에 대한 저항과 자국 방어는 필요했다. 무슬림은 전쟁에 몰두해도, 여성과 어린이처럼 무장하지 않은 이들에겐 절대로 무기를 쓰지 않았다. 나무도 해를 입지 않았다. 정의는 매우 높은 가치였으며, 평화가 지속됐다. 의료종사자들은 종교와 관계없이 심지어 적군에게도 의학적 지원을 아끼지 않았다. 포로들은 자비로운 대접과 함께 음식을 공급받았고, 몸값이나 노동 혹은 보증을 통해 자유를 얻을 수 있었다. 무슬림은 정복 후에도 포로들의 종교적 자유를 인정했으며, 일반적으로 더 많은 자유와 기회를 줬다. 그 결과 정복 후 이슬람화한 대부분의 지역은 오랜 시간 그들의 근본사명을 수행할 수 있었다(DeWeese, 1994).

무슬림의 팽창과 달리 몽골제국은 13~14세기에 걸쳐 떠올랐다. 제국은 중국, 러시아, 인도와 중동에 걸친 지역까지 이르렀다. 몽골은 종교적 동기는 부족했으나, 호전적 민족으로 사냥과 정복을 즐겼다. 몽골의 초대 리더 징기스칸은 명성에 관한 질문에 답하는 것이 삶의 가장 큰 기쁨이었다. 그는 "남자가 알 수 있는 가장 큰 즐거움은 적들을 정복하고 앞으로 이끌고 오는 방법을 아는 것이다. 또 적들의 말을 몰고 그들의 소유물을 빼앗는 것이다. 슬퍼서 눈물 흘리는 얼굴을 보고, 그들의 아내와 딸을 포옹할 수 있는 방법을 아는 것이다"라고 말했다(Prawdin & Chaliand, 2005).

몽골은 명예와 왕권에 대한 엄격한 관념이 있었다. 몽골의 사명은 정복과 승리였다. 그들은 매우 영리한 최상의 병법과 전략을 사용했다. 공격하기 전에 적에 대한 정확한 정보를 얻었으며, 더 나은 기술과 전술들을 이용했고 매우 신속했다. 몽골은 전장에서 매우 무자비했을 뿐 아니라 놀라운 군기를 보여주었다. 저항에는 무자비한 전멸로 다스렸다. 체포된 적들은 죽이고 노예로 만들거나 연이은 전쟁에서 인간방패로 사용됐다. 협력한 지역은 종교적 관용을 포함해 상대적으로 자비로운 룰을 적용받았다. 몽골 군이 도시에 처음 도착했을 때, 도시의 대표는 때때로 항복이나 조공을 바칠 수 있도록 요구받았다. 만약 거절하면 그 도시는 약탈당하고 파괴됐다. 군대, 동물, 여성과 어린이를 포함한 모든 사람들을 공격했다. 두 사례의 결과를 비교하면, 무슬림제국의 수도였던 바그다드는 서기 1257년에 무너졌다. 거의 100만 명에 이르는 사람들이 죽은 것으로 추정됐다(Frazier, 2005). 키예프, 모스크바를 포함한 많은 도시가 파괴됐다. 몽골은 제국의 영토를 오스트리아 비엔나 입구까지 넓혔지만, 제국의 수명은 채 2세기도 되지 않았다. 아이러니하게도 몽골이 지배했던 대부분의 지역은 이슬람 땅으로 바뀌었다.

사명은 다양한 방식으로 표현된다. 짧기도 하고, 길 수도 있다. 사명문은 조직전략을 명확하게 설명할 수 있을 만큼 길어야 하지만, 구성원들이 이해하고 적용할 수 있을 정도로 짧아야 한다. 만약 사명문이 너무 길면 구성원들 사이에 의사소통이 되지 않을 가능성이 많으며,

전략을 유용하게 운영하는 데 사용되지도 않을 것이다. Collis와 Rukstad(2008)은 사명문은 35단어를 넘지 않아야 한다고 언급했다.

또한 "가능한 가장 낮은 가격으로 가장 높은 수준의 서비스를 제공하는 것" 또는 "고객의 예상을 넘어 주주의 이익을 극대화하는 것"과 같은 형언하기 어렵고 포괄적인 문장을 사용하는 것을 피해야 한다. 이러한 예는 종종 많은 사명문에서 나타난다. 병원의 경우 "가능한 가장 높은 질 제공"이라고 사명문을 정하는 것은 사실상 의미가 없다. 이처럼 애매모호한 다른 예는 대형의료시스템이 "의료전달의 중심에 서는 것"으로 사명을 정한 데서 찾을 수 있다. 시장점유율, 질, 혁신의 측면에서 임상기술의 중심은 무엇을 의미하는가?

사명문은 또한 조직의 핵심기능과 존재목적을 설명할 수 있도록 작성되어야 한다. 한 대형의료기관은 다음과 같은 사명문을 갖고 있다:

> 질병 예방에 기여할 뿐 아니라 고도로 전문화된 의료서비스를 제공하고 의학연구 및 대학원을 포함한 교육프로그램을 증진한다.

폭넓은 논의 후에, 경영자들은 의료조직의 존재 목적과 이유가 고도로 전문화된 의료서비스와 교육 및 연구, 전문화된 의료서비스 전달에 있지 않다는 데 동의했다. 그 결과, 사명문은 다음과 같이 바뀌었다:

> 통합적 교육 및 연구 환경에서 전문화된 의료서비스를 최상의 질로 제공한다.

미묘한 차이라 해도 이는 중요하다. 병원 존재의 최우선 목적과 이유는 인구집단에게 3차, 4차 진료를 제공하는 것이어야 한다. 전략개발의 맥락에서 교육과 연구는 주요 사명을 지지하고 일차적 사명을 지지하기 위한 것이어야 하며, 이전에도 그랬던 것처럼 독립적으로 개발될 수 없다.

사명은 또한 너무 제한적이지 않아야 한다. 1900년대 초반, 미국의 철도사업은 사명을 운송업이 아닌 철도서비스 제공으로 좁게 정의했기 때문에 어려운 시기를 맞이하고 있다. 많은 운송업이 도로에서 하늘로 옮겨갈 동안 철도기업은 두 개의 철로에 모든 것을 맡긴 채로 있었다. 마찬가지로 사명을 급성기 진료라고 좁게 정의하는 병원은 보다 통합적인 서비스가 요구되는 시장에서 경쟁의 난관에 직면하게 된다. 반면 조직들은 여러 다른 종류의 사명을 설정하기로 한다. 예를 들어 미국병원협회가 1987년 설립한 HealthTrust, Inc.는 "오직 병원진료에만 집중된 병원회사(hospital company)"라는 짧고 간결한 사명을 작성했다. 만약 그들이 "급성기 진료"라는 사명을 매우 엄중히 지켰다면, 외래 진료와 병원외 진료를 신속히 늘릴 수 없었을 것이다.

철도사업, HealthTrust와 대조적으로 Xerox는 스스로를 좀 더 넓은 의미로 "문서기업(The Document Company)"으로 정의했다. 그리고 사명을 "위대한 과업을 위한 더 나은 길을 찾도록 사람을 돕는 일 –소비자의 업무프로세스와 결과의 향상을 위해 문서기술, 상품, 서비스에서 지속적으로 앞서 가는 것"이라고 정했다. Xerox가 스스로를 복사기 기업이 아닌 문서기업이라고 존재목적을 확장시킨 데 주목하자. Xerox는 이와 같이 소비자의 업무를 향상시킬 수 있는 전자 및 하드카피 문서를 제공할 수 있었다.

요약하면, 사명은 "구성원들이 행동하도록 요청하는 것"이다. 사명은 조직의 에너지를 특정 상품, 기준, 시장/지리적 부분에 집중할 수 있도록 하는 것이다. 사명문은 조직의 존재 이유를 표현하고, 구성원들이 행동하도록 동기를 부여하는 것이다. 조직의 사명은 전략과 전술 행동을 이끌어내고 안내하는 것이다.

| 토론 | 사명

사명은 다양한 방식으로 기술된다. 다음의 사명에 대해 조직의 구성원으로서 어떤 것을 이해하고 업무에 적용할 수 있겠는가? 각각을 달성하기 위해 무엇을 할 수 있을까? 긴 사명문과 짧은 사명문은 어떤 차이가 있는가? 첫 번째 사명문은 대학병원의 것이다. 두 번째와 세 번째는 종교단체가 소유한 병원이다. 마지막은 주요 제약기업의 것이다.

1. 우리의 사명은 보건의료를 선도하는 것이다.
2. 뛰어난 보건의료서비스를 통해 우리는 God의 존재와 치유능력을 알린다.
3. 기독교 의료센터로서 사명은 우리가 속한 지역사회 구성원의 건강을 증진시키는 것이다.
4. 우리 경영진과 구성원들은 성공을 위해 분투하고 있다. 조직의 성공은 구성원과 함께 시작된다. 우리의 목표는 소비자, 시장 파트너, 공동체에 유의미한 이득을 창출하는 세계적인 사업의 운영이다. 효율적인 연구와 개발, 의약품 생산과 마케팅 전문성을 통해 소비자에게 더 많은 기회를 제공하고자 한다. 이를 위해 우리는 우수한 질의 상품, 시스템, 서비스를 통해 경쟁력을 확보하는 데 집중하고 있다. 우리의 목적은 단순히 단기적인 성공이 아닌 지속적인 사업관계를 설립하는 데 있다.

   이러한 원칙에 입각하여 우리는 독립적이고 이윤 지향적인 사업을 운영하고 있다. 서로에게 높은 수준의 실적을 기대하고 그에 따라 격려한다. 우리는 투자자들을 위해 자본금에 걸맞은 수익을 보장하고자 한다.

   우리는 우리가 병원을 운영하고 있는 모든 나라의 문화적 차이와 국가적 관심을 존중한다. 공동체 내에 우리의 기업에 대한 긍정적인 인식을 심어주기 위해 노력하고 있다. [기업]은 안전에 대한 책임을 특히 중시한다. 우리는 환경을 존중할 의무가 있다.

   우리는 서로 정직하고 건설적으로 거래할 것이다. 우리는 내, 외적으로 열린 의사소통이 공통적인 목표를 이해하고 할 일에 의미를 부여하는 기초적 선행조건이라고 생각한다. 우리는 사업영역과 국가경계에 제약받지 않을 것이다. 모든 남녀 직원들은 그들의 경력을 쌓는 데 동일한 기회를 가지게 될 것이다. 우리 모두는 기업적인 성공을 하는 데 상호간의 자주성, 창의성, 책임감을 통하여 각자 공헌할 것이다.

비전

비전은 어떻게 되고 싶은지에 대한 기술이다. 이는 미래에 초점을 맞춘다. 비전은 조직구성원들로 공명하게 하고, 스스로 자랑스러워하고 흥미진진해하며, 그들보다 큰 어떤 것의 일부로 느끼도록 한다. 비전은 도전적이어야 하고 조직의 수용능력을 확장시키고 상상하도록 해야 한다. 이는 조직의 미래에 대한 이미지와 방향을 정해준다. 비전은 5~10년 후 조직이 미래에 대해 원하는 결과를 묘사해 준다.

사명이 기업의 존재목적과 실행을 묘사하는 반면, 비전은 조직이 원하는 미래를 묘사한다. 효과적 비전은 조직의 가치와 일치되며, 현실적이고 간결하고 이해할 수 있는 언어로 쓰여져야 하며, 미래를 묘사해야 한다.

한 국제적 대형병원은 '보건의료계에서 탁월함과 혁신을 이끄는 기관'이라는 비전을 정했다. 이는 병원으로 하여금 서비스를 최우선시하고 서비스 전달성의 탁월성을 위해 필요 자원을 배치하도록 요구했다. 반면 비전이 조직의 미래를 그리기엔 너무나 복잡해 시간이 걸리는 경우가 있다. Eastern U.S. 건강관리시스템은 비전을 다음과 같이 세웠다:

> 우리는 지역보건의료의 새로운 표준을 창조한다. 이는 지역사회 병원의 인격적이고 배려하는 환경과 최신의 의료기술 및 역량을 결합하는 것이다.

이 비전은 길고 목적을 달성할 수 없게 만든다. 더 간결한 예는 미국 서부에 있는 병원의 비전이며 다음과 같다:

> 지역주민들을 위한 최고의 의료서비스 제공자가 된다.

마지막으로 미국 남부에 위치한 메디컬센터는 다음을 추구했다.

> 우리 주 최고이자 국내 최고 메디컬센터의 하나로 인식되도록 하자.
>
> 우리는 임상서비스, 의학 연구 및 교육의 선두 기관이 되자.
>
> 우리병원의 의사들과 대학의 파트너들은 의과학 분야에서 미래의 획기적 발전을 이끌자.

요약하면 비전은 동기를 부여해야 하며 조직을 이끌어야 한다. 비전과 사명은 모든 전략적 계획과 행동의 기초가 되어야 한다. 리더는 비전과 사명을 달성하는데 필요한 정교한 전략을 추구해야 한다. 이 두 가지 아이템은 모든 전략적 사고의 처음부터 끝까지 논의되어야 한다. 첫 단계로 비전과 사명을 재조명하고, 환경을 분석하며, 전략을 짜야 한다. 끝으로 리더는 업무과정을 확인하고 조직의 비전과 사명을 장려해야 한다.

전략과 의료

전략경영의 개념은 시장에서 경쟁자에 대해 경쟁우위를 달성하는 데 중점을 둔다. 경쟁우위를 설명하는 수많은 정의가 있다. 조직 활동의 결과로 인한 시장지배력 증가(Luke, Walton, and

Plummer, 2004), 경쟁자와 차별되는 향상된 성과(Porter, 1980), 현재 혹은 잠재적인 경쟁자에 의해 실시되지 않은 가치창조 전략의 실행(Barney, 1991)을 통해 경쟁우위를 달성할 수 있다. 각각은 기업들이 경쟁자들보다 우위를 얻기 위해 고군분투하는 승자와 패자가 갈리는 경쟁적 기업환경을 시사한다. 이 같은 환경에서 소비자들에게 제공되는 상대적 우위의 서비스, 가격, 그리고 제품혁신을 통해 시장은 승자들에게 더 나은 가치를 부여한다. 조직은 환경적 기회와 관련된 내적 역량을 활용해 경쟁우위를 확보한다. 앞으로 논의할 내용처럼 경쟁우위의 원천은 외적 위치(external positioning)(Poter, 1980)나 조직 자원 및 역량(Barney, 1991)에서 비롯된다.

의료의 경쟁우위는?

앞서 언급한 것처럼 의료는 수익추구형이자 경쟁수준이 높은 제약, 보험사로부터 지역사회에 기반을 두는 비영리서비스 제공자까지 매우 다면적 산업이다. 영리기업들의 전략적 우위(strategic advantage)는 흔히 "승－패" 관점에 근거를 두고 있다. 전략 달성과 성공은 경쟁자들보다 시장 점유, 수입 또는 상대적 측면에서 먼저 도달하는 것에 의해 결정된다. 특히 영리를 추구하지 않으며 사회적으로 취약한 주민에게 서비스제공을 사명으로 하는 의료기관은 경쟁우위를 최우선 목표로 설정하지 않을 수 있다.

많은 보건의료기관의 재정적 목표는 시간의 흐름에 따라 진화했다. 역사적으로 병원, 장기요양원, 그리고 의료보험은 대부분 자선 목적으로 설립됐다. 그러나 1980년대부터 미국의 의료기관들은 점차 영리기업이 됐다. 예를 들어 현재 미국에서는 60%의 병원, 30%의 요양원, 40%의 보험가입자만 비영리기업에 의해 운영되고 있다(Alliance for Advancing Nonprofit Health Care, 2009). 그러나 미국 외 국가들의 의료체계는 경쟁보다는 협력으로 존재한다. 전략경영 관련 문헌은 미국의 의료기업들이 다른 나라들보다 훨씬 더 많이 환자들을 위한 경쟁에 역점을 둔다고 시사하고 있다. 협력은 많은 국가의 의료기관들에게 일반적인 것처럼 보인다(Commonwealth Fund, 2004). 협업과 책임공유는 중복을 줄이고 의료전달체계의 효율성을 높인다.

의료전문가들은 의료기관들 사이의 경쟁에 대해 찬반논쟁을 해왔다(Hansen, 2008; Muscalus, 2008; Mutter, Wong, and Goldfarb, 2008). 모든 조직이 생존 가능할 만큼의 충분한 수익이 발생하는 상황에서도 의료분야의 치열한 경쟁은 효과적이지 않을 수 있다. 의료제공의 비용이 높은 구조에서 극심한 경쟁은 경쟁자들의 시장점유율을 그다지 낮추지도 못하면서 기관의 수익을 줄이고 서비스 질을 떨어뜨릴 수 있다.

극심한 경쟁은 또한 불필요한 서비스의 중복을 늘리는 결과를 가져올 수 있다. 한 기관이 채택한 사업은 종종 경쟁자들에 의해 모방되고, 생산과잉과 비효율성으로 이어진다. 예를 들어 Indianapolis에서 2002년 전에는 심장질환 전문병원이 존재하지 않았다. 그러나 한 병원이 별도로 독립된 심장병원 건설을 발표하자 곧 그 지역의 모든 다른 병원들이 심장병원 개발계획을 시작했다. 그 결과, 독립된 심장병원 세 곳과 기존 병원에 부설된 심장병원 한 곳이 생겼다. 이러한 중복서비스와 비용 상승이 발생했지만 어느 기관에도 경쟁우위를 제공하지 않았다. 몇 년 전 St. Vincent 병원과 지역사회 병원이 합병을 발표했을 때 비슷한 사례가 같은 도시에서 나타났다. 이 발표 직후 다른 주요 경쟁기관들, Methodist 병원, Riley 어린이 병원, 그리고 대학 병원이 합병을 결정했고 'Clarion(클라리온)'이라는 시스템을 만들었다. 역설적으로, St. Vincent 병원과 지역사회 병원의 합병 계획은 마지막 순간에 무산된 반면 Clarion을 만들려는 노력은 성공했다.

전략의 진화

전략은 종종 진화하며 환경적 압박에 따라 변화한다. 변화속도는 시장의 불확실성과 "격변성"뿐 아니라 제품의 라이프 사이클에 영향을 받는다. 혁신속도는 어떤 특정 제품은 극단적으로 빠르기도 하고, 어떤 제품은 느리다. 수명이 짧은 상품과 연관된 조직들은 빠르게 움직여야 하며, 짧은 시간 단위의 전략계획을 세워야 한다. 전략계획은 짧게는 6개월 또는 몇 년간만을 기간으로 할 수 있다. 개인용 컴퓨터와 휴대폰은 제품혁신 속도가 빠르며, 단기전략을 필요로 하는 제품이다.

신기술은 서비스 필요와 제공을 극적으로 변화시킬 수 있다. 1990년대 제약기술의 획기적 발전은 결핵 치료를 크게 변화시켰고, 궁극적으로 대다수의 결핵병원이 문을 닫았다. 또한 1990년대 복강경 등 기계의 발명은 외래환자 수술에 의미 있는 변화를 유발했다. 마찬가지로 항바이러스제의 혼합사용으로 HIV/AIDS가 입원해야만 하는 급성질환이 아니라 감수할 수 있고(약물사용으로) 환자 스스로 관리하는 만성질환이 됐다. 시장에서 살아남고 발전하기를 원하는 조직들은 전략에 대한 인식과 변화가 필요했다. 많은 요인들이 환경의 불확실성에 따라서 조직의 전략계획에 영향을 준다.

- 정치적/법적 변화
- 기술혁신
- 소비자 요구의 변화

지난 20년간 제안된 많은 법안들에 의해 보건의료분야의 변화속도와 불확실성에 박차가 가해졌다. 미국 정부가 의료의 절반 이상을 충당해 온 것처럼 그리고 현재의 수많은 법률개정안이 이 비율을 증가시켜온 것처럼, 미국에서는 의료분야에 강력한 정치적 영향력이 분명히 지속될 것이다. 마찬가지로 기술혁신은 예측할 수 없도록 빠르게 발전할 것이다. 예를 들어 합성생물학은 약물이 발견되고, 백신이 생산되고, 치료가 제공되는지를 근본적으로 변화시킬 것으로 보인다(Ball, 2004).

사업모형(business model) 개념은 기업이 어떻게 조직되고 가치를 생성하며, 경쟁자들과 차별적인지를 알 수 있는 유익한 방법이다. 사업 모형은 소비자에게 가치를 전달하고 수익창출을 위해 기업이 조직되는 방법과 기업의 핵심 요소를 구성한다. 오늘날 많은 의료서비스 이용자들이 의료 사업모형에 근본적 변화를 요구한다(Crean, 2010; Lin, 2008; Perkins, 2010). 의료 사업

모형은 미래에 극적인 변화를 겪게 될 것으로 예측된다(Jackson, 2008). 의료법인들은 신기술이나 다른 요인이 가치를 제공하는 새롭고 효율적인 조건을 만들어낼 상황을 인지하고, 그에 맞춰 사업모형을 수정하도록 도전받는다.

사업모형은 네 가지 요소를 포함하는데 각각은 조직이 생겨나고 진화하고 발전할 때 서로 지속적인 영향을 주고받는다.

1. **소비자 가치:** 제품의 차이, 가격, 접근성과 효용성의 측면에서 소비자 요구를 충족시키는 가치의 문제
2. **투입:** 제품이나 서비스를 생산하기 위해 사용되는 자원들의 조합
3. **과정:** 제품이나 서비스의 전달을 위해 자원이 결합되는 방법과 순서
4. **수익성:** 제품이나 서비스 제공을 유지할 수 있을 만큼 수입을 확보하는 경제 매커니즘

그림 10.5는 서비스를 생산하고 발전시키는 데 지속적으로 상호작용하는 사업모형의 구성요소들을 보여준다. 이 구성요소들의 일부 혹은 전부는 새로운 도전을 다루기 위해 수정될 수 있다.

소비자 가치

서로 다른 사업모형은 각각 다른 형태의 가치를 소비자들에게 제공한다. 소비자들은 서로 다른 요구와 필요성을 가지고 있다. 어떤 이는 접근의 용이성과 유용성에 가치를 두고, 다른 이들은 낮은 가격을 원하는 반면, 또 다른 사람들은 좋은 품질을 추구한다. 혁신적 사업모형은 충족되지 않은 필요에 대해 다루기를 원할 것이다. 이는 새 사업모형을 개발할 때 일반적으로 첫 번째로 다뤄야 하는 요소다. 예를 들어 Retail Clinics이나 일반약은 더 낮은 가격에 제

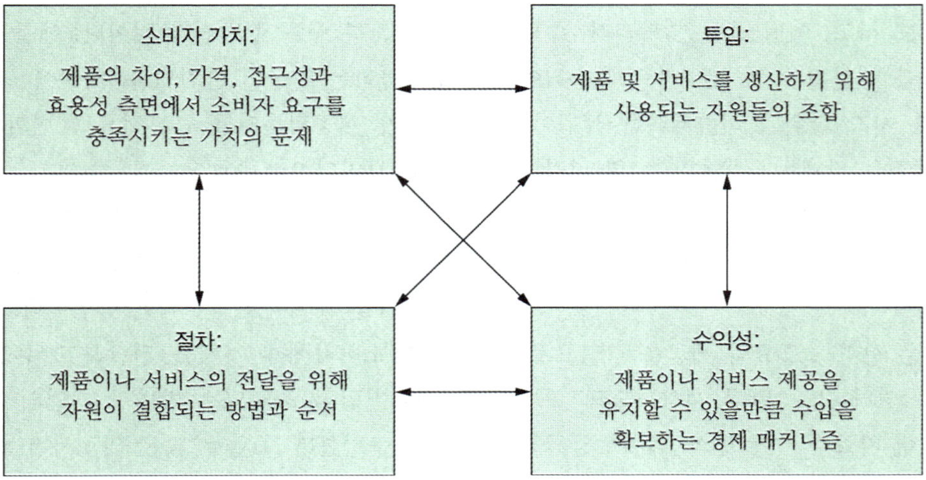

그림 10.5 사업모형의 구성 요소

자료: Delmar, Cengage Learning.

공되는 반면, 가정간호는 더 많은 편의 제공에 초점을 둔다.

투입

중요하게 쓰이는 자원의 혼합과 조합은 사업모형에 영향을 미친다. 자원은 사람, 물질, 기계를 포함한다. 기업들은 각각 자원을 얼마나 많이, 또 어떤 종류를 사용할지 선택한다. 사람들을 대체해온 신기술은 제품이나 서비스를 생산하기 위한 새 사업모형에 포함된다. 구성원의 혼합에는 어떤 자격증과 기술이 쓰였는가가 포함된다. 예를 들어 병원은 NP(nurce practitioner)나 가정의(family practitioner)를 활용할 수 있다. 마취는 마취전문 간호사나 마취과 의사들이 시행할 수 있다.

과정

조직은 의사결정을 단순화하고 효율성을 높이기 위해 배열된 많은 다양한 절차로 구성되어 있다. 여러 과정 중에서도 입원, 재무, 서비스의 과정을 포함한다. 과정은 다양할 수 있다. 어떤 병원들은 환자가 직접 입원실이나 외래환자 진료실에 들어가도록 할 것이고, 의사들이 특정한 상황에서 진료하는 방식을 안내하는 임상경로라고 불리는 프로토콜을 표준화할 수도 있다. 다른 몇몇 병원들은 단순히 환자들을 중앙에 등록하게 한 다음 진료실로 보내고, 의사들이 원하는 대로 환자들을 진료하도록 한다.

수익성

어떤 조직이든 지속되기 위해서는 충분한 수익을 창출해야 한다. 운영비용을 감당할 만큼 적정한 수익을 창출하는 진료수입, 보험, 기부 등 재정메커니즘을 찾아야 한다. 제품이나 서비스로부터 가치를 창출해내는 고객들을 충분히 확보해야 한다. 동시에 투입과 과정에 소요되는 비용은 발생되는 수입보다 적어야 한다. 예를 들어, 몇몇 종교기관은 기부로 수입이 발생하고, 정부기관은 예산 배분으로부터, 보험조직은 보험료 납부로, 그리고 병원은 거의 절반의 수익을 의료보험을 통해 얻는다.

내·외부적 압력에 따른 사업모형의 변화로 기업들은 경쟁하고 생존하는 다른 방식을 찾았다. 어떤 이들은 선두권을 달리는 제약사들이 변해야 한다고 주장한다(Pesse, Erat, and Erat, 2006; PricewaterhouseCoopers, 2010). 대다수의 대형 제약사들이 전통적으로 연구·개발부터 상업화까지 모든 기능을 소유해왔다. 역사적으로 대형 복합 기업들의 사업모형은 연구를 통해 유망한 새 물질을 감별해 대형 임상시험으로 그 물질을 테스트하는 것으로부터 광범위한 마케팅으로 판매수익을 생성하는 것과 의사를 마케팅에 관여하도록 압박하는 힘을 통해 수익을 창출하는 것까지 모든 것을 해내는 능력을 가지고 있다.

이 모형은 "블록버스터" 약품들에 의존하는데, 소수의 약품이 제약사의 전반적인 수익에서 매우 큰 비중을 차지한다. 예를 들어 흔히 항우울제로 처방되는 프로작(Prozac) 특허가 끝났을 때 제조사 Eli Lilly 판매량의 20%를 차지했으나, 특허권을 잃은 후 1년 내에 프로작으로 올리는 매출은 매년 20억 달러씩 떨어졌다(Harris, 2004).

유전학과 생명공학 활용 등 연구개발비 상승 때문에 더 이상 현재 규모를 충분히 지탱해줄 제약사들의 블록버스터 약은 2020년까지 없을 것이라고 예측되었고, 신약개발은 제약사들로 하여금 핵심 서비스를 줄이고, 연합을 증가시키고, 협력 프로그램을 추구하는 새로운 사업모형으로 향하게 할 것이다(PricewaterhouseCoopers, 2010). 수입생성은 의사들에게 직접 판매하는 방식으로부터 보험사와 계약, 협상하는 방식으로, 정부기관에 현란한 마케팅을 하기보다는 효과성과 비용에 근거하는 방식으로 지속적으로 전환될 것이다.

현장 사례: 변화하는 사업모형 - 비디오 접근성

토요일 밤에 집에서 영화를 빌려보는 것은 많은 이들이 가장 좋아하는 여가생활이었다. 20년 전, 비디오를 빌려주는 수천 개의 작은 점포들이 있었다. 시간이 흐르고, 이들 대다수는 블록버스터나 할리우드 비디오 같은 전국적인 체인에 의해 통합됐다. 영화를 빌린다는 건 몸소 가게를 방문해 선반의 목록에서 영화를 선택하는 행위를 필요로 한다.

소비자는 이를 반납하거나 연체료를 내는데 며칠을 보낸다. 1990년대 영화 대여에 새로운 사업모형이 등장했다. 수천 개의 영화 타이틀을 제공하고 소비자들이 한 달 이용료로 영화 세 편까지 대출기한에 구애받지 않고 영화를 소장할 수 있도록 해주는 대여사가 등장했다. 이러한 Netflix사는 Pure software에서 함께 일했던 Marc Randolph와 Reed Hastings가 1997년 설립했다. 전통적인 대여량 기준 지불방식(대여료 4달러에 운송료 2달러 추가; 연체료 적용)의 온라인 버전과 함께 이 사이트는 1998년 4월 출범했다. Netflix는 1999년 9월부터 우편요금 없이 매달 구독료를 내는 제도를 도입했고, 2000년 초에는 대여량 기준 지불방식을 없앴다. 이후 정액제, 기한, 연체료, 배송비, 취급수수료, 편당 대여료가 없는 무제한 대여 모델로 명성을 쌓고 있다.

Netflix는 발전했고 소비자들의 평가를 바탕으로 포괄적인 추천제도를 유지하고 있다. Netflix는 이런 것들이 블록버스터 비디오와 같은 온라인 신규 진입기업들에 대해 경쟁우위를 제공한다고 믿는다. 2006년 10월 1일, Netflix는 기존의 방식보다 나은 최고의 영화추천 방법에 100만 달러를 상금으로 내걸었고, 그 결과 Cinematch 방법은 추천과 소비자평가 간 일치율을 10% 이상 향상시켰다.

Movielink와 같은 대부분의 온라인 주문식 오락서비스와 달리, Netflix는 광범위한 DVD 영화, 텔레비전 시리즈, 8만 타이틀의 게임을 제공한다. 특히 Netflix는 값비싼 다큐멘터리 필름, 일본 만화영화, 독립 영화 등 전통적인 대여점에서 발견하기 힘든 작품으로 유명해졌다. 실제로 2008년에 Netflix는 1만 편의 영화, TV에피소드의 인터넷 실시간 시청 서비스와 10만 편의 DVD 목록을 제공했다(Hansell, 2008).

2002년 실리콘 밸리에 기반한 DVDPlay로 제작되고 경영된, 다시 브랜드화된 가판대를 사용한 Redbox라는 경쟁적 사업모형이 시작했다. 시작시 Denver 테스트 시장의 맥도날드 점포 140개를 포함했다. 각각의 가판대는 매주 업데이트되는 70~140개의 타이틀을 포함해 DVD 500편을 진열하였다. DVD는 빌리는데 1달러가 들고 다음날까지 반납하거나 추가비용 1달러를 내야 하는데 25일이 지나면 소비자는 DVD를 소유하게 된다. 소비자는 또한 온라인으로 DVD를 예약할 수 있는데, 웹사이트의 실시간 목록 업데이트에 생성된다. Redbox Automated Retail LLC는 처음에 맥도날드의 벤처기업 LLC에 의해 운영됐다. 맥도날드는 여전히 Redbox 지분의 47%를 소유하고 있으며, 다른 47%는 Coinstar가 소유하고 있다. 이 기업은 2007년 지점 수에서 블록버스터사를 능가했고 2008년 2월에는 100만 건이 넘는 대여기록을 세웠다. 2007년 4월까지 하루 평균 49.1회 대여, 연 수익 37457달러를 기록했다.

병원 사업모형

의료서비스 제공이 급속도로 변하면서 의료산업의 이해당사자 및 종사자의 비즈니스 수행방식에 많은 영향을 미쳤다. 더 나은 진단과 치료, 간호서비스를 제공하기 위한 다양한 조직적 제도를 위한 기술과 함께, 환자들은 더욱 기꺼이 그들의 주장을 표현(실현)할 수 있게 됐다. 소비자 보호적 정서가 확산되면서 더 많은 프라이버시 보호와 접근성, 그리고 더 낮은 가격을 요구하게 됐다. 보건의료종사자들은 N.P.(nurse practitioner), P.A.(physician assistant)도 약을 처방하고 신체검사를 수행하고 기타 다른 진료를 수행하는 등의 지속적인 변화를 경험했다. 일차진료의는 전통적으로 정신과 의사들의 영역으로 간주됐던 정신건강 문제도 관리하고 있다. 의료산업 내에 체인점내 Retail Clinics(소매점, 슈퍼마켓, 약국 내에 위치하여 단순한 질환을 관리하는 건강클리닉), 의료관광(보건의료서비스를 위해 국경을 넘는 여행), 전문의료기관, 대체의학, 환자중심의 메디칼 홈(Berry and Mirabito, 2010; Society for Healthcare Strategy, 2008) 등을 포함하는 새로운 사업 모델이 등장하고 있다.

전통적 병원 사업모델은 중요하고 기본적으로 고려해야하는 요인을 간과하고 있으며, 환자들의 평범한 요구를 과대평가하는 경향이 있었다. 보고서에서는 병원에서 제공된 진료의 질에 대해 의문을 제기했고(Institute of Medicine, 2001), 지나치게 급증하는 의료비는 많은 소비자들로 하여금 대체요법을 찾게 했다. 많은 병원들은 외래클리닉과 응급의료를 제공하였고, 물리치료 등 서비스를 확장하기 위해 사업모형을 개선하였다. 현재의 환경에서 병원들은 보다 효과적으로 경쟁하기 위해 소비자의 가치, 투입, 과정, 그리고 수익창출에 대해 고려하는 사업모델을 지속적으로 적응시켜야 한다.

소비자 가치

전통적인 병원의 사업모형은 19세기 말부터 병원이 임상 수련 및 연구의 중심 그리고 값비싼 의료기술의 보고가 되면서 시작됐다. 병원들은 가장 정교한 급성기 진료를 수행하는 중심에

섰다. 병원들은 거의 모든 의학적 문제에 대해 가능한 최고의 기술과 의료진을 통한 진료를 추구했다. 병원은 초기에 중병을 진단하고 치료할 수 있는 기술을 가진 유일한 의료 시설이었다. 의학적 문제의 예측불가성으로 인해 병원들 소비자에게 가치있는 진료를 제공할 수 있는 전문인력을 많이 고용하였다. 환자들은 합리적 가격으로 질 높은 진료에 접근함으로써 가치를 누리게 됐다. 의료비 증가로 인한 소비자 가치의 침해는 환자들로 하여금 대체의학에 접근하도록 이끌었다.

투입

투입에는 의사, 간호사, 의료기사, 물리치료사, 약사, 영양사, 연구실 종사자 등과 같은 고도로 전문화된 보건의료인력이 포함된다. 병원은 또한 많은 양의 물자와 약, 지원인력을 활용한다. 새로운 대체모델은 의료관광분야에서처럼 임금이 높지 않은 인력을 이용하고, 의료정보를 전송하는 원격처방과 같은 기술혁신을 이용하기 위해 투입을 다양화했다. 더욱이 투입은 병원의 종류에 따라 다양하다. 대다수의 지역사회 병원은 대학병원과는 달리 스태프를 고용하지 않는다. 조직적 계약에 의존하는 HMO는 스태프 의사를 확보하거나 개개인의 의사 또는 의료그룹과 계약했다.

과정

직무는 전문가적 기술에 따라 분리되어 있고, 과정은 환자들이 어떻게 입원하고, 치료받고 퇴원하는지 따라 할 수 있게끔 개발되었다. 보건의료분야에서 업무는 기술을 기반으로 한 과(department) 단위로 "기능적"으로 조직되어 왔다. 새 사업모형은 비용이 많이 드는 과정과 중복검사를 없애기 위해 과정을 단순화하고 변경한다. 전자 의료기록은 의료제공자가 환자의 이전 기록에 접근할 수 있도록 하고, 절차들을 간소화시킨다. 이외에, 많은 병원들이 의료의 연속성을 보장하고 종종 환자이관으로 발생하는 오류 가능성을 줄이기 위해 모든 환자의 입원 요구를 조정하는 의사를 고용했다.

수입 산출(Revenue Generation)

과거 많은 병원이 기부 및 정부재정에 의해 지원되었다. 20세기 중반 건강보험의 출현으로 보험료와 본인부담금이 병원수입의 주요 재원이 되었다. 그리고 정부는 보험자로서 병원에 가장 큰 지불자가 되었다. 2001년, 정부가 모든 병원수익의 58%를 차지했다(Cleverley & Cleverley, 2003). 병원들은 대부분 아직 사용을 기준으로 지불받기 때문에, 서비스 이용량과 지불받는 액수는 선형관계이다. Kaiser Permanente 같은 HMO에서 소유한 몇 개의 병원들은 이러한 모델들과 다르게 운영되며 수입이 HMO 보험료 선불금에 의해 충당된다. 즉, HMO체계에서 병원은 '비용센터(cost center)'이고 서비스 이용과 수익은 반비례한다.

조직환경의 평가

전략적 계획 및 사고의 핵심적 측면은 조직의

외부 및 **내부 환경**(근로자, 관리, 문화 등 조직 내부의 조건과 요소로, 기업의 선택과 활동에 영향을 미침)을 이해하는 것이다. 현재와 미래의 환경을 이해하는 것은 중요하다. 이는 이것이 우리가 갖는 가정과 향후의 자원배분 및 전략방향의 근간이 되기 때문이다. 가정이란 종종 제한된 근거를 받아들이는 제안이다(Merriam-Webster, 2004). 예를 들어, 입원진료는 드물고, 외래진료에 의해 대체되며 HMO가 건강보험을 조정할 수 있으며 오직 통합의료조직만이 성공적일 것이라는 가정이 지난 20년간 지배했다. 그러나 가정은 잘못된 것으로 드러났다(Burns & Pauly, 2002). 이런 가정에 집착했던 조직은 고통을 겪었다. 변화를 확인하고 가정을 실증하기 위해 조직환경에 대한 정기적인 점검은 필수다. 환경점검은 우리의 가정을 확인 조정하기 위한 최신 정보를 제공해 준다. 조직은 변화요인과 가정에 대한 도전적 과제를 알아내기 위해 주기적으로 환경을 점검해야 한다. 이러한 점검은 내적, 외적 환경 모두를 포함해야 한다. 내부평가가 조직의 자원에 초점을 맞추는 데 비해 외부 시장에 대한 분석은 주로 경쟁에 초점을 맞춘다(Burns, 2002).

외부 평가

어떤 조직도 외부환경으로부터 자유로울 수 없다. 고객특성과 시장구조는 조직이 시장에서 어떻게 경쟁해야 하느냐에 직접적으로 영향을 미친다. 의료는 특히 기술혁신, 고객 수요변화, 정부 규제 등 외부환경의 영향을 많이 받는다. 외부환경을 점검할 때, 의료조직은 다음의 요인을 평가해야 한다.

고객

누가 조직의 고객인가? 연령, 성, 소득, 지리적 위치 등 조직의 서비스 제공과 연관된 특별한 요인이 있는가? 어떤 요인이 증가하고 있는가? 어떤 요인이 감소하고 있는가? 조직은 고객(환자)들이 어느 지역에서 오는지와 같은 특성을 연구해야 한다. 표 10.1에 제시된 환자특성 분석사례는 절반 이상의 환자가 중부지역에서 온

표 10.1 병원 환자의 성별 지역별 분포(2007)

성별	동부지역	서부지역	중부지역	북부지역	남부지역	알 수 없음	계
남성	1299	903	5497	1176	1400	397	10672
여성	1054	956	4721	1402	1641	550	10324
계	2353	1859	10218	2578	3041	947	20996
비율	동부지역	서부지역	중부지역	북부지역	남부지역	알 수 없음	계
남성	12.2%	8.5%	51.5%	11.0%	13.1%	3.7%	100.0%
여성	10.2%	9.3%	45.7%	13.6%	15.9%	5.3%	100.0%
계	11.2%	8.9%	48.7%	12.3%	14.5%	4.5%	100.0%

다는 것을 보여준다. 2000년 48.7%에서 2005년 57%로 비중도 늘었다. 중부지역의 환자 수가 증가하는 동안 동부와 서부의 환자 수는 감소했다. 환자 수의 변화는 전략 개발과정을 조정하는데 중요한 정보를 제공한다. 이 같은 데이터는 어느 지역에 새 의료기관을 개설할지, 의사들의 진료패턴을 어떻게 바꿀지, 전략적 움직임이 성공할지 실패할지 등의 평가를 위한 질문을 던지게 할 수 있다.

경쟁

경쟁을 이해하는 것 역시 중요하다. 조직은 다음과 같은 질문을 가져야 한다: 누가 경쟁자인가? 경쟁의 특성은 무엇인가? 기업들 사이에서 협력과 신뢰의 수준은 어느 정도인가? 경쟁적 지형은 변화할 것인가? 특정부문의 틈새시장에서 활동하는 기업이 있는가? 새로운 시장 진입자가 있는가? 새로운 출구가 있는가? 어떤 상품과 서비스가 더 경쟁력 있는가? 경쟁클러스터 또는 경쟁 전략그룹의 경쟁 수준은 어느 정도인가?

다른 요인들

의료조직은 핵심 의뢰자(referral sources)(예: 의사와 보험자), 소비자 인식, 서비스에 대한 가격 민감도, 시간의 흐름에 따른 변화요인과 같은 주요한 요인을 확인해야 한다. 이러한 요인들의 변화는 조직에 중요한 영향을 미치는 잠재력을 갖고 있다.

시장구조

전략은 **시장구조**에 따라 종종 변화한다. 경쟁의 특성은 시장의 구조와 세분화 정도에 직결된다. 시장은 그림 10.6처럼 분열된 시장과 통합된 시장으로 분류될 수 있다. 가장 분열된 시장은 많은 수요자와 공급자, 그리고 유사하며 차별성이 없는 제품들로 구성된 **완전경쟁**시장이다. 완전경쟁시장은 진입장벽(산업이나 시장에 진입하려는 시도를 막는 경쟁적 장애물)이 매우 낮고, 일반적으로 가격이 경쟁수단이 된다. 밀, 옥수수, 콩 등 농산물시장은 완전경쟁시장에 가깝다. 상품은 동질적이다. 생산과 가격정보는 거의 모두에게 알려져 있다. 개별 공급자들은 시장가격에 거의 영향을 미치지 못하며, 시세에 따라 판매해야 한다. 기업은 때때로 최소한의 수익에 그치기도 한다. 일반약은 의료시장에서 거의 완전경쟁 시장으로 간주된다. 일반약(generic drug)은 동일 처방전의 다른 일반약과 종종 동일한 것

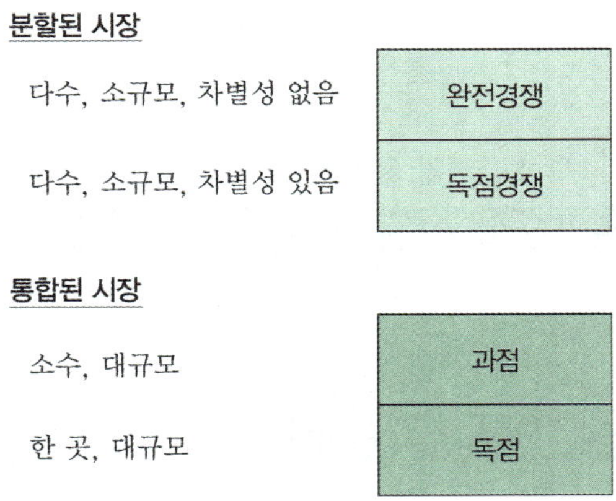

그림 10.6 시장 구조

자료: Delmar, Cengage Learning.

으로 취급되므로, 가격에 따라 선택 여부가 결정되는 경우가 많다.

다음 단계는 **독점적 경쟁**(monopolistic competition)이다. 이 시장은 소규모 기업이 많이 존재하지만, 동일한 상품은 없다는 특징을 갖고 있다. 진입과 퇴거가 비교적 자유롭고, 기술과 가격에 대한 정보는 잘 알려져 있다(knowledge of prices and technology is common). 경쟁은 비교적 활발하나, 제품의 분화에 의존하는 기업들은 가격에 대해 어느정도 조절이 가능하다. 일반적으로 식당과 의류점이 이에 해당된다. 미국의 일차진료는 의료서비스시장에서의 독점적 경쟁양상을 보여준다. 일차진료의사들은 많지만, 가격에 따라 최소한의 경쟁을 한다. 일차진료의사들의 경쟁력은 지리적 위치, 수련 수준, 환자와의 개인적 친분에 따라 차별화된다.

과점(oligopoly)은 소수의 대기업이 경쟁하는 구도다. 시장 집중도가 매우 높으며, 소수의 기업이 시장을 지배한다. 진입 및 퇴거장벽이 존재한다. 기업들은 가격이나 자원배분을 결정할 때, 경쟁사들의 반응을 고려해야 한다. 독점기업이 가격때문에 경쟁하는 경우는 드물다. 대신 브랜드 가치를 추구하고, 상품의 비가격적 특성으로 차별화한다. 항공산업은 대형여객기 제조(Boeing, Airbus)와 항공서비스(United, Delta, American, Southwest) 두 가지 측면에서 모두 과점구도가 형성된 사례이다. 많은 병원, 제약사, 보험사들은 기업이 접근성, 질, 가치로 경쟁하

| 토론 | 독점력(Monopoly Power)

독점력은 독점자가 시장의 유일한 행위자로서 가격을 끌어올릴 수 있다는 부정적 의미를 내포하고 있다. 그러나 미국의 많은 병원들은 독점자로 볼 수 있다. 병원들은 종종 일정 수단을 통해 독점적 지위를 얻기는 하나, 그 시장에서 다른 의료시설을 지원할 수 없는 단순한 이유로 독점력을 갖기로 한다. Oklahoma주 Norman의 NRH(Norman Regional Hospital)은 288개 병상을 갖춘 Norman의 유일한 병원이다. Norman은 Oklahoma주 교외의 성장지역 중 하나로, 주에서 세 번째로 큰 도시다. 인구는 11만 명이다. NRH의 사명은 "온정적인 의료와 교육서비스를 지역사회에 즉각적이며 효율적이고, 안전한 방식"으로 제공한다. 이는 나아가 "지역사회의 삶의 질 향상"이라는 비전으로 강화됐다. 다른 교외지역에서는 병원 수가 증가하고 경쟁이 심화되는 반면, NRH는 Norman의 유일한 병원으로 남아있다. 이 병원은 어떻게 독점적 지위를 유지해왔을까? 1980년대 NRH는 Norman시와 함께 의료시장에 진출하기를 바라는 병원은 시의 허가를 받거나 "필요증명(certificate of need)"을 받아야 한다는 법안이 통과되도록 움직였다. 경쟁자들이 이 기준을 충족시키지 못했기 때문에 NRH은 그 지역의 유일한 병원으로 남아있게 되었다. NRH는 경쟁이 없었기 때문에 의료 질과 비용을 더 향상시킬 수 있었다고 주장한다. NRH는 왜 이렇게 주장하는가? 이 주장에 동의하는가? NRH의 의료 질과 비용을 판단하고 싶다면 http://www.ucomparehealthcare.com 또는 http://hospitalcompare.hhs.gov에 접속해 확인하라.

고 기업 스스로를 차별화하는 과점시장이다.

독점(Monopolies)은 단 하나의 기업에 의해 고착화된 시장이다. 대체제를 찾기 힘든 상품이나 서비스를 생산하기 때문에 독점자는 경쟁이 결여되어 있다. 독점은 효율성을 높이는 인센티브가 부족하며 높은 가격을 유지한다. 독점자는 잠재적 경쟁자의 시장진입을 막는 장벽을 세우는 전략적 노력을 기울인다. 물과 전기 서비스는 대체로 독점이다. 병원의 집중도가 높아 독점적 조건에 가까운 시장은 가격도 높다는 연구 결과가 나와 있다(Federal Trade Commission, 2004).

5대 영향력 틀

Porter가 제안한 5대 영향력 틀은 산업 경쟁력을 이해하는 데 쓰인다. 이는 주변 환경에서 비롯되는 다섯 가지 공통적인 위협 – (1) 새로운 진입자 위협 (2) 대체재의 위협 (3) 공급자들의 구매력 (4) 구매자들의 구매력 (5) 경쟁위협 – 을 의미한다. 그 중심에는 경쟁의 밀도가 있다. Porter(1980)는 기업들이 다섯 가지 영향력의 약점을 찾거나 영향력을 수정하거나 경쟁압력을 줄이는 전략을 채택함으로써 경쟁우위를 확보하게 된다고 했다. 이와 함께 이 영향력이 앞서 언급한 시장구조를 결정한다. 영향력의 밀도가 증가할수록 산업환경은 점차 나빠지고, 전반적인 이익은 감소한다. 반면 영향력이 약하면 독점적 환경의 조성을 허락하게 되고 이는 전반적인 산업이윤을 강화시킨다.

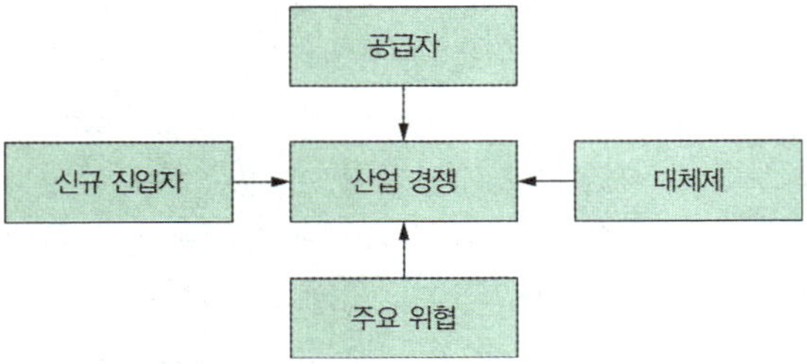

그림 10.7 산업분석을 위한 5대 영향력 틀
자료: Delmar, Cengage Learning.

경쟁 관계(Rivarly)

경쟁자들은 고객과 시장 점유율 확대를 위해 경쟁한다. 경쟁은 기업의 전략에 영향을 미치며, 사업의 전반적인 수익률을 결정한다. 많은 요인들이 시장 경쟁관계에 영향을 미치는데, 기업의 수와 기업유형은 중요한 요소이다. 산업에서 새로운 진입자가 비교적 참여하기 쉬운 경우, 경쟁에 참여하는 기업의 수가 늘어나고 M&A(인수·합병)를 통해 기업의 규모가 확대되며 산업은 보다 경쟁적이 되고 기업들의 평균 수익은 낮아지게 된다. 경쟁관계는 경쟁자들끼리 시장에서 서로 상당히 다른 형태로 존재할 때 발생하는 경향이 있다. 예를 들어, 공공병원, 지역사회병원 그리고 민간병원이 모두 있는 시장에서는, 소비자에게 더 많은 선택권을 주기 때문에 더 많은 경쟁에 직면하게 될 것이다. 또한, 시장의 인구밀도가 낮거나 기업의 시장점유율이 서로 비슷할수록 경쟁관계는 더 심화된다. 독점 또는 과점 기업의 존재는 경쟁관계를 감소시킨다. 미국의 병원시장은 시장구조 측면에서 다양성을 보여준다. 그러나 많은 병원들은 독점 또는 과점적 형태를 띠고 있다(Luke,

Walston, and Plummer, 2004). 제약산업 역시 집중도가 높아지고 있다. 제약업계 상위 10대사들이 세계 약품판매량의 59%를 점유하고 있다.

Porter(1980)는 비시장적 구조의 특징 또한 경쟁관계의 정도에 영향을 미친다고 주장했다. 이는 조직의 자산이 산업 외적으로 사용될 수 있는 정도(자산 전속성), 고정비용의 규모, 그리고 상품의 유사성과 차이점, 초과생산능력 등이다. 소비자에게 유사한 것으로 인지되는 상품들은 가격 경쟁력을 갖게 되고 자연스럽게 경쟁구도를 형성한다. 반면 차별화된 상품일 경우, 조직은 보다 많은 비용을 상품에 지불을 해야 하며, 그렇게 함으로써 고수익을 얻고, 경쟁관계를 약화시킬 수 있다. 과도한 생산은 또한 가격저하, 낮은 이윤을 초래하기 때문에 경쟁관계를 심화시킬 수 있으며 결과적으로 덜 매력적인 산업이 된다.

최종적으로 판매과정의 특성 또한 경쟁정도에 영향을 미친다. 만약 대량이며 적은 횟수의 주문이 이뤄질 경우 경쟁관계는 심화된다. 이와 유사하게 매매거래가 그다지 잘 관찰되거나 인지되지 않을 경우, 대립관계가 높아진다(Burns, 2002).

대체재 위협

상품과 서비스의 대체가능 정도는 소비자들로 하여금 다른 선택을 하게 한다. 대체재는 소비자의 인식이 질과 가격 면에서 원본과 얼마나 유사한가를 알아내는 데 집중하도록 한다. 상대적인 성능 대비 가격, **전환비용**(소비자가 생산자로부터 상품을 바꿀 때 발생하는 비용), 그리고 대체재에 대한 구매자 성향은 **대체재 위협**을 높이는 부가적 요소다(Porter, 1980). 의료서비스에서 상품명 처방약(brand-name drug)이 일반약으로 대체되는 것을 종종 볼 수 있다. 관리의료회사들은 요즘 흔히들 약물처방집과 층화본인부담 시스템을 개발하였는데, 이는 본인부담금이 높은 상품명 처방약(brand-name drug)의 처방을 줄이고, 일반약(generic drug)의 사용을 권장하기 위한 것이다. 복강경 수술은 담낭질환, 탈장, 충수절제 치료에서 개복수술에 비해 덜 침습적이기 때문에 선호되는 또 다른 예이다. 이와 마찬가지로 위궤양 치료 시 약제적 치료는 수술을 대체하고 있다(Kotler, Shalowitz, and Stevens, 2008).

구매자 권력

구매자들은 항상 낮은 가격과 높은 품질을 추구한다. 구매자 권력은 그들이 얼마나 소비할 수 있는지, 구매상품에 대한 정보를 얼마나 갖고 있는지, 그리고 대체재에 대해 어떤 선호도를 갖는지와 관련 있다(Mintzberg, Ahlstrand, and Lampel, 1998). 경쟁관계에서처럼, 소비자의 구매자 권력 또한 시장구조와 부분적으로 관련되어있다. 방위산업의 경우, 하나 혹은 소수의 구매자만 존재할 것이며 구매자는 생산자에게 강한 영향력을 행사할 수 있다. 의료서비스 시장의 경우, 의원들은 어떠한 단일보험자라 해도 환자들 의료서비스 제공의 상당한 부분을 담당하는 것을 허용하지 않을 것이다. 마찬가지로 병원은 주요 의료상품 및 장비에 대해서 둘 이상의 공급자를 찾기 위해 노력한다.

공급자 권력

공급자 권력은 구매자 권력과 대치되는 개념이다. 구매자들과 달리 공급자들은 가격은 높이고 질은 낮추기를 선호한다. 공급자들은 그들의 상품이나 서비스의 중요도에 따라 힘을 갖는다. 공급자들이 별로 없거나, 다른 공급자의 상품으로 대체하는 비용이 클 경우 힘이 커진다. 예를 들어, 의료정보시스템을 판매하는 회사가 다수 존재하지만, 한 기업에서 다른 기업으로의 전환비용이 매우 크고, 이는 곧 공급자의 권력을 증가시킨다. 반면에 일부 제약기업들만이 특정약제에 대한 공급원인 경우가 있으며 이들은 더 높은 가격을 매길 수 있는 위치에 있다. 예를 들어 Alexion Pharmeceutical에 의해 책정된 Soliris(희귀면역결핍 치료제)의 연간 공급가는 409,500달러이다(Herper, 2010).

새로운 진입자 위협

새로운 진입자들은 기존 기업들의 시장점유율을 잠재적으로 낮추고 가격경쟁을 촉진시킴으로써 시장을 위협한다. 진입장벽은 시장에 참여하는 기업의 수와 규모에 영향을 미친다. 몇몇 진입장벽은 자연적으로 발생하지만 나머지는 기존의 참여자들이 시장 지위를 유지하고 강화시키는 경쟁전략에 의해 형성된다(Kotler, Shalowitz, and Stevens, 2008). 이 장벽들은 다음과 같다.

- **규모의 경제와 높은 자본 요건**: 기존 참여기업들은 규모의 경제와 학습의 이점을 향유하며 이는 새로운 참여자들에 비해 가격과 생산에서 경쟁 우위를 갖게 한다. **규모의 경제**는 생산량의 증가가 평균 단위비용을 감소시킬 때 나타난다. 규모의 경제는 고정비용이 상당한 산업에서 종종 찾을 수 있다. 규모가 커짐에 따라 높은 고정비용은 고정되어가고 단위당 평균 비용은 감소한다. 예를 들어, 병원과 제약산업은 고정자본의 수준이 매우 높다. 경비면에서 불리한 상황을 안고 출발하는 이러한 산업시장에 진입하고자 하는 기업은 시장점유율을 어느 정도 달성하기 전까지의 초기경비가 경쟁사보다 월등히 높아질 것이다. 새로운 설비(예: 생산)구축에 소요되는 많은 양의 자본이나 높은 수준의 연구개발비(예: 제약)는 잠재된 새진입자에게 장벽으로 작용할 수 있다.
- **핵심자원 또는 유통경로(distribution channels)에 대한 접근**: 충분치 못한 핵심자원, 높은 유통비용(distribution costs), 핵심자원이나 유통경로(distribution costs)의 접근성 부족은 중요한 진입장벽이 된다. 의료제공자와 관련해서 이 진입장벽은 숙련도와 전문성을 갖춘 인력의 결손으로 이어질 수 있다. 특히 지방의 의원과 병원에서는 종종 의사, 전문의 모집에 어려움을 겪는다.
- **정부규제**: 법적 규제 또한 진입장벽으로 작용할 수 있다. 정부의 규제는 진입을 제한할 수 있다. 이는 특허권, 저작권, 또는 면허를 통해 이뤄진다. 산업 규정 또한 잠재적 참여자로 하여금 상품과 서비스 제공

이전에 정부의 승인을 필요로 한다. 미국의 많은 주들은 여전히 "**필요 증명서**(certificate of need)"를 요구한다. 이는 병원으로 하여금 거대자본의 투자에 앞서 주의 승인을 요구하는 기전이다. 약제도 마찬가지로 판매에 앞서 FDA의 시험과 승인을 받아야 한다.

- **브랜드화**(Branding): 기존 참여자들은 명성으로 시장에서 우위를 선점하고 있다. 일부 기업들은 명성을 효과적으로 이용하여 진입장벽을 낮추기도 한다. 그 예로 미국의 많은 제공자들, 예를 들어 Harvard international, Cleveland Clinic, Johns Hopkins는 그들의 브랜드를 지렛대 삼아 중동 시장에 진입했다.
- **독점 또는 장기적 협약**: 장기간에 걸친 협약이 특히 독점적일 경우, 강력한 진입장벽을 형성한다. 많은 관리의료보험사는 정신 및 약물의료 문제에 관련 서비스 제공에 대해 독점적 협약을 체결하는데, 이는 이러한 서비스 시장으로의 진입을 매우 어렵게 한다(Kotler, Shalowitz, and Stevens, 2008).
- **초과 생산능력 및 보복위협**: 만약 기존의 기업이 초과 생산능력이 있을 경우 가격인하 전략을 종종 구사한다. 진입에 대한 위협은 기존 참여자들로 하여금 가격을 현재 수준으로 유지하거나 낮추도록 작용할 것이다. 공격적 보복의 확실한 경력이 있는 기존의 기업들은 새로운 시장진입자에게 추가적인 장벽을 취할 것이다.

경쟁자 지위에 대한 평가

기업은 경쟁자를 알고 또 이해하고 있어야 한다. 경쟁자가 누구인지 정의(결정)하는 것은 흥미로우면서도 때로는 복잡한 과정이다. "전략적 그룹"이라는 개념은 1972년 Hunt에 의해 처음 도입되었고, 1980년 Porter에 의해 더욱 개발됐다. 전략적 그룹은 비슷한 사업모형과 전략적 방향으로 인해 한 산업 내에서 직접 경쟁하게 되는 조직을 알아내기 위해 도입된 개념이다. 예를 들어, 요식업계에는 패스트푸드부터 고급음식점에 이르기까지 다양한 범주가 있다. 맥도날드는 버거킹, 웬디스와 당연히 경쟁하겠지만, 오성급의 고급음식점과는 경쟁하지 않을 것이다. 이러한 그룹들은 다음과 같은 특성들로 구분된다:

- 가격/질
- 지리적 범위(지역/글로벌 등)
- 수직적 통합의 정도
- 제품(종류)의 범위
- 유통경로의 이용

내부자원: 경쟁우위의 원천

내부자원은 전략적 우위를 위한 핵심 구성요소다. 자원은 전략의 성공적 실현을 위해 매우 중요하다(Barney, 1991:Wernerfelt, 1984). 조직은 유형과 무형자원의 조합이며, 유형자원(tangible resources)은 장비, 건물, 기계와 같은 물리적인 자산을 말한다. Barney(1991)에 따르면 이러한 자원들은 세 가지 범주로 구분할 수 있는데, (1) 물적자본(physical capital) 자원: 기술, 장비 및 시설, 지리적 부지, 원료물질 등, (2) 인적자본(human capital) 자원: 조직 구성원의 기술역량, 훈련상태, 경험, 판단, 지능, 그리고 직관 등을 포함, (3) 조직자본(organizational capital) 자원: 조직의 공식구조, 보고체계; 기획, 조정, 통제와 같은 공식 및 비공식 절차; 그룹 간, 조직 내 혹은 조직 간 비공식 관계를 포함한다.

내부자원은 전략적으로 중요하고, 경쟁에서 이익의 유지를 확보할 수 있다. 그러나 내부자원의 중요성을 유지하려면 반드시 가치와 희소성이 있어야 하며, 모방하기 어렵고, 대체 가능성이 적어야 한다(Barney 1991). 자원은 전략적으로 가치가 있어야 하며, 기업의 효과성과 효율성 향상에 중추적일 필요가 있다. 또한 수요를 창출할 만큼 희소성을 지녀야 하며, 모방하기 어려워야 한다. 예를 들어 많은 기업들에게 인적자원은 중요한 자원이다. 이는 희소성을 갖출 수 있으며, 복제하기 어렵다. 끝으로 자원이 가치 있고 희소성이 있으며, 모방하기 어렵다 할지라도, 쉽게 대체될 수 있다면 지속적인 전략적 우위를 제공하지 못할 수 있다. 물리적 자산(Physical assets)은 지속적인 전략우위를 제공하기 어려우며, 그 우위는 물적, 인적, 조직적 자원의 결합 형태이어야 한다. 물적 자원은 쉽게 모방할 수 있고, 대체 가능성도 높다. 예를 들어 최신 영상기구들을 구입해 제공하는 것은 경쟁자들이 쉽게 따라할 수 있다. 지속적인 전략 우위는 유형의 자원과 조직문화처럼 모방하기 어려운 무형의 자원을 결합할 때 얻을 수 있다. 문화는 모방을 막을 수 있는 가장 효과적이고 지속적인 자원이며, 독보적인 결과를 창출하고, 복제하기 어렵다(Barney, 1986). 물론 긍정적인 조직문화를 형성하는 것은 매우 어렵다. 견고한 문화를 갖춘 조직은 보다 혁신적이며, 환자 만족도 역시 높아 목표달성에 이를 가능성도 높다(Bellou, 2007).

조직역량 평가

가치사슬 분석(value chain analysis)은 경영진이 조직의 자원과 역량의 활용을 평가하는데 도움이 된다. 조직역량과 제공능력은 각 단계에서 어떤 가치가 추가될지 결정하기 위해 살펴볼 수 있다. 조직의 역량은 자원을 활용해 상품과 서비스를 생산하는 능력과 관련 있다. 역량의 범위는 일상 과업에서의 간단한 업무부터 복잡한 과정까지 포함한다. 이러한 역량은 조직 가치사슬의 집합적 활동이다. 즉, 역량은 상품이나 서비스에 부가가치를 더해주는 일련의 활동으로 조직된다. 가치사슬은 일반적으로 수입업무, 작업/제품, 수출업무, 마케팅과 판매, 서비스와 유지를 주요 활동으로 가지고 있다. 각 활동에 대한 비용과 가치동력(value driver)을 면밀히 살펴볼 수 있다.

보건의료분야에서 가치사슬을 평가할 때 두 가지 하위체계(서비스 전달과 지원활동)가 있다고 간주한다. 서비스 전달 체계는 다시 단계에 따라 서비스 전, 서비스, 서비스 후로 나뉘고, 이는 서비스가 어느 단계까지 진행되었는지 보여준다. 지원활동은 조직의 기반시설, 문화, 자

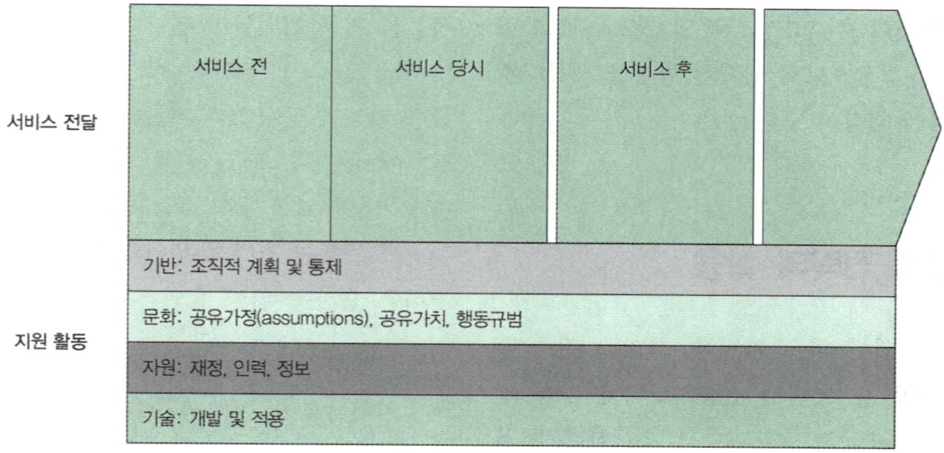

그림 10.8 가치 사슬(Value Chain)
자료: Adapted from Ginter *et al.*(2005).

원, 기술로 이루어져 있다. 이러한 하위체제는 소비자들에게 매력적인 환경을 제공할 뿐 아니라 서비스 지향적 문화, 충분한 자원과 재정, 양질의 인력, 그리고 적절한 정보 기술을 보장함으로써 서비스 전달 체계에 도움을 준다.

조직의 역량을 평가하는 데에 있어 많이 쓰이는 또 다른 방법 중 하나는 SWOT **분석**이다. SWOT(strengths, weakness, opportunities, and threats)은 조직의 역량을 평가할 때, 혹은 조직의 효율성과 전략적 방향을 보강하는 목적으로 자주 사용되는 분석도구이다. SWOT 분석은 조직의 구성원들이 조직의 모든 측면들을 평가할 수 있도록 해준다. 이는 조직의 내적 강점과 약점, 조직문화, 조직의 구조, 자원으로의 접근성, 직원 채용, 작업, 외부와의 관계, 정보 기술에의 역량과 기능, 행정 절차, 임상적 통제 과정, 그리고 조직의 의사결정을 모두 포함한다. 이러한 것들을 통해, 조직은 어떤 방면을 통해 성장할 수 있는지 확인할 수 있고, 조직의 주요 위협요인을 완화시킬 수 있다(Bourgeois, Duhaime, and Stimpert, 1999; Luke, Walston, and Plummer, 2004). 조직은 내부 분석 결과에 따라 조직의 내적 강점과 약점뿐 아니라 외적인 기회와 위협요인에 대한 전략을 세울 수 있다. SWOT 분석은 사용하기 쉽고, 여러 이해당사자들이 참여할 수 있어 널리 쓰인다. 그러나 SWOT은 흐름의

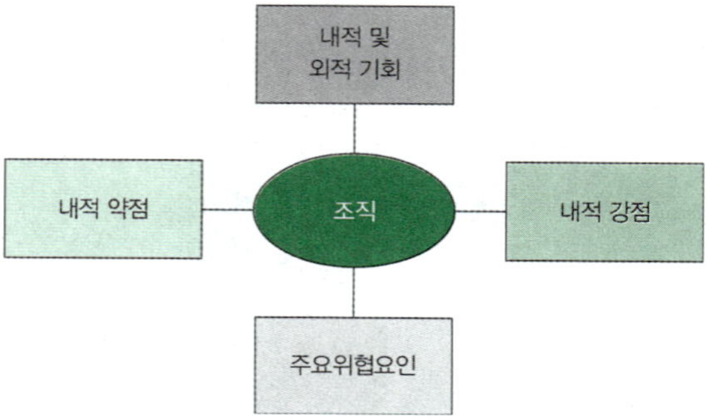

그림 10.9 SWOT 분석
자료: Adapted from Bourgeois *et al.*(1999).

정보를 제공할 수 없고, 잘못된 정보를 포함할 수 있으며, 결론으로의 명확한 방향을 제공하지 못한다는 한계점이 있다.

일반적 전략의 활용

Porter는 기업이 비용 차별화, 그리고 전체 혹은 틈새시장 중 어디에 집중하느냐에 따라 전략적 우위를 달성할 수 있다고 제안한다. 이를 일반적 전략(generic strategies)이라고 한다. 그림 10.10을 참조하라.

저비용 리더십

일반적 전략은 주어진 서비스의 질에 맞는 저비용 생산자를 필요로 한다. 저비용 리더로서 성공을 거둔 기업들이 있다. 미국의 Wal-Mart나 Aldi Store가 대표적이다. 질 좋은 상품을 저렴한 가격에 공급했다. 이들 두 기업은 투입과 절차에서 저가(low-price)를 유지하는데 주력했다. 일반약 제조사와 Retail Clinics 역시 비용 측면을 활용한 전략적 우위의 확보를 추구했다. 저비용 생산을 위한 요인은 다음과 같다.

- 경쟁사들과의 활발한 가격 경쟁
- 경쟁사들과 유사한 상품 생산(차별화되기 어려운 상품들)
- 가장 많이 사용되는 상품을 같은 방법으로 생산
- 구매력 높은 소비자와의 높은 교섭력(high bargaining power)
- 진입장벽이 낮고 저가에 소비자를 유인할 만한 새로운 상품

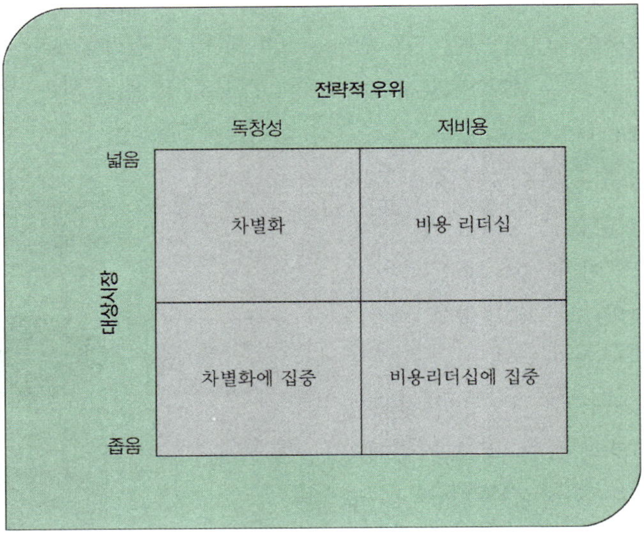

그림 10.10 일반적 전략

자료: Delmar, Cengage Learning.

어느 기업이든 저가의 제품을 내놓더라도 소비자들이 받아들일 만한 수준의 질을 갖춰야 한다는 과제에 직면한다. 품질 선호도는 소비자들의 수입, 교육 수준, 문화적 기준 등에 따라 다양하다. 그렇지만 의료서비스와 같은 경우 다수의 소비자들은 매우 높은 수준의 질을 요구한다. 따라서 대다수의 의료상품 판매자들이 저가의 상품을 생산할 때 환자들을 유인하는 과정에서 큰 어려움을 겪는다. 저렴한 상품은 질이 낮다는 소비자들의 인식이 의료분야에서는 특히 강하다. 그래서 환자들은 높은 가격을 지불해서라도 높은 수준의 진료를 받기를 원한다. 의료서비스를 저가에 제공하려는 도전은 소비자들이 실제 의료비에 대한 정보와 얼마나 괴리가 있는지와 연관이 있다. 보험에 가입한 환자들은 높은 가격에도 보호받을 수 있는데, 이는 상대적으로 저렴한 공동분담보험료와 공제액에 따른 것이다. 의료보험에 가입한 환자는 의료비 전액을 부담해야 하는 대신 보험회사를 통해 할인받은 소액의 공동분담보험료와 고정된 공제액만 지불하면 된다. 그렇지만 어떤 진료나 시술은 보험 공제가 되지 않는 경우도 있다. 이러한 분야에서 낮은 가격책정은 효과적인 전략이 된다. 병원들은 분만, 신체검사, 성형수술에 대해 종종 가격을 낮게 책정한다. 특히 대학가에 위치한 병원에서는 최적의(best) 가격을 물색하러 다니는 미래의 부모들을 종종 발견한다. 의료서비스 제공자들은 시장에서 이러한 저가 의료서비스로 유리한 위치를 선점하려 노력할지 모르지만, 환자들이 여러 다른 서비스에서는 가격이 그다지 크게 민감하지 않다는 것을 곧 깨닫게 된다.

차별화

차별화 전략은 기업들이 다른 곳에서는 찾을 수 없는 독특한 특성의 상품이나 서비스를 공급하도록 한다. 이러한 특성을 지닌 상품은 소비자들에게 가치있는 상품으로 평가받을 것이며, 경쟁사에서는 볼 수 없는 상품으로 인식하게 한다. 이러한 가치는 기업들이 상품에 프리미엄 가격을 책정할 수 있도록 한다. 상품의 차별화는 상품, 서비스, 인적자원, 유통경로, 이미지를 통해 얻어진다(Kotler, Shalowitz, and Stevens, 2008). 기업들은 상품의 기능을 향상시키거나 소비자들이 일반적으로 가치를 두는 특성들, 예를 들면 신뢰도, 수명, 사용 용이성, 편리성, 청결도, 안정성, 그리고 낮은 유지비용 등을 포함하여 생산한다. 독특하게 인식되기 위해 몇몇 의료시스템은 복도를 추가해 소음을 줄이고, 룸서비스를 강화하고, 미식 요리사를 채용하는 등 의료시설을 '치유 정원'처럼 제공하기 위해 시설을 변화시키고 있다(Landro, 2007). 기관은 소비자들의 서비스 과정을 향상시킴으로써 차별화를 도모할 수도 있다. 이러한 예로는 주문과 전달체계의 간편화, 유지와 수리서비스 제공 등이 있다. 예의, 신뢰성, 대화 능력 등 기업의 인간적인 면도 차별화 경쟁 전략으로 쓰일 수 있다. 미국 Mayo Clinic을 비롯한 많은 의료기관들이 의료인과 환자, 보호자 간 관계의 향상에 초점을 맞춘 서비스 프로그램을 시행하고 있다(Frey, Leighton, and Cecala, 2005). 유통경로

(Channel differentiation)의 차별화 또한 기업을 주목받게 할 수 있다. 보장범위와 전문성, 그리고 성과는 중요한 이점이 된다. 의료서비스 제공자들은 핵심지역에 일차진료 클리닉(referral clinic)을 개설하고, 제약사들은 환자들에게 약을 전하기 위한 다양한 방법을 제공하고, 보험사들은 폭 넓게 네트워크를 형성하는 노력 등이 전형적인 차별화 전략이다.

이미지 또한 상품을 차별화하는 강력한 전략이 될 수 있다. 경쟁사의 제품과 비슷한 제품이 출시될 때 소비자들은 기업의 이미지에 가치를 두고 상품을 선택한다. 좋은 이미지 구축을 위해서는 매우 많은 시간이 필요하나, 이미지 훼손은 매우 순식간에 일어난다(Armstrong & Kotler, 1999). 의료시장에서도 이미지는 점점 더 중요해진다. 몇몇 의료시스템에서는 매년 수십만 달러를 광고비용으로 지출한다. 예를 들어 Boston의 병원들은 2005년 2000만 달러를 광고에 투자했다. "다른 대다수의 광고와 달리 병원 광고는 어떤 상품의 판매 목적이 아니라 병원 이미지에 초점을 두고있다"(Rowland 2006). 강력한 이미지와 브랜드가 구축되면, 이는 곧바로 상품과 사업에 직결된다. 예를 들어 병원(entities)들은 대학과 제휴관계를 맺고 있는데, 이로 인해 긍정적인 이미지를 향상시키기 때문이다. 하버드대는 전세계적으로 매우 잘 알려진 강력한 이미지를 구축하고 있다. 이 이미지는 하버드라는 이름과 함께 Boston시의 보건의료 시스템 파트너인 Harvard Medical International과의 컨설팅 및 출판에 쓰이고 있다. 비슷한 예로 Hospital Corporation of America도 Oklahoma대학교에 비용을 지불하고 Oklahoma 의료단지 이름을 Oklahoma메디컬 센터로 지었다.

집중전략

집중전략 또는 틈새시장 전략은 일반적 전략의 또 다른 부문을 구성한다. 그림 10.10에 제시된 것처럼 집중전략의 핵심은 차별화 또는 비용에 기반하고 있다. 집중 혹은 틈새시장 전략의 핵심은 인구, 생산라인, 지리적 위치, 정치적 성향 같은 중요한 특징에 근거한다는 것이다. 특성화 병원이 틈새시장에서 경쟁하는 대표적인 사례다. 경쟁우위는 목표한 시장에서 적절한 전략을 세우고 저비용이나 차별성에 집중함으로써 확보할 수 있다.

전략의 다른 측면들

최초 진출자 우위(First Mover Advantage)

최초 진출자 우위는 시장의 선두주자로서 얻는 이익을 말한다. 이는 미래를 내다보는 능력, 기술 선도력 또는 핵심자원 통제에 의해 얻게 된다. 선두주자들은 상당한 대중성과 공적 인 지도를 얻는 경우가 많다. 선두주자들은 상당히 강력한 힘을 갖게 되어 그 상품이 선두주자가 되기도 한다. 예를 들어 클리넥스라는 상품명은 티슈라는 일반명사와 동등한 단어가 되었고 제록스는 복사기와 같은 의미가 됐다. 마찬가지로 1954년 1마일 4분 벽을 처음으로 돌파한 Roger Bannister는 1952년 올림픽에서 4위를 했고, 그의 기록이 46일간 유효했을 뿐이지만 스포츠계에서 영예를 얻고 있다(Bascomb, 2005). 선두주자는 연구나 전략적 이익 제공에서도 중요한 역할을 한다. 학습곡선을 빨리 낮춤으로써 수익을 유지하기도 한다. 예를 들어 애플은 아이폰, 아이터치, 아이팟을 계속 선보임으로써 앞서 나갔다. 유사하게 제약사와 생명공학 기업들도 특허와 신약을 통한 혁신으로 전략적 우위를 선점하고 있다.

만약 선두주자들이 핵심 자원과 능력을 확보할 수 있다면 시장에서 독보적 지위에 서게 될 것이다. 핵심자원은 특허권을 갖거나 물질적 우위 또는 유능한 직원들을 보유하는 것이다.

반면 선두주자들은 처음 가졌던 수익을 유지하지 못할 수도 있다. 다음에 등장한 기업들이 선두주자들의 기술을 모방하거나 무임승차할 수 있기 때문이다. 후발 기업들은 또한 새로운 시장 개척이나 기술 개발에 드는 위험부담을 줄일 수 있고 안정적으로 사업을 진행할 수 있는 장점이 있다. 많은 기업들이 신제품 개발을 위해 막대한 투자를 하고 있지만 후발 기업들에게 지는 경우가 있다. 예를 들어 Prodigy Communication은 인터넷 쇼핑, Dumont는 홈쇼핑, Chux는 재활용 기저귀, Ampex는 비디오 리코더의 선두주자들이었지만 현재 모두 후발주자들에게 그 자리를 내줬다(Shilling, 2007).

상품 생산주기

모든 상품과 서비스는 가격과 판매량이 연관되어 일정 패턴의 주기 또는 단계가 있고, 이는 전략에 영향을 준다. 상품 생산주기는 기술 우위의 변화, 소비자 선호도의 변화로 생기는 모든 상품의 제한된 수명때문에 생긴다. 그림 10.11에서 볼 수 있듯이 네 개의 생산주기 단계가 있다. 출현단계에서는 기술을 개발하고 발전시킨 극소수의 기업만이 존재한다. 이 단계에선 경쟁이 거의 없다. 경쟁사가 거의 없기 때문에 대체재도 거의 없다. 판매와 이익 역시 낮은 수준이다. 성장단계에서는 판매가 늘어나면서 많은 경쟁사들이 시장으로 유입된다. 상품이 성공을 거둬 경쟁사들이 서로 모방하며 상품을 생산한다. 성숙단계에서는 가장 수익성이 높다. 판매는 보다 느린 속도로 증가한다. 이 단계에서 경쟁 상품들은 점점 유사해지고, 이는 개별 상품들을 차별화하는 어려움을 증가시킨다. 기업들은 전략적으로 시장점유율을 유지하거나 확장시키려 하게 된다. 마지막 단계는 '하강'이다. 판매 규모가 상당이 축소되고 경쟁으로 인해 기업의 이익이 점점 줄기 때문에 기업들은 서로 합병하여 시장 집중도(market concentration)를 키우려고 한다. 미국의 의료산업은 상당한 경쟁과 정부 규제의 성숙단계로 볼 수 있다(Kepros *et al.*, 2007)

집중과 경쟁 수준

생산주기의 단계	집중도	경쟁
출현	높음	낮음
성장	감소	증가
성숙	증가	보통에서 높음
하강	높음	높음

그림 10.11 생산주기

자료: Delmar, Cengage Learning.

포트폴리오 분석

1970년대 컨설팅업체들은 기업들의 전략적 지위를 분석하기 위한 다양한 방법들을 개발했다. 널리 알려진 방법론 중 하나가 **포트폴리오 분석**이다. 이는 기업의 전략적 사업 단위의 가치를 비교하는 것이다. 기업의 구성요소는 시장에서의 경쟁적 위치, 환경의 매력에 의해 분류된다. 기업의 요소들을 4분면에 표현한 BCG's Grow–th–Share matrix, GE/McKinsey Nine–block Matrix에 이런 개념을 다양하게 유도하는 방법이 나온다. 이러한 분석 뒤의 전략적 목적은 기업의 어느 영역에 더 투자해야 하는지, 어느 영역의 투자를 줄여야 하는지 알려주기 위한 것이다(Ghemawat, 2001). 이러한 방법들은 경제규모와 시장의 힘 그리고 전략적 이익이 직접적으로 시장 분배와 밀접하게 연관되어 있다는 것과 시장의 성장이 기업의 확장에 큰 기회를 준다는 가정에 따른 것이다. 각각의 포트폴리오 방법론은 다음과 같은 요인을 탐색한다.

1. 기업의 전략적 사업단위의 자본력에 대한 평가
2. 전략적 사업단위에 대한 방향 제시
3. 더 투자해야 하는가, 덜 투자해야 하는가에 대한 지침
4. 기업의 현금 투자와 지출 간 포트폴리오 균형 조정(Luke, Walston, and Plummer, 2004)

기업은 전략사업단위를 경쟁적 지위와 환경적 매력을 통해 평가할 수 있다(그림 10.12). 이는 전략사업단위를 4분면의 위쪽으로 향하게 한다. 이러한 위치는 각각의 전략사업단위에서 어떤 전략을 세워야 하는지 제안한다. 포트폴리오 분석은 특히 자본이 부족할 때 유용하다. 많은 의료 기업들은 전략방향을 유지할 수 있는 우선순위를 정하고 평가하기 위해 이 같은 방법을 활용하고 있다(Bess and Bess, 1990).

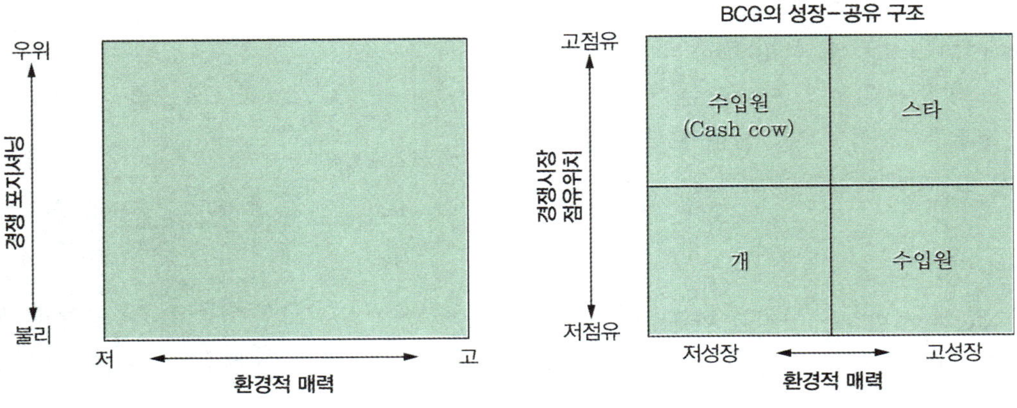

그림 10.12 경쟁적 포지셔닝

자료: Delmar, Cengage Learning.

요약 및 경영 가이드

1. 사명과 비전의 중요성과 전략 및 전략경영과의 연관성을 이해한다. 모든 전략적 행동과 기업의 방향은 사명과 비전에 따라 움직여야 한다. 지휘자들은 의미 있는 사명과 비전을 결정하고, 의사 결정 과정에 적용해야 한다.
2. 유의미한 가치를 설정하고, 조직 내 움직임(활동)을 이끌어라. 가치는 성과와 직결되어야 하며, 연간 평가에 반영되어야 한다.
3. 전략은 미래지향적인 계획 그 이상이라는 것을 깨달아야 한다. 전략은 환경을 분석하는 능력, 잠재적 미래를 이해하는 능력, 기업의 자원을 전략적으로 배분하는 능력을 포괄한다. 이는 불확실한 시기에도 조직을 이끌 인적·물적 자원을 포함한다.
4. 좋은 전략은 정적이지 않으며, 경영자의 선호와 성과에 근거하여 변화한다. 성공적인 조직은 적응력이 높으며, 경험에서 학습하며, 빠른 진전을 보인다.
5. 기업의 경쟁적 지위가 사업모형의 네 가지 구성요소 중 어떤 한 요소의 변화에 따라 어떻게 바뀌는지 관찰하라. 사업모형의 개념은 경영자로 하여금 각 구성요소들이 개별적으로 또는 조합에 의해 조직 경쟁력을 향상시키는 기권을 이해하도록 한다. 이와 같은 방법으로 경쟁자들이 갖고 있을 잠재적 우위가 어떻게 차별화되는지 분석하는 방법을 제공한다.
6. 관리자들은 기업의 환경을 분석하는 다양한 방법을 이해해야 한다. Porter가 제안한 5대 영향력 틀은 조직 환경의 관찰 및 요인들이 경쟁적 지위에 미치는 영향이라는 두 가지 수단을 제공한다.

참고 문헌

Alliance for Advancing Nonprofi t Health Care (2009). The value of nonprofit health care. Retrieved August 16, 2010, from http://www.nonprofi thealthcare.org/reports/5_value.pdf

American Hospital Association. (2010). Eliminating racial and ethnic disparities. Retrieved August 11, 2010, from http://www.aha.org/aha_app/issues/Disparities/index.jsp

Armstrong, G., & Kotler, P. (1999). *Principles of marketing* (8th ed.). Upper Saddle River, NJ: Prentice Hall.

Ball, P. (2004). Starting from scratch. *Nature*, 431(7009), 624-626.

Barney, J. (1991). Firm resources and sustained competitive advantage. *Journal of Management*, 17, 99-120.

Barney, J. (1986). Organizational culture: Can it be a source of sustained competitive advantage? *Academy of Management Review*, 11(3): 565-665.

Bascomb, N. (2005). *The perfect mile: Three athletes, one goal, and less than four minutes to achieve it.* Mariner Books.

Bellou, V. (2007). Achieving long-term customer satisfaction through organizational culture: Evidence from the health care sector. *Managing Service Quality*, 17(17): 510-522.

Berry, L. and Mirabito, A. (2010). Innovative healthcare delivery. *Business Horizons*, 53(2), 157.

Bess, J. L., & Bess, A. (1990). Hospital portfolio analysis. *Health Care Strategic Management*, 8(5), 10-14.

Bourgeois, L. J., Duhaime, I. M., & Stimpert, J. L. (1999). *Strategic management: A managerial perspective.* Charlottesville, VA: Dryden Press.

Brandenburger, A., & Nalebuff, B. (1997). *Co-opetition.* New York: Crown Business.

Burns, L. (2002). Competitive strategy. In D. Albert (Ed.), A physician's guide to health care management (pp. 46-56). Williston, VT: Blackwell Publishing.

Burns, L., & Pauly, M. (2002). Integrated delivery networks: A detour on the road to integrated care? *Health Affairs*, 21(4), 128-143.

Chaffee, E. (1985). Three models of strategy. *Academy of Management Review*, 10(1), 89-98.

Cleverley, W., & Cleverley, J. (2003). Payment trends achieving stability amid uncertainty: Preparing for future payment policies and practices will require balancing act involving a broad range of revenue-enhancing strategies. *Healthcare Financial Management*, 57(12): 52-58.

Coggins, J. (1990). *Arms and equipment of the Civil War.* Wilmington, NC: Broadfoot Publishing Company.

Collis, D., & Rukstad, M. (2008). Can you say what strategy is? *Harvard Business Review*, 82-90.

The Commonwealth Fund. (2004, May). A 5-nation hospital survey: Commonalities, differences, and discontinuities. Retrieved August 11, 2010, from www.commonwealthfund.org/Content/Surveys/2003/2003-International-Health-Policy-Survey-of-Hospital-Executives.aspx

Crean, K. (2010). Accelerating Innovation in information and communication. *Health Affairs,* 29(2): 278-284.

Deloitte and Touche. (2009). Medical tourism report findings. Retrieved August 11, 2010, from http://www.deloitte.com/assets/Dcom-UnitedStates/Local%20Assets/Documents/us_chs_Medical-TourismStudy(3).pdf

DeWeese, D. (1994). *Islamization and native religion in the Golden Horde: Baba Tukles and con-version to Islam in historical and epic tradition.* University Park: Pennsylvania State University Press.

Eicher, D. (2001). *The longest night: A military history of the Civil War.* New York: Simon & Schuster.

Fahey, L. (1999). *Competitors.* New York: John Wiley and Sons.

Fahey, L., & Narayanan, V. K. (1986). *Macroenvironmental analysis for strategic management.* St. Paul, MN: West Publishing Company.

Federal Trade Commission and Department of Justice. (2004, July). Improving health care: A dose of competition: A report by the Federal Trade Commission and the Department of Justice.

Fennell, T. 2005. The next 50 years. *CA Magazine,* 138(3), 45-46.

Frazier, I. (2005). Annals of history: Invaders: Destroying Bagdad. *The New Yorker,* April 25.

Frey, K., Leighton, J., & Cecala, K. (2005). Building a culture of service excellence. *Physician Executive*, 31(6): 40-45.

Ghemawat, P. 2001. *Strategy and the business landscape.* Upper Saddle River, NJ: Prentice Hall.

Ghoshal, S., & Bartlett, C. 1995, Changing the role of top management: Beyond structure to process. *Harvard Business Review,* 73(1): 86-96.

Ginter, P. M., Swayne, L. E., & Duncan, W. J. (2002). Strategic management of health care organizations. Oxford, UK: Blackwell Publishing.

Goodstein, L. D., Nolan, T. M., & Pfeiffer, J. W. (1993). *Applied strategic planning.* New York: McGraw-Hill.

Hansell, S. Netfl ix to sell a device for instantly watching movies on TV sets. New York Times, May 28, 2010 from http://www.nytimes.com/2008/05/20/technology/20netflix.html?scp=1&sq=netflix%20to%20sell%20a%20device%20for%20instantly%20watching&st=cse

Hansen, F. (2008). A revolution in healthcare. *Review—Institute of Public Affairs,* 59(4), 43-46.

Harris, G. (2004). Despite missteps, Eli Lilly is a hard stock to bet against. *New York Times,* February 25.

Herper, M. (2010). The world's most expensive drugs. *Forbes,* February 22. Retrieved May 11, 2010, from http://www.forbes.com/2010/02/19/expensive-drugs-cost-business-healthcare-rarediseases.html

Hunt, M. (1972). Competition in the major home appliance industry (Doctoral dissertation). Harvard University, Cambridge, MA.

Institute of Medicine. (2001). Crossing the quality chasm. Washington DC: The National Press.

Jackson, S. (2008). Predicting changes in industry structure. *The Journal of Business Strategy,* 29(2): 54–57.

Kepros, J., Mosher, B., Anderson, C. & Stevens, P. (2007). The product life cycle of healthcare in the United States. *The Internet Journal of Healthcare Administration,* 4(2). Retrieved August 14, 2010, from http://www.ispub.com/ostia/index.php?xmlFilePath=journals/ijhca/vol4n2/product.xml

Kotler, P., Shalowitz, J., & Stevens, R. (2008). Strategic marketing for healthcare organizations. San Francisco: Jossey−Bass.

Landro, L. (2007). Hospitals build a better healing environment. *Wall Street Journal,* March 21, p. D9.

LaPenna, A. M. (2010). “Alternative” healthcare: Access as a revenue source in a consumer−driven market. *Journal of Healthcare Management,* 55(1), 7–11.

Lee, O., & Davis, T. R. V. (2004). International patients: A lucrative market for U.S. hospitals. *Health Marketing Quarterly,* 22(1), 41–56.

Lin, D. (2008). Convenient care clinics: Opposition, opportunities, and the path to health system integration. *Frontiers of Health Services Management,* 24(3), 3–12.

Luke, R., Walston, S., & Plummer, P. (2004). *Healthcare strategy: In pursuit of competitive advantage.* Chicago: Health Administration Press.

Merriam−Webster English dictionary. (2004). Springfi eld, MA: Merriam−Webster.

Mintzberg, H., Ahlstrand, B., & Lampel, J. (1998). *Strategy safari: A guided tour through the wilds of strategic management.* New York: Free Press.

Murray, W., Knox, M., & Bernstein, A. (1994). *The making of strategy: Rulers, states, and war.* Cambridge: Cambridge University Press.

Muscalus, R. (2008). Competition and community: Key evolving issues that require careful consideration. *Frontiers of Health Services Management,* 25(2), 25–31.

Mutter, R., Wong, H., & Goldfarb, M. (2008). The effects of hospital competition on inpatient quality of care. *Inquiry—Excellus Health Plan,* 45(3): 263–280. The $150 million zapper: Does every can−cer patient really need proton−beam therapy? (2009, March 16). *Forbes,* 183(5), 62.

Operating profi t: Globalisation and healthcare. (2008, August 16). *The Economist,* 388(8593).

Perkins, B. (2010). Designing high cost medicine. *American Journal of Public Health,* 100(2), 223–233.

Pesse, M., Erat, P., & Erat, A. 2006. The network is the customer: Setting the stage for fundamental change in pharmaceutical sales and marketing. *Journal of Medical Marketing,* 6(3), 195–202.

Porter, M. (1980). *Competitive strategy.* New York: Free Press.

PriceWaterhouseCoopers. (2010). Pharma 2020: Challenging business models. Retrieved May 13, 2010, from http://www .pwc.com/gx/en/pharma-life-sciences/pharma-2020/pharma-2020-vi-sion-path.jhtml

Prawdin, M., & Chaliand, G. (2006). *The Mongol empire: Its rise and legacy.* New Brunswick, NJ: Transaction Publishers.

PR Newswire, 2007. Cleveland Clinic enters partnership to manage and operate Sheikh Khalifa Medical City in Abu Dhabi. June 4. New York.

Rowland, C. (2006). Hospitals blitz airwaves with ad campaigns. Boston Globe, February 21. Retrieved August 11, 2010, from http://www.boston.com/business/healthcare/articles/2006/02/21/hospi-tals_blitz_airwaves_with_ad_campaigns

Sawyer, R. (2007). *The seven military classics of ancient China.* New York: Basic Books.

Schendel, D. (1994). Introduction to "Competitive organizational behavior Toward an organization-ally-based theory of competitive advantage." *Strategic Management Journal.* 15: 1-5.

Shilling, G. (2007). First mover disadvantage. *Forbes,* 179(13), 00156914, June 18.

Society for Healthcare Strategy and Market Development. (2008). FutureScan 2008: Healthcare trends and implications, 2008-2013. Chicago: Health Administration Press.

Watson, T. (1963). *A business and its beliefs.* New York: McGraw-Hill.

Walter, B. A., & Priem, R. (1999). Business strategy and CEO intelligence acquisition. *Competitive Intelligence Review,* 10, 15-22.

Wernerfelt, B. 1984. A resource-based view of the fi rm. *Strategic Management Journal,* 5, 171-180.

Wills, B. S. (1998). *The Confederacy's greatest cavalryman: Nathan Bedford Forrest (Modern war studies).* Lawrence: University Press of Kansas.

제11장

의료산업에서의 전략적 제휴의 관리

Edward, J. Zajac, Thomas A. D'Aunno, and Lawton Robert Burns
역자: 김양균

개 요

- 의료산업에서의 제휴
- 제휴의 유형의 형태
- 제휴는 왜 존재하는가?
- 제휴과정: 단계적 분석
- 제휴문제분석을 위한 체계

학습 목표

이 장을 읽고 나면

1. 왜 의료분야에서 전략적 제휴의 이용이 늘어나는지 자세히 이해하여야 한다.
2. 전략적 제휴의 다른 유형과 형태, 사용되는 규모의 수에 대해 구별할 줄 알아야 한다.
3. 제휴를 구조와 목적에 따라 분류할 수 있어야 한다.
4. 제휴의 동기가 제휴의 구조와 성과에 어떻게 영향을 미치는지에 대해 알아야 한다.
5. 전략적 제휴에 관한 동기부여와 제휴파트너가 양립가능한지를 알아야 한다.
6. 제휴가 이루어지는 일반적인 단계를 설명하고, 각 단계별로 주요 문제들을 파악해야 한다.
7. 제휴 시 발생하는 문제점과 증상을 구분하고, 관리적 개입에 대한 각기 다른 영향들을 인식해야 한다.
8. 제휴의 장점과 단점에 대해 알아야 한다.
9. 의료서비스산업에서 작동하는 것과 그렇지 않은 제휴형태를 찾아낼 수 있어야 한다.

핵심 용어

격변적 환경(Turbulent Environment)
교환적 제휴(Trading Alliance)
불확실한 절감(Uncertainty Reduction)
비용절감(Cost Reduction)
소유(Ownership)
수익개선(Revenue Enhancement)
전략적 제휴(Strategic Alliance)
제휴과정(Alliance Process)
제휴목적(Alliance Objectives)
제휴문제(Alliance Problems)
제휴위험요소(Alliance Risk)
제휴증상(Alliance Symptoms)
지분 제휴(Equity-based Alliances)
통제(Control)
통합제휴(Pooling Alliances)
파트너의 성향(Partner Orientation)
합작회사(Joint Venture)

현장 사례: 병원 구매 제휴의 레버리지 효과, 원가 절감과 이에 대한 논란

병원들은 GPO 혹은 병원 공동구매 조직으로도 알려진 의료물품 공동구매 형태를 1910년부터 시작하였다. GPO 산업은 20세기 후반부터 발전해왔으며, 1990년대에는 여러 소규모 기업들과 지역 업체들 간의 통합으로 현재는 7개의 대기업이 있다. 이와 같은 공동구매 조직들은 주로 의료 수술 용품, 의료 기기, 의약품 및 의료 장비 등을 공동구매하여 병원들에 공급함으로써, 병원들의 원가 절감을 가능케 한다(Burns & Lee, 2008). 공동구매의 형태는 다른 산업들에서 자주 볼 수 있다. 공동구매에 대한 연구에서 밝혀졌듯, 이와 같은 구매형태를 통하면 10~15%의 원가 절감을 이룰 수 있다.

그러나 이는 보건의료 분야에서 많은 논쟁을 불러일으켰다. GPO를 예로 들면 2002~2006년 사이의 미국 상원 청문회, 정부 감사실의 3개의 보고서, 연방 통상 위원회에 의해 2002년에 소집된 워크숍에서 주요 논의 대상이었다. 왜 이와 같은 논쟁이 일었을까? 이는 GPO가 대기업들과 소규모 업체들 간의 경쟁관계를 무너뜨리는, 즉 공정거래에 반하는 계약들을 대기업들과 하면서 시장에서 소외된 소규모 의료제조업체들이 New York Times에 이에 대한 문제점을 기고하면서 시작되었다. 이들의 주장을 살펴보면, 공동구매 조직들을 통한 의료물품 공급이 병원들의 원가절감의 목표에는 부합하지만 이는 결국 혁신적인 의료물품의 개발을 저해할 뿐만 아니라 종래엔 환자들을 해치게 되는 결과를 가져온다고 말한다.

여기서 주목할 것은, 소규모 업체들이 문제점으로 지적한 이와 같은 반경쟁적인 관행이 독과점 금지에 저촉되지 않는 것이다(대기업들의 수평적, 수직적 통합을 통한 지배구조의 형태). 오히려, 이와 같은 관행은 표면상으로는 병원그룹 간, 병원들의 구매 조직 간 혹은 의료장비 제조업체들 상호 간의 공정한 거래처럼 이루어진다. 논쟁의 핵심으로 지적되어온 이러한 문제들은 그리 특별한 문제처럼 보이지는 않는다. 맥도날드의 경우에서처럼, 대량구매에 따른 할인, 독점 혹은 과점공급에 의한 저가격, 제품군별 구입을 통한 저가격을 이룬 것은 다른 산업들에서도 쉽게 찾아 볼 수 있다. 그러나 보건의료 분야에서는 이와 같은 관행이 대중의 엄격한 감시 아래 놓여왔다.

소규모 의료제조업체들과 그들의 동업자 단체(조합)는 줄곧 자신들의 입지를 위협하는 이와 같은 병원 구매조직들의 제휴 형태에 대한 자금조달의 삭감을 요청해왔다. 이 문제는 정치적으로도 가장 민감한 문제가 되었다. 표면상으로는 아무 문제없어 보이던 GPO는 미국 상원, GAO, FTC, 소규모 제조업체들, 언론에 의해 이전에는 직면하지 않았던 문제들을 만나게 되었다. 또한 그들은 의회에서나 언론, 법정에서까지 자신들을 변호해야하는 상황에 처하게 되었다.

목적

미국의 의료산업이 격변적이라고 할 만큼 큰 변화를 겪고 있다는 것은 의심할 여지가 없다. 그러한 변화는 현재 직면한 병원 구매 제휴 과제, 빠르게 변하는 환경에 대한 격변하는 특징들로 설명되어 진다: (1) 조직들은 서로 밀접하게 연결되어있다. (2) 조직들은 그들의 사회적 환경과 높은 상호의존성을 가진다.

연결성과 상호의존성을 강조하는 것은, 환경을 단순한 외부여건으로 보지 않고 서로 연결되어 있거나 상호의존성을 갖는 하나의 다른 조직으로 볼 수 있는 중요한 기반이 된다. 그리고 조직은 또 다른 조직의 환경을 구성하는 일부가 된다. 다른 말로 바꾸어 말하면, 조직이 신중히, 예측적으로 주위의 **격변적 환경**을 관찰할 때, 자신을 관찰하고 있는 다른 조직을 발견하게 된다는 것이다(Shortell & Zajac, 1990).

조직의 환경을 이렇게 이해하면 조직과 조직 간의 상호작용에 대해서 좀 더 관심을 가지게 한다. 이 장에서는 조직 간 상호작용의 하나인 조직 간 협력관계에 대해 주로 다루고자 한다. Longest(1990)는 "의료산업에서 조직 간의 상호관계"를 시장거래(market transactions), 자발적 관계(voluntary relationship), 비자발적 관계(involuntary relationship)로 구분하였다. 그 중에서 조직의 사명에 중요하고 조직실적을 개선할 것으로 기대되는, 전략적이고 강제적인 참여가 아닌 상호관계에 초점을 맞추려고 한다. 이러한 관계를 **전략적 제휴**라고 한다. 전략적 제휴는 지속적인 협력과 상호 간의 이익을 위해 둘 또는 그 이상의 조직 사이에서 이루어진 모든 형태의 공식적 관계를 말한다.

의료산업에서의 제휴

제휴는 실패비율이 높다. 어떤 사람은 제휴가 50%에서 80%정도 실패한다고 주장한다. 본질적으로 전략적 제휴는 위험한 시도이다(Harrigan, 1985). 둘 또는 그 이상의 조직 간 협력관계는 다소 취약한 부분이 있는데, 이것은 협력 파트너가 기대한 만큼의 협력을 지속하지 않을 위험이 있기 때문이다. 기업에 대한 기사들은 실패한, 합작회사나 다른 제휴들을 자세히 다루는 경향이 있다. 두 조직 간의 협력적 제휴의 실패는 조직 간 협력이 갈등으로, 때로는 소송으로까지 가는 상당히 드라마 같은 일이 종종 벌어진다.

제휴의 장·단점에 대해 알아야 하는 것이 매우 중요함에도 불구하고, 제휴의 실패와 내재적 위험에 대해서 고정된 관념을 가지는 것은 잘못된 것이다. 특히, **제휴의 위험**을 평가하기 위해서는 재무성과 개선, 혁신, 조직학습, 그리고 전략적 제휴에 참여하지 않음으로써 발생하는 기회비용을 함께 고려하여야 한다. 우선 재무성과는 전략적 제휴의 효과를 분석하기 위한 매우 명백한 요소이다. 그렇지만 재무성과가 제휴의 가장 중요한 직접 결과라고 단언할 수는 없다. 재무성과 대신 혁신이 제휴의 목적이 될 수 있고, 좀 더 일반적으로는 제휴가 새로운 시장, 서비스, 사업 방식 도입의 방법으로 작용할 수 있기 때문이다(Zajac, Golden, and Shortell, 1991). 이런 측면에서 제휴는 오히려 재무성과와 단기적인 측면에서 부정적인 관계를 보일 수도 있다(Shortell & Zajac, 1988). 이 문제는 제휴에 참여하는 전략적 동기 부분에서 더욱 상세히 논의할 것이다.

기회비용 측면에서 볼 때는 '그것이 위험한가?'보다는 '어떤 것이 더 위험한가?'라고 묻는 것이다. 즉, 독자경영할 것인가, 아무것도 하지 않을 것인가, 아니면 제휴에 참여할 것인가라고 묻는 것이 적절하다. 전략은 위험이 크다고 해서 문제가 있는 것은 아니기 때문이다. 예를 들면, 기업가 정신(enterpreneurshio)은 매우 큰 위험을 안고 있고 실패율이 높음에도 불구하고 매우 높이 평가되고 있지 않은가? 제휴는 여러 대안에 대한 비교를 하지 않았을 때는 위험해 보일지 모른다. 그러나 아무 지식 없이 새로운 시장에 진입하거나 혹은 그 시장을 전혀 무시해 버리는 것과 비교할 경우에는 제휴가 상대적으로 위험도가 낮은 대안일 수 있다(Shortell & Zajac, 1988). 조직이 제휴를 형성하는 것은 불확실성을 감소시키려는 의도로 시작되는 경우가 가장 많다.

지난 10년 동안 제휴관계가 폭증한 의료산업에서 위에서 제기된 문제는 특히 중요하다(Zuckerman & D'Aunno, 1990). 제휴는 병원들 사이에서만 이루어진 것이 아니다(Alter & Hage 1993; Zuckerman & Kaluzny, 1991). 병원과 의사

| 토론 | 제휴의 긍정적인 측면과 부정적인 측면

전략적 제휴와 관련된 현상은 어느 정도 밝혀졌지만, 아직 알 수 없는 부분이 많다. 한 가지 사실은 의료분야에서 전략적 제휴가 상당히 증가했다는 것은 분명하다. 그러나 이러한 현상이 긍정적인 것인지, 부정적인 것인지는 명확하지 않다. 여기에 대한 논쟁이 Duncan, Ginter, Swayne (1992)에 의해 제기되었다. 여기에서 우리는 전략적 제휴의 이용을 둘러싼 활발한 논쟁을 살펴보고자 한다. Kaluzny와 Zuckerman(1992)은 제휴의 긍정적인 측면을 강조하였고, Bungun은 부정적인 측면을 강조하였다. 다음은 각 입장의 주요 내용을 요약한 것이다.

긍정적인 측면

1. 제휴는 의료서비스조직의 사업방식이 근본적으로 바뀌고 있음을 의미한다. 즉, 통제적인 사고에서 헌신, 신뢰, 위험공유, 공동목표를 중요시하는 사고로 변화하고 있다.
2. 제휴는 조직에게 더욱 심화된 복잡성과 상호의존성을 관리하는 방법을 제공하면서 한편으로는 개별조직의 자율성을 유지하게 한다.
3. 복잡성에 의해 종종 발생되는 기존의 조직적 관성과 현상유지의 이해관계를 제휴를 통하여 초월할 수 있다.
4. 제휴가 효과적이라는 사실은 이미 다른 사회 분야에서 밝혀졌다. 의료서비스조직들이 제휴를 활용하지 않는다면, 미래에 도전적 상황을 극복할 수 있는 수단을 스스로 버리는 것과 같다.

부정적인 측면

1. 제휴는 경쟁자를 물리치거나 적어도 그러한 필요가 있는 것처럼 행동하는 조직의 기본적인 목표로부터 초점을 다른 곳으로 분산시킨다. 경영자들은 경쟁을 통해 쾌감을 느끼며, 경쟁은 조직 내 충성과 팀 정신을 조장시킨다.
2. 제휴는 Z이론(Theory Z), 탁월성 추구(The pursuit of excellent), 제품별 관리(product line management), 총체적 질 관리(Total quality management)와 마찬가지로 효과가 지나치게 과장된 유행일 뿐이다.
3. 제휴는 경쟁 조직과 결탁하게 되고, 독점금지의 법적 문제를 야기할 수 있으며, 경쟁에 관심 없는 나태한 조직에게는 매력적인 대안이 될 수 없다.
4. 제휴를 맺고 유지하는 일은 번거로운 과정이기 때문에 과도한 비용이 들며, 제휴관계자체가 깨어지기 매우 쉽다.
5. 제휴의 통제를 위해서는 위원회가 필요한데, 이것은 사업수행 측면에서 매우 비효과적이다. 특히, 이러한 위원회를 통한 조직운영은 신속성과 유연성을 저하시키는 문제점을 야기시킨다.
6. 협력전략은 다국적 기업들이 새로운 시장에 진입하고, 대형 연구 개발 프로젝트에 필요한 투자를 공유하는 측면에서는 의미가 있지만, 지역시장을 잘 알고 연구 개발 자금이 필요하지 않은 의료조직에는 적합하지 않다.

위의 두 관점 중에 어느 것에 동의하는가? 그러한 판단의 근거는 무엇인가?

집단, 건강유지기구(HMO), 의사, 그리고 정부기관 사이에도 많은 제휴가 이루어졌다(Shortell, 1988; Kaluzny, Morrissey and McKinney, 1990). 또한 제휴는 이들 사이에서만 이루어진 것도 아니다. 의료서비스의 구매자인 기업들은 서로 연대하여 사업연합(business coalition)을 형성하고 종업원들을 위한 의료서비스를 효과적으로 구매하기 위하여 노력하고 있다. 의료분야 안에 있는 조직 사이에는 수많은 상호의존성이 있고, 제휴를 위한 잠재적 파트너들은 매우 다양하다(표 11.1 참조).

표 11.1 다양한 의료분야 조직 간의 제휴관계 핵심요소

교차적 제휴관계
공급자와 공급자
• 제약회사와 생명공학회사(의약품 개발 및 상업화)
• 제약회사와 의료기기회사(약물 용출 스텐트의 개발)
• 의료기기회사와 정보통신회사(원격감시)
• 의료상품회사와 도매업자들(주요 유통 동업자들)
공급자와 제공자
• 의료기기회사와 의사 발명가들(기기 혁신)
• 의료영상회사와 병원 과학자들(형상 발전)
• 집단구매조직과 병원들(조직 구매)
제공자와 제공자
• 병원과 의사들(PHOs, MSOs, etc.)
• 약국들과 소매병원들(MinuteClinic, TakeCare)
• 병원들과 소매병원들(병원을 위한 소매업 제공자)
구매자와 제공자
• 고용주들과 소매병원들(직원들을 위한 현장 1차 진료)
• 관리의료/보험회사들과 병원들/의사들(성과별 지급 프로그램)
구매자와 구매자
• 고용주들과 관리의료/보험회사들(계약기반위험요소)
• 고용주들과 약제 보험 회사들(약제 보험 차지)
• 고용주들과 사업집단들(건강보험 집단 구매)
• 관리의료와 약제 보험 회사들(약제 보험 차지)

제휴의 유형과 형태

제휴는 소유권, 통제, 규모, 지배구조, 참여의 본능 같은 것을 다양하게 한다.

소유와 통제(Ownership and Control)

DeVries(1978)를 비롯하여 많은 연구자들이 다기관체계를 기관의 자율성 확대와 **통제**(control) 강화의 연속선상에서 바라보았다. 그러나 이러한 배열은 실제 **소유**(ownership)관계로 나타나는 경우가 많아서, 완전 소유가 이루어지면 높은 수준의 통제가 이루어지는 것으로 착각하는 문제가 있다. 소유와 통제가 밀접히 관련되어 있다는 생각은 타당한 측면이 있기는 하지만, 오해의 가능성도 있다.

예를 들면, 맥도날드사는 제품 품질의 일관성을 유지하기 위해서 원재료를 통제하는데 많은 관심을 기울이고 있다. 맥도날드사가 원재료 공급자를 통제하기 위하여 지분 소유와 같은 조직관계를 선호할 것으로 생각하기 쉽지만 그렇지 않았다. 아무런 소유관계 형성 없이도 맥

도날드사는 공급자에게 높은 품질 수준을 요구하였고, 공급자는 그것을 준수하고 있다.

어떻게 이런 일이 가능한가? 두 가지 점을 지적할 수 있다. 첫 번째 요인으로서 맥도날드사는 그 규모를 통해 공급자와의 관계에 상당한 우월성을 점하고 있다. 원재료 공급사업에서 맥도날드사가 차지하는 비중은 매우 크다. 이런 상황은 맥도날드사가 공급자 자산(일부 또는 전부)을 소유할 필요성을 떨어뜨린다. 이 경우 소유와 통제는 별 관련성이 없게 된다. 두 번째 이유는 조직힘에 의존하기보다는 상호이익과 협력 증진의 전통을 발전시킨 점이다. 이를 자세히 살펴보자. 맥도날드사는 높은 품질을 유지하는 공급자를 중시하는 정책을 가지고 있기 때문에, 자신의 규모를 활용하여 공급자가 매출수익에 급격한 변화를 겪지 않도록 보호해주었다. 그 결과 쌍방은 아무런 소유관계를 맺지 않고도 장기적인 협력관계를 발전시킬 수 있었다.

이 사례에서 보여주는 것은 소유와 통제가 관련 없다는 것보다는, 소유관계로 연결되어 있지 않을 때에도 엄격한 통제가 가능하다는 것이다. 사실, Bazzoli와 그녀의 동료(1999)들은 모든 미국 병원 시스템(예: 동일 소유주가 둘 또는 그 이상의 병원들을 보유)과 제휴(예: 둘 또는 그 이상의 병원이 소유와 관계없이 함께 일하는 것에 동의)를 1994년에서 1995년까지 분석하였다. 그리고 동일 소유시스템에서도 다양한 의사결정이 분산되기도 하고 소유와 관계없는 제휴에서도 중앙 통제가 가능한 것을 발견하였다.

더욱이, 전략적 제휴 설계에서 소유의 정도를 크게 한다고 해서 통제가 강화된다는 것이 명백하지 않다는 것을 알 수 있다. Li, Zhou와 Zajac(2009)에 따르면, 높은 소유에 의한 통제의 강화 같은 관점에 대한 지나친 강조는 파트너 간 활동적인 협동작업의 정도와 같은 제휴의 다른 관점에는 부정적인 결과를 초래할 수도 있다. 또한 통제에 대한 직접 언급 없이 지분참여 또는 계약이냐로 단순히 구분함으로써 **제휴의 소유성격**을 구분할 수도 있다. 우호적 구매자－공급자 계약 또는 라이센스 계약과 같은 계약적 제휴는 법적 서류에서 통제 이슈를 포함한 파트너의 의무와 책임을 자세히 규정하고 있다. 지분 참여 제휴는 의료기기산업에서 큰 기업과 작은 기업들 간에 종종 관찰되어지는 소액의 자본투자의 경우와 두 조직들 사이에서 구체적인 자본 비율을 명시한 자회사를 만드는 경우가 있다. 이러한 **합작회사**에서는, 통제 이슈는 부분적으로 지분과 주주의 투표로 정해지고, 또한 부분적으로 합작회사의 경영동의 협상에 의해 정해지기도 한다.

여기에서 두 가지 교훈을 얻을 수 있다; 첫째, 전략적 제휴를 분류하는 데 여러 기준이 있고, 둘째, 이들 기준이 의미하는 바를 해석하는 데 주의해야 한다는 점이다. 이제 전략적 제휴의 유형과 형태를 구분할 수 있는 몇 가지 차원에 대해 살펴보도록 한다.

참여조직의 수

제휴의 규모는 매우 다양하다. 제휴는 두 조직으로도 이루어질 수 있지만, 여러 조직으로 구성되는 것이 일반적이다. 예를 들면, Premier health care alliance는 2,300개의 병원들로 구성된 전국적인 병원 제휴이다. 제휴의 규모는 몇 가지 중요한 차이점을 만들어낸다. 규모가 큰 제휴는 지배하기가 힘이 드는데 이는 수많은 구성원을 하나의 이사회로 대표하기가 힘들기 때문이다. 규모가 큰 제휴에서는 다양한 조직이 참여하기 때문에, 제휴전략과 운영에 대한 1차합의가 이루어진다고 해도 규모가 큰 제휴는 조직의 활동을 조정하는데 어려움을 겪는다.

반면에, 규모가 커지면 장점도 가진다. 앞서 언급한 것처럼 지배력, 힘이 커진다. 대형 제휴는 더 많은 양을 구매하기 때문에 구매력이 커진다.(물론, 이를 위해서는 모든 구성원들이 특정 공급자에 대해 동의를 해야 하는데, 이것은 종종 어려운 일이다). 예를 들면, Premier는 연간 330억불 정도의 구매가치를 만들어낸다. 비슷한 사례로, 대형 제휴는 정부에 대해 로비를 할 때에 더 큰 영향력을 발휘할 수 있다. 나아가 더 많은 조직으로부터 회비를 받기 때문에 재정의 조달도 보다 쉬워진다.

그러나 제휴규모의 비용과 효과를 추상적으로 생각해서는 안 된다. 제휴의 규모를 효과적으로 결정하기 위해서는 전략적 목적과 특정한 상황을 고려해야 한다. 예를 들면, 지역 또는 지방 병원의 네트워크는 다른 병원 간 제휴보다 규모가 상대적으로 작다. 그러나 그 규모는 그 지역 내에서 포괄적인 의료서비스를 제공하기에 가장 적합할 수 있다.

지배구조

두 조직으로 구성된 제휴는 제휴의 방향 등을 설정하기 위하여 별도의 지배구조를 만드는 것이 꼭 필요하지 않을 수 있다. 그러나 참여조직의 수가 늘어날수록 지배의 문제는 상당히 복잡해진다.

많은 제휴의 지배구조는 각 참여 조직의 구성원을 한 명씩 포함하는 경향이 있는데, 특히 병원 간 제휴는 그러한 특성을 가진다. 이때 각 조직의 CEO 또는 임원이 참여하는 경우가 간혹 있다. 이러한 관행은 참여 조직이 형평성 있고 자율성을 갖는다는 제휴의 중요한 특성에서부터 비롯된 것이다.

전통적으로 병원조직 이사회는 "클수록 좋다"는 가정의 Fennell과 Alexander(1989)가 주장한 자선모델에 근거를 두어 왔다. 이사회는 지역의 자원을 병원과 연결시키는 핵심 요소로 간주되었고, 병원에 이사가 많을 수록 지역사회의 지원을 더 받을 수 있고, 기부자에게 더 쉽게 접근할 수 있다고 여겨져 왔다. 이와 같은 경향에 따라서 제휴의 이사회를 구성할 때도 다양한 이해관계 집단의 대표가 참가하였고, 그 결과 이사회의 규모가 커지는 경향이 발생했다.

실제로 Carman(1992)의 보고에 따르면 제휴의 이사회에는 의사대표, 각 참여조직 대표, 지역사회 대표 등이 참여하였다. 더욱이 Carman은 제휴의 이사회가 CEO들로만 구성되어서는 안 된다는 주장을 설득력 있게 하였다. 그는 각 기관의 CEO가 자주 바뀌기 때문에 그들을 주축으로 할 경우에 제휴의 안정성이 저하되는 점을 지적하였다(American College of Healthcare Executives, 2009). 대조적으로, CEO 이외의 다른 리더가 제휴의 지배조직을 대표할 경우 제휴조직에 대한 헌신이 증가한다고 하였다.

그러나 이런 이유로 대형제휴는 십여 명 이상으로 구성된 이사회를 갖게 되어 합의 도출이 어려워 의사 결정이 늦어진다. 이러한 경우는 핵심 의사결정 권한을 위임받은 집행위원회를 구성하기도 한다. 그래서 대형제휴는 전체 참여조직을 대표할 수 있는 이사회를 구성할 것인가 아니면 일부만 대표하는 이사회를 구성할 것인가 하는 문제와 어떠한 부류의 사람들(CEO, 의사, 소유주)을 이사회 구성원으로 할 것인가 하는 문제를 고민 선택해야만 한다.

강제적 참여와 자발적 참여

다양한 제휴의 유형을 나누는 또 다른 중요한 기준은 제휴가 법적 또는 적절한 권한을 가진 외부집단에 의해서 강제적으로 이루어지는가, 아니면 자발적으로 이루어지는가이다(Oliver, 1990). 의료기관에 있어서 제휴는 대부분 자발적으로 형성된다. 이러한 제휴는 외부 변화에 전략적으로 대응하기 위하여 연합을 형성하는 개별 의료기관들의 노력을 의미한다. 그러나 자발적 제휴라고 해도 강력한 외부의 영향으로 생성되기도 하는 것을 인식해야 한다.

강제적 제휴와 자발적 제휴를 나누는 가장 중요한 요소는 강제적 제휴가 내용보다는 형식과 관련되어 있고, 또 지속성보다는 불안정성과 관련되어 있다는 점이다. Scott(1987)는 강압적 제휴는 피상적으로 이루어지기 때문에 오래 지속되지 않는다고 주장했다. 많은 국제적인 제휴들(국제연맹이나 국제연합)을 이러한 측면에서 이해할 수 있다. 강제적 제휴에 피상적으로 참여하는 조직은 그 외에 제휴관계를 형성할 다른 유인을 느끼지 못하는 경우가 많다(Oliver, 1990). 일반적으로 외부제약과 규제에 대해 경영자나 다른 구성조직들은 비록 이를 통해 이익을 볼 때조차도 그러한 제약과 규제를 방해로 인식한다.

토론

의료분야에서 나타나는 다양한 형태의 조직 연계에 대해 공통점과 차이점을 찾아내고 해석하기 위하여 기존의 분류 방식이 유용하게 사용되어 왔다. 그러나 유형을 분류하는 데에 있어 그 조직이 기대하는 것이 무엇인가를 살피는 것 또한 중요하다.

다른 말로, 제휴는 무엇을 성취하려는 경향이 있는가 하느냐다. 예를 들면, Zajac(1986)은 위탁경영의 형태를 분석하면서 유사한 형태의 전략적 제휴에 참여한 조직이라 해도 광범위하고 다양하게 전략적 의도가 다를 수 있고, 이에 따라 기대하는 성과도 그만큼 다르다고 주장하였다. 즉, 특정 형태의 조직관계라고 해서 바로 특정 성과로 이어지는 것은 아니라는 것이다.

제휴의 목적

집합적(Polling) 제휴와 교환적(Trading) 제휴

대략적으로, 제휴는 유사자원을 추구하는 조직들을 연계시키는 **집합적 제휴**와 서로 다른 자원을 추구하는 조직들을 연계시키는 **교환적 제휴**로 구분할 수 있다(Doz & Hamel, 1998). 이 구분은 조직이 제휴를 통하여 "보완성(complementary)"을 추구한다는 일반적인 주장보다 더 구체적이다. 보완성이라는 용어는 서로 다르다는 것을 조건으로 하지만, 제휴의 활동에 유사성도 있다는 점을 반드시 기억해야만 한다. 유사성에 근거한 전략적 의도를 지닌 집합적 제휴의 대표적인 예로 단일 공급자 또는 공급자 집단에 대한 구매자 지배력 강화를 얻기 위하여 만든 제휴가 있다. 의료산업에서 종종 볼 수 있는 집합적 제휴의 다른 예로는, 병원에 대항하기 위한 기업 연합(business coalition) 또는 의료공급조직에 대항한 병원 구매 제휴를 들 수 있다.

교환 또는 차이에 기반을 둔 제휴사례는 각각의 집단이 제휴의 구별을 위해 무언가를 기여하는 의사 집단과 병원 간 조인트 벤처, 마케팅 전문의 Johnson & Johnson과 제품개발 전문의 Merk 간의 의료공급 회사 간 조인트 벤처, 공급자 기술의 새로운 반복을 연구하는 병원과 공급자 간의 조인트 벤처가 있다. 이러한 예에서 전략의도가 제휴의 형태에 미치는 영향을 볼 수 있다. 집합적 제휴는 더 많은 수의 조직을 포함시키고자 하고 연합, 컨소시엄, 동맹의 형태를 취하는 반면에, 교환적 제휴는 적은 수(대개는 두 조직)로 구성이 되고 조인트 벤처, 라이센싱 협약, 관련된 형태를 취한다. 물론 앞서 말한 바와 같이, 초창기 대체적인 제휴의 형태는 몇몇 사례에서 유사한 전략적 경향으로 나타난다. 예를 들면, 의료계획은 약제비 보험 관리 회사와 연관된 교환적 제휴를 만들어 내거나 같은 서비스를 제공하는 의료계획 컨소시엄을 추구한다.

비용절감과 수익증대

제휴의 전략적 의도는 기대 산출물을 기준으로 분류할 수 있다. 제휴의 기대 산출물을 강조하는 데에는 몇 가지 이유가 있다. 제휴의 성공은 일반적으로 기대성과 달성도를 기준으로 판단한다. 어떤 성과는 다른 성과와 공존하기 힘들고, 제휴 참여자들 간에 기대성과가 서로 다를 수도 있다.

가장 기본적인 첫 번째 기대성과는 재무성과이다. 그리고 제휴를 통하여 추구하는 재무성과는 기본적으로 **비용절감** 아니면 **수익개선**이다. 두 성과가 상호 배타적이고 말할 필요는 없지만 제휴의 성공을 위해서 투입하는 노력, 성공에 대한 측정법, 그리고 제휴조직의 구성방법 등에는 차이가 있다.

예를 들면, 지역의 한 제휴는 환자를 늘리기 위한 목적으로 과거에 상호 보완적인 전문성을 가진 4개의 병원으로 구성된다. 또 다른 제휴는 상호 유사한 규모와 위치의 병원들이 지역사회에 저렴한 의료서비스를 제공하기 위해 필요한 비용을 분담하고자 한다. 이 두 제휴의 성공을 같은 방식으로 평가할 수 없으며, 제휴에 참여한 조직 간의 상호작용도 서로 다를 것이다. 환자 수 증가를 목적으로 한 제휴에서는 조직 간 긴밀한 조정을 시도할 텐데, 이는 조직 간 교호적 상호의존성이 필요하기 때문이다. 비용 분담을 위한 제휴에서는 상대적으로 유사한 자원을 결합하기 위한 조정이 그다지 필요하지 않은 경향을 발견하게 되는데, 이는 조직관계가 집합적 상호 의존성(pooled interdependence)을 바탕으로 하기 때문이다(Thompson, 1967).

품질, 혁신, 학습

제휴의 목적을 구별하는 또 다른 방법으로는 제휴를 통하여 얻고자 하는 기대성과가 혁신인지, 조직학습인지, 품질인지에 따라서 구분할 수 있다.(Doz and Hamel, 1998; Zajac *et al.*, 1991). 이러한 성과는 위에서 말한 재무성과와는 구별된다. 이들이 수익개선이나 비용절감에 기여할 수 있지만, 이들이 재무성과에 미치는 영향력을 구체적으로 파악하기가 어려우며, 극단적인 경우에는 부정적 관계를 나타낼 수 있다(Shortell & Zajac, 1990).

예를 들면, Zuckerman과 D'Aunno(1990)는 병원이 평판이 좋은 조직이 속해있는 제휴에 참여함으로써 품질에 대한 평판이 향상될 수 있다고 했다. 그러한 제휴의 구성원이 되면서 품질향상을 위한 시간, 노력, 자본이 거의 필요로 하지 않게 된다. 그러나 이와 같은 품질 관련 제휴에 있어서 흥미로운 점은 어떤 조직의 품질수준이 기대 이하일 경우, 다른 조직의 평판에 악영향을 미칠 수도 있다는 것이다. 그렇기 때문에 제휴 구성원을 선택할 때에 적절한 검증과정을 거칠 필요가 있다.

제휴에 참여한 조직이 제휴를 통해 지위를 개선하는 정도는 지역에 따라서 차이가 있다. 필자 중 한 명이 다병원체계에 대한 연구 프로젝트에 참여하였을 때, 어떤 지역에서는 한 병원이 전국 규모의 대형 영리 병원시스템에 속했다는 것이 그 지역에서 하나의 자산으로 평가되는 것을 관찰하였다. 프로젝트에 참여하고 있는 대형 병원시스템의 이름이 병원의 정문과 병동에 자랑스럽게 걸려 있었다. 그러나 그 시스템에 연계되어 있는 다른 지역의 병원은 그 시스템에 연계되어 있는 사실을 애써서 감추고자 하였다. 시스템에 대한 어떠한 게시물도 부착되어 있지 않았고, 사용하고 있는 병원의 서식 어디에서도 시스템의 흔적을 찾아볼 수 없었다. 왜 이러한 다른 조치가 나타나는 것인가? 첫 번째 병원이 있는 지역에는 영리를 추구하는 연계조직들이 다수 있었고, 전국에서 주요한 몇몇 병원체인의 본부도 있었다. 두 번째 병원이 있는 지역에서는 영리병원이 다른 지역보다 흔치 않았고, 그러한 연계에 대해서 많은 환경적 요소로 인하여 다소 부정적인 시각이 있었다. 이러한 사례를 통하여 알 수 있는 점은, 제휴에 참여함으로써 병원의 실제적인 또는 인식적인 품질의 향상을 목적으로 할 경우에 조직은 얻을 수 있는 효과에 한계가 있음을 인식해야만 한다.

혁신이나 학습과 같은 제휴 활동을 유발하는 동기는 개념적으로 직접적인 동기와는 구분된다. 혁신이나 학습 동기로부터 나오는 제휴는 그 성과가 대부분 서서히 나타난다. 그렇기 때문에 수준 높은 파트너의 헌신과 인내를 필요로 한다. 추가적으로 고려해야 할 사항으로는 많은 조직들이 이 같은 이익을 깨닫기 위해 필요한 혁신과 학습과 같은 관련사항을 과소평가한다는 것이다. 이러한 제휴에는 제휴 파트너와 인적 교류를 활발히 하는 것이 학습과 혁신과정을 촉진시키는데 도움이 된다.

지배력 향상, 불확실성 감소, 위험공유

지배력 향상과 **불확실성 감소**는 하나의 범주로 볼 수 있는데, 그 이유는 서로 영향을 미치기 때문이다. 제휴는 조직이 환경에 대한 영향력을 확보하고 그 결과 환경에 대한 의존성을 낮출 의도로 활용될 수 있다. 또한 개념적인 차이가 있기는 하지만, 의존성의 감소는 곧 불확실성의 감소를 의미한다.

이러한 관점은 의료서비스 분야의 조직 간 관계에 대한 초기 연구에서 많이 발견할 수 있다. 예를 들면, Longest(1990)는 다병원체계의 성장을 병원과 환경 간 "외부 의존 관계"의 결과로 보고 있다. 이렇게 Longest는 자원의존 관점(resource dependence perspective)을 보건의료 분야에 적용하고 있다(Pfeffer & Salancik, 1978). Longest(1990)는 다병원체계를 설명하면서 안정추구 전략(stabilization strategy)이라는 표현을 사용하였는데, 이는 다병원체계를 "병원이 크게 의존하고 있는 외부환경과의 관계를 안정시키기 위하여 성립되는" 것으로 설명한 것이다.

불확실성 감소는 유사하지만 다른 제휴의 또 다른 동기인 위험분산과 구분해야 한다. 불확실성 감소는 조직이 직면하고 있는 불확실성의 감소를 조직차원에서 시도하는 것을 강조하는데 비하여, 위험분산은 제휴 쌍방 또는 그 이상의 조직들이 공동으로 노력하여 불확실성을 줄이려는 것을 강조하는데 그 동기의 차이가 있다. 그래서 불확실성 감소를 위해서는 교환 파트너에 대한 영향력을 확보하려 하고, 위험분산을 위해서는 자원을 공유(pooling)시키려 하는 것이다.

CEO들이 제휴를 하는 이유

앞서 말한 제휴활동을 유도하는 전략적 의도의 토론은 철저하기보다는 사례를 보여주려는 경향이 있다. 만약 한 사람이 CEO에게 "왜 제휴를 하는가?"하고 묻는다면, 왜 그들의 조직이 그들의 미래 목표를 위해 전략적 제휴에 의존하는지에 대해 넓게 또는 좁게 수많은 이유가 있다는 것을 알게 된다. 실제로, 이 질문에 대하여 한 CEO에 대한 조사가 이 전망이 사실임을 증명하였다. 특히, 1996년 Coopers와 Lybrand CEO 조사에서, 미국 CEO들은 제휴를 하는 이유를 다음과 같이 강조하고 있다.

- 경쟁 포지션 개선 77%
- 현존 모델 판매 증가 77%
- 새로운 모델과 새로운 사업라인 창조 76%
- 작업 또는 기술의 개선 71%
- 고용인의 기술 향상 48%
- 기존 작업 비용 감소 44%

그러나 이 조사는 또한 전략적 제휴를 추구하는 이러한 이유들이 상호배타적이지 않다는 것을 보여주고 있다. 의료산업의 예를 들어, 기업 연합체는 지역병원에 영향을 끼치기를 원하기 때문에 형성된다. 그러나 또한 그것의 주된 목표는 연합체 구성원이 지불하는 의료비용의 감소이다. 유사하게, 병원과 종합의료진 집단사이의 합작회사는 새로운 혁신 서비스의 창조를 목표로 할지 모른다. 또한 그들은 수익을 증가시키려는 의도를 가지고 있다(Longest, 1990).

제휴의 전략적 의도를 이해하는 것은 제휴에 있어서 중요한 성공적 요소이다(Kale & Singh, 2009). 이러한 이해는 다음의 몇몇 요소로 구성되어진다; 제휴를 고려하는 당사자의 동기 이해, 이러한 이해를 당사자의 제휴 파트너에게 표현, 당사자 파트너의 전략적 의도의 표현을 유심히 듣고 이끌어내며, 당사자와 파트너 간의 공존가능성을 검토해야 한다. 성문화된 제휴의 향서의 부재가 종종 조직의 전략에서 많은 실패의 근원으로 여겨진다. 특히, 파트너 간에 양

현장 사례: 의료 영상장비 시장의 수요자와 공급자 사이의 전략적 제휴

지난 20여 년 동안 General Electric, Siemens, Philips와 같은 의료 영상장비 제작 업체들은 대학병원, 병원 시스템들과 대규모 의사 조직인 Mayo Clinic, Cleveland Clinic 등과 전략적 제휴관계를 맺어왔다. 이 전략적 제휴관계에 있는 구성원들은 기존의 매출 극대화(공급자 입장)와 구매단가 절감(수요자 입장)의 전통적인 관계에서 벗어나 공급자들의 신제품 개발 가속화와 구매자들의 운영 문제들을 해결하기 위한 개선책들을 찾기 위한 방안을 모색해왔다.

영상장비 제조업자들은 두 가지 형태의 제휴관계를 형성했다. 연구제휴, 장비와 서비스에 대한 제휴가 그것이다. 이전에는, 제조업자는 장비(MRI, scanner 등), 연구원, 연구결과들을 고객 사이트에 제공하였다. 병원의 연구 인력들은 제조업자들의 과학자들과 상호 합의하여 주로 차세대 기술 개발을 위한 프로젝트를 진행하였다. 학술 연구 등을 포함한 지적 재산에 관한 사항에서 두 파트너는 이를 공유하게 되었다. 제조업자들은 대학병원들과의 이러한 제휴관계가 자신들의 차세대 장비 개발의 가속화를 가능케 함으로써, 자신들의 경쟁사들을 뛰어넘을 수 있는 도약대로서 여겨 이러한 관계를 높게 평가한다. 후에는, 이러한 제휴관계가 다년간 이루어짐으로써 기술개발의 향상과 더불어 병원들은 GE사의 6시그마와 같은 컨설팅 기술을 접목시켜 운영체제 개선을 이룰 수 있었다. 병원들은 이러한 학술적인 연구와 여러 기술상의 능력 개발을 이루게 하는 교두보 역할을 제공해 준다.

그럼에도 불구하고 이러한 제휴관계는 여러 문제들로 인한 마찰에서 자유로울 수 없다. 주된 문제로는 제휴관계자들 간의 많은 회의 시간, 서로 다른 순환주기, 제휴관계상의 주요 감독자와 같은 요직의 문제, 영상장비상의 기술적인 문제와 개선방안들을 전달하는 소통의 어려움 등이 있다. 다른 산업들에 비해 이 제휴관계는 이러한 지배구조상의 문제와 체계를 정립하는 데에 소홀해 왔다.

립할 수 없는 의도가 잠재적으로 있는 경우 전략적 제휴가 답이 아니라 하더라도 같은 이해 과정이 필요하다.

의사 — 병원의 교환적 제휴

의사－병원 간 제휴는 환경 격변에 대한 대응으로 헬스케어 시스템 내에 확산되고 있다. 메디케어의 선불상환제(PPS)는 질병군별로 일정 금액을 보상함으로써 병원의 재무인센티브를 변화시켰으나 의사들의 인센티브에는 영향을 미치지 않고 있다. 병원 지출의 80%가 직·간접적으로 의사들에 의해서 결정되기 때문에, 병원들은 의사들의 생각과 진료 행태를 변화시키기 위하여 의사들과 협력관계를 형성하기 시작했다. 1980년대 후반에서 1990년대 초반까지 관리의료의 급속한 확산(즉, HMO의 침투)은 병원－의사 간 제휴 형성을 더욱 촉진하는 계기가 되었다. HMO가 상환수준을 낮춤으로써 입원비용을 절감하려 하자, 병원들은 의사와 파트너십을 형성하여 비용절감을 시도하였다. 심지어 일부 HMO는 재정적 위험관리 역할을 의료제공자에게 전가하려는 시도를 하고 있다. 그에 따라 의사와 병원은 이러한 위험을 수용하고 관리하기 위하여 제휴를 발전시키고 있다. 마지막으로 1990년대 중반부터 HMO들이 서로 합병하면서 관리의료조직은 지역시장 내 의료제공자들에 대한 협상력을 크게 증강시켰다. 이와 같은 위협에 대응하기 위하여 의료제공자들은 수직적 제휴를 형성하여 대처하고 있다(Burns, Bazzoli, Dynan, and Wholey, 1998).

의사－병원 제휴는 여러 형태를 취하고 있으며 이에 따라 사용하는 약어가 점점 많아지고 있다. PHO(Physician-hospital organization)는 새로운 서비스(외래클리닉 등)를 개발하거나 관리의료와의 계약을 유치하기 위하여 설계된 조인트벤처들을 가리킨다. MSO(management services organizations)는 소규모 의료기관의 의사들에게 전문적 경영 내지 행정서비스, 때로는 확장에 필요한 재원을 제공하는 수단이다. ISM(integrated salary models)은 병원이 의사 서비스를 확보하기 위해 일정 기간 동안 의사와 고용계약을 맺는 수직적 관계로서, 일정 수준의 급여를 보장하고 의사의 생산성에 따라서 성과계약을 체결함으로써 의사가 환자를 병원에 의뢰하거나 입원시키도록 유도하는 형태이다.

이러한 제휴는 여러 목적을 갖고 있다. 일반적으로 쌍방 모두 치열한 경쟁과 위협으로 인한 불확실성을 감소시키려는 의도를 지니고 있다. 의사－병원 제휴의 첫 번째 주된 목표는 수익개선이다. 즉, 관리의료와의 계약을 유리하게 하고 인두제의 수익을 크게 함으로써 제휴 상대방의 성공을 서로 지원하는 것이다. 아직은 가시화되지 않았지만 HMO에 의해서 인두제가 환산될 것이란 예상하에, 의료제공자들은 보험자나 보험가입자들이 필요로 하는 연속성 있는 서비스 제공을 시도하는 것이다. 연속성을 확보하기 위해서는 최소한 병원의 입원진료와 의사의 외래진료가 포함되어야 한다. 두 번째 목표는 서비스 질 향상 및 비용절감을 위한 의사－병원의 협력 토대를 구축하는 것이다. 제휴는 위험이 상존하는 환경 속에서 의사와 병원이 협력하는 수단이 되고 있다. 의사들은 서로 다르기 때문에 병원들은 여러 유형의 제휴를 개발하여 의사로 하여금 선택하도록 하고 있다(Dynan, Bazzoli, and Burns, 1997).

이러한 제휴의 성과는 어떠한가? 의료제공자의 관심도로 측정한다면 제휴의 성과는 꽤 좋은 편이다. 제휴는 미국에서 병원들 간에 빠르게 확산되었고, 특히 MSO가 급증하고 있다는 연구결과도 있다(American hospital association, 1998; Burns, Bazzoli, Dynan, & Wholey, 1997; Morrisey, Alexander, Burns, & Johnson, 1996). 그러나 제휴가 특정 목표 달성에는 실패했다고 주장하는 연구결과도 있다. 관리의료와의 계약에서 PHO 중 겨우 절반 정도만이 HMO와 위험부담 계약을 체결하였고, 대부분 PHO의 "대상인구(covered liveds)"는 PPO계약에서 인두제를 전혀 포함하지 않거나 재무 위험이 거의 없는 형태로 되어 있다(Earnst & Young, 1995). PHO와 MSO는 인두제 등록인구(at-risk lives)가 12,000명 미만인 경우가 일반적이다. 협력 측면에서는 병원이 의사들을 참여시키는 데 성공하였다. 그 결과 의사의 80%에서 90%가 PHO에 가입되어 있다. 그러나 이러한 가입은 PHO 목적달성에 오히려 방해가 된다. 왜냐하면 병원은 의사 수 전체보다는 비용-효과적으로 진료하는 의사만을 파트너로 원하기 때문이다. 한 연구에서 의사들은 PHO가 그들로 하여금 병원과 자신을 동일시하거나 병원과 유기적인 관계를 유지하도록 하는데 그다지 영향을 미치지 못하고 있다고 했다(Burns *et al.*, 1996). 제휴가 그토록 확산되고 관심을 끌고 있음에도, 부정적인 평가가 나오는 이유는 무엇일까? 우선 지적할 수 있는 것은 제휴를 실행하는 데 있어서 구조적인 문제이다. 제휴는 대부분 의사의 참여가 거의 없이 병원에 의해 조직되고, 자금이 충당되며 통제되고 있다. 의사의 참여가 없는 구조에서 그들이 소극적인 것은 당연하다. 두 번째 이유는 위에서 지적한 대로 참여하는 의사집단의 규모가 작다는 것이다. 참여의사에 대한 면밀한 검토가 없는 경우, 이는 전체 의사조직과 다를 게 없으며, 따라서 "기존 방식"으로 사업을 할 수밖에 없다. 세 번째 이유는 부실한 하부구조이다. 병원들은 관리의료시장에 접근하기 위한 계약으로서 제휴를 시도하기는 하지만, 제휴 참여 구성원들로 하여금 위험을 관리하도록 만드는 내부 메커니즘을 개발하는 데는 실패하고 있다. 그러한 메커니즘에는 의사에 대한 보상체계, 생산성 관리시스템, 질 관리 및 평가, 의사 선발 등이 포함된다(Burns & Thorpe, 1997). 이러한 점들을 볼 때 제휴의 올바른 실행이야말로 의사-병원 간 제휴의 핵심 성공요인임을 알 수 있다.

제휴과정: 다단계 분석

제휴에 관한 초기 연구들은 주로 이들이 왜 발생하고, 어떻게 조직되며, 무엇을 하는지에 초점을 맞추었다. 최근에는 **제휴 과정** 즉, 시간의 흐름에 따라 이들이 어떻게 진화하고 행동하는지에 대하여 관심을 가지기 시작하였다(D'Aunno and Zuckerman, 1987a; de Rond, 2003; Kale and

Singh, 2009; Luke, Begun, and Pointer, 1989; Provan, 1984; Sofaer and Myrtle, 1991; Zajac and Olsen, 1993). 우리는 경영자로 하여금 제휴가 어떻게 개발되고 이러한 제휴의 성공가능성을 높이기 위해 무엇을 해야 할지 이해할 수 있도록 수명주기(Life-cycle)모형을 개발하였다(표 11.2 참조). 이 모형은 조직이 일반적으로 예측 가능한 발전 단계를 거치며, 몇 가지 요인이 각 단계를 촉발한다고 제시한다. 더불어 각 단계마다 제휴 리더와 구성원이 다루어야 할 독특한 과제가 주어진다.

발생: 파트너 탐색

첫 단계에서는 환경적 위협, 기회 및 불확실성으로 인하여 조직들이 유사한 이념과 의존도를 가진 다른 조직을 탐색하게 된다. 또한 이러한 활동은 잠재적 파트너들이 서로를 공생적일 뿐 아니라 경쟁적으로 볼 경우에도 시작된다(Hawley, 1950; Pfeffer and Salancik, 1978). 즉, 제휴는 잠재적 파트너 관계에 있어 한 조직이 동일 자원에 대하여 다른 조직과 경쟁하는 경우보다는 두 조직이 서로의 서비스나 제품을 사용하는 보완적 관계에서 발생할 가능성이 더 높다. 이러한 상보성(Complementarity) 또는 공생관계의 일반적인 예는 지방의 보건소에서 환자를 도시 지역의 3차 의료기관으로 의뢰하는 경우가 될 수 있다. 최근 제휴와 관련한 40건의 연구에 따르면 파트너의 상보성은 제휴 형성을 촉진할 뿐만 아니라 제휴 성과에도 기여하게 된다(Shah & Swaminathan, 2008).

조직 간 교환 과정은 뚜렷한 단계로 이루어

표 11.2 보건의료 조직 간 제휴의 수명주기모델

단계			
탄생 (Emergence)	이행 (Transition)	성숙 (Maturity)	중요 전환점 (Critical Crossroads)
단계별 발전의 핵심 요소			
환경위협 및 핵심자원에 대한 불확실성 증대	제휴 목적 달성을 위한 동기부여	제휴의 이익을 우선시	집권화 및 제휴에 대한 의존성의 증대로 인한 구성원들의 위계 추구 혹은 제휴에서 탈퇴
이데올로기 및 의존성을 공유	핵심자원 확보를 위한 제휴 의존성 증대	구성원의 과거 투자 이익 향유	
단계별 과업의 예			
제휴 목적을 정의	경영자 집단을 고용 또는 구성	기술된 목표의 성취	제휴의 미래에 대한 의사결정
구성원 기준의 개발	조정과 통제 메커니즘 확립	구성원 몰입의 유지	

진다(Zajac and Olsen, 1993). 예를 들어 초기 단계에서 각 조직은 향후 이루어질 교환 과정을 예상하고, 교환에 대한 대안, 시장(독립적인 조직 간에 이루어지는 적대적 거래로부터) 전략적 제휴(즉, 독립적 실체를 유지하는 파트너 간에 형성되는 공식적 협력관계), 마지막으로 위계조직(둘 이상의 조직들의 합병)에 이르기까지의 연속선상에서 현재가치로 환산해서 평가한다(Macneil, 1983). 이러한 과정에서 조직들이 상호 간 추구하는 것이 더욱 명확하게 드러나며, 상호이익이 되는 교환관계를 형성하기 위해 유사성과 차이점을 더욱 세부적으로 파악하게 된다.

따라서 초기 단계에서는 공동의 이익과 개별 조직의 이익에 대한 대화와 협상이 이루어진다. 그 결과, 파트너들은 서로의 이해관계를 알게 될 뿐만 아니라 호환성에 대해서도 알 수 있게 된다. 이때 호환성이란 파트너 간 업무방식과 문화의 조화를 뜻한다. 이 단계에서 조직 행동은 향후 교환에 대한 기초를 형성하며, 조직이 파트너의 예견된 행동을 파악할 수 있는 정보를 제공한다. 초기 단계가 진행되는 동안 초기 관계적 교환 규범이 형성되며, 신뢰도를 확인하기 위해 작지만 중요한 방식으로 몰입을 검증하게 된다(Macneil, 1983). 요약하면 초기 단계에서 파트너의 목적과 기대가 명확히 제시되며, 구성원의 자격요건이 확립되며 집단의 규범이 진화하기 시작한다.

기대가 현실화 되는 것이 중요함에도 불구하고 제휴의 초기 단계에서는 흔히 제휴의 내용과 일치하지 않는 매우 광범위한 목표가 제시된다. 이는 아직 자신의 이익을 희생하지 않으려는 조직들이 조직 간 타협을 통해 제휴의 목표를 설정하기 때문이다. 또한 광범위한 목표는 더 많은 파트너를 유치할 수 있으며, 초기 참여자들은 제휴 내용이 확대될 때의 이점을 살리고자 한다.

따라서 제휴 참여자에 대한 자격요건은 선택적이며 구성원 간의 동질성을 확보할 수 있도록 설계된다. 이는 상기 논의한 지배 및 경영문제들을 일부 경감시킨다. 또한 많은 제휴에서는 참여조직 간의 경쟁을 방지하고 독점 문제를 피하기 위하여 참여조직 간 시장영역의 중첩을 제한한다.

초기 단계에서 대부분의 제휴는 자신의 활동을 지휘하는 경영집단을 구성하려 하지 않는다(D'Aunno & Zuckerman, 1987a). 이는 조직이 맨 먼저 일련의 목적을 확인하고 동의해야 하기 때문이다. 또한 제휴 참여조직들은 자신의 권한을 포기하면서 경영집단에 자신의 자원을 맡기려 하지 않는다. 그럼에도 불구하고 이러한 현상은 제휴 발전의 두 번째 단계에서 흔히 나타나게 된다.

과도기

이 단계에서 제휴는 활동에 대한 의사결정과 전반적 통제에 대한 메커니즘이 확립되며, 이는 일반적으로 지배(Governance)라 불린다(Kale and Singh, 2009). 지배 방식은 1) 파트너가 제휴자산의 일부 또는 전체에 대한 통제권을 공유하는 공동소유(Joint ownership), 2) 제휴 파트너의 권리 및 의무를 규정하는 계약, 3) 신뢰와 영업권을 기반으로 한 비공식적 합의, 4) 이들 방식의 혼합 등을 포함한다(Purenam & Vanneste, 2009). 현재까지의 연구는 이들 방식 중 어떠한 것이 특별히 우수한 것이 아니며, 조직의 특정 요구사항에 맞는 접근법을 취해야 한다고 제시한다. 예를 들어 파트너 간 이해도가 높고 제휴 활동이 복잡하지 않거나 위험도가 낮은 경우에는 비공식적 합의가 효과적으로 작동할 수 있다. 상황을 막론하고 지배 방식의 확립은 어려운 일이며, 이는 앞서 언급한 바와 같이 조직이 자신의 권한을 포기하면서 타인에게 권한을 부여하기 원치 않기 때문이다. 따라서 제휴관리자는 제휴에 대한 구성원의 몰입을 구축하기 위해 구성원의 요구사항에 대응하는 노력과 프로그램을 마련해야 한다.

제휴는 참여 구성원이 프로그램의 개시와 유지를 위해 자신의 자원을 얼마만큼 투입할 의도가 있는가에 따라 달라진다. 제휴에서 많이 발견되는 어려움은 참여조직들의 적절한 자원 투입을 이끌어내는 것이다. 예를 들어 한 참여조직이 자신은 낮은 수준의 기여를 하면서 다른 조직들의 기여로 발생하는 혜택은 누리게 되는 무임승차(Free-rider) 문제를 볼 수 있다. 이러한 문제는 제휴에 대하여 참여조직이 인지하는 가치에 정비례한다. 제휴에 능동적으로 참여함에 따라 조직이 그 가치를 더 많이 인지할수록 이러한 조직은 제휴에 더 많은 자원을 투입하려 할 것이다.

물론 이러한 현상은 "닭과 달걀"의 딜레마로 이어진다. 직면하고 있는 환경 위험이 크고 제휴로부터 불확실성과 위협을 감소시킬 수 있는 능력이 클수록 참여조직은 제휴에 대한 투입을 증가시킨다. 반면 제휴가 참여조직의 요구사항을 충족시키기 위해서는 우선 각 참여조직으로부터 자원의 투자를 받아야 할 뿐만 아니라 참여조직의 활동도 조정할 수 있어야 한다. 어느 시점에서는 참여조직이 투자한 부분에 대하여 보상할 가능성이 적더라도 이들의 자원 투입을 요구해야 할 경우가 발생한다. 이러한 경우 신뢰가 특히 중요해진다.

성숙기

제휴 수명주기의 세 번째 단계는 성숙과 성장이다. 이 단계에서는 제휴가 목표달성을 시작하고 참여조직으로 하여금 외부 위협에 대처하도록 지원하는 것이 중요하다. 성공은 제휴가 유지되고 성장하게끔 한다. 이와 동시에 중요한 것은 참여조직이 제휴의 이익을 위하도록 하는 것이다. 이는 제휴가 모든 참여조직의 요구사항을 동시에 충족할 수 없기 때문이다. 제휴 활동으로부터 편익을 균등하게 배분받지 않을 수도 있지만 가능한 공평한 혜택을 누릴 것이라고 인지하는 것은 참여조직에게 있어 매우 중요하다.

성공적인 제휴에서는 성숙 단계에서 두 가지의 공통된 특징이 관찰된다: 1) 제휴 업무에 전념하는 관리자 또는 관리자 집단, 2) 제휴로 하여금 경험으로부터 배우고 역량을 개발할 수 있게 하는 과정(Hoang and Rothaermel, 2005; Kale and Singh, 2009). 헌신적인 관리자는 다양한 역할을 수행한다. 그들은 자원의 획득 등을 포함하여 중요한 프로젝트에 대한 업무를 촉진하고, 참여조직과 외부 이해관계자에게 제휴의 타당성을 알리며, 목표에 대한 성과 및 진전을 모니터링하고 참여조직에 대한 피드백을 적시에 제공한다. 마지막으로 제휴관리자는 제휴가 경험으로부터 학습할 수 있도록 도구 및 절차 등을 개발할 수 있다. 예를 들어 이러한 절차에는 제휴 프로젝트의 성공과 실패에 기여한 요인을 검토하기 위한 정기적 회의가 포함될 수 있다. 또한 학습을 편성하는 도구에는 모범사례를 명시하고 향후 프로젝트가 더욱 효율적 및 효과적으로 될 수 있게 하는 가이드라인, 체크리스트 및 매뉴얼 등이 있다.

제휴가 목표 달성과 참여조직의 몰입을 유지하고자 할 때에 몇 가지 문제가 발생할 수 있다. 예를 들어 제휴가 많은 참여조직으로 구성되는 경우 이들 간에 시장 내 중첩영역을 피하는 것이 불가능하게 된다. 만약 실제로 시장영역 중첩이 발생한다면 해당 참여조직 간 분쟁을 중재함에 있어 제휴는 어떠한 역할을 수행해야 하는가?

참여조직과 제휴관리자 간의 관계 또한 매우 복잡해진다. 예를 들어 새로운 프로그램은 제휴관리자가 추진하여 개시해야 하는가, 참여조직을 통해 개시해야 하는가, 아니면 이들 모두를 통해 개시해야 하는가? 만약 제휴관리자가 시작하는 경우, 유사한 프로그램을 어떤 참여조직이 이미 전개하고 있다면 어떻게 할 것인가? 예를 들어 병원 제휴가 제휴 사업으로 HMO를 개발하고자 하는데 몇몇 참여조직이 이미 HMO를 보유하고 있는 경우에는 어떻게 할 것인가? 더불어 제휴 참여조직 모두가 공유할 수 있는 새롭고 혁신적인 프로그램을 개발한 참여조직에게 인센티브를 주어야 하는가? 이러한 인센티브가 없다면 제휴는 경영 또는 서비스에서 어떻게 혁신을 개발해낼 것인가?

Zajac과 Olsen(1993)은 조직 간 관계 개발에 대한 연구에서 제휴는 성숙 단계에서 가치가 창출될 뿐만 아니라 이익이 주장되고 분배되기 때문에 특별히 민감한 문제가 발생한다고 논하였다. 이러한 문제를 둘러싼 것은 조직 간 갈등의 문제이다. 이익의 차이를 관리하기 위해 명시적 또는 암묵적 규범이 발생한다(Zajac & Olsen, 1993). 규범은 "합의 또는 과거의 행동에 기반하는 모든 구성원이 공유하는 합리적인 기대"로 정의되며, 이러한 정의에서 공동가치의 극대화는 갈등 상황에서 상호 만족스러운 해결 방안으로 이어진다(Kaufmann, 1987). 반면 규범이 이러한 방향으로 발전되지 않으면 각 참여조직이 자신의 이익을 이기적으로 추구함에 따라 발생한 갈등이 심화되어 결국 전략적 제휴를 파괴할 수도 있게 된다. 합의 수용된 갈등 해결방법의 사용은 조직 간 갈등의 잠재적 피해를 줄일 수 있다(Ury, Brett, and Goldberg, 1988).

조직 간 교환의 성숙 단계에서는 신뢰의 지속적인 구축이 핵심 관건이다. 신뢰는 기업의 미래에 대한 확신의 증가에서 생겨난다(Luhmann, 1979). Schelling(1960)은 또한 "신뢰는 서로의 관계를 지속함으로써 발생하며, 장기적인 미래 약속을 통해 얻을 수 있는 신뢰의 가치가 일시적으로 상대방을 기만하여 얻을 수 있는 이익보다 더 크다는 믿음에서 발생한다"는데 주목하였다.

신뢰와 갈등관리 시스템은 지속적인 교환과정의 근본이 되는 관계규범의 일부이다. 이러한 규범에는 제휴 파트너 간 호혜성에 대해 공유된 기대와 관계유지의 가치에 대한 인식의 공유가 포함된다(Macneil, 1983, 1986). 또한 이러한 규범은 계약 또는 비공식적 합의의 지속성에 대한 풍조를 확립한다.

중요한 기로

네 번째 단계에 접어들면서 제휴는 중요한 기로에 직면하게 된다. 이 시점까지 참여조직은 필요 자원에 대하여 서로 매우 의존적이 되었고, 제휴에 대한 참여조직의 몰입과 중앙 집중적(Centralized) 의사결정에 대한 압력이 증가한다. 그러나 이러한 발전 과정은 많은 조직들이 제휴에 참여하는 이유에 역행하는 것이다. 제휴는 조직의 자율성을 유지함과 동시에 자원 의존도를 낮춤에 있어 상대적으로 저비용의 동력이 되기 때문에 매력적이다. 따라서 참여조직이 제휴에 속하기 위한 비용이 너무 높다고 결론짓고 탈퇴할 수 있기 때문에 중요한 기로에 서게 된다. 바로 이러한 점 때문에 적어도 한 병원 제휴가 무너진 사례가 있다(Ury, Brett, and Goldberg, 1988). 이와 반대로 집단적 행동의 편익을 완전히 누리기 위해 좀 더 위계적인 형태로 변모해야 한다고 결정짓는 참여조직들도 있다.

결국 관건은 제휴를 지속적으로 유지할 수 있는 충분한 몰입 또는 접착제 역할을 하는 무언가가 있는지의 여부이다(Zuckerman & Kaluzny, 1991). 비록 참여조직들을 뭉치게 하는 공통의 목표, 이념, 가치, 유인 등이 있을지라도 제휴는 일반적으로 느슨하다. 참여조직들로부터 일정 수준의 몰입을 지속적으로 확보할 수 있는가? 참여조직은 의사결정의 단련을 위해 자신의 자율성을 희생할 의도가 있는가? 상황에 따른 적절한 조정 방식은 무엇인가(Alter & Hage, 1993; Kaluzny and Zuckerman, 1992)? 생존을 위해 제휴는 집단적 행동의 필요성 및 편익과 개별 조직의 자율성에 대한 필요성 간의 균형을 이루어야 한다.

중요한 기로는 전략적 제휴 발전과정의 구조 재정비를 나타낸다(Zajac & Olsen, 1993). 이는 보통 제휴관계의 기대된 기간의 만기시점에 도달하거나 상대 조직과의 관계에 있어 인지된 가치가 변할 때 촉발된다. 구조 재정비는 참여조직의 탈퇴를 의미할 수도 있고, 참여조직들이 더욱 긴밀히 협력하여 교환 범위를 확대하는 것을 의미할 수도 있다. 예를 들어 한 병원집단은 공동구매로부터 시작하여 환자의뢰 네트워크(Joint preferred provider network)의 개발로 이행할 수 있다.

전략적 제휴의 가치에 대한 인식의 변화는 환경의 변화 또는 기대가치와 실제가치 간의 시간에 따른 비교로부터 발생할 수 있다. 기대가치와 실제가치 간의 차이는 조직 간 관계 자체의 재평가로 이어질 수도 있고, 단순히 발전과정의 재평가로 이어질 수도 있다. 달리 말하면 구조 재정비는 전략적 제휴의 유형 자체는 변하지 않으나 현존하는 전략적 제휴 내 상호작용 과정만이 변할 수 있다. 즉 제휴의 수명주기가 발생 단계로 회귀하여 새로운 가치를 구체화하고 미래에 대한 전략적 동기를 명확히 할 수도 있으며, 과도기로 회귀하여 파트너와의 제휴 경험을 기초로 하여 교환 형태를 보완할 수도 있다. 따라서 여기에 제시된 전략적 제휴의 발전과정 모형은 단일한 경로만을 일방적으로 제시하는 것이 아니라 제휴가 경험할 수 있는 일련의 단계를 제시하고 각 발전 단계에서 의료조직들이 직면할 수 있는 핵심문제들을 설명하는 것이다.

제휴문제 분석을 위한 틀

제휴문제를 제기함에 있어 조직이 직면한 어려움은 무엇이 진짜 문제인지 정확히 파악하지 못하는 것이다. 제휴조직 내 개별조직은 보통 무엇이 문제인지 모르거나 이에 대하여 동의하지 않으며, 이때 제휴문제 확인과 진단에 있어 파트너 간의 의견 차이가 더해진다. 이러한 의견 불일치로 인해 제휴가 직면한 문제를 잘못 파악하게 되거나 **제휴문제**보다는 **제휴 증상**에 대한 처방을 내리게 된다. 잘못된 처방은 결국 더 큰 갈등과 교착 상태로 이어져 궁극적으로 제휴실패의 가능성을 높이게 된다(이번 장 후반의 사례 참조). 다음에서 제시한 세 가지 단순 틀은 이러한 실패 확률을 낮추기 위해 제시되었다.

문제의 발견

만약 제휴에 참여한 개별 조직인들에게 특정 제휴가 왜 실패했는지 묻는다면, 모두로부터 동일한 응답을 듣게 될 수도 있다. 이러한 경우 문제의 발견은 간단하다. 그러나 이처럼 동일한 응답을 얻는 경우는 일반적이라기보다는 예외적인 경우라 할 수 있다. 제휴가 어려움을 겪게 되는 이유는 무수히 많다. 이러한 원인에 대한 체계적인 탐구 없이는 상황을 개선할 여지가 없다. 우리는 제휴의 문제가 다음과 같은 범주로 구분된다고 제안한다(Johnson, 1986).

- 환경 문제
- 전략 문제
- 구조 문제
- 행동 문제

이러한 범주는 거시적 문제에서 미시적 문제의 순서를 취하고 있으며, 이 장의 목적에 따르자면 통제 불가능한 문제에서 통제 가능한 문제의 순서에 따른다.

서로 다른 교육배경, 시대, 경제적 인센티브를 갖는 전문집단 간의 협력을 요하는 의료 제휴의 문제를 고찰해보자. 예를 들어 의사와 병원 간의 교환적 제휴는 이러한 문제에 특히 취약하다. 미 Illinois주 6개 통합시스템에 대한 최근의 연구에 따르면 해결해야 할 문제가 있다기보다는 해결해야 할 양극성(Polarity)이 있다고 제시하였다(Burns, 1999). 이때 양극성은 통합시스템이 동시에 관리해야 하는 9가지 영역으로 구성되어 있다. 즉, 의사의 이익과 병원의 이익을 동시에 추구해야 한다. 예를 들어 병원 시스템은 의사들에게 위험적 환경에서 일하는 개원의사를 확보해야 하는 동시에 일차진료의사를 고용하여 몇 년간 이들에게 고정 급여를 지불하는 경우가 있다. 이렇게 고용된 의사들은 모든 위험으로부터 자유롭게 된다. 또 다른 예로 한 병원 시스템은 "의사들의 조직"이 되고자 하지만 정작 시스템의 개발과 통제는 병원경영자가 단독으로 실행하고 단기적 측면에서 주된 병원의 목적을 달성하기 위해 노력하고 있다. 이러한 제휴가 의사들의 신뢰를 얻고 효과적으로 기능하기 위해서는 양자의 이익을 동시에 만족시켜야 할 필요가 있다. 우리의 분석 틀의 관점에서 문제는 통제 불가능한 환경과 의사-병원 관계에 있는 것이 아니라 구조에 대한 결정이나 이로 인해 영향 받는 행동에 문제가 있는 것이다. 분석 틀은 전략적 제휴가 직면하고 있는 근본적 문제에 대한 의견 불일치를 부각함에 있어 특히 가치가 있다.

U.S. Memories 사례

1990년, 세계 DRAM 시장의 90%를 장악하고 있는 일본 반도체 제조업체로 인한 가격 변동과 주기적 물량 부족에 불만을 품은 미국의 컴퓨터 제조업체들은 안정적인 칩 공급을 위하여 U.S. Memories라는 컨소시엄(Consortium)을 구성하였다. 미국의 칩 구매업자와 몇몇 칩 제조업자들의 참여로 구성된 이 제휴는 최초 제안업체들이 새로운 참여조직들의 자원 투입을 꺼리면서 제대로 운영 한번 못하고 무산되고 말았다. 이 제휴의 실패 원인에 대해 다각도의 분석이 이루어졌다. 어떤 이는 일시적인 칩 부족 문제가 해결되자 제휴의 목적이 사라졌기 때문이라고 주장했다. 다른 이는 제휴 자체에 명확한 개념이 없었고, 미국 업체들이 고효율의 일본 업체와 경쟁에서 이길 수 없다고 주장하였다. 일부는 충분한 업체 참여가 없었기 때문이라고 주장했으며, 일부는 너무 많은 업체가 참여했기 때문이라고 주장했다. 또한 제휴가 제대로 구조화되지 못했다고 분석하였으며, 컨소시엄의 리더가 자신의 역할을 수행하기에 적합하지 않았다는 비난도 있었다.

이렇게 엉망인 상황을 우리는 어떻게 이해해야 하는가? 우선 우리는 앞서 제시한 분석 틀을 사용하여 제휴의 문제를 환경("시장의 변화"), 전략("시작부터 잘못된 생각"), 구조("잘못된 조직화"), 행동("잘못된 리더 선정") 문제로 구분해 볼 수 있다. 경영적 관점에서 볼 때 제휴 관련 정보를 수집하고, 그 정보를 처리하고, 개입 여부 및 방법에 대한 의사결정권을 가진 사람이 문제를 모두 종합하여 유용한 클러스터 또는 범주로 구분해야 한다는 것이다.

둘째, 범주 그 자체는 어떤 개입이 효과적인지 그 수준을 평가하는데 유용하다. 예를 들어 범주화된 원인분석 결과, 관리자는 환경 문제 즉, 시장 상황이 더 이상 제휴를 뒷받침하지 않음을 믿게 되었다고 하자. 이러한 경우 문제의 원인은 주로 통제 불가능한 요인에 있으므로 성공적인 제휴는 사실상 매우 어렵다. 반면 주된 문제가 구조 문제 즉, 제휴의 구성과 수 또는 부적절한 참여조직 인센티브에 있다면 이는 좀 더 통제 가능한 요인이기 때문에 제휴를 수정하여 성공 가능성을 높일 수 있게 된다. 이와 같이 환경 → 전략 → 구조 → 행동 틀은 제휴문제를 파악하고 진단하는데 유용한 도구가 될 수 있다.

증상과 근본 원인의 구분

만약 피부에 발진이 생겨 의사에게 간다면 의사가 제일 먼저 무엇을 할 것이라 생각하는가? 발진 치료를 먼저 할 것인가, 아니면 발진이 왜 생겼는지 판단하기 위해 몇 가지 질문을 할 것인가? 아마도 후자의 가능성이 더 높을 것이다. 그러나 불행하게도 전략적 제휴에 참여하는 많은 조직들은 전자의 접근법을 취한다. 문제가 있으면 이를 바로 잡자는 방식이다. 이렇게 '할 수 있다(Can do)' 식의 태도는 일면 타당하지만, 한편으로 볼 때 성급하고 부주의한 방식이다. 전략적 제휴에 마찰이 발생하면 문제 자체를 다루기 전에 문제의 근원에 대한 깊은 이해가 필요하다.

치료 이전에 진단이 필요함은 매우 당연하게 들릴 수 있겠지만, 제휴에 있어서만큼은 실제로 행해지지 않고 있다. 이에 대한 이유는 주로 제휴 파트너가 비협조적이거나 파트너의 입장이 되어 생각하는 능력이 없는 경우이다. 이는 즉 한 참여조직의 비협조적 행동이 다른 구성원에게는 적대적 행동으로 비친다는 것이다. 이러한 경우, 상대방은 파트너의 비협조적 행동의 원인을 분석하고 파악하기 이전에 대응전략을 먼저 구상하게 된다. 간단히 말해 비협조적 행동은 단지 더 깊은 문제의 표면적 증상에 불과하다는 것이다.

그렇다고 할 때 당연히 제기되는 질문은 다음과 같다: "과연 깊은 문제는 무엇이며, 이를 어떻게 다뤄야 하는가?" 우리는 다음과 같이 몇 가지 부류의 문제가 존재한다고 주장한다.

1. 편협한 이기주의 또는 거짓행동
2. 오해, 문화적 충돌 및 신뢰부족
3. 상이한 평가, 비대칭적 투자, 장기계획이 없는 일시적 제휴관계
4. 제휴성과의 모호함과 이에 대한 낮은 내성
5. 제휴성과에 대해 지나치게 낙관적인 기대
6. 제휴의 약한 인프라와 전략적 관리 또는 제휴경험의 부재

흥미롭게도 이러한 범주는 변화의 관리에서 존재하는 문제의 원인과 유사하다(Kotter & Schlesinger, 1979). 이 범주들은 상호 배타적이지는 않지만, 서로 뚜렷하게 구분된다. 예를 들어 첫 번째 범주는 한 참여조직이 다른 참여조직의 이익에 반하여 자신의 이익을 추구하는 의도적 행동 즉, 합리적인 계산에 따른 비협조적 행동을 나타낸다. 두 번째 범주는 이기심보다는 규범의 공유 부족 즉, 참여조직들 간 신뢰관계가 아직 제대로 발생하지 않고 있으며 문화적 충돌이 일어남을 의미한다. 첫 번째 범주가 이기심에 근거한 비협조적 행동으로 목표와 수단 모두에 대해 의견 불일치를 보이는데 반해 세 번째 범주는 목표에 대한 합의는 있지만 수단에 대해서는 의견 불일치를 보인다. 달리 말하면 참여조직들은 동일한 목표를 가지고 있지만 이러한 목표를 어떤 방법으로 달성할 것인가에 대해서는 의견이 다르다는 것이다. 이에 따라 참여조직들은 제휴관계에 상이하게 투자하게 된다. 넷째, 일부 제휴 참여조직들은 제휴로 인

한 모호성과 유동성에 단순히 불안을 느낀다. 대부분의 제휴에서는 완전한 통제가 이루어질 수 없기 때문에 이에 대하여 거부감을 느끼는 참여조직이 있을 수 있음을 의미한다. 다섯 번째 범주는 파트너가 차후 문제에 대한 예측 없이 제휴성립에 대하여 희열을 느끼는 것을 의미하며, 여섯 번째 범주는 제휴관리 및 발전에 대한 파트너의 충분한 투자를 하지 않은 것을 가리킨다.

문제의 범주 파악은 표면적 증상을 넘어 근본 문제에 접근하기 위해 유용한 방법이다. 문제를 치료하는 것은 다음 단계이며, 이에 우리는 다음과 같이 단순한 원칙을 제안한다: "치료법은 문제에 맞게 이루어져야 한다." 이는 매우 자명해 보이지만 실제로 제휴에서는 치료법이 불충분하거나 너무 가혹한 경우가 매우 많다. 제휴문제를 위해 최소 10가지 치료법이 존재한다.

- 파트너 선별 및 실사
- 교육
- 제휴관리 참여와 공유
- 촉진 협상
- 역량 교환
- 인력 및 정보 교환
- 내 편 만들기
- 강압
- 제휴의 전략적 실행
- 지식 축적

이들 치료법을 앞서 파악한 일련의 문제들에 대응시키면 효과적인 제휴관리로 진일보하게 된다(Kotter & Schlesinger, 1979). 제휴에 참여하였으나 매우 계산적이고 이기적인 파트너를 만났다고 생각해보자. 이 파트너는 정보를 충분히 가지고 있으며, 상황을 정확히 파악하고 있음에도 불구하고 상대방이 원하는 대로 행동하지 않는다. 이러한 경우에는 참여나 교육을 강조하는 것보다는 협상 또는 영입을 강조하는 것이 더 효과적인 접근법이 될 수 있다. 이러한 사례를 오해에 따라 행동하는 파트너의 상황과 대비해보자. 이러한 경우 상대방에 대하여 협상으로 대응해서는 근본 문제를 해결할 수 없으며, 교육과 참여가 더 적절할 것이다. 우리는 독자들이 문제와 치료법 간 대응에 대하여 좀 더 생각해보기를 희망한다.

파트너를 알아라

잠재적이고 지속적인 제휴문제해결에 유용한 세 번째 분석 틀은 파트너의 "유형"에 직접적인 초점을 맞춘다. 구체적으로 말하자면, 우리는 독자로 하여금 자신이 제휴에 대해 생각하는 것처럼 파트너도 제휴에 대해 동일하게 생각할 것이라는 오해를 갖지 않기를 바란다. 이상적인 것은 제휴 초기 단계에서 자신과 관계가 있는 파트너의 유형을 파악하는 것이다. 그러나 안타깝게도 경험에 따르면 많은 파트너들이 다양한 파트너 유형이나 파트너의 성향을 고려하지 않는 것으로 나타났다. 우리의 경험에 따르면 가장 바람직한 유형에서 가장 바람직하지 않은 유형까지 총 다섯 가지 파트너 유형이 존재한다.

협력적 파트너

협력적 파트너는 제휴를 통해 공동의 이익을 극대화하는데 일차적 관심을 갖고 있으며, 공동의 이익 극대화를 위해서는 상대방이 원하는 것에도 관심을 가져야 함을 인지한다. 따라서 이러한 파트너는 자신의 목표를 달성하는 것뿐만 아니라 상대방의 목표 달성을 위해서도 협력하게 된다. 이러한 유형은 제휴 파트너에 있어 모두가 원하는 유형이지만 생각보다 매우 희소하다. 이러한 파트너는 제휴를 윈윈 관계로 보며, 양측 모두 이익을 누리는데 관심이 있다. 거대 제약회사 중 한 곳은 이러한 철학을 고수하여 생명공학 업체들에 의하여 "선택된 파트너"가 되는 것을 목표로 하고 있다. 이 회사는 수많은 제휴관리자를 고용하여 제휴 내 옴부즈맨의 역할을 수행하도록 하고 있다.

준협력적 파트너

준협력적 파트너는 상대방이 제휴에서 가치를 얻되, 단지 탈퇴하지 않을 정도로만 만드는데 관심이 있다. 최소한 허용 가능한 가치만을 상대방에게 제공함으로써 상대방이 제휴를 다른 대안보다는 높게 여기게 되긴 하지만, 높은 수준의 가치를 얻기는 힘들다. 이러한 관계는 약한 참여자에게 제공되는 보상이 공정하지 않으므로 권력과 의존성의 측면에서 불균형적이기는 하지만 안정적일 수는 있다. 준협력적 파트너는 상대방의 이익을 고려하기는 하지만 최소한의 수준에 머무를 뿐이다.

무관심한 파트너

좋건 나쁘건 간에 무관심한 파트너는 상대방의 전략적 열정에는 그다지 관심이 없다. 이러한 파트너에게 제휴는 자신의 전략적 목표달성을 위해 필요한 주된 수단이며, 상대방은 같은 차를 타고 가는 동료일 뿐이다. 무관심한 파트너는 1) 상대방의 목표달성을 위해 자신이 도움을 제공하지 않아도 되고, 2) 상대방의 목표달성으로 인하여 자신의 목표달성이 방해받지 않는 경우에만 상대방의 목표달성 노력에 반대하지 않는다. 이러한 파트너에게 제휴는 "서로 자기 몫을 챙기는 관계"에 불과하다.

경쟁적 파트너

경쟁적 파트너는 무관심한 파트너보다 좋지 않은데, 이는 실제 상충관계가 없을 때조차 상대방이 제휴에서 얻는 이익만큼 자신의 이익이 줄어드는 것으로 여기기 때문이다. 이러한 파트너는 제휴의 포지티브 섬의 가능성에 대해서는 무지한 반면, 제로 섬의 가능성에 대해서는 매우 민감하다. 또한 성공적 제휴에서 자연적 또는 단기적으로 발생할 수 있는 불균형이라 하더라도 상대방에게 유리한 불균형은 절대 수용하지 않는다. 경쟁적 파트너는 제휴관계의 상대적 균형에 너무 집착하고 있기 때문에 "상대방의 이익은 곧 나의 손실"이라고 생각한다. 또 하나의 거대 제약회사는 이러한 철학을 가지고 있었으며, 이 조직의 관리자들은 윈윈 제휴 상황을 "탁자에 남겨진 돈"으로 인식한다. 이에 따라 이들은 윈윈 제휴에 대하여 재협상하려 든다.

보복적 파트너

보복적 파트너는 심지어 경쟁적 파트너보다 좋지 않은 유형으로써, 이는 자신이 지더라도 상대방까지 지길 원하기 때문이다. 아마도 이러한 파트너는 존재하지 않을 것이며, 특히 이를 알면서까지 제휴할 가능성은 없지만 제휴관계를 통해 개인적 감정이 악화되고 부정적 감정이 커지면 이러한 성향이 나타날 수 있다. 앞서 제휴에서 파트너 간 신뢰가 제휴관계의 긍정적 측면임에 따라 제휴에 있어 긍정적 감정이 나타난다고 언급하였다. 그러나 누군가 제휴관계에서 상대방으로부터 신뢰를 상실하고 배신감을 느끼게 되면 파트너로 하여금 비이성적으로 행동할 수 있게 된다. 이러한 파트너는 "내가 잃으면 당신은 더 크게 잃게 만들겠어" 식의 태도로 제휴를 바라본다. 이러한 사례는 매우 드물지만, 제휴 구성원 간 불성실하게 임했다는 이유로 법적 다툼이 오랫동안 지속된 경우가 수차례 목격되었다.

파트너 평가

이와 같이 제휴 파트너에는 다양한 유형이 있으며, 이들 중 상당수는 그다지 매력적이지 않다. 그렇다면 파트너를 어떻게 미리 알 수 있다는 것인가? 먼저 가장 중요한 것은 제휴관계가 발생하는 단계에 파트너가 어떤 유형인지 알 수 있는 단서를 신중하게 살피는 것이다. 예를 들어 과거 의료조직과 함께 일한 경험을 통해 일부 제휴 파트너가 상대 파트너들의 전략적 목표에 대해 거의 알지 못하는 경우가 있었다. 협력적 파트너라면 이를 알 것이며, 상대방의 목표에 대한 관심이 부족하다면 이는 무관심한 파트너 또는 더 좋지 않은 유형의 파트너를 가리키는 신호일 수 있을 것이다. 이와 유사하게 파트너에게 제휴 내에서 발생할 수 있는 여러 가지 시나리오를 제시하고 상대방의 반응을 살펴볼 수 있다. 이때 자신에게 유리하게 전개되고 있는 상황을 포함시켜야 한다. 만약 파트너가 이로 인한 조그마한 불균형에조차 크게 반대한다면 향후 이러한 문제가 실제 발생할 수 있다는 것을 보여주는 것으로 간주할 수 있다.

마지막으로 제휴 초기에 보이는 파트너의 성향에 대해 만족할 경우에도 시간의 흐름에 따라 제휴를 둘러싼 주변 환경의 변화와 제휴 참여 인력의 변화로 인해 생기는 파트너의 태도 변화에 발 빠르게 대응할 수 있어야 한다. 이러한 "조기경보시스템"은 제휴관계가 발전함에 따라 이롭게 작용한다. 그러나 우리는 이와 동시에 전략적 제휴의 또 다른 가치 있는 특성을 활용할 것을 권고한다. 이는 곧 제휴의 탈퇴에 관한 조항을 반드시 문서화하는 것이다. 이를 통해 자신 또는 파트너가 초기에 의도했던 가치를 달성하지 못하는 제휴에 계속해서 끌려다니지 않아도 되기 때문이다.

제휴역량과 성과동력

지난 20년간 제휴성공을 촉진하거나 저해하는 요인을 조사한 연구는 무수히 많다(Kale & Singh, 2009). 이러한 요인들 중 몇 가지는 이미 앞서 논의하였지만, 성공적인 제휴를 위한 핵심역량을 요약해보는 것은 유용하다고 판단된다. 성공적 제휴에 영향을 주는 요인들은 표 11.2에 나타난 수명주기 모형의 처음 세 가지 단계인 발생, 과도기 및 성숙으로 분류할 수 있다.

발생 단계 또는 제휴 형성 단계에서는 파트너의 세 가지 특성이 매우 중요하다. 구체적으로 제휴의 성공은 앞서 언급한 바와 같이 파트너 관계가 보완적인 관계로써 제휴 참여조직들이 동일한 자원을 놓고 경쟁하는 것이 아니라 한 조직이 다른 조직의 제품이나 서비스의 일부를 사용할 수 있을 때 가능하다. 이와 유사하게 제휴는 파트너 간 호환성이 존재하여 유사한 문화, 기대, 역량 등을 공유할 때 더욱 성공적일 수 있다. 성공적 제휴를 위한 세 번째 파트너 특성은 각 관계가 잘 작동할 수 있도록 하는 파트너의 몰입이다.

제휴의 다음 단계 즉, Kale과 Singh(2009)이 명명한 지배 및 설계 단계의 경우, 많은 연구 결과에 따르면 제휴의 성공은 파트너들이 협력 노력을 조정하고 통제할 수 있는 효율적이고 효과적인 방법을 찾을 수 있을 때 가능하다. 이를 위해 세 가지 접근법이 유용하다: 제휴 프로젝트의 일부 또는 전체에 대한 소유권 공유, 파트너의 권리와 책임을 명시하는 계약, 파트너 간 영업권과 신뢰. 안타깝게도 현재까지 수행된 연구들에 따르면 이들 접근법 중 어떠한 것이 특히 우수한지는 알 수 없다. 그러나 중요한 것은 제휴의 특정 요구사항에 맞는 지배 접근법을 대응시키는 것이다.

마지막으로 성숙 단계에서 연구 결과에 따르면 제휴의 성공은 제휴 프로젝트의 조정을 위한 기법들이 잘 작동하고, 파트너 간 신뢰가 형성될 때 가능하다. 결국 파트너 간 갈등 또는 의견 불일치가 일어날 것은 필연적이기 때문에 파트너가 서로를 신뢰할 경우 이러한 문제가 해결될 수 있으며, 이에 따라 신뢰는 매우 중요하다. 그럼에도 불구하고 신뢰 수준이 높지 않은 경우에는 갈등이나 의견 불일치를 해소할 수 있는 기법이 중요하며, 이는 잠재적 및 실제 의견 불일치를 검토하고 해결하기 위한 정기적 회의를 포함한다. 물론 신뢰가 없다면 제휴 파트너 간 의견 불일치를 해결하기 위한 단순한 기법조차도 마련하기 어려워진다.

상기 논의한 많은 요인들의 밑바탕을 이루는 것은 성공적 제휴의 동력이 되는 근본적인 역량이다. 첫째는 제휴 업무와 과정에 전념하는 관리자 또는 관리자 집단이다(Hoang and Rothaermel, 2005; Kale and Singh, 2009). 예를 들어 이들 관리자의 중요한 업무 중 하나는 제휴 프로젝트의 목표 달성을 위한 성과 및 과정 모니터링과 구성원에 대한 적시의 피드백 제공이다.

둘째, 제휴와 제휴 구성원들은 경험으로부터 학습하고 필요에 따라 추가적인 역량을 획득할 수 있어야 한다. 예를 들어 학습 과정은 제휴 프로젝트의 성공 또는 실패에 기여하는 요인들을 검토하는 정기적 회의를 포함할 수 있다. 더불어 이러한 학습을 편성하기 위해 도구가 필요하며, 이는 최고의 관례를 명시하고 향후 프로젝트를 더욱 효율적이고 효과적으로 만드는 가이드라인, 체크리스트, 매뉴얼 등을 포함한다.

정리하면 지난 20년간 제휴에 대한 연구 결과 경영행동을 가이드할 수 있는 유용한 결과들이 도출되었다(요약 및 경영 가이드 참조). 제휴문제 분석을 위한 틀과 함께 성공적 제휴의 동력이 되는 요인들과 역량에 대한 이해는 효과적인 경영행동의 강력한 토대가 된다.

요약 및 경영 가이드

1. 전략적 제휴를 형성하거나 참여함에 있어 위험을 평가할 때 경영자는 전략적 제휴의 잠재적인 비용과 편익을 전략적 제휴에 참여하지 않거나 독자 경영을 포함한 다른 대안의 비용 및 편익과 비교해야 한다. 전략적 제휴는 다른 전략보다 오히려 덜 위험할 수 있다.
2. 제휴의 형태와 구조는 의도하는 목적 즉, 기능에 따라 결정되어야 한다.
3. 경영자는 제휴의 구조를 선택함에 있어 소유와 통제, 참여자 수, 지배구조, 강압적 및 자발적 참여 등을 중요하게 고려해야 한다.
4. 조직 간 관계에 필요한 통제는 소유 관계를 설정하지 않아도 확보가 가능하다. 신뢰, 몰입, 권력 등이 통제기반 소유권을 대체할 수 있는 수단들이다.
5. 규모가 커지면 복잡성이 높아지고 활동을 조정하기 매우 어려워진다. 그러나 제휴의 규모는 로비나 공동구매와 같은 목적을 달성하는 데 강력한 힘을 발휘할 수 있는 원천이 된다.
6. 제휴의 규모가 커지면 지배구조가 복잡해지는데 제휴 경영진에 누가 참여할 것인가의 문제가 가장 핵심이 된다. 각 조직의 최고경영진들로만 제휴 이사회를 구성할 경우 실패 확률이 높아진다. 그 이유는 다른 이해관계자 집단의 이익을 무시하게 될 가능성이 커지기 때문이다. 더불어 최고경영자의 교체는 빈번히 일어나기 때문에 이사회에 최고경영자만 있는 경우 제휴 자체가 무산될 수 있다.
7. 제휴에 대한 강압적 참여는 자발적 참여에 비해 바람직하지 않다. 제휴에 참여하는 동기가 단순히 외부 요구에 대한 순응인 경우 제휴는 성공하기 어렵다.
8. 제휴가 형성되는 것은 다음과 같은 목표를 달성하기 위한 것임을 인지해야 한다: 유사한 자원의 결합(예: 공동구매 활동), 이질적 자원의 교환(예: 병원과 의사 간의 공생관계), 비용의 절감, 수익 증진, 혁신과 학습 또는 서비스 질의 향상, 권력 증진, 불확실성의 감소, 위험의 분산 등.
9. 위 목록에서 자신이 제휴에서 추구하는 목표를 이해하고 이러한 목표를 현재 또는 잠재적 파트너에게 표현하는 것이 중요하다.
10. 경영자는 현재 또는 잠재적 파트너가 제휴를 통해 추구하는 의도를 파악하는 것이 중요하다. 이를 통해 목표의 양립가능성을 판단할 수 있기 때문이다. 공유할 수 있는 사명을 도출하는데 실패하는 것이 제휴실패의 주 원인이 된다.
11. 제휴의 목적과 관련하여 주로 두 가지 유형의 문제가 발생한다. 첫째, 제휴의 목표가 공유되더라도 시간의 흐름에 따라 목표에 대해 상호 갈등이 발생한다. 둘째, 제휴목표에 대해 파트너 간 합의가 부족한 경우 문제가 발생한다. 이러한 문제를 방지하기 위해서는 효과적

인 커뮤니케이션을 유지하는 것이 필요하다.

12. 제휴는 위협과 기회를 제공하는 각 단계를 통해 발전함을 인지해야 한다.
13. 첫 단계인 발생기에서는 제휴의 목적을 정하고 이에 따라 제휴 파트너를 선정하는 것이 중요하다. 또한 분명한 커뮤니케이션과 이해관계 확인이 필수적이다.
14. 제휴가 형성된 후 경영자는 활동을 조정하고 통제할 수 있는 방안을 모색해야 한다. 이러한 방법에는 제휴문제만을 전담할 관리자를 고용하거나 구성하는 방안도 포함된다.
15. 제휴가 진행됨에 따라 경영자는 각 참여조직들이 얼마나 제휴의 목표를 따르고 있으며, 과연 제휴목표를 자신의 목표보다 우선순위에 두는가에 대한 복잡한 문제에 봉착하게 된다. 뿐만 아니라 제휴를 통해 발생한 이익(자원)을 분배하는 방법을 둘러싸고 갈등이 발생할 수도 있다. 따라서 경영자는 신뢰와 목표달성, 갈등해결을 위한 적절한 방법을 사용하여 참여조직의 몰입을 유지할 수 있도록 노력해야 한다.
16. 성숙 단계의 제휴는 구성원의 초기 목표와 변화된 목표를 측정해야 한다. 구성원 조직의 기대 및 필요의 변화를 반영하기 위해 제휴의 구조와 목표에 대해 재고할 필요성이 생길 수 있다.
17. 구체적으로 경영자는 제휴의 문제를 진단할 필요가 있다. 환경 문제(시장요구의 변화 등 외부에서 발생하는 문제), 전략 문제(제휴의 목표 및 방향성에 대한 문제), 구조 문제(제휴의 형태가 목표에 부합하는가의 문제), 행동 문제(제휴 활동을 수행하는데 부적절한 기술과 행동이 나타나는 문제)에 따라 진단해야 한다.
18. 제휴의 문제는 이를 다룰 수 있는 적절한 방법으로 접근해야 한다. 이러한 방법은 구성원에 대한 교육, 협상, 강압 등을 포함한다.
19. 제휴는 최근 유행하는 경영기법이다. 조직은 단순히 유행을 따르는 것이 아니라 올바른 원칙을 가지고 제휴에 참여해야 한다.
20. 현재 및 잠재적 파트너를 이해하고 이들과의 협상에 시간이 필요하다는 측면에서 제휴에는 비용이 따름을 인지해야 한다. 제휴는 의사결정을 지연시키며, 조직의 유연성을 저하시킨다. 이러한 문제를 피할 수 있도록 제휴관계를 설계해야 한다.
21. 결탁(Collusion) 및 독과점 문제가 발생하지 않도록 파트너를 신중히 선별하고, 적절한 제휴관계를 형성해야 한다.
22. 제휴관계로 인해 자신의 조직이 나태해지고 지속적인 향상에 대한 관심이 낮아지지 않도록 주의해야 한다.

참고 문헌

Alter, C., & Hage, J. (1993). *Organizations working together.* Beverly Hills, CA: Sage.

American College of Healthcare Executives. (2009). Hospital CEO turnover, 1981-2008. Chicago: ACHE.

Bazzoli, G. J., Chan, B., Shortell, S. M., & D'Aunno, T. (2000). The fi nancial performance of hospitals belonging to health networks and systems. *Inquiry,* 37, 234-252.

Bazzoli, G. J., Shortell, S. M., Dubbs, N., Chan, B., & Kralovec, P. (1999). A taxonomy of health net-works and systems: Bringing order out of chaos. *Health Services Research,* 33(6), 1683-1717.

Begun, J. W. (1992). Cooperative strategies weaken the competitive capabilities of health care organizations. In W. J. Duncan, P. M. Ginter, & L. E. Swayne (Eds.), *Strategic issues in health care management: Point and counterpoint* (pp. 44-50). Boston: PWS-KENT.

Burns, L. R. (1999). Polarity management: The key challenge for integrated delivery systems. *Journal of Healthcare Management,* 44(1), 14-33.

Burns, L. R., & Lee, J. A. (2008). Hospital purchasing alliances: Utilization, services, and performance. *Health Care Management Review,* 33(3), 203-215.

Burns, L. R., & Muller, R. W. (2008). Hospital-physician collaboration: Landscape of economic in-tegration and impact on clinical integration. *Milbank Quarterly,* 86(3), 375-434.

Burns, L. R., & Pauly, M. V. (2002). Integrated delivery networks: A detour on the road to integrated health care? *Health Affairs,* 21(4), 128-143.

Burns, L. R., & Thorpe, D. P. (1997). Physician-hospital organizations: Strategy, structure, and conduct. In R. Conners (Ed.), I*ntegrating the practice of medicine* (pp. 351-371). Chicago: American Hospital Association Publishing.

Burns, L. R., Bazzoli, G. J., Dynan, L., & Wholey, D. R. (1997). Managed care, market stages, and integrated delivery systems: Is there a relationship? *Health Affairs,* 16, 204-218.

Burns, L. R., Cisneros, E. A., Ferniany, W., & Singh, H. (2010). Strategic alliances between buyers and suppliers: Lessons from the medical imaging industry. In C. Harland and E. Schneller (Eds.), *Handbook of the strategic management of supply.* Newbury Park, CA: Sage Publications.

Carman, J. M. (1992). *Strategic alliances among rural hospitals* (pp. 92-103). Berkeley: Institute of Business and Economic Research, University of California.

Casalino, L. P. (2006). The Federal Trade Commission, clinical integration, and the organization of physician practice. *Journal of Health Politics, Policy and Law,* 31, 569-585.

Clement, J. P. (1987). Does hospital diversifi cation improve fi nancial outcomes? *Medical Care, 25,* 988-1001.

Cuellar, A., & Gertier, P. (2005, January). How the expansion of hospital systems has affected consumers. *Health Affairs, 24(1),* 213-219.

D'Aunno.T. A., & Zuckerman, H. S. (1987a). The emergence of hospital federations: An integration of perspectives from organizational theory. *Medical Care Review, 44(2),* 323-343.

D'Aunno, T. A., & Zuckerman, H. S. (1987b). A life cycle model of organizational federations: The case of hospitals. *Academy of Management Review,* 12, 534-545.

Danzon, P. M., Nicholson, S., & Pereira, N. S. (2005). Productivity in pharmaceutical-biotechnology R&D: The role of experience and alliances. *Journal of Health Economics, 24,* 317-339.

De Rond, M. (2003). *Strategic alliances as social facts: Business, biotechnology and intellectual history.* Cambridge: Cambridge University Press.

DeVries, R. A. (1978). Strength in numbers. *Hospitals: Journal of the American Hospital Association,* 55, 81-84.

Doz, Y. L., & Hamel, G. (1998). *Alliance advantage: The art of creating value through partnering.* Boston: Harvard Business School Press.

Duncan, W. J., Ginter, P. M., & Swayne, L. E. (1992). *Strategic issues in health care management: Point and counterpoint.* Boston: PWS-KENT.

Emery, P., & Trist, E. (1965). The casual texture of organizational environments. *Human Relations,* 18, 21-32.

Fennell, M. L., & Alexander, T. A. (1989). Hospital governance and profound organizational change. *Medical Care Review, 46(2),* 157-187.

Harrigan, K. R. (1985). *Managing for joint venture success.* Lexington, MA: Lexington Books.

Hawley, A. H. (1950). *Human ecology: A theory of community structure.* New York: Ronald Press.

Hoang, H., & Rothaermel, F. (2005). The effects of general and partner-specifi c experience on joint R&D project performance. *Academy of Management Journal,* 48(2), 332-345.

Johnson, D. E. L. (1986). American healthcare systems. *Modern Healthcare,* 16, 78-82.

Kale, P., & Singh, H. (2009). Managing strategic alliances: What do we know now, and where do we go from here? *Academy of Management Perspectives,* 23(3), 45-62.

Kaluzny, A., & Zuckerman, H. (1992, Winter). Strategic alliances: Two perspectives for understanding their effects on health services. *Hospital and Health Services Administration, 37,* 477-490.

Kaluzny, A., Morrissey, J., & McKinney, M. (1990). Emerging organizational networks: The case of the community clinical oncology program. In S. Mick & associates (Eds.), *Innovation in health care delivery.* San Francisco: Jossey-Bass.

Kaluzny, A. D., Zuckerman, H. S., & Ricketts, T. C. (2002). *Partners: Forming strategic alliances in health care.* Washington, DC: Beard Books.

Kaufmann, P. J. (1987). Commercial exchange relationships and the "negotiator's dilemma." *Negotiation Journal,* 3, 73-80.

Kotter, J. P., & Schlesinger, L. A. (1979). Choosing strategies for change. *Harvard Business Review,* 57, 106-114.

Li, J., Zhou, C., & Zajac, E. J. (2009). Control, collaboration, and productivity in international joint ventures: Theory and evidence. *Strategic Management Journal,* 30, 865-884.

Longest, B. B. (1990). Interorganizational linkages in the health sector. *Health Care Management Review,* 15, 17-28.

Luhmann, N. (1979). *Trust and power.* New York: John Wiley and Sons.

Luke, R. D., Begun, J. W., & Pointer, D. D. (1989). Quasi firms: Strategic interorganizational forms in the health care industry. *Academy of Management Review,* 14(9), 19.

Macneil, I. R. (1983). Values in contract: Internal and external. *Northwestern University Law Review, 78,* 340-418.

Macneil, I. R. (1986). Exchange revisited: Individual utility and social solidarity. *Ethics, 96,* 567-593.

Madison, K. (2004). Hospital－physician affiliations and patient treatments, expenditures, and outcomes. *Health Services Research,* 39(2).

Meyer, A. (1982). Adapting to environmental jolts. *Administrative Science Quarterly,* 27, 515-537.

Nicholson, S., Danzon, P. M., and McCullough, J. (2005). Biotech－pharmaceutical alliances as a sig－nal of asset and firm quality. *Journal of Business,* 78, 1433-1464.

Olden, P. C., Roggenkamp, S. D., & Luke, R. D. (2002). A post－1990s assessment of strategic hos－pital alliances and their marketplace orientations: Time to refocus. *Health Care Management Review,* 27(2), 33-49.

Oliver, C. (1990). Determinants of interorganizational relationships: Integration and future directions. *Academy of Management Review,* 15(2), 241-265.

Pfeffer, J., & Salancik, G. R. (1978). *The external control of organizations: A resource dependence perspective.* New York: Harper & Row.

Provan, K. G. (1984). Interorganizational cooperation and decision making autonomy in a consortium multihospital system. *Academy of Management Review,* 9, 494-504.

Puranam, P., & Vanneste, B. (2009). Trust and governance: untangling a tangled web. *Academy of Management Review,* 34(1), 11-28.

Reuters Business Insight. (2004). Pharmaceutical strategic alliances: Benchmarking 21st century deal－making. Retrieved August 16, 2004, from http://www.the－infoshop.com.

Schelling, T. C. (1960). *The strategy of conflict.* Cambridge, MA: Harvard University.

Scott, W. R. (1987). The adolescence of institutional theory. *Administrative Science Quarterly, 32,* 493-511.

Shah, R., & Swaminathan, V. (2008). Factors infl uencing partner selection in strategic alliances: The moderating role of alliance context. *Strategic Management Journal, 29(5),* 471-494.

Shortell, S. M. (1988). The evolution of hospital systems: Unfulfi lled promises and self－fulfi lling prophecies. *Medical Care Review, 45(2),* 177-214.

Shortell, S. M., & Zajac, E. J. (1988). Internal corporate joint ventures: Development processes and performance outcomes. *Strategic Management Journal,* 9, 527-542.

Shortell, S. M., & Zajac, E. J. (1990). Health care organizations and the development of the strategic management perspective. In S. Mick & associates (Eds.), *Innovations in health care delivery: New insights into organization theory* (pp. 141-180). San Francisco: Jossey－Bass.

Shortell, S. M., Morrison, E. M., & Friedman, B. (1990). *Strategic choices for America's hospitals: Managing change in turbulent times.* San Francisco: Jossey－Bass.

Sofaer, S., & Myrtle, R. C. (1991). Interorganizational theory and research: Implications for health care management, policy, and research. *Medical Care Review,* 48, 371-409.

Starkweather, D. B. (1971). Health facility mergers: Some conceptualizations. *Medical Care, 9,* 468-478.

Starr, P. (1982). *The social transformation of American medicine.* New York: Basic Books.

Thompson, J. T. (1967). *Organizations in action.* New York: McGraw－Hill.

Ury, W. L., Brett, J. M., & Goldberg, S. B. (1988). *Getting disputes resolved.* San Francisco: Jossey－Bass.

Zajac, E. J. (1986). Organizations, environments, and performance: A study of contract management in hospitals. Unpublished doctoral dissertation, University of Pennsylvania, Philadelphia.

Zajac, E. J., & Olsen, C. P. (1993). From transaction costs to transactional value analysis: Implications for the study of interorganizational strategies. *Journal of Management Studies,* 30, 131-146.

Zajac, E. J., & Shortell, S. M. (1989). Changing generic strategies: Likelihood, direction, and perform－ance implications. *Strategic Management Journal,* 10, 413-430.

Zajac, E. J., Golden, B. R., & Shortell, S. M. (1991). New organizational forms for enhancing in－novation: The case of internal corporate joint ventures. *Management Science,* 37, 70-84.

Zuckerman, H. S., & D'Aunno, T. A. (1990). Hospital alliances: Cooperative strategy in a competitive environment. *Health Care Management Review,* 15(2), 21-30.

Zuckerman, H. S., & Kaluzny, A. (1991, Spring). The management of strategic alliances in health services. *Frontiers of Health Services Management,* 7(5), 3-23.

Zuckerman, H. S., Kaluzny, A. D., & Ricketts, T. C. (1995). Alliances in health care: What we know, what we think we know, and what we should know. *Health Care Management Review,* 20(1), 54-64.

제12장

미국의 보건정책과 규제

Kristin Madison, Peter D. Jacobson, and Gary Young
역자: 이기효

개 요

- 연방 정책과 규제
- 주 정책과 규제
- 규제 준수를 위한 조직의 전략
- 최근의 정책과 규제 이니셔티브

학습 목표

이 장을 읽고 나면

1. 규제가 왜 중요한지 알 수 있어야 한다.
2. 보건의료 규제 정책과 운영의 맥락을 설명할 수 있어야 한다.
3. 보건의료서비스조직에 영향을 미치는 가장 중요한 연방 및 주 정부 규제를 알 수 있어야 한다.
4. 주요 규제 기관을 파악하고 해당 기관의 현재 정책을 요약할 수 있어야 한다.
5. 규제의 준수가 보건의료서비스조직의 전략적 의사결정에 어떤 영향을 미치는지 설명할 수 있어야 한다.
6. 규제 준수를 위한 전략을 구상할 수 있어야 한다.
7. 규제의 성격을 가지고 있는 최근의 정책 이니셔티브를 논할 수 있어야 한다.
8. 정책 목표 달성을 위한 현재의 규제 노력의 장점과 약점을 평가할 수 있어야 한다.

핵심 용어

간주된 권한(Deeming Authority)
감사실(Office of the Inspector General)
건강보험 이전 및 책임성법(HIPAA)
국가의료진 데이터 은행(National Practitioner Data Bank)
규제(Regulation)
규제준수(Compliance)
메디케어보상 자문기구(Medicare Payment Advisory Commission)
면허교부(Licensure)
미법무부(Department of Justice)
반독점법(Antitrust Law)
법령제정공고(Notice of Proposed Rulemaking)
보건의료 질 향상법(HCQIA)
보건후생부(Department of Health and Human Services)
복구감사계약자(Recovery Audit Contractor)
부당청구법(False Claims Act)
비교임상효과성(Comparative Clinical Effectiveness)
사례금방지법(Anti-kickback Statute)
상위법 우선원칙(Preemption)
세금감면법(Tax Exemption)
셔먼법(Sherman Act)
안전지대(Safety Zones)
요구증명 규제(Certificate of need)
응급처치 및 노동법(EMTALA)
의료보험서비스센터(Centers for Medicare and Medicaid Services)
인증(Accreditation)
자가의뢰방지법(Stark Physician Self-Referral Law)
준법경영협약(Corporate Integrity Agreement)
지역편익기준(Community Benefit Standard)
클래이튼법(Clayton Act)
투명성(Transparency)
피고용자은퇴수입보장법(ERISA)
행위별수가제(Pay-for-Performance)

목적

이 장의 목적은 보건의료서비스조직 종사자들이 다뤄야 하는 주요 규제 문제를 소개하는 것이다. 의료 서비스의 제공과 법 사이의 접점이 증가함에 따라, 보건의료서비스조직 운영자들은 조직의 운영 방식에 영향을 미치는 광범위한 **규제 준수**의 문제에 직면하게 된다. 이 장은 보건의료서비스조직들이 당면하고 있는 규제 및 정책 환경을 기술함으로써, 보건의료서비스 조직 운영자들로 하여금 규제가 어떻게 제정되고 시행되는지에 대한 이해를 도울 뿐만 아니라 준수 프로그램을 어떻게 체계화해야 하고 변호사들과 효율적으로 소통할 수 있는지 알려줄 것이다.

연방 정책과 규제

의료 산업은 연방 정부 및 주 정부 양쪽으로부터 강력하게 규제를 받는다. 여기서 **규제**란 정부의 민간 시장 영역에 대한 감독을 의미한다. 이러한 감독은 시장 경쟁을 통해서 목표에 도달하기 어려운 상황에서 의료의 접근성 증대, 비용 규제, 품질 개선을 위해 이루어진다. 정부가 진료비 보상 기전을 만들거나 의사와 헬스 시스템 간의 재무적 관계를 감시하는 경우 규제는 경제적인 문제일 수 있다. 또한, 규제는 정부가 환자의 지불 능력과 관계없이 응급의료서비스 제공을 의무화(Shortell & Walshe, 2004)한 것과 같은 경우 사회적 역할을 할 수도 있다. 연방 정부의 의료 규제 법안은 보건의료서비스 조직의 여러 부문에 영향을 미치기 때문에 규제 법안의 본질과 이를 이행하는 기관을 이해하는 것은 이 분야 종사자들에게 매우 중요하다.

현장 사례: 의사 수가 유지

최근 몇 년간, 많은 의사들은 "메신저 모델(messenger model)"을 이용해 보험자들과 협상을 수월하게 하려고 하고 있다. 본 모델이 적절히 구성된다면, 이를 통해 개별의사가 얼마만큼의 수가를 받고 싶어 하는지에 관한 정보를 효율적으로 전달할 수 있다. 연방거래위원회(FTC)는 이러한 활동이 단순한 메신저의 역할을 넘어서 독점 금지법을 위반한다는 것을 이유로 단속하기 시작했다. 2003년 기자회견에서 FTC는 한 의사 조직의 소위 반경쟁적 행위에 대해 다음과 같이 묘사했다:

FTC는 한 텍사스 의사 그룹이 불법적으로 경쟁을 제한하여 Fort Worth 지역의 진료비를 올렸다는 혐의로 행정 시정 조치를 내렸다. FTC는 북 텍사스 전문의 그룹(North Texas Specialty Physicians, NTSP)이 소속 의사들 간의 협의를 통해 수가와 다른 조건들을 동일화하여 포괄적으로 합의된 조건에 위배하여 보험자들과 협의를 하거나, NTSP의 최저 수가 기준에 미치지 못하는 경우 보험자의 제안을 수용하지 않는 방법으로 연방법을 위반했다고 주장했다.

NTSP는 소속 의사들의 회비를 통해 유지되는 비영리 단체로, 1995년에 설립되어 현재 600명의 의사들로 구성되어 있는데 그 중 130명이 1차 진료 종사자들이다. 의사는 보험자에 의해 보장되는 진료를 제공하는 NTSP와 보험자 간의 계약에 참여할 수 있다.

FTC는 거의 모든 NTSP 소속 의사들이 몇몇 무위험 계약에 참여하고 있다고 한다. FTC는 "NTSP는 이러한 무위험 계약을 통해 의사들 개개인이 보험자와의 협상을 통해 얻을 수 있는 것보다 더 높은 수가와 다른 많은 유리한 조건들을 얻기 위해 협상을 한다"고 주장한다.

FTC의 시정 조치는 NTSP의 투표 관행이 불법이라는 주장에 근거한다. NTSP는 소속 의사들의 투표로 NTSP와 보험자 간의 협상에 따라 제공되는 의료서비스의 대가로 용납할 수 있는 최저 수가를 결정한다. 일단 이러한 정보가 수집되면 NTSP는 용납 가능한 최저 수가를 계산하여 소속 의사들에게 공지하고, 이 수가가 NTSP가 보험자와의 협상시 포괄적으로 고려할 최저 수가가 될 것임을 확인한다. FTC는 NTSP 참여 의사들이 이러한 방식으로 예상 가격 정보를 공유함으로써 보험자와의 계약에 있어서 가격 경쟁을 할 필요성을 줄이게 되며, 이에 따라 경쟁 초월적인 수가를 확보한다고 주장한다.

더 나아가, FTC는 NTSP가 참여 의사들에 의해 결정된 최저 수가를 기반으로 보험자와의 계약 논의를 시작하며, 보험자가 NTSP가 제시한 최저 수가에 동의하지 않으면 협상을 아예 시작하지 않는다는 점을 지적한다.

FTC는 NTSP의 협상 관행 가운데 어떠한 것도 효율성을 가시적으로 증대시키지 않는다고 주장한다. NTSP 소속 의사들이 Fort Worth 지역 보건의료서비스의 질 향상과 비용 절감에 전혀 도움이 되지 않는 방식으로 조직되었기 때문이라는 것이다. FTC는 NTSP의 관행 때문에 소속 의사들 간의 가격 및 다른 형태의 경쟁이 제한되고, 의료서비스의 비용이 증가되었으며, 의료보험사·고용주·개인 소비자 모두로부터 의사들 간의 경쟁을 통해 누릴 수 있는 편익을 박탈한다고 주장한다.

2004년 행정법원은 FTC의 손을 드는 판결을 하면서 NTSP에게 반경쟁적 활동을 그만할 것을 명령하였다. NTSP의 항의에 대해 FTC 전원합의체가 법원의 판결을 확인하자, NTSP는 이를 미국항소법원에 항소하였다. 다음은 2008년 보도 자료를 발췌한 것으로 FTC는 재판의 결과를 다음과 같이 묘사하고 있다:

5월 14일, 미국항소법원은 만장일치로 NTSP의 특정 활동이 FTC 법 제 5항을 위반한다고 한 FTC의 결정을 확인했다. 특히, Fort Worth에 기반을 둔 개인 의사 모임인 NTSP는 경쟁 촉진의 효율성과는 전혀 관계가 없는 수평적 수가 유지에 참여한 것으로 밝혀졌다. 항소법원의 결정은 FTC가 판결에서 적용한 분석의 틀을 전적으로 지지한 것으로, NTSP를 경쟁 촉진을 배제할 타당한 사유가 전혀 없는 "내재적 혐의자"로 규정하였다.

Excerpted from Press Release, Federal Trade Commission(2003, September 17), FTC charges North Texas Specialty Physicians with price fixing. Retrieved March 2010 from http://www.ftc.gov/opa/2003/09/ntexasphysicians.shtm; Press Release, Federal Trade Commission, U.S. Court of Appeals Affirms FTC Decision that Texas Doctors' Group Engaged in Illegal, Anticompetitive Price-Fixing, May 16, 2008, available at http://www.ftc.gov/opa/2008/05/ntsp.shtm.

연방 기구와 기능

연방 정부는 보건의료 부문에서 규제자와 지불자의 두 가지 핵심적 역할을 담당한다. 정부는 보건의료서비스의 지불자로서 급여 범위를 정한다. 규제자로서 정부는 연방 자금이 어떻게 쓰이는지 감독하고 대중의 안전과 건강을 보호하기 위한 조치를 취한다. 이러한 기능은 각각의 책임 분야별로 몇 개의 기관을 통해 수행된다.

보건 분야의 가장 중요한 연방조직은 **보건후**

생부(Department of Health and Human Services, HHS)로, 산하에 공중보건서비스(Public Health Service)와 11개의 관련 정부 기관을 관할한다. HHS는 "모든 미국인의 건강을 보호하고, 특히 자신을 돌볼 수 없는 사람들을 위해 필수적 의료서비스를 제공"하는 데에 힘을 쏟고 있다. 보건 및 사회과학 연구, 의료 정보 기술, 약물 남용 치료를 포함한 300여개 프로그램을 수행하고 있는데, 예산은 연방정부 지출의 25%에 육박한다(HHS, 2009).

HHS가 관할하는 규모가 큰 프로그램으로는 메디케어(Medicare)와 메디케이드(Medicaid)를 관리하는 **의료보험서비스센터**(Centers for Medicare and Medicaid Services, CMS), 의료 기기, 식품, 약품 및 기타 생물학적 제품의 안정성과 효능을 책임지는 식품의약품안전청(Food and Drug Administration, FDA), 생명 의학 연구를 실행하고 지원하는 국립보건원(National Institutes of Health, NIH)가 있다. HHS의 다른 분야는 어린이와 노인 등 미국 내의 특정 취약 계층과 아메리카 원주민 등 소외된 사람들을 돕는 일이다. HHS 관할 기관에 대해 요약하여 설명하면 표 12.1과 같다.

표 12.1 보건후생부 관할의 기관들(Agencies within the Department of Health and Human Services)

의료보험서비스센터(The Centers for Medicare and Medicaid Services, CMS)
CMS는 메디케어와 메디케이드 프로그램을 통해 정부 의료보험법을 관리하는 책임을 진다. CMS는 주정부와 함께 메디케이드와 어린이 건강보험 프로그램(Children's Health Insurance Program, CHIP)을 관리한다.
의료보험서비스센터(The Centers for Medicare and Medicaid Services, CMS)
CMS는 메디케어와 메디케이드 프로그램을 통해 정부 의료보험법을 관리하는 책임을 진다. CMS는 주정부와 함께 메디케이드와 어린이 건강보험 프로그램(Children's Health Insurance Program, CHIP)을 관리한다.
식약청(Food and Drug Administration, FDA)
FDA는 의료 기기, 식품, 약품, 생물학 제품, 화장품, 방사선 발광 제품 및 수의학 제품의 안정성과 효과를 확인할 책임이 있다. 또한 일반 국민을 대상으로 올바른 영양 섭취와 약물의 적절한 사용에 대한 교육을 제공하고 보건의료서비스법(Health Service Act)의 특정 요구 사항을 집행한다.
국립보건원(The National Institutes of Health, NIH)
NIH는 일반 질환 및 희귀 질환의 예방과 치료 방법을 연구하고 지원한다. 자체 연구 활동 이외에 대학 및 기타 기관의 과학적 연구에 재정 지원을 제공한다.
질병통제예방센터(The Centers for Disease Control and Prevention, CDC)
CDC는 "질병의 예방 및 통제 방법의 고안 및 적용, 환경 위생, 건강 증진과 미국 국민의 건강을 향상시키기 위해 고안된 보건교육 활동"에 초점을 둔다. CDC는 보건교육을 촉진하기 위해 국내 및 국제기관과 협력한다.
보건의료 조사 및 질 관리원(Agency for Healthcare Research and Quality, AHRQ)
AHRQ는 미국 의료 서비스의 품질, 안전성, 효율성 및 유효성을 개선하기 위해 노력한다. 치료의 접근성 증대, 근거중심의학(evidence based medicine)의 촉진 그리고 품질 저하 없는 비용 절감을 위한 방법을 찾고 있다. 연구의 수행, 지원 및 전파를 통해 보다 많은 미국인들이 정보에 밝은 의사 결정자가 될 수 있도록 한다.

어린이 및 가족 지원청(Administration for Children and Families, ACF)
ACF는 자녀 양육, 아동 보호 및 입양 등의 분야에서 가정에 지원을 제공하기 위해 65가지의 프로그램을 운영한다. ACF의 목표는 자율적인 지역 사회를 만들기 위해 어린이와 가정의 건전한 발달을 촉진하는 것이다.
노인청(Administration on Aging, AoA)
AoA의 임무는 "포괄적이고 조화로운 비용 효율적 장기요양 시스템을 통해서 노인들이 가정과 사회에서 자립성과 존엄성을 유지할 수 있도록 돕는 것"이다(AoA, 2009). 노인법(Older Americans Act)을 기반으로 AoA는 노화에 관련된 연구, 실험 및 교육 프로그램을 운영한다. 또한 메디케어 프로그램 운영을 위해 CMS와 협력한다.
유독물질 및 질병 등록청(Agency for Toxic Substances and Disease Registry, ATSDR)
ATSDR은 1980년 특별기금법(the Superfund Act)으로 알려진 포괄적 환경 대응, 보상 및 책임법(Comprehensive Environmental Response, Compensation, and Liability Act)을 통해 설립되었다. ATSDR의 목표는 쓰레기 폐기장의 공공 건강 평가의 실행, 유해 물질 발생에 대한 긴급 대응, 그리고 유해 물질과 관련된 정보를 보급하며 이에 대한 연구를 지원하는 것이다.
보건자원 및 서비스 관리청(Health Resources and Service Administration, HRSA)
HRSA는 보험 비가입자, 독거인, 의료 취약 계층이 적절한 진료를 받을 수 있도록 보장할 의무가 있다. HRSA는 2천 4백만명에게 직접적인 의료 서비스를 제공한다(HRSA, 2009).
인디안보건서비스(Indian Health Service, IHS)
IHS는 알래스카를 포함한 미국 원주민들이 문화적으로 적합한 포괄적인 진료를 받을 수 있도록 하는데 초점을 맞추고 있다. IHS는 35개 주 562개 부족 190만 명 이상의 사람들에게 포괄적인 의료 서비스를 제공하고 있다.
약물중독 및 정신보건청(Substance Abuse and Mental Health Services Administration, SAMHSA)
SAMHSA는 약물 중독 및 정신 질환을 겪는 사람들을 대상으로 예방, 치료 및 재활을 증진하는 기관이다.

의회 위원회(Congressional Committees)

규제 기관은 입법부로부터 권한을 얻는다. 연방의회와 주 의회는 대강의 정책을 제정하고 규제 기관에 세부 사항을 위임한다. 규제 기관은 특정 법률의 범위 내에서 활동해야 한다. 예를 들어, 의회는 Health Insurance Portability and Accountability Act(HIPPA) 법률을 제정하여 환자의 개인 정보를 보호하기 위한 정책을 입법화했지만, 이 법률이 목표하는 바를 어떻게 달성해야 할지에 대해서는 특정하지 않는다. 의회는 세부 지침을 제정하는 것을 보건후생부(HSS)에 위임하였다.

의회가 연방 규제 기관에 권한을 위임하므로, 의회위원회는 의료 규제에 있어 핵심적인 역할을 수행한다. 첫째, 위원회는 행정 기관에 규정 제정 권한을 부여하는 법률을 입안한다. 둘째, 위원회는 규제 과정이 입법 의도와 일치하는지 감독할 책임이 있다.

상원의 보건 교육 노동 및 연금위원회(Health, Education, Labor, and Pension Committee, HELP)는 보건 정책과 관련된 사항을 관할한다. 상원의 재정위원회는 조세 및 세입 방안에 대한 관할권뿐만 아니라 법률 및 법률 이행 기관을 평가하는 소위원회를 포함하고 있다.

하원 세입위원회(the Ways and Means Committee)는 조세, 관세 및 기타 수입 창출활동을 책임지고 있다. 위원회의 관할권은 상원 재정위원회와 비슷하지만, 한 가지 점이 다르다. 하원은 메디케어에 관련되는 사항만을 관장하는 반면 상원 재정위원회는 메디케어와 메디케이드(저소득층 의료보장제도, Medicaid) 모두에 대한 관할권을 가지고 있다. 하원 에너지 상업위원회(The House Committee on Energy and Commerce)는 저소득층 의료보장제도, 병원 건설 및 공공보건 정책 관련 입법적 감독권을 가지는 소위원회를 포함하고 있다.

하원과 상원 모두 HHS와 다른 의료 서비스에 대한 자금 제공을 결정하는 세출위원회를 가지고 있다. 세출위원회는 연방의 모든 국고지출을 승인한다.

규제 과정(The Regulatory Process)

기관들은 규제를 제정하고 집행함으로써 기관의 핵심 역할을 수행한다. 연방 수준에서는 행정절차법(Administrative Procedures Act)이 규제를 공포하는 과정을 결정한다. 이 과정은 기관이 연방 관보(Federal Register)에 **규칙제정공고**(Notice of Proposed Rulemaking)를 게재할 때 시작된다. 이 때 이해 관계자들과 동 공고에 관심 있는 시민들은 특정 기간 동안 의견을 제시할 수 있다. 이러한 의견들을 검토한 후, 기관은 규제를 개정할 수 있다. 기관은 제시된 의견에 대한 회신을 덧붙여 최종 규제를 관보에 게재한다. 최종 규제는 미국연방규정집(Code of Federal Regulations)에 추가된다.

최근 대안적 접근법으로, 협의 규제(negotiated regulation)가 점점 인기를 얻고 있다. 협의 규제 과정에서, 규제기관은 영향을 받는 산업 관계자와 만나 양 측이 수용할 수 있는 규제 방안을 고안하여 논쟁적이며 시간 소모가 큰 소송을 피하려 한다(Jacobson, Hoffman, and Lopez, 2006).

보건의료 부문에 대한 연방의 투자가 증가하면서 규제의 범위와 수가 기하급수적으로 증가하고 있다. 현재 보건의료 부문의 규제 구조는 중복되고 때로는 일관성이 없는 요구사항들로 파편화된 임시방편에 불과한 경우가 많아 보건의료 부문의 관리자들이 이를 이해하고 실행하는데 어려움을 겪고 있는 형편이다.

메디케어와 메디케이드 법

기관의 중요성이 해당 기관의 예산으로 측정된다면, CMS가 가장 중요한 연방정부기관이다. 메디케어와 메디케이드 프로그램의 연간 총 경비가 수천억 달러에 달하기 때문이다. 이 비용은 수백만 개인의 건강과 수천 개에 이르는 보건의료서비스조직의 재정 안정에 기여하고 있다. 보건의료서비스 관리에 있어 메디케어와 메디케이드의 중요성을 이해하려면, 관리자들은 이 프로그램들의 급여범위 정책(coverage policies), 진료비 보상 메커니즘(reimbursement mechanisms), 그리고 감독 및 관리 체계를 알아야 한다.

메디케어(Medicare)

1965년 제정된 법에 의해 시작된 메디케어는 노인과 장애인을 위한 건강보험 프로그램이다.

현재 정부 운영 예산의 10% 이상을 차지하는 메디케어는 개인 건강보장 재원 조달을 위한 가장 큰 프로그램이다. CMS는 65세 이상 노인 인구 3천 5백만명과 장애인 6백만명 이상을 대상으로 하는 프로그램을 운영한다.

메디케어는 65세 이상, 65세 이하의 장애인, 말기 신장 질환자 세 계층에 건강보험을 제공한다. 메디케어는 각각 다른 서비스를 제공하는 4개의 Part(A, B, C 와 D)로 구성되어 있다. 대다수의 사람들은 65세가 되면 자동적으로 혜택을 받을 수 있는 자격을 가지게 된다.

메디케어 Part A는 입원 보험을 제공한다. 이는 입원 치료뿐만 아니라 전문 요양 시설, 호스피스 및 재가 간호에도 적용된다. Part A는 소득을 기반으로 고용주와 피고용인이 부담하는 급여세(payroll tax)로 재원을 조달한다. 피고용 기간 동안 메디케어세(Medicare taxes)를 지불한 사람(혹은 배우자가 지불한 사람)은 월 보험료를 납입할 필요가 없다.

메디케어 Part B는 외래 진료, 가정보건서비스, 의사진료 및 일부 예방 진료를 포함한 의학적으로 필요한 서비스에 적용된다. 사회보장 급여 및 철도퇴직자이사회(Railroad Retirement Board) 급여를 받을 조건이 되는 65세 이상의 사람들은 자동적으로 등록된다. 이는 사회보장 및 철도퇴직자이사회의 장애인 급여 혜택을 받고 있는 65세 미만의 사람들에게도 적용된다. 루게릭병을 앓고 있는 사람 또한 Part B의 급여를 받을 수 있다. Part A와 달리 Part B는 보험료를 지불해야 하지만, Part B 등록 여부는 선택할 수 있다.

메디케어 Part C는 기존 메디케어 Part A와 B에서 제공하는 표준 보험에 대한 대안으로써 메디케어 어드벤티지보험(Medicare Advantage Plan, MAP)을 통해 급여를 제공한다. MAP는 민영보험회사에 의해 PPO, HMO를 포함한 여러 형태로 운영된다. MAP 가입자는 MAP에서 선택한 서비스제공자를 통해 Part A와 B의 급여를 받을 수 있다. MAP에는 기존의 메디케어프로그램에서 제공되는 서비스가 아닌 호스피스(hospice) 서비스를 제외한 메디케어의 모든 서비스를 포괄해 제공해야 한다. MAP의 특징은 청력, 치과, 시력, 약제비, 그리고 건강증진 프로그램을 추가로 제공할 수 있다는 것이다. MAP 가입자들은 Part B의 보험료를 부담해야 하며, 추가 서비스에 따른 비용을 더 낼 수도 있다.

메디케어 Part D는 메디케어에서 승인된 보험 회사를 통해 메디케어 적용자들에게 처방약품에 대한 급여를 제공한다. 선택적 가입이 가능한 프로그램으로 어떤 약품이 급여되느냐는 어떤 보험을 선택하느냐에 달려있다. Part A 또는 B에 가입된 사람들이 가입 가능하다. 약품 급여가 포함되지 않은 MAP를 가입한 사람들도 메디케어처방 약품 플랜 가입을 선택할 수 있다.

메디케어는 많은 서비스를 급여하지만 가입자는 여전히 정률 본인부담(coinsurance), 정액 본인부담(copayments), 소액공제(deductibles) 및 메디케어에서 보장하지 않는 제품과 서비스에 대한 비용을 부담해야 한다. 이러한 틈(gap)을 메우기 위해 보충보험을 원하는 가입자는 민간 보험회사에서 판매하는 메디갭(Medigap)에 가입할 수 있다. Medigap 보험료는 가입자 본인이 전액 지불해야 한다.

메디케어 가입자들이 지불하는 보험료는 본 프로그램 재원의 일부에 불과하다. Part A는 연방 급여세(payroll taex)를 통해 조달되고, Part B와 D는 일반 조세수입을 통해 일부 조달된다. 현재 메디케어 프로그램의 구조와 프로그램을 위한 재원을 고려하면, 2019년에는 메디케어 Part A 급여를 충분히 제공할 자금이 부족할 것이라고 예상된다(Boards of Trustees, 2008). 메디케어 수급자 대비 근로자의 비율은 감소하고 있으며, 베이비붐 세대의 증가는 앞으로 추가적인 재정적 어려움을 야기할 것이다(Reznik, Shoffner, and Weaver, 2005-2006). 의회는 메디케어 프로그램의 재정적 실현가능성을 유지하기 위해서 보험 급여 패키지의 변경 또는 세금 인상을 실시하거나 혹은 두 가지 방안을 동시에 실행해야 할 것으로 보인다.

메디케이드(Medicaid)

메디케이드는 저소득층에 대해 의료부조(medical assistance)를 제공하는 연방과 주의 결합 프로그램이다. 주(state) 단위에서 운영되며, 2천 4백만 어린이와 1천 3백만 노인 및 장애인을 포함한 4천 7백만명 이상의 사람들에게 건강 보장을 제공하는데, 대체로 연간 2500억 달러의 연방 및 주 예산이 소요된다. Medicare와는 달리, 메디케이드 프로그램에 등록하기 위해서는 특정한 재정 및 기타 자격 기준을 충족해야 한다. 연방정부는 각 주의 일인당 소득과 전국 평균 소득을 비교하는 방식을 토대로 연방과 주의 비용을 대응시킨다.

메디케이드는 크게 세 가지 목적이 있다. 첫째, 사회복지 또는 보충보장소득(Supplemental Security Income: SSI) 프로그램을 통해 현금 부조를 받는 가정을 위한 건강보장 재원을 조달한다. 최저 수입 및 자산을 가진 사람 중에서 고령자, 맹인, 장애인, 또는 부양 자녀가 있는 사람이 여기에 해당된다. 둘째, 현금 부조 프로그램 대상에 포함되지 않은 저소득 아이들과 임산부를 보호한다. 셋째, 수입 대비 의료비 지출이 매우 큰 상황을 보장하기 위한 재난 보험(catastrophic insurance)을 제공한다. 너싱홈(nursing home) 또는 장기요양서비스(long-term care)를 이용하는 사람들이 여기에 포함되는 경우가 많다. 또한, 아동들은 아동의료보험프로그램(Children's Health Insurance Program), 장애인들은 근로장려법(Ticket to Work and Work Incentives Improvement Act of 1999) 등에 의해 메디케이드 급여를 받도록 되어 있다.

프로그램 내용이 각 주마다 조금씩 다르기는 하지만, 연방 규정과 규제는 대상 계층 및 제공되는 급여에 관하여 최소 조건을 설정하고 있다. 각 주의 프로그램은 범주적 필요집단(categorically needy), 의료적 필요집단(medically needy), 특수 필요집단(special needs group)의 조합으로 구성된다. 표 12.2는 범주적 필요집단의 일부를 묘사하고 있다. 의료적 필요집단은 일자리를 가지고 있는 장애인 같이 범주적 필요집단으로 분류되기에는 경제 여건이 좋은 사람들이다. 연방 단위에서 요구되는 서비스 이외에, 각 주는 그에 상응하는 비용을 연방정부로부터 지급받는 것을 조건으로 특정 선택서비스를 제공할 수 있다. 선택서비스 중에서 가장 보편적으로 제공되는 것은 처방전이 필요한 약(모든 주에서 제공된다), 치과 치료, 보철 장치, 보청기, 그리고 정신질환자를 위한 중간형 시설(intermediate care facilities) 등이 있다. 각 주는 이 외의 다른 혁신적 방식으로도 서비스를 제공할 수 있다.

진료비 보상

메디케어의 진료비 보상 방식은 여러 번 변경되었다. 역사적으로 병원들은 메디케어 환자들에게 제공하는 서비스의 수량을 극대화하여 자신들의 수익 혹은 순이익 극대화를 추구했는데 이는 메디케어 프로그램이 비용을 근거로 병원 측에 진료비를 보상해 주었기 때문이다. 그러나 이 시스템은 메디케어 프로그램의 비용 급증을 초래했고 결국 의회는 다른 방법을 택하기로 했다.

오늘날 순이익 극대화를 위해서, 병원은 메디케어의 고정지급수가(fixed payment rate)와 자신들의 서비스 제공 비용을 고려해야 한다. 1983년 메디케어는 입원 환자의 상세 진단내역을 기초로 결정되는 고정급 시스템인 선불보상제(Prospective Payment System, PPS)를 도입했다. PPS하에서, 정부는 입원 환자의 진단내역 및 병원의 실제 비용과 직접적으로 연동되지 않는 기타 특정 기준에 따른 공식에 따라 병원에게 진료비를 지불한다. 만약 치료비용이 보상 금액보다 적다면 병원이 차액을 가지지만 치료비용이 보상보다 높은 경우 병원은 손실을 입는다. PPS 덕분에 병원은 비용 효율적인 치료를 제공하고 과도한 지출을 줄여야 하는 유인이 생기게 되었다.

90년도에 메디케어는 의사들에 대한 배상 메커니즘을 변경했다. 메디케어는 기존의 관행적인 보수 지불방식을 대신하여 민간보험의 보상정책을 모방한 자원기반상대가치시스템(Resource Based Relative Value System, RBRVS)을 도입했다. 이 시스템에서 의사들은 예상 자원 사용 비용을 근거로 산출된 공식에 기반하여 행위별수가제(fee-for-service)로 보상을 받는다.

입원 및 외래 환자의 진료에 대한 메디케어의 지불 시스템은 보장범위에 속하는 의료기술에 대한 보험료 지불에 사용된다. 사회보장법(Social Security Act)은 지불 카테고리에 속하지

표 12.2 범주적 필요집단

- 1996년 7월 16일 부로 발효된 아동부양가족부조법(Aid to Families with Dependent Children: AFDC) 자격 조건에 부합하는 가정
- 가구 소득이 연방정부 빈곤선의 하위 133% 이하인 임산부와 6세 이하 아동
- 가구 소득이 연방정부 빈곤선의 하위 100%에 해당하는 6세에서 19세 아동 및 청소년
- 보호자(caretaker, 가족 또는 법정 후견인으로 18세 이하 혹은 고등학교 재학의 경우 19세 이하의 아동을 돌보는 자)
- 보충적 소득보장(Supplementary Security Income: SSI) 수급자(혹은, 특정 주에서는 SSI 프로그램의 자격 조건보다 더 제한적인 조건에 부합하는 고령자, 맹인 및 장애인)
- 의료시설에 거주하면서 보충적 소득보장(SSI) 소득 기준의 300%에 달하는 월 소득이 있는 자

자료: Retrieved March2010 from CMS Web site: http://www.cms.hhs.gov/MedicaidGenInfo/Downloads/MedicaidAtAGlance2005.pdf

않는 의료기술에 대해서는 메디케어가 해당 기술이 환자의 진단과 치료를 위해 "합리적이며 필요한 것"임을 확인할 것을 요구한다. 최신 의료기술을 보험을 통해 보장할 것인지 여부를 결정하는 것은 메디케어의 중요하지만 논란이 되고 있는 기능이다.

감독과 관리

대부분의 의료 서비스 제공자가 메디케어 및 또는 메디케이드에 가입 돼 있는 환자들을 대상으로 의료서비스를 제공하고 이러한 프로그램을 통해 보상을 받기 때문에, 이들은 프로그램에 관련된 규칙을 따르게 된다. 이러한 규칙들은 보상 과정뿐만 아니라 보건의료서비스 운영의 본질과도 관련이 있다. 메디케어와 메디케이드 프로그램은 최소한의 건강 및 안전 기준을 부과하는 연방정부의 참여 조건을 포함한 구체적인 자격 요건을 충족시킨 의료 기관에게만 보상한다. 이 조건의 충족성은 CMS를 대신하여 임의적이며 사전 예고 없이 조사를 실시하는 국가 기관에 의해 결정된다. 만일 Joint Commission 같은 전국적인 **인증**기관이 정부기관이 요구하는 요건보다 더욱 엄격한 요건을 가지고 있다면, CMS는 이 기관의 인증으로 조건이 충족되었다고 간주한다.

메디케어와 메디케이드 프로그램의 기능이 원래 의료서비스에 대한 접근성을 높이는 것임에도 불구하고, 이 프로그램은 이처럼 의료서비스 공급자의 구조와 운영에 가시적인 영향을 미칠 수 있다. 앞서 설명한 바와 같이, 프로그램의 보상 메커니즘은 비용을 통제하고자 하는 공급자의 인센티브에 영향을 준다. 또한 뒷 장에서 설명하고 있듯이, 프로그램은 최근 가치에 기반한 구매 이니셔티브(value-based purchasing)를 통한 질적 향상을 독려하는 더욱 적극적인 접근 방식을 택했다. 사실 CMS의 임무는 급여를 제공하는 것뿐만 아니라 수급자를 위해 서비스의 질적 향상을 도모하는 것이며, CMS의 비전은 변화되고 현대화된 보건의료시스템을 구축하는 것이다(CMS, 2010).

의회의 독립 기관인 **메디케어 보상 자문기구**(Medicare Payment Advisory Commission, MedPAC)은 메디케어의 다양한 개혁 이니셔티브를 구상하는 데 있어 매우 중요한 역할을 담당해 왔다. MedPAC은 의회에 다양한 사안에 대해 조언한다. "MedPAC은 메디케어에 참여하는 민간 의료보험과 메디케어의 기존 행위별수가제 적용 대상인 의료서비스 공급자에 대한 보상에 관하여 의회에 자문을 제공하는 것 외에도 의료서비스의 접근성과 품질 및 메디케어에 영향을 미치는 여러 사안을 분석하는 임무가 있다" (MedPAC, 2010). MedPAC의 권고가 법률 제정 및 프로그램 개혁으로 바뀔 수 있다는 것을 고려했을 때, MedPAC은 보건의료서비스 공급자의 기능에 관련된 재정 및 규제적 환경에 근본적인 변화를 줄 수 있다.

식품 및 약품법

식약청(FDA)은 CMS처럼 환자와 보건의료서비스조직에 지대한 영향을 미치는 결정을 담당하는 연방 기관이다. CMS가 주로 의료서비스 급여와 보상 정책과 관련한 규칙을 통해 영향력을 행사하는데 비해 FDA는 의약품 및 의료 기기의 안전성과 효능을 보장하기 위한 규제 활동을 통해 영향력을 행사한다.

신약 개발의 첫 번째 단계는 일반적으로 인간에게 쓰일 수 있는지 여부를 확인하기 위한 실험실 시험과 동물 실험이다. 만약 인간에게 사용할 가능성이 있다면, 개발자는 FDA의 임상실험 승인을 받기 위한 요청서를 제출한다. 승인을 받으면 연구자들은 약의 안전성과 부작용을 실험하기 위해 소수의 사람들에게만 약을 제공하는 1단계 임상시험을 시작할 수 있다. 1단계가 성공하면 2단계 시험을 받게 되는데, 이 과정에서 연구자들은 더 많은 사람들을 통해 약의 안전성과 효능을 연구한다. 3단계에서는 좀 더 많은 사람들을 통해 시험된다. 3단계 임상시험의 결과는 약의 효능과 위험을 평가하는 것은 물론이고 약품의 라벨에 표시될 효능과 부작용을 위한 필수정보를 제공하는데 쓰인다.

신약 개발은 임상시험의 어떠한 단계에서도 중지될 수 있다. 하지만 3단계를 성공적으로 마치면, 개발자는 약의 판매 전에 FDA 승인을 받기 위해 신약승인신청을 제출할 수 있다. 신청서에 제공된 정보를 바탕으로 FDA는 약물의 안전성과 효능을 평가하면서 약의 효능과 위험요소를 따져본다. 또한 약의 라벨을 검토하고 약품 제조 공정의 타당성을 평가한다.

FDA는 의료 기기 또한 규제한다. 기기의 특성과 용도에 따라, Class I, II, III 로 분류되며, Class III가 가장 집중적인 규제 대상이다. 대부분의 Class I 기기는 공식 판매 이전에 FDA에 신고를 할 필요가 없으나, 일반적으로 Class III 기기는 신약 개발자들이 FDA의 승인을 받는 것처럼 판매 이전에 승인을 받아야 한다.

규제의 도전

FDA는 규제에 있어 많은 도전 과제에 직면하고 있다(Merrill, 1006; Slater, 2005). 그 중에서도 세 가지 문제가 중요하다. 첫 번째는 신약을 빠르게 접하고 싶어하는 대중의 요구와 이를 위해 승인 과정을 빠르게 하는 조치가 가져올 위험성 사이에서 균형을 잡는 일이다. 일반적으로, 규제기관이 엄격한 요건을 부과하면 유용한 약을 사용할 기회가 박탈되는 반면에 규제가 너무 느슨하다면 상당한 위험에 노출될 우려가 있게 된다.

두 번째는 일단 약이 시장에 판매된 이후에도 지속적인 모니터링을 해야 한다는 점이다(Lipsky and Sharp, 2001; Slater, 2005). 일부 약의 위험성은 많은 환자가 실제로 사용한 후에 나타나기 때문에, 약품이 승인되어 시판 후 나타나는 부작용을 주시하는 것이 중요하다. 이 때문에 FDA가 제조사에게 약품에 대한 추가적인 시험을 위해 Phase 4, 혹은 시판 후의 임상 실험을 요구하는 경우도 있다. FDA는 또한 제약사, 의사 및 소비자가 제출한 부작용 사례 보고도 이용한다. 최근 FDA는 의료관련 제품의 안전성을 감시하기 위한 국가전략으로서 Sentinel Initiative를 가동했는데, 약물의 경우 부작용을 체계적으로 감시하기 위하여 의무기록 및 보험료 청구기록 등 다양한 정보들을 하나의 데이터베이스로 통합하는 노력을 하고 있다(Platt *et al.*, 2009).

세 번째는 정보가 의사와 환자에게 적절하게 제공되어야 한다는 것이다. 의사들에 대한 정보 제공에 관해서는 비인가용도 의약품 판촉(off-label promotion)과 관련된 FDA의 정책을 둘러싸고 오랜 논쟁이 계속되고 있다. FDA는 특정 용도로 한정하여 약품을 승인하지만, 의사들은 다른 용도를 위해 약을 자유롭게 처방할 수 있다. 그러나 제약사들이 인가되지 않은 약품의 용도(off-label use)에 대해 판촉하는 것은 금지된다. 연방 당국은 최근에 불법 마케팅을 한 제약사에 법적 대응을 취했다. 비인가 의약품 판촉의 금지는 제약사로 하여금 비인가 용도에 대해 체계적으로 연구하여 추가 승인을 받는 노력을 기울이도록 하는 장점이 있다. 한편으로는 의사가 비인가 용도 처방 과정에서 발견해 낼 수 있는 유용한 임상 경험을 널리 공유하는 것을 방해하는 결과를 낳을 수도 있다.

환자와 관련한 과제는 소비자에게 직접 호소하는 광고(direct-to-consumer: DTC)를 규제하는 적절한 방안을 찾는 일이다. 규제는 처방전이 필요한 약의 광고가 "약품의 부작용, 사용금지 사유 및 효능과 관련한 정보를 균형있게" 제시하도록 하고 있다. 광고는 "부작용, 사용금지사유 및 효능에 관해서 오해의 소지가 있거나 거짓이 있으면 안된다"(21 CFR 202.1[e][5]). 마케팅 및 광고 규제 당국(The Division of Marketing, Advertising, and Communications)이 약품의 방송용 광고를 검토하고 있지만, 광고주에 대한 규제 조치가 충분하지 않다는 이유로 FDA가 보다 광범위한 감독을 해야 한다고 믿는 사람들의 비판을 받고 있다(GAO, 2002).

반독점법

메디케어와 메디케이드 및 식품 의약품 법은 보건의료 제품과 서비스 제공에 관해 규정된 법이기 때문에 보건의료 경영자의 의사결정 과정에서 고려해야 할 중요한 요소가 된다. 다른 영역의 연방법은 보통 보건의료산업과 직결되지 않지만, 그럼에도 불구하고 경영 전략을 가다듬는 데 있어 중요한 역할을 하는 경우가 있다. **독점금지법**이 그 예이다.

독점금지법은 경쟁 시장이 상대적으로 낮은 소비자 가격, 많은 생산량, 그리고 더 큰 혁신을 가져올 것이라는 확신을 바탕으로 경쟁 촉진을 그 목적으로 한다. 보건의료서비스 비용 증가의 한 이유가 병원들과 다른 공급자들의 합병에 있다고 믿는 일부 정책결정자들의 대응으로 인해 최근 독점금지법의 집행이 증가하고 있다.

독점금지법은 연방과 주 수준에서 존재한다. 하지만 의료산업에서의 법 집행 활동은 연방정부 수준에서 이루어지기 때문에 여기서는 연방 독점금지법에 초점을 맞춘다. 또한, 주 정부의 독점금지법(provision)은 대부분 연방정부법과 매우 유사하다. 의료산업에 적용되는 연방정부의 주요 독점금지 규정은 세 가지가 있다. **셔먼법**(Sherman Act)의 제 1항은 부당하게 거래를 억제하는 계약과 협정을 금지한다. 이 조항은 서로 경쟁 상태에 있는 조직이나 개인이 공통된 사업 목표를 달성하기 위해 서로 협력하는 사례에도 적용이 된다. 셔먼법의 제 2항은 독점

달성을 위한 활동을 금지한다. 이 조항은 자신의 경쟁력을 강화시키기 위해 반경쟁적 활동을 하는 모든 주체에 적용된다. **클래이튼법**(Clayton Act)의 제 7항은 경쟁을 완화하거나 독점 가능성을 높이는 합병, 인수 및 합작 사업을 금지한다. 이러한 규정은 범위가 매우 넓기 때문에, 법원 및 반독점 집행 당국은 사업 간 협의 및 활동이 독점금지법을 위반했는지 여부를 결정하기 위한 분석체계를 오랜 기간 개발했다.

연방정부의 독점금지법 집행은 **미 법무부**(DOJ)와 연방거래위원회(FTC)의 임무이다. 이 연방기관들은 반독점 사건을 수사하고 기소하기 위해 협력한다. 셔먼법은 징역형을 포함한 민사 및 형사제재를 허용하는 반면, Clayton Act는 민사제재만을 허용한다. 또한 FTC는 자신이 제정한 연방거래법(Federal Trade Commission Act) 5항의 규정 범위 내에서만 반독점 사건을 수사할 수 있는데, 이 규정은 불공정한 경쟁 방식과 상업활동에 영향을 미치는 불공정하고 기만적인 행위를 금지한다. 비록, 5항이 앞에서 설명한 독점금지조항보다 기술적으로 그 범위가 넓지만, FTC는 셔먼법과 클래이튼법을 위반하는 활동을 기소할 때만 5항을 쓸 때가 많다.

앞에 언급한 독점금지조항 가운데 셔먼법의 1항이 의료 산업과 가장 큰 관련이 있다. 보건의료서비스산업은 매우 다양해서 많은 종류의 의료공급자와 다른 여러 기관들이 경쟁과 협력을 하게 된다. 보건의료서비스산업에서 가장 오래된 독점금지 사례는 서로 경쟁하던 의사들이 진료수가를 많이 받기 위해 선불건강보험(pre-paid health plan)을 거부했던 경우에서 볼 수 있다. 셔먼법의 1항 위반 사례로는 공동가격협상을 용이하게 하기 위해 생긴 의사들 간의 네트워크를 꼽을 수 있다. 일반적으로 개업의사협회(independent practice association)로 구성되는 이 네트워크는 서로 경쟁자이지만 보험자와 협상할 때에는 유리한 위치를 차지하기 위해 협력체를 구성하는 의사들로 구성된다.

그러나 셔먼법의 1항이 경쟁자 간의 모든 협력을 포괄적으로 금지하는 것은 아니다. 오랫동안 법원은 협력 방식이 경쟁에 보통 부정적인 결과를 빚기도 하지만, 유익한 결과를 낳을 때도 있음을 인식하고 있다. 경쟁자 간의 협력은 필연적으로 소비자 가격 상승과 같은 부정적 결과를 낳지만, 때로는 참여 주체의 합법적 경영활동의 효율성을 높이고 홀로 이룰 수 없는 혁신을 촉진한다. 따라서, 어떤 방식이 1항을 위반하는지 여부를 판단하기 위해서 집행 당국 및 법원은 해당 방식의 이점이 피해보다 더 큰지를 형량한다. 형량을 위한 법적 기준으로는 당연위법원칙(per se rule)과 합리원칙(rule of reason) 두개의 기준이 적용된다.

당연위법원칙은 오로지 경쟁에 피해만 주는 방식에 적용되는 기준이다. 가격 담합이 가장 좋은 예다. 가격 담합이란 경쟁자들이 가격 경쟁을 회피하기 위하여 서비스나 제품의 특정 가격에 동의할 목적으로만 협력할 때를 가리킨다. 예를 들어, 8명의 의사들이 치열하게 경쟁하며 해당 지역 피부과 시장의 80%를 차지했던 경우를 보자. 이 피부과 의사들이 서로 진료 서비스 및 기타 서비스 가격을 담합할 경우 피부치료에 관한 의료보험과의 협상에서 상당한 협상력을 갖게 될 것이다. 이 형태는 효율성 또는 혁신에 전혀 도움이 되지 않고, 경쟁의 편익을 저해하므로(의료보험은 피부과 진료에 대해 더 높은 비용을 지불해야 하는데 이는 소비자들에게 높은 보험료라는 형태로 전가되기 마련이다) 독점금지법하에서 당연위법으로 간주된다.

합리원칙 기준은 행위가 경쟁에 피해와 이익 모두를 가져올 가능성이 있을 때 적용된다. 의사들의 네트워크 사례를 생각해보자. 만약 이 네트워크의 유일한 목표가 공동 가격 협상이었다면, 경쟁자인 개업의들로 구성된 이 네트워크는 반독점이라는 관점에서 문제를 야기한다. 하지만 공동 가격 협상을 용이하게 하는 것 외에도 이 네트워크는 각 의사들의 업무 효율성을 촉진하는 임상자원(clinical resources) 및 행정서비스의 공유를 가능하게 한다. 이러한 방식은 전자의무기록과 같이 임상 및 인력 자원의 공유를 통해 의료의 질을 높일 수 있다. 이러한 사례에 있어서 피해와 이익을 형량하기 위해서는 이 방식이 경쟁에 미치는 순 효과를 평가하기 위한 사실에 기초한 검증이 요구된다. 검증은 시장에 영향을 미치는 주요 요인들을 분석하는 것으로 이루어지는데, 시장의 지리적 경계, 시장내 경쟁 의사의 수 및 유형, 그리고 네트워크가 얼마나 환자 진료의 효율성이나 품질을 촉진시키도록 설계되어 있는지 등의 요인들이 포함된다.

반독점법은 주로 경쟁자들 간의 협력 양태("수평적" 방식)를 규제하지만, 직접적으로 경쟁하지는 않지만 구매자와 판매자로서 지속적인 사업관계를 유지하는 방식("수직적" 방식) 또한 규제할 수 있다. 예를 들어, 병원과 의사들이 함께 보험자와의 협상에 참여할 수 있도록 형성된 의사－병원조직(physician-hospital organization)은, 의료보험을 보이콧 하거나 특정 의사에게 불이익을 준다는 이유로 반독점 조사를 받은 적이 있다.

보건의료서비스산업에서 2항을 위반하는 경우는 1항에 비해 많지는 않지만, 한 단체가 경쟁을 저해할 우려가 있을 경우 적용된다. 2항과 관련된 사례로는 한 건강보험회사가 다른 경쟁보험회사 소유의 병원과 계약을 맺는 것을 거절함으로써 자신의 경쟁력을 강화시키고자 했던 사건이 있다. 이런 경우에 반독점법을 집행하는 공무원은 업체의 시장 점유율 혹은 그 점유율이 시장가격에 미치는 영향을 조사한다. 업체의 시장 점유율이 높으면 높을수록 집행 공무원은 업체의 반경쟁적 활동을 더 자세히 조사하려는 경향이 있다.

클래이튼법의 7항은 병원 또는 개업 의사 간에 제안된 합병과 관련하여 자주 원용된다. 적용측면에서 7항의 내용은 셔먼법 1항과 유사하며, 합병이 가져다 줄 잠재적인 피해와 이익을 비교하여 적용된다. 예를 들어 6개의 병원으로 구성된 시장에서 2개의 병원이 합병을 한다면 합병된 병원이 가격을 인상할 수 있다는 우려가 제기될 수 있다. 한편으로는 합병된 병원이 규모의 경제로 인해 합병 전 두 병원이 각각 운영되던 것보다 더 효율적으로 운영될 수 있다. 이러한 경우, 법 집행 기관과 법원은 합병이 관련 시장의 경쟁수준에 미칠 수 있는 영향에 대해 평가한다. 그리고 엄격한 허가 혹은 필요 요건 증명서와 같은 특정한 시장진입장벽이 향후 시장경쟁에 미칠 가능성 등의 요인들도 평가에서 고려된다. 만약 합병이 셔먼법 7항을 위반하는 방식으로 이루어진다면 이는 경쟁에 악영향을 미칠 수 있다.

인수합병을 계획하고 특정 재정 기준을 충족시키는 기관은 Hart－Scott－Rodino Act하에 그 계획을 연방정부에 보고해야 한다. 일단 보고서가 제출되더라도 연방정부는 인수합병이 독점금지법을 위반하는지 여부를 결정하기 위해 일정 기간 동안 추가 정보를 요청할 수 있다.

반독점법을 집행하는 관료들은 현재 보건의료 업계에 존재하는 보편적 사업 형태의 반경쟁적 영향에 대해 걱정하면서도, 반독점 조사의 증가가 경쟁을 통해 편익을 증가시킬 수 있는 사업으로의 진입을 억제시킬 수 있다는 사실도 잘 알고 있다. 이에 따라 DOJ와 FTC는 공동으로 보건의료서비스산업 반독점법 집행 지침을 발행했다. 이 지침은 특별한 경우를 제외한 허용가능한 특정 사업형태의 사례 또는 요소들을 가이드라인 형식으로 요약한 안(outline)으로 이른바 '안전지대(safety zone)'로 불린다. 앞서 언급한 의사들의 네트워크와 관련한 2개의 사례는 현재 안전지대에 언급된 사항이지만, 이들 사례의 부정적인 영향은 법집행 관료들 사이에서 아직도 논의되고 있다. 지침에 사례를 추가하기 위해서는 DOJ나 FTC에게 협의 계획안을 요약한 문서를 제출하는 방법도 있다. 이 문서에 대한 정부기관의 답변은 참고용이지만, 업계 종사자에게 추가적인 지침으로써 중요한 정보원이 된다.

세금감면법

독점금지법과 마찬가지로 세금감면법은 직접적으로 의료기관을 겨냥한 법은 아니지만 의료기관의 전략적 의사 결정에 큰 영향을 미친다. 미국 보건의료서비스산업의 많은 기관들이 소득, 재산, 판매세를 포함한 거의 모든 세금에서 면제되고 있다. 세금이 면제된 기관의 대다수는 병원이지만, 몇몇 의사 단체, 요양원 및 의료서비스 제공 업체 또한 세금이 면제된다.

내국세법(Internal Revenue Code)의 501(c)(3)항에 의해 종교, 자선, 과학, 또는 교육 목적으로 설립되어 운영되는 조직들은 세금이 면제된다. 비록 이 조항이 보건의료서비스를 조세감면의 목적으로 특정하고 있지는 않지만, 501(c)(3)항에 의해 감면을 받는 보건의료서비스조직은 대부분 자선 목적을 가진 단체라는 명목으로 감면 자격을 얻고 있다. 연방세가 면제된 조직은 면세 채권을 발행할 수 있기 때문에 채권을 낮은 금리에 발행할 수 있다(이 때문에 재정비용 절감이 가능하며, 채권소지자는 이자에 대한 연방세를 내지 않는다). 국세청(Internal Revenue Service, IRS)이 501(c)(3)항의 면세 자격 여부를 결정한다.

501(c)(3)항에 근거하여 결정을 내릴 경우, IRS는 두 가지 검사를 하는데, 하나는 조직 기준에 초점을 맞추는 것이고 다른 하나는 운영기준에 초점을 맞추는 것이다. 조직 기준에 맞춘 조사에서 IRS는 신청자의 설립 문서(예컨대, 정관)를 통해 해당 조직이 하나 이상의 면제 목적(예컨대 자선, 과학 등)을 추구하는, 즉 비영리

성을 추구하는 조직인지를 조사한다. 자선 단체로서 자격을 얻으려는 모든 조직은 비영리성을 기반으로 설립되어야 한다.

운영 기준에 초점을 맞춘 조사의 경우, IRS는 신청자의 실질적인 조직운영 활동을 세 가지 요구 사항에 견주어 검토한다. 첫째, 조직이 면세 목적을 달성하도록 운영되어야 한다. IRS는 병원이 자선 사업 용도에 부합하도록 운영되고 있는지 여부를 평가하기 위해 **지역사회편익 기준**(community benefit standard)을 제정하였다. 둘째, 개인의 이익 추구를 금지한다. 이는 다소 복잡한 개념이지만, 기본적으로 세금이 면제된 기관의 이윤을 배당금의 형태로 개인 또는 다른 기관에 배분할 수 없다는 것을 의미한다. 면세 기관의 수입은 오직 면세를 받은 용도로만 쓰여야 한다. 물론 이러한 요구사항이 면세 기관들의 직원급여를 금지한다는 의미는 아니다. 비록 그 급여 수준이 매우 높다고 하더라도 말이다. 하지만 급여는 해당 사업 영역에서 필요한 역량을 가진 인재를 확보하는 용도로 쓰여야 한다. 이러한 맥락에서, 세금을 면제받는 조직의 모든 사업적 거래는 공정한 시장 가치와 일치하는 방식으로 이루어져야 하며 그렇지 않은 경우 면세기관으로서의 지위가 박탈될 수도 있다. 최근 IRS는 병원 경영자 및 고위 관계자들이 지나치게 높은 급여를 받는다고 주장하는 보도에 대응하기 위한 노력의 일환으로 병원이 이 두 번째 요건, 즉 공정한 시장 가치와 일치하는 방식으로 급여를 지불하고 있는지에 대해 주시하고 있는 상황이다. 세 번째 요건은 면세기관의 정치 활동과 관련이 되어 있다. 면세혜택을 받는 조직은 로비 활동 혹은 정치 후보자를 위한 지원 활동이 금지된다. 법률 제정 또는 기타 입안 활동에 영향을 미치는 로비 활동에는 참여할 수 있지만, 이러한 로비 활동이 조직 전체 활동에서 차지하는 비중이 상당 부분 이하여야 한다는 제한이 있다. IRS는 "상당 부분"이 어느 정도인지에 대해서는 명확히 정하지 않고, 사례별로 상황과 사실에 근거하여 결정을 내린다.

IRS는 1969년 지역사회편익 기준을 제정해 병원이 가능한 재정 범위 내에서 가난한 사람들에게 서비스를 제공할 것을 요건으로 하는 기준을 효과적으로 마련하고 있다. 기존의 자선보호기준(charity care standard)이 지역사회편익 기준으로 대체된 것은 당시 정부 당국이 메디케어와 메디케이드 프로그램 도입으로 비보험자의 수가 줄고 결과적으로 병원이 제공하는 자선진료에 대한 수요가 감소할 것이라 믿었기 때문이다. IRS의 지역사회편익기준은 가난한 사람들에게만 제공되는 보건의료서비스에서 지역사회의 모든 이들을 아우르는 보건의료서비스 제공으로 자선사업의 개념이 확장된 것으로 볼 수 있다.

지역사회편익기준은 여러 요소로 이루어져 있다. 병원의 재정능력 범위내의 자선진료 제공, 24시간 운영되는 응급실, 메디케어와 메디케이드 프로그램 대상자에 대한 차별 없는 진료, 지역내 유자격 의사들을 병원 진료에 차별 없이 참여시키기, 지역 대표들로 구성된 운영위원회 운영 등이 포함된다. IRS는 세금면제를 신청한 기관이 이 모든 요건 혹은 요건들의 특정한 조합을 충족시킬 것을 요구하지는 않지만, 과거 IRS의 결정에 의해 응급실이 현재 24시간 운영되고 있다는 점은 시사하는 바가 크다. 최근 몇 년간 IRS는 면세병원이 지역사회 지향성(community orientation)이 결여된 운영위원회의 감독을 받는 경우가 증가하고 있다는 보고와 관련해 관리감독에 좀 더 세심한 주의를 기울이고 있다.

IRS는 지역사회편익기준 제정을 통해 자선사업 용도의 개념을 확장하였으나, 실제로는 병원을 다른 보건의료서비스조직과 다르게 대해 왔다. 대부분의 다른 보건의료서비스조직에 대해서 IRS는 해당 기관이 가난한 사람들에게 무료 진료서비스를 제공한다는 증거를 요구했다.

501(c)(3)항의 세금면제는 면세기관의 모든 수입에 대해 반드시 적용되는 것은 아니다. 기관이 자선사업 용도와 관련이 없는 활동을 통해 얻은 소득에 대해 비관련 영업수익세(unrelated business income tax, UBIT)를 제정했기 때문이다. UBIT 규정은 면세기관이 연방정부에 법인세를 내야하는 세 가지 기준을 명시하고 있다. 이 세 기준은 기관활동이 사업 또는 거래를 포함하는지, 정기적으로 실시되는지, 기관의 면세용도와 관련이 있는지로 나뉜다. 예를 들어 다수의 병원이 모자회사 관계와 동반자 협정을 통한 영리사업에 관심을 가지고 있다고 하자. 병원이 이러한 사업을 통해 얻은 소득은 병원의 면세용도(지역사회 보건 서비스 제공)와 관련이 없다는 이유로 UBIT 적용 대상이 된다.

주 정부의 수입, 판매 및 재산세 면제와 관련하여 가장 중요한 문제는 면세 신청자가 자선사업 목적(charitable purpose)을 가지고 있는지 여부이다. 일부 주 및 지역 과세 당국은 501(c)(3)항을 근거로 면세기관의 자격을 부여하고 있는 경우도 있으며, 다른 주에서는 자체 규정을 두어 신청 기관이 의료기관인지 아닌지와 무관하게 자선사업 용도로 의료서비스를 실질적으로 제공하는지에 초점을 두어 규제하는 경우도 있다. 주정부가 의료기관의 재산세 면제를 해지시킨 경우를 많은 판례에서 볼 수 있는데, 이는 이익창출의 목표를 갖는 의료기관이 면세기관으로서의 자격을 유지하기 위해 요구되는 사항들이 어떠한 것인지 명확하게 인지하고 있어야 함을 의미한다.

그 외 병원 및 보건의료시스템 운영에 영향을 미치는 연방법률과 규제

앞서 언급한 메디케어, 메디케이드, 식의약법, 반독점법 그리고 면세법 모두는 연방법의 중요한 영역이지만, 그 외 다른 여러 연방법률 또한 의료공급자에게 영향을 미치고 있다. 이러한 연방법률 및 규정은 일상적인 병원 운영과 상당한 관련이 있는데, 병원 운영자는 규제를 준수하는 문화를 조성하고 규제에 적합치 않은 경우 해결책을 마련해야 한다. 이처럼 연방정부의 규제는 의료기관의 전략적 의사 결정을 구체화하고 통제한다고 볼 수 있다. 따라서 병원 운영자 또는 임원들은 의사들과의 계약에 있어 잠재적인 규제 장벽을 명확하게 파악해야 하며, 이를 위해 관련 변호사와의 긴밀한 협력도 필요하다.

이 섹션을 읽으면서 다음 질문들에 대해 생

각해보자. 복잡한 규정을 준수하기 위해 당신은 어떤 전략을 택할 것인가? 해당 규제를 지키지 않는 조직 내 구성원을 어떻게 징계할 것인가?

사기 및 남용 관련 연방법

연방정부의 사기 및 남용법(fraud and abuse law)은 세 가지 형태의 행위를 금지하고 있다. 첫째는 **사례금방지법**(Anti-Kickback Statute, AKS)으로, 메디케어 또는 메디케이드를 통해 보험금이 지급되는 항목 또는 서비스와 관련된 사람으로부터의 의도적인 부탁이나 청탁 또는 사례금 등을 금지하고 있다. 가장 두드러진 AKS 위반 행위는 메디케어 환자 병원 알선에 대한 뇌물공여이며, 그 외 의사 채용과 관련된 금전적 인센티브 지급과 같은 부당행위도 AKS의 위반 대상이 된다. 둘째는 **자가의뢰방지법**(Stark Physician Self-Referral Law, Stark)으로, 의사가 자신과 금전 관계를 맺고 있는 특정 의료공급자에게 환자를 추천하는 것을 금지하고 있다. 셋째는 **부당청구법**(False Claims Act, FCA)으로, 고의적으로 거짓 청구를 요청하는 것이 이에 해당된다.

보건후생부(HHS) 장관은 이러한 금지 범위를 설정하고 특정한 예외규정을 두는 규제를 제정할 수 있는 재량권이 있다. 이 규제는 해석 및 적용이 어려운 수많은 안전피난처(safe harbor; 규제기관이 믿는 것은 남용이 아니므로 용인된다고 간주되는 내용) 및 예외를 포함하여 수백 페이지의 분량에 달한다. 현재 세 개의 장으로 구성되어 있는데, 마지막 장은 이전 규제의 혼란스러운 부분을 바로잡기 위한 내용이다.

사기 및 남용법에 의해 금지된 행위들은 명백한 부당행위로서, 과잉진료 또는 질 낮은 의료서비스 등을 통해 메디케어와 메디케이드의 비용 증가를 야기하거나 환자를 위험에 노출시키는 등 정책입안자들을 걱정스럽게 만드는 행위들이다. 연간 연방 의료 예산의 거의 10%가 사기 및 남용으로 낭비되고 있다. 거액의 예산과 관련된 사항인만큼 연방정부는 사기와 남용을 규제하기 위해 단속 기구를 만들었다. 이는 보건 분야의 경영자들에게 매우 중요한 사안으로 자리잡고 있다. Modern Healthcare와 같은 전문지 등은 사기 및 남용법 준수에 대한 다양한 내용을 기사로 다루고 있으며, 정부의 규제 및 정책 그리고 의료기관이 갖는 부담에 대한 불만 등 다양한 내용을 포함하고 있다.

보건후생부의 **조사실**(Office of the Inspector General, OIG)은 법무부와 협조하여 연방정부의 사기 및 남용법 집행에 상당한 지원을 하고 있다. 주 정부 또한 연방정부와 발 맞추어 관련법 집행을 위한 조치를 취하고 있으며, 많은 주에서 독자적인 사기 및 남용법을 제정하고 시행하고 있다. 정부 당국만이 사기 및 남용법 집행에 관여하는 유일한 기관은 아니다. 대부분의 FCA 소송은 FCA의 "qui tam(퀴탐: 미국에서 시민이 탈세를 하거나 부정부패를 저지른 사람을 신고해 보상금을 받아 내는 일, 또는 그런 사람)"이라는 내부고발자에 의해 시작된다. Qui tam 행동을 취하는 개인은 정부에게 잠재적 위반을 고발하고 판결에 따라 정부로부터 보상금 일부를 받는다. FCA의 qui tam 조항은 부당청구에 대한 감시, 감독체계를 상당히 개선했다.

법 위반과 관련된 처벌규정은 매우 중요하

다. 처벌규정은 일반적으로 민사상의 금전적 처벌, Stark Law, AKS, FCS 법에 따라 의료제공자의 메디케어 및 메디케이드 참여 배제, AKS에 근거한 형사처벌을 포함한다. 사기 및 남용법을 준수하지 않을 경우 정부는 **준법경영협약**(Corporate Integrity Agreement, CIA)의 내용을 강제할 수 있으며, 이럴 경우 해당 기관은 법률 준수 과정에서의 자율성이 상실되고 정부의 엄격한 감독을 받는다.

이러한 모든 규제에 대한 처벌이 의료공급자에게 상당한 부담이 되는 것은 사실이나 이 규제가 조직 구조 및 운영의 효율성에 얼마나 영향을 미치는지는 확실하지 않다. 특히, 몇몇 평론가들은 현재의 규제가 가격저하 및 의료의 질 제고 등 공공정책의 목표를 효율적으로 달성하게 만드는 시장의 긍정적 메커니즘 형성을 지연시킨다고 비판하고 있다. 일부 비평가들도 사기 및 남용법이 의료 시장에 적합한지에 대한 의문을 갖고 있다.

한 의료시스템이 효율성 및 의료의 질을 기반으로 비용을 절감하고, 수익의 일정 부분을 의사와 공유하기로 합의한 경우 발생할 수 있는 수익분배 문제를 예로 살펴보자. OIG는 과거 자문 공보(advisory bulletin)에서 수익분배는 사기 및 남용법 규정위반이라고 명시하였는데, 이는 사실상 의사와 보건의료시스템 사이의 통합과 위험 공유를 독려하는 IRS의 세금면제 규정과 연방거래위원회의 반독점법 관련 규정과 서로 충돌한다. 이러한 이유로 이후 OIG는 수익분배에 대한 무조건적 금지를 완화하고, 의사와 의료시스템 간의 합의사항이 의료의 질 저하를 낳거나 또는 남용되지 않는 선에서 수익분배를 허용하였다.

보건의료분야 경영진과 의사들은 사기 및 남용법이 의사에 대한 진료비 보상 계약 및 의사-의료시스템 간의 합작사업에 미치는 영향에 대해 우려를 제기하고 있다. 예를 들어, AKS 안전피난처의 적용을 받기 위해서는 의사에게 지불되는 진료수가가 환자의뢰의 양과 관계없이 시장 공정 가격으로 산정되어야 한다. 이는 ASK와 자가의뢰법이 서로 상충되지 않는 선에서 의사-의료시스템 간의 합작사업이 이루어져야 함을 시사한다. 이러한 규제의 복잡성은 진료서비스의 효율성에 저해가 될 수도 있다.

정부는 사기 및 남용행위에 항상 우려하고 있다. 부당청구나, 보험진료비 수입증가를 위한 질병코드 조작(upcoding), 또는 의약품 리베이트와 같은 조직적인 사기행태 등 모든 부정행위를 통제하기 위해 정부가 규제 법규를 운용하는 것은 당연하다. 하지만 사기 및 남용을 규제하는 법률과 규정들이 너무 복잡하게 산재하고 있고, 현행 규제들의 긍정적 효과를 지지할만한 실증적 증거도 충분치 않은 실정이다.

HIPAA 프라이버시 보호 및 보안

사기 및 남용에 관한 규제는 오랫동안 의료기관의 일상적 운영행태에 영향을 미쳐왔고 앞으로도 그럴 것이다. 최근에는 개인 정보 및 보안 관련 규제가 새롭게 등장하였으며, 이 규제도 시간이 지날수록 점점 더 중요해질 전망이다.

1996년 의회는 건강보험 이전 및 책임성법(Health Insurance Portability and Accountability

현장 사례: 의사 모집과 사기 및 남용 규제

보건의료 관리자들은 종종 자신들이 복잡하고 방대한 사기 및 남용법 및 규제에 대응해야 하는 어려운 상황에 놓여있다는 것을 깨닫는다. 이 조항들은 수많은 관행을 금지하기도 하고, 예외와 안전피난처를 제공하기도 한다. 안전피난처는 다양한 지불관행과 사업관행에 대하여 기술하고 있는데, 이 내용들이 비록 연방정부의 의료보장 프로그램하에서 진료비보상이 가능한 의뢰 사업을 유인으로 악용할 가능성이 있다할지라도, 사례금방지법(AKS)상 위법으로 간주되지 않을 수 있다.

당신이 병원의 관리자로서 새로운 의사를 모집하여 병원 서비스를 확대한다고 가정해보자. 여기서 의사를 모집하는 것은 잠재적으로 사기 및 남용법의 규제와 일정 부분 관련이 있다. 만약 의사에게 보수지급방식을 제안하고자 한다면, 먼저 42 CFR § 411.357의 요건을 고려할 것이다. 일부 특정한 보상방식은 법상 금전적 관계를 구성하지 않는다고 규정되는데, 그러한 보상방식은 금전적 관계가 존재할 때 적용되는 Stark법의 규제로부터 배제된다. 이 규제 조항은 다음과 같다.

....아래와 같은 보상방식은 금전적 관계를 구성하지 않는다:

(e) 의사 모집. (I) 병원이 의사를 모집하기 위하여 지급하는 보상으로 의사에게 직접적으로 지급되며, 의사가 병원 의료진의 구성원이 되기 위해 자신의 진료지역을 이전하도록 유도하기 위한 목적으로 하는 보상(아래 조건을 만족시켜야 한다).

(i) 계약은 서면으로 작성되며 양 당사자가 서명해야 한다.

(iii) 병원은 (직·간접적으로)의사 또는 양 당사자 간 발생되는 다른 사업영역에 대한 실질적인 또는 예상되는 의뢰의 양이나 정도에 근거하여 의사의 보수액을 결정하지 못한다.

(iv) 의사는 어떤 병원에서도 참여의 권리(staff privileges)행사와 다른 기관에 대한 의뢰사업이 허용된다(의뢰료가 §411.354[d][4]) 조항에 합치하는 고용 또는 서비스 계약하에서 제한될 수 있는 경우는 예외이다).

(2)(i) "병원의 진료권"은 병원이 입원 환자 중 최소 75%를 유치하는 연속되는 우편구역으로 구성된 지역이다. 해당병원이 서비스를 제공하는 구역 중 입원 환자를 유치하지 못하는 구역(하나 또는 그 이상)도 포함될 수 있으나, 해당 병원이 비유치 구역의 주변구역에서 입원 환자의 75%이상을 유치하고 있다면...

(iv) 만약 의사가 진료권 밖에서 개업을 했다면 해당 의사는 진료구역을 이전한 것으로 간주한다.

(B) 의사가 다른 병원으로 옮겨 병원 진료권 내에서 진료행위를 한다면, 매년(회계연도 기준) 환자에게 제공한(입원환자 포함) 전문서비스를 통해 얻는 수익의 최소 75%는 지난 3년 간 해당 의사가 진료했던 지역에서의 수입이 아니어야 한다. 채용된 의사의 진료가 처음 시

작되는 해에는 해당의사가 해당지역 환자에게 제공한(입원환자 포함) 전문서비스를 통해 얻는 수익의 최소 75%이상일 것이라는 합리적 기대가 있다면 이 기준은 충족될 것이다..

(4) 병원이 의사에게 보수를 지급하는 경우, 다시 말해 간접적으로 다른 의원을 통해 보수를 지급하거나 또는 직접적으로 그 의사가 일하는 의원에 지급하는 경우 모두 다음과 같은 조건을 충족시켜야 한다.

(iii) 병원이 어떠한 형태로든 어떤 의원에 속한 모집 의사에게 보수를 보장하기로 한 경우, 의원은 그 의사에게 그 의사의 고용으로 인한 실질적인 추가 비용을 초과하여 배당하지 못한다.

사기 및 남용에 관한 규제에 연루되지 않기 위해서, 관리자는 변호사와 논의하여 사업 협약이 관련 규제를 준수하는지를 확인할 필요가 있다. 의사의 모집이 IRS의 내부자 이익 추구(private inurement) 및 사익 추구(private benefit) 규제와 같은 다른 규제 문제와 연계될 수 있다는 것 또한 명심해야 한다.

자료: Gostin and Jacobson(2006).

Act; HIPAA)을 통과시켰다. 법안의 명칭에서 알 수 있듯, 법안 대부분은 건강보험의 규제와 관련이 있다. 예를 들어, HIPAA는 새로운 고용주가 기존에 제공되던 보험의 보장범위를 축소할 수 있는 권한을 제한하는데, 고용되기 최소 6개월 전에 발병되거나 파악된 질병도 제한대상에 포함된다. 보험의 종류에 따라 다를 수 있으나 만약 보험 가입 전 6개월 동안 발병이 진행되었거나 확인된 질병이 있다면, 그것이 만성질환일지라도 고용 후 6개월에서 12개월 동안 기존의 보장범위에서 제외되므로 해당인은 보험혜택을 받을 수 없다(DOL, 2010). 임신, 유전 정보를 통해 식별된 질환, 질병을 보유한 신생아 및 입양아에 대한 보장도 배제될 수 없다. HIPAA는 또한 기존 질병이 있던 근로자 및 피부양자에 대한 차별을 금지하고, 삶을 바꿔놓을 만한 일이 발생했을 경우 새로운 보험에 가입할 수 있는 기회를 제공하며, 갱신된 보험 상품에 대한 접근성을 보장한다(DOL, 2010).

HIPAA의 보호는 보험의 보장범위에 대한 규제를 넘어 건강정보에 대한 개인 프라이버시 보호 및 보안까지 포함한다. HIPAA의 규정 가운데 프라이버시에 관련된 규정은 의료공급자에게 가장 큰 영향을 미친다. 이 규정들은 환자의 신원을 확인할 수 있는 보호되는 건강정보(protected health information; PHI)에 대한 개인정보보호 및 보안을 위한 것이다. 의료기록, 청구정보 및 개인의 식별이 가능한 의료 데이터의 사용은 엄격한 지침을 따라야 한다. 환자의 동의가 없는 한 PHI는 진료비 보상, 치료, 건강보험 운영 등 제한된 목적으로만 공유될 수 있다. 기관은 환자의 치료에 관련이 없는 사람들에게 정보가 공유되지 않도록 보안 조치를 취해야 하며, 해당기관과 관련되고 있는 다른 기관 역시 관련 정보를 보호하도록 해야 한다. 기관 직원들도 건강정보 보호를 위한 적절한 절차에 대해 교육을 받아야 한다.

운영 측면에서, HIPPA 규제가 의료기관과 그 직원들이 어떻게 소통하는지에 관해 큰 변화를 가져오지는 않았지만, 치료 및 특별한 경우를 제외하고 필수적인 최소한의 정보공유만을 허용하고 있다. 그러나 그 최소한의 정보가 무엇인지에 대한 명확한 정의를 명시하지 않고 있으며 의료기관의 판단에 맡겨두고 있다.

마지막으로, 주정부는 연방정부의 HIPPA의 규제보다 더욱 엄격한 정보보호 기준을 부과할 수 있으며, 이는 HIPPA의 규제가 최대한의 규제가 아닌 연방정부의 최소규제임을 의미한다.

응급처치 및 노동법(EMTALA)

의료공급자의 일상적인 업무에 영향을 미치는 세 번째 법령은 응급처치 및 노동법(Emergency Medical Treatment and Labor Act; EMTALA)이다. 이 법은 1986년 의료기관이 국적, 보험 가입여부 및 지불능력에 관계없이 응급치료를 필요로 하는 모든 사람들에 대해 서비스할 수 있도록 진료 거부를 막기 위하여 제정되었다. EMTALA의 궁극적인 목적은 마지막 수단으로 민간 병원을 방문한 비보험 환자에게 초기 검진(first screening) 및 안정(stabilizing)을 제공하여 환자가 위험 속에 방치되는 것을 방지하자는 데 있다. 메디케어 등록기관으로 응급시설을 갖춘 의료기관은 EMTALA의 두 가지 기본 요건을 준수해야 한다(Kamoie, 2004).

첫째, 병원은 초기 환자 평가(initial patient evaluation)를 실시해야 한다. 구체적으로, 조문은 "어떠한 사람이라도 응급 시설을 방문하여 질병에 대한 치료 및 검사를 요청하면 병원은 위급한 질병이 발병했는지 여부를 확인하기 위해 응급 시설이 제공할 수 있는 범위 내의 적절한 의료 검진을 제공해야 한다"라고 서술하고 있다. 전문 응급 시설이 없는 의료기관을 방문한 사람의 경우, 위급한 상황으로 응급치료를 필요로 한다고 구체적으로 언급해야 EMTALA가 적용된다.

둘째, 병원은 응급 상태의 환자를 퇴원시키거나 적절한 다른 시설로 이송하기 전에 환자를 안정시켜야 한다. 병원이 환자를 이송하기로 결정해도 병원은 여전히 환자의 건강상태, 산모인 경우 태아의 건강에 대한 위험 요소들을 완화시켜야 하는 의무가 있다.

보건의료 질 향상법(Health Care Quality Improvement Act)

의료기관의 업무에 영향을 미치는 네 번째 법령으로 보건의료 질 향상법(Health Care Quality Improvement Act; HCQIA)을 들 수 있다. 1986년 제정 당시 HCQIA는 두 가지의 주요 문제점을 반영하였는데, 하나는 기존의 동료평가(peer review) 과정이 취약하다는 점이었고, 다른 하나는 의료과실 또는 징계에 관한 기록 없이도 무능한 의사가 다른 주로 옮겨 의료행위를 할 수 있다는 점이었다. HCQIA는 의료의 질을 향상시키기 위해 의사들에게 동료 의사 가운데 무능하거나 전문가답지 못한 진료행위를 행하는 동료를 색출하도록 장려함으로써 문제점들을 해결하도록 고안되었다.

HCQIA는 동료평가 과정에 참여하는 의사 및 치과의사들에게 제한적인 면제권을 제공함으로써 동료평가 후 이들이 징계 또는 의료진 특권(staff privileges)을 상실한 의사로부터 소송당할 위험을 완화하도록 하였다. HCQIA는 동료평가의 결정이 아래와 같은 경우 면제권을 부여한다.

(1) 해당 조치가 의료서비스의 질을 향상시키기 위해 취해졌다는 합리적 믿음이 있는 경우
(2) 문제와 관련된 사실을 입수하기 위해 충분한 노력을 한 경우
(3) 관련된 의사들에게 적절한 통지절차(혹은 상황에 맞는 적합한 절차)가 제공된 후
(4) 해당 조치가 문제와 관련된 사실을 입수하기 위한 충분한 노력이었고 앞서 언급한 (3)번 요구 사항을 충족시켰다고 판단된 경우

대부분의 법원은 동료평가 참여자들이 사실입증을 위해 신의 성실에 입각한 노력을 했다면, 동료평가 과정에서 발생될 수 있는 편견 및 악의성은 없다고 판단하고 있다.

HCQIA는 **국가의료진데이터은행**(National Practitioner Data Bank; NPDB)을 설립하여 의사 및 치과의사들의 능력 및 품행에 관한 정보를 보관하게 함으로써 의료 행위에 대한 법적 책임, 동료 평가로 인한 처벌, 분쟁 해결과 관련된 정보에 대한 접근성을 높였다. NPDB 정보는 의료기관들이 제출하도록 되어있는 보고서를 포함하여 다양한 출처로부터 수집된다. 보건의료관리자는 의사에게 의료진 특권을 제공하거나 혹은 현재 의료진 특권을 가진 의사를 대상으로 2년마다 NPDB에 자료를 제출해야 한다. 그러나 NPDB에는 데이터 누락이 있으며, 기대만큼 효과적이지 않다는 지적도 보고되고 있다.

| 토론 | 보건의료 공급자 통합

미국의 보건 정책은 병원과 의사의 환자 치료를 위한 임상적 통합(clinical integration)에 대하여 매우 모순적인 태도를 보인다. 20세기 내내 이들 두 공급자(병원과 의사) 간의 통합은 거의 없었다. 대부분의 병원들은 이른바 이중 구조를 유지하였는데, 병원에 환자를 입원시키고 임상 자원을 이용할 권한을 가지는 의료진은 대개 병원과 분리된 독립체로 조직되었다. 병원과 그 병원의 의료진에 속한 구성원들은 환자 진료라는 공동의 목표를 추구하는 데 있어 거의 협력하지 않았다. 실제로, 병원과 의사는 대개 호혜적 관계로 여겨졌지만 재정적 이해관계 측면에서는 구별이 있었다. 병원은 입원환자를 받기 위해 의사를 필요로 하고 의사는 진료행위를 하는 데 있어서 병원의 장비 및 기술적 자원이 필요하다. 이러한 관계는 병원과 의사의 수입이 환자에게 제공되는 서비스의 양에 연동되는 행위별 수가 보상제도(fee for service reimbursement)에 의해 유지되어 왔다.

최근 몇 년 동안 여러 산업적 동인이 몇 가지 환자 진료 영역에서 병원과 의사가 협력할 수 있는 동기를 부여하고 있음에도 불구하고, 대다수의 보건의료 리더들은 병원과 의사가 서로 너무나 독립적이라고 믿고 있다. 메디케어 지불 자문위원회(Medicare Payment Advisory Commission)가 최근 의회에 제출한 보고서에는 병원과 의사 간의 협력 결여가 의료사고, 비효율성, 진료의 질 저하를 야기시키는 파편화된 전달 체계(fragmented delivery system)와 어떤 상관관계가 있는지에 관한 논의가 수록되어 있다. 보건의료 리더들은 모든 진료환경에서 환자진료의 지속성을 보장하기 위한 정책 및 절차 개발, 비용효과적인 의료기술과 장비를 식별하기 위한 전문지식과 경험의 공유, 환자진료 관리를 위한 연대 재정책임 부담에 있어서 병원과 의사들이 서로 협력할 것을 요청해 왔다. 이와 관련하여 병원과 의사가 환자진료를 향상시키기 위해 더욱 협조적으로 일하도록 독려하는 재정적 또는 여타 인센티브 개발을 위한 다양한 이니셔티브들이 제안되었다.

그러나 이런 이니셔티브들은 병원과 의사의 통합을 저해하는 다양한 기존 법률 및 규제와 상충된다. 특히, 사기 및 남용법은 수익배분제와 같이 의료서비스 운용과정에서 재정적 위험과 보상을 공유하는 협력 관계를 구축하는 병원과 의사의 권한에 많은 제한을 부과한다. 연방정부로부터 소득세를 면제 받는 병원은 그 병원 의료진 소속의 의사가 통제하는 의료기관에 투자할 경우 면세 혜택이 사라질지 모른다. 독점금지법 또한 협약이 건강보험과 관련하여 협약 참여자의 협상력을 강화하기 위한 반경쟁적 조항으로 간주될 수 있는 경우 공동 협약(collaborative arrangement)에 관계된 병원과 의사에게 법적 위험을 가한다. 반독점법의 집행을 담당하는 연방통상위원회와 법무부는 반독점법 위반의 위험을 줄이기 위해 의료기관들에게 임상적 통합을 권장하고 있지만 규제 지침은 전체적으로 보았을 때 일관성이 없으며, 어떤 경우에는 보건산업 감독권을 가진 다른 정부 기관의 정책에 모순되기도 한다. 게다가 일부 주에서는 병원이 직접 의사를 모집하는 것을 제한 또는 금지하는 의료법을 시행하고 있다. 협력에 대한 이와 같은 법적 장벽에 관하여, 일부 보건의료 지도자들은 의미 있는 병원–의사 통합을 촉진하기 위한 첫 걸음으로써 괄목할만한 법적 개혁이 필요하다고 생각한다.

당신의 생각은 어떤가? 이 법률 개혁에 찬성하는 사람들은 기존의 법들이 너무 광범위하고 환자 치료에 도움이 되는 병원과 의사 간의 협력을 억제한다고 주장한다. 반대하는 사람들은 큰 폭의 법적 개혁이 환자 진료의 개선보다는 면세권과 법의 허점을 악용하는 몇몇 공급자에 의해 보건의료산업의 발전을 저해하는 결과를 가져올 수 있다고 생각한다.

주정부 정책 및 규제

연방정부의 보건의료 개입범위는 두드러지게 증가해 왔지만, 전통적으로는 주정부 및 지방정부가 이와 관련하여 훨씬 더 중심적인 역할을 해 왔다. 주정부 및 지방정부는 공공 병원 및 의원을 통해 진료를 제공하고, 메디케이드 및 기타 프로그램을 통해 재원을 조달하며, 건강 관련법과 규제를 제정하고 집행한다. 보건의료 공급자, 보험자, 또는 규제자, 어느 역할을 수행하든지간에 주정부 및 지방정부는 보건의료서비스 공급에, 궁극적으로는 공중보건에 중대한 영향을 미칠 수 있다.

공급자로서의 주정부 및 지방정부는 진료제공에 직접적인 영향을 미친다. 보험자로서는 진료비 보상정책에 의해 만들어진 인센티브를 통해 의료접근성 및 의료의 질에 영향을 미친다. 규제자로서도 역시 의료접근성 및 의료의 질에 영향을 미친다. 예를 들어, 주정부의 건강보험에 관한 규제는 보험사의 보험약관 범위와 그 비용에 영향을 준다(Jost, 2009). 주정부는 보험사의 가입신청 거절을 제한할 수 있고, 보험갱신 거부를 금지할 수 있으며, 보험사의 보험료 수준을 규제할 수도 있다. 또한 주정부는 주 내에서 판매되는 보험상품이 특정한 급여를 포함하도록 강제할 수 있는데, 이는 보험에 적용되는 공급자 및 서비스에 대한 접근성을 증대시키지만, 다른 한편으로는 보험상품의 가격을 높일 수도 있다. 또한 진료비청구 거부에 대한 외부검토 요구조항과 같은 메커니즘 등을 통해 환자의 접근성을 보장할 수 있다.

주정부가 제정한 규제는 좀 더 보편적으로 공중 보건에 영향을 미친다. 또한 주 공중 보건부는 일반적인 건강증진활동 외에도, 격리 또는 예방접종 등 전염성 질환의 확산을 방지하기 위한 법을 집행한다. 그리고 의료기관이 특정 외상 또는 질병에 대해 보고하도록 하는 규정 등을 통해 연방 보건부의 감독 수행도 지원한다. 주정부는 정기적으로 식중독 및 납과 같은 환경보건 위해물질을 포함한 광범위한 공중보건 문제에 개입하게 된다. 또한 보건 시설의 질과 안전성에 대한 감독 책임이 있다. 이 역할을 통해 주정부는 의료기관과 가장 직접적인 상호작용을 하고 있다.

면허 교부

면허 교부는 주정부가 보건의료기관에서 제공하는 의료의 질을 규제하는 주요한 메커니즘으로 작동하고 있다. 일반적으로 보건의료기관은 운영을 시작하기 전에 주정부 담당기관으로 부터 면허를 취득해야 한다. 주 단위에서 보건의료기관에 면허를 교부하게 된 주요 원동력이 된 것은 1946 Hill－Burton Act였다. 이 법안을 통해 연방 정부는 병원 기금(hospital funding)을 주에서 사용할 수 있게 만들었지만, 주가 이 기금을 사용하기 위해서는 병원면허 교부 법령을 그 주에서 채택해야만 가능했다. 이런 이유로, 주에서는 더 많은 종류의 의료 기관을 포함시키기 위하여 면허 교부 프로그램을 확대해 갔다.

면허 취득이 요구되는 보건의료기관의 유형은 주마다 다소 차이가 있다. 그러나 일반적으로 대부분의 주에서 병원, 요양원과 같은 특정 유형의 기관에 대해서 면허 취득을 요구하는 반면, 가정건강관리 기관(home health agencies), 독립적 클리닉(freestanding clinics) 및 외래 수술 센터(ambulatory surgical center)와 같은 기관들은 상황이 다를 수 있다. 모든 주 정부는 의원(physician's office)에 대해 면허 취득을 요구하지 않는데, 의원은 별개의 의료 기관으로 취급되기보다는 개인 의사의 진료 행위 자체의 확장으로 간주되기 때문이다. 응급외상센터와 같은 여타 기관들의 경우 이것이 진료 행위의 확장인지 아닌지, 그리고 그에 따라 면허 취득이 면제되어야 하는지 아닌지에 대해서 논란이 있다. 응급외상센터는 면허 취득 대상이지만 모든 주에서 그런 것은 아니다(American Surgery Center Association, 2010).

대부분의 주에서 보건부 또는 이와 비슷한 정부 기관이 의료기관의 면허 교부를 담당한다. 의사나 간호사 등 보건 전문가의 경우는 지원자들과 동일한 전문 경력을 가진 자들로 구성된 직업면허승인위원회(occupational licensure board)가 면허 교부를 담당하고 있는 반면, 의료기관에 대한 면허 교부는 그렇지 않다. 면허 교부를 담당하는 국가기관은 병원, 요양원 등 기관의 유형에 따라 규제책임을 세분화하고, 이러한 규제책임은 관련 면허 발부 요건과 절차에 관한 전문지식을 지닌 주정부 직원에 의해 이행된다.

보건의료기관의 형태와는 상관없이 구체적인 면허 발부 요건 또는 그 과정은 주에 따라 조금씩 다르다. 일반적으로 모든 면허 교부 요건이 주에서 인가한 법규에 담겨있지는 않기 때문에 주의 면허 승인 기관은 필요시 추가적인 면허 요건을 요청할 책임이 있다. 대개 면허 요건은 의료기관이 제공하는 서비스의 실질적인 질보다 의료기관의 자원 및 정책과 같은 조직의 구조적 특성에 초점을 맞추는 경향이 있다. 예를 들어, 병원에 요구되는 면허 교부의 요건은 물리적 건물형태, 장비, 관리정책, 그리고 직원채용 등에 초점을 맞추고 있다. 이와 같이 면허 교부는 조직의 구조적 특성에 초점을 맞추고 있기 때문에 종종 의료의 질 관리를 위한 최소한의 규제라고 할 수 있다.

모든 주에서는 면허 교부의 조건으로 각 의료기관이 현장실사를 받도록 하고 있다. 현장실사에서는 주정부 관계자가 기관을 방문하여 시설을 살피고 면허 교부 요건과 관련된 자료 및 문서를 검토한다. 실사 담당자는 관련 정책과 절차의 이행에 관해서 행정 및 임상 직원들을 인터뷰한다. 그리고 기관이 개업하기 이전에 적어도 한번은 실사가 이루어지게 된다. 일부 주에서는 특정형태의 기관에 대해, 주 정부가 승인한 인증기관에서 인증을 받은 경우 면허 요건을 준수한 것으로 간주한다. 예를 들어, 어떤 주에서는 Joint Commission으로부터 인증을 받은 병원을 면허 요건을 만족시키는 것으로 간주하여, 별도로 주에서 실시하는 실사를 받을 필요가 없도록 하고 있다.

요구증명 규제

다수의 주에서는 **요구증명서**(certificate of need,

CON)를 얻지 않고는 보건의료 시설을 건축, 개조, 또는 확장할 수 없도록 하고 있다. 기존에 있던 보건의료기관 또한 주요 장비를 구입하거나 새로운 서비스를 제공하기 위해서 CON을 얻어야 하는 경우도 있다. CON은 주정부 기관(주로 공중보건부 혹은 이와 유사한 기관)에서 내주는 승인으로써, 요구한 조직, 서비스, 장비 등의 필요성 여부에 대해 결정할 권한을 가진다. 따라서 면허 교부처럼, CON은 공급자가 개원 이전에 반드시 고려해야 하는 규정이다. 수많은 실증 연구들이 CON이 보건의료 비용에 미치는 영향을 검증했다(Conover and Sloand, 1998; Hellinger, 2009). 결과들이 항상 일치하는 것은 아니지만, 수많은 증거는 비용통제 형식으로서의 CON을 지지하지는 못했다. 또한, CON은 여러 주에서 정치적 논쟁거리가 되었고, 투명성이 떨어진다는 비판을 받아왔다.

1970년대에는 거의 모든 주에서 CON법을 가지고 있었으며, 연방정부의 정책(구체적으로는 1974년 National Health Planning and Resources Development Act)은 보건서비스 비용을 통제하는 형태로서 이러한 규제 메커니즘을 장려했다. 기본적인 아이디어는 비용을 증가시키는 과잉 설비를 막기 위해 의료 자원의 사용 및 배분을 감독하는 중앙 기획 및 규제 구조(central planning and regulatory structure)를 각 주마다 설치하는 것이었다. 하지만 1970년대부터는, 비용통제에 대하여 규제 및 중앙기획구조에 의존하는 것보다 시장 경쟁의 관점에서 접근하는 것을 선호하는 일부 주들이 CON 프로그램을 폐기하였다. 하지만, 2008년 기준으로 36개의 주가 아직까지 CON의 일부 형태를 유지하고 있다.

CON 프로그램을 유지하고 있는 주들 사이에서도 주요 프로그램 요소들 간에는 큰 차이가 있으며, 여기에는 이미 허가된 조직, CON이 요구되는 프로젝트나 장비 또는 서비스, 그리고 지출 한계에 있어서 CON이 요구되지 않는 프로그램 등이 있다. 예를 들어, 어느 주의 CON 프로그램은 지출 예산을 200,000달러 이하로 잡은 모든 프로젝트에 대해서 CON이 면제될 수 있도록 하고 있다.

CON 지원서를 검토하는 방식도 각 주마다 다르다. 모든 주들은 접근성, 비용, 품질에 관련된 증거를 바탕으로 지원 필요성을 제시하도록 요구하고 있다. 하지만, 어떤 주에서는 높은 수준의 양적 데이터 및 분석 모델을 요구하는 반면, 다른 주에서는 그 양식이 덜 까다로운 경우도 있다.

주법과 연방법의 관계

보건의료 규제에 관한 주정부의 개입은 보험, 보건, 면허 교부 및 요구증명서 부분까지 포함된다. 의료과실에 관한 주법은 보건서비스 공급자가 고려해야 할 중요 사항이다. 예를 들면, 독점금지, 사기 및 사생활 보호에 관한 기타 주법은 유사한 연방법과 양립할 수 있다.

주법과 연방법은 다양한 방법으로 상호작용한다. 예를 들어, 이미 언급한 바와 같이 주는 연방의 독점금지법과 아주 유사한 독점금지법을 가지고 있다. 하지만, 어떤 특정 행위가 연방정부의 독점금지법을 위반하는 것이라 하더라도, 주정부가 이러한 행위를 감독하는데 적극적인 역할을 담당하기 때문에 "주 행위 이론(state action doctrine)"하에서 면제받는다. 주 행위와 관련한 논쟁은 주 면허위원회(state licensing board) 및 공공병원 의료진의 외견상 경쟁제한적 행위를 포함한 상황과 관련이 있다. 또한 주정부에 다양한 형태의 협력에 대한 허가를 신청하는 공급자의 경우, 주 행위 이론을 적용하려 할 수 있다(Havighurst, 2006).

우선권(preemption)의 원칙 또한 연방법과 주법 간의 상호작용에 영향을 미친다. 이 원칙의 핵심은 단순하다: 연방법과 주법이 충돌하는 경우 연방법이 적용되며, 주법도 같은 방식으로 지방법보다는 우선 적용된다. 과실에 관한 법과 같은 주법하에서 피해에 대한 보상을 얻고자 하더라도 우선권 원칙 때문에 소를 제기할 수 없는 경우도 있을 수 있다.

하지만 우선권의 형태는 다양하며, 분석이 항상 간단하지만은 않다. 퇴직급여 및 건강보험 급여제도에 최소요건을 부여하는 연방의 **피고용자은퇴수입보장법**(Employee Retirement Income Security Act; ERISA)과 관련된 소송은 우선권 문제의 복잡성을 보여 준다. 해당 법률 자체에서 기술하고 있듯이 이 법률은 종업원급부제도에 관련된 모든 주법을 대체한다. 이러한 법률에는 고용주가 직원의 건강보장 혜택에 대한 접근성을 확대시키는 것을 장려하는 조항도 포함될 수 있다. 최근 연방 항소 법원의 판례는 ERISA가 다양한 형태의 고용자 의무 지침을 통해 접근성을 확장시키려는 노력의 일환으로 고용주가 건강 보험에 지출하는 최저 금액을 정한 주 및 지방정부의 법에 우선권을 갖는지 여부에 대해 다른 결론을 내렸다. 한 법원은 메릴랜드 법이 우선권을 가져야 한다고 결정한 반면, 다른 법원은 샌프란시스코 법령의 유사한 시도를 반려했다.

ERISA법의 다른 우선권 사례는 대법원까지 갔다. 예를 들면, HMO의 청구거절 건에 대해 독립적 검토자의 검토 허용을 요구하는 주법에 대해서 ERISA법에 우선권이 없다고 대법원은 판결했다. 그러나 한편으로 대법원은 관리의료(managed care) 가입자가 급여 거부(benefit denial)로 인한 피해를 이유로 보험사를 고소하는 것을 허용하는 주법에 대해서는 ERISA법이 우선권이 있다고 판결했다.

이러한 사례들이 증명하듯, 주법과 연방법 모두 건강보장 기관들의 활동에 중대한 영향을 미칠 수 있다.

규제 준수를 위한 조직의 전략

병원과 기타 보건의료기관들(HCOs)은 수많은 규제에 직면하고 있으므로 규제 요구사항을 준수하기 위한 전략을 세울 필요가 있다. 규제에 불응할 경우, 고비용의 소송 또는 규제 제재와 같은 기관 운영에 방해가 되는 결과를 가져올 수 있기 때문이다. 앞서 지적한 바와 같이, 준법경영협약(Corporate Integrity Agreement)의 시행은 규제를 준수하는 과정에 있어서 큰 지장을 준다. 드물게는, 체계적 규제 실패가 메디케어와 메디케이드 진료비보상 자격을 상실하는 결과를 초래할 수 있다. 이러한 결과를 피하기 위해서, 보건의료 경영진들은 철저하고 체계적이며, 다변화하는 환경에 적응 가능한 규제준수 수칙을 받아들이는 것이 바람직하다.

환자의 안전

규제를 준수하기 위한 중요한 전략 중 한 가지는 환자들에게 끼칠 수 있는 위험요소를 경감시키는 것이다. 1999년에 의학원(Institute of Medicine)에서 발간한 보고서인 "To Err is Human: Building a Safer Health System"은 44,000명에서 98,000명의 사망자가 사전 예방이 가능한 의료사고(medical error)에 기인한다고 지적했다(IOM, 1999). 보건의료기관은 환자의 안전을 증진시키기 위해 유능한 의사 및 여타 보건의료인력의 채용 및 유지, 올바른 손 씻기와 같은 안전수칙 실행을 통한 전염병 확산 방지, 그리고 시설과 장비를 적정하게 유지하도록 하는 정책의 수립 및 시행에 책임이 있다. 환자를 보호하기 위한 근거중심진료(evidence based practices)는 끊임없이 진화하고 있으며, 기관은 환자의 안전을 위해 상당한 주의를 기울인다는 것을 입증할 시스템을 가지고 있어야 한다.

의료사고나 의료과실로 인해 환자의 안전이 위험에 처하게 된 경우, 의료기관은 자신을 보호하기 위해 여러 가지 조치를 취할 수 있다. 보건의료종사자와 기관들은 자신들의 실수를 숨기려고 하지만, 연구 결과는 진료과정에 관한 명확한 정보를 제공한 경우 환자가 소송을 제기할 확률이 적다는 것을 증명하였다(Boothman *et al.*, 2009). 비록 이 접근법은 위험에 대한 노출을 증가시킬 수 있기 때문에 논란의 여지가 있지만, 실수가 있었음을 인정하고 의료기관이 환자의 피해를 경감시키고 미래의 환자에게 발생할 피해를 방지하기 위한 합리적인 조치를 취하고 있다는 것을 증명한다면 소송을 억제할 수 있음을 시사한다.

둘째, 보건의료기관은 자신의 과실을 국가기관과 Joint Commission과 같은 인증기관에 보고해야 한다. 1996년 Joint Commission은 의료기관이 과실을 파악하고 향후 이의 발생을 막는 것을 도와줄 보초사고 보고(sentinel event-reporting) 정책을 도입했다(Joint Commission, Sentinel events, 2010). Joint Commission은 보초사고를 "사망 또는 심각한 신체적 혹은 심리적 부상 또는 그러한 위험과 관련된 예상하지 못한 경우"라고 정의한다(Joint Commission, Sentinel events, 2010). 의료기관은 실수를 야기한 체계적 또는 절차상의 문제를 파악하고 해결하기 위해 근본 원인을 분석해야 한다. 보초사고에 대한 보고를 제대로 하지 않을 경우, 인증을 상실할 수 있다(Joint Commission, Sentinel events, 2010).

틀린 신체 부위에 수술을 하는 것과 같은 일부 보초사고는 "never event"로 알려져 있다(National Quality Forum, 2002). 표 12.3은 이토록 심각하긴 하지만 사전에 방지할 수 있는 사례를 제시하고 있다. 의회는 HHS에게 특정한 never event의 경우 메디케어와 메디케이드에 대한 진료비 보상을 거부하라고 지시했다.

표 12.3 심각한 사고(Never Events)의 보고 사례

사고	사례
1. 수술 사고	환자에게 잘못된 수술을 행한 경우
2. 제품 또는 기기 사고	의료기관에서 제공한 오염된 약물, 기기, 생물의학약품에 의한 사망이나 심각한 장애
3. 환자 보호 사고	아기를 잘못된 사람에게 인도하는 경우
4. 치료 관리 사고	의료기관에 입원 후 3 또는 4기의 압박성궤양이 생긴 경우
5. 환경적 사고	의료기관에서 치료를 받는 도중 전기 충격에 의한 사망 및 심각한 장애 발생
6. 범죄 사고	나이를 불문하고 환자를 납치하는 경우

자료: Adapted from the NQF Web site(NQF, 2002).

규제준수 관리자의 역할

복잡한 규제 환경 속에서 성공적으로 규제를 준수하기 위해, 의료기관은 보통 규제준수 관리자를 임명한다. 관리자는 연수 프로그램을 통한 규제준수 프로토콜에 대한 직원 교육, 규제준수에 대한 모니터링 및 일관된 집행정책을 포함한 규제준수에 관련한 모든 활동을 이행할 책임이 있다. 관리자는 또한 준수 위반에 적극적으로 대응하고 미래의 규제준수 위반을 방지할 방법을 연구한다. 내부 감시자 역할 이외에도 관리자는 의료기관과 규제기관 간에 제대로 된 보고가 이루어질 수 있도록 하는 중계자 역할을 한다. 위험 관리, 내부 감사, 직원 후생서비스, 인적 자원 등 의료기관 내의 여러 부서 간 협력은 문제를 해결하고 규제준수 문화를 육성하는 데에 매우 중요하다.

규제준수 관리자는 의료기관에 잠재적으로 심각한 결과를 가져올 수 있는 특정 부문에 대하여 특히 더 주의를 기울여야 한다. 관리자는 종종 사기 및 남용이 될 수 있는 행위에 대해 내부 감사를 실시한다. 예를 들어, 의료기관에 지급되는 메디케어의 지불액은 환자 질병의 심각성을 반영하는 코드를 근거로 한다. 업코딩(Upcoding)이 발생한 경우, 환자들은 실제보다 더 아픈 상태라고 잘못 전달되어 기관은 실제 행해진 진료에 비해 더 많은 보상을 받을 수 있기 때문에, 결과적으로 사기 및 남용에 대한 제재를 받을 수 있는 위험이 있다. 올바른 내부 감사 시스템은 적절한 코드를 할당하고 환자의 질병 카테고리에 상응하는 진료비 보상을 가능하게 한다.

부적절한 진료비 보상과 관련한 문제를 해결하기 위해 CMS는 Recovery Audit Contractor (RAC) 프로그램을 고안하였다. RAC의 감사는 초과 또는 과소부담과 관련된 과오를 바로잡기 위한 것으로 부적절한 메디케어 부담금을 검토한다. 의료기관은 감사에 대비하기 위해 RAC위원회를 만들고 조정자를 지정해야 한다. 표적검토(targeted review)가 지불 부문을 식별하고 바로잡기 위해 실시된다. 또한, 코딩 담당자(coder)의 코딩 및 의학적 필요성에 대한 지식이 전문가들 사이에서 통용되는 올바른 것인지 적절하게 평가되어야 한다.

이러한 감사 준비과정에서의 상당한 주의는 의료기관의 부적절한 행위와 관련한 내부고발자보호법(FCA)의 청구를 방지하기 위해 필수적이다. 기관은 규제의 준수와 관련한 문제를 제기하는 직원에 대응하기 위해서 적절한 정책과 절차를 마련해야 한다.

보건의료기관의 규제 관련 과제

보건의료기관(Health Care Organization; HCO)이 준수해야 할 규정의 수가 워낙 많기 때문에 이를 모두 지키는 것은 매우 어려운 과제이다. HCO는 여러 규제 기관의 질 표준(quality standard)에 부합하면서도 투명하게 운영되어야 하며, 또한 프라이버시가 유지되어야 한다. 이처럼 잠재적으로 상충될 수도 있는 요건은 HCO의 경영에 상당한 부담이 될 수 있다.

복잡한 규제 환경 때문에 HCO는 규제를 준수하기 위해 상당한 투자를 해야 한다. 규제에 대한 대응을 위해서 상당한 양의 서류 업무가 진행된다. NPDB에 대한 의사의 의료진특권 정직(physician's privileges suspension)에 관한 보고, 관련 기관에 대한 의료과실에 관한 보고 등 수많은 보고 업무가 존재한다.

규제에 불응하는 비용은 매우 높을 수 있다. 예를 들어, 만약에 병원이 의료진특권 정직에 대해 30일 이내에 보고하지 않을 경우, 보고를 했을 때 HCQIA하에서 가질 수 있었던 위법행위에 대한 보호를 상실하게 된다. 또한 규제 위반은 종종 상당한 금액의 과징금을 초래하기도 한다.

최근 정책과 규제 이니셔티브

연방, 주정부 및 지방정부, 공공 및 민간보험자, 전문가 집단, 거래기관 및 보건서비스 공급자들은 보건의료서비스의 질은 높이되 비용을 절감할 수 있는 새로운 방법을 계속해서 찾고 있다. 여기서는 헬스케어 시스템의 개혁에 중요한 역할을 한 최근의 많은 조치 중 몇 가지 방법에 대해 설명하고자 한다.

보건의료 관리자는 미국 의료개혁(health reform)을 위한 노력에 대하여 잘 알고 있어야 한다. 보건의료 관리자에게는 규제 및 시장 환경을 변화시킬 수 있는 영향력이 있으며, 보건의료기관은 그 환경 속에서 경영되는 것이기 때문에 더욱 더 잘 알고 있어야 한다. 예를 들어, 병원비를 공개하고, 수술 결과를 의무적으로 보고하거나, 혹은 메디케어의 진료비 보상이 어떤 특정한 질 측정 기준과 연동되도록 요구하는 법률이 상정되었다고 가정해보라. 만약 당신이 해당 업계 간부라면, 이러한 법을 지지할 것인가 아니면 반대할 것인가? 그렇게 하기 위해 어떤 행동을 취할 것인가? 당신은 법안의 내용을 완화할 방법을 모색할 것인가? 만일 그러하다면 어떻게 할 것인가? 만약 이 법이 통과되었다면, 어떻게 조직 운영을 바꿀 것인가? 제시된 최근 정책 및 규제 개혁안의 예시를 보면서 이러한 질문들을 고려해보라.

투명성

대부분의 시장에서 소비자는 구매 결정을 내리기 전에 이용 가능한 상품 및 서비스의 가격과 품질을 고려한다. 하지만 보건의료 서비스 시장에선 그렇지 않다. 대부분의 환자들은 보건의료 서비스의 가격이나 의료의 질에 대해 깊이 알지 못한다. 이러한 정보 부족은 저비용으로 질 높은 진료를 받으려는 환자의 노력에 장애물이 된다. 또한 가격은 낮추고 질은 높이도록 유도하는 경쟁 과정을 저해한다. 이러한 문제를 해결하기 위해, 의료 비용과 질의 **투명성**을 높이려는 여러 가지 이니셔티브가 최근에 제안되었다.

가격(Prices)

정액 본인부담(fixed copayment)을 내거나, 제한적인 정율 본인부담(limited coinsurance)에 가입되어있는 환자들은 진료비에 관심을 둘 이유가 많지 않다. 하지만 고액의 자기부담(deductible) 조항을 가진 보험에 가입한 환자나 보험 미가입 환자에게 진료비는 매우 중요한 문제일 수밖에 없다.[1)] 이러한 환자들에게 가격 정보가 없다면 어떤 치료를 받을 것인지 결정해야 할 때 재정적인 부분을 고려할 수가 없다. 뿐만 아니라, 가격을 기준으로 공급자를 선택하는 것이 불가능하다. 따라서 공급자는 가격 경쟁을 할 이유가 없게 된다.

몇몇 주정부는 가격 데이터의 결핍 문제에 대해 대응하고 있다(CBO, 2008). 예를 들어, 2003년에 캘리포니아 주 입법부는 병원이 요금을 공개하도록 강제화하는 "지불자 권리장전(Payers' Bill of Rights)"을 통과시켰다. 그 후, 보험에 가입하지 않은 환자의 요청이 있을 경우도 치료 견적을 제공하라는 요구 사항을 추가했다. 뉴햄프셔 주는 이제 다양한 의료서비스에 대해 보험자와 환자가 지불한 평균 금액을 보고하는 웹 사이트를 가지고 있다.

이러한 이니셔티브는 환자의 가격 정보 부족에 대한 부분적인 해결책에 불과하며, 다른 개선 방안이 수반되지 않는다면 보건의료 시장에서 효과적인 경쟁을 달성할 가능성은 낮다. 환자들은 자신들이 받으려는 진료에 대해서 정확히 알 수 없고, 안다고 해도 수천 개의 병원 가

---

1) 역주: 미국의 민간 보험에서 피보험자가 부담해야 하는 본인부담의 종류

1. Deductible: 보험에서 커버하기 전에 자신이 부담해야 되는 비용. 즉 deductible 1000불이면 1000불까지는 일단 자신이 무조건 내야 되는 자기부담 비용.
2. Copayment: 주로 병원에 의사를 만나러 갈 때마다 내야 하는 일정액의 본인부담. 즉 총 진료비의 몇 % 가 아닌 일정금액, 예를 들어 35$/office visit 등으로 표기되는데, 이는 외래 진료를 받으러 갈 때마다 deductible, coinsurance와는 상관없이 부담해야 함.
3. Coinsurance: deductible 기준을 초과하는 진료비가 나왔을 때 자신이 내야 하는 정율의 본인부담. 즉, 총 진료비가 $2000이 나왔는데 deductible이 $1500이고 coinsurance가 20%라면 본인이 내야 하는 금액은 deductible $1500 + 나머지 $500 X 0.2= $100하여 총 $1600을 본인이 부담하게 됨.

격 목록에 있는 항목을 일일이 살펴볼 수도 없다. 또한, 최근 연구 결과 캘리포니아 주의 경우 의무사항에도 불구하고 환자들이 항상 병원으로부터 비용 견적을 받을 수 있는 것은 아니라는 것이 밝혀졌다(Farrell *et al.*, 2010). 뉴햄프셔 주의 프로그램이 환자들에게 의료서비스 비용을 알려줬지만 의료기관 간의 가격 차이가 이후에도 지속된 것으로 볼 때, 가격공개 자체가 가격에 기반한 환자의 의료 구매행태를 만들지는 못했다고 보인다(CSHSC, 2009). 보험자는 진료비 및 수가에 대한 정보를 제공하지만 대부분의 보험 가입자들은 이를 활용하지 않는다(Fronstin, 2009). 또한, 세부적인 가격을 공개하는 것에 대하여, 낮은 가격에 보험을 제공하던 업체가 더 높은 수익률을 추구하도록 만들거나, 가격을 공개하지 않았다면 서로 경쟁을 해야 했을 공급업체 간의 가격 담합을 수월하게 만들어 가격을 상승시킬 수 있다는 우려도 나오고 있다. 가격의 투명성은 효율적인 진료를 제공하도록 장려하는 방법으로서의 잠재력은 있지만, 이 잠재력을 끌어내기 위해서는 너무 많은 어려움이 있다(CBO, 2008).

의료의 질(Quality)

대부분의 환자들은 가격에 대한 정보가 부족한 것과 마찬가지로 보건의료서비스의 질에 대한 정보 또한 부족하다. 환자들은 친구, 가족, 주치의 등에게서 의료기관을 추천 받아왔지만, 진료의 질에 대한 체계적인 평가에는 거의 접근하지 못했다. 이러한 정보의 부족은 환자들이 의료기관을 선택하고 진료의 질을 기준으로 비용을 지불할 수 있는 권한을 침해한다. 이에 따라, 공급자 입장에서는 직업윤리 또는 규제를 준수하기 위하여 질 높은 의료서비스를 제공할 수는 있지만, 서비스의 질 개선이 직접적으로 재정 또는 평판에 영향을 미칠 것이라는 부담은 크게 느끼지 않는다. 또한 질 측정 도구의 제한성으로 말미암아 의료기관이 진료의 질을 평가하고 개선하려는 스스로의 의지가 약화될 수 있다.

정부와 관련 기관들은 품질 및 안전 보고서를 통해 이러한 정보의 공백을 채우려고 한다. California, Colorado, Illinois, New York 그리고 Pennsilvania를 포함한 많은 주들은 병원으로 하여금 의료서비스 품질 정보를 보고할 것을 요구하며, 또 다른 주들에서는 병원 감염률과 의료 과실에 대한 공개적 보고를 요구한다(Madison, 2009; National survey, 2008). 일부 주의 환자들은 주에서 운영하는 웹사이트를 통해 심장 우회술(bypass surgery)의 사망률 또는 감염률과 같은 병원의 품질 및 안전성에 관한 정보를 얻을 수 있다. 이러한 법적 효력을 갖는 보고지침은 공공 질 정보(public quality information) 수준을 향상시키려는 공공 및 민간 보험자 그리고 여타 기관들의 노력을 보완해 준다. 예를 들어, HHS는 병원 비교 웹사이트(Hospital Compare Web site)에 병원 환자들의 설문조사 결과를 근거로 한 측정값뿐 아니라 구조, 과정 및 결과를 근거로 한 병원의 의료서비스 질 표준을 제공하고 있다. 영리 목적의 업체들도 의료질 평점을 제공한다.

많지는 않지만 의료서비스 질 정보를 제공하

는 다른 기관들도 있다. 예를 들어, 메디케어는 너싱홈에 대한 품질 평가를 게재한다. 몇몇 주들은 특정 의사의 우회술(bypass surgery) 사망률을 게시한다. Massachusetts 에 기반을 둔 공급자, 보험자, 기타 기관들의 광범위한 연합체가 발표하는 것과 마찬가지로 California 주도 의료 그룹에 대한 질 평점을 발표한다. HHS는 자율기반으로 의사들로부터 품질 정보를 수집하기 시작했지만, 아직 수집된 정보에 대한 게시를 시작하지는 않았다.

보고(reporting)를 이용하여 의료서비스의 질을 개선하려는 노력은 상당한 어려움에 직면하게 되었다(Harris and Buntin, 2008; Madison, 2009). 의료 질 표준이 적절하게 선택되어야 하는데, 이상적으로는 서비스 공급자가 진료에서 측정될 수 없는 부분들까지도 무시하지 못하도록 진료의 다양한 주요 측면들을 반영해야 한다. 또한 이러한 표준은 적절하게 설계됨으로써 진료의 질을 정확히 판별하고 환자의 질병에 따라 편향되지 않아야 한다. 잘못 설계된 표준은 공급자들이 중증 질환을 가진 환자를 피하여 등급을 높이는 것을 조장함과 동시에 양질의 진료를 받고자 하는 사람들을 현혹시킬 수 있다. 명확하지 않은 표준은 사용자들이 서비스 공급자를 선택하는 데 있어서 잘못된 선택을 하게 할 가능성이 있으므로, 사용자들이 이해할 수 있도록 타당하게 제시되어야 한다(Hibbard & Peters, 2003). 또한 의료서비스 질 보고활동에 관련된 기관의 수가 많고 다양하며, 공급자가 품질 데이터를 수집하는 데에는 상당한 행정 비용이 들어가기 때문에, 보고가 너무 부담스럽지 않아야 한다. 마지막으로, 이 보고 정보가 실제로 활용되어야 한다. 환자들이 더 질 높은 공급자를 선택하거나, 또는 공급자들이 스스로 의료의 질을 높이는 반응을 보여야 비로소 보고 체계는 의료의 질을 향상시킬 수 있는 것이다.

일부 환자들은 보고 카드(report card)를 사용하고 있고(Harris & Buntin, 2008), 일부 공급자가 보고 카드에 반응한다는 연구도 있다(Chassin, 2002). 하지만 대다수의 환자들은 보고 카드를 사용하지 않는다. 보고 카드에 대한 인식 및 관심의 부재, 그리고 질병 그 자체가 모두 보고 카드를 사용하는 데 장벽이 될 수 있다. 또한 연구결과에 따르면, 보고 카드는 공급자가 진료 품질을 높이는 대신 진료 환자의 구성을 바꿈으로써 등급을 높이려 하는 등 의도하지 않은 결과를 초래할 수도 있다고 한다(Dranove *et al.*, 2003; Werner and Asch, 2005). 특히, 유의한 측정값을 산출할 정도로 많은 환자를 치료하지 않는 의사들의 예에서 보듯이 믿을만한 측정값을 만드는 등의 기술적 도전도 만만한 것이 아니다(Nyweide *et al.*, 2009). 보고 카드가 진료의 질에 미치는 초기 효과를 평가한 연구들은 각기 상반된 결과를 보여준다(Fung *et al.*, 2008). 그럼에도 불구하고, 보고 기술이 향상되고 보고 카드가 친숙해짐에 따라서 미래에는 공공 보고(public reporting)가 진료의 질 향상에 있어 한층 중요한 도구가 될 것이다.

성과지불제

최근에는 **성과지불제**(P4P)가 의료 기관의 기능 개선을 위한 전략으로 널리 채택되고 있다. 이론적으로, P4P는 재정적 인센티브를 효율성, 생산성 또는 품질과 관련된 목표 달성과 연계하는 것이다. 과거에도 P4P를 의료 산업에 다양한 형태로 적용해왔지만, 최근 5년간은 P4P를 의료의 질에 적용하는데 지대한 관심이 모이고 있다.

대부분의 기존 P4P 프로그램은 유사한 구조를 가지고 있다. 일반적인 프로그램은 설정된 품질 목표 달성에 책임이 있는 의사, 의사 단체 또는 병원에 초점을 맞춘다. 예를 들어, 건강보험은 보험 계약을 맺은 의사 단체에 당뇨 치료를 위한 일단의 품질 목표를 부여한다. 이러한 품질 목표의 예로는 일정 비율 이상의 당뇨병 환자들이 포도당 통제를 모니터링하기 위한 혈액검사를 매년 받도록 하는 것을 들 수 있다. 의료기관이 이러한 목표 달성성적 및 다른 기준에 의해 받은 점수들은 인센티브 보수를 계산하는 데 사용된다. 재정적 인센티브는 보너스 또는 수가조정 등 여러 가지 방법으로 설계될 수 있다.

현재 민간 및 공공 부문 모두 여러 형태의 P4P를 채택하고 있다. 대다수 민간부문 P4P 프로그램은 민간건강보험이나 고용주구매그룹(employer purchasing group), 두 형태의 보험자가 시행한다. 이러한 P4P 프로그램은 150여개가 넘는다. 공공 부문의 경우, 대부분의 주에서 주관하는 메디케이드 프로그램이 "가치 기반 구매(value-based purchasing)"로 불리는 P4P의 일부 형태를 받아들이고 있다. 미 의회는 메디케어가 P4P, 특히 병원에 대한 진료비보상 프로그램의 일부로써 P4P를 채택하라고 지시하였다.

P4P에 대한 관심이 커지는 것은 미국 의료서비스의 질이 최적 수준에 미치지 못한다는 증거가 늘어나고 있는 상황에 대한 대응이라고 할 수 있다. 일부 보건정책 전문가들은 현재의 의료서비스 질 문제가 양질의 치료에 상응하는 공급자에 대한 보상체계가 결여된 지불시스템에서 기인하는 것이라고 지적하고 있다. P4P는 재정적 인센티브를 의료의 질과 연계함으로써 공급자가 의료서비스를 개선하려는 동기를 제공할 것이라고 전망한다. 이러한 전망에 대한 실증적인 연구가 증가하고 있지만 그 수가 아직 적기 때문에 P4P의 긍정적 효과는 아직 명백하지 않으며(Rosenthal *et al.*, 2007), P4P가 의료서비스의 질 향상을 위한 전략으로써의 효과성을 입증하기 위해서는 아직도 몇 년이 소요될 것이라고 전망된다.

전문병원

법과 규제는 의도한 효과를 달성했는지 여부와는 무관하게 종종 의도하지 않은 결과를 초래하기도 한다. 최근 전문병원의 증가는 이를 증명한다. 자가의뢰방지법(federal Stark statue)은 의사가 자신과 금전관계를 맺고 있는 특정 의료공급자에게 환자를 의뢰하는 것을 금지하고 있지만, 의사 자신이 소유하고 있거나 투자지분을 갖고 있는 병원(단순한 병원 소속의 한 진료과[subdivision]는 제외)에 의뢰한 경우는 예외로 한다(42 U.S.C § 1395nn[d][3][C]). 이러한 예외는 의사가 종합병원에 대해 재정적으로 지원하는 것을 허용하는 한편으로, 동시에 의사 투자자 자신의 의뢰가 그의 투자 수익에 미치는 재정적 영향을 둔화시키는 역할을 한다. 하지만 병원에서 가능한 유일한 서비스가 심장 치료뿐이라면 어떨까? 이러한 경우 Stark법은 의료기관이 그 소유지분과 관련하여 이익이 존재함에도 불구하고 스스로 의뢰할 수 있게 한다. 이러한 예외 규정으로 말미암아 전문병원의 수익성이 보장되었으며, 심장 치료와 같은 전문병원이 최근 성장하게 되는 주요 원인이 되었다(Iglehart, 2005).

전문병원은 논란의 여지가 있다. 이론적으로는 전문병원의 해당분야에 대한 전문성으로 말미암아 일반병원보다 효율적이고 양질의 의료서비스를 제공하는데 도움이 된다. 또한, 전문병원의 존재는 병원 간의 경쟁을 활성화하여, 병원서비스 질이 개선되는 긍정적인 효과도 있다. 그러나 이와 동시에 의사가 소유한 전문병원은 해당의사가 의사이자 투자자(physician-investor)이므로 환자를 과도하게 의뢰해 의료비 증가 및 의료의 질 저하와 같은 부정적인 결과를 초래할 수도 있다.

종합병원은 전문병원이 미칠 영향에 대해 특히 우려하고 있다. 새로운 경쟁에 직면하고 있는 여느 조직과 마찬가지로, 종합병원은 잠재적 수익 손실을 우려한다. 이러한 손실은 의사투자자가 자신들 소유의 전문병원에 후한 보험자(generous payer)의 보험에 가입한 환자를 의뢰하고, 종합병원에는 수익성이 떨어지는 환자(중증질환자 또는 저가보험가입 환자 등)만을 의뢰하는 행태로 말미암아 발생될 수 있다. 한 연구에 따르면, 전문병원의 메디케어 환자들의 경우 치료비용이 종합병원의 환자에 비해 적지 않았고, 상대적으로 질환의 중증도가 낮고 수익성이 낮은 메디케이드 보험에 가입하지 않을 확률이 더 높은 경향이 있다고 보고했다(MedPAC, 2005). 비영리 병원의 경우, 발생한 순이익을 수익성이 없는 서비스와 자선 사업에 지원하기 때문에, 이러한 수익의 잠재적 손실은 대중의 우려를 낳고 있다.

미 의회는 전문병원에 대한 이러한 우려에 선제적으로 대응하여 예외규정을 일시적으로 중단했지만, 이미 일시적 중단이 만료된 상태이다. 전문병원의 유익성과 유해성이 아직 불확실한 상황에서 전문병원 성장세에 관한 대처방안은 지금까지 논란이 계속되고 있다.

비교 임상 효과성

진료비 증가의 우려가 지속적으로 커지면서, 정책 입안자들은 비용 통제에 대한 새로운 방법을 찾으려 지속적으로 노력하고 있다. 최근 비용을 억제하는 전략으로 **비교 임상 효과성** 연구(comparative clinical effectiveness research; CER)를 장려하고 있다. CER은 의료기관이 비용대비 가장 효과적인 임상 치료를 결정할 수 있도록 하는 치료법과 전략을 비교한다. 2009년 American Reinvestment and Recovery Acts는 CER의 확대를 포함한 광범위한 경기 부양 패키지를 도입하였다. 의회는 이를 위해 1.1억 달러를 할당하여 AHRQ, NIH, HHS에 기금을 제공하였다.

각각의 기관은 CER을 위한 예산을 자유재량에 의해 할당하고 사용할 수 있다. 예를 들어,

AHRQ는 다양한 건강문제에 대해 우선순위를 설정하고 관련 이해관계자의 요구를 충족시키는 연구를 지원하는 효과적인 진료(Effective Care) 프로그램을 개발해 CER 프로그램을 확장할 계획이다. 다른 기관들은 미처 CER 주제로 포함되지 않은 특정 절차 및 기술을 파악하기 위한 계획을 개발 중이다.

핵심적인 문제는 CER의 결과가 정책과 의업에 어떻게 영향을 주는가이다. 의사들은 CER의 가치를 인식하고 있지만, 이에 대응한 의사들의 진료행태 및 의업형태의 변화는 상당히 느릴 수 있다(CBO, 2007). 의약품 개발의 영역에서, CER은 제약회사 등이 자사 제품이 안정성이나 효과성 측면에서 타사 제품보다 우수하다는 것을 증명하기 위한 추가 임상실험을 필수적으로 하도록 하는 정책 변화를 초래할 수도 있다. 보험의 보장범위 결정과 관련해서는, CER을 활용하는 것이 의료배급제(rationing)와 마찬가지라는 우려가 CER의 활용을 제한할 수 있다.

CER이 잠재적으로 비용효과적인 임상치료 식별에 도움을 제공할지라도, 여전히 CER은 의사와 정책 입안자 사이에 논쟁이 되고 있다.

| 토론 | 제약회사 판촉에 대한 규제

제약회사들은 의사들에게 제품을 판촉하기 위해 매년 수십억 달러를 쓰고 있다(Donohue, Cevasco, and Rosenthal, 2007). 전문지에 광고하고, 의사 사무실을 주기적으로 방문하여 제품에 대하여 의사와 대화하는 활동("디테일링(detailing)"이라 불림)을 하며, 무료 샘플도 제공하고 있다. 또한 의사들과 금전 관계를 형성하고 이를 통해 의사 처방 행동에 영향을 미친다. 제약회사는 로고가 있는 펜과 같은 작은 선물 외에도 의사들에게 점심을 제공하거나, 자문 및 상담에 대한 보상을 지불하며, 지속적인 의료교육 및 기타 모임과 관련된 비용을 부담하고 있다. 한 설문 조사에 따르면 의사들 중 90%이상이 제약업계 쪽과 일정 부분 관계를 맺고 있다고 했으며, 이중 80% 이상은 자신의 직장에서 식사대접을 받았다고 보고했다(Campbell *et al.*, 2007).

연구 결과에 따르면 의사와 제약회사 간의 금전관계는 의사들의 처방행태에 영향을 준다고 한다(Rothman and Chimonas, 2008; Wazana, 2000). 이러한 처방행태의 변화는, 의사가 완전히 독립적으로 처방을 발행하는 것과 비교해 상대적으로 진료비용이 높아지거나 의료의 질을 저해시킬 수 있다. 그리고 이러한 의사와 제약회사 간의 금전관계는 장기적으로 의사에 대한 환자의 신뢰를 저하시켜 환자-의사 간 진료 관계에 악영향을 미칠 수 있다.

이러한 제약회사 관행의 부정적 영향에 대한 우려 속에서, 몇몇 주의 입법부는 제약회사의 마케팅 활동에 대해 규제를 부과하고 있다. 예를 들어, 버몬트에서는 의사에게 제공되는 대부분의 선물(gift)을 금지하고 있으며, 의사에게 지불되는 자문수당 또는 연구비 등은 공개하도록 규정하고 있다. 또한 의사에게 지불되는 금액은 공정한 시장 가치를 반영해야 한다. 뉴햄프셔의 경우, 판촉활동을 포함한 상업적 목적을 위해 식별가능한 처방 데이터의 판매를 금지하고 있어, 제약회사들이 각 의사의 처방 패턴을 파악하기 어려울 뿐만 아니라 디테일링에도 상당한 제한을 받고 있다. 또한 연방 규제도 제약회사의 영업활동을 일정부분 규제하고 있는데, 예를 들어 기업의 판촉활동이 사례금방지법을 위반하지 않는 선에서 이루어져야 함을 강조하고 있다.

자신들이 직접 행동하지 않으면 규제 기관이 행동할 것이라는 것을 인식하고(Greenland, 2009; Rothman and Chimonas, 2008), 의사들도 제약회사와 관련된 문제들을 해결하기 위한 정책을 도입하고 있다. 예를 들어, 일부 대학병원들은 의사가 제약회사로부터 식사대접 받는 것을 일체 금지시켰고, 일부 헬스 시스템(health system)은 의사들이 외부로부터 받은 금품을 공개하기 시작했다. 제약회사들도 자신들의 정책을 개정하기 시작했다. 2008년 미국 제약연구 및 제조사협회(Pharmaceutical Research and Manufacturers of America)는 마케팅 코드를 개정하여, 판촉용 펜과 컵의 배포 그리고 식당에서의 식사 제공을 금지시켰다(단 특정 경우엔 사무실에서의 식사 제공은 허락된다). 또한 일부 제약회사들은 의사들에게 지급하는 특정한 금품에 대해 공개적으로 보고하겠다는 계획을 발표했다.

이러한 움직임에도 불구하고, 제약회사들의 판촉관행을 둘러싼 논란과 논쟁은 계속되고 있다. 일부는 전국적인 금전관계의 공개를 요구하는 연방 법을 지지하는 반면, 다른 일부는 이해의 상충 규제가 너무 심하다고 주장하고 있다. 당신의 생각은 어떠한가? 금품 공개를 요구하는 연방법안을 지지할 것인가? 그렇다면 정확히 무엇이 공개되어야 하는가? 연방법이 모든 주로 하여금 금품 공개 요건을 강제하도록 해야 하는가? 또는 더욱 포괄적인 요건을 부과하도록 해야 하는가? 더 많은 주가 버몬트와 뉴햄프셔와 같은 법안을 제정해야 한다고 생각하는가? 아니면 규제하려는 모든 노력을 버리고, 문제가 있는 관행을 자발적인 노력에 의해 해결하도록 해야 한다고 생각하는가? 공개를 요구하는 규제가 연구, 제품 개발 또는 교육을 지원하는 의료 전문가와 제약 및 의료 기기 회사 간의 유익한 관계 형성을 억제할지 모른다는 우려를 갖고 있는가?

요약 및 경영 가이드

1. 주 및 연방정부는 법률, 규제, 그리고 정책을 통하여 보건의료서비스 제공에 중요한 영향을 미친다.
2. 정부는 다양한 목표를 달성하기 위하여 다양한 수단을 활용한다. FDA 규제, 면허법규, HCQIA, 성과지불(P4P) 프로그램, 그리고 질 보고 프로그램 등 정부의 많은 이니셔티브는 보건의료서비스의 질을 향상시키기 위한 목표를 갖고 있다. 한편으로 반독점법, 사기 및 남용법, 그리고 요구증명법 등의 이니셔티브는 보건의료비를 낮추기 위한 목표가 있다. EM-TALA와 세법은 메디케어 및 메디케이드 프로그램과 마찬가지로 보건의료 접근성을 향상시킬 수 있다. 정부의 이니셔티브는 이들 목표를 동시에 달성할 수도 있고, 어느 한 목표를 위해 다른 목표를 희생하는 경우도 있으며, 잘못 설계되거나 실행되는 경우 전혀 목표를 달성하지 못할 수도 있다.
3. 수많은 법규와 규제가 상존하고 이의 잠재적 결과가 심대한 만큼, 보건의료 관리자들은 다른 영역의 보건의료 경영의 중요성 못지않게 규제 준수 문제를 다루어야 한다. 내부적 준수와 정부요구사항에 대한 대응 모두를 포함한 기업실사(due diligence)는 필수적이다. 규제 이슈에 대한 적절한 주의를 기울이기 위해서는 CEO에게 직보하는 규제준수관리자를 임명하라.
4. 지속적 준수를 위해서는 규제 요구사항을 식별하고, 이들 요구사항과 관련된 활동을 모니터링하기 위한 절차를 개발하라. 여론을 악화시키거나 중대한 제재를 부를 수 있는 문제 영역을 식별하고, 이 영역에 대한 일상적인 감사를 실시하라.
5. 잠재적 위반 사항을 식별하고, 이들을 보고하고 바로잡기 위한 메커니즘을 구축하라. 규제 준수 실패에 대한 적절한 내부 제재를 결정하고, 조직 전체를 일관되게 아우르는 강제 절차를 적용하라. 규제 준수 가능성을 높이고 법적 제재 가능성을 줄이기 위해서는 관계 형성 및 조직 내 갈등 해결 기회를 만들라.
6. 정부 기관들은 정책 목표를 달성하기 위하여 새로운 방법을 도입하여 끊임없이 실험한다. 보건의료 관리자는 항상 법률, 규제, 그리고 정책의 내용에 대해 주의를 게을리하지 말아야 한다. 일상적인 운영에 영향을 미치는 내용이기 때문이다. 동태적인 규제 환경하에서 지속적인 규제 준수를 위해서는 조직 전반의 의사소통을 활성화하고 교육 및 훈련 프로그램을 만들고 정규적으로 업데이트 하라.

참고 문헌

Administration on Aging (AoA). About AoA. Retrieved March 2010 from http://www.aoa.gov/AoARoot/About/index.aspx

American Surgery Center Association. (2010). The regulation of ambulatory surgery centers. Retrieved March 2010 from http://ascassociation.org/faqs/ascregulations

Boards of Trustees of the Federal Hospital Insurance and Federal Supplementary Medical Insurance Trust Funds. (2008). 2008 *Annual Report.* Retrieved March 2010 from http://www.cms.hhs.gov/reportstrustfunds/downloads/tr2008.pdf

Boothman, R. C., Blackwell, A. C., Campbell, D. A., Jr., Commiskey, E., & Anderson, S. (2009). A better approach to medical malpractice claims? A University of Michigan experience. *Journal of Health and Life Sciences Law,* 2(2), 125–159.

Brier, B., & Thompson, A. (2008, June 11). The appropriate role of the Internal Revenue Service with respect to tax exempt organizations good governance issues. *Advisory Committee on Tax Exempt and Government Entities.*

Campbell, E. G., Gruen, R. L., Mountford, J., Miller, L. G., Cleary, P. D., & Blumenthal, D. (2007). A national survey of physician–industry relationships. *New England Journal of Medicine,* 356(17), 1742–1750.

Center for Studying Health System Change (CSHSC). (2009). Impact of health care price transparency on price variation: The New Hampshire experience. Issue Brief No. 128. Retrieved March 2010 from http://www.hschange.com/CONTENT/1095/1095.pdf.

Centers for Medicare and Medicaid Services (CMS). (2010). Overview mission, vision and goals. Retrieved March 2010 from http://www.cms.hhs.gov/MissionVisionGoals/

Chassin, M. R. (2002). Achieving and sustaining improved quality: Lessons from New York State and cardiac surgery. *Health Affairs,* 21(4), 40–51.

Congressional Budget Offi ce (CBO). (2008). Increasing transparency in the pricing of health care services and pharmaceuticals. Economic and Budget Issue Brief. Retrieved March 2010 from http://www.cbo.gov/ftpdocs/92xx/doc9284/06–05–PriceTransparency.pdf

Congressional Budget Offi ce (CBO). (2007). Research on the comparative effectiveness of medical treatments. Retrieved March 2010 from http://www.cbo.gov/ftpdocs/88xx/doc8891/12–18–Com–parativeEffectiveness.pdf

Conover, C. J., & Sloan, F. A. (1998). Does removing certifi cate–of–need regulations lead to a surge in health care spending? *Journal of Health Politics,* Policy and Law, 23(3), 455–481.

Donohue, J. M., Cevasco, M., & Rosenthal, M. B. (2007). A decade of direct–to–consumer advertis–

ing of prescription drugs. *New England Journal of Medicine*, 357(7), 673-681.

Dranove, D., Kessler, D., McClellan, M., & Satterthwaite, M. (2003). Is more information better? The effects of "report cards" on health care providers. *Journal of Political Economy,* 111(3), 555-588.

Exempt organizations: IRS releases governance training materials, provides agents with needed exam guidance. (2009, July 30). *BNA Health Law Reporter,* 18, 1009.

Farrell, K. S., Finocchio, L. J., Trivedi, A. N., & Mehrotra, A. (2010). Does price transparency legis-lation allow the uninsured to shop for care? *Journal of General Internal Medicine,* 25(2), 110-114.

Fronstin, P. (2009). Findings from the 2009 EBRI/MGA consumer engagement in health care survey. Employee Benefit Research Institute Issue Brief No. 337, http://www.ebri.org/pdf/briefspdf/EBRI_IB_12-2009_No337_CEHCS.pdf

Fung, C. H., Lim, Y. W., Mattke, S., Damberg, C., & Shekelle, P. G. (2008). Systematic review: The evidence that publishing patient care performance data improves quality of care, *Annals of Internal Medicine,* 148(2), 111-123.

Gostin, L. O., & Jacobson, P. D. (2006). *Law and the health system.* New York: Foundation Press.

Greenland, P. (2009). Time for the medical profession to act. *Archives of Internal Medicine,* 169(9), 829-831.

Harris, K. M., & Buntin, M. B. (2008). Choosing a health care provider: The role of quality information. Retrieved March 2010 from http://www.rwjf.org/files/research/051508.policy-synthesis.qualityinfo.rpt.pdf

Havighurst, C. C. (2006). Contesting anticompetitive actions taken in the name of the state: State ac-tion immunity and health care markets. *Journal of Health Politics, Policy & Law,* 31(3), 587-607.

Health Resources and Services Administration (HRSA). About HRSA. Retrieved March 2010 from http://www.hrsa.gov/about/default.htm

Hellinger, F. J. (2009). The effect of certifi cate-of-need laws on hospital beds and healthcare ex-penditures: An empirical analysis. *American Journal of Managed Care,* 15(10), 737-744.

Hibbard, J. H., & Peters, E. (2003). Supporting informed consumer health care decisions: Data pre-sentation approaches that facilitate the use of information in choice. *Annual Review of Public Health,* 24, 413-433.

Iglehart, J. K. (2005). The emergence of physician-owned specialty hospitals. *New England Journal of Medicine,* 352(1), 78-84.

Indian Health Service (IHS). Introduction to IHS by Dr. Yvette Roubideaux. Retrieved March 2010 from http://www.ihs.gov/PublicInfo/PublicAffairs/Welcome_Info/IHSintro.asp

Institute of Medicine (IOM). (1999). *To err is human: Building a safer health system.* Washington, DC: National Academies Press.

Jacobson, P. D., Hoffman, R. E., & Lopez, W. (2006). Regulating public health: Principles and application of administrative law. In R. A. Goodman, R. E. Hoffman, W. Lopez, G. W. Matthews, M. A. Rothstein, & K. L. Foster (Eds.), *Law in public health practice* (2nd ed.). New York: Oxford University Press.

The Joint Commission. Facts about patient safety. Retrieved March 2010 from http://www.jointcommission.org/PatientSafety/facts_patient_safety.htm

The Joint Commission. Sentinel Events. Retrieved March 2010 from http://www.jointcom-mission.org/SentinelEvents/

Jost, T. S. (2009). The regulation of private health insurance. Retrieved March 2010 from http://www.nasi.org/sites/default/fi les/research/The_Regulation_of_Private_Health_Insurance.pdf

Kamoie, B. (2004). EMTALA: Dedicating an emergency department near you. *Journal of Health Law,* 37(1), 41-60.

Lipsky, M. S., & Sharp, L. K. (2001). From idea to market: The drug approval process. *Journal of the American Board of Family Practice,* 14(5), 362-367.

Madison, K. (2009). The Law and Policy of Health Care Quality Reporting. *Campbell Law Review,* 31(2), 215-255. Retrieved March 2010 from http://www.law.campbell.edu/lawreview/articles/31-2-215.pdf

Medicare Payment Advisory Commission (MedPAC). About MedPac. Retrieved March 2010 from http://www.medpac.gov/about.cfm

Medicare Payment Advisory Commission (MedPAC). (2005). Physician-owned specialty hospitals. Retrieved March 2010 from http://www.medpac.gov/documents/Mar05_SpecHospitals.pdf

Merrill, R. A. (1996). The architecture of government regulation of medical products. *Virginia Law Review,* 82(8), 1753-1866.

National Conference of State Legislatures (NCSL). CON-Certifi cate of need state laws. Retrieved March 2010 from http://www.ncsl.org/IssuesResearch/Health/CONCertifi cateofNeedStateLaws/tabid/14373/Default.aspx

The National Quality Forum (NQF). (2002). Serious reportable events in healthcare: A consensus report. Retrieved March 2010 from http://www.qualityforum.org/WorkArea/linkit.aspx?LinkIdentifi er=id&ItemID=1221

A national survey of medical error reporting laws. (2008). *Yale Journal of Health Policy, Law, and Ethics, 9(1),* 201-286.

Nyweide, D. J., Weeks, W. B., Gottlieb, D. J., Casalino, L. P., & Fisher, E. S. (2009). Relationship of primary care physicians' patient caseload with measurement of quality and cost performance. *Journal of the American Medical Association,* 302(22), 2444-2450.

Platt, R., Wilson, M., Chan, K. A., Benner, J. S., Marchibroda, J., & McClellan, M. (2009). The new sentinel network - Improving the evidence of medical-product safety. *New England Journal of Medicine,* 361(7), 645-647.

Reznik, G. L., Shoffner, D., & Weaver, D. A. (2005-2006). Coping with the demographic challenge: Fewer children and living longer. *Social Security Bulletin,* 66(4). Retrieved March 2010 from http://www.ssa.gov/policy/docs/ssb/v66n4/v66n4p37.html

Rosenthal, M. B., Frank, R. G., Li, Z., & Epstein, A. M. 2005. Early experience with pay-for-performance: From concept to practice. *Journal of the American Medical Association,* 294, 1788-1793.

Rothman, D. J., & Chimonas, S. (2008). New developments in managing physician relationships. *Journal of the American Medical Association,* 300(9), 1067-1069.

Sheeder, F. E., & Tonn, K. L. (2009). Is your organization prepared to respond to burgeoning compliance and enforcement trends? Be proactive and perform a status assessment. *In-House Counselor,* 15(2): 7-9.

Shortell, S. M., & Walshe, K. (2004). Social regulation of healthcare organizations in the United States: Developing a framework for evaluation. *Health Services Management Research,* 17(2), 79-99.

Slater, E. (2005). Today's FDA. *New England Journal of Medicine,* 352(3), 293-297.

United States Department of Health and Human Services (HHS). About HHS. Retrieved March 2010 from http://www.hhs.gov/about

United States Department of Labor (DOL), Employee Benefi ts Security Administration. Frequently asked questions about portability of health coverage and HIPAA. Retrieved March 2010 from http://www.dol.gov/ebsa/faqs/faq_consumer_hipaa.html

United States General Accounting Offi ce (GAO). (2002). FDA oversight of direct-to-consumer advertising has limitations. Retrieved March 2010 from http://www.gao.gov/cgi-bin/getrpt?GAO-03-177

Wangsness, L. (2009, March 4). Nonprofit hospitals targeted on leader pay. *Boston Globe,* 1.

Wazana, A. (2000). Physicians and the pharmaceutical industry: Is a gift ever just a gift? *Journal of the American Medical Association,* 283(3), 373-380.

Werner, R. M., & Asch, D. A. (2005). The unintended consequences of publicly reporting quality information. *Journal of the American Medical Association,* 293(10), 1239-1244.

Young, G. J., Meterko, M., Beckman, H., Baker, E., White, B., Sautter, K. M., …Burgess, J. F. (2007). Effects of paying physicians based on their relative performance for quality. *Journal of General Internal Medicine,* 22(6), 872-876.

제13장

의료정보시스템과 조직 전략

Karen A. Wager and Mark L. Diana
역자: 김양균

개 요

- 역사적 개요와 오늘날의 의료정보기술: 국가적 관점에서
- 용어와 정의
- 의료IT에 대한 요구 요인과 도입률
- 의료정보기술의 도입률(adoption rates)
- 도입의 장벽과 극복 전략
- 전략적 정렬(alignment)
- 핵심 성공요인
- 의료 IT의 성과 및 가치 평가

학습 목표

이 장을 읽고 나면

1. 의료정보기술(전자건강기록(EHR) 등)의 광범위한 도입 및 활용에 영향을 주는 요인들에 관하여 논의할 수 있다.
2. EHR 시스템의 주요 구성요소와 기능들을 정의할 수 있다.
3. EHR 실행에 대한 주요 장벽과 이를 극복하기 위해 활용되고 있는 전략들을 논의할 수 있다.
4. 의료정보기술(전자건강기록시스템 등)을 계획하고 실행함에 있어 의료조직이 일반적으로 거치는 과정을 설명할 수 있다.
5. 의료기관의 의료정보기술 계획과 전반적 전략계획 간의 정렬(alignment)의 중요성을 이해할 수 있다.

핵심 용어

개인건강기록(Personal Health Record)
경제임상적건강을위한기술정보법(HITECH Act of 2009)
시스템개발 생명주기(Systems Development Life Cycle, SDLC)
의료정보교환(Health Information Exchange, HIE)
의료정보기술(Health Information Technology)
전자건강기록(Electronic Health Record, EHR)
전자의무기록(Electronic Medical Record, EMR)
지역의료정보조직(Regional Health Information Organization, RHIO)
프로젝트 관리(Project Management)

현장 사례: 의료정보기술의 성공적인 활용

2010년 의료정보관리및시스템협회(Healthcare Information Management and Systems Society, HIMSS)와 미국품질협회(American Society for Quality, ASQ)는 전국적으로 환자의 안전을 증대하기 위하여 의료정보기술(IT)을 활용한 16개소의 의료조직을 인정하였다. 이들 수상자 중 여섯 개 조직은 의료IT의 혁신적 활용에 있어 연방심의위원회(Joint Commission)의 환자안전목표(National Patient Safety Goals)를 다룬 "1군(tier)"으로 인정되었다. 수상자와 이들이 경험한 성공적 결과는 다음과 같다:

- Bassett Health Network, Cooperstown, New York
  - 첫 수술 정시 시작률 35% 증가
  - 수술실 준비시간 45분에서 25~30분으로 감소
  - 수술 1건당 소요공급품 비용 $200 감소
  - 3개월 동안 기록된 수술 중 제공자 간 핸드오프(hand off) 커뮤니케이션 50%에서 97%로 증가(Brooks, 2010)
- Eastern Maine Medical Center, Bangor, Maine
  - 수혈 받은 환자 수의 현저한 감소, CPOE[1] 전/후
  - 혈액조달비용 25% 감소(Hartz and Gross, 2010)
- Mercy Des Moines—Mercy Heart Hospital, Des Moines, Iowa
  - 재고관리시스템으로써 심도자실(catheterization laboratory)에 RFID[2] 실행
  - 수작업을 감소시켜 직원이 환자에 더 많은 시간을 할애
  - 투자수익률(ROI) 568%, 청구데이터 수집(charge capture) 개선(Wilson, 2010)

1) 역주: CPOE: Computerized Physician Order Entry의 줄임말로 의사용 전자처방시스템을 의미한다.
2) 역주: RFID: Radio Frequency Identification의 줄임말로 전파를 이용해 먼 거리에서 정보를 인식하는 기술을 의미한다.

- Queens Long Island Medical Center, Queens, New York
  - 당뇨병 관련 사망률 21% 감소
  - 당뇨병 치료의 질 4% 개선
  - 환자 1인당 의료비 $18,000 감소
  - 의사의 생산성 20% 증가(Queens Long Medical Center, 2010)
- Greater Rochester Independence Practice Association, Rochester, New York
  - 처방관련 전화 80% 감소
  - 환자 민원 50% 감소
  - 갱신(renewal)주기 일주일에서 24시간으로 감소
  - 문서기록 및 규정준수(compliance)의 질 개선(Electronic Prescribing, 2010)
- University of Rochester Medical Center, Rochester, New York
  - 수술의 90% 이상 기록 전자서명
  - 환자 기록 퇴원시 완료
  - 원격접근에 대한 높은 의사 만족(Williamson, 2010)

이들 조직에 대한 세부내용은 홈페이지(http://www.himss.org/storiesofsuccess/caseStudies.asp)에서 확인할 수 있다. 조직, 이들이 최초 직면한 문제점, 그리고 환자의 안전과 효율성을 개선하기 위해 활용한 IT 전략 등을 설명해보자. 어떠한 요인들이 이들 조직의 성공에 기여했는가? 이들은 어떠한 장벽에 부딪혔는가? 이들의 사례로부터 우리가 배울 수 있는 교훈은 무엇인가?

목적

오늘날의 의료 환경에서 의료정보시스템과 전략을 논하지 않고서는 의료경영을 이야기할 수 없다. 의료계의 리더는 조직의 정보시스템 기술 계획이 전반적인 전략계획과 올바르게 정렬되도록 해야 한다. 특히 전자건강기록(EHR)을 포함한 새로운 임상정보시스템 등 의료정보기술에 대한 투자는 의료진과 기타 직원을 포함한 조직 전체와 환자에 지대한 영향을 줄 수 있다. 올바르게 형성된 전략계획에도 불구하고 많은 의료정보시스템 프로젝트가 실패하는 것으로 알려져 있다. 이러한 프로젝트의 실패는 기대치 미충족, 프로젝트 범위 내 통제 불가능한 변화, 불충분한 지원, 변화에 대한 효과적 관리의 불능 등에 기인한다. 이 장에서는 EHR의 도입과 활용을 촉진하기 위하여 국가 차원에서 무엇이 진행되고 있는지 살펴보고자 한다. 또한 EHR 활용에 대한 장벽과 이러한 장벽을 극복하기 위한 전략을 논의한다. 이 장에서는 의료기관이 의료정보시스템 기술을 효과적으로 실행하고 평가하고자 할 때 일반적으로 거치는 과정에 초점을 둔다.

역사적 개요와 오늘날의 의료정보기술: 국가적 관점에서

20년 전, 미국 의사협회(AMA) 소속 의학연구소(Institute of Medicine: IOM)는 지필(paper-based) 의무기록 시스템에 내재된 수많은 문제점들을 개략적으로 기술한 획기적인 보고서를 발간하고 전자건강기록(EHR)의 광범위한 도입의 필요성을 역설하였다(Institute of Medicine, 1991). 그 당시에 이러한 시스템은 컴퓨터 기반 환자기록(CPR)으로 불리기도 하였다. 기존 연구들에 따르면 지필 의무기록시스템은 의학적 오류와 서비스의 중복으로 이어질 가능성이 높고, 불완전하고 읽기 어려운 동시에 정작 정보가 필요한 시점과 장소에서는 가용하지 않은 경우가 많다(Burnum, 1989; Hershey, McAloon, and Bertram, 1989). 컴퓨터 기반 기록시스템은 환자진료에 대한 전자기록을 제공함에 따라 다수의 의료제공자에게 즉시 가용한 풍부한 정보를 가능케 하였다. 이에 따라 의료제공자는 의사결정 역량을 향상시키고, 주의사항(Alerts and reminders)을 인식하며 지식 지원과 최신 연구결과에 접근할 수 있게 되었다. 컴퓨터 기반 환자기록은 근본적으로 환자를 평생 '따라 다니며', 건강, 정신 및 사회적 웰빙과 관련된 모든 정보를 전자적으로 추적할 수 있게 한다(Institute of Medicine, 1991). 그러나 오늘날로 돌아오면, EHR이 제공하는 많은 편익(benefit)에도 불구하고 도입률이 낮음을 알 수 있다.

그렇다면 그 이후로 어떤 일이 발생했는가? 이는 의료정보기술 도입을 정의하고 측정하기 나름이다. 주위를 둘러보면 웹기반 기술과 휴대폰 등 무선개인기기 등에 있어 엄청난 발전이 진행되고 있음을 알 수 있다. 소비자는 자신의 치료 관리에 훨씬 더 적극적으로 관여하고 있으며, 인터넷은 의료정보의 개인 도서관 역할을 하고 있다. 소셜네트워크(블로그, 페이스북 등)는 환자들로 하여금 자신과 유사한 병태를 가진 다른 이들과 연결할 수 있는 새로운 방법을 창출하였다. 또한 의료조직과 제공자들의 경우 환자의 안전을 보장하고, 질을 향상하며, 효율성을 높이기 위해 고안된 다수의 임상 애플리케이션에 투자하는 것을 볼 수 있다. 이러한 시스템은 검사, 방사선, 제약정보시스템, 바코드 기술을 활용한 처방시스템, 의사용 전자처방시스템(CPOE) 및 기타 임상보조시스템 등을 포함한다. 아직까지도 미국의 의료조직들은 EHR시스템의 도입과 활용에 있어 뒤쳐지고 있다(Wager, Lee, and Glaser, 2009).

IOM의 보고서가 처음 발간된 이후 3인의 미국 대통령이 EHR시스템의 광범위한 도입에 대한 필요성을 강조하였다. 가장 최근의 경우 오바마(Obama)는 모든 미국인이 2014년까지 자신의 EHR을 보유해야 한다고 제안하였다. 그 결과, 미국의 2009 회복및재투자법(American Recovery and Reinvestment Act of 2009)은 경제임상적건강을위한기술정보법(HITECH Act)이라 알려진 중요한 부분을 포함하게 되었다. HITECH 법은 의료의 질을 개선하기 위한 의료정보기술의 올바른 사용에 대한 계획을 제시하며, 전자교환과 의료정보시스템의 활용에 대한 토대를 마련한다(Blumenthal, 2009). HITECH는 이러한 도구를 의료전달프로세스에 완전히 통합하고 의미 있는 사용으로 이어지는 공인 EHR시스템을 실행하는 병원 및 적법한 의료업자에 대한 Medicare와 Medicaid 인센티브 내용을 포함한다. 이러한 목표를 달성하기 위해 David Blumenthal 박사가 이끄는 국가건강정보기술조정국(Office of the National Coordinator for Health Information Technology)에 $210억의 촉진기금이 조달되었으며, 이는 EHR시스템의 광범위한 전개를 진두지휘하기 위한 연방기금 중에서는 가장 큰 규모이다. EHR시스템의 도입 및 활용의 필요성에 기여하는 요인들과 광범위한 전개에 대한 주요 장애물을 살펴보기 전에 핵심적인 용어와 정의를 알아보자.

용어 및 정의

의료정보기술(health information technology)은 소비자, 제공자, 지불자, 보험자 및 기타 의료이해관계자가 사용할 의료정보를 전송하고 관리하는 광범위한 기술을 설명하는데 일반적으로 사용되는 용어이다(Blumenthal & Glaser, 2007). 이 장의 목적에 따라 환자에 대한 데이터의 처리, 보관 및 공유와 특히 관련된 기술들에 초점을 두도록 한다. 이에 대한 예시는 환자의 임상적 결과에 대한 진단, 치료 및 보고에 일반적으로 사용되는 임상정보시스템(예: 검사, 방사선, 제약시스템, CPOE, 바코드 처방시스템, EHR 등)과 접촉 및 내원(예: 진료예약, 청구, 등록 등)의 경영 및 운영 측면과 관련된 행정시스템을 들 수 있다. 임상정보시스템과 행정시스템 모두 EHR에 통합되어야 한다.

전자의무기록(EMR), **전자건강기록**(EHR), **개인건강기록**(PHR) 등은 오늘날 문헌들에서 흔하게 볼 수 있으며 통용될 수 있다. 이 장의 목적을 위해 EMR과 EHR은 기능성에 있어서는 근본적으로는 동일하지만 EHR의 경우 국가가 인정한 상호운용성(interoperability) 기준에 부합하여 조직적 경계선을 넘나들며 정보를 교환할 수 있게 한다. 가상의 시나리오를 예로 들어보자. 의사인 홍길동이 자신의 진료실에 산업 연결성 표준에 적합한 EHR시스템을 보유하고 있다면 그는 상호운용 가능한 EHR시스템을 보유한 임꺽정병원과 보안네트워크를 통해 특정 환자에 대한 임상데이터를 공유할 수 있다. 반면 EMR 시스템은 단일의료조직 내에서는 정보를 공유할 수 있지만 조직의 경계선을 넘어서는 공유할 수 없다.

의료조직에 의해 관리되는 EMR 및 EHR과는 달리 개인건강기록(PHR)은 일반적으로 환자 또는 소비자가 관리하고 통제한다. PHR은 건강과 웰빙(개인별 식습관, 운동 및 일상적 업무 등) 모두에 대한 정보를 포함할 수 있다. 소비자는 정보에 누가 접근할 수 있는지 결정할 수 있기 때문에 기록의 내용에 대한 통제권이 생긴다. PHR은 EMR 및 EHR 개발의 초기 단계에 있지만, 인터넷, 소셜네트워크, 블로그 및 기타 웹기반 기술의 성장에 따라 소비자는 이미 자신의 의료관리에 훨씬 더 능동적으로 관여하고 있다. 또한 Google이나 Microsoft 등의 기업과 주요 의료보험사들 역시 소비자가 안전하고 보안된

표 13.1 의학협회연구소(Institute of Medicine)가 정의한 EHR시스템의 기능

핵심 기능	기타 기능
의료정보와 데이터: 의학 및 간호 진단, 처방리스트, 알러지, 인구통계적 특성, 임상적 기술, 검사결과 등 포함	전자통신(electronic communication)과 연결성: 환자 진료에 관여된 이들로 하여금 효과적으로 커뮤니케이션하게 함. 커뮤니케이션 및 연결성 촉진 기술은 이메일, 웹메시징, 텔레헬스 등 포함
결과관리: 모든 유형의 결과를 전자적으로 관리(예: 검사결과, 방사선과 결과)	환자지원: 환자 교육자료로부터 홈모니터링과 텔레헬스 등 모든 것 포함
오더(Order) 입력과 지원: 특히 처방지시와 관련하여 CPOE의 사용 연계	행정 절차: 진료예약, 사전승인, 보험 확인 등의 절차를 용이하게 하고 단순화시킴. 임상실험 또는 만성질환관리프로그램 등에 적합한 환자를 파악할 수 있는 의사결정도구를 활용할 수도 있음
의사결정 지원: 주의사항, 컴퓨터 지원 진단 등 컴퓨터 임상 의사결정지원 능력 이용	보고와 인구보건관리: 공공 및 민간부문 보고 요구사항에 대하여 표준화된 용어 및 데이터 양식 확립

자료: IOM Committee on Data Standards for Patient Safety, 2003.

온라인 PHR을 유지할 기회를 제공하고 있다. 일부 조직들은 환자의 건강정보에 대하여 더 완전한 그림을 얻고자 PHR데이터를 EHR데이터에 통합시키고 있다(Halamka, Mandl, and Tang, 2008). 전략적 관점에서 EHR과 PHR 모두 조직의 의료서비스 전달방법, 환자 커뮤니케이션, 환자 의료에 대하여 더 완전한 관리로의 환자 관여 등을 변형시킬 수 있는 엄청난 잠재력이 있다.

IOM이 정의한 바에 따르면 EHR에는 여덟 가지 주요 기능이 있다(표 13.1 참조).

처음 네 가지는 핵심 기능이다: EHR을 사용함에 따라 환자에 대한 데이터를 전자적으로 수집 및 보관할 수 있으며, 정보를 요청에 따라 제공자에게 공급할 수 있고, 제공자가 컴퓨터에 오더를 직접 입력할 수 있으며, 환자 의료에 대한 의료전문가의 의사결정을 돕는 제언(주의사항, 임상 의사결정지원 등)을 제공할 수 있다 (Blumenthal and Glaser, 2007). EHR의 다른 네 가지 기능은 조직의 경계선에 걸친 **의료정보교환**(HIE)을 가능케 하여 홈모니터링과 텔레헬스(telehealth)를 통해 환자가 자신의 의료에 더 완전하게 관여할 수 있게 한다. 텔레헬스는 원격으로 의료서비스를 전달 또는 모니터링하기 위해 사용되는 기술이다. 사전 승인 및 보험혜택 확인 등의 행정 절차는 자동적으로 발생하여 현재 노동집약적인 절차를 크게 단순화시킬 수 있다. 더불어 공공 및 민간의료보고는 표준화될 것이다.

HIE는 다른 형태를 띨 수 있지만, 대부분의 정책입안자는 정보교환을 추진하기 위한 주요 모형으로 **지역의료정보조직**(Regional Health Information Organization, RHIO)에 초점을 둔다 (Adler-Milstein, Landefeld, and Jha, 2010). RHIO는 일반적으로 임상데이터에 상호 연계되지 않은 이해당사자들(의사, 검사실, 병원, 약국 등)을 함

께 묶으며, HIE에 대한 인프라를 구축한다. 개발 단계가 모두 다른 여러 RHIO가 구축되었지만 재무적 지속가능성의 부재로 인하여 다수가 실패했다(Adler-Milstein, McAfee, and Bates, 2008). Adler-Milstein 등은 RHIO의 운용가능성과 재무적 생존성과 관련된 요인을 조사하기 위해 2008년 중반에 국가 차원의 RHIO 설문을 수행하였다. 그 결과, 광범위한 이해당사자들과 협의의 데이터를 교환하는 RHIO일수록 운용가능성이 높아지는 것으로 나타났다. 또한 프로세스 초반에 참여자들로부터 기금을 확보할 경우 RHIO의 자가 생존능력은 높아졌다(Adler-Milstein, Landefeld, and Jha, 2010).

의료IT에 대한 요구 요인과 도입률

미국 의료체계에 개혁이 필요치 않다고 말하는 사람은 거의 없을 것이다. 의료비는 높으며, 질이 균등하지 않고, 질병 때문에 의료보험을 상실하거나 거부될 위험이 있는 미국인의 수가 갈수록 증가하고 있다. 또한 무보험자 또는 불충분한 보험가입자의 수 역시 계속 증가하고 있다. 의학적 오류와 의료체계를 더욱 안전하게 만드는 것은 우선순위로 남아있다. EHR이 미국 의료체계의 문제를 해결하기 위한 대단원(end-all)은 아니지만 의료, 국민건강, 의료체계의 효율성의 질을 개선하기 위한 수단으로 인식되고 있다(Bluementhal, 2009). 지난 30년간의 연구들에 따르면 EMR 유형의 시스템은 중요한 질 및 효율성 관련 편익으로 이어질 수 있으며, 특히 근거중심 의업 가이드라인의 준수 개선, 감시 및 모니터링의 향상, 의학적 오류의 감소 등에 효과가 있다고 나타났다(Bates, 2005; DesRoches *et al.*, 2008; Hillestad *et al.*, 2005; Institute of Medicine, 2001; Ornstein *et al.*, 1991). 그러나 Chaudhry 등은 EMR 유형 시스템 연구와 관련한 문헌을 체계적으로 고찰하여 해당 영역에 대한 연구는 대부분이 지난 수십 년에 걸쳐 자신만의 시스템을 개발한 대학병원들에 제한되어 있다고 밝혔다(Chaudhry *et al.*, 2006). 상업적으로 개발된 EHR을 보건소 등 지역기반 시설에 도입할 경우에도 동일한 결과가 나타날지는 알 수 없다. 최근 몇몇 연구에 따르면 병원 및 외래 진료의 질과 비용에 대한 EHR의 국가적 효과는 혼합되어 있다(Himmelstein, Wright, and Woodhandler, 2009; Kazley and Ozcan, 2008; Zhou *et al.*, 2009). EHR시스템이 더욱 널리 전개될수록 질, 효율성 및 전반적 의료비에 대한 효과가 추가로 연구되어야 할 것이다.

의료정보기술의 도입률

미국 내 병원 및 의사/외래진료 환경에서 현재의 EHR 도입률은 상대적으로 낮다. 전체 병원의 약 8~15%가 완전히 운용가능한 EHR시스템을 보유하고 있는 것으로 추정되고 있다(AHA, 2007; Jha *et al.*, 2009). EHR을 보유할 가능성이 높은 병원은 수련병원, 병원시스템의 회원 또는 도심에 위치한 병원들이다. 개원의들의 경우에도 EHR 도입률은 높지 않다. 최근 국가 조사에 따르면 전체 개원의들 중 4%만이 완전히 기능하는 EHR시스템을 보유한 것으로 나타났으며, 13%는 기초 수준의 시스템을 보유한 것으로 나타났다(DesRoches *et al.*, 2008). 그러나 50인 이상의 공동개원의 경우 완전히 기능하는 EMR시스템을 보유할 가능성이 높다.

도입의 장벽과 극복 전략

의료정보기술을 실행함에 따라 얻을 수 있는 편익에도 불구하고 다양한 장벽이 존재한다. 가장 빈번히 꼽히는 장벽은 비용이다(DesRoches *et al.*, 2008; Jha *et al.*, 2009; Kausal *et al.*, 2009). 시스템 구매를 위한 선불비용은 막대하며, 시스템의 유지 및 지원을 위해 필요한 재정 및 인적 자원 역시 마찬가지이다. EHR시스템의 구매와 설치비용은 의사 1인당 $15,000~$50,000로 추정되고 있다(Bodenheimer and Grumbach, 2003; Miller *et al.*, 2005; Miller and West, 2007). 작은 규모의 병원과 개원의의 경우 EHR시스템에 투자하기 위하여 필요한 자본을 조달하는 것은 어려운 일이다. 도입에 대한 또 다른 장벽으로는 인센티브의 잘못된 정렬, 불명확한 투자수익률, IT에 적합한 전문성을 보유한 인력의 부재(Jha *et al.*, 2009), 개인정보보호와 보안 문제 및 상호운용성 문제(Andersen *et al.*, 2005) 등이 있다. 또한 의료IT 프로젝트의 경우 성공 사례가 그다지 많지 않다. Kaplan과 Harris-Salamone(2009)의 문헌고찰에 따르면 의료IT 프로젝트의 40~70%가 성공적이지 않다. 시스템 실패는 정의하는 바에 따라 다르지만, 의료에서 일반적인 정의는 예산과 시간의 초과, 의도한 목표의 달성 실패, 프로젝트의 완료 전 전면적 종료 등이 있다(Glaser, 2005). 따라서 의료경영자에게 있어 중대한 의료정보기술 투자를 조직의 전반적인 전략계획에 올바르게 정렬하여 투자와 노력의 가치를 얻는 것은 중요하다.

의사와 병원들이 산업표준에 맞는 공인 EHR시스템을 도입할 수 있게 하기 위하여 많은 일들이 국가적 차원에서 일어나고 있다. 매우 중요한 목표는 제공자들이 EHR기술을 단순히 도입만 하는 것이 아니라, 이러한 기술을 다음의 다섯 가지 주요 건강결과 정책우선순위를 달성하기 위한 도구로써 활용하게 하는 것이다:

1. 질, 안전, 효율성의 증대와 건강불평등의 감소
2. 환자 및 가족을 자신의 의료에 관여
3. 의료 코디네이션의 개선
4. 인구 및 공공건강의 개선
5. 개인건강정보에 대한 충분한 개인정보 및 보안보호(EHR Incentive Program, 2010)

이러한 목적을 달성하기 위하여 적법한 의료전문가 및 병원들을 대상으로 진료 목표 및 측정이 확립되었다. 확립된 측정/기준에 부합하거나 초과하는 대상에게는 Medicare와 Medicaid 프로그램을 통해 인센티브를 지급하는 것이다. 상정안(proposed legislation)의 자세한 내용은 이 장의 범위를 훨씬 넘어서지만, 추가 정보는 2010년 1월 13일자 Federal Register에서 확인할 수 있다(EHR Incentive Program, 2010).

다음 절에서는 조직이 의료정보시스템의 계획, 실행, 평가를 관리하기 위해 거쳐야 할 과정을 설명한다.

전략적 정렬

조직이 정보체계(IS)의 기능을 조직 전략에 정렬시킴으로써 얻게 되는 편익을 아는 것은 근본적으로 중요하다. 이러한 인식은 CIO(Chief Information Officer)의 역할에 영향을 받을 수 있다(Chun & Mooney, 2009). 전략적 정렬에 대한 역할의 효과는 일차적으로 CEO에 대한 보고관계를 통해 행해진다. CEO에 대한 CIO의 직접 보고관계는 최고경영진이 조직의 정보시스템 기능에 대하여 전략적 가치가 있는 것으로 보고 있다는 것을 반영한다. 더 나아가 직접보고관계는 CIO가 다른 임원들과 함께 하는 높은 수준의 전략적 세션 및 논의를 통해 정보시스템의 기능을 전략적 태도로 볼 수 있는 능력을 향상시킨다. 반대로 CIO가 CFO(Chief Financial Officer)나 COO(Chief Operating Officer) 등의 중재자에게 보고하는 간접보고관계는 정보시스템에 대해 전략적 효과가 전혀 없거나 매우 작은 원가부문(Cost center)의 하나로 보는 관점을 반영한다(Chun & Mooney, 2009).

정보시스템의 전략적 가치에 대하여 다년간 논쟁이 지속되어 왔다(Carr, 2003; Lacity and Hirschheim, 1993). 정보시스템이 조직에 대하여 전략적 가치가 없다는 전제는 정보시스템을 가스, 전기, 수도와 같은 재화(commodity)로 보는 관점으로부터 출발한다. 이러한 주장에서 정보시스템은 조직에 대하여 땅을 고르게 다지는 역할만 할 뿐이지 전략적 우위를 주지는 않는다. 이러한 관점의 핵심은 조직이 성과를 개선하기 위해 정보시스템을 어떻게 활용할지 한번 알게 되면 다른 조직들도 금세 이를 모방하여 동일한 성과향상을 달성한다는 것이다.

또 하나의 관점은 정보시스템이 가스, 전기, 수도와 같은 재화가 전혀 아니기 때문에 조직에 전략적 우위를 가져다 준다는 것이다. Lacity와 Hirschheim(1993)은 조직의 정보 필요(needs)가 특수하다고 주장하였다. 조직이 변화하는 경영요구사항을 논의하기 위해 전기 공급회사와 얼마나 자주 커뮤니케이션할까? 이는 특히 무수히 많은 개별 환자들과의 접촉으로 매우 특수한 정보를 생성하는 의료조직과 관련성이 깊다. 더불어 이로 인해 한 조직이 성공적으로 다른 조직을 모방하여 동일한 결과를 달성할 가능성이 매우 낮아진다. 실제로 자원기반관점에 따르면 특정 상황에서 이러한 어려움은 전략적 우위를 달성할 능력의 기반이 된다(Barney, 1991).

이러한 논쟁의 양 극단은 정보시스템이 각각의 특성을 갖는 여러 다른 요소로 구성된다는 근본적인 문제를 간과한다. Feeny와 Wilcocks (1998)는 이러한 차이점을 인지하는 조직 내의 고성과 정보시스템 기능에 대하여 프레임워크를 개발하였다. 이 프레임워크에서는 특정 역량이 조직에 있어 수요 측면의 필요와 정보시스템 투자에 대한 정보를 얻는데 중요하다고 범주화하였다. 이러한 역량에는 지배구조, 경영, 경영전략, 정보 아키텍처(architecture) 등이 있다. 기타 역량들은 전략적 가치가 전혀 없거나 미미하여 최소화하거나 아웃소싱할 수 있다. 이러한 역량에는 기술적 인프라의 구축과 운영(예: 데이터센터와 통신), 시스템 획득 및 개발 등이 있다. 이것이 이르게 되는 것은 전략적 효과가 있는 활동("무엇을 어떻게?")은 조직 내에 잔류하고, 전략적 효과가 없거나 미미한 활동(전략의 실행)은 내부적 또는 외부적으로 실행할 수 있다는 발상이다.

정보시스템 기능의 구성에 대한 이러한 접근법의 핵심은 정보시스템을 그 자체가 최종 목표가 아닌, 조직의 목표를 달성하기 위한 수단으로 생각하는 것이다. 실제로 Lacity and Will-cox 모형은 정보시스템의 기능과 조직의 경영 필요 간 관계에 초점을 맞추며, 해당 모형만이 존재하는 것은 아니다(Boynton, Jacobs, and Zmud, 1992; Brown and Magill, 1994; Martin *et al.*, 2005). 정보시스템 기능을 구성하는 모형은 몇 가지가 존재하며, 정보시스템의 기능을 조직의 나머지와 정렬시키는 최상의 방법에 대하여는 논쟁이 계속되고 있다. 이러한 논쟁은 다음의 두 가지 접근법을 따르는 경향이 있다.

첫 번째 접근법에서는 정보시스템의 구조가 조직구조를 반영해야 한다고 생각한다. 조직이 고수준으로 집중화되어 있다면, 정보시스템 역시 집중화되어야 한다. 두 번째 접근법에서는 정보시스템의 기능이 책임이 있는 다양한 활동에 맞추어 구성되어야 한다고 생각하며, 이는 기능적 배치(functional arrangement)와 유사하다. 이러한 경향으로 인해 정보시스템 활동의 전략적 본질을 일부 반영하는 연합적 접근법이 발생하였다. 조직 전반에 걸쳐 재화 같은 기능(예: 이메일, 네트워크 서비스)은 집중화되고, 어느 정도의 맞춤화가 요구되는 활동(예: 애플리케이션 및 지원서비스)은 분산화된다. 또한 연합적 접근법으로 인하여 정보시스템 조직이 조직 내 경영자와 관계를 개발할 수도 있으며, 이러한 경우 기업의 정보시스템 요구사항을 더 잘 인식하고 집중할 수 있게 된다.

핵심 성공요인

정보시스템의 전략을 조직 전략과 정렬시키는 능력은 의료IT의 성공적인 도입에 있어 핵심 요인이다. 조직이 목표와 목적을 달성하기 위하여 어떠한 정보시스템 역량이 필요한지 전략적으로 결정하는 방법에는 몇 가지가 있다. 이러한 방법들 중에는 내부 및 외부 환경을 분석하고 전략적 기회 및 위협을 확인하는 기본적인 전략 계획 도구가 있다. 이러한 활동을 통해 조직의 단기 및 중장기 목표 및 목적이 도출된다. 새로운 방법을 가능케 하는 새로운 기술의 가용성은 목표와 목적의 개발에 영향을 줄 수 있으며, 이때 새롭게 발생하는 기술의 잠재력을 면밀하고 신중하게 평가해야 한다.

조직 전략은 정보시스템 전략의 개발을 추진할 수 있으며, 더 높은 수준의 목표와 목적에 명확히 연계되는 일련의 정보시스템 목표 및 목적에도 귀결될 수 있다. 이는 전략적 정렬에 대한 명확한 접근법으로써 모든 정보시스템 제안으로 하여금 조직의 목표와 목적에 대하여

| 토론 | IT는 경쟁우위를 제공하는가?

"IT는 중요하지 않다(IT Doesn't Matter)"라는 2003년 Harvard Business Review 논문에서는 IT로 인해 조직 수준에서 경쟁우위를 선점할 수 있다는 발상에 문제를 제기하였다. 이 주장의 전제로써 저자는 IT를 철도나 전기와 같은 "인프라 기술"로 칭했으며, 이는 사유기술(Proprietary technologies)과 상반되는 것이라 하였다. 인프라 기술은 경쟁우위를 얻고자 할 경우, 독립적으로 사용하는 것보다는 공유되었을 때 더욱 가치가 있다. 이때 논점은 인프라 기술이 개발 초기에는 제한적 접근성과 표준의 부재로 인해 사유기술처럼 보이기 때문에 경쟁자 대비 몇 가지 우위를 전달한다는 것이다. 이와 유사하게 일부 기업은 신기술의 잠재적 활용이나 이의 결과로 인한 시장 변화 등에 대하여 고유의 통찰력을 얻어 경쟁에서 한 발짝 앞서 나갈 수 있다. 그러나 기술이 상품화되고, 동일한 능력에서 가용하며, 모두에게 더 낮은 비용으로 제공됨에 따라 이러한 우위는 일시적인 것이다. 이러한 논점에 따라 저자는 IT 관리에 대하여 세 가지 새로운 규칙을 제시하였다. 의료에 있어 이들 규칙에 대한 찬성 및 반대의 주장을 펼쳐보자.

1. IT에 더 적게 지출하라.
2. 이끌기보다는 따라가라.
3. 기회가 아닌 취약점에 집중하라.

자료: Carr(2003)로부터 발췌.

현장 사례: SunHealth Case Study

2년 전, SunHealth 의료원의 최고 경영팀은 전략기획 과정에 참여하였는데. 이 전략기획 과정은 사명(mission) 선언문과 조직을 위한 전략적 우선순위를 재설정하는 것이었다. Sunhealth의 사명은 1) 그들의 진료권 내의 모든 개인과 지역사회의 육체적, 정서적, 정신적 건강을 개선하고, 2) 완벽하고 친절한 진료를 제공하며, 3) 인간의 조건을 개선한다는 것에 기본적으로 동의한 사람과 함께 일하다는 것이다.

그들의 전략적 우선순위는 다음과 같다.

1. 환자의 안전과 의료품질의 개선
2. 환자들이 자신의 치료와 치료과정에 파트너로 능동적으로써 참여하는 환자-중심 치료 환경 촉진
3. 진료의 조정과 효율성 개선

전략 토론에서, CEO인 Mary Lewis는 IS/IT가 Sunhealth의 전략 목표를 달성하는데 도움이 될 수 있게 만드는 방법을 모색하는 것이 중요하다고 생각했다. SunHealth는 비영리조직으로,

남동부에 위치한 세 개의 지역-중심 병원들로 구성된 지역 통합 의료제공체계로 운영되고 있다. 또한 대규모 외래 의사진료 센터, 암센터, 여성보건 센터, 그리고 검사 및 영상 등의 부가적인 서비스와 재활 서비스를 제공하고 있다. 초기의 전략기획 토론들이 이루어진 직후, Sunhealth는 새로운 전산부원장(Chief Information Officer: CIO)을 충원하였다. 신임 CIO인 John Martin은 학부에서 컴퓨터공학을 전공한 후 석사에서 산업공학을 전공하고, IT 분야에서 15년 넘게 경력을 쌓은 IS 사업체 선별과 실행을 하는 보건의료분야의 전문가이다. 조직의 IS 계획이 조직의 전반적인 전략기획과 잘 일치해야 한다는 것에 John과 Mary는 동의하였으며, John은 최고경영층에서 자신의 역할을 빨리 찾았다.

많은 토론을 거쳐 SunHealth의 전략적 우선순위를 결정한 후, 경영 팀은 EHR 시스템을 위한 사업체 선별과 실행으로 나아가야 한다고 권고하였다(경영 팀은 CEO와 CIO뿐만 아니라, 재무부원장, 진료부원장으로 구성되어졌다). 그들은 EHR이 환자의 안전을 개선하고, 의학적 오류를 감소시키고 의료진에게 근거중심의학 사용에 대한 확신을 심어줄 것이라고 판단했다. 또한 그들은 환자들이 PHR 또는 환자 포털 사이트를 통해 자신들의 의무기록을 확인할 수 있기 때문에, 환자들은 자신의 치료과정에 더욱더 참여할 수 있게 될 것이라고 예상했다. 이것은 환자-중심 치료 환경을 창출하려는 그들의 목표달성, 진료의 조정과 효율성을 제고하는데 도움을 줄 수 있을 것으로 생각했다.

그러나 경영 팀은 한꺼번에 너무 많은 것을 하려고 고려했다. 그래서 John은 이전 경험에 근거하여, EHR 시스템은 일련의 애플리케이션을 시간에 따라 도입하는 단계적 접근법을 사용하여 업체 선정과 실행이 이루어져야 한다고 권고하였다.

1단계: 간호사와 모든 부가적 서비스를 제공하는 의료기사를 위한 임상 기록
2단계: 바(bar) 코딩을 이용한 투약관리
3단계: 전산화된 서비스 제공자 오더 입력(Computerized provider order entry: CPOE)
4단계: 의사진단서(physician note)

최종적으로 이러한 접근법은 수용되었고, 경영 팀과 이사회에 의해 승인되었다. 이것은 최종목표인 EHR의 전면적인 실행을 실현하려는 일련의 이정표와 도전의 시작이었다.

우선 EHR 사업체 선정과 다양한 애플리케이션을 구축하기 위한 단계적인 순서를 결정해야 했다. John은 사업을 위한 지배구조를 확립하였는데, 지배구조는 전체적인 사업을 감독하기 위한 최고위 운영위원회와, 사업의 각 단계를 관리하는 개인 프로젝트 관리자로 구성되었다. 총괄 사업단장도 역시 임명되었는데 Melissa Drake가 이러한 역할을 수행하도록 선정되었고, 그녀는 이러한 IT 프로젝트에서 역할을 맡기 전에는 임상간호사로 10년간의 경력을 가지고 있었다. Melissa는 조직에서 존경을 받고 있고, 전체적인 것을 조망할 수 있는 감각이 있고, 공정하게 권한을 위임할 수 있었다. 그녀는 또한 적절히 조직화되어 있었지만, 세부사항을 잊어버리는 경향이 있기 때문에 자신이 착실하게 일할 수 있게 해줄 수 있는 전임비서가 필요하

다며 스스로 조소했다. 그녀에게 IT부서의 관리자로 일하며, 사업체의 모든 IT 계약을 관리하게 하는 과중한 업무를 맡기는 것은 쉬운 일이었다.

운영위원회의 중요 구성원으로는 최고 의료정보 부원장, 진료부장, 간호부원장, CIO, 약제부장도 포함되었다. 이 병원은 수련병원으로 레지던트를 이용할 수 있었기 때문에, 병원에서 CPOE 단계를 실행할 경우, 레지던트들이 직접 오더를 입력할 것이다. 이러한 레지던트에 의한 구매는 임상적인 부분에 국한될 것이다. 다소 조용하고 내성적인 진료부장 Paul Long박사는 EHR의 가치에 대해 알고 있지만, 너무 바빠서 운영위원회에 많이 참석할 수는 없었다. 또한 그는 10년 동안 order를 작성한 적이 없이, 그의 레지던트가 모든 order를 그를 대신하여 작성하고 있다.

운영위원회의 주된 과업 중 하나는 전반적인 시간계획과 다양한 애플리케이션의 연속적인 실행 순서를 세우는 것이다. 문제와 주요 이슈가 발생할 때마다, John과 Melissa는 계획과 토론을 위해 운영위원회에 안건으로 상정하고, 적절하게 주요 일정을 변경하여야 한다. 또한 운영위원회는 훈련관리, 자원배분관리, 충원관리 및 너무 많은 변화가 일어나는 것은 아닌지 등을 확인함으로써 이러한 사업을 생동감 있게 유지하였다. 우선순위의 변화로 추가적인 인원이 필요할 경우, 운영위원회에서 인력도 관리하였다.

시간이 지나 Sunhealth는 1단계와 2단계가 완성되었고 현재는 3단계가 진행 중에 있다. 그들은 CPOE를 3개 병원 중 한 곳에서 실행하고 있고, 나머지 두 곳의 병원에서는 프로그램 이전이 진행 중이다. 강한 의사 리더들이 있는 새로운 병원에서 실행되었지만, CPOE의 착수는 상당히 성공적이었다. Melissa는 의사가 노령화되어 이러한 사업에 참여가 부족한 다른 병원에서는 이 같은 성공은 일어나지 않을 것이라고 생각한다. 운영위원회는 3단계가 완성되기까지는 2년이 더 소요되며, 이후 그들은 의사진단서 단계로 이행되는 마지막 단계를 시작할 수 있을 것으로 예상하고 있다. 어떠한 프로젝트에서든, 향상을 위해서는 수많은 요구가 만들어지고 변화가 필요하다. 환자안전에 영향을 주는 것에 대해서는 즉각적인 행동을 취하였으며, 나머지 모든 것은 우선순위를 정하는 중이며, 시간이 허락하는지 고려중이다.

명확한 연결고리의 제시를 요구한다. 이러한 접근법은 정렬을 어떻게 달성하는가와 상관없이 활용할 수는 있지만, 특히 프로젝트의 인프라 유형에 대하여 문제가 될 소지가 있다. 예를 들어 조직 전체에 걸친 네트워크 업그레이드를 구체적인 목표나 목적에 연계시키는 것은 어려울 수 있으나 이러한 업그레이드는 다른 정보시스템 프로젝트의 성공에 중대한 영향을 미칠 수 있다.

조직의 전략적 전망에 직접 연계시키기 위하여 이외에 다른 접근법들도 존재한다. 예를 들어 어느 조직은 프로세스와 경영의 지속적 향상에 전념하고 있으며, 이는 프로세스와 경영의 지속적 개선에 대한 정보시스템 전략에 반영될 수 있다. 또한 앞서 제시한 바와 같이 정보시스템 전략의 개발은 경쟁의 본질과 경쟁적 우위를 위한 정보시스템의 역할에 관한 근본적인 관점에 따를 수 있다(Wager, Lee, and Glaser, 2009).

성공적인 전략적 정렬은 전략적 방향성 또는 현존하는 역량의 지속을 위해 조직이 중요하다고 확인한 일련의 정보시스템 프로젝트로 귀결되어야 한다. 이러한 프로젝트 포트폴리오(portfolio)는 통상적으로 미결 요청사항, 허가됐지만 개시하지 않은 프로젝트, 진행 중인 프로젝트 등을 포함한다. 정보시스템 프로젝트 포트폴리오는 최고경영진과 정보시스템 담당자 모두를 포함한 임원급 팀이 관리해야 한다. 이러한 팀은 포트폴리오 내의 프로젝트의 우선순위를 정하여 현재 및 미래에 어떠한 프로젝트에 재원을 조달할지 결정한다. 이러한 방식으로 조직의 전략적 방향성은 진행 중인 정보시스템 프로젝트들에 직접적으로 연계된다.

성공적인 의료IT 도입을 위해 전략 차원의 질문은 결국 실행 차원의 질문에 굴복해야 한다. 달리 말하면, 조직은 의료IT의 도입과 관련하여 "무엇을 왜"로부터 "어떻게"로 이동해야 한다. 전략적 정렬 달성의 장점 중 하나는 이것이 정보시스템 프로젝트 성공에 대한 또 다른 핵심요인인 경영진 수준 및 임상-리더십의 지원으로 이어진다는 것이다. 정보시스템 프로젝트에 대한 고수준의 지원은 논의되고 있는 시스템 도입에 대하여 얼마나 진지한지 조직 전반에 걸쳐 커뮤니케이션할 뿐만 아니라 프로젝트에 필요한 자원을 조달할 가능성을 높여준다. 경영진의 리더십은 프로젝트의 성공 가능성을 높이기 위해 필요한 재정 및 인력자원을 할당할 수 있다. 이러한 자원은 사용자 몰입, 교육, 변화관리, 인센티브 프로그램 등 핵심 활동들에 투입되어야 한다.

정보시스템이 단순히 컴퓨터와 소프트웨어의 집합이 아님을 이해하는 것은 매우 중요하다. 정보시스템은 데이터, 프로세스, 사람, 정보기술 등을 포함하며 이들 요인들이 조직을 지원하는 정보를 수집, 처리, 보관 및 제시하도록 상호작용하는 방식을 포함한다(Whitten & Bentley, 2005). 정보시스템은 일반적으로 복잡계여서 검증된 방법론을 통해 획득, 실행 및 관리에 접근해야 한다. 밀접한 유사성이 있는 것으로 건축학을 들 수 있다. 건축가는 매우 복잡한 프로젝트를 성공적으로 완료하기 위하여 방법론을 완벽히 한다. 집이나 병원을 짓기 위해 건축가와 일해 본 경험이 있다면 이러한 방법론을 어느 정도 경험했을 것이다(Zachman, 1987 참조). 방법론적인 접근법 없이는 복잡한 정보시스템 구축을 서두르면 안 된다.

시스템개발 생명주기

중요한 방법론 중 하나는 **시스템개발 생명주기**(Systems Development Life Cycle, SDLC)이다. SDLC는 시스템의 선정, 획득, 실행, 유지에 대한 일반적 용어이다. 이에는 몇 가지 방법론이 존재하며, 각각 고유한 장점과 단점을 가지고 있다. 일반적으로 SDLC는 정의(계획), 구축(분석, 설계, 테스트), 실행, 유지의 단계를 포함한다. SDLC는 의료조직이 니즈와 실행의 성공 가능성을 위해 올바른 애플리케이션 또는 시스템을 선택할 가능성을 높여준다.

일반적 SDLC는 정의 또는 계획 단계에 큰 비중을 둔다. 본 단계는 타당성 조사로 시작하며, 이때 경제성, 운용성, 기술타당성 분석이 포함된다. 결과물은 10~20페이지 분량의 보고서로써 요약(executive summary), 권고(recommendation), 시스템이 무엇을 할 수 있고 어떻게 작동하는지에 대한 설명, 비용 편익 분석, 개발계획 등을 포함한다. 계속 진행하도록 의사결정이 내려진다면 다음 단계는 요구사항(requirements) 정의가 된다. 요구사항 정의는 아마도 프로젝트에 있어 가장 중요한 부분일 것이다. 요구사항 정의에서는 구체적인 물리적 실행 대신 논리적인 설계(프로세스, 데이터 흐름, 데이터 상호관계)에 초점을 둔다. 결과물은 시스템 요구사항 문서로써 입력, 출력 및 입력 데이터를 출력 데이터로 전환하는데 사용되는 프로세스에 대한 상세한 설명, 공식적인 다이어그램, 출력 레이아웃, 수정/보완된 비용－편익 분석, 프로젝트 나머지 부분에 대한 수정계획 등을 포함한다.

요구사항 정의는 시스템을 내부적으로 개발하든지 외부 판매자(vendor)로부터 획득하든지에 관계없이 구축 단계의 기반이 된다. 시스템을 외부로부터 획득하는 경우, 요구사항 정의는 현재 판매자 제품 평가에 대한 기준 개발의 기반이 된다. 또한 이 경우 요구사항 정의는 제안요청서(request for proposal, RFP)의 기반이 되어 판매자는 자신의 제품이 요구사항에 어떻게 부합할 것인지 명시하게 된다. 기억해야 할 것은 시스템 요구사항의 개발은 조직이 자체적으로 시스템을 구축하든 외부 판매자로부터 획득하든지 관계없이 매우 중요한 활동이라는 것이다. 모든 경우에 있어 요구사항 정의는 시스템 선택, 개발 및 평가에 기반이 된다.

요구사항 정의를 개발하는 활동은 다양한 도구를 활용한 체계적 접근법을 수반한다. 일반적으로 이러한 접근법은 현존하는 시스템(자동화, 수작업 또는 모두)에 대한 높은 수준의 논리적 정의로부터 시작한다. 이러한 설명은 시스템이 현재 무엇을 하는지는 말해주지만 어떻게 하는지는 말해줄 수 없다. 다음 단계는 현존하는 시스템의 물리적 설명으로써 시스템이 어떻게 작동하는지를 말해준다. 시스템에 대한 있는 그대로(as-is)의 기록은 현존하는 시스템이 수동일 경우에도 반드시 필요하다. 그렇지 않으면 어떠한 작업 프로세스가 수행되어야 하는지 어떻게 알 것인가? 문서 기록을 하지 않으면 프로세스 지원을 위해 어떠한 데이터가 필요한지 어떻게 알 것이며, 새로운 시스템에 데이터를 어떻게 이전시킬지 알 것인가? 이러한 이유로 논리적 모형과 물리적 모형 모두를 분석에 포함한다. 본 단계에서는 왜 프로세스가 현재의 방식으로 행해지는지 의문을 던져야 하며, 개선할 수 있는 부분이 있는지 살펴보아야 한다. 정의 단계의 활동이 올바르게 수행되었다면 SDLC의 나머지 단계 모두에서 보상될 것이다. 정의 단계에서 실수를 발견하고 고치는 비용이 나중의 구축 또는 실행 단계에서 바로잡는 비용보다 훨씬 저렴하다.

SDLC의 구축 단계는 시스템 설계, 구축 및

테스트를 포함한다. 또한 이들 활동과 관련된 도구에 대하여 구체적인 방법론들이 존재한다. 이 시점에서는 외부 판매자가 이미 제품 개발 당시 이러한 활동을 수행했을 것이지만 제품에 수정 및 보완할 필요가 있을 수 있음을 이해하는 것이 중요하다. 이는 외부 판매자가 광범위한 고객에게 어필하기 위하여 포괄적인 제품을 개발하여 RFP상에 정의된 새로운 시스템에서 요구되는 기능성을 모두 제공할 가능성이 낮기 때문에 발생한다. 이러한 경우 조직은 근본적으로 세 가지 선택안이 있다: 1) 외부 판매자의 제품 수정, 2) 외부 판매자의 작업 프로세스 수정, 3) 차이점 감수. 이러한 이유로 조직은 요구사항 정의나 RFP를 통해 어떤 기능이 중요한지 확인해야 한다. 예를 들어 어느 조직은 "반드시 있어야 한다", "있으면 좋다", "없어도 큰 문제는 없다"의 기준에 따라 기능의 우선순위를 매겼으며, 이에 따라 가장 적합한 외부 판매자 제품과 패키지 변경에 대한 필요성을 결정할 기준이 생기게 되었다.

실행 단계는 몇 가지 전략을 활용하여 접근할 수 있다. 하나는 평행 전략으로써 기존의 시스템을 계속 운용함과 동시에 새로운 시스템을 실행하는 것이다. 시스템들은 사람들이 더 이상 오래된 시스템을 사용하지 않고 새로운 시스템만을 사용할 때까지 평행선상에서 작동한다. 본 전략의 문제점은 사람들이 기존의 시스템만을 고집할 때 새로운 시스템 사용을 유도하기가 어렵다는 것이다. 또 하나의 전략은 '빅뱅' 전략으로써 일정 시점에 도달하면 오래된 시스템은 꺼버리고 새로운 시스템을 켜는 것이다. 이러한 전략에는 위험이 따르며, 사람들이 새로운 시스템과 작업 프로세스에 익숙해지기 전까지는 생산성 저하가 발생하게 된다. 이들 전략 사이에 위치한 것은 시범 접근법과 단계적 접근법이다. 시범 접근법에서는 조직 내 한 부서단위를 선별하여 새로운 시스템을 실행하고 조직 전체에 걸쳐 실행하기 이전에 문제나 버그를 발견하여 고치는 전략이다. 이때 전략은 조직의 작은 부분으로 문제를 제한시키고, 전체에 대하여 실행하기 이전에 문제를 절감하거나 제거하는 것이다. 본 전략의 경우 새로운 시스템을 실행하여 성공할 수 있을지 실증할 수 있게 한다. 단계적 접근법은 근본적으로 일련의 시범 접근법이며, 단계별로 부서단위를 바꾸어 가며 새로운 시스템을 실행하여 결국 나중에는 전체 조직으로 확산하는 전략이다.

그러나 SDLC는 시스템 변화와 잔무(backlog)를 제대로 처리하지 못하고 더딘 경향이 있다. 생명주기 관리에 있어 수정된 새로운 접근법(예: 대상중심 설계 및 분석)을 옹호하는 이도 있다. 여기서 요점은 특정 SDLC 방법론을 지지하려는 것이 아니다. 그보다는 어떠한 방법론의 도입과 활용의 중요성을 부각시키고자 한다. 조직이 방법론에 익숙하고 전문성을 보유한 것은 특정 방법론의 선택만큼이나 중요하다.

프로젝트 관리

성공적인 프로젝트 관리 실행을 위한 조직의 능력은 정보시스템 프로젝트의 성공에 매우 큰 영향을 미친다. **프로젝트 관리**는 정보시스템 프로젝트에 국한된 것이 아니라 모든 복잡한 프로젝트의 성공을 위해 필수적이다. 물론 완전무장한 프로젝트 관리팀을 둘만큼 모든 정보시스템 프로젝트가 복잡한 것은 아니다. 그러나 어느 정도의 복잡성이 존재하는 프로젝트의 경우 프로젝트 관리를 제대로 하지 않으면 성공 가능성이 심하게 저해된다. 프로젝트 관리를 잘하는 조직일수록 성공적인 의료IT의 도입 가능성을 높이게 된다.

임원진 팀이 재원 조달된 프로젝트의 정보시스템 포트폴리오를 정의한 후에는 프로젝트 관리가 프로젝트의 성공에 핵심 요인이 된다. 정보서비스 프로젝트 개시의 첫 단계는 프로젝트 헌장(charter)을 개발하는 것이다. 헌장에는 프로젝트의 목적, 범위 및 의도하고자 하는 결과 등이 포함된다. SDLC 정의 단계로부터의 입력물(타당성 분석 및 요구사항 정의 등)은 프로젝트 헌장을 개발하는데 활용된다.

다음 핵심 단계는 프로젝트 관리자의 선임이다. 프로젝트 관리자는 기술전문성의 요구수준과 경영단위에 대한 프로젝트의 영향수준에 따라 경영 관리자가 될 수도 있고 정보시스템 관리자가 될 수도 있다. 프로젝트 관리자의 특성은 프로젝트의 성공에 영향을 주며, 이러한 특성에는 리더십, 커뮤니케이션, 조직 및 팀 구축 기술 등 비기술적(nontechnical) 특성이 포함된다. 이는 특히 프로젝트의 불확실성과 변화의 수준이 높을수록 중요해진다(Martin *et al.*, 2005).

성공적인 프로젝트 관리에서 관찰되는 다른 두 가지 핵심 역할은 프로젝트 스폰서와 프로젝트 챔피언(champion)이다. 프로젝트 스폰서는 프로젝트에 대하여 재정적 책임을 지는 경영관리자이다. 해당 인물은 프로젝트 제안 개발과 타당성 분석에 참여한 개인이어야 한다. 프로젝트가 시작되면 프로젝트 스폰서는 재정 조달을 수행하고 편익이 실현되는지 감독한다. 또한 프로젝트 스폰서는 프로젝트 팀의 구성원을 제공하고, 기존 시스템 정의 등의 활동에 추가 인력이 필요할 때 프로젝트 팀 외부로부터 인력을 조달해야 할 의무가 있다. 더불어 새로운 시스템의 원형에 대한 최종사용자 피드백을 제공하고 시스템 테스트에 대한 책임을 가지게 된다. 프로젝트 스폰서는 프로젝트의 성공을 위해 필요시 프로젝트 팀 구성원과 함께 추가인력을 자유롭게 운용할 수 있어야 한다. 이는 곧 이러한 결정 권한을 갖기 위해서는 스폰서가 조직 내에서 충분히 높은 직급에 위치하고 있어야 함을 의미한다. 다중 경영프로세스를 수반하는 거대 프로젝트의 경우 프로젝트 스폰서는 CIO 또는 CEO가 되어야 한다.

프로젝트 챔피언에 대한 요건은 다음과 같다: 1) 조직 내 신뢰도가 높은 개인으로써 새로운 시스템의 영향을 많이 받을 것으로 예상되는 자, 2) 새로운 시스템의 비전과 편익을 지속적으로 커뮤니케이션할 수 있는 개인. 프로젝트 챔피언은 잠재적으로 경영관리자가 될 수 있다. 물론 프로젝트 스폰서가 본 역할을 수행할 수도 있지만 일반적으로 스폰서의 역할은 매우 과중되기 때문에 챔피언은 보통 스폰서 외의 개인이 역할을 수행하게 된다. 의료조직에서 의료IT의 활용을 지지하는 의사가 본 역할을 수행할 수 있을 것이며, 이는 해당 개인이 조직 내 동료 의료전문가에 의해 신뢰를 받고 있으며 조직의 비전을 커뮤니케이션함에 있어 능력이 탁월한 경우에만 가능하다. 프로젝트 챔피언은 항상 공식적으로 선임되는 것은 아니며 성공적인 챔피언을 위해서도 그러할 필요는 없다.

프로젝트 계획은 프로젝트 일정, 예산, 인력 충원 등을 포함한다. 이러한 활동들은 매우 중요하고 상호 관련이 있으며, 한 영역에 약점이 있을 경우 다른 영역들에 부정적인 영향을 미칠 수 있다. 프로젝트 일정은 각 과업의 단계와 순서 및 이들을 완료하는데 걸리는 시간을 파악하는 업무세분화분석을 포함한다. 이러한 세분화로부터 기본일정계획이 개발되며, 프로젝트 마일스톤(milestone), 마일스톤 달성 일자, 각 마일스톤으로부터 창출되는 구체적인 결과 산출물이 파악된다. 예산은 하향식(top-down) 또는 상향식(bottom-up) 접근법을 활용하여 개발한다. 기본일정계획이 개발된 후에는 상향식 접근이 적절하다. 상향식 접근법에서는 가장 낮은 단계의 과업으로부터 비용요소를 추정한 후 합산하여 총 프로젝트 비용을 추정하게 된다. 초기 단계에서 이것이 불가능할 경우 하향식 접근법을 활용할 수 있다. 인력 충원은 프로젝트 과업을 완료하기 위해 요구되는 기술 파악, 이러한 기술을 집합적으로 보유한 개인 파악, 이들을 프로젝트에 배정하는 과정 등을 수반한다.

성공적인 프로젝트 관리에 중요한 또 하나의 요소는 변화 관리 또는 조직 내 개인들에게 변화를 성공적으로 도입하는 것이다. 이쯤 되면 정보시스템의 실행이 매우 어려운 과정이라는 느낌을 받을 것이다. 이러한 어려움은 시스템과 기술의 복잡성으로부터 발생할 뿐만 아니라 조직에 대한 정보시스템 실행의 영향으로부터도 생겨난다. 이는 사람들이 일하는 방식과 새로운 시스템으로 인해 도입된 새로운 업무방식의 정치적 시사점을 포함한다. 조직 내 일원들이 중대한 변화의 가능성에 직면하면 이들은 의식적으로나 무의식적으로 프로젝트 완료를 저해하거나 지연시키는 전술을 전개하게 된다. 이러한 전술은 자격요건이 없는 인력을 프로젝트에 배정하고, 프로젝트 요구사항에 새로운 반대의견을 제기하거나, 프로젝트의 규모와 복잡성을 확대하는 등 사람 및 자원 보류를 포함한다.

변화 관리에 대한 대부분의 접근법은 Lewin(1947), Schein(1999), Kotter(1995) 등의 연구에 기초하고 있다. Lewin/Schein 모형에는 세 가지 단계가 있다: 해동, 이동, 동결. Kotter는 이를 여덟 단계로 확장하였으나 원래의 세 단계와 크게 다르지 않다. 해동은 조직 내 개인에게 변화의 필요성을 설득하여 변화하도록 동기 부여하는 것이다. 이때 변화가 일어날 수 있도록 안전한 환경을 만드는 것은 필수적이다. 이동은 조직 내 개인들로 하여금 새로운 역할의 기능에 따라 지식, 기술 및 능력을 습득하는 것이며, 시간과 자원을 요한다. 동결은 새로운 방식이 조직 내 규범으로 자리 잡을 때 발생한다. 이를 촉진하기 위해서는 인센티브를 지급하여 새로운 행동을 강화하는 방안이 있다. Kotter(1995)는 동결 과정이 우리가 원하는 것이 아닐 수 있다고 강조한다. 중요한 것은 조직이 주기적으로 변화할 준비가 되어있어야 한다는 것이다.

정보시스템 프로젝트에서 변화를 성공적으

로 관리하기 위해 가장 유용한 활동 세 가지는 커뮤니케이션, 교육, 인센티브 제공이다(Martin *et al.*, 2005). 이러한 활동은 Lewin의 변화모형 세 단계에 다시 연계될 수 있다. 효과적인 커뮤니케이션을 통해 새로운 시스템을 실행하고 새로운 방식으로 일할 필요성이 제기된다(해동). 사람들에게 적절한 교육을 제공하면 새로운 시스템 내 기능에서 요구되는 새로운 기술들을 습득할 수 있다(이동). 교육 요구사항은 과소평가하기 쉽다. 새로운 시스템 도입 및 활용에 대한 인센티브의 제공은 새로운 시스템을 제도화하고 새로운 규범을 확립하는데 도움이 된다(동결).

의료IT 성과 및 가치 평가

의료정보시스템과 전략에 있어 시스템 성과에 대한 논의를 빠뜨리면 안 될 것이다. 정보시스템이 조직의 전략적 목표를 지원할 수 있다는 개념을 받아들인 상태에서 이러한 시스템이 목표를 지원할 것이라는 기대치를 갖고 관리에 임한다면 우리는 정보시스템이 얼마나 잘 운용되고 있는지 평가해볼 필요가 있다. 그러나 이는 보기보다 어려운 제안이다. 그 이유는 앞서 논의한 바와 같이 기업 전체의 인프라 기술로부터 부서별 고유의 임상정보시스템까지 정보시스템의 본질에 차이가 있기 때문이다. 예를 들자면 조직의 전략적 목표와 관련하여 광섬유 케이블 매설의 가치를 어떻게 평가할 것인가? 더불어 전략적 가치 달성 측면에서 시스템의 성과는 개별 성과보다는 집단적 성과에 달려 있을 수도 있다. 예를 들어 검사실, 조제실, 방사선과 및 CPOE 시스템에 걸친 데이터 통합 및 공유 능력을 분석하는 것이 각 시스템을 독립적으로 분석하는 것보다는 그 효과가 더 클 수 있다.

정보시스템의 의미 있는 평가를 위한 핵심 중 하나는 올바른 평가 메트릭(metrics)을 선택하는 것이다. 예를 들어 정보시스템 프로젝트가 모두 긍정적인 투자수익률을 보이는 것은 아니지만 시스템이 조직의 전략적 목표를 달성하도록 고안되었다면 ROI는 긍정적이더라도 해당 시스템에 대한 올바른 메트릭이 아니다. 이는 많은 정보시스템이 제안서 내 및 제안서 전반에 걸쳐 매우 다양한 가치 제안을 보유하기 때문에 복잡한 문제일 수 있다. 어느 시스템은 잠재적으로 서비스와 생산성을 향상시키고, 비용을 절감하고, 수입을 창출하는 반면, 고려 중인 다른 제안에서는 매우 비용이 많이 들거나 적게 비용이 들고 위험과 편익에 대한 차이가 클 수 있다. 이것이 의미하는 바는 제안과 실행된 시스템의 공식 재무분석이 정당하지 않다는 것이 아니라 해당 분석이 정보시스템 투자의 결과에 대한 단 하나 또는 최상의 측정이 아니라는 것이다.

전략적 목표 달성을 위한 조직의 능력에 대한 정보시스템의 효과를 측정하고자 할 경우, 조직은 반드시 정보시스템 투자를 조직 전략에 연계시켜야 한다. 이러한 연결 고리가 없다면 정보시스템의 기능은 매우 높은 수준의 성과를 내지만 잘못된 것을 수행하고 있거나, 정보시스템의 기능은 전반적 전략을 지원하고 있으나 전략이 잘못된 것일 수도 있다. 보건의료연구및 품질국(Agency for Healthcare Research and Quality)은 IT프로젝트 평가에 유용한 도구를 개발하였다(Cusack *et al.*, 2009). 평가 과정은 프로젝트의 목표와 평가 자체의 목표를 정의하는 것으로부터 시작하며, 평가와 관련하여 의도한 청중이 누군지에 대한 논의를 포함시켜야 한다.

평가 과정의 다음 단계는 프로젝트의 목표를 결과 측정에 연계시키는 것이다. 이러한 연계는 명확해야 하며 일정 범위의 결과 측정(정량적 및 정성적 모두)을 고려해야 한다. 핵심은 프로젝트가 명시된 목표에 얼마나 잘 부합하고 있는지 파악하기 위해 타당한 측정을 선택하는 것이다. 측정 유형에 대한 예시에는 임상결과, 임상절차측정, 제공자의 도입, 제공자 태도측정, 환자의 도입, 환자의 지식, 환자의 태도 측정, 업무흐름 효과측정 및 재무적 효과측정 등이 있다. 또한 실행과 관련한 장벽과 촉진제 측정은 향후 유사한 프로젝트 수행 시 유용한 정보가 될 수 있기 때문에 고려하는 것이 좋다.

측정을 선택한 후에는 타당성, 중요성 및 실현가능성에 대하여 평가해야 한다. 측정에 대한 프로젝트의 잠재적 효과 연계를 통해 타당성을 평가할 수 있다. 측정에 대한 잠재적 효과가 클수록 프로젝트 평가를 위한 측정의 적합성은 높아진다. 유사하게 이해당사자 또는 평가보고서를 받아보게 될 자에 대한 각 측정의 중요성을 따진다. 마지막으로 측정에 필요한 데이터 획득의 타당성을 파악해야 한다. 타당성을 평가할 때에는 요구된 표본크기를 반드시 고려해야 한다. 측정이 획득하기에 타당할지라도 타당하기 위해서는 너무 큰 표본크기를 요할 수 있다(예: 환자 사망 등 희귀한 사건의 관찰). 이러한 정보가 있다면 프로젝트에 대한 최종 측정을 선택할 수 있게 된다. 중요성과 타당성이 모두 높은 측정은 평가에 확실히 포함될 수 있는 후보군이다. 중요성과 타당성이 낮은 측정은 제외될 가능성이 크며, 중간 수준의 측정은 중요성과 타당성의 순서에 따라 고려해야 한다.

최종적으로 연구설계를 선택해야 하며, 이때 비용 평가를 포함한다. 연구설계에는 시간적 접근법과 데이터 수집 전략을 포함해야 한다. 일반적으로 시간적 접근법이란 전향적 또는 후향적 연구를 의미한다. 전향적 연구(prospective study)는 일반적으로 수행에 비용이 더 많이 들지만 후향적 연구에 비하여 더 강력한 설계이다. 데이터 수집 유형 역시 연구의 비용에 영향을 미친다. 수동적인 차트 검토 수행이나 임상적 행동 관찰은 이미 수집된 이차 자료 획득보다 비용이 더 많이 든다. 이러한 모든 활동을 종료하면 전반적인 평가계획을 수립해야 한다. 이러한 계획에는 논의한 모든 요소를 포함해야 한다.

의료IT 프로젝트는 대부분 비용이 많이 드는 투자이며 효과가 광범위하게 다르다. 이들 프로젝트는 어떠한 산업 환경에서도 실행이 어렵지만 특히 의료 환경에서는 어려움이 더욱 가중된다. 이렇듯 고비용의 투자는 조직 전반에 걸쳐 효과에 대한 명확한 이해가 없다면 정당화하기가 어렵다. 견고한 평가계획이 초기 시점부터 프로젝트의 필수적인 부분이라면 이에 따른 효과와 프로젝트의 전반적인 가치 평가의 수단이 될 수 있다. 이러한 정보는 미래 프로젝트 및 관여 여부를 고려하고 이러한 프로젝트를 성공적으로 수행할 수 있는 조직의 능력을 평가할 때 매우 유용하다.

요약 및 경영 가이드

1. 적시적소에 양질의 완전하고 정확한 건강정보에 접근(access)하고자 하는 요구사항은 그 어느 때보다도 강하게 나타나고 있다. 연방정부의 법 제정을 통해 적법한 의료제공자와 병원이 의미 있는 전자건강기록(EHR) 사용자가 될 수 있도록 재정적 인센티브를 제공함으로써 마침내 EHR시스템을 현실로 만들려는 노력이 현실화되고 있다. 건강정보교환(HIE)을 통해 의료제공자들이 정보를 공유하여 참여하게 함에 있어 각 주정부는 중추적인 역할을 할 것이다.
2. 의업계 리더들은 EHR시스템의 도입과 의미 있는 활용과 관련하여 최근 법규, 규칙 및 기준 등에 항상 민감해야 할 것이다.
3. EHR(또는 다른 유형의 의료정보시스템/기술)에 대한 투자는 가볍게 보아서는 안될 것이다. 정보시스템이 의료조직의 전반적인 전략 계획과 올바르게 정렬되는 것은 매우 중요하다.
4. 선도자 역할을 하는 조직은 일반적으로 새로운 정보시스템(특히 복잡성이 높은 시스템)의 선택과 실행에 대한 지침으로써 어느 정도 표준화된 방법론을 활용할 것이다. 네 가지 단계(1: 계획, 2: 요구사항 정의, 3: 구축 단계, 4: 실행 단계)로 이루어진 시스템개발 생명주기(SDLC)는 이러한 방법론의 한 예시이다.
5. 프로젝트 관리, 임상의 지원 및 지배구조는 성공에 대한 핵심 요인이다. 모든 주요 의료정보시스템 프로젝트는 조직에 대한 효과 및 달성하고자 한 목표를 평가해야 한다.

참고 문헌

Adler-Milstein, J., Landefeld, J., & Jha, A. K. (2010). Characteristics associated with Regional Health Information Organization viability. *Journal of the American Medical Informatics Association,* 17, 61-65.

Adler-Milstein, J., McAfee, A., & Bates, D. W. (2008). The state of regional health information organizations: Current activities and fi nancing. *Health Affairs,* 27, w60-w69.

American Hospital Association (AHA), ed. (2007). Continued progress: Hospital use of information technology. Chicago: AHA.

Andersen, G. F., Hussey, P. S., Frogner, B. K., & Waters, H. R. (2005). Health spending in the United States and the rest of the industrialized world. *Health Affairs,* 24(4), 903-914.

Barney, J. (1991). Firm resources and sustained competitive advantage. *Journal of Management,* 17(1), 99-120.

Bates, D. W. (2005). Physicians and ambulatory electronic health records. *Health Affairs,* 24(5), 1180-1189.

Blumenthal, D. (2009). Stimulating the adoption of health information technology. *New England Journal of Medicine, 360(15),* April 9, 1477-1479.

Blumenthal, D., & Glaser, J. P. (2007). Information technology comes to medicine. *New England Journal of Medicine, 356(24),* 2527-2534.

Bodenheimer, T., & Grumbach, K. (2003). Electronic technology: A spark to revitalize primary care? *Journal of the American Medical Association,* 290, 259-264.

Boynton, A. C., Jacobs, G. C., & Zmud, R. W. (1992). Whose responsibility is IT management? *Sloan Management Review, 33(4),* 32-38.

Brooks, K. V. (2010). The use of perioperative information technology to improve quality of patient care and operating efficiency in an academic teaching hospital. Retrieved August 18, 2010, from http://www.himss.org/storiesofsuccess/docs/tier1/BassettHealthNetwork.pdf

Brown, C. V., & Magill, S. L. (1994). Alignment of the IS functions with the enterprise: Toward a model of antecedents. *MIS Quarterly,* 18(4), 371-403.

Burnum, J. F. (1989). The misinformation era: The fall of the medical record. *Annals of Internal Medicine,* 110, 482-484.

Carr, N. G. (2003). IT doesn't matter. *Harvard Business Review,* 81(5), 41-49.

Chaudhry, B., Wang, J., Wu, S., Maglione, M., Mojica, W., Roth, E., …Shekelle, P. G. (2006). Systematic review: Impact of health information technology on quality, effi ciency, and costs of medical care. *Annals of Internal Medicine,* 144(10), 742-752.

Chun, M., & Mooney, J. (2009). CIO roles and responsibilities: Twenty-five years of evolution and change. *Information and Management,* 46, 323-334.

Cusack, C. M., Byrne, C. M., Hook, J. M., McGowan, J., Poon, E., & Zafar, A. (2009). Health in-formation technolgy evaluation toolkit. Rockville, MD: Agency for Healthcare Research and Quality.

DesRoches, C. M., Campbell, E. G., Rao, S. R., Donelan, K., Ferris, T. G., Jha, A. … Blumenthal, D. (2008). Electronic health records in ambulatory care—a national survey of physicians. *New England Journal of Medicine,* 359(1), 50-60.

EHR Incentive Program. (2010). Edited by M. a. M. Programs. *Federal Register.*

Electronic prescribing signifi cantly and measurably improves the quality and effi ciency of patient care in a teaching-hospital's outpatient medical clinic. (2010). Retrieved August 18, 2010, from http://www.himss.org/storiesofsuccess/docs/tier1/RochesterGeneralHealthSystem_Tier1.pdf

Feeny, D. F., & Willcocks, L. P. (1998). Core IS capabilities for exploiting information technology. *Sloan Management Review,* 39(3), 9-21.

Glaser, J. P. (2005). More on management's role in IT project failure. *Healthcare Financial Management,* 59, 82-89.

Halamka, J. D., Mandl, K. D., & Tang, P. C. (2008). Early experiences with personal health records. *Journal of the American Medical Informatics Association,* 15(1), 1-7.

Hartz, C. E., & Gross, I. (2010). The impact of education and computerized provider order entry (CPOE) on standardization and reduction of blood transfusions in a community hospital. Retrieved August 18, 2010, from http://www.himss.org/storiesofsuccess/docs/tier1/EasternMaineMedical-Center.pdf

Health information technology: Initial set of standards, implementation specifi cations and certifi cation criteria for EHR technology. Interim fi nal rule. (2010). *Federal Register.*

Hershey, C. O., McAloon, M. H., & Bertram, D. A. (1989). The new medical practice environment: Internists' view of the future. *Archives of Internal Medicine,* 149, 1745-1749.

Hillestad, R., Bigelow, J., Bower, A., Girosi, F., Meili, R., Scoville, R., & Taylor, R. (2005). Can elec-tronic medical records transform health care? Potential health benefi ts, savings, and costs. *Health Affairs,* 24(5), 1103-1117.

Himmelstein, D. U., Wright, A., & Woodhandler, S. (2009). Hospital computing and the costs and quality of care: A national study. *American Journal of Medicine.*

Institute of Medicine. (1991). *The computer-based patient record: An essential technology for health care.* Edited by R. Dick and E. Steen. Washington, DC: National Academy Press.

Institute of Medicine. (2001). *Crossing the quality chasm: A new health system for the 21st century.* Washington, DC: National Academy Press.

IOM Committtee on Data Standards for Patient Safety. (2003). Key capabilities of an electronic health record system. Edited by T. N. A. Press. Washington, DC: Institute of Medicine.

Jha, A. K., DesRoches, C., Campbell, E. G., Donelan, K., Rao, S. R., Ferris, T. G., ··· Blumenthal, D. (2009). Use of electronic health records in U.S. hospitals. *New England Journal of Medicine,* 360(16), 1628–1638.

Kaplan, B., & Harris–Salamone, K. D. (2009). Health IT success and failure: Recommendations from literature and an AMIA workshop. *Journal of the American Medical Informatics Association,* 16(3), 291–299.

Kausal, R., Bates, D. W., Jenter, C. A., Mills, S. A., Volk, L. A., Burdick, E., ···Simon, S. R. (2009). Imminent adopters of electronic health records in ambulatory care. *Informatics in Primary Care,* 17, 7–15.

Kazley, A. S., & Ozcan, Y. A. (2008). Does hospital electronic medical record use increase health care quality? An examination of three clinical conditions. *Medical Care Research and Review,* 65(4), 496–513.

Kotter, J. P. (1995). Leading change: Why transformation efforts fail. *Harvard Business Review,* March–April, 59–67.

Lacity, M. C., & Hirschheim, R. (1993). *Information systems outsourcing: Myths, metaphors, and realities.* Chichester, NY: John Wiley & Sons.

Lewin, K. (1947). Frontiers in group dynamics. *Human Relations,* 1, 5–41.

Martin, E. W., Brown, C. V., DeHayes, D. W., Hoffer, J. A., & Perkins, W. C. 2005. *Managing in–formation technology.* Fifthed. Upper Saddle River, NJ: Prentice Hall.

Miller, R. H., & West, C. E. (2007). The value of electronic health records in community health cen–ters: Policy implications. *Health Affairs,* 26(1), 206–214.

Miller, R. H., West, C., Brown, T. M., Sim, I., and Ganchoff, C. (2005). The value of electronic health records in solo or small group practices. *Health Affairs,* 24(5), 1127–1137.

Ornstein, S. M., Garr, D. R., Jenkins, R. G., Rust, P. F., & Arnon, A. (1991). Computer–generated physician and patient reminders: Tools to improve population adherence to selected preventive services. *Journal of Family Practice,* 32(1), 82–90.

Queens–Long Medical Center improves quality and physician satisfaction with EHR backbone and patient centered Medical Home initiative. (2010). Retrieved August 18, 2010, from http://www.himss.org/storiesofsuccess/docs/tier1/QueensLongIslandMedicalGroup.pdf

Schein, E. H. (1999). *The corporate culture survival guide: Sense and nonsense about culture change.* San Francisco: Jossey–Bass.

Wager, K. A., Lee, F. W., & Glaser, J. P. (2009). *Managing health care information systems: A practical approach for health care management* (2nd ed.). San Francisco: Jossey–Bass.

Whitten, J., & Bentley, L. (2005). *Systems analysis and design methods* (7th ed.). New York:

McGraw−Hill/Irwin.

Williamson, M. (2010). Facilitating safe and effi cient patient handoff using a home−grown e−si−gnout system that is integrated with other hospital systems. Retrieved August 18, 2010, from http://www.himss.org/storiesofsuccess/docs/tier1/Univ_Rochester_Tier1.pdf

Wilson, L. (2010). Patient safety improvements through real−time inventory management. Retrieved August 18, 2010, from http://www.himss.org/storiesofsuccess/docs/tier1/MercyHeartHospital.pdf

Zachman, J. A. (1987). A framework for information systems architecture. *IBM Systems Journal,* 26(3), 276-292.

Zhou, L., Soran, C. S., Jenter, C. A., Volk, L. A., Orav, E. J., Bates, D. W. & Simon, S. R. (2009). The relationship between electronic health record use and quality of care over time. *Journal of the American Medical Informatics Association, 16(4),* 457-464.

제14장

소비자주의와 윤리: 보건의료의 떠오르는 이슈들

Ann Leslie Claesson
역자: 박종연

개 요

- 소비자보호: 개념과 도전들
- 의료비 상환과 소비자보호
- 보건의료관리에서 소비자보호의 역할
- 소매의료
- 보건의료에서 윤리적 고려들

학습 목표

이 장을 읽고 나면

1. 소비자보호의 핵심 개념들과 그것들이 보건의료에 어떻게 영향을 미치는지 파악한다.
2. 소비자주도 보건의료와 그것의 보건의료 환경에 대한 영향을 정의한다.
3. 소비자주도 보건시장의 결과인 보건의료의 다른 상환 유형들을 파악한다.
4. 소매의료, 소비자선택, 보건마케팅 간의 관계를 이해한다.
5. 소비자주도 보건의료의 사회적 연계의 역할을 이해한다.
6. 보건의료 환경 중 개인건강기록(PHRs)에 대한 마이크로소프트와 구글의 투자로 인한 영향을 이해한다.
7. 다른 윤리적 원리들과 그것들이 보건의료에서 어떻게 설명되는지 분간한다.

핵심 용어

개인보건의료기록(Personal Health Record, PHR)
건강보험 이동 및 책임성(Health Insurance Portability and Accountability)
고액공제 건강보험(High Deductible Health Plan, HDHP)
기밀(Confidentiality)
법(Act, FIPPA)
벨몬트보고서(Belmont Report)
보건의료저축계좌(Health Savings Account, HSA)
비악행(Nonmaleficence)
사생활(Privacy)
생명윤리(Bioethics)
소매의료(Retail Medicine)
소비자(Consumers)
소비자보호(Consumerism)
소비자주도 건강보험(Consumer-Driven Health Plan, CDHP)
소비자주도 보건의료(Consumer-Driven Health Care)
약속이행(Fidelity)
연구(Research)
연구윤리위원회(Institutional Review Boards, IRBs)
유연지출계좌(또는 제도)(Flexible Spending Accounts or Arrangement, FSA)
의료비상환계좌(Health Reimbursement Account, HRA)
의료저축계좌(Medical Savings Accounts, MSA)
인체연구보호청(Office for Human Research Protections, OHRP)
인체연구시료(Human Subjects)
자선(Beneficence)
자율성(Autonomy)
전자의무기록(Electronic Health Record, EHR)
정의(Justice)
편의의료협회(Convenient Care Association, CCA)
편의진료소(Convenient Care Clinic)

현장 사례: 소비자주도 시장

리차드는 아침 조깅 중 나이키운동화의 센서로부터 자신의 아이팟으로 심장기능 자료를 올리기 위해 조깅을 잠시 멈춘다. 그리고 오늘 운동 자료를 나중에 이용하기 위해 Microsoft HealthVault에 축적되어 있는 자신의 개인보건의료기록에 통합시켜 미래에 사용할 수 있도록 온라인 나이키계정으로 보낸다.

다른 도시에 있는 통합헬스케어 시스템 관리자인 패티는 자신의 임상검사 결과를 온라인으로 점검하고 다음 번 의사진료 예약을 확인하는 이메일을 받는다. 메일에서는(보험 적용이 되지 않는 의료서비스에 대한) 보건의료비 상환 방식과 복리 옵션을 포함하는 고액공제 건강보험을 제안한다. 제니퍼는 그 복리 옵션 이용을 선택하였고 자신의 병원 기록에 "연결된 개인의무기록"에서 자신의 운동과 체중감량을 확인한다. 그런 다음 점심 먹으러 가기 전에 Patients-LikeMe 웹사이트의 ALS와 섬유근통(fibromyaligia) 블로그에 있는 새로운 정보를 점검한다.

앞의 상황들은 소비자주도 보건의료 추세에 대한 응용기술의 사례들이다. 소비자들은 자기 자신의 건강과 안녕에 대해 좀 더 많은 책임을 갖도록 선택하고 있으며 다양한 원천들로부터 점점 더 많은 보건정보에 접속할 것을 기대한다. 기술과 통신의 발전은 소비자들에게 보건정보와 서비스에 대한 신속한 접근, 실시간 통신, 소비자 만족에 대한 기대를 높이는데 기여해왔다. 근래 들어 보건의료 환경은 최신 보건정보기술, 치료진보에 머물며 경쟁력을 갖출 것을 요구하고 있다. 개인보건의료기록(PHRs), (PatientsLikeMe와 같은)보건네트워크 사이트, (HDHP와 같은)보건의료비 상환 구조의 변화와 같은 보건 관련 발전들의 고려는 소비자들에 의한 건강과 안녕에 더욱 더 주목하게 하고 있다. 소비자들은 오늘날 시장에서의 보건의료 면면을 변화시켰고, 가까운 장래에 그러한 변화를 지속할 것이다.

목적

이 장의 목적은 우리의 보건의료 환경에서 소비자보호와 윤리의 역할에 관한 정보와 자원들을 제공하는 데 있다. 과거 수십 년 동안 우리 사회는 소비자보호를 점점 더 강조하는 쪽으로 변화하였고 소비자 의사결정이 보건의료서비스 제공에 어떻게 영향을 미칠 수 있는지 보여 주었다. 소비자들은 자신들의 요구를 충족하기 위하여 필요한 서비스와 자신들의 보건의료의 협상과 유지에서 보다 더 중요한 역할을 한다.

윤리적 시나리오와 선택은 생애말기 의사결정, 보건의료 격차(누가 의료서비스를 받아야 하는가?), 출산조절과 생명권, 보건의료에서 종교/문화적 선호 등 많은 보건의료 환경에서 필수적인 것으로 되었다. 그러므로 윤리적 의사결정과 보건의료는 그 자체로서 전체 장에서 쉽게 다루어질 수 있을 것이다. 이 장의 목적을 위해, 우리는 소비자보호와 윤리의 관계 및 이러한 관계가 어떻게 효과적인 보건의료 제공에 영향을 미칠 수 있는지 초점을 맞출 것이다.

이 장은 소비자보호, 의사결정의 공유, 투명성, HIPAA, 소비자주도 마케팅과 같은 핵심 개념과 도전들을 탐색하는 것으로 출발할 것이다. 다음에 우리는 소비자주도 보건의료의 역할이 더욱 강조되고 보건의료 관리와 개인의 안녕에서 소비자의 역할이 더욱 확대됨에 따라서 의료보험 시장이 어떻게 변화되었는지 검토할 것이다. 소매의료의 개념과 최근 및 미래의 보건의료 시장에 대한 영향은 네 번째 논의 영역이 될 것이다. 끝으로, 이 장은 보건의료에서 윤리적 고려, 핵심 개념, 도전, 그리고 보건의료 관리자와 소비자들을 위한 지침들로 결론을 맺을 것이다.

소비자보호: 핵심 개념과 도전들

보건의료는 전통적으로 의사에 의하여 이미 결정된, 계량적으로 검증된 연구와 방법론들에 따라 의사들에 의하여 제공되는 의료서비스를 강조하면서 제공자 또는 의학이 주도하는 환경으로 간주되어 왔다. 보건의료의 최근 추세와 발전, 기술이용의 증대, 소비자에 의한 더 높은 수요와 기대, 인구노령화로 인한 급성기진료 모형에서 만성기진료 모형으로의 변화는 보다 소비자 지향적 또는 **소비자 주도적 헬스케어 시스템**으로의 변화에 기여하였다.

인구가 노령화되고 베이비부머세대가 은퇴하면서, X세대와 Y세대에는 이전 세대에 의해 마련된 기대와 역할들을 충족시키도록 압력이 더해지고 있다. 보건의료 치료와 기술의 최근 발전으로 인해, 사람들은 만성질병을 생활의 일상적인 부분으로 가지고 더 오래 살게 되었다(Cahan and Lancashire, 2008, March 27; Federal Interagency Forum an Aging- Related Statistics, 2008, March). 이것은 급성기의료 모형에서 만성기의료 모형으로 옮아가는 원인이 되었다(Saver, 2006). 인구학적, 사회경제적 변화와 보건의료 전문가의 부족, 보건의료서비스 제공에 대한 좀 더 만성기의료 모형으로의 전환, 그리고 소비자 기대의 증대 등은 개인이나 집단, 인구, 그리고 지불자들의 특성화된 요구와 복리를 만족시키기보다 소비자 주도의 헬스케어 시스템을 포함하여 대안적인 보건의료를 촉진하였다.

인터넷과 보건의료 관련 교육에 대한 접근성이 증대함에 따라, **소비자**들은 다른 환경에서 제공되는 의료를 기대한다. 예를 들어, 지금까지 병원에서 제공되던 의료는 점차 복지의 이름으로 가정에서(특히 노령인구에 대해) 제공되고 있다(Saver, 2006). 보건의료를 제공받는 사람은 더 이상 단순히 자신들의 치료를 위해 보건의료 제공자의 결정을 받아들이는 "고객"이나 "환자"가 아니라, 자신들의 보건의료 의사결정에 대한 적극적인 참여자이다.

미국의 보건의료서비스 제공에 대한 전통적인 접근들은 본질적으로 가부장주의적이었다. 그래서 환자들에게 주어지는 서비스는 그들의 요구나 기대를 유의하게 고려하지 않은 채 결정되었다. 소비자주도 보건운동의 도래에 따라 보다 많은 보건의료 소비자들이 이러한 가부장주의적 접근을 거부하고 보건의료 의사결정과 치료선택에 대해 더욱 큰 선택과 통제를 요구하고 있다. 그들의 요구가 충족되지 않는다면 그들은 선출직 공직자들에게 불만을 제기하거나 자신들의 불만을 표현하기 위하여 소송하는 것을 주저하지 않는다(Ranson, E.R., *et al.*, 2008). 켈로그재단의 한 보고서는 보건의료 소비자의 65%가 보건의료 의사결정을 통제하여야 할 것으로 느끼고 있다고 지적하였다(Ranson, E.R., *et al.*, 2008).

소비자만족은 많은 국가들에서 특히 보건의료의 질을 만드는 것으로 인식되어 왔다. 소비자들은 점점 더 전자상거래, 서비스보증, 1-800번 정보콜센터, 그리고 많은 제품과 서비스에서 더 높은 품질기준에 익숙해져 왔다. 보건의료는 같은 수준의 고품질, 즉각적인 서비스, 고객만족에서 더 이상 다르지 않을 것이 기대되고 있다(Ranson, E.R., *et al.*, 2008). 미국의 헬스케어 시스템은 고객만족과 충성을 유지하고자 하는 이 요구에서 다른 산업들과 보조를 맞춰오지 못했다. 소비자 주도의 보건운동은 우리의 보건의료 환경과 보건조직, 제공자들에게 근본적인 변화의 계기를 제공했고, 보다 고객친화적, 소비자주도 생산, 소비자주도의 보건의료로 움직여가고 있다.

소비자, 소비자권익보호, 그리고 경제학

옥스퍼드영어사전(OED, 1989h)은 **소비자**(consumer)를 재화나 서비스를 생산하는 사람(생산자 또는 제공자)에 반대되는 의미로 "상품을 구입해 사용하는 사람, 재화나 서비스의 구매자"로 정의한다. 소비자 기대는, 특히 우리의 현재 헬스케어 시스템에서, 시장을 추동한다. 이용 가능하고, 접근 가능하고, 편리하고, 안전하다는 소비자 기대와 인식은 오늘날 경제에서 누가 무엇이 성공적인지의 일차적 지표이다.

소비자권익보호는 "건전한 경제의 토대로서 재화 소비의 지속적 증가를 옹호하는 원리" 또는 "소비자들의 권리보호"로 정의된다(OED, 1989h). 소비자주도 보건의료는 소비자들이 기대하고 요구함으로써 직접적으로 동기부여가 되고 영향을 받는 보건의료이다. 오늘날의 보건의료 소비자는 높은 품질의 안전하고, 접근성 높은 보건의료서비스를 기대하고 요구한다. 그들은 보건문제를 연구하고, 이용할 수 있는 매체와 온라인 지원그룹(PatientsLikeMe), 소셜네트워크 사이트(페이스북, 트위터), 특정 질병협회, 공공서비스와 정부 웹사이트, 대체의료, 그리고 다른 보건의료 전문가들과 같은 개인적으로 이용 가능한 네트워킹을 통하여 진단과 치료를 위한 정보와 2차의견을 찾는다.

보건의료 소비자권익보호의 핵심 원리들

보건의료 소비자권익보호에 관한 많은 핵심 개념들이 밝혀졌다. Havlin, McAllister, and Slavney(2003)는 보건의료 소비자권익보호에 대해 사람들이 (1) 자신의 현재 상태와 요구에 대한 지식, (2) 인지된 의사결정, (3) 보건의료비의 현명한 이용, (4) 자신의 보건의료 의사결정과 치료선택에 대한 기밀을 유지한 적극적 참여를 통해 자신들의 개인적 보건을 책임지는 것으로 지적하였다. Potter(1988)는 보건의료에도 적용될 수 있는 소비자 주도 시장구조의 다섯 가지 기본 원칙을 접근성, 선택권, 정보, 배상(redress), 대표성(representation)이라 하였다. 소비자들은 서비스와 생산품에 접근하고 인지된 선택을 할 수 있도록 도울 정확한 정보, 서비스나 제품 선택에 대한 불만을 소통하는 방법, 자신들의 이익이 자신들의 건강과 복지에 영향을 미치는 의사결정자를 확고히 대변하는 절차를 가질 필요가 있다(Potter, 1988).

Bachman(2006)은 "보건의료 소비자보호: 21세기 지능보건체계의 기초"라는 자신의 보고서에서 우리의 보건의료 환경이 특정화된 경제적 힘에 의해 영향을 받는 수요통제모형으로 움직여 왔다고 지적하였다. 이 개념은 보건의료가 다른 산업들에서 보여지는 소비자 구매행동과 더욱 비슷해지고 있다. 그는 소비자보호주의의 하나를 포함하는 수요통제모형에 영향을 미치는 여섯 가지 "메가트렌드"를 밝혔다.

1. 개인적 책임성
2. 자가치료
3. 개인적 소유권
4. 이동성(Portability)
5. 투명성(알 권리)
6. 소비자주권(임파워먼트)(Bachman, 2006)

이 여섯 가지 메가트렌드에 더하여, Bach-man은 또한 보건의료 관리자들이 중요하게 고려할 보건의료 소비자보호의 다섯 가지 "구축요소(building blocks)"를 지적하였다.

1. 개인적 계정(FSAs, HRAs, HSAs)
2. 건강/예방과 조기개입프로그램
3. 질병관리와 사례관리프로그램
4. 정보와 의사결정지원프로그램
5. 인센티브와 순응보상프로그램(Bachman, 2006)

공유된 의사결정과 투명성

서비스/상품의 질과 가격에 대한 소비자 인식은 보건의료에서 투명성의 핵심 주도 요인들이다. 많은 사람들이 자신들의 복지와 건강상태에 영향을 줄 보건의료서비스보다도 신형 휴대폰이나 자동차 가격에 좀 더 민감하다(Goodman, 2006). 보건의료보험 상환 옵션이 이제 소비자주도 **건강보험**(CDHP), **고액공제 건강보험**(HDHPs), 가변지출계정(FSA), **보건상환계정**(HRAs) 등을 포함함에 따라, 피고용인들은 자신들의 보건의료 요구에 대해 좀 더 많은 책임성을 요구받고 있다. 더 많은 피고용인들이 자신들의 보건의료 적용 선택을 하도록 요구받고 있어서, 그들이 이러한 의사결정을 효과적으로 할 수 있는 정보를 가지고 있는지 의문이 남는다.

정보가 주어진 선택을 하기 위해, 어떤 보건의료정보는 일반대중들이 이용 가능하고 가시적일 필요가 있다. 그러므로 우리의 보건의료 환경은 정보의 이용과 접근성에서 보다 더 투명할 필요가 있다. 이것이 몇 가지 개혁의 필요성을 시사하기는 하지만, 투명성을 증대하는 쪽으로의 움직임이 모든 보건정보가 대중적으로 이용 가능해야 한다는 것을 의미하지는 않는다. 건강보험이동성및책임성에관한법(HIPAA)과 환자안전 및 질에 관한 법과 같은 많은 규제와 입법이 개인의 건강정보를 보호하기 위하여 존재한다.

가용한 보건의료정보에 대한 접근 및 이해는 소비자들이 정보가 주어진 보건의료 의사결정을 하기 위한 필수요건이다(Potter, 1988).

건강정보 프라이버시

소비자 대 제공자: 출판된 정보의 이용자들

보건의료의 투명성은 건강과 안녕, 치료선택, 그리고 질병관리에 관한 정보의 과다를 초래했다. 전통적인 의료와 통상적인 유형이 아닌 의료는 일상적으로 보건 소비자들에 의해 반복된다. 다양한 형식들(예: 인터넷, 사회적 네트워킹, 매체광고, 개인적 접촉 등)을 통한 정보와 의사소통은 "어떤 정보를 이용하여야 하는가?" "누구에게 이용할 수 있어야 하는가?"와 같은 질문을 제기한다.

HIPPA와 "알 필요"

기술과 통신의 진보가 보건의료 환경 측면을 변화시키기 시작함에 따라, 보건정보의 비밀유지, 보험과 의료이용의 휴대성, 전자자료의 교환 등에 대한 관심이 일차적 관심이 되었다. 1996년에, **건강보험의이동성과책임성에관한법률**(HIPAA), 공공법 104－191호가 보건의료의 낭비, 사기, 남용과의 전쟁을 위해 의회에 의해 제정되었다(U.S. Department of Health and Human Services, n.d.; Maryland Department of Mental Health and Hygiene, 2007). 그것은 1997년에 발효되었고 2002년에 Privacy Rule과 함께 최종안이 되었다.

HIPAA 법률은 개인건강정보, 건강보험 휴대성, 특정 재정 및 행정적 시행의 교환 조직의 비밀보호를 위한 규정들을 구체화한다(Maryland Department of Mental Health and Hygiene, 2007). HIPAA 규칙은 HIPAA 기준에 따른 "알 필요" 기초 자격을 누가 갖는 "covered entities"에 의하여 개인의 건강정보의 이용과 공표를 제한하였다. 이 "covered entities"는 전산상으로 표준적인 보건의료 업무를 처리하는(U.S. Department of Health and Human Services, n.d.) 건강보험(예: 개인, 집단, 정부보험), 보건의료 제공자(예: 의사, 치과의사, 다른 제공자들, 병원, 보건의료 조직, 그리고 "설비를 제공하거나 청구서를 보내거나, 의료비로 지불되는 개인이나 조직"), 그리고 보건의료 clearinghouse(예: 보건의료비 청구서비스, 보건정보관리시스템)를 포함한다.

HIPAA는 또한 행정간소화(Administrative Simplification)(Title II, Subtitle f of HIPAA)를 포함하여, 미국 보건복지부(HHS)로 하여금 특수건강표지자, 부호세트, 보건의료업무 등(U.S. Department of Health & Human Services, 2009)의 전자건강정보 이용을 위한 국가표준을 채택하도록 하였다. HIPAA 프라이버시규칙과 보안규칙(Privacy Rule and Security Rule)은 보건복지부 시민권국(HHS Office for Civil Right)에 의해 시행된다. HIPAA 행정간소화 관련 추가정보는 45 CFR Parts 160, 162 and 164에서 찾아볼 수 있다(U.S. Department of Health & Human Services, 2009).

개인건강정보의 사적 비밀과 공표를 보호하는 또 다른 연방규제는 환자안전및프라이버시법(Patient Safety and Privacy Act, PSQIA)이다. 2005년에 통과된 PSQIA는 환자안전과 보건의료의 질에 관련되어 이용되는 자료에 대한 자발적인 보고체계를 만들어냈다(U.S. Department of Health and Human Services, n.d.). PSQIA는 환자안전자료의 국가적 보호를 확고히 하고 환자안전과 기밀유지의 위반에 대해 벌금형을 부과한다.

보건의료 소비자와 관리자들은 HIPAA가 개인건강정보를 보호하고 비밀을 보장하지만, 그것은 단지 그 기준들(보건의료 제공자, 건강보험, health-clearing houses)에 제시된 것들만 관여된다. 온라인 웹사이트에 게시된 개인 건강정보, 지원그룹들, 소셜 보건네트워크(예: PatientsLikeMe, CureTogether)나 개인건강기록(예를 들어,

Google Health나 Microsoft's HealthVault)을 포함하는 많은 온라인 건강 관련 서비스들이 HIPAA 규제를 받지 않는다. 이러한 온라인 사이트들은 소비자가 참여하기 전에 동의와 서명을 받기는 하지만, 전적으로 그러한 규정의 적용을 받는 것이 아니기 때문에 온라인 서비스의 소비자나 이용자들이 HIPAA 보호에만 의지할 수는 없는 실정이다(Stewart, 2009).

보건의료비 상환과 소비자보호

오늘날, 소비자들은 보건과 안녕에 관한 선택에 좀 더 많은 대안을 요구하고 있고, 소비자주도의 보건운동은 극대화되어 있다. 이 운동은 관리의료 시대에 진부해져 버린 건강서비스와 치료 옵션들에 대한 비용절감과 제한을 위한 조직화된 방법들에 대한 소비자들의 반항에 의하여 추진되어 왔다. 관리의료가 자원할당과 의료에의 접근성을 관리함으로써 보건비용을 통제하고자 하지만, 많은 사람들이 HMO 조직들과 그에 참여하는 보건 제공자들에게 분개하면서 이러한 억제에 대해 반발하였다(Robinson & Ginsburg, 2009). HMO들은 포괄적인 급여설계, 제한적인 제공자 네트워크, 의료관리를 강조하면서 보건지출의 마개를 지우는 수단들을 제안하였고, 또한 사전인증, 이차의견(second opinions), 특정 집단에 대한 치료의 배제 등의 방식을 이용하여 진료를 제한하였다(Robinson & Ginsburg, 2009).

소비자주도의 보건의료운동은 건강보험과 보건의료비 상환에 대한 접근들에 변화를 불러일으켰다. 보건의료비 지출은 기술과 치료법, 의약품의 발전, 그리고 신속하고 질이 높아 비용 효과적이고 접근성이 높고, 잘 알 수 있는 보건의료에 대한 대중의 기대로 인해 증가해왔다. 보건의료비를 밀어부친 또 다른 요인들은 노령화된 인력과 급성기의료 모형에서 만성기의료 모형으로의 전환, 수명연장 또는 연명치료법들에 대한 소비자 요구, 직접적인 소비자를 대상으로 광고하는 제약사, 그리고 스트레스, 비만, 흡연, 고혈압, 당뇨, 심장질환, 자기진료와 건강상태(wellness)에 대한 개인적 책임의 결여 등으로 인한 인구집단의 건강위험 증가 등이다(Halvin, McAllister, and Slavney, 2003). 사람들은 매일같이 자신들의 건강과 안녕에 영향을 줄 선택들을 한다. 개인의 선택과 기대를 목표로 하는 개입들이, 특히 최근의 사회적으로 연결된 사회에서, 대중에게 호소력을 갖는다.

소비자주도 건강보험(CDHPs)

소비자주도 건강보험(CDHPs)은 피고용자[1)]들에게 자신들의 보건의료에 보다 큰 선택을 허용하여 현명한 소비자가 될 수 있도록 하기 위하여 설계되었다(Patterson, 2004). 이 보험은 보건의료에서 피고용인들에게 보다 많은 책임성을 가지고 집합적인 의사결정을 하는데 기여한다. CDHPs는 특히 소비자들이 자신들의 보험과 안

1) 역주: 미국의 건강보험은 전통적으로 취업한 회사에서 제공하기 때문에 보험자를 회사에서 결정해왔다. 따라서 피고용자들에게 선택권을 주는 것이 소비자주도 건강보험의 핵심이 될 수 있다.

녕 선택에 보다 많은 역할을 할 수 있도록 설계된다. 이 보험들은 (1) 제공자, 치료옵션, 시설들의 선택에 도움을 줄 보다 많은 정보를 제공하고 (2) 서비스에서 더 큰 선택들을 제안하며; (3) 피고용인들이 급여범위, 공제액, 본인부담금, 제공자를 포함하여 자신의 건강보험을 설계하도록 허용한다. CDPHs는 건강코치들을 제공하거나 구체적인 건강상태에 대한 전문코치들을 선임하는 것은 물론 보건의료 제공자들의 질 평가를 제안하기도 한다(Patterson, 2004). 근대의 소비자들에게 호소력을 갖는 CDHPs의 또 다른 측면들은 100% 예방의료와 전통적인 PPO 건강보험에 넘겨 주기도 할 수 있는 저축계정이다(Halvin, McAllister, and Slavney, 2003).

소비자주도 건강보험 등록자들의 많은 특징들이 2009 EBRI/MGA Consumer Engagement in Health Care Survey에서 밝혀졌다. 이 연례조사는 소비자주도 건강보험과 고액공제 건강보험에 관해 전국적으로 대표성 있는 자료를 보고한다(Fronstin, 2009). 소비자 행동, 태도, 그리고 건강보험에 대한 영향에 관한 정보가 밝혀져서, 기존의 서비스와 프로그램을 재설계하는데 관심을 갖는 보건의료 관리자들에게 특히 중요하다.

전인구의 4%(민간보험을 가진 21~64세의 500만명)가 2009년에 CDHPs에 참여하였는데 이는 2008년의 3%에서 증가한 것이다(Fronstin, 2009). HDCP 등록은 2008년의 11%에서 2009년에는 13%(1,620만명)로 증가하였다. 전통적인 건강보험 등록자들과 비교하면, CDHPs 가입자들은

1. 보다 비용의식적인 행동을 할 가능성이 높고
2. wellness 프로그램에 참여할 가능성이 높고
3. 건강행위에 대한 재정적 인센티브를 받을 가능성이 높고
4. 건강문제를 가질 가능성이 낮고
5. 흡연 가능성이 낮고
6. 운동을 할 가능성이 높고
7. 비만일 가능성이 낮고
8. 보다 높은 가구소득을 갖고 보다 많은 교육을 받았을 가능성이 높다(Fronstin, 2009).

CDHPs 가입자들은 자신들의 건강보험 이용범위를 결정하는데 적극적이고, 브랜드약품보다 복제약을 요청하고, 치료옵션과 선택들에 관해 의사와 대화하고, 보건의료비를 관리하기 위한 예산을 개발하며, 온라인 비용추적 도구를 이용할 가능성이 높다(Fronstin, 2009).

고액공제 건강보험(HDHPs)

소비자주도 건강보험의 한 가지 형태는 **고액공제 건강보험**(HDHPs)이다. 이 건강보험은 광범위한 제공자 네트워크, 의료관리에 대한 제한적 관여, 공제액은 높고 보험료는 낮은 것을 제안한다(Robinson & Ginsburg, 2009). 2010년도 미국 국세청(IRS)이 지적한 HDHPs의 최소 연간 공제액은 다음과 같다:

- 본인만 적용시: $1,200(최소공제액); $5,950 (최대공제 및 기타 본인부담지출)
- 가족 적용시: $2,400(최소공제액); $11,900 (최대공제 및 기타 본인부담지출)

(Department of the Treasury, Internal Revenue Service, 2008)

HDHPs의 전형적인 공제액은 $500에서 $10,000까지이다. 보건의료비는 공제액이 충족될 때까지 가입자가 지불한다. 추가 급여는 보건저축계정(HSAs)이나 보건상환계정(HRAs) 참여 옵션을 포함한다. 연간 보건의료비 지출이 낮을 것으로 기대되는 원래 건강한 개인들에게, HDHPs는 실행 가능한 옵션일 수 있다.

HDHPs는 건강보험이 모든 것을 보장해 주는 것이 아닌 예기치 않던 고비용의 재난적인 보건의료 필요를 보장해 주는 단지 다른 형태의 보험으로 기능하여야 한다는 전제에 초점을 맞춘다. 그것은 또한 "재난적" 건강보험이라 할 수 있다(Treasury, U.S., 2008). 예측 가능하고 적은 비용이 드는 보건의료 필요에 대한 비용부담은 개인의 책임이다. HDHPs는 일반적으로 세전 소득으로 건강저축계정(HSA)이나 보건의료비상환계좌(HRA)를 만들어 이러한 예측 가능한 저비용의 보건의료비를 지출할 수 있는 계정과 보완을 이룬다(Robinson & Ginsburg, 2009). 적당한 HSAs 계좌를 갖기 위하여, 개인들은 반드시 HDHP에 가입해야 한다(Treasury, U.S., 2009).

일반적으로, HDHPs는 영유아건강서비스, 건강진단, 예방접종, 체중조절과 금연프로그램, 일반적인 산전관리, 세부적인 진단검사 등과 같은 예방적 의료는 제외한다(Treasury, U.S., 2004). 이러한 지침하에, 예방적 진료에는 대개 기왕력의 치료는 포함하지 않고, 치료를 요하는 새로운 질환의 조기발견을 강조한다(Treasury, U.S., 2004).

미국건강보험(America's Health Insurance Plans, AHIP)에서 발표한 조사결과 2004년에 40만 명이었던 HDHP 보험 가입자가 2008년 1월에는 610만 명 이상으로 크게 증가하였다. 그러나 이 수치는 아직 민간건강보험에 가입한 개인들의 전체 가입자 수에 비하면 비교적 작은 규모이다(Robinson & Ginsburg, 2009). HlSA나 HRA 옵션을 가진 HDHP가 제안된 고용주의 백분율은 2004년에 4%에서 2008년에는 13%로 증가하였다; 그러나 고용에 기반하여 건강보험이 적용되는 이들 중 8%만이 2008년에 이 보험에 가입되어 있다(Robinson & Ginsburg, 2009).

HDHPs와 같은 소비자주도 건강보험들이 인기가 상승하고 있지만, 아직까지도 고용기반 건강보장의 주된 형태는 20%가 적용률을 유지하고 2008년 고용기반 건강보험의 58%에 달하는 PPOs 계정을 갖는 다양한 형태의 관리의료이다(Robinson & Ginsburg, 2009). Robinson and Ginsburg(2009)는 또한 PPOs의 평균 공제액은 건당 $560이고 HDHPs는 가입자당 $1,812이라고 하였다.

비급여 보건의료비 지출에 대한 상환계정들: HSAs, MSAs, FSAs, and HRAs

역사적으로, 건강보험은 모든 건강서비스 보장을 포함하지는 않았다. 선택적 지출계정은 자격 있는 개인들이 특정 건강 관련 지출들에 대하여 쓸 세전 금액을 예치해 두는 것이었다. 이

계정들은 HDHPs와 같은 다른 건강보험에 직접적으로 연결될 수 있다. 이러한 유형의 건강관련 저축계정들의 사례들에는 **유연지출계정 또는 제도**(Flexible Spending Accounts or Arrangements, FSAs)를 포함한다. 건강저축계정(HSAs), 의료저축계정(MSAs), 그리고 의료비상환제도(Health Reimbursement Arrangements, HRAs)와 같은 유형의 계정들은 보건의료비 지출을 보전하는데 도움을 주기 위하여 세제혜택을 준다(Department of the Treasury, Internal Revenue Service, 2008).

2004년 이전에는 이러한 재정적 보건계정들이 IRS 규제절차의 산물이었고, 고용주가 재정을 부담하는 **의료비상환계정**(Health Reimbursement Accounts)이나 제도(HRAs)였을 뿐이었는데, 개별적인 판매자들의 작명으로 인해 그 명칭이 달라질 수도 있다(Patterson, 2004). 이 계정들은 또한 개인의료계정(Personal Care Account)으로 되었고 고용주에 의해서만 재원이 조달되었다. 계정의 균형은 연례적으로 시행될 수 있었다(Patterson, 2004). 2004년부터 새로운 형태의 의료이월계정인 **보건저축계정**(Health Savings Account, HSA)이 메디케어처방약, 개선및현대화법(Medicare Prescription Drug, Improvement, and Modernization Act)에 의하여 만들어졌다(Patterson, 2004). 이 계정들은(피고용인의 세전 소득액이나 고용주제공 카페테리아보험에 의하여) 개인과 고용주에 의하여 재원이 조달되거나, 계정소유자를 대신한 다른 개인에 의하여 재원이 조달되었다(IRC section 125; TASC, 2008b). HDHP 참여가 필수적이었고, 그 계정은 고용주에서 고용주로 승계될 수 있었다. HSAs는 또한 Archer MSAs로부터 전환될 수도 있었다(Department of the Treasury, Internal Revenue Service, 2008; Patterson, 2004). 이러한 유형의 계정들에서 지출에 대한 IRS의 규제 변화는 소비자주도 보건운동의 핵심요인이었다. IRS Code(IRC) Section 125는 이제, 모든 돈을 연간으로 모두 지출해야만 하는 FSAs와 반대로, 사용되지 않은 금액을 연도가 넘어가면서 비급여 보건지출로 이월을 허용하였다(Patterson, 2004).

건강저축계정(HSAs)[2)]

건강저축계정은 기존 건강보험에서 급여되지 않는 의료비지출의 상환에 이용되는 면세 재정계좌이다. 이러한 비급여 의료비 지출은 정기적인 건강진단(연간 방문), 정규적인 산전관리 및 영유아관리, 금연프로그램, 비만/체중조절프로그램, (암, 심장질환, 감염성질환, 약물남용, 정신건강상태, 소아과질환 등과 같은)건강진단을 포함한다(Department of the Treasury, Internal Revenue Service, 2008; TASC, 2008b).

건강저축계정 가입의 필수요건은 하나의 HDHP에만 참여하고(장기요양, 사고, 안과진료, 치과진료, 근로자책임보험, 자산요건으로 인한 것 등) 특정 영역들을 제외하고는 다른 어떤 건강보험에도 가입하지 않아야 하고, 메디케어에 등록되어 있지 않아야 하며, 다른 개인의 피부양

2) 역주: 건강저축계정은 보험가입자 간의 위험분산이 아니고 개인이 다른 저축계정과 별도로 만들어 의료비를 상환하는 개인 내에서의 시간 축에 따른 위험분산 장치로 싱가포르에서 개발되었다.

자가 아니어야 한다는 것이다(Department of the Treasury, Internal Revenue Service, 2008). 건강저축계정의 급여혜택은 보험료가 소득공제[3]되고 개인, 가입자를 대신한 다른 개인, 또는 다른 고용주에 의하여 급여될 수 있다. 건강저축계정에서 불어난 이자는 한 해 동안 지출될 필요는 없고, 연간 단위로 이월될 수 있고, 건강저축계정은 "휴대성"이 있어서 고용주가 바뀌거나 일자리를 떠날 때마다 개인이 가지고 다닐 수 있다(Department of the Treasury, Internal Revenue Service, 2008).

의료저축계정(MSAs)

Archer **의료저축계정**(MSAs)은 자영업자들과(50명 미만의) 소규모사업장 피고용인들의 비급여 의료지출을 상쇄해 주기 위하여 1997년에 만들어진 또 다른 세제혜택을 받는 재정계좌이다. MSAs에 가입하기 위한 필수요건에는 HDHP를 갖고 있는 소규모 고용주에게 고용되어 있거나 (그 배우자 포함) 자영업자(또는 자영업자의 배우자)를 포함한다(Department of the Treasury, Internal Revenue Service, 2008).

MSAs의 급여혜택은 HSAs와 유사하다(표 14.1 참조). 보험료는 소득공제되고 개별 소유자(또는 소유자를 대신한 개인)나 고용주에 의해서 급여받을 수 있다. 그러나 같은 해에 둘 다에 의해서는 안된다(Department of the Treasury, Internal Revenue Service, 2008). HSA와 마찬가지로 MSA에서 불어난 이자는 한 해에 지출될 필요는 없고 연도를 넘어서 이월될 수 있다. 또한 HSA와 같이 고용주가 바뀌거나 이직할 때 MSA를 가지고 옮기는 것이 허용된다(Department of the Treasury, Internal Revenue Service, 2008).

표 14.1 비급여 보건지출에 대한 재정적 상환계정들

계정 유형	HDHP에의 참여	세제 관련	연도별 이월	기여 형태	계정 주체	휴대성
HSA	Yes	세금공제 기여: 고용주기여는 세전이고 총소득에서 제외됨	Yes	개인 또는 고용주; 둘 다 같은 해에 허용	자신 또는 고용주	Yes
MSA	No	세금공제 기여: 고용주기여는 세전이고 총소득에서 제외됨	Yes	고용주 또는 자신, 그러나 동시에 둘은 안됨	고용주	Yes
FSA	Optional	세금공제 기여: 고용주기여는 세전이고 총소득에서 제외됨	No	자발적 급여 감액 동의에 의한 고용주 부담	고용주	No
HRA	Yes	고용주에 대해 100% 세금공제: 피고용자에 대해서는 면세	고용주의 판단	고용주 부담	고용주	No

3) 역주: 세제혜택에는 소득공제와 세액공제가 있는데, 보험료와 관련된 세제혜택은 주로 소득공제이다.

Archer MSAs에 대한 기여는 피고용자의 수입과 연간 공제한도에 의해 제한된다(Department of the Treasury, Internal Revenue Service, 2008).

또 다른 유형의 Archer-designed 의료저축계정은 Medicare Advantage MSA이다. Medicare Advantage MSA는 보험사나 은행 등 재정기관들을 통해 면세되는 신탁계좌이다. 그 계정들은 메디케어와 메디케어 가입자인 계정소유자에 의하여 의료비지출을 지불하는데 사용되는 금액으로만 재원이 조달될 수 있다(Department of the Treasury, Internal Revenue Service, 2008). 참여자들은 메디케어 지침을 충족하는 HDHP에 등록되어야 하며 메디케어에 등록되어야 한다.

유연지출제도(Flexible Spending Arrangements, FSAs)

유연지출제도(FSAs)는 세전소득이 비급여 의료비 지출을 상환하는데 사용될 수 있도록 한 재정 계정에 대한 총괄적인 용어이다. FSAs에 대한 기여는 일반적으로 피고용자와의 자발적 급여감축조정을 통해 고용주가 하도록 되어 있다(Department of the Treasury, Internal Revenue Service, 2008). 고용주는 다른 혜택들에 대해 추가적으로 또는 카페테리아보험의 한 부분으로서 제안할 수 있다. 피고용자는 반드시 다른 건강보험에 참여하여야 하는 것은 아니고, 자신들이 선택한다면 하나의 FSA에만 참여할 것을 결정할 수 있다(Department of the Treasury, Internal Revenue Service, 2008).

FSA의 필수요건은 계정에 있는 모든 금액이 연도별로 지출되어야 하고; 잔액은 다음 연도로 이월될 수 없다(Department of the Treasury, Internal Revenue Service, 2008; Patterson, 2004). 자영업자들은 FSAs 자격이 없다. FSA를 통한 의료비 상환은 고용주가 보증하는 데빗카드, 신용카드, 적립카드를 이용할 수 있다(Department of the Treasury, Internal Revenue Service, 2008).

의료비상환제도(Health Reimbursement Arrangements, HRAs)

의료비상환제도(HRAs)는 실제 의료비지출을 상환하는데 이용되는 재정제도이다. 이 실질적이고 검정을 거친 의료비지출은 고용주에 의해 결정되고 공제액, 본인부담(co-payments, co-insurance), 처방약, 치과 및 안과진료비, 또는 다른 비급여 의료비를 포함할 수 있다(TASC, 2008a).

HRAs는 세전소득만을 가지고 고용주가 재정을 부담하고, FSAs처럼 고용주-피고용자 급여감축 동의를 통해 재원을 조달할 수 없다(Department of the Treasury, Internal Revenue Service, 2008; TASC, 2008a). 이는 대개 고액공제보험(HDHPs)과 조합하여 제시된다. HRA에 대한 모든 기여는 고용주에게는 100% 비용인정을 받고 피고용자에게는 소득공제가 되어, 보장되지 않는 의료비를 갖고 있는 개인이나 가족들에게 매력적으로 보인다.

HRA에서 사용되지 않는 돈의 사용은 연도를 넘어, 부분적으로 이월될 수 있거나 고용주의 재량으로 지출되도록 요구될 수 있고(Department of the Treasury, Internal Revenue Service, 2008; TASC, 2008a), COBRA법의 적용을 받는다. 보험 적용을 받지 않는 의료비는 고용주가 제공하는 데빗카드, 신용카드, 또는 적립카드를 이용해서 상환할 수 있다(Department of the Treasury, Internal Revenue Service, 2008; TASC, 2008a).

보건저축계정과 다른 건강보험(Publication 969; Health Savings Accounts and Other Tax- Favored Health Plans)에 관한 추가적인 정보를 얻으려면, http://www.irs.gov/pub/irs－pdf/p969.pdf를 찾아보라.

보건관리에서 소비자보호의 역할

2030년에 이르면, 베이비부머세대가 65세 이상이 되어 국가의 경제와 직장구조에 상당한 충격을 줄 것이다. 65세 이상 인구는 2050년에는 2008년 현재(3,870만 명)의 두 배 이상인 8,850만 명까지 증가할 것으로 예측되고 있다(Bernstein and Edwards, 2008). 게다가, 85세 이상 인구는 2008년과 2050년 사이에 540만 명에서 1,900만 명으로 세 배 이상으로 불어날 것이다. 베이비부머가 은퇴함에 따라 보건의료 부문이 어떻게 변화하고, 다른 세대들이 급변하는 보건의료 시장의 수요에 대해 과연 책임을 떠맡을 것인가? 베이비부머세대가 노령화하면서 환자와 보건의료 대상의 다양성이 증대하고 X세대와 Y세대에 증가되는 책임의 영향은 무엇인가?

맞춤건강관리: 핵심 개념과 책임

사회적 변동은 미국인들이 자신들의 건강과 안녕상태를 인식하는지에 영향을 미쳤다. 기술, 실시간 메시지교환, 실시간 소통은 실시간 서비스, 고객만족, 그리고 자신의 보건의료에서 좀 더 현저한 역할에 대한 일반대중의 기대에 기여하였다. 일반대중은 건강에 대한 관심과 건강 및 안녕의 유지에 필요한 개별적 책임부담 문제에 좀 더 민감해졌다.

Institute of Medicine(IOM), U.S. Census Bureau, Health People 2010 등 보고서들은 미국인들의 건강상태, 비만과 과체중, 당뇨병과 심장질환, 암, 보건의료 불평등, 보건서비스 접근성과 치료옵션의 부족 등을 포함하여 밝혀진 관심사에 대한 대중의 인지를 상승시켜 왔다. 의료와 약품에서의 신기술과 발전은 수명의 연장에 기여하였다. 수명이 연장됨에 따라, 만성질환의 성향과 삶의 질을 성취하기 위한 자가진료(self-help, self-care)의 필요도 증가한다. 미국인들의 향상을 위한 핵심 영역들에는 비만과 체중조절, 운동증대, 건강한 식사와 영양, 심장병, 당뇨병, 고혈압, 주요 암과 유전적 질병에 대한 규칙적인 건강진단 등이 포함된다.

10가지 주요 보건지표들이 21세기 초 미국인들의 핵심 관심영역으로서 Healthy People 2010에 의해 밝혀졌다(Healthy People 2010, n.d.)(표 14.2 참조). 각 지표는 Healthy People 2010 목표들과 직접적으로 연결되어 있다. 각 지표와 목표는 측정 가능성(개선을 측정하는데 가용한 자료), 공중보건 문제로서의 중요성, 대중이 행동으로 옮기는데 동기부여 가능성에 따라 선정되었다(Healthy People 2010, n.d.)

이러한 주요 보건지표들이 보건의료 관리자에게 왜 중요한가? 이 지표의 많은 영역들이 매체들과 세부적인 민간 및 공공 재원으로 발의되는 의안들에 의해 목표로 설정되어 왔기 때문에, 미국의 공공 부문이 소비자로서 추구하는 바를 인식하는 것이 보건의료 관리자들이 자신의 조직이나 부서 목표를 이 요구들에 맞추도록 도와줄 수 있다.

표 14.2 Healthy People 2010 주요 보건지표들

신체활동	정신보건
과체중과 비만	부상과 폭력
흡연	환경의 질
약물남용	예방접종
책임 있는 성	보건의료 접근성

자료: Healthy People 2010에 관한 추가 정보
http://www.healthypeople.gov/LHI/lhiwhat.htm

건강(wellness)과 소비자

대중은 자신의 건강과 안녕을 위해 보다 많은 책임을 갖지만, 누구나가 자가개선(self-improvement) 또는 개인적 책임의 필요를 부담하거나 부담할 수 있는 것은 아니다. 기술은 많은 사람들에게 정보에 대한 접근성을 증대시키기는 하였지만, 대중이 일단 얻어진 정보를 가지고 무엇을 할 것인가? 사회경제적 지위나 언어적 장애의 차이는 이해의 부족을 가져오고 종종 특정 집단들에 대해 보건의료서비스에 대한 접근성 부족을 가져왔다. 이러한 집단들에 관련된 일을 하는 보건의료 관리자들은 문화나 사회경제적 지위의 차이가 건강과 안녕에 영향을 미친다는 점에 유의하여야 한다. 한 인구집단이나 문화에서 작동하는 건강과 안녕 증진을 위한 전략들이 다른 집단들에서는 작동하지 않을 수도 있다. (트위터나 마이스페이스, 싸이월드, 페이스북과 같은)소셜네트워크 사이트를 통하거나, (Microsoft의 HealthVault, Google Health 등과 같은) 인터넷이나 개인건강기록에 의한 건강정보 전파는 특정 집단이나 연령 집단들에게는 효과적일 수 있는데, 다른 집단이나 연령 집단들에게는 텔레비전 광고, 전화통화, 개인적 접촉이 더 나은 기술일 수 있다. 소비자주도 보건의료는 대상 집단의 문화와 전통적 관점과 방법을 고려하는 건강과 wellness 선택을 포함하여 적합한 맞춤제공을 추구한다.

건강정보기술은 의료와 보건이 제공되는 방법을 변화시켰다. 건강정보기술(HIT)은 보건의료정보의 컴퓨터 기반 저장, 사용, 검색과 공유, 데이터와 의사소통을 위한 지식, 그리고 의사결정 목적으로 정의될 수 있다(Cohen and Stussman, 2009). HIT의 예들은 전자의무 또는 건강기록(EMRs/EHRs), 개인건강기록(PHRs), 건강네트워크(PatientsLikeMe), 소셜네트워크 사이트, 원격통신(iPhone, Blackberry), 개인자료저장장치(PDAs, eBook, iPad) 등을 포함한다.

Cohen and Stussman(2010)에 의한 미국의 18−64세 남녀들의 건강정보기술 이용에 관한 한 보고서는 미국 성인의 74%가 인터넷을 이용하고, 61%는 건강 및 의료정보를 검색하기 위해 인터넷을 이용하고 있음을 지적하였다. Co−

hen and Stussman 보고서는 2009년 1월부터 6월까지의 국가건강면접조사(NHIS)에서의 잠정 추계에 기반한 것이다. 추가적인 결과는 다음과 같다.

- 성인의 49%가 의료적 증세나 문제에 관한 구체적인 정보를 얻기 위해 웹사이트에 접근한다.
- 18-49세 성인들이 그 이상 연령의 성인들보다 HIT를 더 많이 이용한다.
- 18-64세 인구에서, 여성이 남성보다 더 인터넷에서 건강정보를 찾고(58.0% 대 43.4%), 인터넷에서 처방 갱신을 요청하며(6.6% 대 5.3%), 이메일을 이용하여 보건의료 제공자와 연락한다(5.6% 대 4.2%).

이것은 보건의료 전문가들과 관리자들에게 어떠한 의미를 갖는가? 건강정보기술은 건강정보에 접근하고 보건 제공자들과 소통하기 위하여 더 많은 성인들에 의해 이용되고 있다. 건강정보기술과 원격의사소통을 자신들의 업무와 보건의료제공에 채택하고 있는 보건의료 관리자들은 소비자들, 특히 보다 젊은 세대와 기술적으로 정통한 사람들에게 호소력을 높일 것이다.

소셜네트워크 사이트와 보건관리

소셜 네트워킹은 일상적인 용어가 되었고 많은 사람들에게 흔한 의사소통 방법이 되었다. 사회적 네트워킹은 **소셜네트워크 사이트들**(SNS)을 통해서 이루어지고, 이는 개인들이 (1) 제한된 시스템 내에서 대중이나 대중에 준하는 프로파일을 구성하고, (2) 다른 이용자들을 공통의 연결 대상자들 명단으로 구분해 주며, (3) 자신들의 연결 명단과 그 시스템 안에서 다른 사람들에 의해 만들어진 명단을 보거나 둘러볼 수 있도록 허용하는 웹기반 서비스로 정의된다(Boyd & Ellison, 2007). (하나의 관계의 시작이나 만남 장소를 의미하는) 사회적 네트워킹이 이러한 사이트들에서 일어나기는 하지만, 대개는 그것이 이 사이트들의 일차적인 초점은 아니고, 이용자들로 하여금 말로 표현하고 타인들에게 보여지고 표현되는 소셜네트워크를 만들어 주는 매개체를 제공하는 것이다(Boyd & Ellison, 2007). 이미 대규모 SNS의 많은 이용자들은 이미 확대된 소셜네트워크를 갖고 있으며 이 사이트들을 자신들의 기존 네트워크 안에서 의사소통을 확장하는 수단으로 이용한다.

소셜네트워크 사이트들은 개인들에 의하여 공통의 관심이나 언어, 정치적 또는 종교적 관점, 인종적, 성적, 민족적 또는 국적에 기반한 정체성을 토대로 타인들과 연결하기 위하여 이용되고 있다(Boyd & Ellison, 2007; Stewart, 2009). 사이트들은 그들이 다양한 청중들에게 부응하는 정도 또는 그들이 어떻게 새로운 정보와 의사소통 도구(예: 블로그, 이동전화 연결 능력, 사진공유 등)를 통합하는가에 따라 변화할 수 있다. 소셜네트워크 사이트들은 배타적인 미국 기반의 현상은 아니다. 그들은 Friendstar(태평양 도서들), Orkut(브라질과 인도), Mixi(일본), LunarStorm(스웨덴), Hi5(라틴아메리카 작은 국가들, 남아메리카, 유럽), 그리고 Bebo(영국, 뉴질랜드, 호주) 등과 같이 전세계적으로 인기를 얻고 있다(Boyd & Ellison, 2007).

이것이 소비자주도 보건의료와 보건의료 관리자들에게 무엇을 의미하는가? 소셜네트워크들은 건강과 안녕 문제에 대한 대중적 의식을 증대시키는데 기여하였고 많은 수의 사람들에게 정보를 퍼뜨리는 매체로 이용되었다.

사회적 마케팅은 공공부문에서 핵심 이슈들과 발의를 사람들의 필요와 맞춤으로써 정책과 정부 이슈들에 대한 대중의 관심을 이끌어내는데 이용되었다(Stewart, 2009). 사회적 마케팅기술을, 사람들의 이해와 필요를 강조하면서, 그리고 이 이해를 정책적 개입의 설계에 이용하면서, 보건의료에 적용하는 것은 소비자주도의 보건의료시장에 호소하기 위해 좋은 전략일 수 있다(Stewart, 2009).

사회적 마케팅의 한 사례는 건강소셜네트워크 사이트들과 개인건강기록(PHRs)의 인기에서 보여질 수 있다. 건강소셜네트워크들은 이용자들을 루게릭병(PatientsLikeMe)이나 유전학(23andMe)과 같이 평범한 건강 또는 의료 주제나 영역들에 연결해 주는 한 가지 형태의 소셜네트워크이다. 건강소셜네트워크 이용자들은 평범한 개인적 경험, 공유하는 건강정보, 블로그, 또는 공유된 동지애를 통해 함께 연결되어질 수 있다.

건강네트워크들과 개인건강추적은 나이키사가 2008년 4월 Nike+웹사이트를 도입하고, 그 웹사이트를 통해 런닝화에 센서를 넣어 그 성과를 모니터하여 피트니스자료를 수집하고 전송하는 운동화의 이용에 의해 대중화되었다. 그 자료는 iPad에 의해 Nike+웹사이트(http://nike-running.nike.com)에 올려질 수 있었다(Stewart, 2009). 다른 많은 사이트들이 조깅경로 제공, 정보공유, DailyStrength(지원집단)와 Organized-Wisdom(정확한 건강정보와 소비자들의 연결)과 같이 특정 보건활동이나 상황 주변에 초점을 둔 지원집단의 구축은 물론 심장, 피트니스, 건강데이터를 추적하고 모니터하기 위하여 등장하였다(Stewart, 2009). PatientLikeMe는 ALS를 중심으로 한 네트워크로 만들어졌고 19개 질병 상태와 행동 질환들로 확대되었다. Patients-LikeMe와 MediHelp, CureTogether와 같은 다른 사이트들은 모든 소셜네트워크에 이용자들이 사이트에 관하여 다른 사람들과 공유하기 위하여 수작업으로 건강정보와(치료의 용량이나 부작용과 같은) 상세한 정보기본 치료정보를 입력할 수 있는 단순화된 데이터 입력양식을 더한 기본정보를 이용한다. 이런 방법으로, 이용자들은 비슷한 상황과 질병 단계들에서 남들에게 작동하는 것이 무엇이고 작동하지 않는 것이 무엇인지 알 수 있다(Stewart, 2009). 건강소셜네트워크들에는 PatientsLikeMe(http://www.patientslikeme.com), CureTogether(http://www.curetogether.com), 23andMe(http://www.23andme.com)가 포함된다.

전자의무기록

전자의무기록(EMR/EHR)과 개인건강기록(PHR)

가장 흔한 형태의 건강정보기술(HIT) 중 하나는 전자건강기록이다(Robert Wood Johnson Foundation, 2008). **전자건강기록**(EHR)과 전자의무기록(EMR)이라는 용어는 전자적으로 저장되고, 이용되고, 검색되고, 공유되는 건강 또는 의료정보를 기술하기 위하여 이용되었다. 건강정보관리시스템협회(HIMSS)는 전자건강기록을 다음과 같이 정의한다.

> 환자건강정보에 대한 종합적인 전자기록은 어떤 진료제공 상황에서 하나 이상의 만남에 의하여 생산된다. 이 정보에는 환자의 인구학적 요인, 진행기록, 문제, 투약, 생체징후, 과거의료이력, 예방접종, 임상검사자료, 방사선과적 보고를 포함한다(Allan & Englebright, 2000).

전자의무기록은(의원, 병원, 진료소와 같은) 보건의료기관에 의하여 그 시설에서 그 시점에 제공된 의료서비스의 기록으로 개발되고 유지된 것이다. 그것은 모든 장소와 시간에 한 개인에게 제공된 모든 의료의 완전한 기록은 아니다(Allan & Englebright, 2000).

의무기록은 애초에 의사들에 의하여 환자 만남에 관한 정보의 기록과 저장의 수단으로서 설계된 것이다. 그것은 의사들의 필요를 충족시키는 것을 전제로 설계되었고, 환자들이 중요하게 생각하는 것보다는 의사들에게 중요하다고 판단되는 정보를 담고 있다(Robert Wood Johnson Foundation, 2010). 최초의 EHRs는 1960년대에 나왔으나, 최근판의 EHR은 대부분 COSTAR(하버드대학에서 개발된 Computer Stored Ambulatory Record), HELP(유타대학교 말일성도병원에서 개발된 Health Evaluation through Logical Process), CHCS(국방부의 Composite Health Care System), DHCP(재향군인회의 De-Centralized Hospital Computer)와 같은 임상진료프로젝트에 기초한 것들이다(Allan & Englebright, 2000).

건강정보기술이 좀 더 보편화되면서, 의무기록은 디지털화되기 시작하였고 정보는 의사, 간호사, 병원직원들이 이용할 수 있도록 전자파일들로 옮겨졌다. 전자의무기록의 혜택은 더 큰 저장용량(전자와 서류파일), 환자들이 자신들의 기록을 볼 수 있도록 하는 좀 더 간편한 접근성(인트라넷이나 온라인 웹포털을 통한), 그리고 좀 더 쉬운 기록의 이동성과 자료공유(HIPAA 기준에 따라)를 포함한다(Robert Wood Johnson Foundation, 2010). EMR 웹포털은 조직의 인트라넷을 통하여 접속되거나 미리 정해진 비밀번호와 접근프로토콜을 이용한 온라인 웹포털을 통해 외부로부터 접속할 수 있다. 전자 의무기록과 건강기록 조직의 웹포털을 경유한 개인건강정보에 대한 접근이 증가함에 따라 개인들은 접속 가능한 개인건강정보를 갖고 있다는 것의 가치를 깨닫기 시작하였다.

개인건강기록(PHR)

건강정보기술의 이용과 인터넷 접속이 미국의 소비자들과 보건의료 전문가들에게 유행하게 되면서, 그러한 건강정보에 대한 접근이 소비자들 자신의 개인적 안녕을 위한 노력을 지원하고 보건의료 의사결정에 대한 개인의 책임성을 증대시키는데 기여하였다는 것이 명백해졌다(Robert Wood Johnson Foundation, 2010). 소비자들은 그들이 왜 건강선택을 할 때 귀중한 것으로 보이는 다른 정보들과 함께 자신들의 의료정보를 볼 수 없는지 의문을 품기 시작하였다.

체중이나 운동효과, 만성질환의 모니터링, 또는 개인적 안녕의 주도와 같이 그들이 중요하다고 생각하는 영역에서 자신들의 의료 또는 건강정보를 이용하는 옵션은 **개인건강기록** 또는 PHR의 발전을 이끌었다.

PHRs는 개인건강정보를 위한 전자 웹기반의 보고인데, 전자건강기록은 병원이나 보건의료 조직의 데이터베이스에 있게 된다. PHRs를 가지고, 소비자들은 어떤 건강정보가, 어디에서 제공되고 누가 그것에 접근할 것인지를 결정한다(Stewart, 2009). PHRs는 기관들로부터 독립적으로 또는 연계되어 존재한다(Robert Wood Johnson Foundation, 2010).

일부 대형 보건의료 기관들은 기본적 전자의무기록에 건강과 개인건강관리 옵션들을 더한 기본적 형태를 포함하는 연계적 PHR로 통합시키는 방향으로 변화하여 왔다(Stewart, 2009). 예를 들어, 카이저퍼머넌트는 검사결과, 의사와의 이메일 연락, 처방리필, 일정잡기 옵션, 식사나 운동과 같은 개인정보 확인 등에 접근하여 의료 이력 측면들을 통합하는 구속적 PHR을 출범시켰다(Stewart, 2009).

독립적 PHRs는 자신들의 정보를 연계적 시스템에 직접 연결하기보다는 다양한 환자 자료원들로부터 추출해 낸다. 독립적 PHRs의 사례들로는 Dossia, WebMD, Revolution Health, Google Health, Microsoft's HealthVault 등이 있다. 독립적 PHRs는 소비자들이 건강정보에 수동적으로 들어갈 것을 요하지만, Dossia 이용자들에게는 보험청구, 임상검사, 의사의 의무기록들을 개방형 기반인 Indivo를 이용하여 정보에 자동적으로 통합하는 옵션이 있다(Stewart, 2009).

PHRs와 전자의무기록(EMRs) 또는 건강기록 간의 약간 차이점은 프라이버시 관심, 기록 도안, 유지책임, 개발 이유, PHR이나 EMR 시스템을 통한 이동 및 과업완수 능력 등이다. 일부 PHRs는 시스템 내에서 건강정보와 일부 제한된 메시지 전달을 위한 접근을 제공하지만, 무슨 정보를 어디에서 접근하고 소통할 수 있는지는 제한이 된다(Robert Wood Johnson Foundation, 2010).

건강정보기술, 즉 개인건강기록의 확대와 전면적인 도입에는 약간의 장애요인들이 있다. Robert Wood Johnson Foundation의 Project HealthDesign과 개인건강기록에 관한 연구(2010)에서 체계적인 장애요인들로 (1) 현재 헬스케어 시스템의 분절화된 상태; (2) 보건의료 데이터의 다양성; (3) 건강 데이터의 공유와 관련된 시행간, 기술적 어려움; (4) 현행 상환제도 등이 있는 것으로 밝혀졌다(Robert Wood Johnson Foundation, 2010).

미국 헬스케어 시스템에서, 특히 전자건강기록과 HIT의 조정된 이용의 부족은 PHR의 수용과 이용을 방해하는 한 영역이다. 미국의 보건제공자들에게 전자건강(의무)기록이 어떻게 널리 이용되도록 할 것인가? "Health Information Technology in the United States: Where We Stand, 2008"에 관한 Robert Wood Johnson Foundation의 보고서는 다음과 같은 흥미로운 결과를 내놓았다.

- 2006년 이후 13% 이상의 의사들이 전자건강기록(EHR)을 이용하고 있었다.
- EHRs 이용자와 비이용자들 간에 유의할만한 질적인 차이는 없었다.
- 취약계층에 대한 보건의료 제공자들은 다른 제공자들보다 EHR을 덜 이용하는 경향이 있었다.
- 많은 선진국가들은 EHR 이용에서 미국보다 앞서 가고 있고 일부는 EHR의 전면 채택을 향해 나아가고 있다.

의사들이 EHR을 전면적으로 이용하는데 있어 일차적인 제약의 하나는 비용이다. 의사 1인당 진료를 위해 EHR 설치비용 추계액은 $60,000이다(Robert Wood Johnson Foundation, 2010).

또 다른 관심 영역은 보건의료제공자들이 자신들의 서비스에 대해 어떻게 비용을 상환받을 것인가에 관계된다. 현행 제도하에서 온라인 자문은 상환 대상이 아니다. 성과연동지불제(pay-for-performance)는 진료실 방문, 환자치료 활동 등과 같은 상환받는 특정 행위들의 세분화한 체계에 기여하였고, 온라인과 같이 현재의 규제 내에서 적합하지 않은 전통적인 형태가 아닌 자문이나 진료를 하도록 하는데 기여하였다. Project HealthDesign에 대한 국가자문위원장인 Paul Tang, MD는 다음과 같이 지적하였다.

> 온라인 형태로 자문을 하는 것은 오늘날에는 상환할 수 없다 … 심지어 그것이 누군가에게 조기에 대응하였기 때문에 합병증을 예방하더라도, 그리고 훨씬 더 비싼 진료실 방문을 사전에 예방하더라도 … 현행 상환제도의 한계점들은 환자에 대한 이러한 효과적인 역량강화 도구를 이용하려는 의욕을 저해한다(Robert Wood Johnson Foundation, 2010).

프라이버시는 또한 PHR 틀에서 개인건강정보 이용에 대한 관심사의 하나일 수 있다. 보건의료제공자들의 영역하에 있지 않은 웹기반 응용프로그램들은 소비자들과 정책가, 소비자옹호자들에 의해 프라이버시 문제를 제기하였다. Health Insurance Portability and Accountability Act(HIPAA)는(건강정보를 전자적으로 전송하는 보건의료제공자들, 건강보험, 보건의료 clearing-houses 등) "covered entities"에 의해 이용되는 건강정보를 규제하고 보호한다(Stewart, 2009). PHRs는 HIPAA 프라이버시 규제의 적용을 받지는 않고, 최근 이러한 형태의 개인건강정보를 모니터하고 보호하는 아무런 법규도 없다. Google Health와 Microsoft's HealthVault 같은 PHRs 판매자들이 현행 프라이버시 법규들에 자발적으로 따라 왔지만, 자신들의 프라이버시가 침해되거나 방해받았다고 느끼는 소비자들을 위해 법적 청구가 전혀 없다(Cushman, n.d.; Robert Wood Johnson Foundation, 2010).

현재의 PHRs와 건강네트워크 사이트 이용자들은 자신들의 사적인 건강정보에 접근하는데 신중을 기하여야 한다. "사적"이란 더 이상 이러한 환경하에서 기밀과 동의어는 아닐 것이다(Stewart, 2009). 온라인 뱅킹이나 트위터, 페이스북과 같은 소셜네트워크에 익숙한 소비자들은 현재 가용한 프라이버시의 수준에 민감하다. 그러나 누가 개인건강정보에 접근할 것인가, 그 정보를 가지고 무엇을 할 수 있는가 등 개인건강정보에 대해 신중을 기하는 것은 현재에도 사용 가능한 보다 강력한 정보관리체계와 프라이버시를 수반할 것이다. 소비자들과 이러한 유형의 틀(platform)을 이용하는 직원들을 감독하는 보건의료 관리자들에 대한 자문은 이용자들에게 그들이 무엇을 공유하고 무엇을 비공개로 둘 것인지 재고하는데 주의를 주는 것이다.

소매의료

핵심 개념들

소매의료는 "소매 환경" 또는 병원이 아닌, 비전통적인 의료환경에서 제공되는 보건의료서비스로 기술되어 왔다(Nash, Jacoby, and Murtha, 2008). 소매의료의 사례들에는 가벼운 응급보건의료 진료소, **편의진료소**, 라식센터, 치과진료소, 성형서비스를 포함한다(Hilgers, 2005). 소비자를 서비스 소비자로 강조하는 것은 보건의료환경을 보건의료서비스 제공에 대해 좀 더 시장 기반의, 판매 지향적 접근 쪽으로 변화시켰다.

사람들의 삶은 좀 더 복잡해졌다. 많은 사람들이 자신들이 부모, 자식, 배우자, 고용주, 피고용자, 피보호자, 학생, 친구, 동료, 또는 기대가 높아지고 요구가 증가하는 전문가 등과 같이 복합적인 역할들에 빠뜨리고 있음을 발견한다. 정보에 대한 접근, 지식, 매체들을 통한 소통, 인터넷, 사회적 네트워킹, 개인적 접촉의 증가는 사람들에게 어떤 보건서비스를 이용할 수 있는지 무엇을 기대하는지에 대하여 좀 더 민감하게 하고 복잡하게 인식하게 만드는 원인이 되었다. 실시간 메시지 전달, PDAs, 휴대전화, 이메일의 이용은 많은 미국인들의 생활양식이 되었다.

보건의료 소비자들은 보건서비스가 필요할 때, 쉽게 접근할 수 있는 장소에서, 최신 치료와 진단 처치를 하는 보건의료 전문가들로부터, 비용 효과적으로 언제든지 즉각적으로 이용할 수 있기를 기대한다. 많은 소비자들은 귀의 감염, 요도감염, 인플루엔자와 같이 생명에 그리 위협적이지 않은 많은 건강상태들에 대해서는 기본적인 이해를 갖고 있다. 자신들의 삶의 속도와 스트레스가 증가하면서 이러한 일상적 건강 관심사들에 대한 신속한 접근이 시장의 요구가 되었다. Hilgers(2005)는 일반적으로 소매의료와 보건서비스들은 적어도 다음과 같은 특성들을 갖는다고 지적하였다. (1) 가격경쟁과 비용－효과성에 대한 마케팅의 강조; (2) 다양한 유형의 매체들을 이용한 대량 마케팅 기술; (3) 보다 큰 다양한 상태의 조직들을 통한 건강서비스기관; (4) 생명에 위협적이거나 심각한 것으로 보이지 않는 건강필요의 목표 설정. 소비자 기대가 지속적으로 상승하면서, 서비스 제공자들 －특히 보건의료 관련 서비스들을 제공하는 사람들－ 은 자신들의 소비자 기반의 요구에 적응하여야만 한다. 소매의료는 보건서비스에 대한 소비자 요구를 확대하는 답의 하나이다.

현장 사례: PHRs에 대한 마이크로소프트와 구글의 투자

소비자주도 보건의료운동은 소비자들이 건강필요와 기대에 좀 더 민감하게 하는 원인이 되었다. 소비자들은 자신들의 건강과 wellness에 대하여 더 많은 책임감을 갖도록 하고 (CureTogether와 같은) 건강네트워크 사이트들과(Google Health, Microsoft's HealthVault 같은) 개인건강기록들이 이 벤처에서 그들을 돕도록 하고 있다(Froomkin, 2008; Robert Wood Johnson Foundation, 2010; Stewart, 2009).

마이크로소프트와 구글은 개인건강기록(PHRs)의 2대 판매자이다. 개인건강기록은 보건의료 시설이나 제공자가 아닌, 환자에 의해서 소유되고 통제되는 개인적인 건강기록이다(Stewart, 2009). 환자는 그 정보에 무엇이 포함되고 누가 접근권을 가질 것인지 결정한다. PHRs는 대개 웹기반이고 Google Health와 Microsoft's HealthVault와 같은 PHR 플랫폼을 제공하는 보건 관련 웹사이트에 저장된다.

Google Health는 보건의료 옹호집단들, 보건 제공자들, 규제자들의 협동에 의해 개발된 표준화된 유형의 건강기록인 Continuity of Care(CCR) 기록을 이용한다. 이러한 유형의 건강기록을 선택함으로써, Google Health는 포함된 정보가 이용자들에게 귀중하고 보건의료 제공자들은 자신의 환자들이 자신들을 따르기를 희망하는 것을 기대한다. 정보는 수작업으로 입력되거나 An Vita Health, Inc., Medi Connect와 같은 협력원의 수치들로부터 가져올 수 있다(Stewart, 2009). PHRs의 주된 장점의 하나는 당신의 기록이 의사나 직원, 건강보험을 변경하더라도 당신에게 있다는 점이다.

구글이 2006년에 PHRs로 벤처를 시작하고 2008년 2월 Google Health의 출현을 발표한 반면, Microsoft는 Johnson & Johnson과 미국심장협회 등 40개의 보건의료 조직들과 연대하여 2007년 10월에 HealthVault PHR 애플리케이션을 발표했다(Anonymous, 2008; McBride, 2008; Stewart, 2009). HealthVault's PHR 플랫폼은 대용량의 정보와 보건 관련 업무처리를 수용할 필요에 기반하고 있다. HealthVault는 Windows LiveID를 통하여 접근하고 "Live Health Search"를 통한 추가적인 검색능력을 갖고 있다. HealthVault의 다른 흥미로운 점은 혈당 모니터, 심박동 모니터, 화장실 척도, 50 Wi-Fi와 블루투스 가능 기기 등과 같은 개인 기기와 의료 기기로부터 정보를 올릴 수 있다는 것이다(Stewart, 2009).

Google Health나 Microsoft HealthVault 모두 부가적인 보건진료소, 약국 및(Cleveland Clinic, CVS 약국, Quest Diagnostics 등과 같은) 다른 보건 관련 집단들과 연대하여 왔다(McBride, 2008; Robert Wood Johnson Foundation, 2010). Google Health와 Microsoft HealthVault가 최근의 건강정보 프라이버시 기준에 자발적으로 따르려고 하는 반면, HIPAA 규제는 이러한 PHR 사이트들에 저장된 건강정보에까지 미치지 못하고 있어서, 소비자들은 자신들의 개인건강정보에 무엇을 올릴 것인지 누가 접근권을 가질 것인지에 대하여 신중하게 이용하여야 한다.

소매의료의 선택과 도전들

편의진료소(CCC)

생명에 위협적이지 않은 질환들에 대한 진단과 치료 요구에 응하는 소매의료의 한 가지 형태는 종종 가벼운 응급진료소, "doc－in－a－box", 긴급의료진료소, 또는 편의진료소로 불리기도 하는 소매 보건의료진료소이다. 이러한 진료소들은 소매 아웃렛이나 쇼핑몰과 같이 인구밀집 지역에 위치하는 경향이 있다. 그것들은 약국들이나 월마트, Target, CVS, Walgreens와 같은 대형 체인점이나 소매점들과 연합하기도 한다. 이러한 형태의 의원은 월마트나 Target, 기타 대형 소매점들의 내부에 있어서 보건의료의 접근성이 높기 때문에 "월마트의료"라고도 불렸다. 편의진료소, 가벼운 의료 및 응급진료소, 그리고 그들의 상위 조직들은 Nash 등(2008)에 의하여 지적된 대형 복합적 조직을 통한 보건서비스기관, 생명에 위협적이지 않은 필요에 대한 목표 설정, 그것들이 들어서 있는 점토들에 빈번히 출입하는 소비자들을 목표로 하는 대량 마케팅 기술의 이용, 일반적으로 보험의 적용을 받지 않는 것과 같은 몇 가지 특성들을 보여준다.

이러한 소매진료소 또는 편의진료소들은 가벼운 목의 통증이나 귀의 감염으로부터 독감주사, 예방접종, 건강진단과 같은 예방서비스들에 이르는 제한된 범위의 서비스에 대해 예약 없이 제공한다(Nash, Jacoby, and Murtha, 2008). 그 진료소들에는 대개 진료간호사(NPs)나 의사보조(PAs)와 같은 보건진료 전문가들이 근무한다.

많은 편의진료소들이 **편의진료협회**(Convenient Care Association, CCA)의 회원이다. CCA는 소매 환경에 있으면서 접근성 높고, 비용－효과적이며, 양질의 보건서비스를 제공하는 보건의료기관이나 기업의 한 조직이다(Convenient Care Association, 2008). CCA의 행정관리는 비영리공중보건기관인 공중보건관리협회(Public Health Management Corporation, PHMC)에서 담당한다.

최초의 편의진료소는 2000년도에 미니아폴리스에서 문을 열었고, St. Paul, Minnesota, QuickMedX에 의해 운영되었다. 그 서비스는 현금으로만 운영되는 극소수의 질환들에 제한되어 있었다(Convenient Care Association, 2008). 2008년까지 CCA 회원진료소는 32개 주에서 거의 1,200개로 증가하였다. 2008년에 편의진료소의 95%가 CCA 회원이었고(Convenient Care Association, 2008), 350만 명 이상의 환자들을 진료하였다(Convenient Care Association, 2008; Nash, Jacoby, and Murtha, 2008).

그들의 인기가 올라감에도 불구하고, "소비자들에게는 편의진료가 양질의 진료인가, 내가 받는 진료가 산업표준의 질에 이르는 것인지 어떻게 알 수 있는가?"와 같은 의문이 남아 있었다. 일부 보건의료 전문가들과 기관들은 소매와 편의진료소에서 제공되는 진료의 질에 의문을 제기하였고 진료 측면에서 쟁점으로 생각하고 있다(Nash, Jacoby, and Murtha, 2008). 다른 전통적 기반의 의료인력들과 기관들은 소매의료의 자극을 (병원과 의원에 기반을 두고 있는)전통적인 의료의 시술과 서비스를 배제함으로써 보건의료의 질과 안전을 위협하는 것으로 보고 있다. 편의진료협회는 회원진료소들에게 자신들의 보건의료 의사결정을 가지고 진료 제공자들을 보조하는데 있어 보건의료 질과 안전을 위한 국가 지침과 기준을 충족할 것을 요구하고 있다(Convenient Care Association, 2008; Nash, Jacoby, and Murtha, 2008).

보충, 통합, 대체의료

보충 및 대체의료(CAM)란 전통적인 서구의료 또는 표준의료의 한 부분으로 간주되지 않는 보건 및 의료 시술을 의미한다. 전통의료 또는 "표준의료"는 의사(MD) 또는 접골요법의(DO)에 의하여 시술되는 의료(전통의료) 또는 등록간호사나 물리치료사와 같은 관련 보건전문가들에 의해 시술되는 의료(표준의료)로 정의된다(MD Anderson Cancer Center, 2009; Medline Plus, 2009). 전통의료에 대한 다른 용어들은 서구의료, 주류의료, 또는 대증요법 등이다(MD Anderson Cancer Center, 2009). 대체의료는 "질병을 치료하거나 호전시키는데 이용되는 전통적 의료를 대신하는 치료 선택들"에 관계된다(MD Anderson Cancer Center, 2009). 보충의료는 "보충"하거나 서구의료나 대증요법적 치료에 추가적으로 이용되는 치료법이나 시술들이다(MD Anderson Cancer Center, 2009; Medline Plus, 2009). CAM 치료법들은 정신−신체개입(예를 들어, 명상, 기도, 음악치료), 생물학적 토대를 갖는 약초치료(약초의료요법), 손으로 제공하는 치료와 신체 기반의 요법들(마사지, 반사학), 또는 에너지요법(Reiki, 기공, Therapeutic Touch) 등을 포함한다(MD Anderson Cancer Center, 2009).

사회경제적 지위의 변화와 보험 적용의 변화와 복합되어 있는 보건의료의 소비자주의 운동은 소매의료와 보충, 대체의료의 선택들에 대한 수요를 증가시켰다(Hilgers, 2005; Wolsko *et al.*, 2000). 소비자들이 보충 및 대체의료의 이용을 선택하는 이유에는 전통의료에 의한 치료의 경제성과 좋지 않은 결과, 전통적인 서구의료 시술자들에 대한 부정적인 경험, 약물치료로 인한 불쾌한 부작용, 전통적인 서구의료 선택과 맞지 않은 보건의료에 대한 개인적 견해와 인식 등이 포함된다(Barnett, 2007).

도우미서비스(Concierge Medicine)[4]와 국제경쟁

도우미서비스(concierge care)는 부유층과 중상층의 요구에 부합하는 의료제공의 부가적인 형태이다. 맞춤형 급여를 갖는 특별한 보건서비스에 대해 지불할 능력이 있는 소비자들은 다른 형태의 전통적, 대체, 소매의료에 도우미서비스를 선택할 수 있다. 수술시 타의사의 소견(second opinion), 진료의뢰서(precertification), 장기간 대기명단 등은 부유층이 편의성과 즉각적인 접근을 위해 도우미서비스를 선택하고 경우에 따라서는 다른 나라에서 치료받는 이유이다.

Concierge care는 보험상환에 종속되지 않고, 소비자들은 맞춤형 보건의료서비스를 위해 개인당 $1,500 또는 부부당 $20,000까지 지불할 수 있다. 제공되는 서비스에는 같은 날 예약, 방문진료, 응급실에 제공자 동반, 호출기나 휴

4) 역주: 도우미서비스로 우리나라에서는 차움 회원들에게 적용되는 사례가 있다. 이 서비스는 각 회원들에게 간호사로 건강자문인을 배정하여 의료이용의 모든 편의를 제공하는 것이다.

대전화를 이용한 일과 후 접근성 등이 포함된다. 이 추가비용은 보험사에서 설계된 본인부담이나 공제액에 부가된다(Nash *et al.*, 2008). 도우미서비스의 개념은 또한 보건의료 제공자와(많은 경우 미국에서 훈련된) 의사들이 지정된 수가 구조로 다른 국가에서 전문 서비스를 제공하는 곳 어디에서나 세계적으로 확대되었다. 외과적 처치, 방사선종양치료, 성형재건, 출산클리닉은 이러한 보건임상가들에 의해 제공되는 일부 서비스들이다. 서구의 전통요법이나 서구 이외의 대체요법은 애리조나, 일리노이 등 전국적으로 위치하고, 그것들을 기꺼이 이용할 의사가 있는 사람들을 위해 전세계적으로 퍼져 있다. 언제나 고가 의료서비스의 도우미서비스 거래가 있었지만, 최근에는 보건의료에 대한 좀 더 소비자 기반의 접근을 위한 경향이 지적 수준이 높고 정보를 많이 갖고 있으며, 재정적으로 건전한 대중들의 실제 또는 인지된 필요를 충족시키는 데 특별한 시장의 잠재력을 증대시키고 있다.

보건의료에서 윤리적 문제들

핵심 개념들

보건의료 실태와 헬스케어 시스템은 근본적으로 보건의료 관리자들에게 윤리적 문제와 고려할 점들을 불러 일으킨다. 소비자주의와 자신들의 보건의료 의사결정에 대한 적극적인 참여자로서의 소비자들의 증대하는 요구는 윤리적 의사결정과 치료 선택 간의 논쟁의 원인이 될 수 있다. 누구나가 모든 치료 선택들에 대한 권리를 갖는가? 환자의 건강이나 안녕에 위험을 초래하더라도 항상 진실을 들려주어야 하는가? 보건의료 의사결정에서 자주 볼 수 있는 핵심적인 윤리 원칙들은 무엇이고, 그것들이 모든 조직과 산업들에서 동일한가? 이러한 질문들은 보건의료 환경에서 제기되는 윤리적 문제들의 일부이다.

이 절에서 우리는 보건의료에 내재된 윤리적 고려들, 특히 확장된 소비자 역할에 의해 영향을 받는 것들을 탐색하여 볼 것이다. 보건의료 환경에서 소비자들이 어떻게 윤리적 의사결정에 영향을 미치고 선택들이 양질의 환자진료에 영향을 미치는지 생각해 보자. 이것들이 향후 일이십년이 지나면 어떻게 윤리와 소비자주의 간의 관계를 변화시킬 것인가? 무엇이 변화하고 무엇이 그대로 남아 있을 것인가?

윤리는 역사적으로 시험, 비평, 논의의 주제였다. 소크라테스나 히포크라테스와 같은 지도적인 인물들은 윤리학, 논리학, 인간행동 연구에 내재되어 있는 공과와 논쟁들에 관하여 논쟁하였다. 과학과 의료가 발전하고 확대됨에 따라 사회적 의무와 행동, 도덕적 고려에 대한 새로운 관점들이 나오기 시작하였다. 전문가적 기준과 행동규약들이 전문가의 도덕성과 윤리적 행위를 위한 지침들로 개발되었다. 의료와 보건 분야들은 어떤 도덕적 윤리적 기대의 측면에서 조금 독특하다. 보건의료 전문가들은 남들에게 "자선을 행"(선행)하거나 또는 "해악을 끼치지 않는다"(비악행)는 보편적인 도덕적/윤리적 원칙들에 따를 것이 기대된다. 의사들에 의하여 행해지는 히포크라테스선서(OED, 1989f)는 악행을 행치 않는다는 원칙의 구체적 표현이고 의사들에게 자신들의 환자들과 전문영역 내의 타인들에게 "악을 행하지 않을" 것을 요구하지만, 전문가적 관계에서 정직의 원칙(진실 말하기)을 권고하는 것은 아니다(Beauchamp & Childress, 2009). 따라서 보건의료를 위한 많은 최초의 행위규약들은 해를 더해 가면서 사회적 견해와 기대들이 변화함에 따라 개정되어 왔다. 이 절에서 논의될 보건의료 관계들에 직접적으로 관계되는 핵심적 도덕적/윤리적 원칙들은 자율성의 존중, 프라이버시, 기밀유지, 충성, 진실성, 악행금지, 선행, 그리고 정의이다.

자율성

자율성은 자유의 추구 또는 자기 자신의 의지에 따라 행동하는 것과 관련된다(OED, 1989a). 개인적 자율성은, 개인, 조직, 기관, 또는 실체가 타인들에 의한 제한과 통제로부터 자유로운 자기규율이나 자기규제와 관련된다. 이것은 적절하게 이해하고 의미 있는 의사결정을 위해 필요한 정보에 대한 접근 능력을 포함한다(Beauchamp & Childress, 2009). 자율성과 자율성 존중에 관계된 윤리적 이론들은 대부분 자유(통제 요인 또는 영향력으로부터의 자유)와 기능(의도적 선택과 행위를 위한 역량)의 두 가지 주요 요인들을 둘러싸고 있다(Beauchamp & Childress, 2009). 그러므로 의사, 개인 또는 기관들이 자율성을 존중할 때, 그들은 개인적 견해를 가지고 있는 타인들의 권리를 존중하고 그들 자신의 가치, 신념, 도덕관 체계에 기초해 선택하는 것을 존중한다. 개인적 자율성에 대한 특별한 강조와 함께 하는 타인에 대한 존중은 환자의 권리장전과, 처치와 다른 보건 관련 선택들에 대한 정보가 제공된 의사결정권을 얻어내고, 이해하고, 의사결정(동의)을 하는 환자의 능력에 명시되어 있다.

자율성에서의 갈등은 능력, 정보가 제공된 동의, 또는(어떤 가족과 조직의 상황에서) 타인들에 대한 통제의 가정에 관련된 윤리적 딜레마에서 볼 수 있다. Beauchamp and Childress(2009)는 자율성의 존중이 그 가치와 의사결정권/남들의 능력에 대한 인식을 포함한다고 지적하였다. 그래서 자율성을 존중하지 않는다면 품위를 떨어뜨리거나, 무례하거나, 타인의 자율권에 대해 유의하지 않는 존중받지 못할 행동, 태도, 행위로 보여질 수 있다.

프라이버시

프라이버시의 원칙은 홀로 두거나 방해받지 않거나, 대중의 관심이나 침범으로부터 자유로울 권리나 선택과 관련된다(OED, 1989i). 보건과 의료에서의 프라이버시는 또한 타인들에 대한 침범으로부터의 자유, 특히 개인적 선택, 외부의 방해나 관찰로부터의 보호, 타인들에 의해 자신이 접근되지 않도록 분리되거나 격리될 정당한 기대와 관계된다(Beauchamp & Childress, 2009). 낙태아 가족계획, 자녀양육, 관계, 기타 개인적 선택의 영역 등과 같은, 프라이버시 이슈들은 수년 동안 보건의료 문제의 원인이 되어 왔다. 프라이버시에 대한 기대의 한 예는 정보의 보호와 피임에 대해 정부와 타인들로부터의 프라이버시 권리가 제기되었던, *Griswold v. Connecticut(1965)*에서 볼 수 있었다(Beauchamp & Childress, 2009).

보건의료에 관련된 다섯 가지의 프라이버시 유형들은 (1) 정보 프라이버시, (2) 신체 프라이버시, (3) 의사결정 프라이버시, (4) 재산 프라이버시, 그리고 (5) 관계 프라이버시 등이었다. 정보 프라이버시는 생명윤리와 특정 정보에 대한 접근권에서 강조된다. 신체 프라이버시는 물리적, 개인적 공간 문제와 관계된다. 의사결정 프라이버시는 개인적 선택과 의사결정에 관계된다. 재산 프라이버시는 "개개인의 재산상 이익"(Beauchamp & Childress, 2009)에 관계되고, 관계 프라이버시는 의사결정이 타인들과의 관계 속에서 이루어지는 친밀한 관계와 가족의 기대에 관계된다(Beauchamp & Childress, 2009). 보건의료에서 볼 수 있는 프라이버시와 프라이버시 관련 이슈들에 관한 갈등의 사례들은 개인이나, 허락되지 않은 개인정보에의 접근, 또는 존중의 결여, 친구나 배우자, 의사와 같은 친밀하고 긴밀한 관계 속에서의 개인적 의사결정에 관한 프라이버시 등을 포함한다.

기밀유지

기밀유지는 프라이버시 원칙들과 밀접하게 관련된다. 기밀유지라는 용어는 일부 프라이버시와 타인에게 전달되는 정보가 공표되지 않을 것을 기대하는 것으로 정의되었다(OED, 1989d). 그러므로 **기밀유지**란 본질적으로 남에 대한 신뢰 또는 비밀이나 사람들 간 사적 정보를 털어놓는 것과 관계된다. 기밀유지 개념에 내재되어 있는 것은 맡겨진 정보가 이해가 내재되어 있든 명시되어 있든 맡기는 자와 맡겨진 자 간에 비밀로 남아 있을 것이라는 것이고, 정보가 맡겨진 사람은 맡긴 사람의 허락 없이는 누구에게도 알리지 않을 것에 동의한다는 것이다(Beauchamp & Childress, 2009).

기밀유지의 파기와 프라이버시는 밀접하게 관련되어 있다. 이 둘 간의 일차적인 차이는 기밀유지의 파기가 비밀정보를 받은 개인(조직이나 기관)이 정보를 준 개인의 승인 없이 폭로(또는 보호에 실패)하였을 때 발생한다는 것이다(Beauchamp & Childress, 2009). 기밀유지의 이슈는 개인의 건강정보를 폭로할 때 발생하고 프라이버시 권리와 사적 건강정보의 기밀유지는 HIPAA에 의해 적용 대상 제공자들에 대한 규제를 통해 보호된다.

앞서 기술했듯이, HIPAA 요구는 전자건강기록(EHRs)과 개인건강기록(PHRs)의 이용을 통한 프라이버시와 기밀유지에 어떠한 영향을 미치지 않아야 된다는 것이 중요하다. 이미 언급했듯이, 전자건강기록은 HIPAA 규제하에 보호되는데 반해, 웹사이트, 소셜네트워크 집단, Microsoft's HealthVault나 Google Health 등에서 제공되는 개인건강정보는 그렇지 않다.

EHRs에 저장되어 있는 정보는 일반적으로 사적인 것이고 HIPAA 하에서 보호될 기밀로 간주될 수 있다. UCLA 의료원에 의해 사적 의료정보가 언론에 유출된 Farrah Fawcett과 Brittany Spears와 같은 경우가 항상 일어나는 일은 아닐 것이다(Dissent, 2008 in phiprivate.net; Silverman, 2009; UCLA Media Relation, 2008). 보건의료 정보의 프라이버시와 기밀유지(실제이든 가상이든)는 한 건강기록유지 형식 이용을 선택한 소비자(예를 들어, 개인과 집단)가 염려해야 할 일이다.

약속이행(Fidelity)

약속이행의 원칙은 성실하고, 충실하며, 정직하다는 개념을 나타낸다(OED, 1989e). 약속이행은 또한 명예선언을 지키려는 것과 관계된다. 보건의료에서, 약속이행은 전문가들이나 의사와 환자 사이와 같은 개인들 간의 관계에 속한다. 약속이 지켜지지 않거나 충성심이 분리되는 순간이 있을 때 갈등이 발생한다(Beauchamp & Childress, 2009). 전통적인 의사－환자 관계는 환자의 이익을 우선시 하는 경향이 있어서, 환자에게 최선의 이익이 무엇일까에 반대되는 행위들은 충성심의 갈등으로 해석될 수 있다. 보건의료 제공자나 관리자들은 다른 동료들, 기관들, 종교적 신념들, 연구재원 조달 기관, 또는 환자들에 대한 복합적인 신의에 관하여 충성심의 갈등에 봉착할 수 있다(Beauchamp & Childress, 2009).

진실성

진실성은 사실 말하기나 질적으로 정직한 것에 관련된다(OED, 1989j). 보건의료에서는 정보와 관계가 올바르고 정직할 것이라고 가정한다. Beauchamp and Childress(1989)는 보건의료에 직접 관계되는 진실성 개념에 내재된 세 가지 요소를 다음과 같이 밝히고 있다. (1) 타인들의 존중, (2) 충성, 약속이행, 계약, (3) 신뢰에 기반한 보건전문가와 환자관계. 보건의료 제공자와 환자들 간의 관계는 신뢰에 기초하고 제공자는 환자에게 최선의 이익을 기하도록 행동할 것이라는 가정에 기초한다. 이렇지 않을 경우, 환자－제공자 관계에서 충성 위반이 발생하여 보건의료 관리자 또는 감독자가 주의할 만한 더 큰 윤리적 상황으로 상승할 수 있다.

보건의료에서 가능한 진실성의 갈등 사례들에는 말기질병이나 죽음의 임박과 같은 환자에게 적절한 건강정보의 비폭로를 포함한다. 흥미롭게도 히포크라테스선서, 세계의사회의 제네바선언과 같은 많은 보건 관련 기준과 지침들이 전문가적 관계들에서 진실성을 권유하지 않는다(Beauchamp & Childress, 2009). 미국의학협회의 의료윤리 원칙들은 1980년까지 진실성이나 환자에게 사실말하기 원칙이 지지되지 않았고, 2001년 의사들이 모든 전문가적 교류와 상호 관계들에서 정직해야 한다고 주장하는 추가 개정판을 가지고 의사들이 "환자와 동료들에게 정직하게 대하도록"(Beauchamp & Childress, 2009) 권고되었다.

악행금지

악행금지는 "남들에게 해를 끼치지 않는" 의무와 관련된다(Beauchamp & Childress, 2009). 악행금지 의무는 남을 해칠 수 있는 행동이나 행위(또는 참여하지 않는 것)를 의도적으로 교정하는 것과 관계된다. 이것은 다른 사람을 해칠 위험에 두는 것은 물론 피해를 끼칠 가능성을 포함한다. 보건의료에서 볼 수 있는 한 예로 통증이나 고통을 주거나 품위를 떨어뜨리는 것이 아닐 수도 있다(Beauchamp & Childress, 2009). 부주의는 보건의료에서 볼 수 있는 악행금지의 침해 사례이다. 부주의는 주어진 보호나 치료의 결여 또는 전문 영역에서 기대되는 보호의 기준 이하의 보호나 치료이다(Beauchamp & Childress, 2009). 보건의료에서 자주 볼 수 있는 악행피하기의 원칙과 관련된 갈등은 생명을 유지하기 위해 이용되는 지지, 치료, 기술의 철회; 특별한(그리고 보통의) 의학적 치료; 그리고 안락사 등 종교적 신념과 전통에 관련되어 있다(Beauchamp & Childress, 2009).

선행

선행은 선행이 선한 일을 하고, 해를 예방하거나 제거하고, 친절하고 자비로운 자세로 행동하여야 한다는 의무에 관계된다는 점에서 악행금지 원칙과 밀접하게 관련되어 있다(OED, 1989b; Beauchamp and Childress, 2009). 악행금지와는 반대로, 선행은 행위에 대한 긍정적인 요건을 포함하고, 이에 따르지 않는데 대한 법적인 처벌 사유가 되지는 않고, 불편부당하게 따라야만 하는 것은 아니다(Beauchamp & Childress, 2009).

전문적 관계와 보건의료 관계에서 기대되는 선행의 세 가지 핵심 원칙들은 (1) 해악의 예방; (2) 해악의 제거; 그리고 (3) 선행의 증진과 행함이다. 보건의료는 본질적으로 개인들이 남들에 대해 도움을 주는 방법에서 치료방법 등을 선택하는데 "도움을 주는"[5] 전문직이다. 많은 보건의료 조직들은 인간의 상태에 대한 이타적인 접근에 기반을 두고 있다. 보건의료 전문가들과 관련되어 이용되었던 또 다른 선행 용어는 자비, 친절, 박애이다(Beauchamp & Childress, 2009).

정의(Justice)

옥스퍼드 온라인 영어사전은 **정의**를 공명정대한 행동, 성실, 도덕적 옳음과 이성을 포함하는 "(도덕적으로)공명정대하고 바른 상태의 속성"으로 정의한다. 정의와 관련된 다른 단어들은 올바름, 공정성, 옳음, 타당성 등이다. 정의는 많은 형태를 가질 수 있다. 분배적 정의는 사회에 의하여 정의된 바 공정하고 동등한 분배와 관련된다. 범죄학적 정의는 범죄적 행위에 대해 공정한 처벌을 가하는 것이고, 수정된 정의는 계약이나 의료과오 이슈들의 위반을 다룬다(Beauchamp & Childress, 2009). 보건의료 관계들에서 볼 수 있는 분배적 정의에 관계된 신념은 –필요, 노력, 기여, 공과 또는 자유시장 교환에 의한 분배– 동등한 몫의 개념이다(Beauchamp & Childress, 2009). 보건의료 격차, 치료 접근성, 그리고 동등한 고용기회는 보건의료에서 볼 수 있고 보건의료 관리자가 마주칠 수 있는 갈등의 사례들이다.

---

5) 역주: 따라서 의사는 환자대리인(patient advocate)로 불리운다.

임상생명윤리: 권리와 책임

생명윤리는 의료와 생물학에서 윤리적 문제와 행위에 관련된 분야이다(OED, 1989c). 생명윤리는 임상적 치료, 생애말기, 연구 관심과 상황 등 의료에서 찾아볼 수 있는 이슈들에 집중한다는 점에서 다른 형태의 윤리학과는 다르다. 임상생명윤리 분과와 문제들은 많은 대학들과 국내외적으로 정부기관들에서 찾아볼 수 있다. 국립보건원(National Institutes of Health)의 생명윤리과는 1966년에 설치되었고 보건정책, 인간대상연구, 그리고 유전학의 세 핵심 관심영역들로 나뉘어져 있다(National Institutes of Health, n.d.). 이 세 영역들에 대한 추가적인 정보는 http://www.bioethics.nih.gov/home/index.shtml에서 얻을 수 있다.

연구문제들과 연구대상자 보호

윤리적 문제들은 또한 보건의료에서 임상적 연구와 관계되어 있다. 연구설계와 인간 대상자의 참여 기준을 시술하기 위하여 연구 기준, 지침, 규제가 확립되었다. 특히 보건의료시설들에서 연구대상자의 참여와 관련하여, 생의학 및 행동임상연구는 연구윤리검토위원회(Institutional Review Boards, IRBs)와 연구대상자보호청(Office for Human Research Protection, OHRP)과 같은 정부기관들의 감독을 받는다.

연구윤리검토위원회(IRBs)는 자신들의 감독하에 수행되는 연구에 참여하는 대상자들의 윤리적 권리를 보호하기 위하여 기관에 의하여 설립된 관리기구이다(OHRP, Jurisdiction of the Institutional Review Board, n.d.). 연구윤리검토위원회는 연구도구에 대한 검토 능력을 갖추고, 연방 및 지역 기관약관에 구체화되어 있는 바와 같이 연구활동의 수정을 요구하거나 반박한다. 위원회는 제시되어 있는 임상적 상황이 사람을 대상으로 포함시키는 연구를 위해 적합한지 결정한다. **연구**의 통상적인 정의는 "연구개발, 검증과 평가를 포함하여 일반화될 수 있는 지식을 개발하거나 그것에 기여하도록 설계된 체계적인 탐구"[Federal Policy §__.102(d)]이고, 연구에 관계된, **연구대상자**는 "(전문연구자이든 학생이든)연구자가 연구수행에서 (1) 개입이나 개인과의 상호작용을 통하여 자료를 얻거나, (2) 신원이 밝혀질 수 있는 사적인 정보"를 얻는 것으로 정의된다[Federal Policy §__.102 (f)](OHRP, Jurisdiction of the Institutional Review Board, n.d.).

인체연구보호청(OHRP)은 연구활동에 관여되는 연구대상자들의 보호를 관장하는 미국 보건복지부의 한 산하조직이다. OHRP는 통상적인 감독, 교육, 생명윤리 및 규제 이슈들에 대한 자문, 그리고 기존의 윤리적 요건과 행동기준의 명료화를 통하여 연구대상자들의 권리와 복지, 안녕을 감독하고 보호한다(OHRP, 2005, September). 연구대상자보호청은 또한 IRB 형식, 신규 검토위원, IRB 검토와 기구 관리를 위한 기초적 고려 등에 대한 귀중한 자원들을 포함하고 있는 IRBs 지침서를 제공해 준다. IRB 지침서는 http://www.hhs.gov/ohrp/irb/irb_guide-book.htm에서 찾아볼 수 있다.

연구대상자 보호를 위한 연방규제 확립에 도

움이 되어왔던 출판물은 **벨몬트보고서**(Belmont Report)이다. 벨몬트보고서는 1970년대 생의학 및행동연구대상자보호 국가위원회에서 작업한 결과이고, 1970년대 말과 1980년대 초 인간대상자 보호를 위해 보건복지부(HHS)에 의하여 45CFR part 46이 개정되었다(OHRP, 2008, November 13). 국가위원회에 의한 "사람을 대상으로 하는 연구를 위한 윤리적 원칙과 지침들"이라는 제목의 이 보고서는 1978년 그 위원회가 보고서 작업을 위해 처음 만났던 장소인 벨몬트컨퍼런스센터 이름을 따라 벨몬트보고서로 명명되었다(OHRP, 2008, November 13). 생명윤리와 행동연구에 관계된 벨몬트보고서에는 연구대상자에 대한 존중, 선행, 그리고 정의하는 세 개의 서로 연관된 윤리적 원칙의 윤곽이 제시되어 있다(그림 14.1 참조). 이 세 원칙들은 보건복지부 연구대상자 보호 규제의 기초이다.

벨몬트보고서와 subpart A of 45 CFR part 46에 포함된 정보는 "Common Rule"로 불리우는 연구대상자 보호를 위한 행동 규정을 만들어 냈다. 이것은 1991년 HHS와 14개 다른 연방기관과 부서들에 의하여 만들어졌다(OHRP, 2008, November 13). 벨몬트보고서는 연구대상자들이 관여되는 연구원들과 IRBs에 대하여 연구대상자 보호교육을 위한 완벽한 자료이다. 45 CFR part 46에 관한 추가 정보는 관련 사이트(http://www.hhs.gov/ohrp/humansubjects/guidance/45cfr46.htm)에서 얻을 수 있고, 벨몬트보고서는 인터넷 사이트(http://www.hhs.gov/ohrp/humansubjects/guidance/belmont.htm)에서 찾아볼 수 있다.

연구대상자 보호 훈련은 생의학, 행동, 기타 보건의료 관련 분야 연구자들에게 필수요건이다. Collaborative Institutional Training Initiative(CITI)는 생의학 모듈과 교육을 포함하여 연구대상 보호의 웹기반 교육과 훈련을 제공한다. CITI는 마이애미대학과 프레드허친슨암연구센터의 공동벤처이고 2000년에는 기관들이 구입하여 이용할 수 있게 되었다. CITI 훈련 방안에 관한 추가정보는 http://www.citiprogram.org/aboutus.asp?language=english에서 얻을 수 있다.

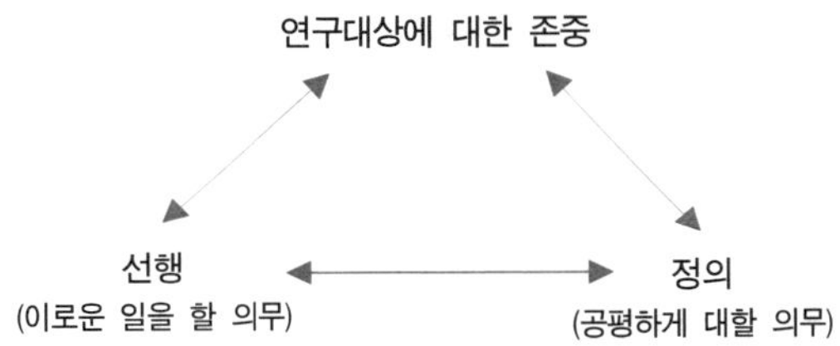

그림 14.1 벨몬트보고서의 연구대상자 보호 원칙들
자료: Delmar, Cengage Learning.

환자의 권리

보건의료에서 환자의 권리는 보건의료 제공자들과 조직들이 그 권리가 무엇인지 정의하기 시작하였던 환자권리장전의 사용을 미국병원협회(AIA)가 승인하였던 1973년까지 수년 동안 암시되어 왔다. 최초의 환자권리장전(American Hospital Association, 1992/1998)은 환자를 대신할 것으로 기대되고 그 중 많은 것들이 이 절에서 지적되었던 윤리적 원칙들을 반영하여 다음의 12개 요건들을 포함하고 있다.

1. 사려 깊고 존중받는 보호를 받을 권리
2. 진단, 치료, 예후에 관한 최신의 적절하고 이해할 수 있는 정보를 얻을 권리
3. 진료계획에 관한 의사결정권과 법과 기관의 규약에 의해 허용되는 범위에 치료를 거부할 권리
4. 사전의향서를 갖거나 대리 의사결정자를 지정할 권리
5. 프라이버시를 존중받을 권리
6. 정보와 의사소통의 기밀유지를 기대할 권리
7. 기록과 정보들의 설명(또는 해석)과 함께 자신의 의료에 관계된 기록을 볼 권리
8. 기관의 능력과 정책에 따라 적절하고 의학적으로 지시된 간호와 치료를 위한 환자의 요청에 대하여 합리적인 반응을 기대할 권리
9. 환자의 보호와 치료에 영향을 미칠 수 있는 기관과 내부적, 외부적 이해당사자들 사이에서 업무와 관련하여 질의하고 정보를 제공받을 권리
10. 진료에 영향을 미칠 수 있는 연구에 참여를 동의하거나 거부할 수 있는 권리와 그 연구 또는 활동들에 대하여 충분히 설명 들을 권리
11. 적절한 때에 보호의 합리적인 연속성을 기대할 권리와 병원의료가 더 이상 적절하지 않을 때 가용하고 실질적인 환자진료 대안에 관한 정보를 제공받을 권리
12. 환자 진료와 책임에 관련된 기관의 정책과 시행에 관하여 정보를 제공받을 권리

미국병원협회(AHA)의 환자권리장전이 1992년에 개정되기는 하였으나, 아직도 대부분의 미국인들에 의해 읽거나 이해하기 어렵다고 여겨지고 있다(Gardner, 2010). 제공자와 환자 간의 의사소통 증대와 이해의 증대를 위한 노력으로, 미국병원협회는 환자권리장전을 다시 개정하였고 "Understanding Expectations, Rights, and Responsibilities"라는 제목의 브로슈어로 줄였다. 이 브로슈어는 쉬운 말로 쓰여진 여섯 개항으로 되어 있는데, 거기에는 "양질의 병원진료, 깨끗하고 안전한 환경, 최선의 진료, 프라이버시의 보호, 퇴원의 도움, 그리고 진료비 청구의 도움"이 포함된다(American Hospital Association, 2003).

다른 보건의료기관들과 자문그룹들은 자체적인 환자권리장전을 개발하여 왔다. 클린턴 대통령 하에서 소비자보호와 보건의료산업의 질에 관한 대통령자문위원회는 3대 목표, 7대 권리, 한 세트의 책임을 강조하는 메디케어와 메디케이드에서 환자권리장전을 규정하는 1997년 중간보고서를 발간하였다(U.S. Department of Health and Human Services, 1999, April 12). 환자권리에 관한 이 발간물에 관한 추가적인 정보는 http://www.hhs.gov/news/press/1999pres/990412.html에서 볼 수 있다. 이 개정된 환자권리는 기존의 기대를 확장하여 응급서비스 접근성, 차별 없는 진료, 신속한 불만해소 권리, 그리고 부가적인 환자 책임과 자신의 건강과 복지에의 참여를 포함하였다(U.S. Department of Health and Human Services, 1999, April 12).

윤리와 보건의료 관리자

보건의료 관리자 또는 책임자의 역할은 업무기술과 타인들에 대한 책임 수준에 따라 다양하다. 그러나 모든 보건의료 관리자와 책임자들은 자신들의 수준, 시설 유형, 또는 지리적 위치와 관련 없이 윤리적이고 정당한 방법으로 기능하여야 한다.

많은 이슈들이 진료비 상환문제, 기관의 변화와 행동, 임상 및 행동 연구 관련 상황들, 재정적 필요, 일반대중/소비자 압력 등과 같은 보건의료 환경 속에서 윤리적 관리에 영향을 미친다. 관리의료와 성과지불제로의 변화는 보건의료 제공자들, 제3자 상환조직, 서비스제공과 지불에 관한 환자들의 기대(와 실제) 등에 대하여 의심쩍은 행동들을 불러 올 수 있다.

조직이 질과 윤리의 기준을 높게 요구하지 않는다면 항상 윤리적 방법으로 행동하지 않으려는 유혹이 팽배할 것이다. Enron, World-Com, Tenet Health Care 지도자들에게서 볼 수 있는 바와 같은 비윤리적 행동의 사회적 사례들은 보건의료 전문가들이 윤리적 유혹을 피하도록 설득하기에 충분하지 않을 수 있지만, 윤리적 전문가적 행동을 위한 고도의 전문직업적 기준들을 설정하고 윤리적으로 적정한 기관을 확립하고 유지하기 위하여 중요하다. 산업표준에 순응하는 데 있어 고도의 질적 기준은 바로 규제와 일반대중 관점에서 중요하고, 시설이나 기관이 윤리적 기준을 규제하는 방법도 소비자 주도의 보건의료 시대에 특히 마찬가지로 중요하다.

보건의료 관리자와 책임자들이 조직 수준에서 윤리적 실행을 확고히 할 수 있는 방법들의 일부는 Hofmann and Nelson(2001)이 다음과 같이 밝힌 바 있다.

1. 정당화에 의한 비효율적인 업무관행을 용인하거나 변명하려는 유혹을 거부한다(예를 들어, 비영리기구들은 진행형이거나 공격적인 약관과 절차들에 완전히 따를 필요가 없다).
2. 소속 기관의 사명, 비전, 가치선언문은 모든 직원들이 숙지하고 있어야 하고, 결정사항과 행동은 이 선언문과 일치하여야 한다.
3. 의사, 이사, 그리고 관리자들을 공동체 안에서 기관의 역할에 영향을 미칠 수 있는 중요한 변화 노력에 참여시켜라.
4. 경쟁 전략을 출범하기 전에 공동체에 관한 (긍정적이고 부정적인) 모든 가능한 노력을 기울여라.
5. 이전의 배출 프로그램이나 서비스의 모든 잠재적 파생물들(경제적이든, 비경제적이든, 내적이든, 외적이든)을 찾아서 평가하라.

윤리적 행동과 시행에 관련된 관리자와 지도자들은 많은 유용한 도구와 자원들을 이용할 수 있다. 미국외과학회(American College of Surgeons), 미국의학협회(American Medical Association), American Organization of Nurse Executives, National Center for Healthcare Leadership, American College of Healthcare Executives와 같은 구체적인 건강 관련 조직들은 윤리적 업무수행을 위한 구체적인 지침과

자원들을 제공한다. 예를 들어, National Center for Healthcare Leadership(NCHL)은 보건의료 관리아카데미 프로그램을 설계와 개발을 지도하는데 이용할 수 있는 리더십능력모형(Leadership Competency Model)을 갖고 있다. 이 모델(2.1판)은 책임성, 전문주의, 변화리더십, 공동체 지향성, 인적 자원 관리와 같은(5, 6개 달성 수준의) 26개 능력 영역들을 포함하고 있다(NCHL, 2006). 윤리와 윤리적 행동은 L18.4 – 기관통제의 기초 이해, L19 – 전문주의("윤리의 시연은, 건전한 전문적 업무수행, 사회적 책임성, 그리고 공동체책무. 개인의 가치와 중요하다고 말해지는 것과 일관되게 행동하고자 하는 욕구")에 강조된다(NCHL, 2006). NCHL에 의해 제공되는 또 다른 도구는 지도자들이 자신들의 리더십 개발 도식의 현상태를 결정할 수 있는 리더십 자가평가 검사이다. NCHL과 리더십 자가평가에 관한 정보는 http://www.nchl.org와 http://nchl.org/static.asp?path=2852.3241에서 얻을 수 있다.

The American College of Healthcare Executives는 윤리자가평가도구(http://www.ache.org/newclub/career/ethself.cfm)는 물론 윤리도구모음(http://www.ache.org/ABT_ACHE/EthicsToolkit/ethicsTOC.cfm) 그리고 보건의료 관리자들과 지도자들을 위한 다른 유용한 자원들을 가지고 있다. 생의학 및 행동과학 연구를 포함하여 보건의료 환경에서의 사업과 업무에서의 윤리행동에 대한 추가적인 정보는 다음의 링크를 검토해 보면 된다.

- American College of Healthcare Executives: http://www.ache.org
- American College of Surgeons: http://www.facs.org/
- American Medical Association – The Council on Ethical and Judicial Affairs: http://www.ama-assn.org/ama/pub/category/4325.html
- American Organization of Nurse Executives: http://www.aone.org/
- Center for Practical Bioethics: http://practicalbioethics.org/
- Institute for Global Ethics: http;//www.globalethics.org/

| 토론 | 보건의료 관리자들의 윤리적 딜레마

윤리적 또는 도덕적 딜레마란 개인에게 두 개 이상의 가능한 경로 또는 대안이 존재하지만 단 한 가지만이 가능한 상황으로 정의되어 왔다(Hamric *et al.*, 2009). 보건의료 환경에서 윤리적 딜레마(또는 갈등)는 매일같이 일어난다. 딜레마로 진행될 갈등을 예방하기 위해 개입할 수 있는 잠재적 갈등을 인식하는 능력은 보건의료 관리자의 전문적 도구모음에서 귀중한 기술이다. 표 14.3은 가능한 보건 관련 윤리적 갈등 또는 딜레마들의 사례들을 담고 있다. 당신에게 무엇이 관련되어 있고, 좀 더 심각한 상황으로 진행되는 상황에 개입하거나 예방하기 위하여 무슨 전략들을 이용할 수 있을 것인지 찾아보라.

- IRB Forum: The Institutional Review Board – Discussion and News Forum: http://www.irbforum.org
- Office for Human Research Protections (OHRP): http://www.hhs.gov/ohrp
- The Petrie – Flom Center for Health Law Policy, Biotechnology, and Bioethics: http://www.law.harvard.edu/programs/petrie – flom

표 14.3 보건의료의 갈등과 윤리적 원칙들

윤리적 원칙	정의	고려하여야 할 윤리적 이슈
자율성	"개인적 자유, 가치, 신념, 선택"에 대한 개인 권리를 존중할 의무	Shirley의 딸이 당신에게 자신의 아버지는 "늙고 자신이 하고 있는 일을 모른다"고 말한다. 그녀가 아버지를 대신해 의사결정을 할 것이고 그의 약 중 둘을 빼 버린다.
악행금지	"해를 끼치지 않을 의무"	Joe Smith는 제롬 테렐이 겸상적혈구로 인해 고통받는 것을 볼 수 없어 아이의 진통제를 늘렸다. 제롬은 의식불명이 되고 혼수상태에 빠진다.
선행	"선을 행하고 악을 예방/제거할 의무"	전이 유방암을 가진 34세 여성인 Sue Jacobson은 대퇴부골절로 응급실에 대기 중이다. 당신이 Sue를 보기 위해 응급실로 들어올 때 그녀는 침대 곁에 있는 자신의 지갑을 집으려 하나 닿지 않아 바닥을 기어서 가려 한다.
공식적 정의	"동등하게 대할 의무"	Miguel과 Roxanne은 다발성 경화증(MS)으로 똑같이 진단받은 당신의 환자이다. MS 환자의 증상을 완화시키고 통증을 줄여 줄 것으로 제안된 실험단계의 약이 있다. Miguel과 Lin은 동갑이고 같은 단계의 MS 환자로 고통에 신음하고 있다. 당신은 오직 한 사람 분만의 약을 가지고 있다.
정직	"진실을 말할 의무"	Fred 박사는 지금 Olsen 부인에게 난소암 진단을 내렸다. 그녀의 예후는 최대 4개월이다. Fred 박사는 이 환자를 좋아하고 환자는 89세의 고령이기 때문에, "그녀를 동요"시키지 않기로 결정하고 진단명을 알려 주지 않는다.
약속이행	"서약을 지킬 의무"	Roger는 한 종합병원 직원이다. 의료원은 그에게 보험자가 지난 두 달간 진료비 지급을 거부하였기 때문에 아기 X의 치료를 중단하라고 하였다. X는 4개월 된 아기였고, 당신은 출생시부터 그의 유일한 보건의료 제공자였다. 당신은 아이를 출산하다가 사망한 산모에게 그 아이를 돌보아 주기로 약속하였다. 당신은 고용주인 기관에 충성하기로 서약하였는데, 그와 배치되는 문제를 야기할 약속을 아기 X의 어머니와도 하였다.
기밀유지	"신의로 공유하고 있는 정보를 공표하지 않을 의무"	"그녀가 나에게 아무에게도 말하지 말라고 하였지만, 난 당신을 믿는다" 당신이 알고 있는 두 간호사들 간에 큰 도시의 병원 엘리베이터에서 엿들었던 대화. 그들이 이야기하고 있던 사람이 바로 당신 상사의 부인이라는 것이 밝혀진다. 당신은 어떻게 할 것인가?
프라이버시	"개인에 대한 접근 제한을 존중할 의무"	Sarah는 의무기록 일을 한다. 그녀는 아들의 여자친구인 Raguel 정신과 병동에 입원해 있는 것을 안다. 그녀는, 아들의 장래가 위태로워, 그 여자친구가 왜 입원하였는지 알기 위해 의무기록을 슬쩍 보기로 한다.

자료: Beauchamp and Childress(2009).

요약 및 경영 가이드

1. 기술진보, 사회적 의사소통의 변화, 정보 접근성은 소비자 주도의 보건의료 변화에 기여하여 왔다. 소비자들은 다른 형태의 보건의료 제공, 알기 쉬운 정보에의 접근성, 보건의료 의사결정에의 관여, 그리고 보건서비스와 보건 제공자들의 질과 만족도를 기대한다.
2. 소비자주도 보건의료는 개인적 기대를 상승시켰고 소매의료, 전자의무기록과 개인건강기록, 맞춤보건의료비 상환과 보험 모형과 같은 새로운 시장과 애플리케이션에 불을 지폈다.
3. 개인건강정보는 HIPAA 규제에 의해 보호되나, 이는 "covered entities"(예를 들어 보건의료 제공자, 건강보험, 보건의료 정보센터 clearinghouse)에만 적용된다. 보건의료 관리자와 지도자들에게 모든 건강정보가 건강네트워크 사이트들(예를 들어, PatientLikeMe, CureTogether)이나 개인건강기록(예를 들어, Google Health나 Microsoft's HealthVault)과 같은 HIPAA 규제하에 있는 것은 아니다.
4. 건강보험과 고용주가 보증하는 보건의료비 상환은 고액공제건강보험(HDHPs)의 이용을 권장하는 소비자주도 모형으로 변화해 갔다. 이 보험들은 일반적으로 참여자가 거기에 참여할 것인지를 선택하는 의료비에 대해 선택적인 의료비계정을 갖는다. 이 보험들 중 많은 것들이 아직도 관리의료 모형의 일부로 여겨지고 있으나, 보건의료 관리자들은 이 건강보험들의 기준을 제한된 관점에서 기관과 제공자, 피고용자에 적용되는 상환의 범위에서 볼 필요가 있다.
5. 윤리적 행동과 기준은 효과적인 양질의 보건의료기관에 절대적으로 중요한 요소이다. 핵심 윤리원칙, 구체적인 윤리적 갈등이 흔하게 발생한다는 것, 그리고 자신의 기관이 윤리적 기준에 따를 것을 어떻게 규제하는지를 알고 있다는 것은 보건의료 관리자의 전문가적 역할의 절대적인 측면이다. 알고 있어야 할 중요한 윤리적 원칙들에는 자율성, 프라이버시, 기밀유지, 성실성, 정직, 악행금지, 선행, 정의가 포함된다.
6. 임상적 및 행동과학 연구에서 생윤리학적 고려는 기관의 성공과 질에 영향을 미치고, 간부의 리더십을 반영한다. 연구대상자 보호 기준 및 연구와 기관 행동에서의 윤리적 행동을 준수하는 것은 기관윤리위원회(IRB), 연구대상자보호청(OHRP), 국립보건원(NIH), 미국 보건복지부(HHS) 등과 같은 연방기구들에 의해 요구되고 감시된다.

참고 문헌

Allan, J., & Englebright, J. (2000). Patient–centered documentation: An effective and efficient use of clinical informatin systems. *Journal of Nursing Administration,* 30(2), 90–95.

American Hospital Association. (1992–1998). AHA—Patient bill of rights. *American Hospital Association Mandatory Advisory.* Retrieved January 19, 2010, from http://www.patienttalk.info/AHA–Patient_Bill_of_Rights.htm

American Hospital Association. (2003). *Understanding expectations, rights, and responsibilities.* Retrieved January 19, 2010, from http://www.aha.org/aha/content/2003/pdf/pcp_english030730. pdf

Anonymous. (2008). Microsoft offers online health records. *Information Management Journal,* 42(1), 19.

Bachman, R. E. (2006). Healthcare consumerism: The basis of a 21st century intelligent health system. Retrieved November 30, 2009, fromhttp://www.healthtransformation.net/galleries/ wp–consum–erism/Healthcare%20Consumerism%20–%20 The%20Basis%20of%20a%2021st%20Cen–tury%20Intelligent% 20Health%20System.pdf

Bandman, E., & Bandman, B. (2002). *Nursing ethics through the lifespan* (4th ed.). Upper Saddle River, NJ: Prentice Hall Pearson Education, Inc.

Barnett, H. (2007). Complementary and alternative medicine and patient choice in primary care. *Quality in Primary Care,* 15, 207–212.

Beauchamp, T. L., & Childress, J. F. (2009). *Principles of biomedical ethics* (6th ed.). Oxford: Oxford University Press.

Bernstein, R., & Edwards, T. (2008, August 14). *An older and more diverse nation by midcentury.* Retrieved November 22, 2009, from http://www.census.gov/Press–Release/www/releases/ar–chives/population/012496.html

Boyd, D. M., & Ellison, N. B. (2007). Social network sites: Definition, history, and scholarship. *Journal of Compuer–Mediated Communication,* 13(1), article 11.

Brinkmann, J. (2004). Looking at consumer behavior in a moral perspective. *Journal of Business Ethics,* 51(2), 129–141.

Busch, S. H., Barry, C. L., Vegso, S. J., Sindelar, J. L., & Cullen, M. R. (2006). Effects of a cost–shar–ing exemption on use of preventive services at one large employer. *Health Affairs,* 25(6), 1529–1536.

Cahin, V., & Lancashire, J. (2008, March 27). *Older Americans 2008: Key indicators of well–being, press notes.* Retrieved November 12, 2009, from http://www.agingstats.gov/agingstatsdotnet/main_site/default.aspx

Christianson, J. B., Ginsburg, P. B., & Draper, D. A. (2008). The transition from managed care to consumerism: A communitylevel status report. *Health Affairs,* 27(5), 1362–1370.

Cohen, R. A., & Stussman, B. (2010, February). Health information technology use among men and women aged 18–64: Early release of estimates from the National Health Interview Survey, January –June 2009. Retrieved February 2, 2010, from http://www.cdc.gov/nchs/data/hestat/health–info2009/healthinfo2009.htm

Collaborative Institutional Training Initiative (CITI). (n.d.). About the Collaborative Institutional Training Initiative. Retrieved January 19, 2010, from http://www.citiprogram.org/aboutus.asp?lan–guage=english

Convenient Care Association. (2008). About CCA. Retrieved August 6, 2010, from http://www.ccaclinics.org/

Costello, D. (2008). A checkup for retail medicine. *Health Affairs,* 27(5), 1299–1303.

Cushman, R. (n.d.). *Primer: Data protection and the personal health record.* Retrieved January 19, 2010, from http://www.projecthealthdesign.org/media/fi le/primerdata_protection.pdf

Department of the Treasury, Internal Revenue Service. (2008, November 25). *Health savings accounts and other tax–favored health plans.* Retrieved December 30, 2009, from http://www.irs.gov/pub/irs–pdf/p969.pdf

Dissent. (2008, April 2). UCLA staffer looked through Farrah Fawcett's medical records. Retrieved May 31, 2010, from: http://www.phiprivacy.net/?p=189

Dixon, A. (2007). Personal responsibility for health and healthcare. *Consumer Policy Review,* 17(6), 256–260.

Domaszewicz, A. S. (2007). Personal responsibility in health benefi ts: Looking backward, looking forward. *Benefits Quarterly,* 23(2), 18–24.

Dutta–Bergman, M. J. (2003). Developing a profi le of consumer intention to seek out health in–formation beyond the doctor. *Health Marketing Quarterly,* 21(1/2), 91–112.

Dutta–Bergman, M. J. (2004). The readership of health magazines: The role of health orientation. *Health Marketing Quarterly,* 22(2), 27–49.

Federal Interagency Forum on Aging–Related Statistics. (2008, March). Older Americans 2008: *Key indicators of well–being.* Retrieved November 22, 2009, from http://www.agingstats.gov/aging–statsdotnet/Main_Site/Data/2008_Documents/OA_2008.pdf

French, J., Blair–Stevens, C., McVey, D., & Merritt, R. (2010). *Social marketing and public health: Theory and practice.* Oxford: Oxford University Press.

Fronstin, P. (2009). *Findings from the 2009 EBRI/MGA consumer engagement in health care survey.* EBRI Education and Research Fund. Employee Benefi t Research Institute (EBRI).

Froomkin, A. M. (2008). *The new health information architecture: Coping with privacy implications of the personal health records revolution.* Retrieved January 19, 2010, from http://www.projecthealthdesign.org/media/fi le/social–life–info–15.pdf

Galvin, R. S. (2007). Consumerism and controversy: A conversation With Regina Herzlinger. *Health Affairs,* 26(5), w552-w559.

Gardner, A. (2010). *Patient's bill of rights too tough to read.* Retrieved January 19, 2010, from http://www.healthfi nder.gov/news/newsstory.aspx?docID=624592

Goodman, J. C. (2006, March 29). *Transparency in health care.* Retrieved December 30, 2009, from http://www.ncpa.org/pub/ba548

Grossman, J. M., Zayas-Caban, T., & Kemper, N. (2009). Information gap: Can health insurer per-sonal health records meet patient's and physician's needs? *Health Affairs,* 28(2), 377-389.

Hamric, A. B., Spross, J. A., & Hanson, C. M. (2009). *Advanced nursing practice* (4th ed.). St. Louis, MO: Saunders Elsevier.

Havlin, L. J., McAllister, M. F., & Slavney, D. H. (2003, September). How to inject consumerism into your existing health plans. *Employee Benefi ts Journal,* 7-14.

Healthy People 2010. (n.d.). *What are the leading health indicators?* Retrieved January 19, 2010, from http://www.healthypeople.gov/LHI/lhiwhat.htm

Herzlinger, R. (2004). Consumer-driven health care: Taming the health care cost monster. *Journal of Financial Service Professionals,* 58(2), 44-48.

HHS.gov. (n.d.). *Value-driven health care home.* Retrieved December 30, 2009, from http://www.hhs.gov/valuedriven/

Hilgers, D. W. (2005). The rise of retail medicine: Adding new complexity to the practice of health care law. *National CLE conference.* Snowmass: Law Education Institute.

HIPAA White Papers and Glossary. (2009). Retrieved December 31, 2009, from ohio.gov: http://hipaa.ohio.gov/glossary.htm

Hofmann, P. B. (2001). Serving and competing ethically. In P. B. Hofmann, *Managing ethically: An executive's guide* (pp. 159-160). Chicago: Health Administration Press.

Hofmann, P. B., & Nelson, W. A. (2001). *Managing ethically: An executive's guide.* Chicago: Health Administration Press.

Kolar, R. (2008). A consumer revolution in retail medicine: Where is it heading? *HFM(Healthcare Financial Management),* 62(6), 46-48.

Kotabe, M., & Helsen, K. (2008). *Global marketing management* (4th Ed.). Hoboken, NJ: John Wiley & Sons, Inc.

Labig, C. E. (2009). Bad measures don't make good medicine: The ethical implications of unreliable and invalid physician performance measures. *Journal of Business Ethics,* 88, 287-295.

LaGesse, D. (2009). Moving your health records to the *Web. U.S. News and World Report,* 146(2), 75.

Laing, A., & Hogg, G. (2002). Political exhortation, patient expectation and professional execution:

Perspectives on the consumerism of health care. *British Journal of Management,* 13(2), 173-189.

Longo, D. R., & Everett, K. D. (2003). Health care consumer reports: An evaluation of consumer perspectives. *Journal of Health Care Finance,* 30(1), 65-71.

Lutz, M. A. (2008). The "Dismal Science"—Still? Economics and human fl ourishing. *Review of Political Economy,* 20(2), 163-180.

Maryland Department of Mental Health and Hygiene. (2007, June 13). *What is HIPAA?* Retrieved December 30, 2009, from http://www.dhmh.state.md.us/hipaa/whatishipaa.html

McBride, M. (2008). Google Health: Birth of a giant. *Health Information Technology,* 29(5), 8-9.

MD Anderson Cancer Center, University of Texas. (2009). *About complementary/integrative medicine.* Retrieved December 29, 2009, from http://www.mdanderson.org/education-and-research/resources-for-professionals/clinical-tools-and-resources/cimer/about-complementary-integrative-medicine/index.html

Medline Plus. (2009, December 30). *Complementary and alternative medicine.* Retrieved December 31, 2009, from http://www.nlm.nih.gov/medlineplus/complementaryandalternativemedicine.html

The MITRE Corporation. (2006, April). *Electronic health records overview.* Retrieved January 19, 2010, from http://www.ncrr.nih.gov/publications/informatics/EHR.pdf

Myers, J., Frieden, T. R., Bherwani, K.M., & Henning, K. J. (2008). Ethics in public health research: Privacy and public health at risk: Public health confi dentiality in the digital age. *American Journal of Public Health,* 98(5), 793-801.

Nair, K. V., & Valuck, R. J. (2004). Consumer Responses to a Pharmacy Benefit Report Card. *Jorunal of Health Care Finance,* 31(1), 55-72.

Nash, D. B., Jacoby, R., & Murtha, M. (2008, July 14). *Retail medicine and the quality of care.* Retrieved December 31, 2009, from http://www.medpagetoday.com/Columns/10113

National Institutes of Health. (n.d.). *Bioethics.* Retrieved January 19, 2010, from http://www.bioethics.nih.gov/home/index.shtml

Neupert, P., & Mundie, C. (2009). Personal health management systems: Applying the full power of software to improve the quality and effi ciency of care. *Health Affairs,* 28(2), 390-392.

Office of Human Research Protections (OHRP). (2005, September). *Office of human research protections, fact sheet.* Retrieved January 19, 2010, from Office of Human Research Protections, U.S. Department of Health & Human Services: http://www.hhs.gov/ohrp/about/ohrpfactsheet.htm

Office of Human Research Protections (OHRP). (2008, November 13). *The Belmont report.* Retrieved January 19, 2010, from http://www.hhs.gov/ohrp/belmontArchive.html

Office of Human Research Protections (OHRP). (n.d.). *History of human subjects protection system.* Retrieved January 19, 2010, from http://www.hhs.gov/ohrp/irb/irb_introduction.htm

Office of Human Research Protections (OHRP). (n.d.). *Jurisdiction of the Institutional Review Board.*

In the Institutional Review Board guidebook. Retrieved January 19, 2010, from http://www.hhs.gov/ohrp/irb/irb_chapter1.htm

Ostergen, K. (2006). The Institutional construction of consumerism: A study of implementing quality indicators. *Financial Accountability & Management,* 22(2), 179–205.

Oxford English Dictionary. (1989a). *Autonomy.* Retrieved January 19, 2010, from http://www.oed.com/cgi/entry/50015226?single=1&query_type=word&queryword=autonomy&fi rst=1&max_to_show=10

Oxford English Dictionary. (1989b). *Beneficence.* Retrieved January 19, 2010, from http://www.oed.com/cgi/entry/50020270?single=1&query_type=word&queryword=benefi cence&fi rst=1&max_to_show=10

Oxford English Dictionary. (1989c). *Bioethics.* Retrieved January 19, 2010, from http://www.oed.com/cgi/entry/50022316?single=1&query_type=word&queryword=bioethics&fi rst=1&max_to_show=10

Oxford English Dictionary. (1989d). *Confidential.* Retrieved January 19, 2010, from http://www.oed.com/cgi/entry/50046956?single=1&query_type=word&queryword=confi dentiality&fi rst=1&max_to_show=10

Oxford English Dictionary. (1989e). *Fidelity.* Retrieved January 19, 2010, from http://www.oed.com/cgi/entry/50084378?single=1&query_type=word&queryword=fi delity&fi rst=1&max_to_show=10

Oxford English Dictionary. (1989f). *Hippocratic oath.* Retrieved January 19, 2010, fromhttp://dictionary.oed.com/cgi/entry/50106410/single=1&query_type=word&queryword=hippocratic&fi rts=1&max_to_show=10

Oxford English Dictionary. (1989g). *Justice.* Retrieved January 19, 2010, from http/www.oed.com/cgi/entry/50124865/query_type=word7queryword= justice&fi rst=1&max_to_show=10&sort_type=alpha&result_place=1&research_id=eUe9−9fXtzj−8471&hilite=50124865

Oxford English Dictionary. (1989h). *Oxford English Dictionary Online* (2nd ed.). Oxford, UK: Oxford University Press.

Oxford English Dictionary. (1989i). *Privacy.* Retrieved January 19, 2010, from http://www.oed.com/cgi/entry/50188914/signle=1&query_type=word&queryword=privacy&fi rst=1&max_to_show=10

Oxford English Dictionary. (1989j). *Veracity.* Retrieved January 19, 2010, from http://www.oed.com/cgi/entry/50276176?single=1&query_type=word&queryword=veracity&fi rst=1&max_to_show=10

Patterson, M. P. (2004). Defined contribution health plan to consumer driven health benefi ts: Evolution and experience. *Benefits Quarterly,* 20(2), 49–59.

Paul, L. R. (2008). *Part III—Administartive, procedural, and miscellaneous: Health savings accounts.* Retrieved December 29, 2009, from http://www.treas.gov/press/releases/reports/notice200859.pdf

Potter, J. (1988). Consumerism and the public sector: How well does the coat fit? *Public Administration,* 66(2), 149–164.

Ransom, E. R., Joshi, M. S., Nash, D. B., & Ransom, S. B. (Eds.). (2008). *The healthcare quality book: Vision, strategy, and tools* (2nd ed.). Chicago: Health Administration Press.

Robert Wood Johnson Foundation. (2008). *Health information technology in the United States: Where we stand 2008.* Retrieved January 19, 2010, from http://www.rwjf.org/fi les/research/062508.hit.exsummary.pdf

Robert Wood Johnson Foundation. (2008, June). *Health information technology in the United States.* Retrieved January 19, 2010, from http://www.rwjf.org/pr/product.jsp?id=31831

Robert Wood Johnson Foundation. (2009, June 17). *Round one final report. In Project HealthDesign: Rethinking the power and potential of personal health records.* Retrieved February 2, 2010, from http/www.projecthealthdesign.org/media/fi le/Round%20One%20PHD%20Final%20Report6.17.09.pdf

Robert Wood Johnson Foundation. (2010). *Feature: The power and potential of personal health records.* Retrieved January 19, 2010, from http://www.rwjf.org/pioneer/product.jsp?id=49988

Robinson, J. C., & Ginsburg, P. B. (2009). Consumer-driven health care: Promise and performance. *Health Affairs,* 28(2), w272-281.

Robinson, J. C., Casakino, L. P., Gillies, R. R., Rittenhouse, D. R., Shortell, S. S., & Fernandes-Taylor, S. (2009). Financial incentives, quality improvement programs, and the adoption of clinical in-formation technology. *Medical Care,* 47(4), 411-417.

Robinson, J. (2005). Managed consumerism in health care. *Health Affairs,* 24(6), 1478-1489.

Saba, V. K., & McCormick, K. A. (2006). *Essentials of nursing informatics* (4th ed.). McGraw-Hill Professional.

Saleem, H. T. (2003, December 19). *Health spending accounts.* Retrieved December 30, 2009, from http://www.bls.gov/opub/cwc/cm20031022ar01p1.htm

Saussy, P. F. (2004). Health care costs: Back to the fundamentals. *Journal of Financial Service Porfessionals,* 58(3), 35-37.

Saver, C. (2006). Nursing—today and beyond. *American Nurse Today,* 1(1), 18-25.

Shmuel, J. (2009, January 1). Microsoft, Telus launch e-health software. *Telegraph-Journal,* B1.

Silverman, S. M. (2009, May 11). Farrah Fawcett breaks her silence. *People* magazine; Time, Inc. Retrieved May 31, 2010 from http://www.people.com/people/article/0,,20278026,00.html

Stewart, D. (2009). Socialized medicine: How personal health records and social networks are changing healthcare. *EContent,* 32(7), 30-35.

Tai-Seale, M. (2004). Voting with their feet: Patient exit and intergroup differences in prosperity for switching usual source of care. *Journal of Health Politics, Policy & Law,* 29(3), 491-514.

Thomas, R. K. (2005). *Marketing health services.* Chicago: Health Administration Press.

Thompson, C. J. (2006). Benefi ts, consumerism and an "ownership society." *Benefi ts Quarterly,* 22(2), 7-14.

Thompson, M., & Checkley, J. (2006, Second Quarter). Employer−driven consumerism: Integrating health into the business model. *Benefits Quarterly,* 22(2).

Total Administrative Services Corporation (TASC). (2008a). *What is a health reimbursement arrange−ment (HRA)?* Retrieved December 30, 2009, from http://www.tasconline.com/businessresource−center/hra.html

Total Administrative Services Corporation (TASC). (2008b). *What is a health savings account?* Retrieved December 30, 2009, from http://www.tasconline.com/businessresourcecenter/hsa/index.html

Treasury, U.S. (2004, March 30). *Treasury issues additional guidance on health savings accounts (HSAS).* Retrieved December 29, 2009, from http://www.treas.gov/press/releases/js1278.htm

Treasury, U.S. (2008, November 19). *HSA frequently asked questions: The basics of HSAs.* Retrieved December 29, 2009, from http://www.ustreas.gov/offi ces/public−affairs/hsa/faq_basics.shtml

UCLA Media Relations. (2008, April 2). UCLA health system statement on report about Farrah Fawcett's medical records. UC Regents. Retrieved May 31, 2010, from http://newsroom.ucla.edu/portal/ucla/fawcett−48120.aspx?id=

U.S. Department of Health & Human Services. (2009, December). *Health information privacy: HIPAA administrative simplification statute and rules.* Retrieved December 31, 2009, from http://www.hhs.gov/ocr/privacy/hipaa/administrative/index.html

U.S. Department of Health and Human Services. (n.d.). *Patient Safety and Quality Improvement Act of 2005 statute and rule.* Retrieved December 30, 2009, from http://www.hhs.gov/ocr/pri−vacy/psa/regulation/index.html

U.S. Department of Health and Human Services. (n.d.). *Summary of the HIPAA privacy rule.* Retrieved December 20, 2009, from http://www.hhs.gov/ocr/privacy/hipaa/understanding/summary/index.html

Wolsko, P., Ware, L., Kutner, J., Lin, C−T., Albertson, G., Cyran, L., Schilling, L., & Anderson, R. J. (2000). Alternative/ complementary medicine: Wider usage than generally appreciated. *The Journal of Alternative and Complementary Medicine,* 6(4), 321-326.

제15장

세계화와 건강

Jon Chilingerian, Eilish McAuliffe, and John R. Kimberly
역자: 조병희

개 요

• 들어가는 말
• 보건의료의 세계는 평평한가?
• 환자의 국가 간 이동
• 보건의료 인력의 국가 간 이동
• 정책도구와 경영기법의 국가 간 이동
• 추가 고려사항

학습 목표

이 장을 읽고 나면

1. 보건의료의 세계에서 증대되는 상호연관성이 어떻게 작동하는지 설명할 수 있어야 한다.
2. 국가 간 이동이 어떻게 변화하는지 설명할 수 있어야 한다.
3. 의료관광을 설명할 수 있어야 한다.
4. 비교우위의 관점에서 환자 흐름의 진화와 효과를 기술할 수 있어야 한다.
5. 보건의료 인력의 이동이 헬스케어 시스템에 미치는 영향을 기술할 수 있어야 한다.
6. 국가 간 정책도구와 경영기법의 이동을 기술할 수 있어야 한다.
7. 보건의료의 세계화의 경영 및 정책적 함의를 평가할 수 있어야 한다.

핵심 용어

관리된 이주(Managed migration)
국제보건인력연맹(Global Health Workforce Alliance, GHWA)
국제의료기관평가위원회(Joint Commission International, JCI)
말기간질환 모형(Model for End Stage Liver Disease, MELD)
비교우위(Comparative Advantage)
사후보상제(Retrospective Reimbursement)
새천년 개발 목표(Millennium Development Goals, MDGs)
서비스무역협정(General Agreement on Trade in Services, GATS)
세계화(Globalization)
역 혁신(Reverse Innovation)
유아사망률(Infant Mortality Rates)
의료관광(Medical Tourism)
의학적 혁신(Medical Innovation)
이주민 송금(Migrant remittances)
인재 유출(Brain Drain)
전향적 보상(Prospective Payment)
지니계수(Gini Index)
콜과 데커의 사례(Kohl and Dekker Cases)
포괄수가제(Diagnosis-Related Groups, DRGs)
항레트로바이러스 치료법(Antiretroviral Therapy, ART)
환자 분류 체계(Patient Classification System)

현장 사례: 아부다비(Abu Dhabi)와 미국의 클리블랜드 병원(Cleveland Clinic)의 협력에 관한 국가 사례

아부다비는 7개의 에미리트 국가 연방인 아랍 에미리트 연합(UAE)의 수도이다. 이 현대적인 도시는 페르시아에 위치하며, 세계 석유의 9%와 천연 가스의 5%를 보유하는 등 주요 산유국 도시의 특징을 보인다. 약 150만 명의 인구가 살고 있고, 그 중 40만 명이 시민이며, 그 외 대다수는 120개에 달하는 다양한 국적을 가진 외국인 거주자이고, 98%가 65세 이하이다. 모든 UAE 국민들은 공공 혹은 민간 선택에 의해 제공되고 정부가 재정을 지원하는 의무적인 건강 보험을 갖고 있다. 에미리트에서는, 인구의 25%가 당뇨병을 겪고 있고, 유방암 사례의 85%가 뒤늦게 진단받고 있다. 주요 사망 원인은 심혈관계 질환(20%)과 교통사고(16%)이다. 많은 인구가 눈 질환, 근골격계 질환, 암, 고혈압, 비만으로 진단 받고 있다. UAE에 있는 33개 병원 중 19개가 아부다비에 위치해 있고, 2025년까지 병상 수요는 180% 증가할 것이다. 많은 급성 의료서비스가 과잉 청구된다. 예전부터 심장학, 종양학, 정신의학, 비뇨기과학, 심장외과, 신경외과, 정형외과, 그리고 흉부외과는 대기 시간이 길었다. 결국, 많은 에미리트 사람들은 세계 최고의 의료 서비스를 받기 위해 해외로 간다. 매해 정부는 환자의 해외치료 비용으로 보건예산의 25%를 사용한다. 환자의 해외 이동을 억제하기 위한 정부의 목표 중 하나는 국제 표준에 적합하거나 그를 능가하는 보건의료서비스를 만드는 것이다.

아부다비에서 변화의 촉매요인 중 하나는 Mubadala Development Company PJSC이다. 정부가 설립하고 소유하는 이 회사는 장기적이고, 자본집약적인 투자를 통하여 에미리트에 재정수익과 사회적 이익을 제공하는 계획을 갖고 있다. 그들은 국제조직 및 세계 최고수준의 전문가들과 합작하여 항공우주산업, 사회기반시설, 부동산, 위락시설, 의료 서비스 등으로 경제의 다양화를 시도하고 있다(전체 리스트는 http://www.mubadala.ae에서 찾아볼 수 있다). Mark Erhart가 이사로 있는 Mubadala Healthcare는 미국의 클리블랜드 병원, Johns Hopkins Medicine International, 그리고 Imperial College London을 포함한 선도적인 국제 의료서비스 기관과 동맹을 체결하였다. 2012년에 364개의 병상을 가진 최첨단 병원인 Cleveland Clinic Abu Dhabi(CCAD)가 완공될 것이다.

Dr. Andrew Fishleder가 대표이사인 가운데, CCAD는 클리블랜드 병원의 문화와 최상의 시술을 재연하고자 할 것이다. 조직의 모델은 클리블랜드 의사가 주도하는 다중전문병원인데, "멋진 환자 경험", "우수한 임상 결과", 그리고 "향상된 삶의 질"을 추구하는 비전을 공유할 것이다. 아부다비에 위치한 이 병원은 최신의 설비를 갖추고 있다. 환자 병실은 차갑거나 몰개성적이지 않을 것이다. 병실은 아름답고, 소파는 가족과 손님에게 안락함을 제공할 것이다. 다수의 환자들(70%)은 아부다비에서 올 것이다. 환자의 20%는 다른 에미리트에서 올 것이고, 10%는 사우디아라비아, 쿠웨이트, 오만, 바레인 같은 주변국에서 올 것이다. 환자의 55%는 UAE 국가의 시민일 것이고, 45%는 국외 거주자와 의료관광객일 것이다.

CCAD병원은 5개의 센터와 6개의 부서로 구성되어 집중서비스를 제공할 것이다. 센터(Institute)의 개념은 클리블랜드 병원에서 개발한 것으로 '심장혈관 센터'로 가장 잘 설명될 것이다. 심장학, 혈관학, 혈관외과, 심장외과가 한 곳에 위치하고 공식적으로 한 조직에 통합되어 운영되는 방식이다. 다섯 개의 센터가 설치될 예정인데: (1) 소화기 질환(결장과 위장병학), (2) 심장과 혈관, (3) 신경과학(신경과학과 신경외과), (4) 안과학, 그리고 (5) 호흡기와 중환자 등이다. 6개의 부서가 설치될 예정인데 마취과, 진단검사의학/병리학, 방사선학, 응급의학, 내과(medical subspecialties), 외과(surgical subspecialties) 등이다.

환자 치료는 고용된 의사이며, 서양에서 훈련 받았고, 미국 전문의 면허가 있거나 그에 상응하는 전문의들이 일반의사의 도움을 받으면서 관리할 것이다. 그들은 최신식의 임상 지원 서비스와 환자 중심 모델을 기초로 세워진 전달 체계와 더불어 잘 통합된 IT 플랫폼과 전자의무기록(EMR)을 보유할 계획이다. 의사와 다른 직원들은 과정 흐름과 처방 입력, 그리고 EMR에 대해서 6개월간 교육을 받을 것이다. 모든 직원들은 매년 근무평가도 받아야 하지만 동시에 강력한 교육지원을 받게 될 것인데 여기에는 첨단의 시뮬레이션 센터 사용이 포함된다. 클리블랜드 병원의 목표는 가능하다면 어디든 세계 사람들에게 최상급의 치료를 제공하는 것이다.

목적

이 장에서는 보건의 세상이 세계화되고 있다(즉, 평평해지고 있다[1])는 생각을 소개하고자 한다. 아직은 시작 단계이지만 시간이 지나면서 세계화는 가속화될 것으로 보인다. 이 장에서는 국경을 넘나드는 다양한 종류의 흐름들이 어떻게 보건의료의 모습을 변화시키고 있는지를 세 가지 사례를 통하여 보여줄 것이다. 첫 번째 사례에서는 보건의료서비스를 본국이 아닌 해외에서 받는 환자의 수에 영향을 미치는 변수들에 대해 살펴볼 것이다. 두 번째 사례에서는 의료 종사자의 불균형 분포의 정도, 재정적인 영향, 이로 인한 중·저소득층 의료에의 영향 등을 살펴보고자 한다. 세 번째 사례에서는 환자분류 체계 및 포괄수가제가 미국에서 모형이 처음으로 개발되고 이후 전 세계로 전파된 사례에 대하여 알아보겠다. 끝으로 세계화가 보건의료 조직에 미친 영향의 함의를 살펴보겠다.

서론

우리는 세계의 다른 곳에서 어떤 일이 일어나고 있는지에 대해 점점 더 알게 되는 시대에 살고 있다. CNN에서는 이라크와 아프가니스탄의 갈등을 생중계 해 준다. 우리는 옷의 상표를 통해 그것이 중국산인지 온두라스산인지 말레이시아산인지 알 수 있다. 호주나 이스라엘에 사는 친구와 이메일을 즉시 주고받을 수 있다. 페이스북의 '친구'가 되면 러시아나 일본의 친구와 옆집 사람만큼이나 빠르게 연결될 수 있다. 그리하여 우리는 이전 어느 때보다도 국경 밖 세계의 존재와 중요성, 그리고 상호교류의 의미와 그 중요성을 인지하게 되었다.

이 장의 목적은 보건의료 부문에서 상호교류가 어떻게 증대되고 있는지를 파악하는 것이다. 이와 관련하여 이 장에서 무엇을 포함하고 무엇을 배제시켜야 할지에 선택이 필요하다. 이 장에서는 전 세계의 질병 역학구조를 다루지는 않을 것이다. 질병의 유병률은 지역이나 장소에 따라 서로 다르지만 이것이 우리의 관심사는 아니다. 질병의 병인론도 다루지 않을 것이다. 또한 전 세계의 건강과 질병 상태에 대해서도 다루지 않을 것이다. 이 장은 보건의료가 세계화되어가는 측면, 특히 세계적인 상호교류가 확대되면서 보건의료가 어떻게 변화하고 있는지에 대해 알아 볼 것이다.

보건의료의 세계는 어떻게 평평해지고 있는가?

Thomas Friedman은 2005년 출판한 그의 베스트셀러에서 "세계는 평평하다"고 주장하였다. 여기서 그는 다양한 힘이 전 세계의 교역시장을 평등화시켰고 그 결과 이전에는 내부 지향적이던 중국, 인도 등에게 큰 경제적 기회가 개방되었다.

1) 역주: '지구가 둥글다'는 사실에 빗대어 '보건의료의 세상'(the world of health care)도 둥근 것이었는데 세계화가 진행되고 교류가 빈번해지면서 평평해지고(flat) 가까워지고 유사해졌다는 의미.

그가 소위 '플래트너(flatteners)'라고 규정한 이러한 힘들은 마치 베를린 장벽을 무너뜨린 것과 같은데, 장벽의 양쪽에 있던 기업들과 사람들이 장벽의 붕괴와 함께 경제적 주류가 될 수 있었다. 이 힘은 인터넷 접근성의 증대와 디지털화의 급증, 어디에서든 전송가능하고 읽을 수 있는 문서를 출간하거나 설계할 수 있도록 해주는 소프트웨어 프로토콜의 출현, 온라인 프로젝트 협력의 도래, 외부조달(outsourcing)의 확산, 제조업 및 다른 기업의 비용 절약이 가능한 해외로의 이전, 정보 및 물류상의 신기술을 이용한 공급망 관리의 간소화, A회사의 직원이 B회사의 여러 가지 일을 수행하는, 이른바 내부조달(insourcing)의 발전, 구글과 같은 강력한 검색엔진의 발전에 의하여 가능해진 이용 가능한 정보의 폭발적인 증가, 그리고 언제 어디서든 이러한 정보를 전송할 수 있는 다양한 개인 정보처리기기의 상업화 등에서 찾아볼 수 있다. 프리드먼(Friedman)은 모든 힘들이 서로를 보강시키고, 교역의 세계를 근본적으로 변화시켰는데, 이 과정에서 경제적 주류로부터 상대적으로 소외되었던 나라들이 세계적인 규모의 시장에 뛰어들 수 있는 기회를 열어주었다고 주장하였다.

프리드먼의 저작은 팬과 비판자가 모두 있다. Pankaj Ghemawat(2007)는 프리드먼이 주장하는 힘들이 틀림없이 존재하기는 하지만 그 중요성은 과장되었다고 비판하였다. 세계적 수준의 교역도 지역적 수준의 거래와 동반할 수밖에 없다는 것이다. Alan Rugman과 Chang Oh도 "프리드먼의 오류"라는 비평에서 비슷한 주장을 하였다(Rugman and Oh, 2008).

프리드먼에 동조하든지 아니면 비판하든지 간에 그의 책이 많은 반향과 논쟁을 불러일으킨 것은 분명하다. 그래서 보건의료 영역의 세계화의 분석을 위한 발판으로 그의 비유를 사용하고자 한다. 즉 보건의료의 세계는 어떻게 평평해지는가를 살펴볼 것이다.

보건의료를 포함하여 어떤 영역에서든 세계화를 평가하는 데 있어 주목해야 할 근본적인 질문은 다양한 종류의 흐름이 －합법과 불법 모두－ 국경을 넘나들며 어떻게 변하고 있는가이다. 세계화의 증가가 보여주는 특징은 상품과 서비스, 재정 및 인적 자원, 정보, 전문 지식에 대한 문호의 개방이 증가하는 것이다. 보건의료의 세계화를 평가하는 지표로서는 국가 간 환자의 이동, 의사, 간호사 및 다른 보건인력의 이동, 의료 기술의 이동, 의약품의 이동, 정책수단 및 주도권의 이동, 다양한 종류의 정보 및 전문 지식의 이동, 신종 인플루엔자와 에이즈 등 질병의 이동 등을 사용할 수 있다. 이러한 이동의 흐름이 점차 보편화되고 빈도와 양으로 측정될 만큼 중요해지면서, 우리는 "평평화(flattening)"가 가속화되는 단계라고 결론지을 수 있다.

여기서 평평화 그 자체가 좋다거나 평평해질수록 더 좋은 것이라는 의미는 아니다. 또한 평평한 것이 축복받은 것도 아니다. 몇몇 나라에서의 복지 강화 경향이 다른 나라에는 역효과를 가져올 수도 있다. 어떤 이동은 상호 간에 이익이 될 수 있지만, 다른 이동은 법적인 문제나 윤리적 문제가 될 수도 있다.

2010년 현재 우리의 관점은 보건의료 시장이 세계화(평평화)되고 있다는 것이다. 그러나 현재는 매우 초기 단계이고 시간이 지남에 따라 가속화될 가능성이 높다. 우리는 이러한 관점을 국가 간 환자의 이동, 의료 인력의 이동, 그리고 정책수단의 이동의 세 가지 예를 들어 설명하고자 한다. 각각의 경우에서 우리는 건강과 보건의료의 평평화가 일어나고 있음을 보여주는 몇몇 증거를 제시하고자 한다. 국가 간 이동이 관심의 대상이 될 수도 있고, 세계화의 어두운 측면을 보여줄 수도 있다고 결론짓고자 한다.

국가 간 환자의 이동

10년 전에, 만일 당신이 아팠을 때, 의료서비스의 선택은 오로지 지역에 한정되었다(Cortez, 2008). 이제 사람들은 점차 보건의료서비스를 받기 위해서 기꺼이 해외로 나가고자 한다(Chilingerian and Savage, 2005; Cortez 2008; Schroth and Khawaja 2007). 오늘날 더 나은 외과적 처치를 받기 위해 우리는 인터넷을 사용하여 국가별 혹은 의료전문과목별로 검색할 수 있고, "최고"로 인정받은 병원과 세계 수준의 의사들의 국제적인 리스트를 찾을 수 있다. 의료여행객들은 국제적인 목적지에서 수준 높은 의료서비스를 받는 것 이외에 출발지에서 도착지까지 안내서비스를 받을 수도 있고, 환자 대리인(patient ambassador), 특급 호텔 서비스와 비용절감 혜택도 누릴 수 있다. 여기서는 소위 **의료관광**이라고 불리는 전 세계적인 환자의 이동에 대해 알아보고자 한다.

의료관광은 다음과 같은 가치를 추구한다. 포괄적인 의료, 선진화된 의료, 전문적인 의료, 비싸지 않은 의료, 의료의 질 향상, 접근성 제고 및 유쾌한 환자 경험 등이다. Porter(1987)는 "세계적인 경쟁자는 비교우위가 어디에 있든 기업의 본거지 또는 소유권 국가로부터 비교우위를 제거시킬 수 있다"고 주장하였다. 보건의료에 적용하자면 **비교우위**란 한 나라의 의료서비스의 비용, 질, 접근성에서의 우위를 발견하고 이를 활용하여 최상의 내과적 혹은 외과적 처치나 건강증진 활동과 서비스를 만들어 제공함으로써 환자 가치를 창출하는 것을 말한다. 예를 들어 폐암 치료나 장기이식 프로그램은 세계 어느 곳의 어느 누구에게도 "강력한 제안"(power offering)이 될 수 있다.

의료서비스를 찾는 여행은 새로운 현상이 아니다. 왕족, 은퇴자, 부자, 유명인들은 몇 대에 걸쳐서 해온 일이다. 새로운 점은 빈곤국이나 부유국 모두가 효율적이고 질적으로 우수하고, 기술적으로 선진화된 의료 기관을 갖고 있다면 의료관광객들을 끌어와서 비교우위를 달성할 수 있다는 것이다. 역으로, GDP가 높은 나라와 낮은 나라 모두 대기 시간이 길거나 서비스 태도가 나쁘고, 비효율적이며, 질이 낮고, 기술적으로 뒤쳐진 의료 기관들은 다른 나라에 환자를 빼앗길 수 있다.

"비용 절감"에 대하여, 한 연구에서는 미국 의료의 치료 과정 당 평균적 비용이 10,629달러인 반면, 국제적인 의료관광 목적지에서의 비용은 1,410달러였다고 밝혔다(Keckley and Underwood, 2008). 한 53세 미국인은 인도에 가서 양쪽 고관절 및 한쪽 무릎관절의 인공관절수술을 받았고 본인부담으로 3만불 미만의 비용을 지불했다. 이 가격은 입원비, 의사 수수료, 보조 서비스, 항공료, 비자, 그 외 여기저기 드는 다양한 비용을 모두 포함하는 것이었다. 이것은 그가 미국에서 지출해야 하는 비용보다 상당히 낮은 가격이다.

미국 기업 연합의 한 마케팅 디렉터는 미국 환자들이 해외로 나간다는 이야기를 듣고, 조사 위원회를 구성하여 미국과 해외의 의료의 질과 가격을 조사하였다. 그가 이끄는 팀은 극적인 결론을 내릴 수 있었다.

> JCI의 인증을 받은 외국, 특히 인도의 의료시설의 수준은 미국과 같거나 그 이상이었고, 많은 경우에서 미국과 70－80%의 차이가 나는 비용으로 서비스를 제공하고 있었다(Douglas, 2007).

미국의 몇몇 제 3자 지불자들도 유사한 결론을 내렸다. 예를 들어, 위스콘신, 플로리다, 캘리포니아, 남캐롤라이나의 Blue Cross and Blue Shield(의료보험회사)에서 인도, 멕시코, 태국으로 환자를 보내는 시범사업을 실시하였다(Keckley and Underwood, 2008). 보건의료의 세계화는 병원이나 의사가 가격에 대하여 환자나 보험 회사와 협상하지 않는다면 환자들이 해외로 떠날 수 있음을 의미한다.

세계 시장의 규모: 유입 환자와 유출 환자

의료관광의 세계 시장의 규모에 대해서는 정확한 추정치나 확정적인 연구가 없다. 의료관광객에 대한 자료는 관광청, 신문기사, 병원 자료에 기초한 정부의 추정치, 사회적 매체, 이해당사자 매체, 병원 웹사이트 등에서 주로 얻어진다. 추정치는 해외거주자의 거주 지역에서 받는 급성이나 응급조치, 외래 방문, 관광객의 응급상황 사례, 침과 같은 대체의학 치료를 받기 위한 관광객 등을 포함하고 있다.

국외거주자, 응급 상황, 외상, 미용성형수술, 외래 방문을 제외하고 의료관광을 집계한 Ehrbeck, Guevara, Mango(2008)의 연구에 따르면 세계 시장 규모는 60,000~85,000명으로 추정되었다. 시장 규모가 이전의 보고보다 훨씬 적었지만 이 연구는 세계 시장이 수십억 달러 규모의 산업으로 성장할 것임을 예측하였다. 이 연구에서는 의료관광의 다섯 가지 이유를 제시하였다: (1) 더 나은 의료의 질(40%), (2) 가장 선진화된 기술(32%), (3) 빠른 접근성(15%), (4) 저렴한 필수의료 비용(9%), (5) 저렴한 선택의료 비용(4%).

분명한 것은 급성 의료관광객의 87%가 저렴한 비용보다는 빠른 치료와 양질의 의료를 원한다는 것이다. 분명한 결론은 세계적인 경쟁에 필요한 중요한 요인이 공급자의 임상적 평판인데, 이는 (1) 치료의 결과(outcome), (2) 기술적 뒷받침, (3) 가장 선진화된 의학적 치료법의 사용 등에 의하여 판별된다.

유입 환자에 대한 경쟁

환자 이동의 변화를 추적하기는 어렵지만 환자 유치를 위한 세계적인 경쟁은 열기를 더해가고 있다. 1998년 이후로, 거의 150개에 달하는 국제적 병원들이 JCI(국제의료기관평가위원회)의 인증을 받았다(Timmons, 2009). 아부다비, 벨기에, 코스타리카, 쿠바, 인도, 이스라엘, 멕시코, 폴란드, 싱가포르, 한국, 타이완, 태국, 말레이시아와 같은 나라가 주된 구성원이다(Al-Hammouri, 2009; Benveniste, 2008; Fleni, 2009; Heyman, 2008; Keckley and Underwood, 2009). 올림픽에서처럼 보건의료 시장에서도 높은 GDP 국가와 낮은 GDP 국가가 환자 유치 경쟁에 나선다.

여러 아시아 국가들이 많은 수의 의료관광객을 보고하였다. 2006년에 말레이시아는 30만 명, 인도는 45만 명, 싱가포르는 41만 명, 태국은 120만 명 이상의 의료관광객이 해마다 들어오고 있다고 보고하였다(Keckley & Underwood, 2008). 태국의 Bumrungrad Hospital은 해마다 40만 명 의료관광객들을 치료하고 있으며 그 중 4만 명은 미국에서 들어오는 환자라고 하였다(Woodman 2008).

유입환자와 유출환자의 차이는 경제에 중요한 영향을 미친다(Chilingerian and Savage, 2005; Fried and Harris, 2007). 2007년에 75만 명의 미국인이 해외에서 보건의료서비스를 받으며 총 21억 달러를 지출하였다. 반면 미국으로 들어와 치료를 받은 국제환자 40만 명이 지출한 금액은 50억 달러였다(Keckley & Underwood 2009). 얼핏 보면 미국이 이득을 본 것처럼 보인다. 그러나 적게 추정해도 75만 명의 환자가 미국에서 치료를 받았다면 미국은 156억 달러의 수익을 창출할 수 있었을 것이고 이것은 외국 의료관광객 환자로부터 얻은 수익인 50억 달러보다 훨씬 많다(Keckley & Underwood 2008).

반면, 미국으로 들어온 외국 환자는 2017년까지 고작 50만 명에 지나지 않을 것으로 예상되는데 미국에서 해외로 나가는 환자는 160만 명이 될 것으로 예측된다. 즉, 미국에서 해외로 나가는 의료관광객 수가 증가하여 잠재적으로 303억 달러에서 795억 달러를 해외에서 의학적 치료로 지출할 것이고, 그 결과 미국은 2,285억 달러에서 5,995억 달러의 수익 손실이 발생할 것이다(Keckley & Underwood, 2008).

세계적인 환자의 이동 흐름을 살펴봄으로써 우리가 배울 수 있는 것은 의료 관광이 더 많은 임상적, 경영적 관심을 받을만한 "파괴적 혁신"이 될 수 있다는 점이다(Garman, 2008).

유출 환자 이동의 이해

표 15.1에서 전 세계의 급성기 환자의 이동 경향을 한 눈에 파악할 수 있다(Ehrbeck, Guevara, and Mango, 2008). 의료관광객 환자는 1인당 GDP가 높은 나라 혹은 낮은 나라에서 올 수 있다. 라틴 아메리카 국가들(87%)과 중동 국가들(58%)은 북아메리카로의 의료관광을 선호한다. 북아메리카는 라틴 아메리카(26%)와 아시아(45%)를 선호한다. 오세아니아(99%), 아프리카(95%), 아시아 국가들(93%)은 아시아를 선호한다. 결국 유럽 관광객들은 북아메리카(33%)와

표 15.1 출발지에 따른 급성 치료 환자의 세계적 통상로

To \ From	아프리카	아시아	유럽	라틴 아메리카	중동	북아메리카	오세아니아
아프리카	0%	0%	0%	0%	0%	0%	0%
아시아	95%	93%	39%	1%	32%	45%	>99%
유럽	4%	1%	10%	0%	8%	0%	0%
라틴아메리카	1%	0%	5%	12%	0%	26%	<1%
중동	0%	0%	13%	0%	2%	2%	0%
북아메리카	0%	6%	33%	87%	58%	27%	0%
오세아니아	0%	0%	0%	0%	0%	0%	0%

자료: Ehrbeck, Guevara, and Mango(2008).

아시아 국가(39%)로 나뉜다. 따라서 뛰어난 능력과 함께 탄탄한 보건의료의 기반 시설을 통해 세계적 비교 우위를 점할 수 있다.

연구에 따르면 인도, 싱가포르, 태국 등의 나라로 가는 환자들은 대부분 의학적 치료에 만족을 하는 것으로 나타났다(Ehrbeck, Guevara, and Mango 2008; Woodman 2008).

의학적 치료를 찾아 해외로 의료관광을 가고자 하는 환자들의 의지에 영향을 미치는 몇 가지 요인이 있다. 지역 및 국가의 의료제공자의 임상적 평판, 해외치료비용 부담능력, 인지된 이득과 비교할 때 인지된 비용의 가치 등이다. 의료관광객은 5가지 그룹으로 범주화할 수 있다(Alsgoff 2005; Chilingerian and Savage, 2005).

GDP가 높고 보건의료서비스의 포괄성이 부족한 나라에서 오는 부유한 환자

Alsagoff(2005)에 따르면, 신생아 1000명 당 유아의 사망의 수는 지역 보건의료 기반 시설의 정도와 상당한 관련성이 있다고 한다. 일반적으로 1인당 GDP가 높은 나라는 **유아사망률**이 낮게 나타난다(Alsagoff, 2005). 그러나 예외적인 국가들도 있다. 예를 들어 카타르, 바레인, 아랍에미리트의 경우 1인당 GDP는 높다. 이 나라들 모두 토착민이 백만 명 미만이다. 그러나 유아사망률이 신생아 1000명 당 14명으로 높다(Alsagoff, 2005). 복잡한 문제가 있기는 하지만 일단 부유한 인구와 충분한 보건의료 시설의 부재라는 조건은 의료관광을 초래할 것으로 볼 수 있다. 아부다비와 같은 몇몇 나라에서는 이것이 특히 심각한 문제가 되고 있다.

빈부 격차가 큰 나라에서 오는 환자

지니계수를 사용하여 부유한 나라와 가난한 나라의 소득격차를 측정한(ex. value〉35) Alsagoff(2005)의 연구에서는 소득격차와 유아사망률 간의 관계를 살펴보았다. 이 접근법은 보건의료 및 사회 서비스가 불충분한 나라를 밝혀낼 수도 있지만 이 연구에서는 주로 빈부의 소득격차가 큰 나라들을 대상으로 삼았다. 그 결과 투

르크메니스탄, 요르단, 말레이시아, 베트남, 필리핀, 파키스탄, 인도네시아, 인도, 중국 같은 나라들이 선정되었는데 이 나라들의 부유한 환자들은 자국에서는 기술적으로 선진화된 치료를 받을 수 없기 때문에 의료관광을 하는 것으로 나타났다.

GDP가 높고 보건의료서비스 가격이 상대적으로 비싼 나라에서 오는 환자

미국과 일본은 뛰어나고 포괄적인 헬스케어 시스템을 갖추고 있다. 그러나 의료서비스 가격이 매우 비싸다. 인도의 Apollo Hospital은 적은 비용과 짧은 대기시간을 원하는 사람들을 위해 즉각적인 접근성을 제공하고 있다. 표 15.2는 해외에서의 의학적 치료의 비용적인 이득을 보여주고 있다. 의료보험이 없는 미국인 환자가 인도로 날아가 미국에서의 평균 치료비용(70,000달러)의 10%의 비용(7,000달러)으로 관상동맥우회술을 받을 수 있다. 또한 미국의 의료관광객들은 파나마로 가서 미국의 33,000달러가 아닌 5,500달러만을 지불하고 고관절의 인공관절수술을 받을 수 있다.

대기 시간이 긴 나라에서 오는 환자

때때로 GDP가 높고, 치료비 부담이 없는 국영의료제도(National Health Service, NHS)를 갖춘 나라의 사람들이 치료의 연속성 측면에서 모든 의학적인 서비스를 받는데 어려움을 경험할 수 있다. 보건의료의 비용지출이 지속적으로 증가함에 따라, 정부는 예산 지출을 제한하려고 한다. 서비스에서의 자금부족이 생기게 되고, 환자의 수요가 한도를 초과하게 되면 그 결과는 의료의 과다이용, 병목현상, 긴 대기 시간으로 이어지게 된다.

긴 대기시간이 노인 환자에게는 정신적, 육체적으로 해가 될 수 있다. 예를 들어 하지 인공관절술이 필요한 노인을 대상으로 Scotland에서 실시한 연구에서 긴급 환자의 대기 시간

표 15.2 몇 가지 수술의 비용 비교(*평균 병원비 / **CMS지불금 / $= 최저 가격)

단위: 천불, 2008

수술	미국*	메디케어**	인도	태국	싱가포르	말레이시아	파나마
관상동맥 우회술	$70-$133	18.6-$23.6	$7.00	$22.00	$16.00	$12.00	$10.50
고관절 인공관절술	$33-$57	$10-$12	$10.00	$12.70	$12.00	$7.50	$5.50
슬관절 인공관절술	$30-$53	$10-$12	$9.00	$11.50	$9.60	$12.00	$7.00
위우회술	$35-$52	$7.9-$9.8	$9.30	$13.00	$16.50	$12.70	$8.50
전립선 절제술	$10-$16	$3-$3.7	$3.60	$4.40	$5.30	$4.60	$3.20

자료: Woodman(2008)과 Comarow(2008).

이 30개월, 비긴급 환자는 78개월인 것으로 나타났다(Roy & Hunter, 1996). 이 환자들은 극심한 통증, 거동 제한, 외출 불가, 계단 오르기 불가 등을 경험하였다. 또한 이들 중 1/4은 은퇴를 할 수밖에 없는 상황에 처하기도 하였다. 하지 인공관절술 수술대기 중인 환자를 대상으로 한 캐나다의 연구에서는 일부 환자의 경우 대기시간으로 최대 3년이 걸렸다(Williams, Llewellyn Thomas, Arshinoff, Young, and Naylor, 1997). 또 다른 연구에서는 캐나다, 덴마크, 스페인의 백내장 환자를 대상으로 하여 대기시간을 줄일 수 있다면 치료비를 본인부담으로 기꺼이 지불할 의향이 있느냐고 질문하였다(Anderson, Modrow, and Tan, 1997). 캐나다 환자의 경우 약 38%가, 덴마크의 경우 약 17%가, 스페인의 경우 약 29%가 대기 시간 단축을 위해 기꺼이 500달러를 지불할 의향이 있다고 응답하였다.

2002년 7월, British Medical Association에서는 영국의 2,000명의 성인을 대상으로 설문조사를 실시하였다. 이들은 NHS를 통해 무료로 치료를 받을 수 있는 상황에서 만약 보건의료서비스를 받는 데 있어서 대기시간이 길어진다면 얼마나 멀리까지 의료관광을 갈 의향이 있는지 질문하였다. 40% 이상의 응답자가 영국 밖으로 나갈 의향이 있다고 답하였다. 15%는 유럽 어느 나라로든 갈 수 있다 하였고, 26%는 전 세계 어느 곳이든 나갈 의향이 있다고 답하였다(Beecham, 2002).

2003년 NHS의 입원환자 수술의 평균 대기시간은 200일 이상이었다(Chilingerian & Savage, 2005). 하지 인공관절술을 위해 1년을 대기해야 하는 캐나다의 한 환자는 인도로 떠났고, 모든 의학적 처치 비용으로 서유럽이나 영국의 경우 평균 15,000달러 이상의 비용이 드는 반면, 그는 인도에서 총 4,500달러를 지불하고 즉시 수술을 받을 수 있었다. 영국, 캐나다, 그리고 일부 국가의 환자들의 경우 자국을 벗어난다는 점과 본인부담으로 지불하는 것에 관하여 고통시간의 단축과 삶의 질 회복 등의 만족감을 이유로 기꺼이 의료관광을 하겠다는 의지를 보였다. 자국에서 제공되는 보건의료서비스의 질에 불만을 가지고 있지만 본인부담으로 지불할 능력이 없는 환자들은 불편을 감내해야만 한다. 1988년 유럽 재판소는 유럽 시민들에게 해외로 나가 의료서비스를 받을 수 있도록 권한을 주었다. 유명한 콜과 데커의 사례(Kohl and Decker cases)[2]는 상품 및 서비스의 자유로운 이동에 관하여 유럽연합 경제의 한 부분으로서 보건의료 자원이 다뤄져야 한다는 점을 확고히 하였다. 같은 치료를 자국에서 더 편리하게 제공하고 있지 않는 한 환자들은 국경을 넘어 치료법을 찾을 수 있다. 유럽 환자들은 더 이상 자국의 의료제공자들에게 잡혀있지 않아도 된다.

해외로 나가는 의료관광객 때문에 몇몇 나라

2) 역주: 룩셈부르크인 데커는 의사의 권유에 따라 벨기에에서 안경을 구입했고, 또 다른 룩셈부르크인 콜은 자신의 딸을 독일의 치과에 보내 치료했는데 룩셈부르크 의료보험 당국은 이들에 대한 치료비 상환을 해외치료에 대한 사전승인을 받지 않았다는 이유로 거부했다. 이러한 룩셈부르크 당국의 조치가 유럽 공동체(EU)내 국가 간 환자의 자유로운 이동을 허용하는 조약에 위배되는지, 아니면 유럽의 각국은 보건의료수요에 대한 국가계획을 수립하고 집행할 권리가 우선적인 권리인지를 두고 논란을 빚었다.

에서는 경쟁심을 불러일으켰다. 예를 들어, 영국의 NHS는 목표 및 업무 성취 기준, 업무수행을 잘못할 때의 불이익 사항 등을 분명하게 설정하였다. 또한 대기 시간을 줄이고 경쟁력을 고취시키기 위한 많은 실험을 하였다. 2009년까지 중요한 성과를 달성하여 급성 치료 환자의 평균대기 시간은 8.6주, 외래 환자는 4.6주가 되었다(Cumming, 2009).

더 나은 치료결과, 고도의 집중 치료, 뛰어난 서비스 경험을 찾는 환자

만약 판매량(예: 해외에서 제공된 환자 치료)의 지리적 분포로 국제보건의료기관을 측정한다면 몇몇 의료기관은 "국제적으로 선진화된" 자격을 얻을 것이다. 국제 환자를 홍보하는 대부분의 병원에서 외국인 환자 비율은 10% 미만인데, 일부 흥미로운 예외가 있다. 특급호텔 서비스와 JCI 인증을 받은 방콕의 Bumrungrad Hospital은 매년 154개국에서 온 40만 명의 국제 환자를 다루는데 이는 병원의 전체 환자 수익의 37%를 차지한다(Intel Corporation, 2004). 병원은 디럭스룸, VIP룸, 로열 스위트룸, 노트북 컴퓨터, 수영장, 헬스장을 제공하고, 걸어서 갈만한 거리에는 방콕의 일류 레스토랑, 쇼핑센터, 놀이 공간이 있다.

환자 중심의 통합된 보건의료 기관의 대다수는 양질의 효율적인 의료서비스를 제공하여 해외 환자를 유치하고 있다. 양질의 의료와 효율적인 서비스를 제공하여 주목받은 병원의 좋은 예는 캐나다의 탈장 전문병원인 Shouldice이다. 이 병원에 따르면 환자의 56%만이 캐나다인이라고 한다. 나머지 환자의 대부분은 인근의 영어를 사용하는 미국(42%) 사람들이고, 2%는 유럽에서 온 환자들이라고 한다(Urquhart and O'Dell, 2004). 탈장 수술을 전문으로 하는 병원에서 의료관광객을 끄는 요인으로는 훌륭한 수술결과와 높은 임상적 평판, 환자의 높은 만족감, 낮은 비용, 표준화된 치료 과정, 환자와 병원 직원 간의 유대 관계 등을 들 수 있을 것이다. 이러한 요인들은 낮은 재발률 및 합병증 발생률, 설비에 대한 환자의 만족감, 질환 당 평균적 비용, 진단과 치료 사이의 지연 제한, 치료 과정에서 최적의 환자 참여, 공인된 짧은 대기 시간, 훌륭한 식사 및 기분 좋은 실내 장식, 신뢰, 환자와 병원 직원 간의 긴 유대관계 등으로도 측정이 가능할 것이다.

환자 이동의 경영적 함의

보건의료 기관이 해외 환자에 의지하고 있다면, 그 조직 환경은 문제가 더 많아질 수도 있다. 불안정한 사건사고, 환자 감소에 경각을 주는 추세, 다루어야 할 다수의 애매한 정보 등이 해당된다. 지리, 세계 경제, 정치 등의 문제가 보건의료 관리를 많은 위험 및 불확실성에 노출시킨다. 수 년 전만 해도 오만의 종양 환자와 아부다비의 심장 질환 환자들은 치료를 위해 의료관광을 떠났다. 그러나 오만과 아부다비에 실력 있는 의료제공자들이 들어오면서 의료 관광은 50% 이하로 떨어지게 되었다.

2000년에 페르시아만 국가들의 환자들은 해외 원정 치료에 대략 270억 달러를 소비하였다고 한다(Alsagoff, 2005). 2001년 미국은 전체 급성 치료 환자의 44%가 중동 국가에서 온 환자들이었다. 2001년 뉴욕의 9·11테러 사건 이후 페르시아만 환자의 미국 진입이 매우 어려워지고 시간이 걸리게 되었다. 이후 미국의 병원은 사우디아라비아와 아랍에미리트 두 나라에서 벌어들일 수 있는 7억 5천만 달러와 12억 5천만 달러를 잃게 되었다(Landers, 2002). 2002년 미국의 중동 환자 점유율은 44%에서 16%로, 2003년과 2004년에는 그보다 더 아래인 16%에서 8%로 떨어졌다. Mayo Clinic이나 John Hopkins와 같은 미국의 병원에서 치료를 받던 국제 환자들은 태국, 말레이시아, 인도로 발길을 돌렸다(Chilingerian & Savage, 2005).

과거의 의료제공자들은 오랜 기간(때로는 수십 년)에 걸쳐 쌓인 강력한 임상적 평판으로 그들의 명성을 얻었다. 지금은 인터넷, 사회매체, 이해당사자들의 매체, 신용 등급을 매기는 새로운 기관들 덕분에 정보의 이동이 매우 빨라졌다. 예를 들어, JCI 인증으로 의료기관은 빠르게 적법성을 부여받게 된다(Ehrback, Guevara, and Mango 2008). Health Travel Media와 같은 새로운 JCI 인증기관에서는 의료관광객을 안내하고, 새로운 명성을 합법화하고, 세계적인 환자의 흐름을 관례화하는 정보를 공개하고 있다.

그럼에도 불구하고, 치료를 위해 자국을 떠나고자 하는 것은 욕구의 미충족을 느끼는 환자 개인(그리고 가족)에 의해 결정된다. 환자의 국외 이동은(비용)부담에 대한 인식과 비교한 예상되는 의료관광의 만족감에 달려있다. 감수할 사항은 항공로의 안전, 교통비용, 환자에 대한 국가적인 경쟁의식, 세계 경제, 국가 분위기, 의료 정책, 그리고 진입 장벽에 영향을 주는 정치적인 문제 등 지역적, 국제적 사건들에 영향을 받는다. 이러한 요소들의 많은 부분은 병원 관계자들이 통제할 수 없는 부분이다.

환자의 해외 이동에 대한 경영자의 과제

장기 기증을 받기 위해 해외로 떠나는 환자의 흐름은 윤리적인, 특히 효능 및 안전상의 문제를 일으킬 수 있다. 2010년에 Network of Organ Sharing(UNOS) 장기 이식 명부상에 있는 105, 000명을 제외하고도 15,000명의 미국 환자들이 간 이식 대기자 명단에 속해 있었다. 대기자들은 **말기간질환모형**(Model for End Stage Liver Disease, MELD) 점수에 따라 가장 초기 단계인 6점부터 최고 중증 단계인 40점까지로 분류되었다. 한 연구에서는 약 400명의 미국인이 대기 문제 때문에 미국 밖으로 의료 관광을 떠난다고 추정하였다(Schiano & Rhodes, 2010). 그들은 종종 면역억제제 등이 필요한 사후 관리를 받기 위해 고국으로 돌아온다.

두 명의 의사가 수행한 연구에서 그들의 환자인 HQ씨는 1년간 대기자 명단에 있었다. 그 기간 동안 HQ씨의 MELD 점수는 18에서 21점으로 나빠졌다(Schiano & Rhodes, 2010). HQ씨는 중국으로 가서 도착 2주 만에 장기이식을 받았다. 중국에서 이식받은 장기는 사형수의 장기였다. HQ씨는 미국으로 돌아와 미국 병원에서 사후 관리를 받았다. 반면, America Society of Transplantation은 해외에서 장기를 찾은 환자라 하더라도 최적의 치료를 제공해야 한다는 방침을 가지고 있다. 그런데 미국 정부는 부당한 장기 거래, 특히 사형수 또는 장기 매매 기증자로부터 장기를 얻은 것에 대하여 어떤 입장을 취해야 하는 것일까?

의료관광은 윤리적인 문제를 불러일으킬 수 있고 거짓 광고나 사기를 포함할 수도 있다. 몇몇 치료는 실험적이고, 이익에 비해 많은 위험을 제공할 수도 있다. 예를 들어, 미국에서는 일부 줄기세포 치료가 임상실험에서만 허용된다. 일부 환자는 줄기세포 치료에 적합하지 못하다. 반면에 다른 나라에서는 줄기세포 치료가 가능할 수도 있다.

여기서의 교훈은 의료관광객을 포섭하기 위한 시장을 만드는 데는 위험이 따른다는 점이다. 국제 환자를 유치하기 위해서는 건물, 장비, 서비스 절차, 그리고 환자에게 "큰 기쁨"을 줄 수 있는 인력에 대한 상당한 투자가 필요하다. 충분한 수의 장기적인 보증 없이 의료관광객들을 유치하고자 하는 국가들의 경쟁의식이 커지고 있다. 간호사, 의사, 치료사, 약사 등 숙련된 전문가가 국제적으로 부족한 시기에 의료관광객들을 상대하고자 하는 병원과 클리닉들은 "세계 수준의" 인재들을 한꺼번에 채용해야 한다. 이러한 보건 인력들의 해외 이동은 중요한 세계적 보건의료 문제 중 하나이고 이에 관한 내용은 다음 절에서 설명하고자 한다.

보건의료 인력의 이동

전 세계적으로 인구의 고령화와 더불어 기술적 **의학적 혁신**이 이루어짐에 따라 보건의료에 대한 요구가 증대되었다. 많은 국가에서 이러한 요구에 맞추어 변화하는데 어려움을 겪고 있으며 보건의료 인력의 부족을 겪고 있다. 노동시장이 세계화되고 의료 전문직들의 이동이 늘어나면서, 각국에서는 적절한 보건의료를 제공하기 위한 기술과 전문성을 갖춘 인력을 외국에서 찾고 있다.

보건의료 인력의 분포는 자원의 광범위한 불균형과 마찬가지로 항상 불균형을 이루었다. 보건의료 인력에 대한 수요가 증대되고, 소득이 높은 국가에서 보건인력들에게 더 좋은 보수를 제공하게 되면서 이러한 편재현상은 더욱 악화되었다. 이러한 현상을 **인재유출**(Brain Drain)이라 한다.

여기서는 의료전문직의 편재 현상의 정도와 경제적 영향, 소득이 중간 그리고 낮은 수준의 헬스케어 시스템에 미치는 영향을 알아본다. 또한 인력 부족의 영향을 줄이기 위한 다양한 적응 기제와 인적 자원 계획의 몇 가지 예를 소개한다. 그리고 미래의 헬스케어 시스템의 인력 조달을 위한 방안에 대해서도 생각할 필요가 있다. 끝으로 보다 윤리적이고, 비용 효과적이며, 효율적인 방식으로 인력 조달을 해야 하는 의료전달체계의 경영 관리자들이 직면하는 문제들을 살펴보도록 하겠다.

보건의료 인력의 이동성

점점 더 세계화되는 노동시장에서는 보건의료 인력들이 졸업 후에 국내에서 일하도록 장려하는 것에만 의존하여 국가의 헬스케어 시스템을 유지할 수는 없게 되었으며, 보건의료 인력의 수요를 맞추기 위해 국제 노동시장을 살펴보아야 한다. 근래에는 고소득 국가들이 일반적으로 중저소득 국가들로부터 보건의료 인력을 충당하는 것이 일반적인 일이 되었다. 이러한 보건의료 인력 이동의 문제는 후기 식민지시대의 아프리카 국가들이 보건서비스를 확대시켜 나가고 이러한 서비스를 제공하기 위한 자체 인력을 양성하기 시작하면서 처음 수면 위로 떠오르게 되었다. 이러한 보건 서비스 개발은 고소득 국가의 헬스케어 시스템의 빠른 확장과 그에 따른 서비스 수요를 충족시키기에 부족한 인력의 문제와 마주하게 된다. 따라서 더 나은 보상과 직업기회를 찾는 보건의료 인력에게는 이러한 국가에서 일할 수 있는 기회가 열려있는 것이다. 인재유출이란 저소득 국가에서 고소득 국가로의 보건의료 인력의 대규모 이동을 일컫는 말이다(Bach, 2004). 자유무역지대의 확대와 함께 이러한 과정은 더욱 촉진되어왔으며 **서비스무역협정**(GATS, General Agreement on Trade in Services)으로 인한 서비스 영역의 자유화에 의해 더욱 강화되었다(OECD, 2002). 일례로 유럽 연합은 자격조건에 대한 포괄적인 상호협정을 만들어서 간호사나 조산사들이 모든 가입국에서 자유로이 일할 수 있도록 하였다. Bach는 보건의료 인력의 이동은 정부가 인력의 양성과 채용, 배치를 조절하기 때문에 정부 규제의 영향을 크게 받고, 이러한 규제에 따라 이동의 패턴이 달라지기도 하며, 특별히 구분된다고 주장한다(2003). 그러나 이러한 정부의 규제의 중심성은 보건의료 인력 이동의 영향을 미칠 수 있는 정책적 개입이 가능하다는 의미이기도 하며, 이에 대하여 이 장의 뒷부분에서 자세히 논의할 것이다.

인력 이동의 규모

국가별로 보건의료 인력의 분류, 규제, 등록 체계가 달라서 보건의료 인력의 이동에 관한 정확한 자료를 수집하는 일은 간단하지 않다. Clemens와 Pettersson(2007)이 지적하였듯이, 인력의 국제적 이동에 관한 모든 국가의 포괄적이고 체계적인 양방향 자료는 아직 없다. 모든 고소득 국가에서는 각 나라로 들어오는 특정 직업을 가진 사람들에 대한 자료를 수집하지만 나라를 떠나는 사람들에 대해서는 자료를 수집하지 않기 때문에, 양방향의 총 이동 흐름에 대한 직업에 특화된 자료를 축적하기는 쉽지 않다(Clemens & Pettersson, 2007). 하지만 세계의 여러 지역의 보건의료 인력 자산을 파악하는 일은 보건의료 인력의 분배에 불평등이 존재한다는 것을 알 수 있게 해준다. 아프리카는 세계 질병 유병률의 25%를 차지하는 지역이지만, 전체 보건의료 인력의 1.3%만을 보유하고 있다(Commission for Africa, 2005). 아프리카의 보건의료 인력 대 인구의 비율은 항상 다른 국가들보다 낮았으며, 인구 1000명당 2.3명의 훈련된 보건의료 인력이 필요하다는 WHO의 최소 기준보다도 낮은 수치이다. 사하라 이남지역의 평균은 2002년 100,000명당 의사 15.5명, 간호사 73.4명, 조산사 30.9명, 약사 1.1명이었다. 이와는 대조적으로 경제협력개발기구(OECD)국가의 평균은 2002년 100,000명당 의사 311명, 간호사 737.5명이었다. 평균적으로 아프리카 국가가 고소득 국가들에 비해 의사 수는 1/20이고 간호사 수는 1/10에 불과한 인력을 보유하고 있는 것이다. 다른 개발도상국과 비교하더라도 사하라 이남지역의 숫자는 매우 낮다. 인도, 한국, 싱가포르, 그리고 베트남의 경우 비슷한 시기에 인구 100,000명당 의사는 106.3명, 간호사는 220.4명이었다(Liese, 2004).

Clemens와 Petterson(2007)은 2000년에만 대략 65,000명의 아프리카 출신 의사와 70,000명의 간호사들이 고소득 국가에서 일하고 있는 것으로 추산한다. 이는 아프리카 출신 의사의 5분의 1과 아프리카 출신 간호사의 10분의 1에 해당하는 수치이다. 아프리카 국가별로 해외에서 일하는 보건의료 인력의 비율 1%에서 70%까지 직업군과 국가에 따라서 차이가 심하다.

또한 캐나다 병원 의사의 10%와 영국 전체 보건의료 인력의 6%가 남아프리카 공화국 출신이다(Padarath *et al.*, 2003). Hagopian 등의 연구에서는 사하라 이남지역에서 훈련 받고 미국으로 이주하는 의사들의 수, 경향, 특징을 분석하였다. 2002년에 771,491명의 시민권이 없는 의사 중 총 179,978명이 의학 교육을 다른 나라에서 받았으며 그 중 가장 큰 비중을 차지하는 115,835명이 사하라 이남지역 출신이다. 이는 사하라 이남지역의 활동 중인 의사의 6%에 달하는 수치이다.

아프리카 헬스케어 시스템에 미치는 영향

아프리카의 헬스케어 시스템이 시민들의 의료 욕구를 충분히 채워주지 못하는 것은 잘 알려진 사실이다. 국제 연합(United Nations, UN)이 2000년에 수립한 **새천년 개발 목표**(Millennium Development Goals, MDGs)는 극심한 가난의 감소, 아동 사망률 감소, AIDS와 같은 질병의 퇴치, 그리고 개발을 위한 국제적 협력관계를 발전시키기 등의 8가지의 주요 목표를 설정하였다. 이러한 목표의 달성 시점은 2015년으로 계획되었다. 이 중 세 가지 목표가 건강과 직접 관련되어 있다.

Goal 4: 아동 사망률을 감소시킨다.
Goal 5: 정신 건강을 증진한다.
Goal 6: HIV/AIDS, 말라리아 및 다른 질병과 싸운다.

록펠러 재단이 시작한 세계보건지도자들의 연결망인 공동학습계획(the Joint Learning Initiative, JLI)은 일반적으로 인구 1,000명당 2.5명 이하의 보건의료 인력을 갖춘 국가에서는 숙련된 출산 도우미를 동반한 출산이나 홍역 예방접종에 대한 80% 수혜율을 달성할 수 없다고 보았다(Chen *et al.*, 2004). 이러한 보건의료 인력 최소수준에 미달하거나 보건의료서비스 수혜율 80%에 미달하는 57개 국가가 심각한 수준의 의료인력 부족에 직면해 있다고 할 수 있다. 아프리카의 46개국 중 36개국이 심각한 보건의료 인력부족을 겪고 있다. 분석가들에 의하면 2015년까지의 최선의 전망을 할 경우에도, 탄자니아를 예로 들면, 탄자니아 수요의 60%만을 충족시킬 수 있을 것으로 추산되며, 차드에서는 수요가 공급에 비해 300% 더 클 것으로 분석되었다(WHO, 2000). JLI 보고서(2004)는 이미 보건의료 인력의 밀도가 낮은 몇몇 국가들에서 모자보건에 심각한 영향을 미치고 있다고 지적하였다. 특히 사하라 이남 지역의 경우 보건의료 인력의 부족과 함께 숙련된 기술과 인력 양성과 개발에의 투자 부족이 함께 작용하여 이러한 문제가 더욱 심각하게 나타난다(Chen *et al.*, 2004). Liese *et al.*(2003)은 인구 대비 보건의료 인력의 비율이 1960년대 이후로 증가하지 않거나 감소하였다고 주장한다. "HIV/AIDS에 영향을 받은 대부분의 개발도상국에서는 인력의 부족이 **항레트로바이러스 치료법**(antiretroviral therapy, ART) 보급과 일반적인 헬스케어 시스템 운영에 가장 큰 걸림돌이 된다." 게다가 2004년에는 미국이 자국에서 양성되는 간호사의 부족을 채우기 위해서 2014년까지 100만 명의 간호사를 필요로 할 것이라고 추정되었다(EQUINET, 2004). 미국, 영국, 캐나다, 그리고 호주를 통틀어 전체 의사와 간호사의 4분의 1이 외국에서 훈련을 받았다고 추산된다(Organisation for the Economic Cooperation & Development, 2002). 아프리카 출신 보건의료 인력을 받아들이는 국가들 중 그 인력의 규모가 큰 국가는 미국, 영국, 캐나다, 호주, 프랑스, 스페인, 포르투갈, 벨기에, 그리고 남아프리카 공화국(다른 아프리카 국가들로부터 인력을 받아들임). 2001년에서 2002년 사이에 WHO의 Awases 등은 여섯 개의 아프리카 국가의 의사, 간호사 등의 2,382명의 보건의료 인력을 면담하였다. 이주할 의도가 있다고 한 면담자에게 이주 선호 지역을 질문하였다. 카메룬 면담자의 89.3%, 세네갈의 91.8%, 남아프리카공화국의 94.6%가 위의 9개국 중 한 곳을 선호 지역으로 응답하였다. 이들 9개국이 어려운 헬스케어 시스템의 자원을 고갈시키고 있음은 명확하다. 남아프리카 공화국은 흥미로운 경우인데, 두 가지 역할을 모두 하고 있기 때문이다. 보건의료 인력을 미국이나 영국으로 빼앗기면서 동시에 레소토, 말라위, 짐바브웨와 같은 더 가난한 주변국으로부터 빼앗고 있었다.

전문가들은 대학 이상의 고등 교육을 받은 개인들이 이주성향이 높고, 또한 이들이 기관 설립자가 될 가능성도 높다고 주장한다(Kapur & McHale, 2005a, 2005b). 이것은 단순히 의료의 공급 격차로만 이어지는 것이 아니라, 서비스의 발전에도 영향을 미친다. 고소득 국가에서는 보다 경험 많은 의료인을 모집하고자 한다. 다른 연구자들은 경력직의 보건의료 인력들 간의 격차가 새로 배출된 보건의료 인력의 배출과 연결되어 헬스케어 시스템 자체의 어려움을 만들어 낸다고 주장한다(McAuliffe *et al.*, 2010). 경험 많은 보건의료 인력이 부족해지는 것은 인력의 훈련, 임상적 지도, 그리고 궁극적으로 의료의 질에 대한 우려를 가중시킨다. WHO는 임상 지도와 성과를 연결 짓는데, 엄격하게 행정적이거나, 처벌 위주의 지도감독은 긍정적 효과가 제한적이며 조직에 부정적인 효과를 가져올 수 있다고 하였다. 반면 지지적이고 교육적인 지도는 특정한 문제의 해결을 돕고 동기를 부여하고 성과를 높일 수 있다(WHO, 2006). 가나에서는 좋은 지도감독이 공공병원에서와 자율운영 병원 사이에 직원의 동기부여와 성과의 차이를 만들었다(Dolvo *et al.*, 1998). Troy *et al.* (2007)의 연구에서는 중저소득 국가에 남아있는 보건의료 인력들은 인력의 부족으로 인해 과도한 업무 처리와 그로 인한 스트레스의 심화를 겪고 있다는 또 다른 영향을 지적하였다. 이는 병가와 결근의 증가, 나아가 남은 직원들의 의욕을 저하시키는 결과로 이어진다. 이러한 문제의 심각성을 알려주는 한 예로, 남아프리카 공화국의 한 간호부장은 다른 간호사들의 업무량과 스트레스를 줄이기 위해서 간호사들의 업무기준을 낮추어 제시간의 일을 처리할 것을 요청하기도 하였다(Troy *et al.*, 2007).

인적 자원을 통해서 의료의 공급이 이루어지기 때문에 인적 자원은 효과적인 헬스케어 시스템의 핵심에 있다. 의료 서비스에 대한 수요가 증가하는 동시에 보건의료 인력이 감소하여 사하라 이남 지역은 위기를 맞고 있으며, 이것은 에이즈를 치료하기 위한 항레트로바이러스제의 보급에서 뿐만 아니라 기본적인 일차 의료 서비스의 제공 또한 그러하다.

경제적 함의

중저소득 국가 보건의료 인력의 대이동으로 인하여 이들 인력이 이주해간 선진국에 대한 의존도는 더욱 높아지고 있다. 인력 양성에 드는 비용 없이 경험 많은 인력을 저소득 국가로부터 모집해 가는 일은 점점 비윤리적인 것으로 여겨지고 있다. 아프리카에서 훈련 받은 의사의 50% 이상이 해외에서 일하기 위해 떠난다(EQUINET, 2004). 남부 아프리카 개발협력(Southern African Development Cooperation, SADC) 지역에서 한 명의 일반의를 훈련시키기 위한 비용은 미화 60,000달러로 추산되는데, 이 지역에서 보다 발전된 국가로의 유출은 선진국에 매년 5억불의 역 보조금(reverse subsidy)을 주는 것과 같다(EQUINET, 2004). Martin, Abella와 Kuptsch (2006)은 남아프리카 공화국이 의사와 간호사들의 유출로 인해 연간 미화 1억 달러의 손실로 고통 받고 있다고 주장하였다. UNCTAD는 미국은 나이지리아에서만 21,000명의 의사를 수입함으로써 미화 3.86억 달러를 절감할 수 있었다고 추산하였다.

Clemens와 Petterso(2007)은 의료전문직의 손실과 경제적, 정치적 안정성의 관계를 분석하였다. 앙골라, 브라자빌 콩고, 기니, 라이베리아, 모잠비크, 르완다, 그리고 시에라리온 모두 1990년대에 내전을 경험하였고, 2000년까지 의사의 40% 이상을 잃었다. 케냐, 탄자니아, 그리고 짐바브웨의 경우 20세기 말 계속되는 경제불황을 겪었고, 그 동안 의사의 절반 이상을 잃었다. 이와는 대조적으로 보츠나와, 남아프리카 공화국, 코트디부아르와 같이 비교적 안정적이고 부유한 국가들은 의사들이 떠나지 않게 할 수 있었다(Clemens & Petterson, 2007).

그런데 인력이 저소득 국가에서 고소득 국가로 이동하는 것이 의사를 수입하는 국가들 뿐 아니라 의사들의 출신국에도 도움이 된다는 주장도 있다. Pritchett(2006)는 "개발 계획의 다른 무엇보다도 인력 이동을 통해 가난한 나라의 사람들이 얻는 이득이 훨씬 크다"고 주장하였다. Pritchett는 고소득 국가들이 노동력의 이동 규제를 완화하여 노동시장의 규모를 3% 확대한다면, 가난한 국가들의 시민들에게 돌아가는 이익은 305억 달러에 이를 것으로 추산된다고 하며, 이러한 수치는 무역 자유화에 따른 연간 이익(86억 달러)과 해외 원조(70억 달러), 그리고 빚 탕감에 따른 이익(3억 달러)을 합친 금액의 두 배에 달하는 것이다. Pritchett는 국제적인 노동력 이동의 증가는 이주민 반대의 인식을 가진 고소득 국가 사람들에 의하여 감소되고 있다고 주장한다. 그는 국경을 넘어 사람들이 이동하는 현상이 현재의 체제에 던지는 정치적, 윤리적 문제들을 조명하면서 저소득 국가의 개발을 지원하는 동시에 고소득 국가에서도 받아들여 질 수 있는 정책을 통해 문제를 해결할 것을 제안한다. 한시적 근로 자격 부여, 근로자격의 배급(work permit rationing), 다자 간 협약보다는 양자 간 협약에 의존, 이주민들의 기본적인 인권의 보호 등이 이에 해당한다.

저소득 국가에서 고소득 국가로의 노동력 이동이 재정에 미치는 긍정적인 영향 중 한 가지는 저소득 국가의 가족들에게 송금하는 돈이다. **이주민송금**은 이주민이 고향의 친지나 친구들에게 돈을 보내는 것으로 정의되는데, 이는 현대 경제생활의 매우 중요한 특징이 되었다. 실제로 송금은 세계 개발재정의 중요한 자원으로 인식된다(DFID, 2006). 송금은 이주민의 가족들의 수입을 보조할 뿐 아니라, 꼭 필요한 외환을 얻는 자원이다. 국제개발 부처(Department for International Development, DFID)에서 2006년 영국의 이주민들에 대해 수행한 연구 보고서에 따르면 "이주민을 통한 국제 송금의 규모는 매우 크며, 점점 커지고 있다. 송금의 규모는 개발 원조의 규모를 초과하며, 송금을 받는 국가의 가난을 완화시키는 데 중요한 역할을 한다"(DFID, 2006). 보고서는 이러한 경향을 설명하는 세 가지 요인을 든다.

- 송금은 개발도상국의 외부 재원 조달 중 두 번째로 큰 규모를 차지한다(외국인 직접 투자가 첫 번째임).
- 송금은 개발도상국의 가장 안정적인 외환 수입원이다.
- 송금은 장기간에 걸쳐 크게 증가할 것으로 예상된다(DFID, 2006).

송금이 저소득 국가의 가족들을 지원하는 데에 중요한 역할을 한다는 것이 부각되면서 국제기구, 양자 공여국들, 비정부기구들은 송금이 이주민의 고향 지역의 개발 효과를 극대화하기 위한 방법들을 모색하였고 송금의 본질과 범위에 대해 이해하기 위한 계획들을 만들고 있다.

또한, 국제 이주는 몇몇 저소득 국가의 경제를 활성화하기 위한 방안이 되기도 하였다. 내수경제를 활성화하기 위한 전략으로 계약 노동(contract labor)을 수출하는 것은 필리핀 경제의 주된 특징이었다(Matejowsky, 2006). 1970년대부터 수백만 명의 필리핀인들은 자국의 경제 성장이 침체되자 해외에서의 비 영구적인 직업기회를 선택하였다. 또한 이주민들이 자국으로 돌아오는 것에도 상당한 이익이 있다. 이주민들은 보통 교육수준을 향상시키고, 기술을 확장하고, 국제적인 지원과 개발에 다가갈 수 있는 국제적인 연결망을 가져오기 때문이다.

국제적 반응

보건의료 인력 이동의 규모에 대한 인식이 증가하고, 이주민 보건의료 인력의 이동이 계속될 것으로 생각하면서, 각국 정부는 **관리된 이주**라는 개념에 관심을 갖게 되었다. 관리된 이주는 국제 이주를 각국의 보건정책의 목적에 연결시키고 보건의료 인력의 이동을 인력을 보내는 국가와 받아들이는 국가 모두에 이익이 되는 방향으로 규제하려는 시도를 뜻하는 용어이다(Bach, 2003). 고소득 국가의 인력 채용기관들이 적극적으로 이주를 장려하는 방식은 저소득 국가에 미치는 그 영향으로 인해 강력한 비판의 대상이 되어왔다. 고소득 국가들은 저소득 국가의 보건의료 인력을 교육시키기 위한 희박한 자원을 효과적으로 이용하고 그 이익을 고스란히 수확하게 되는 것이다. 보건의료 인력을 대규모로 채용해가는 국가들이 이들 인력을 훈련시키는데 돈을 지불하고 인력을 잃는 국가들에게 세금 또는 일종의 보상을 해야 한다는 주장이 있기도 하였다. 국제 채용 가이드라인을 발전시키기 위한 시도가 있어왔으나, 많은 어려움이 따르기도 하였고 해외 간호사들의 국제 이동의 관리에 미치는 영향이 작았다(Bach, 2006). 영연방국가 헌장(Commonwealth Code of Practice)은 당사자 양국의 상호이익을 매우 강조하였다. "영연방의 많은 개발도상국은 인력을 채용하는 선진국들이 인력 공급 국가들이 큰 비용을 들여 훈련시킨 인력을 잃는 것에 대해 보상을 해야 한다. 훈련기관의 역량을 강화하는 방식 등으로 그 보상 방식은 다양할 수 있다" (Bach, 2003).

Bach(2003)에 의하면 이것은 호주, 캐나다, 영국과 같은 국가들에게는 "너무 멀리 간" 조치였으며, 이 국가들은 보상에 대한 부분 때문에 규약에 동의하지 않았다. 이러한 규약과 가이드라인이 강제성이 없는 한, 많은 국가들이 규약을 따르고자 하지 않을 것이며, 따라서 잘 지켜질 때 우수 채용 관행으로 작용하는 것이 최선이 될 것이다.

보상 정책과 같은 국가 간 양자 협약이나 국제 채용 관행에 윤리적인 규약을 포함시키는 것, 또는 국제적으로 채용되는 보건의료 인력의 수를 제한하려는 조치들이 성공적으로 시행된 경우는 드물다. 영국 NHS는 2001년 이후로 사하라 이남 지역에서의 적극적인 보건의료 인력 채용을 하지 않았다. 그러나 이러한 조치가 인력의 흐름을 완전히 차단한 것은 아니며, 일부에서는 문제의 해결을 위해서는 보다 극단적인 조치가 필요하다고 주장하기도 한다. Alkire와 Chen은 고소득 국가는 이민 정책을 통해 "도덕적이고 윤리적인 배경을 기반으로 의료 예외주의(medical exceptionalism)를 받아들여야 한다고 강력하게 주장한다." Kapur와 McHale은 개발도상국으로부터 보건의료 인력을 "빼어 오는" 것에 대해 경고하며, 의사와 간호사의 채용에

"제한"을 두는 것이 "당연하다"고 주장한다. Labonte *et al.*(2006)은 캐나다 정책 입안자들에 대한 연구에서 자급자족의 방식을 강화하여 흡입요인을 줄이고, 헬스케어 시스템의 자원을 강화하여 배출요인을 줄이는 것이 캐나다 정책의 가장 큰 동력임을 파악했다. **국제보건인력연맹**(Global Health Workforce Alliance, GHWA)에서는 세계 보건의료 인력 위기의 해결책을 파악하기 위해 2006년 협력관계를 구축하였다. 이는 보건의료 인력의 규모를 확대하기 위한 계획을 발전시키고 시행하는 국가들을 돕는다. 또한 이를 통해 각국 정부, 시민 사회, 재정지원 기관, 노동자들, 국제기구, 학술 기관, 전문가 협회들과 함께 위기를 함께 해결하고자 한다.

국가수준의 대응

보건의료 인력들이 이주해 나가는 규모와 그에 따른 영향에 대해 깨닫게 된 각 국가들은 인적 자원의 위기를 해결하기 위한 조치를 취하기 시작하였다. 일각에서는 보건의료 인력에 대한 보상과 인적 자원 관리시스템을 발전시키고, 인력 훈련의 기회를 늘림으로써 인력의 유출을 줄일 수 있을 것이라고 제안하였으나(Dovlo & Martineau, 2004), 이러한 발전을 성취하기 위해서는 국제적인 협력이 필요하다.

이주 결정을 하는 데에는 경제적 이득을 얻을 수 있는 점이 가장 주된 역할을 한다고 알려져 있다. 이러한 현상에 대응하기 위하여 아프리카 국가들은 추가 지불 임금이나 다른 종류의 이득, 그리고 보건의료 인력의 몇몇 핵심 간부에게는 특별수당을 지급하는 방식을 도입하였다. 나미비아는 후하게 보수를 주고 주택 소유와 자동차 소유를 보조한다고 한다. 가나에서는 정부가 의사들의 수입을 인상해 주었다. 나이지리아는 의사들에게 특별 근무수당 지급할 수 있는 제도를 도입하였다. 보츠나와에서는 간호사들에게는 30%, 의사들에게는 15%의 추가 근무수당을 지급하는 방안을 도입하였다. 케냐, 남아프리카 공화국, 잠비아, 말라위, 탄자니아, 그리고 모잠비크와 같은 다른 나라들에서는 다양한 핵심 보건의료 인력이 유출되는 것을 막기 위해 임금을 올려왔다. 태국이나 아일랜드와 같은 국가에서는 해외로 떠난 의사들에게 여러 서비스와 보조뿐 아니라 금전적 지원과 연구비를 지원함으로써 이들을 다시 자국으로 돌아오게 하는데 어느 정도의 성공을 거두었다(Pang *et al.*, 2002). 그러나 인력 자원을 배출하는 국가와 인력을 채용하는 국가 사이의 임금 차이가 매우 큰 것을 고려할 때, 자금 지원만으로는 이주를 감소시키는 데에 큰 효과를 거둘 수 없을 것이라는 주장이 있다(Vujicic, 2004) 그러나 대부분의 사하라 이남 지역의 국가들은 해외의 국가들과 경제적 이득에 대한 경쟁을 할 수는 없으나, 보건의료 인력을 동기부여 하는 데에 중요하다고 밝혀진 비재정적 지원을 재정적 지원에 보조적으로 사용할 수 있다. 실제로, 근무환경의 다른 요인들이 강력한 배출 요인으로 작용할 수 있다는 증거들이 밝혀지고 있다. 과도한 업무량과 직원의 부족으로 인해 보건의료 인력의 과로와 높은 결근, 스트레스, 우울, 사기 저하, 의욕 상실을 일으키는 요인이 되며, 이러한 요인들은 공공 영역으로부터 인력을 유출시키는 원인이 된다(McAuliffe *et al.*, 2010; Sanders와 Lloyd, 2005). 열악한 근무 환경은 직원들의 사기와 의욕을 저하시킴으로써 헬스케어 시스템의 시스템의 성과를 심각하게 저하시키며 인력의 채용과 유지의 문제에도 직접적으로 영향을 미친다(Troy, Wyness, and McAuliffe, 2007; WHO, 1996). 재정적 지원은 동기 부여 요인의 더욱 복잡한 맥락의 한 부분일 뿐이며, 특히 인지된 공정성이나 행정적 지원이 중요한 동기 부여 요인이다(McAuliffe *et al.*, 2009).

보건의료 인력부족을 완화하고 의료의 접근성과 질을 향상시키기 위한 한 가지 전략은 업무전환(task-shifting)인데, 즉 전통적으로 의사나 간호사의 업무로 여겨지는 일들을 비교적 짧은 기간 동안 훈련된 다른 보건의료 인력들에게 위임하는 것이다.("현장 사례: 에티오피아의 홍수와 인력유지 전략에 관한 국가 사례" 참고). 이러한 인력은 국가에 따라 다양하게 불릴 수 있지만 일반적으로 준전문 인력 또는 의사가 아닌 의료 인력을 뜻한다. 준전문 인력은 의료서비스를 제공하는 사람들로 의료전문직들보다 짧은 기간 동안 좁은 범위의 훈련을 받는다. 지역사회 또는 일반인 보건의료 인력과 대조적으로 이들 중간 수준 인력은 국가의 면허시스템에 의해 승인을 받고 공식적인 인증서를 갖고 있다(Lehmann, 2008). Mullan *et al.*(2007)은 국가에 따라 의사가 아닌 의료인력(Non-physician clinicians, NPCs)의 역할이 다름에도 불구하고, 사하라 이남지역의 47개국 중 25개국에서 이러한 인력의 현황을 알아보았다. 9개국에서 NPC의 수는 의사의 수와 같거나 의사의 수보다 많았다. 일반적으로 NPC의 훈련비용은 의사의 훈련비용보다 적었으며, 훈련 기간은 평균적으로 중등교육 이후 3−4년이 소요되었다. 모든 NPC들은 기본적인 진단과 치료를 하지만, 제왕절개술이나 안과 진료, 마취와 같은 전문 영역의 일을 할 수 있도록 훈련 받기도 한다. 많은 NPC들이 교외의 가난한 지역에서 모집되며 이들 지역에서 일한다(Mullan, 2007). NPC들은 저, 중, 고소득 국가들에서 의료 서비스를 제공한다. 예를 들어, 미국에서는 300,000명 이상의 NPC가 의사와는 별개로 활동하고 있다. 많은 아프리카 국가들에서 임상적 효율성(Chilopora *et al.*, 2007; Pereira *et al.*, 2007)과 경제적 가치(Kruk *et al.*, 2007)를 위해서 이들 인력을 활용한다는 증거들이 늘어나고 있다. 이들 중 특히 에티오피아의 준전문 인력의 활용에 대한 사례연구는 흥미롭다("현장 사례: 에티오피아의 홍수와 인력유지 전략에 관한 국가 사례" 참고). 이러한 계획이 잘 진행됨에도 불구하고 보건 서비스의 가용성이나 국가의 건강 지표에 미치는 실제 영향을 평가할 정도로 충분히 발전되어 있지는 않다. 반면, 이 계획이 성공적으로 시행된다면 저소득 국가에서 서구식으로 높은 비용을 들여 훈련시킨 의사들을 확보하려는 것이 타당한 것인지 의문이 제기될 것이다.

일부 국가에서는 많이 훈련 받은 의사와 간호사를 길러내기는 하지만 오히려 이들 인력을 더 많이 길러내는 방식을 선택하였다. 필리핀의 경우 십여 년 전부터 필리핀의 학사학위를 소지한 간호사들을 전 세계로 수출해왔다. 정부는 의도적으로 이러한 인력의 과다 양성 전략을 실시해 왔는데, 그 근저에는 이주자들의 송금과 그들이 돌아오면서 추가적인 전문성과 지식을 들여오는 것이 국가에 이익이 될 수 있다는 믿음이 있다. 이러한 전략은 간호 인력의 수요가 큰 캐나다, 미국, 아일랜드, 영국과 같은 국가들에게 환영받았다. 그러나 필리핀의 간호부장들과의 면담에 의하면, 그들은 이주하는 간호사들에 대한 이러한 혜택을 알고 있음에도 자국의 의료 시스템에 미치는 영향을 걱정하는 것이 분명하게 드러난다. "중, 저소득 국가에서 이주해가는 간호사들은 대체로 경험이 많고 숙련된 기술을 지닌 경우가 많습니다"(Troy *et al.*, 2007).

쿠바의 사례 또한 흥미롭다("현장 사례: 쿠바의 국가주의 원칙과 라틴 아메리카 의학 교육 프로그램 사례" 참고). 혁명 이후 심각한 의사 인력난을 겪게 되면서 쿠바는 단순히 인력을 과다 양성할 뿐 아니라 의학 교육과 훈련의 본질과 구조를 변화시켜서 새로 배출된 의사들에게 지역사회에 대한 연대와 충성에 대한 가치를 갖도록 하였다. 쿠바의 건강 지표는 크게 향상되었으며, 쿠바의 의사들은 많은 저소득 국가들에서 의료 인력을 공급하는 일을 도와왔다. 이것은 전통적으로 헬스케어 시스템을 유지하기 위해 보건의료 인력을 양성하고 배치해온 방식에는 새로운 도전이 될 수 있다.

현장 사례: 에티오피아의 홍수와 인력유지 전략에 관한 국가 사례*

에티오피아는 9개 주, 2개의 특별시, 634개의 구 지역과 15,000개의 동 지역으로 구성되어 있는 연방제 국가이다. 연방 보건부에 따르면 2006년 현재 인구의 85%(약 7,730만 명)가 농촌 지역에 살고 있는 것으로 나타났다. 국가 보건문제의 60~80%는 말라리아, 폐렴, 결핵 등의 대부분 예방 가능한 전염성 질환 때문인 것으로 추정되며, HIV/AIDS 문제 또한 증가하고 있다. 에티오피아는 모든 단계에서 심각한 보건의료 인력 부족을 겪고 있으며, 특히 농촌 지역은 만성적인 인력부족 상태에 놓여있다. 1997년부터 시행된 정부의 보건의료 부문 개발 프로그램은 보건의료 관련 새천년개발목표(Millennium Development Goals, MDGs)의 달성과 주로 지역사회 기반 보건의료 시설에서 포괄적이고 통합된 일차의료서비스를 제공하는데 초점을 맞추고 있다. 프로그램의 8가지 구성항목 중 하나는 보건의료 인력의 공급과 생산성을 증대하는 것이다. 처음에는 2004년 건강보조요원(Health Extension Worker, HEW) 프로그램 실시를 통한 지역사회 수준의 공급에 초점을 두었다. 이 프로그램의 목표는 질병 예방, 건강한 생활, 기본적인 치료서비스를 중요시하는 혁신적인 지역사회 기반 접근법을 통해 농촌 지역에서의 일차의료서비스를 향상시키는 것이다. 프로그램은 건강보조요원(HEWs)이라는 새로운 보건의료 인력집단을 도입하였는데, 이들은 마을의 보건진료소에서 필수 보건의료 중재 프로그램을 실시한다. 고등학교를 졸업한 여성들이 대상으로 1년 동안 훈련을 받는다. 지원자는 학교에서 10학년을 수료해야 하고, 해당 지방 출신이어야 하며 그 지방 언어를 구사할 수 있어야 한다.

이들은 4가지 주요 영역(개인위생 및 환경위생, 가족보건 서비스, 질병 예방 및 통제, 보건의료 교육 및 의사소통)으로 구성되어 있는 16가지 예방 서비스와 기본적 치료 서비스를 제공하도록 훈련받는다. 이 프로그램을 통해 30,000명의 신규 HEWs가 지역 보건진료소에 배치되었으며 목표 달성을 위해 성공적으로 진행되었다.

두 번째 계획은 에티오피아 공중보건 인력훈련 계획(Ethiopia Public Health Training Initiative, EPHTI)으로, 에티오피아 보건 및 교육 정부기관, 카터 센터(The Carter Center), 7개 에티오피아 대학교, 기타 비정부 조직 간의 파트너십을 통해 에티오피아 내의 보건의료 전문가를 대상으로 서비스 전 단계 훈련(pre-service training)의 질을 향상시키는 것을 목표로 한다. 에티오피아의 건강 향상에 가장 큰 장애물은 보건의료 인력에 대한 접근성 부족이기 때문에, EPHTI는 의료서비스를 제공받지 못하는 농촌 지역 주민들을 위해 자격을 갖춘 보건의료 인력 팀을 구축하는 것이 주요한 목표이다. EPHTI의 핵심 목표 세 가지는 다음과 같다.

- 에티오피아인들이 스스로 훈련 자료 및 교육용 건강 학습 자료를 개발할 수 있도록 지원한다.
- 에티오피아 대학 교수들의 교육 역량을 강화한다.
- 에티오피아 보건과학대학들의 캠퍼스 교육 및 학습 환경을 향상시킨다.

2005년에 EPHTI는 에티오피아에서 보건관리자 훈련 프로그램을 실시하였다. 보건관리자는 지역사회 기반 보건소 전문 인력의 관리자들이며, 이 프로그램의 목표는 2010년까지 보건관리자 5,000명을 훈련시키는 것이다. 보건관리자는 보건소에서 임상 서비스를 제공하며 보건소와 국제보건사무소 양쪽을 모두 관리한다. 5개 대학교와 20개 병원이 훈련 프로그램에 참여하고 있다. 프로그램에 참여하고 있는 학생의 대부분은 첫 해에 기초적인 과학교육을 받고 이후 2년간 수련 병원에서 맞춤화된 지도를 받은 간호사들이다. 2008년 중반 현재 900명 이상이 프로그램을 졸업하였고 3,168명이 수련 중이다.

에티오피아 정부의 보건의료 인력부족 현상 해결을 위한 참신한 노력은 칭찬받을 만하다. 계획이 예정대로 진행되고 있고, 국가 보건지표가 향상되는 조짐이 보이지만, 남은 문제는 새롭게 훈련된 인력을 먼 농촌 지역에서도 유지할 수 있는지, 그리고 이 광대한 국가 전역에 보건의료 인력의 균등 배분을 달성할 수 있는가이다.

* 이 사례연구의 정보는 에티오피아 보건부 웹사이트, 카터 센터, WHO GHWA's County Case Study: Ethiopia's Human Resources for Health Programme에서 참조한 것이다.

보건의료 관리자들의 대응

앞에서 살펴보았듯 보건의료 인력의 이동은 지난 수십 년에 걸쳐 증가해왔으며, 이러한 현상이 미래에도 계속될 것이라는 조짐들이 있다. 세계는 보건의료 인력들에게 평평해지는 것이다. 이러한 이주의 흐름은 예상 가능하기도 하지만 다른 경우에는 그렇지 않기도 하다. 필리핀에서 아일랜드로 이주하는 간호사들의 사례는 이런 점을 부각시켜준다. 앞서 살펴보았듯 필리핀에서는 1990년대부터 인력을 과다 양성하는 전략을 택해왔다. 1990년대 후반에 아일랜드가 심각한 간호사의 부족을 겪으면서 이러한 인력난 해결을 위해 수백 명의 필리핀 간호사를 채용하였다. 이들이 아일랜드에 와서 정착하면서, 이들의 가족들이 따라서 이주하게 되었다. 아일랜드에서는 인력난이 해결되었다고 생각하였는데, 이주민들이 이주 후 4−5년이 지나고 나면 더 높은 임금이나 기술을 발전시키기 위해 미국이나 캐나다로 이주해가는 것으로 드러났다. 남아프리카 공화국은 예측할 수 없는 이주의 흐름으로 인해 비슷한 문제를 겪었다. 의료서비스 공급의 차원에서 이러한 불확실한 흐름에 대응하기 위해서는 신중한 인력 계획과 현재와 예측 가능한 미래의 수요와 공급을 맞추어 보는 것이 필요하다. 국내 노동시장이 의료서비스 공급의 수요를 모두 만족시킬 것이라 예상하는 것은 더 이상 충분하지 않다. 국경을 넘어선 인력의 모집과 채용의 문제는 이제 피할 수 없는 것이다. 또한 임상적 전문성을 향상시키기 위해 이동하기를 원하는 의료 전문직들의 입장에서도 바람직하다.

보건의료서비스에 대한 수요가 끊임없이 증가하는 시대에 모든 헬스케어 시스템은 강화되고 더 발전되어야 한다. 그러나 이러한 발전은 건강은 기본적인 인권이라는 인식과 함께 이루어져야 한다. 즉 사람들의 지위나 거주지에 관계없이 모두가 감당할 수 있는 보건의료서비스를 받을 수 있는 자격을 부여해야 한다. 숙련된 보건의료 인력의 국제적 이동이 증가하는 추세라면, 개발도상국들이 겪고 있는 심각한 인력난과 그로 인해 자국민들에게 기본적인 보건의료서비스의 제공에 어려움을 겪고 있는 것은 어떻게 할 것인가? Lowell과 Findley(2001)은 국제노동사무소(International Labor Office)의 연구를 종합하는 보고서를 통해 선진국의 이민정책은 이동을 촉진하는 방식이되 개발도상국의 경제적 성장을 장려하는 기제를 포함하고 있어야 한다고 조언한다.

선진국은 임시적인 이주와 귀환 이주를 장려하고, 고위험 국가로부터의 인력 채용을 제한하고, 좋은 관행을 만들고, 인력 채용 기관을 규제하고, 양자 간 협정을 만들고, GATS 책무를 표준화한다(Lowell & Findley, 2001).

앞에서 논의하였듯이 재정적인 지원에서(인력을 배출하는 국가에게 세금을 지불하는 것) 역량 강화 방법까지(인력을 배출하는 국가의 인력양성 과정에 기여하거나, 직원이나 전문가의 교환 등) 고소득 국가가 저소득 국가의 헬스케어 시스템을 강화하도록 도울 수 있는 방법은 많이 있다. 보건의료 인력의 이동은 보건의료 인력을 유지할 수 있는 방법에 대해서도 의문을 제기한다.

현장 사례: 쿠바의 국가주의 원칙과 라틴 아메리카 의학 교육 프로그램 사례*

1998년 허리케인 조지와 미치에 의해 중앙아메리카에 닥친 재난으로 인해 쿠바 정부는 1,000명의 자원 의사를 이들 재난지역에 보냈다. 재난의 규모와 보건의료서비스를 제공받지 못하는 사람들을 고려하여 쿠바 정부는 쿠바 의료팀이 지역의 헬스케어 시스템을 강화하는 것을 지원하는 결정을 내린다. 또한 이들 국가에서 쿠바의 의과 대학으로 진학할 10,000명의 장학생을 선발하였다. 이는 포괄적 보건의료 프로그램(Comprehensive Health Program)이 되었다.

2007년까지 3,000명이 넘는 외국인 의사가 이 대학을 졸업하였다. 정부 간 협약에 의해 이 프로그램의 대상국은 27개국으로 확대되었고, 미국의 경우에는 양자 간 협약이 없는데도 불구하고 학생들이 모여들었다. 이 프로그램은 인구 집단에 기반한 보건학의 원리들과 예방을 임상의학과 조합시킴으로써 의사를 지역사회를 위해 일하도록 훈련시킨다는 임무를 띠고 있다는 점이 독특하다. 학생들은 기초과학을 이수하는 과정 중에도 종합 진료소(polyclinics, 쿠바 의료 체계의 기본 단위이며 25,000명에서 30,000명의 인구 집단을 담당)에 배치되어 쿠바의 지역사회와 함께 일하게 된다. 보건의료 인력훈련의 핵심은 생물-심리-사회, 즉 개인-가족-지역사회이다. 이는 학생들이 가난과 불건강이 밀접하게 연결되어 있는 자원이 부족한 상황, 즉 보건의료 인력이 건강의 경제적, 사회적, 문화적, 환경적 결정인자를 잘 이해하고 있어야 효과적으로 일을 할 수 있는 상황에서 일을 할 수 있도록 준비시킨다. 쿠바의 원칙은 "상품화된 의학은 세계의 가난한 대다수 사람들의 건강을 보호하지 않았고, 앞으로도 보호할 수 없다"(Frank *et al.*, 2008). 보건의료 인력은 인권으로서의 건강에 대한 믿음을 가지고 있어야 하며, 이러한 인권을 기반으로 서비스를 제공하기 위해 희생할 각오가 되어 있어야 한다.

쿠바는 의사를 대규모로 양성하는 동시에, 또한 교외지역에 의료서비스를 제공하고 헬스케어 시스템의 수요 변화에 대응하기 위해 간호보조원과 의료기능인력과 같은 보조 인력을 훈련시킨다. Marquez(2009)는 유명한 의학전문지 Lancet의 기고문에서 "다양화된 인력의 양성은 무상 의료와 치료의 연속성, 특히 종합 진료소의 입원진료의 핵심이다. 이 체계의 지역사회 보건의료 접근은 일차 진료 현장에서 훈련된 의사와 간호사가 모든 지역에 배치될 수 있도록 하였다(약 150가족 담당)."

쿠바는 오늘날 세계에서 가장 높은 환자 당 의사 수 지표를 갖고 있으며 보건의료부문의 인구 당 지출이 훨씬 더 높은 국가들에 비해 더 나은 건강 수준을 보이고 있다.

* 이 사례연구의 내용은 2009년 2월의 Havana에서의 Global Forum for Health Research에서의 발표를 참조한 것이다. Marquiz, M.(2009). Health-workforce development in the Cuban health system, Lancet, 374, Issue 9701, pp.1574-1575; Frank, M., & Reed, G.(2008) Doctors for the(Developing) World: Training Physicians for global health, MEDICC Review, Retrieved August5, 2010, from http://www.medicc.org/publications/medicc_review/ 0805/spotlight.html

행복한 보건의료 인력은 지금의 일터에 오래 머무는 경향을 보인다. 보건의료 인력에 대해 이해하고 더 나은 동기를 부여하는 것은 어떤 맥락이나 자원 부족에 관계없이 모든 의료 서비스 관리자들에게 핵심적인 업무이다. 보건의료 인력을 끌어들이고 유지할 수 있는 환경을 만드는 일은 개발도상국에서 인재유출을 막기 위한 시도의 초점이 되었다.

그러나 세계적 수준에서 현재 수준의 수요에 대해 보건의료 인력의 공급이 불충분하다는 냉엄한 현실이 존재한다. 이러한 현실로 인해 에티오피아와 몇몇 다른 아프리카 국가들이 그들의 보건의료 인력을 충당하기 위한 대안적인 방법을 받아들이게 되었다. 짧은 기간 동안 특정 영역에 집중된 훈련과, 준전문 인력으로의 작업 전환 등이 대안적 방법의 특징이다. 이러한 방식은 실제로 잘 적용되는 것으로 보인다. 그렇다면 이는 우리가 보건의료 인력을 양성하고 충당하는 방식을 바꿔야 한다는 것을 의미하는가? 보건의료 인력 중 일부는 그들이 하는 일에 비해 과도하게 훈련된 것은 아닐까? 우리는 여전히 5−10년이라는 기간 동안 보건의료 인력을 훈련시키는 것을 감당할 수 있는가, 아니면 이는 더 이상 감당할 수 없는 사치인가? 점점 정교해지는 기술적, 의학적 진단 도구들이 존재함에도 그 과정에서 인간적인 요소가 차지하는 중요성은 어느 정도인가? 보건의료서비스에 대한 수요가 증가하면서 보건의료 인력 이동에 대한 이러한 질문들이 논의될 것이다.

우리는 건강과 보건의료서비스의 세계에서 상호연관성이 작용하는 두 가지 예로서 환자 이동과 보건의료 인력 이동에 관심의 초점을 맞추어 왔다. 이제 세 번째이자 마지막 예로써 한 국가에서 다른 국가로 전파되는 새로운 정책 도구들과 관리 관행에 대해 설명할 것이다.

국가 간 정책 수단과 관리 기법의 이동

1983년 4월 1일에 최초의 **환자 분류 체계**(patient classification system, PCS)가 미국 의회에서 채택되어 환자에게 서비스를 제공한 병원에게 비용을 지불하는데 사용되었다. Kimberly와 동료들(2008)은 "처음에 지불자는 −이 경우에는 메디케어− 한 병원이 생산한 '결과물'(products)을 다른 병원의 결과물과 비교하여 표준화하고 일관된 방식으로 병원에 지불하고자 하였다. 이 체계가 병원과 다른 보건의료 기관(health care facilities)의 관리기법에 미친 영향은 매우 심대하다"고 서술하였다.

주요 정책수단

미국 의회가 채택한 환자 분류 체계는 **포괄수가제**(Diagnosis-Related Groups, 혹은 유사 진단군 의료비 지불법) 또는 DRGs로 알려져 있으며, 1970년대 후반에 예일대학교의 연구팀에 의해 개발되었다. 대표 연구자인 Robert Fetter와 John Thompson은 산업공학과 간호학 교육을 받았으며, 병원의 성과를 분석함에 있어 산업공학의 사고방식을 도입하여 생산과정을 표준화하고 그 과정에 기본적인 원가 계산 원칙을 적용하는 것을 중요하게 여기게 되었다. 만일 당신이 생산하고 있는 산물이 무엇이든, 그것을 생산하는데 드는 비용이 얼마인지 모른다면, 수익이 비용보다 많음을 보장하는 방식으로 값을 얼마나 매길지 어떻게 알 수 있겠는가? 병원들이 자신들의 환자는 더 아프고 따라서 치료에 더 많은 비용이 든다고 주장함으로써 높은 비용을 정당화하던 때에 이 논리는 보건의료관리 분야와는 전적으로 맞지 않았다. Fetter와 그의 팀은 한 병원과 다른 병원 간의 환자구성의 차이(case mix differences)가 비용을 결정하는 데 있어 중요하다고 판단하였다. 유사한 질병을 가진 환자는 유사한 치료비용을 발생시켜야 하고, 만일 환자가 진단에 의해 정확하게 분류된다면, 그리고 그 환자를 치료하기 위해 필요한 자원이 정확하게 명시된다면, 치료비용이 얼마인지 결정하고 그에 따라 병원에 지불하는 것이 가능할 것이다. 병원들은 **전향적 보상제**(prospective payment)나 병원이 청구한 것을 바탕으로 한 **사후 보상제**(retrospective reimbursement)를 통해 자금을 마련할 수도 있을 것이다. 이는 병원 수준에서는 효율성을 이끌어내는 데 중요한 역할을 하며, 국가 수준에서는 비용 절감을 만들어낼 수 있다.

DRGs 개발에 기저가 되는 논리는 당시에 정말 혁명적이었고, 환자 분류 체계가 의회에서 채택되자마자 병원들은 이를 채택하지 않을 수 없었고, 이를 통해 비용을 이해하게 되었다. 또한 병원이 이전보다 더 효율적으로 병원을 관리하도록 인센티브를 두었다. 병원들은 전반적인 절차에 대해 얼마나 지불받을지 사전에 알게 되었다. 병원들이 지불받을 값 이하로 주어진 절차를 지킬 수 있다면 이익을 얻을 수 있을 것이다. 그렇지 않다면 병원은 손실을 겪게 될 것이다. 적어도 의료비의 증가율을 더디게 할 것으로 기대되었다.

2010년 현재 최소한 36개국에서 다양한 형태의 DRG 시스템이 사용되고 있는 것으로 나타났다. 이것은 국경 너머 정책 수단의 이동이 프리드먼이 의도했던 의미로 얼마나 평평해졌는지를 보여주는 좋은 예라고 보았다. DRG 환자 분류 체계의 몇몇 형태는 스웨덴, 헝가리, 싱가포르, 이탈리아, 일본과 같은 다양한 나라에서 사용되었다. 이는 보건의료서비스의 세계화에 대한 또 하나의 지표이다. 유사한 정책수단이 세계 여러 나라, 다양한 헬스케어 시스템에서 채택되었고, 그 결과로 관리 기법에 영향을 끼쳤다. 국경 너머 치료를 필요로 하는 환자들, 일자리를 찾는 보건 전문가들, 그리고 사용되는 유사한 정책 수단들은 모두 보건의료서비스와 의료서비스 관리의 세계가 평평해졌음을 보여주는 예들이다.

국가 간 이동의 추동요인

DRG 기반의 환자 분류 체계가 왜 세계적으로 그렇게 널리 퍼졌을까? 가장 분명한 이유는 이 정책 수단이 거시적인 수준에서 국가가 의료서비스 비용－거의 모든 나라에서 수십 년 간 직면하고 있고, 시간이 흐름에 따라 더 중요해지고 있는 문제－을 통제하진 못하더라도 억제할 수 있는 잠재력을 갖고 있다고 보여지기 때문일 것이다. 또한 미시적인 수준 또는 제공자 수준에서 특정한 제공자가 더 상세한 방식으로 비용 구조를 더 잘 이해할 수 있도록 돕고, 훨씬 더 많은 관리상의 섬세함으로 운영과 투자 관련의 결정을 내릴 수 있도록 하는 능력에 투자하도록 격려한다. 마지막으로 이를 통해 임상의사와 관리자들이 수사적이고 직관적인 방식이 아니라 데이터에 근거하여 재화의 소비와 성과의 관계를 중심으로 대화에 참여할 수 있게 되었다.

DRG 기반 환자 분류 체계가 비용을 억제하는 잠재력을 갖고 있다는 점 때문에 국경을 넘은 확산을 설명할 수 있긴 하지만, 다른 요인들 또한 중요한 역할을 했다. 만일 우리가 의료서비스의 사업적 측면을 생각하고, 국경을 넘은 정책 수단의 이동 뒤에 숨어 있는 이 같은 기회를 고려한다면, 이런 체계의 개발과 확산이 시장의 힘과 다양한 이해 관계자들 – 연구자, 정책 입안자, 컨설턴트, 그리고 소프트웨어 개발자들– 이 인식한 이득의 기회에 의해 어떻게 동기화되었는지 살펴보게 된다. 이런 그룹의 개인 구성원들은 기회를 이익으로 보고, 더 많은 가능성을 찾기 위해 초기 단계에서 일부는 시간과 노력을, 그리고 많은 경우 돈을 투자한다. 예를 들어, 예일대학교의 연구 그룹은 캠퍼스뿐만 아니라 프랑스, 영국, 호주, 뉴질랜드를 포함한 세계 여러 나라에서 세미나를 여는 방식을 통해 이 방식의 가능성에 대한 관심을 불러일으켰다. 미국에서 연방 정부가 시스템을 채택한 후, 다른 나라들은 정책 입안자들을 초대하여 그 구조와 장점에 대해 연설할 기회를 마련하였다. 많은 컨설팅 회사들은 미국과 다른 나라들 모두에서 환자 분류 체계를 설계하고 적용하는 데 대해 조언을 시작하였다. 3M은 자국과 외국 모두에서 제공자와 국가 시스템에 사용될 수 있도록 개발한 환자 분류 소프트웨어를 적극적으로 광고하였다.

1987년에 새로운 정책도구에 대한 인식제고와 그것의 국제적 확산 가능성에 대한 인식을 가지고 일군의 연구자와 정책 입안자들이 서로의 경험을 나누고 "최선의 진료"를 규정하는데 관심을 가지면서 PCS 유럽을 만들었고, 나중에 PCS International이 되었다. 그들이 세운 단체는 환자 분류 체계에 대한 정보의 집산지로서 중요한 역할을 하였고, 또한 환자 분류 체계를 더욱 널리 보급하는 촉매로서의 역할도 수행하였다. Malcolm Gladwell(2000)이 변화의 극적 전환점(tipping point)이라고 언급한 지점에 언제 도달했는지 정확히 결정하기는 어렵지만, DRG 기반 정책 방식이 세계 다양한 지역으로부터 신뢰와 관심을 얻은 정도에 대한 중요한 지표가 PCS International의 형성과 성장이었다.

국제적 이동의 장애요인

자원과 아이디어가 균일하게 국경을 넘은 것은 아니다. 규제, 정치, 경제, 문화적 장벽을 포함한 다수의 가능한 장애요인들이 존재한다. 한 나라 이상에서 사업을 하는 기업이라면 알고 있듯이, 노동법, 제품안전 코드, 정치적 우선순위, 경제적 반향, 근본적인 가치와 습관에 있어서의 차이가 다국적 사업의 특성과 성과에 영향을 준다. 하나의 방식이 모든 상황에 적용될 수는 없고, 표준화의 장점과 지역의 관습과 선호에 대한 민감성 요구 사이에 균형을 맞추는 것은 언제나 어려운 과제이다. 국가 간에는 물론 한 국가 내의 다른 지역 간에도 현지 관행, 의료 지식, 가능한 자원이 다양한데, 특히 의료 서비스 분야가 그러하다.

의료계 종사자의 경우에 서양 스타일의 의료 수련 방식을 다른 개발도상국으로 수출하는 것이 하나의 장벽이 될 수 있다. 쿠바의 상황적 훈련방식(training for context)은 이러한 장벽을 없앰으로써 실현될 수 있는 가능성을 강조하는데 기여한다. DRG 기반 환자 분류 체계의 경우에 중요한 잠재적 장벽은 원래 시스템이 미국에서 개발되었다는 사실이다. 미국이 의학 연구와 교육에 있어 선두에 있다고 널리 인식되긴 하지만, 치료에 대한 보편적 접근성이 부족하다는 점이 널리 비판 받고 있다. 다른 지역에서 개발된 정책 수단을 채택하지 않으려 하는 것이 어떤 경우에는 국가적 자존심의 문제일 수도 있다. NIH증후군(not-invented-here syndrome)으로 알려진 이것은 본국(혹은 자기 부서)에서 개발되지 않은 것이 본국(자기 부서)에 적절하거나 타당한가에 대해 회의적으로 생각하는 경향을 의미한다. 예를 들어, 일본인은 다른 의료 행위와 다른 역학적 특징을 가진 나라에서 개발된 시스템이 자국에 적절한지에 대해 의문이 생길 수 있다.

사실상 다양한 국가가 특유의 상황과 특정 요구에 맞추어 다양한 방식으로 시스템을 활용해 왔다(Kimberly *et al.*, 2008). 시스템의 유연성과 융통성으로 인해 다양한 맥락에서 많이 사용될 수 있었다. 따라서 NIH 증후군의 잠재적 영향은 어느 정도 완화되어 왔다.

현재 상황

2010년 현재 일반적으로 환자 분류 체계, 그리고 특히 DRG 기반 시스템이 국경을 넘어 이동한 역사를 통해 두 가지 결론을 분명하게 얻을 수 있다.

첫째, 그 이동이 심대했다는 것이다. DRG 기반 시스템의 형태를 사용한 국가 수는 증가하고 있고, 아마도 가장 중요한 것은, 병원이나 다른 의료 기관의 관리에 적용된 운영 관리 방식이 확산되고 있으며, 정책 입안자와 관리자들이 임상과 경영관리 업무의 교차 지점에 대해 생각하는 방식을 변화시키고 있다는 점이다. 이런 의미에서 우리는 의료 서비스에 있어서 관리 기법의 세계화 또는 프리드먼이 주장한대로 기법의 평평화를 목격했다.

두 번째 결과는 의료 서비스에 있어 비용을 절감하는데 도움이 되는 개선 방식, 도구, 그리고 기법들에 대한 탐색이 지속되고 있다는 것이다. DRG 기반의 PCS는 어느 정도 세계적으로 활용된 최초의 사례이나 이를 대체하기 위해 만들어진 시도들도 많았다. 이러한 형태는 혁신에 대한 기회가 무르익는 탄탄하고 세계화된 산업에서 바로 우리가 기대했던 것이다. 세계화 과정은 새로운 시장을 열었고 새로운 기회를 발견하고 긴급한 요구를 충족시킨 사람들에게 보상을 주었다.

| 토론 | 세계적 이동과 건강

환자들이 가장 높은 질과 부담 가능한 치료를 찾아 이동함으로써, 그리고 의료 종사자들 또한 경력을 위해, 그리고 가족의 요구를 충족시키기 위해 이주함으로써 의료서비스 세계가 평평해지고 있다고 많은 전문가들은 주장한다. 기술 이동 또한 중요하고, 질병 자체의 이동도 가속화되었다. 일상적인 임상적 치료와 관련된 최고의 시술이 UN이나 WHO의 국제보건 부서에 의해 전파되고 있긴 하지만, 이 기구는 대체로 국가 헬스케어 시스템에 대한 재정적, 규제적인 힘이 거의 없는 자문적 성격만을 갖고 있다. 약사용 승인이나 다양한 치료를 수행하는 의료 종사자에 대한 면허 교부를 포함한 규제는 대체로 국가 기관, 전문 기관, 정부 부처에 의해 감독된다. 이로 인해 국가 간에, 대체로 같은 경제 환경에 있는 경우에조차 의료 문제에 대한 가용성과 접근에 있어서 매우 다양한 모습을 보인다. 치료의 질, 비용, 접근가능성에 있어, 그리고 더 일반적으로는 세계 보건에 있어 세계화의 이러한 측면이 미치는 영향에 대해 생각해보자.

추가적인 고려 사항

지금까지 우리는 의료서비스와 의료서비스 관리 분야에서 국가 간에 다양한 유형의 이동이 증가하고 있으며, 이러한 현상을 통해 의료서비스 산업이 세계화되거나, 보건의 세계가 평평해지고 있음을 살펴보았다. 분명히 예시를 위해 우리는 이 과정이 어떻게 진행되었는지에 대한 세 가지 구체적인 예를 제시하였다. 첫째는 국가 간 환자의 이동이고, 둘째는 의료 종사자의 이동이며, 셋째로 정책 수단의 확산이다.

여기서 세 가지 추가적인 고려사항을 설명하고자 한다. 첫째, **이동의 방향**이 중요하다. 선진국의 것이 저개발국가로 흘러야 한다고 추정해서는 안 되며, 이동이 증가한다고 해서 관심 있는 모두에게 반드시 이익이 될 것이라고 가정해서도 안 된다. 환자 이동에서 보았듯이, 어떤 경우에는, 저개발국가의 부유한 환자들이 선진국의 치료가 더 나을 것이라고 가정하고 선진국에서 치료를 받으려 하기도 한다. 하지만 우리는 선진국의 환자가 치료비가 비교적 저렴하면서도 비슷한 수준의 질을 유지하기 때문에 저개발국가에서 치료를 받으려 하는 것도 보았다. 또한 저개발국가에서 선진국으로 이민 가는 의료 종사자와, 그들이 떠난 나라에 자격 있는 의료 종사자들의 부족 문제, 그리고 이러한 현상이 그 국가들에 대한 이득의 차원에서 거의 검토될 수 없다는 점을 살펴보았다. 하지만, 만일 저임금 국가에서 일했던 미국의 의료 전문가들에게 그 경험에 대해 묻는다면, 그들은 언제나 인생을 바꿀만한 경험이었다고 말하면서 그들이 얼마나 많은 것을 배웠는지 열변을 토할 것이다. Immelt, Govindarahan과 Trimble (2009)이 주장한 바와 같이, 만일 선진국들은 개방적일 수 있다면, 다른 나라에서 배울 것이 아주 많다. 이는 **역 혁신**(reverse innovation)이라 불리는 경우인데, 서양에서 개발된 제품이나 서비스를 신흥 시장에 맞추어 수정하기보다는 더 작고 덜 개발된 시장에서 얻어진 혁신이 더 크고 더 개발된 시장에 소개되는 것을 의미한다. 예를 들어, 많은 아프리카 국가들이 채택한 기술구성의 혼합(skill mix)[3]나 업무전환(task shifting)에서의 혁신은 서양사회에 교훈이 되었다. 이러한 논의는 일반적으로 수용되는 사고과정을 뒤집었고, 저개발 국가에서 사용한 기법을 세심하게 관찰하고 분석함으로써 건강유지, 건강증진, 의료서비스 전달, 그리고 의료서비스 관리에 대해 배울 수 있는 것들이 무엇인지 질문하는데 도움이 되었다. 우리가 말하고 있는 요점은 단순하지만, 지나치게 단순화한 건 아니다. 이동은 다각적이고, 우리는 평평함을 통해 뜻밖의 가치 창조의 가능성에 다가갈 수 있는지를 간과하지 않도록 주의해야 한다.

둘째, 우리는 기술적 혁신이 국가 간 의료서비스의 풍경을 어떻게 변화시킬 수 있는지에 대해 유념해야 한다. 특별하게 분명한 예가 원격방사선진단인데, 원격방사선진단이란 어떤 장소에서 촬영되어 디지털 방식으로 다른 장소로 보내진 영상을 읽고 해석하는 능력이다. 실질적으로 이는 방사선의학 영상을 읽고 해석하는 데 있어 "국경이 없어졌으며", 그 결과 판독자가 어디에 있든지 상관없이 그의 전문 지식에만 달려있다는 것을 의미한다. 기술을 통해 장소에 무관하게 이미지를 즉각적으로 전달하는 것이 사실상 가능해졌다. 또 다른 예로, 로봇 수술을 들 수 있는데, 이는 외과의사가 지구상 다른 곳에 있는 환자를 수술할 수 있도록 하는 기술이다. 또한 이 기술을 통해 전통적인 국경과 상관없게 되었으며, 주로 기술의 가용성과 외과적 기술, 지원 능력이 중요하게 되었다.

셋째, 의료서비스에서 국경을 넘은 이동이 모두 긍정적인 것은 아니라는 사실을 기억해야 한다. 국경 간 이동의 빈도와 크기가 증가한 데에는 어두운 측면도 존재한다. 저개발 국가에서 개발 국가로의 의료 인력 이동이 그들이 떠난 나라에 과제를 남기는 문제에 대해서는 이미 논의한 바 있다. 더욱 부정적인 예가 있는데 국제적 인간 장기 밀매가 문제의 경우이며, 혈액 공급 시장의 경우도 또한 마찬가지이다. 두 경우 모두 고도의 통신수단과 수송 기술의 결합으로 국가 간 이동이 가능해지며, 두 경우 모두 부유한 국가의 이익을 위해 빈곤 국가들이 체계적으로 착취되는 것이다.

결론

의료서비스와 의료서비스 관리의 세계는 평평해진다. 환자는 자신의 국가 밖에서 치료를 찾고 있다. 의료 종사자는 다른 나라로 이동한다. 새로운 정책 수단과 관리 기법은 한 나라에서 다른 나라로 확산되고 있다. 지역별 관행과 의료 추구 행동이 상당히 다양하기 때문에 의료

3) 역주: 조직에서 상황에 따라 스태프들의 기술과 역할을 혼합하여 활용하는 방식으로 일차의료 환경이나 종합병원 환경에서 상황에 맞게 의사와 간호사 역할을 서로 혼합하여 활용하는 방식을 상정할 수 있다.

서비스가 여전히 "현지" 사업(local business)이라 할 수 있지만, 기회에 대한 인식이 증가하고 기술이 가능해짐에 따라 적어도 사업의 일부 측면이 더욱 세계화되고 있다는 신호들이 나타나고 있다. 복지를 향상시키는 기술과 기법의 확산은 촉진하고 그렇지 않은 것들의 확산은 가로 막는 것이 과제이다. 역사는 우리에게 이러한 과제가 매우 벅찬 것임을 말해준다. 세계화는 그것 자체로나 혹은 저절로, 선한 힘이나 악한 힘은 아니다. 결국 세계화가 의료서비스에 제공하는 잠재적 이익에 대한 자본화가 진행되는 상황에서 변화란 전 지구적 책임감을 통해 형평성을 유지하는 것이다.

요약 및 경영가이드

1. 의료서비스를 포함한 어떠한 분야에서 세계화를 살펴봄에 있어 다루어야 할 본질적인 질문은 국경을 넘은 다양한 종류 – 합법적이건 불법적이건 – 의 이동이 어떻게 변화되었느냐 하는 것이다.
2. 의료서비스에 적용될 때 비교우위란 국가별로 비용, 질, 접근성에 있어 중요한 차이를 발견하고 이를 활용하여 적절한 내과적 시술과 외과적 시술, 건강증진 활동이나 서비스를 만들어 제공함으로써 가치를 창출하는 것을 의미한다. 폐암이나 장기이식 치료 프로그램은 세계의 어느 누구에게나 어디에서든 강력한 제안이 될 수 있다. 국내로 유치하는 혹은 해외로 나가는 의료관광의 차이는 경제에 중요한 영향을 미친다.
3. 의료관광은 임상적이고 행정적인 주목을 받을만한 "파괴적 혁신"일 수 있다. 연구에 의하면 앞으로 급성기 의료서비스를 받기 위한 목적으로만 외국으로 여행하는 환자들이 점점 늘어나 수백억 달러의 세계적 산업이 될 것으로 보인다. 세계적인 경쟁에 있어 중요한 요인은 공급자의 임상적 평판일 것으로 예상되는데, 임상적 평판이란 (1) 성과, (2) 기술적 지원, 그리고 (3) 최신의 고급 의학적 치료법 사용에 의하여 규정될 수 있다.
4. 출생아 1,000명 당 영아 사망 수는 지역의 의료서비스 기반 시설의 수와 매우 높은 연관성이 있다. 일반적으로 1인당 GDP가 높은 나라는 낮은 영아 사망률을 보인다. 보건의료서비스 관리자들은 이 지표에 주목해야 한다.
5. 환자 경험을 향상시키면 병원에 큰 수익이 돌아온다. 예를 들어 방콕에 있는 Bumrungrad 병원은 5성급 호텔 서비스와 JCI 인증을 받았는데, 154개국의 환자들로부터 환자 수익의 37%를 올리고 있다. 병원은 디럭스 룸, VIP룸, 로열스위트룸, 노트북 컴퓨터, 수영장, 피트니스 센터를 제공한다. 또한 병원은 방콕의 일류 음식점, 쇼핑과 오락의 거리가 인근에 위치하고 있다. 꾸준히 국제 환자를 유치하기 위해서는 건물, 장비, 서비스 과정, 그리고 환자를 "즐겁게 해주는" 사람들에게 많은 투자를 하는 것이 필요하다. 무료로 영구 환자 회원으로 인정해주는 방법으로 의료관광객들을 유치하는 등 국가 간에 경쟁이 증가하고 있다.
6. 국제 환자 시장은 위험과 불확실성을 안고 있다. 예를 들어 비행 안전, 교통비용, 환자 유치를 위한 국가 간 경쟁, 세계 경제, 국가의 분위기, 세계의 자본 환경, 정치 등이다. 해외로의 환자 이동은 의료관광에 대해 인식된 희생에 대비한 인식된 가치에 따라 달라진다.
7. 아프리카는 세계 질병 부담의 25%를 지고 있지만, 세계 의료 종사자의 1.3%만을 보유하고 있다. 사하라 사막 이남의 47개 국 중 거의 37개국이 인구 100,000명 당 20명 이하의 의사를 갖고 있다; 사하라 사막 이남의 평균은 인구 100,000명 당 의사 15.5명, 간호사 73.4명이

다. 반면 OECD 국가의 평균은 2002년 현재 인구 100,000명 당 의사 311명, 간호가 737.5명이다. 평균적으로 아프리카 국가들의 경우 고소득 국가에 비해 의사는 1/20, 간호사는 1/10 이하이다.

8. 앙골라, 브라자빌 콩고, 시에라리온 같은 나라들은 1990년대에 모두 내전을 겪었고, 2000년까지 의사의 40% 이상을 잃었다. 케냐, 탄자니아, 짐바브웨는 모두 20세기 말에 수십 년간 경기 침체를 겪었고, 결국 절반 이상의 의사를 잃었다. 상대적으로 안정되고 번영했던 보츠와나, 남아프리카, 붕괴 이전의 코트디브와르는 의사 수를 그럭저럭 유지했다.
9. 이주민이 본국의 가족이나 친구들에게 보내는 돈으로 정의되는 이주민 송금은 현대의 경제생활에서 점점 더 중요해지고 있다. 이주민 송금은 세계 개발재정의 중요한 원천으로 간주된다. 한 보고서에 따르면 이주한 의료 종사자에 의한 국제적 송금 이동은 이주민 본국의 빈곤을 완화하는 데 중요한 역할을 한다고 한다.
10. 국가는 인력양성과 모니터링 계획을 강화하고 의료 종사자가 유출되지 않도록 인센티브를 잘 만들 필요가 있다. 유연한 지불제도 개발, 단기 전문가 양성, 그리고 인적 자원과 인사관리 시스템 개선을 통해 국가는 의료인 해외 유출의 규모를 낮출 수 있다. 전통적으로 의사나 간호사의 시술 범위에 들어가는 업무를 단기 훈련을 받은 다른 의료 종사자에게 위임하는 것은 의료인력 부족을 완화하는 효과적인 방법 중 하나이다.
11. 비의사 시술자(NPCs, non-physician clinician)는 중등학교 졸업 후 평균 3-4년간 의사보다 적은 비용으로 교육훈련을 받는다. 사하라 사막 이남에서는 25개국에 비의사 시술자가 있고, 그 중 9개국에서는 이들의 수가 의사와 같거나 더 많았다. 비의사 시술자는 기초적인 진단과 치료를 시행하지만, 그 중 몇몇은 제왕절개, 안과, 마취 같은 전문적 업무를 수행하도록 훈련 받는다.
12. 의료 종사자를 유치하는 국가들은 단기간에 모집을 한다. 아일랜드는 간호사 수가 매우 부족하였고 서비스의 공백을 메우기 위해 수백 명의 필리핀 간호사를 모집하기 시작했다. 그런데 4-5년 동안 아일랜드에 머물면서 좋은 경험을 쌓은 간호사들이 더 많은 연봉, 기술개발, 더 좋은 기회를 찾아 미국이나 캐나다로 옮기기 시작하였다. 의료 종사자들을 유지하는 것은 그들을 모집하는 것만큼이나 중요하다.
13. DRGs는 1960년대 후반에 미국에서 개발되었다. 미국에서는 1983년에 채택되었다. 2010년에는 이 시스템의 다양한 형태가 전 세계에 최소 36개국에서 사용되고 있으며, 이는 국가간 정책수단의 이동이 프리드먼이 주장했던 의미에서 얼마나 평평해졌는지를 보여준다. DRG 환자 분류 체계의 다양한 형태는 스웨덴, 싱가포르, 이탈리아, 일본 등 다양한 국가에서 사용된다.

14. DRGs는 국가가 의료서비스 비용을 통제하지는 못하더라도, 억제할 수 있는 방안의 가능성을 보여준다. 또한 DRGs를 통해 임상의사와 관리자들이 수사적이고 직관적인 방식이 아니라 데이터에 근거하여 재화의 소비와 성과의 관계를 중심으로 대화에 참여할 수 있게 되었다.
15. 지역별 관행과 의료 추구 행동이 상당히 다양하기 때문에 의료서비스가 여전히 "현지" 사업(local business)이라 할 수 있지만, 기회에 대한 인식이 증가하고 기술이 가능해짐에 따라 적어도 사업의 일부 측면이 더욱 세계화되고 있다는 신호들이 나타나고 있다.

참고 문헌

Al–Hammouri, F. (2008). Jordan as medical destination: A spotlight on Middle East. *World Medical Tourism & Global Health Congress,* San Francisco.

Alkire, S., & Chen, L. (2004). "Medical exceptionalism" in international migration: Should doctors and nurses be treated differently? JLI Working Paper 7–3, Global Health Trust; 2004 Retrieved January 26, 2007, from http://www.globalhealthtrust.org/doc/abstracts/WG7/Alkirepaper.pdf

Anderson, D. H. A., Modrow, R. E., & Tan, J. K. H. (1992). Surgical waiting lists: definition, desired characteristics, and uses. *Healthcare Management FORUM,* 5(2), 17-22.

Alsagoff, F. (2005) Singapore General Hospital: On local shores and beyond. Unpublished master's thesis, INSEAD, Fontainebleau, France.

Awases, M., Gbary, A., Nyoni, J., & Chatora, R. (2004). *Migration of health professionals in six coun–tries: A synthesis report* (p. 38). Brazzaville, Rep. of Congo: World Health Organization Regional Offi ce for Africa.

Bach, S. (2003) International migration of health workers: Labour and social issues. Sectoral Activities Programme, Working Paper. Geneva: International Labour Office.

Bach, S. (2004, August) Migration patterns of physicians and nurses: Still the same story? *Bulletin of the World Health Organisation,* 82(8).

Beecham, L. (2002). British patients willing to travel abroad for treatment. *British Medical Journal,* 325, 10.

Benveniste, I. (2008). High quality of care available in the Middle East: Is developing coutnries' trend for getting treatment in the USA now reversed? Medical Tourism Association Conference. Acibadem Healthcare Group, Turkey.

Buchan, J., & Perfi lieva, G. (2006). Health worker migration in the European region: Country case studies and policy implications. Copenhagen: WHO Regional Offi ce for Europe.

Chen, L., Evans, T., Anand, S., Boufford, J. I., Brown H., Chowdhury, M., *et al.* (2004). Human re–sources for health: overcoming the crisis. *Lancet,* 364, 1984-1990.

Chilingerian, J. A. (2004). Who has star quality? In R. E. Herzlinger (Ed.), *Consumer–driven health care: Implications for providers, payers, and policy–makers* (pp. 443-453). San Francisco: Jossey–Bass.

Chilingerian, J. A., & Savage, G. T. (2005). The emerging fi eld of international health care management. In G. T. Savage, J. A. Chilingerian, & M. Powell, *Advances in health care manage–ment* (Vol. 5). Boston: Elsevier JAI.

Chilopora, G., Pereira, C., Kamwendo, F., Chimbiri, A., Malunga, E., & Bergstrom, S. (2007). Postoperative outcome of caesarean sections and other major emergency obstetric surgery by clinical offi cers and medical offi cers in Malawi. *Human Resources for Health,* 5, 17.

Clemens, M. A. & Pettersson, G. New data on African health professionals abroad. Working Paper Number 95, Centre for Global Development, February.

Cleveland Clinic Abu Dhabi to be operational in 2011.(2008). *Arab Health Online,* April 20.

Comarow, A. (2008). Saving on surgery by going abroad. *U.S. News & World Report,* May 1 (pp. 42–50). USNews.com,September 16. Retrieved October 10, 2009, from <http://health.usnews.com/articles/health/special-reports/2008/05/01/saving-on-surgery-by- going-abroad.html>.

Commonwealth Secretariat. (2003) Companion document to the Commonwealth Code of Practice for International Recruitment of Health Workers, London.

Cooper, R. A., Laud, P., & Dietrich, C. L. (1998) Current and projected workforce of non-physician clinicians. *Journal of the American Medical Association,* 280, 788–794.

Cortez, N. (2008). Patients without borders: the emerging global market for patients and the evolution of modern health care. *Indiana Law Journal,* 83(71), 71–132.

Cumming, I. (2009, October 30). Unpublished interview with Jon Chilingerian, Boston, MA.

Department for International Development, UK. (2006) BME r*emittance survey—research report.* July 27.

Dovlo, D., & Martineau, T. (2004). A review of the migration of Africa's health professionals. A Joint Learning Initiative: Human Resources for Health and Development Working Paper.

Dovlo, D., Sagoe, K., Ntow, S., & Wellington, E. (1998). Ghana case study: staff performance management. In *Reforming health systems* (research report). Retrieved February 17, 2006, from http://www.liv.ac.uk/lstm/research/documents/ghana.pdf.

Douglas, D. E. (2007). Is medical tourism the answer? *Frontiers of Health Services Management* 24(2), 35–40.

Erhart, M. (2008, February 10). Unpublished interview with Jon Chilingerian. Abu Dhabi, UAE.

Ehrbeck, T., Guevara, C., & Mango, P. D. (2008). Mapping the market for medical travel. *McKinsey & Company Quarterly Report.* McKinsey & Company.

Fares, Z. (2009, February 13). Unpublished interview with Jon Chilingerian. Abu Dhabi, UAE.

Fleni. (2008). Fundacion de lucha contra las enfermedadaes neurologicas de la infancia. World Medical Tourism & Global Health Congress. San Francisco.

Friedman, T. (2005) *The world is fl at: A brief history of the twenty-first century.* New York: Farrar, Straus and Giroux.

Frank, M., & Reed, G. (2008). Doctors for the (developing) world, training physicians for global health. *MEDICC Review.* Retrieved August 5, 2010, from http://www.medicc.org/pub-lications/medicc_review/0805/spotlight.html

Fried, B. J., & Harris, D. M. (2007). Managing healthcare services in the global marketplace. *Frontiers of Health Services Management,* 24(2), 3-17.

Garman, A. N. (2008). International travel for essential medical care: Niche specialty or disruptive in-novation? Final Report to the Alfred P. Sloan Foundation. Rush University Medical Center.

Ghemawat, P. (2007). Businesses beware: the world is not fl at. Interview, Harvard Business School Working Knowledge, October 15.

Gladwell, M. (2002). *The tipping point: How little things can make a big difference.* New York: Little, Brown & Company.

Grote, K. D., Newman, J. S., & Sutaria, S. S. (2008). A better hospital experience. *McKinsey & Company Quarterly Report.* McKinsey & Company.

Gruber, N. (2007). Will globalization impact the delivery of healthcare in America? *Frontiers of Health Services Management,* 24(2), 31-33.

Hediger, V., Lambert, T. M., & Mourshed, M. (2007). Private solutions for health care in the Gulf. *McKinsey & Company Quartery Report.* McKinsey & Company.

Heyman, Joe. (2008). AMA perspective on globalization. World Medical Tourism & Global Health Congress. San Francisco.

Hospital Association of South Africa. (2008). Healthcare in South Africa. World Medical Tourism & Global Health Congress. San Francisco.

Immelt, J., Govindarajan, V., & Trimble, C. (2009). How GE is disrupting itself. *Harvard Business Review,* October.

Intel Corporation. (2004). *Bumrungrad hospital transforms healthcare delivery with integrated in-formation system on Intelarchitecture.* Retrieved March 24, 2005, from http://www.intel.com/busi-ness/casestudies/bumrungrad.pdf

Kapur, D., & McHale, J. (2005a). The global migration of talent: What does it mean for developing countries? Centre for Global Development Brief. Retrieved August 6, 2010, from http://www.cgdev.org

Kapur, D., & McHale, J. (2005b). Policy options. In *Give us your best and brightest: The global hunt for talent and its impact on the developing world.* Washington, DC: Center for Global Development.

Keckley, P. H. and Underwood, H. R. (2008). *Medical tourism: Consumers in search of value.* Washington, DC: Deloitte Center for Health Solutions.

Keckley, P. H. and Underwood, H. R. (2009). Medical tourism: *An update.* Washington, DC: Deloitte Center for Health Solutions.

Kimberly, J. R., Pouvourville, G., & D'Aunno, T. (2008). *The globalization of managerial innovation in health care.* London: Cambridge University Press.

Kruk, M. E., Pereira, C., Vaz, F., Bergstrom, S., & Galea, S. (2007). Economic evaluation of surgically trained assistant medical officers in performing major obstetric surgery in Mozambique. *BJOG,* 114, 1253–1260.

Labonte, R., Packer, C., & Klassen, N. (2006). Managing health professional migration from sub–Saharan Africa to Canada: a stakeholder inquiry into policy options. *Human Resources for Health,* 4, 22.

Landers, S. J. (2002). Heightened security keeping international patients away: U.S. hospitals with substantial international programs see a decline in revenue; doctors see a boost in telemedicine consults. Retrieved March 20, 2005, from http://www.ama–assn.org/amednews/2002/09/16/hlsc0916.htm

Lehman, U. (2008). Mid–level health workers: The state of the evidence on programmes, activities, costs and impact on health outcomes, a literature review. World Health Organization, Department of Human Resources for Health. Geneva, July 2008.

Lowell B. L. & Findlay, A. M. (2001). Migration of highly skilled persons from developing countries: Impact and policy responses. Synthesis report, International Labor Offi ce, Geneva.

Marquez, M. (2009) Health–workforce development in the Cuban health system. Lancet, 374(9701), 1574–1575.

Martin P., Abella, M., & Kuptsch, C. (2006). *Managing labor migration in the twenty–first century.* New Haven, CT: Yale University Press.

Matejowsky, T. S. (2006) Overseas contract labor, remittances, and household consumption: A case study from San Fernando City, the Philippines. *Research in Economic Anthropology, 24,* 11–36.

McAuliffe, E., Manafa, O., Maseko, F., Bowie, C., & White, E. (2009) Understanding job satisfaction amongst mid–level cadres in Malawi: The contribution of organisational justice. *Reproductive Health Matters,* 17(33): 80–90.

McAuliffe, E., Manafa, O., Bowie, C., Makoae, L., Maseko, F., Moleli, M., & Hevey, D. (2010). Managing and motivating: Pragmatic solutions to the brain drain. In S. Kebane (Ed.), *Human re–sources in healthcare, health informatics and health systems.* Hershey, PA: IGI Global.

Medical Tourism Association. (2008, September 25). Quality of care project. Retrieved October 10, 2009, from http://www.medicaltourismassociation.com.

Merrit, M. G., *et al.* Involvement abroad of U.S. academic health centers and major teaching hospitals: The developing landscape. *Academic Medicine,* 83(6), 541–549.

Mullan, F., & Frehywot, S. (2007). Non–physician clinicians in 47 African countries. *Lancet,* 370, 2158–2163.

Odell, Alan. (2000, October). Unpublished interview with Jon Chilingerian. Harvard Business School, Cambridge, MA.

OECD. (2002). GATS: The case for open services markets. Paris.

Pang, T., Lansang, M. A., & Haines, A. (2002). Brain drain and Health professionals. *BMJ,* 324, 499–500.

Pereira, C., Cumbi, A., Malalane, R., Vaz, F., McCord, C., Bacci, A., & Bergstrom, S. (2007). Meeting the need for emergency obstetric care in Mozambique: Work performance and histories of medical doctors and assistant medical offi cers trained for surgery. *BJOG,* 114(12), 1530–1533.

Porter, M. (1987). Changing patterns of international competition. In D. J. Teece (Ed.), *The com－petitive challenge.* Cambridge: Ballinger Publishing Company.

Roy, C. W., & Hunter, J. (1996). What happens to patients awaiting arthritis surgery? *Disability and Rehabilitation,* 18(2), 101–105.

Rowley, S. D. (2008). Medical tourism in Asia. *World Medical Tourism & Global Health Congress.* San Francisco.

Rugman, A., & Oh, C. (2008) Friedman's follies: Insights on the globalization/regionalization debate. *Business and Politics,* 10(2), 1–14.

Sanders, D., & Lloyd, B. (2005). South African health review 2005. In P. Ijumba & P. Barron (Eds.), *Human resources: International context* (pp. 76–87). Durban, South Africa: Health Systems Trust.

Schiano, T. D., & Rhodes, R. (2010). The dilemma and reality of transplant tourism: An ethical per－spective for liver transplant programs. *Liver Transplantation,* 16, 113–117.

Schroth, L., & Khawaja, R. (2007). Globalization of healthcare. *Frontiers of Health Services Management,* 24(2), 19–30.

Solomon, J. (2004, April 26). Traveling cure: India's new coup in outsourcing: Inpatient care; Facing expense, long waits at home, Westerners fl y in; A hospital empire grows; Mr. Salo has "real doubts." *Wall Street Journal,* p. A1.

Timmons, K. (2007). The value of accreditation: why Americans needing health care abroad should choose JCI－accredited facilities. *Joint Commission International* 2007. Retrieved October 10, 2009, from http://www.jointcommissioninternational.org.

Troy, P., Wyness, L., & McAuliffe, E. (2007) Nurses' experiences of recruitment and migration from developing countries: A phenomenological approach. *Human Resources for Health,* 5, 15.

Urquhart, D. J. B., & O'Dell, A. (2004). A model of focused health care delivery. In R. E. Herzlinger (Ed.), *Consumer－driven health care: Implications for providers, payers, and policy－makers* (pp. 627–634). San Francisco: Jossey－Bass.

Vequist, D. G. (2008). The impact of medical tourism on medical equipment sales. World Medical Toursim and Global Health Congress. San Antonio, TX.

Vujicic, M., Zurn, P., Diallo, K., Adams, O., & Dal Poz, M. (2004). The role of wages in slowing the migration of health care professionals from developing countries. Department of Health Services Provision, World Health Organization, Geneva, Switzerland.

Weiners, W. W. (2007). Going global: Delivering healthcare services in a "fl at" world. *Frontiers of Health Services Management,* 24(2), 41-43.

Williams, J. I., Llewellyn Thomas, H., Arshinoff, R., Young, N., & Naylor, C. D. (1997). The burden of waiting for hip and knee replacements in Ontario. *Journal of Evaluation in Clinical Practice,* 3(1), 59-68.

Woodman, H. (2008) *Patients without borders: Everybody's guide to affordable world-class medical travel.* Durham: Health Travel Media.

World Health Organization (WHO). (1996). Strengthening nursing and midwifery: Progress and future directions, 1996-2000. Geneva, WHO.

World Health Organization (WHO). (2006). Working together for health. World Health Report. Geneva, WHO.

부록 A

약어표

ACF Agency for Children and Families

ACHE American College of Healthcare Executives

ACO Accountable Care Organization

ACTION Acclerating Change in Transforming Networks

AFDC Aid to Families with Dependent Children

AHA American Hospital Association

AHIP America's Health Insurance Plans

AHRQ Agency for Healthcare Research and Quality

AIDET Acknowledge, Introduce, Duration, Explanation, Thank You

AIDS Acquired Immune Defi ciency Syndrome

AKS Anti-Kickback Statute

AMA American Medical Association

ANA American Nursing Association

AoA Administration on Aging

ARRA American Recovery and Reinvestment Act

ART Antiretroviral therapy

ASQ American Society for Quality

ATSDR Agency for Toxic Substances and Disease Registry

BATNA Best Alternative to a Negotiated Agreement

BCG Boston Consulting Group

BIDMC Beth Israel Deaconess Medical Center

BPR Business process reengineering

CAHME Commission on the Accreditation of Healthcare Management

CAM Complementary and Alternative Medicine

CBO Congressional Budget Office

CCAD Cleveland Clinic Abu Dhabi

CCC Convenient Care Clinic

CCCA Convenient Care Clinic Association

CCR Continuity of Care

CDC Centers for Disease Control and Prevention

CDHP Consumer Directed Health Plan

CEO Chief executive officer

CER Comparative clinical effectiveness research

CFO Chief financial officer

CHCS Composite health care system

CHIP Children's Health Insurance Program

CHP Comprehensive health program

CIA Corporate integrity agreement

CIO Chief information officer

CITI Collaborative Institutional Training Initiative

CMS Centers for Medicare and Medicaid Services

COGME Committee on Graduate Medical Education

CON Certificate of need
COO Chief operating officer
COSTAR Computer stored ambulatory record
CPOE Computerized physician order entry
CPR Computer-based patient records
CQI Continuous quality improvement
CRM Crew resource management
CSHSC Center for Studying Health System Change
DHCP Decentralized hospital computer system
DMAIC Define, Measure, Analyze, Improve, Control
DO Doctor of Osteopathy
DOJ Department of Justice
DOL Department of Labor
DRAM Dynamic Random Access Memory
DRG Diagnosis related group
DTC Direct-to-consumer advertising
EHR Electronic health record
EI Emotional intelligence
EMR Electronic medical record
EMTALA Emergency Medical Treatment and Labor Act
EPHTI Ethiopa Public Health Training Initiative
ERISA Employee Retirement Income Security Act
FCA False Claims Act
FDA Food and Drug Administration
FSA Flexible Spending Accounts
FTC Federal Trade Commission
GAO Government Accountability Office(formerly General Accounting Office)
GATS General Agreement on Trade in Services
GAVI Global Alliance for Vaccines and Immunization
GDP Gross domestic product
GE General Electric
GHWA Global Health Workforce Alliance
GPO Group Purchasing Organization
HCA Hospital Corporation of America
HCO Health care organization
HCQIA Health Care Quality Improvement Act
HDHP High-deductible health plan
HELP Health, Education, Labor, and Pensions Committee(U.S. Senate)
HELP Health Evaluation through Logical Processing
HEWs Health extension workers
HHS Department of Health and Human Services
HIE Health Information Exchange
HIMSS Health Information and Management Systems Society
HIPAA Health Insurance Portability and Accountability Act
HIT Health information technology
HIV Human Immunodeficiency Virus
HLA Health Leadership Alliance
HMO Health Maintenance Organization
HPR Hospital-physician relationships
HPWP High-performance work practices
HR Human resources
HRA Health Reimbursement Accounts
HRO High reliability organization
HRSA Health Resources and Services Administration
HSA Health Savings Account
IBM International Business Machines
ICU Intensive Care Unit
IDN Integrated Delivery Network
IDS Integrated Delivery System
IHS Indian Health Service

IOM Institute of Medicine
IOR Interorganizational Relationship
IPA Independent Practitioner Association
IPP Implementation policies and practices
IRB Institutional Review Board
IRS Internal Revenue Service
IS Information Systems
ISM Integrated Salary Model
IT Information Technology
JAMA Journal of the American Medical Association
JCI Joint Commission International
JLI Joint Learning Initiative
LMX theory Leader member exchange theory
M&A Merger and Acquisition
M&M Rounds Morbidity and Mortality
MBO Management by objectives
MCO Managed-care organization
MDGs Millenium Development Goals
MedPAC Medicare Payment Advisory Commission
MELD Model for end-stage liver disease
MHA Master's in Health Administration
MRI Magnetic resonance imaging
MSA Medical savings account
MSO Management Services Organization
NCHL National Center for Healthcare Leadership
NCI National Cancer Institute
NCQA National Committee for Quality Assurance
NCSL National Conference of State Legislatures
NEJM New England Journal of Medicine
NHCL National Center for Healthcare Leadership
NHE National Health Expenditures
NHS National Health Service
NIH National Institutes of Health
NIHS Not-invented-here Syndrome
NPCs Non-physician clinicians
NPDB National Practitioner Data Bank
NQF National Quality Forum
NRH Norman Regional Hospital
OHRP Office for Human Research Protections
OIG Office of the Inspector General
P4P Pay-for-Performance
PA Physician's Assistant
PBRN Provider base research network
PCS Patient Classification System
PDA Personal Digital Assistant
PHI Protected health information
PHO Physician Hospital Organization
PHQID Premier Hospital Quality Incentive Demonstration
PHR Personal health record
PPO Preferred Provider Organization
PPP Public-private partnership
PPS Prospective Payment System
ProPAC Prospective Payment Assessment Commission
PSQIA Patient Safety and Privacy Act
PVC Preventative Services Chart
QI Quality improvement
QIO Quality Improvement Organization
QM Quality management
QUERI Quality Enhancement Research Initiative
R&D Research and development
RAC Recovery audit contractor
RBRVS Resource Based Relative Value System
RD Teams Research and development teams
RFID Radio Frequency Identification
RFP Request for Proposal
RHIOs Regional Health Information Organizations
ROI return on investment

SADC Southern African Development Cooperation

SAMHSA Substance Abuse and Mental Health Services Administration

SBU Strategic Business Unit

SDLC Systems Development Life Cycle

SEPT South Essex Partnership University NHS Foundation Trust

SMART Specific, Measurable, Achievable, Realistic and Time Bound

SNA Social network analysis

SNS Social network sites

SOP Standard operating procedure

SSA Sub-Saharan Africa

SSI Supplemental Security Income

SWOT Strengths, Weaknesses, Opportunities, Threats

TQM Total quality management

TVA Tennessee Valley Authority

UBIT Unrelated business income tax

UNCTAD United Nations Conference on Trade and Development

UNOS Network of Organ Sharing

USD United States dollars

VA Veterans Administration(Department of Veterans Affairs)

VBP Value-based purchasing

VHA Veterans Health Administration

VIP Model Virtual integrated practice model

VISN Veterans Integrated Service Network

VP Vice president

WHO World Health Organization

부록 B

토의 문제와 사례

제 1 장

사례: 조직이론은 보건의료의 질을 향상하고자 하는 노력들에 정보를 제공할 수 있는가?

보건의료의 질을 향상하는 것은 어렵고 힘든 과업임이 증명되어 왔다. 보건의료 조직들은 질에 영향을 미치는 개인 수준, 팀 수준, 조직 수준 그리고 시스템 수준의 모든 요소들을 통제하는 데 상당한 어려움을 경험해왔다. 그들은 또한 질을 측정하고, 제공자들로 하여금 그들의 의료행위를 변화시키도록 하며, 질 향상을 위한 프로젝트들을 수행하는 데도 어려움을 겪었다. 높은 병원의 재허가율과 예방 가능한 사망 및 의료과실 비율, 보험이 충분하지 않은 환자에 대해서 균일하지 않은 치료의 질, 그리고 수명연장으로 이어지지 않는 새로운 고가 의료 기술의 도입은 특히 문제로 드러났다.

문제

1. 이론과 관리 분야에서의 연구는 보건의료의 질을 향상하고자 하는 실무자에게 어떤 지침을 제공하고 있는가?
2. 이 챕터에서 살펴본 각 학파의 이론들은 무엇을 해야 하는지를 어떻게 제안하고 있는가?
3. 어느 학파의 이론이 가장 유용한 조언을 제공하는 것처럼 보이는가?

제 2 장

토의 문제

1. 리더십과 관리의 정의와 책임에는 어떠한 공통점이 있는가? 차이점은 무엇인가?
2. 20세기 동안 리더십 이론은 어떻게 발전하여 왔으며, 21세기에는 어떤 방향으로 발전하고 있는가? 1900년대 초의 특성 이론에 비하여 근대적 리더십 이론은 어떤 점에서 단순화되었고, 어떤 점에서 복잡해졌는가?
3. 감성 지능은 전통적인 지능의 개념과 어떠한 차이가 있는가? 감성 지능은 리더십과 어떠한 관계를 지니는가?
4. 변혁적 리더십과 거래적 리더십의 차이는 무엇인가? 각 리더십 유형의 사례를 제시하고, 각각 어떤 상황에 적절한지 설명하라.
5. 조직 문화란 무엇인가?
6. 인공물(artifacts)이란 무엇이고, 조직 변화에 어떤 영향을 미치는가?
7. "SMART" 목표란 무엇인가? "SMART"의 요소에 맞추어 예를 들어서 설명해보라.
8. 전략 대안을 비교할 때는 어떻게 해야 하는가? 계량적인 방법만을 사용할 때 발생할 수 있는 문제는 무엇인가?
9. 헌신하는 추종자의 책임은 무엇인가?
10. 리더십의 유지를 위해서 조직이 할 수 있는 활동에는 무엇이 있는가?

사례: 부서의 신규 책임자

Kennedy Medical Center 외래진료부의 신규 책임자가 된 Grant 박사는 병원 내부에 심각한 문제를 발견했다. 날마다 수많은 환자와 보호자들이 응급실에서 몇 시간이나 대기하는 것이었다. 외래진료부는 전체적으로 잘 돌아가고 있었으나 응급실만은 달랐다. Kennedy Medical Center의 응급실 정책은 "외부 이송"이었다. 병실이 꽉 차서 더 이상 환자를 받아들일 수 없는 상황이었기 때문이었다. Grant 박사는 응급실 상황을 용인할 수 없었다. 문제는 병원의 상층부에 있는 사람 중 누구도 이를 문제로 여기지 않는다는 점이었다. 병원장의 의견을 물었을 때 병원장은 늘 그래왔다는 식의 반응을 보였다.

Grant 박사는 25년 경력의 간호사인 응급실 간호책임자와 이 문제에 대해서 의논했다. 그녀는 이상적인 모습은 아니지만 늘 그래왔다고 하면서, Kennedy Medical Center는 지역의 다른 병원보다는 나은 형편이라고 말했다. Grant 박사는 응급실 상황을 그대로 둘 수는 없다고 판단하고, 문제를 해결하려는 결심을 했다. 응급실 환자 중 90%를 4시간 안에 진료하고 외부로 이송시키는 경우는 한 달에 한 건 이내로 만드는 것을 목표로 정했다. 그는 현재의 상황이 어떤지 정확하게 알지 못했지만 다른 병원에서 경험한 것을 토대로 삼아 6개월 안에 위의 목표를 달성하기로 했다.

문제를 확인하고 목표를 설립한 Grant 박사는 실행 전략을 수립하기 시작했다. (1) 직원들에게 근본 원인 분석 방법을 가르치고, (2) 환자 분류 체계를 재설계하여 응급환자에 대한 의사의 진료 시작 시간을 단축시키며, (3) 현재의 전자 등록 시스템을 수정하여 팀 내 의사소통을 개선하는 것이 골자였다. 이전 병원에서 이 방법은 매우 효과적이어서, 6개월 만에 대기 시간을 30%나 단축시켰다.

계획을 수립한 후에 Grant 박사는 간호책임자와 그녀 밑에서 일하는 세 명의 응급실 관리자를 불러서 의논했다. 그는 업무의 중복을 없애고 시간을 단축시킬 수 있는 새로운 프로세스에 대해서 설명했다. 직원들은 그의 의견에 동의했다. Grant 박사는 그대로 실행하기로 결정했다. 직원의 교육 훈련을 거쳐서 2주면 새로운 프로세스를 적용할 수 있을 것으로 설명했다. 회의는 우호적인 분위기로 진행되었으나 아무도 말을 하지 않았다. Downs 부인은 학교로 아이를 데리러 가야 했기 때문에 약간 먼저 자리를 떴다. 다른 사람들은 2주면 새로운 방법을 훈련시키기에 충분하다고 했다. 돌아오는 월요일부터 교육을 시작하기로 결정했다.

드디어 월요일이 되었다. Grant 박사는 병원 밖에서 미팅을 소집했다. Downs 부인이 참석해서 박사는 마음이 놓였다. 그러나 두 명의 직원은 이미 한 달 전에 휴가를 신청해둔 상태였다. 책임간호사는 주말에 집안에 일이 생겨서 오전에 출근할 수 없었다. 참석한 사람들은 다행히도 모두 효율적이었다.

병원 외부에서 미팅을 끝내고 돌아왔을 때 Downs 부인은 화가 난 상태로 사무실에서 기다리고 있었다. 새로운 방법이 잘 맞지 않아서 응급실 안의 혼잡이 훨씬 심해졌다는 것이었다. 그녀는 언성을 높였다. “박사님이 고친 것은 하나도 없어요. 오히려 더 엉망으로 만들고 말았어요. 오늘 어떤 모습인지 한 번 보세요. 내일도 마찬가지일 겁니다. 전에 하던 대로 돌아가야 해요.”

Grant 박사는 Downs 부인이 화를 내는 것에 매우 놀랐다. 박사는 응급실내 환자분류 구역을 살펴보았다. 매우 혼잡했다. 접수 직원은 효율적으로 일하고 있었다. 그러나 밀려드는 환자를 다 감당하지는 못했다. 응급실 내 병상은 이미 가득 차 있었다. 응급실 담당의사는 월요일 아침이지만 앰뷸런스를 불러서 환자를 이송시켜야 한다고 제안했다. Grant 박사는 사무실로 돌아와서 어떻게 해야 하는 것일까 고민하기 시작했다.

문제

1. Grant 박사가 당면한 문제는 무엇인가?

2. 개인 수준, 팀 수준, 시스템 수준에서 문제를 생각해보라. 각 문제에 대해서 SMART 목표를 설정하라.
3. Grant 박사는 현재의 문제를 피할 수 있었을까? 어떻게 피할 수 있었을까?
4. 이 장에서 소개한 리더십과 관리의 개념을 바탕으로, Grant 박사에게 앞으로 어떻게 해야 하는지 충고해보라.

제 3 장

토의 문제

1. 두 Unit에 관한 이야기 중, Unit B는 Unit A보다 더 원활하게 기능한다. Unit A에서는 사용되지 않았으나 Unit B에서 사용된 거시적 수준에서의 조정(macro level coordination)의 메커니즘을 확인해라. "두 Unit에 대한 이야기"에서 환자를 다루는 Unit의 스텝 간 업무 상호의존도의 특징은 무엇인가?
2. Unit A에서는 사용되지 않았으나 Unit B에서는 사용된 미시적 수준에서의 조정(micro level coordination) 메커니즘을 확인해보자.
3. VA 사례 연구에서, 통합된 전달 체계(integrated delivery system)를 지역 네트워크(regional networks(VISNs))로 재구성 및 권한을 집중분산화하는 것은 조직 성과의 향상에 상당한 기여를 한 것으로 보인다. 재구성된 구조와 비집중화에 대한 부정적인 의견에는 무엇이 있을까?
4. VA 사례에서 각각의 VISN 내부의 서비스 라인 구조(Service line structure)에 대한 대안을 기술하여라.
5. 왜 보건의료 조직의 위계적 구조가 조직화를 용이하게 하지 못하는가?

사례

Northeast Medical Center(NMC)내 간호부원장(Vice president for patient care services; VP-PCS)과 진료부원장(Vice president for medical affairs; VP-MA)은 의료/수술 unit의 진료와 간호의 조정이 매우 걱정스러웠다. NMC는 큰 규모의 3차 병원이자 교육기관이며, Northeast Schools of Medicine (NSOM) 및 Northeast Schools of Nursing(NSON)과 협력관계에 있고, NSOM와 협력관계에 있는 세 개의 다른 병원과 협동레지던트 프로그램을 운영한다. 대부분의 레지던트는 NMC에서 6주를 근무한다.

부원장들은 레지던트의 근무시간에 대한 규제가 만들어진 이후 조정이 잘 이루어지지 않음을 관찰할 수 있었다. 간호부원장은 "레지던트들의 교대근무 때문에 간호사가 그들의 이름을 거의 알지 못하고, 업무 관계성이 약화되었다"고 기록했다. 또한, VP는 한 레지던트 팀의 환자를 다른 팀으로 인계하는 것 역시 문제가 있다고 생각했으며, 그것 또한 레지던트의 교대기간이 짧아진 결과라고 믿었다.

VP－MA는 확장 중인 NMC의 병원 프로그램이 조직화 프로그램을 설명할 것을 제안했다. 그는 병원이 레지던트로 인한 "분절된(Fragmented)" 진료를 보상해 줄 지속적인 의료서비스를 제공해야 한다고 주장했다. 그러나 내과 과장은 이 주장에 대해 반대했다. 그는 그 방식이 레지던트의 책임감을 감소시키기 때문에 교육적 경험을 줄이는 부작용이 있을 것이라 주장했으며 NSOM의 내과 주임교수 역시 같은 의견이었다. 교육기관에서 흔하게 일어나듯이, 내과 과장은 NMC의 VP－MA와 NSOM의 내과주임교수에게 보고하였다.

문제

1. 회진시 상주시간의 변화 결과로, 간호사와 레지던트의 조직화가 조직 이론과 일관성이 있는가?
2. 입원환자담당의의 추가적 투입이 조정을 향상시킬 수 있을 것인가?
3. 조직화를 향상시킬 수 있는 다른 방법에는 무엇이 있을까?
4. 입원환자담당의가 레지던트의 교육 경험에 좋지 않은 영향을 미칠 수 있다는 의학 과장과 사장의 입장에 대한 반대주장은 무엇인가?

제 4 장

토의 문제

1. 관리자는 개인의 성과에 영향을 주는 여러 요인들로부터 동기부여 문제를 어떻게 구분할 수 있는가?
2. "현장 사례(In practice): 도움의 요청"중 중환자실(ICU) 사례는, 관리자와 임상 지도자들은 직원의 사기와 동기를 증진시키기 위하여 어떠한 역할을 할 수 있는가?
3. 지역보건소 관리팀에서 생산성 보너스 이외의 어떠한 접근방법들이 Smith 박사의 진료방식("현장 사례: 한 보건소 일차진료의사에 대한 동기부여"를 보라)을 변화시킬 수 있는가?
4. 당신의 조직에서 Must Haves 프로그램을 시행하고자 한다면, 실행계획에 어떤 요소들을 포함시켜야 하는가? 무슨 지표로 실행의 성공을 측정할 것인가?

사례: Sharp HealthCare 직원의 동기부여

Sharp HealthCare는 캘리포니아 샌디에고에 위치한 약 300만 명 인구의 진료권을 갖는 통합형 지역의료원이다. Sharp HealthCare는 4개의 급성기병원과 3개의 전문병원, 그리고 3개의 의사단체와 전 영역의 시설 및 서비스를 갖추고 있다. 이 의료원은 1,878병상을 운영하고 약 2,600명의 의료진, 두 개의 의사단체에 속한 1,000명 이상의 의사, 그리고 자산 58억 5천 2백만 달러의 자산과 연간 수익 19억 달러와 함께 14,000명 이상의 직원을 고용하고 있다. 이 의료원은 샌디에고에서 가장 큰 민간 고용주이다.

Sharp HealthCare의 목표는 샌디에고에서 최고의 일자리, 최상의 의료기관이 되는 것이다. 2008년에 Sharp HealthCare는 대형 사업장 범주에서 "최상의 업무프로그램"에서 캘리포니아 5위를 차지하였고 Modern Healthcare에 의하여 미국의 100대 사업장 중 47위에 올랐다.

2001년 의료서비스를 시작한 이래, Sharp은 직원들과 의사, 고객들에게 진료를 제공하는데 헌신하였다. 업무 중에는 차별화된 목적에 집중하여 직원, 의사, 환자의 만족도를 높였고, 충성심을 올렸으며 결과를 향상시켰다. 2007년 Sharp HealthCare는 영예로운 Malcolm Baldrige National Quality상을 수상했다.

우수성의 축(Pillars of Excellence)

2001년부터 Sharp은 진료 비전의 토대로써 6개 우수성의 축을 채택하였다. 6개의 축은 전략기획, 조직목표 설정, 우선순위 설정, 관리성과 평가, 그리고 다른 의제의 근간이 된다. 척도와 목표는 개별 지도자의 목표를 부서, 분과, 전체 Sharp의 체계와 일치하면서 각각의 특징에 맞게 설정되었다. 6개의 축을 지침으로 하여 의사소통과 업무기획이 보다 관리 가능하게 되었고 다양한 결과 척도들이 개발되었다.

6개의 축 중, 직원 동기부여와 가장 관련성이 높은 세 가지는 질, 서비스, 그리고 사람이다. 각각 3개의 축에서 성과 목표를 결정하는데 쓰이는 일부 척도들은 다음과 같다:

- 질: 인증과 면허 점수; 감염규제 정도; 환자안전
- 서비스: Sharp 병원과 진료실에서 환자와 의사의 전반적 만족도
- 사람: 직원만족도 증가와 만족도의 유지

행동모형과 언어(Model Behaviors and Scripts)

Sharp이 최고의 일자리, 의료기관, 진료받을 곳이라는 것을 확고히 하기 위하여 모든 직원들에게 요구되어지는 일터에서의 5대 필수행동을 보여주어야 한다:

- 되도록 사람들의 이름을 부르면서, "안녕하세요"라고 인사한다.

- 길을 묻는 사람들에게 방향을 알려 주기보다는 그들이 가려는 곳에 데려다 준다.
- 적시에 적절한 언어를 사용한다: "제가 도와드릴 일이 있나요? 저는 시간이 있습니다."
- 감사하는 태도를 갖고 칭찬을 받을만한 직원들에게 고마움을 전한다.
- 직원, 환자, 가족, 그리고 다른 고객들과 보다 좋은 관계를 맺기 위해 병원을 회진한다.

직원 월례회(employee forum)

"비밀 없기" 문화의 정신으로, Sharp은 관리자와 직원들 간에 의사소통의 루트를 열어두고; 각 부서는 원장의 주도하에 직원 월례회를 분기마다 연다. 그 목적은 중요한 정보를 공유하고 Sharp 직원들의 과업을 축하하고 서로의 공로를 인정하는 것이다. 20개 이상의 월례회는 가능한 많은 직원들의 관심을 끌려고 이틀 이상 열리기도 한다. 이 월례회의 의제는 6개 우수성의 특징(pillars of excellence)에 기반한다. 그 예로 의료원 성적표(report cards), 환자만족도 점수, 의사만족도 점수, 행동 모형 기준, 시설 개원, 축하, 수상 등을 포함하는 주제를 들 수 있다.

직원들의 재충원(Re-Recruiting Employees)

높은 직원만족도 수준을 올리고 유지하는 것은 전체 의료원은 물론, 개인과 관리자들 모두에게 최고 우선순위이다. 관리자들이 직원들을 유지하기 위해 사용하는 방법 중 하나는 새로운 직원을 선발하기보다 기존 직원들을 재충원하는 것이다. 재충원은 직원들에게 기여를 인식시키고, 직원들 스스로 가치와 충성심을 일신하며, 장기근속을 확신시킨다.

Sharp의 재충원 기술에서는 다음의 네 개의 단계가 적용된다:

- 각 부서의 최우수 직원, 직원, 성과가 낮은 직원들을 가려낸다. 최우수 성과자들은 항상 긍정적인 태도를 가지고 남들보다 더 주도적으로 프로젝트와 씨름하고 문제를 해결하는 직원이다. 우수 성과자들은 일부 영역에서는 도움을 필요로 하지만 대체로 신뢰할만한 직원들이다. 저조한 성과자들은 과업을 완성하는데 주도적이지 못하고 부정적인 태도를 갖고 있는 직원들이다.
- 우수한 직원과 개별적으로 만날 때는 그들이 당신의 부서와 회사에 귀한 자산이라는 것을 알려 주어라. 그들에게 그들이 하고 있는 올바른 일에 대해 구체적인 예를 들어서 알려 주고, Sharp과 오랫동안 함께 하기 위해 무엇을 할 수 있는지 물어보라.
- 우수한 직원과 개별적으로 만날 때는 그들의 기여가 얼마나 가치 있는지 구체적인 예를 들어서 알려 주고, 조직에 오래 머무르기를 원한다는 것을 그들이 알게 한다. 또한 개선이 필요한 부분을 확실히 명시한다.
- 성과가 저조한 직원과 개별적으로 만날 때는 그들의 행동이 조직의 기준에 부합하지 않음을 알려주라. 개선이 필요한 부분을 구체적으로 지적하고 부정적인 행동을 변화시키지 않은 결

과에 대해 알려주어라.

직원 의견조사

Sharp은 또한 14,000명의 직원들을 대상으로 외부 기관에서 가정으로 보내는 비밀번호를 이용한 온라인 직원의견조사를 매년 실시한다. 이 조사에서 직원들은 최상의 진료를 제공하기 위한 도구와 물품 및 훈련을 제공받고 있다고 느끼는지, 업무의 많은 측면과 관련한 팀 구성원들의 의견을 묻는다. 조사결과는 모든 Sharp 관리자들과 직원들에게 제공된다. 직원의견조사는 직원들 각자가 Sharp의 전반적인 성과목표와 목적에 기여하는데 필요한 구체적인 사항들을 맞추기 위한 경영개선계획의 기반이 된다.

각 관리자는 의료원, 법인, 부서의 결과를 직원들과 회의에서 검토하여 자신들의 부서에 도입할 최우선 순위 세 가지를 투표로 정한다. 실행 가능한 항목들과 발표할 계획은 각 관리자가 자신의 감독자와 공유해야 하는 90일 실행계획의 일부가 된다. 일단 세 가지 우선순위가 정해진 다음, 관리자는 추가적인 우선순위 항목을 정한다. 직원의견조사에서 나온 방안과 결과는 직원회의에서 직원들에게 다시 보고된다. 직원의 필요로 정해진 최우선 방안은 매회계연도 말 관리자리더십개발회의(Leadership Development for Managers)에서 공유되고 기리게(celebrate) 된다.

인력계획과 개발

직원의견조사에 덧붙여, Sharp의 "사람" 우수성의 특징은 체계적인 조직 몰입과 개발프로그램에 의해 지지된다. 이 프로그램의 목표는 모든 직원들 간에 의미 있는 일을 장려하는 것이다.

- 리더십체계: Sharp의 모든 구성원은 목표를 설정하고, 환자를 진료하고, 문제를 해결하고, 성과향상 프로젝트를 확인하고, 변화를 위해 다학제적 팀에 참여하는 기회를 갖는다.
- 성과평가체계: Sharp에 고용된 모든 직원들은 어디에서 성과의 피드백을 받을 것인지 매년 검토하고, 기술 향상과 경력 발전을 위한 개인의 목표를 개발하는 기회를 갖는다.
- Sharp 대학은 직원들의 학습과 기술 개발을 촉진하기 위해 현장에서 지속적인 전문교육을 제공한다. 교육과정은 인력개발을 위한 핵심 분야의 평가 자료와 연계되어 있다. 인력개발은 임상적이고 전문적인 지식뿐만 아니라 교육과정의 개선 및 팀워크와 진료업무 조정에도 초점을 맞춘다.

문제

1. Sharp 동기부여에서 성공적인 접근의 핵심요소는 무엇인가?
2. Sharp 접근방법의 약점은 무엇인가?
3. Sharp 접근방법을 다른 보건의료 조직이 모방할 수 있는가? Sharp 접근방법의 적용에 있어 주요 장애요인과 촉진요인은 무엇인가?

자료: Murphy. M.W.(2004, June 4). *Using evidenced-based management to transform health care.* Presentation at the annual meeting of the Association of University Programs in Health Administration, San Diego, CA.
Sharp HealthCare. Malcolm Baldridge Award application. Retrived August 15, 2010, from http://www.sharp.com
Sharp HealthCare. Web site http://www.sharp.com

제 5 장

토의 문제

1. 병원 외래 센터에 새로 임용된 과장은 팀워크와 질 향상 문화를 조성하기 위하여 의사, 간호사, P.A.(physician assistants), 재무 관리자 및 다른 이들로 구성된 경영팀 회의를 매달 두 차례씩 갖기 시작했다. 회의 참석은 일정하지 않았고, 참석을 강요하긴 어려웠다. 많은 사람이 센터장 대신 직속상사에게 보고했기 때문이다. 좀 더 꾸준한 참여를 유도하기 위해 당신은 어떤 조언을 하겠는가?
2. 취약한 노년층들의 의료 서비스 향상을 위해 지역 전담반(Community Task Force)이 구성되었다. 많은 사람과 기관이 이 집단을 위한 서비스 제공과 관련있는 상황에서, 당신은 대표자의 필요성과 지역 전담반 규모를 관리 가능한 수준으로 유지할 필요성 사이에서 어떻게 균형을 유지할 수 있을까?
3. 당신은 새로운 소아 암 서비스 라인을 개발하기로 지정된 병원 프로젝트 팀의 일원이다. 팀은 상급 관리팀과 병원 이사회를 대상으로 사업 기획안의 프레젠테이션을 작성하기로 되어있다. 제공할 수 있는 의료서비스(deliverable)를 생성하도록 일정을 부여받았다. 이 팀의 리더는 유명한 종양연구학자이며, 임상경력과 명성을 보유한 사람이다. 하지만, 그의 리더십 기술은 다소 아쉬움을 남기는 면이 있다. 다른 문제들과 더불어 회의 직전에 회의를 취소하고, 업무 분담이 모호하며, 프로젝트의 초점과 방향이 매 회의마다 바뀌곤 한다. 팀의 구성원으로서, 팀 관리를 향상하기 위한 대안으로는 무엇이 있을까? 성공적인 결과를 이끌어내기 위해 당신은 어떤 대안을 선택하겠는가?
4. 다른 병원 관리자와 마찬가지로, 당신도 경영 팀의 일원이다. 최근 당신이 승진함에 따라 당신의 예전 동료가 당신에게 보고를 하게 되었다. 경영 팀의 새로운 리더로서, 팀 관리에 있어 당신은 어떠한 과제에 직면하는가? 이러한 과제에 당신은 어떻게 접근할 것인가?
5. 이 장에서 설명한 대로, 팀의 성장은 여러 단계를 거치게 된다. 팀의 리더로서, 이러한 단계를 이해하기 위한 실질적인 가치는 무엇일까? 이런 지식이 당신이 팀 리더로서의 당신의 효율성을 어떻게 향상시키는가?

사례: 밀레니엄 개발 목표(Millennium Development Goals)의 성취를 위한 팀 활용

유년기 사망률은 개발도상국가에서 지속적인 주요 보건 문제이다. 개발도상국에서 태어난 아이의 출생 후 5년 이내에 사망할 확률은 산업화된 국가에서 태어난 아이보다 열세 배나 더 높다. 개발도상국의 5세 미만 어린이 사망률의 절반가량은 사하라 이남 지역 국가가 차지한다. 1990년과 2006년 사이, 대다수가 사하라 이남 지역에 위치한 약 27개 국가에서 영아 사망률 감소에 별다른 진전을 나타내지 못하였다.

가나는 110명의 유아 사망률(1,000명 출생 당)을 2015년까지 20명(1,000명 출생 당)으로 감소시키겠다는 목표를 세웠다. 가나에서 5세 미만 아동의 사망 원인으로는 말라리아와 신생아 질병, 질식, 패혈증, 그리고 조산 등이 있다. 안타깝게도, 이 같은 대다수의 질병은 예방 가능한 것이다. 다른 계획들과 더불어, 프로젝트 “Fives Alive!”는 가나의 영아 사망률을 줄이기 위해 고안되었다. 이 전국적 프로젝트는 IHI(Institute for Health Improvement)의 Breakthrough Series Improvement Collaborative Network의 일부이다. 몇 년간의 이 프로젝트 동안, 보건서비스 제공 실무자 팀과 그 관리자들은 질향상에 대한 지식 및 기술 교육 프로그램에 정기적으로 참여했다.

팀은 시스템 개선 변화의 여부를 검토하고 서로에게서 배운다. 이것은 아프리카 IHI의 향상 계획의 첫 적용 사례 중 하나다. 이 프로젝트의 전체 규모를 측정해보면, 1,000개 이상의 팀이 향상을 위한 노력에 참가하였다.

5세 미만 영아 사망률과 관련된 가장 중요한 요소 중 하나는 보건 서비스의 과소이용이다. 예를 들어, 많은 여성이 산전 관리를 받지 못하며, 예방 관리(예를 들어 영아 파상풍 예방 및 엽산이나 이온 보충제)는 일관성 없이 제공되었고, 많은 여성들이 경구 수분 보충 요법이나 다른 생명 구조 방법에 대한 지식이 없었다.

왜 팀 단위에 주목하나? 그 이유는 여성이 서비스에 접근할 때 겪는 어려움을 실무자가 가장 잘 이해할 수 있는 입장이기 때문이다. 그리고 가능성 있는 해결책을 제시하고 시험해 볼 수 있기 때문이다. 다른 분야에서의 질 향상 계획처럼, 질 향상을 위한 팀에는 트레이닝, 지식, 기술, 그리고 방법을 적용하기 위한 기본적인 체계(framework)가 필요하다. 전국에 걸쳐, 팀은 질 향상 방법에 따라 트레이닝을 받는다: 측정 가능한 목표를 세우고, 변화에 실행하고, 최고의 진료를 찾아내는 것, 그리고 아마도 국가 개발 관점에서 볼 때 가장 중요한 것은 다른 팀과 경험을 공유하는 것과 이 지식을 더 큰, 글로벌 커뮤니티에 전파하는 것이다.

결과는 고무적이다. 팀은 협력적 회의를 통해 열정적으로 지식을 공유했고, 근거는 진료 과정의 향상에서 비롯되었으며, 바라는 진료 결과를 도출했다. 더 고무적인 것은 팀들이 팀이 어떻게 기능하는지 배우고 있으며, 시스템 향상의 관점을 다른 보건 시스템 문제에 적용했다는 근거다.

우수한 기능 개발과 잘 훈련된 팀은 중요한 국제보건 목표를 향상시키는 핵심 영역이 될 수 있다.

문제

1. 이 경우 팀의 특징 중 하나는 팀 구성원 간의 잦은 인사이동이다. 이러한 팀 구성원 간의 인사이동이 팀 성능에 어떠한 영향을 줄 것인가? 인사이동의 부정적인 영향을 최소화하고 장점을 얻기 위해 팀 리더가 할 수 있는 접근은 무엇인가?
2. 소비자 또는 환자가 질 향상 팀에 개입되는 경우가 가끔 있다. 이 역할에서, 그들은 자신의 목소리가 그다지 중요하지 않다고 느끼거나, 그들의 참여가 실질적이기보다는 상징적이라는 생각을 하게 된다. 당신은 이 경우에 소비자가 팀에 개입되어야 한다고 생각하는가? 그렇다면, 또는 그렇지 않다면 그 이유는 무엇인가? 소비자가 개입이 되었다면, 팀 리더와 그 구성원이 효율적으로 그 지식과 직관을 활용할 수 있는 가장 효과적인 방법은 무엇일까?
3. 변화가 있는 경우에도, 그 변화의 지속성은 계속해서 문제로 남게 된다. 사실, 팀의 지속성 자체가 문제가 된다. 이 경우 팀이 향상을 유지하는 데 장애가 되는 것이 무엇일까? 유사하게, 시간이 지남에 따라 팀 향상을 약화시키는 요소는 무엇일까? 팀 리더로서, 변화와 활력을 유지하기 위해 어떤 전략을 사용할 것인가?

제 6 장

토의 문제

1. 아리스토텔레스의 커뮤니케이션 모델에 대해 설명하라.
2. 최근의 커뮤니케이션 이론가들은 아리스토텔레스의 모델을 어떻게 구축하고 있는가?
3. 커뮤니케이션에서의 다섯 가지 장애물은 무엇이며, 그것을 어떻게 제거할 수 있는가?
4. 복잡한 커뮤니케이션 과정에서 관련 당사자와의 자문을 위한 세 가지 다른 방법을 밝히고, 각 방법들의 강점과 약점뿐만 아니라 목적까지 설명하라.
5. National Cancer Institute의 환자중심 커뮤니케이션 모델(Patient Centered Communication Model)이 단일의 발신자–수신자 모델(simple sender-receiver model)과 어떻게 다른가?
6. 사회적 네트워크 내에서 정보가 어떤 방식으로 전파되는지 “전염(contagion)”의 개념으로 설명할 수 있는가?
7. 왜 리더들은 조직 내 정치를 고려해야 하는가?

사례: Jesica Santillon의 사례

보건의료 환경에서 커뮤니케이션의 관리는 특히 어렵다. Jesica Santillon의 사례는 그러한 어려움을 잘 예증한다. 그녀는 17살이던 지난 2003년 심장과 폐 이식수술 직후 사망했다. 그녀는 최상급 의료기관에서 수술을 받았지만, 다른 혈액형의 장기를 이식받았다.

이 비극적인 이야기는 보건의료제공자와 관리자 간에 사회적으로, 기술적으로, 또는 조직적 복잡성이 어떻게 의사소통의 장벽을 만드는지 보여준다. 이 상황에서의 복잡한 요인들을 살펴본 후 리더십과 관련하여 다음과 같은 질문들을 제기할 수 있다.

- 가족. Jesica의 부모는 모국인 멕시코에서는 치료할 수 없는 심장과 폐 질환의 치료를 받는다는 희망으로 Jesica와 함께 밀입국했다. 그녀의 가족들은 North Carolina 지역의 한 트레일러 촌에 정착하였다. 그들은 곧 지역 담당자의 관심을 끌었고, 담당자가 그녀를 위한 자선모금을 시작한 결과 듀크 메디컬 센터(Duke Medical Center)에서 이식수술을 받을 수 있을 만큼의 성금을 모을 수 있었다. 그러나 그 수술은 매우 잘못되었고, 심각하고 회복 불가능한 뇌손상을 초래했다. 의사들이 Jesica의 어머니에게 치료를 중단하겠다는 계획을 알렸을 때 그녀는 기자회견을 열어 다음과 같이 말했다. "그들은 Jesica를 죽이기 위해 조금씩 치료를 멈추고 있습니다. 그들은 이 문제를 그들과 상관없는 것으로 만들고 있습니다."

문제

1. **리더십 질문:** 어떤 사회적, 문화적 장벽들이 의사들과 Jesica 가족들의 의사소통을 어렵게 만들었는가. 이런 심각한 상황에서 Jesica 가족들이 문제의 본질을 이해할 기회를 늘리기 위해 의사들은 무엇을 했어야만 했는가?

- 수술과정. 심장과 폐 이식은 분명 도전적인 과정이다. Duke 대학 소아외과 과장인 James Jaggers 박사는 고도로 숙련된 외과의였고, 그뿐만 아니라 많은 전문가들이 북미지역 내에서 적합한 장기를 물색하는 것에서부터 환자에게 이식과 집중 치료(ICU)로 이어지는 멀티스텝 프로세스(multistep process)에 투입되어 있었다. 이 과정에서 발생한 많은 전달과정(handoffs)은 마치 "말 전하기 게임(whisper down the lane game)"에서처럼 주요한 전달 지점에서 중요한 정보가 왜곡되거나 유실될 위험이 있음을 의미한다. 그리고 이것은 실제로 일어났다. Jesica의 혈액형은 O형이었지만 이식된 장기는 A형이었다. 장기를 보관했던 California Donor Services는 자신들이 Jaggers 박사에게 장기의 혈액형에 대한 정보를 제공했다고 주장했다. Jaggers 박사는 그런 대화를 한 사실이 기억나지 않는다고 밝혔다. 다른 외과의가 보스턴으로 장기를 가지러 갔었는데, 그는 장기의 혈액형에 대해 세 번이나 들었지만 정작 Jesica의 혈액형은 모르고 있었다. 그는 이러한 불일치가 일어날 것이라고 인식하지 못했다.

2. **리더십 질문:** 이러한 장기이식 과정에서 전달(handoff)의 오해가 전문가들 사이에서 발생하지 않도록 하기 위해 필수적이고 복잡한 단계를 어떻게 체계화할 것인가?

- 관련당사자들. 실패한 장기이식 수술로 이어진 의료 과실의 끈들을 따라가보자. Duke Medical Center는 관련 당사자 전체를 관리해야만 했다: Santillon 가족. 가족 변호사. 지역사회. 언론. 그리고 지역사회의 보건의료 제공자 등. 각각의 관련 당사자 집단은 문화적, 사회적, 전문가적 배경에 의해 영향을 받는 각자의 이해관계를 갖고 있다.

3. **리더십 질문:** 만약 당신이 Duke Medical Center의 CEO라면, 이 사례의 관련 당사자들을 관리하기 위해 어떤 의사소통 전략을 적용할 것인가? 특히 각각의 그룹들에 대한 당신의 메시지를 그룹마다 어떻게 다르게 전할 것인가?

CBS News story에서 발췌. 원문 http://www.saynotocaps.org/trailoftears/jesica_santillan.html

제 7 장

토의 문제

1. 의료계의 권력과 관련된 문제를 해결하기 위해 관리자는 효율적인 협상과 갈등 관리에 대한 원리를 어떻게 최대한 활용할 수 있을까? 협상과 갈등 관리 방법을 적용하여 가장 잘 해결할 수 있는 의료계의 권력 문제에는 무엇이 있을까?
2. 보건의료 조직에서 권력남용을 제한할 수 있는 구체적인 방안으로는 무엇이 있을까? 병원 또는 진료소에서 인사관리를 위한 전략 및 투명성 메커니즘은 무엇인가? 예를 들어, 조직의 리더가 추구하는 것처럼, 관련 당사자의 사리사욕을 사전에 막을 수 있는 방법에는 무엇이 있을까?
3. 보건의료 조직 내 갈등 해결 방안 중 협력 또는 경쟁전략이 가장 이롭게 적용되는 상황에는 어떤 것이 있을까? 이런 전략을 이용해도 유독 협상이 어려운 보건의료 조직 고유의 이슈가 있다면 그것은 무엇일까?
4. 보건의료 조직 특유의 권력관계(의사-환자)에서, 효과적인 협상을 수행하기 어렵게 하는 점에는 무엇이 있을까? 이것을 갈등해결이나 관계에서 자주 발생하는 실수의 맥락에서 생각해 보아라.

사례: 선제안(Opening offer)을 할 것인가 말 것인가 - 그것이 문제로다

James는 보건의료분야에서 인사관리를 8년동안 담당하였고, 일반 행정직으로 이동하기를 원했다.

그래서 그는 3년간 파트타임으로 석사학위(MBA)를 공부하였다. 그가 MBA학위를 받을 수 있게 되었을 무렵, 그의 상사인 Jayne은 그가 새 일자리와 연봉을 원한다는 것을 파악했다. 이에 대해 논의하기 전 둘 모두 적절한 연봉이 어느 정도여야 하는지 알지 못하였다. James의 현재 연봉은 $63,000이었고 시장에서의 James의 연봉이 어느 정도일지 전혀 예상할 수 없었다. Jayne은 James의 연봉을 3%, 5%, 아니면 10% 더 인상해줘야 할지 감을 잡지 못하고 있었다. 그녀는 연봉을 공정하게 책정하고 싶었고, 동시에 예산 통제의 필요성도 느끼고 있었다. James는 이 상황을 유리하게 하고자 사전조사를 한 뒤 선제안(opening offer)을 하기로 했다.

James: "이렇게 시간을 내주셔서 감사합니다."

Jayne: "아니에요. MBA학위를 취득하신 것을 축하드립니다."

James: "감사합니다. 이 일로 인해 서로 불편하지 않기 바랍니다. 미팅준비를 위해 연봉 인상이 어느 정도 되어야 할지 조사를 해봤습니다. 이 정보를 보여드려도 될까요?

Jayne: "그럼요."

James: "그래요. 제일 먼저, 제가 나온 MBA 프로그램 졸업자의 평균 초봉을 파악했습니다. 최근 3년간 330명의 졸업자를 대상으로 살펴봤더니 평균 연봉은 $91,000로 나타났습니다. 물론 이들 중 모두가 보건계열에 종사하고 있지 않기 때문에, 그 다음으로 한 일은 상위학위(advanced degree)를 보유하고, 10－15년간의 경력을 가지고 있는 보건의료계열 종사자를 파악하는 것이었습니다. 이런 정보를 얻는 것은 쉽지 않았지만, 이 회사에 속한 세 명과 내가 알고 있는 다른 세 명의 연봉을 파악해보니 $75,000에서 $97,000사이였으며 평균은 $88,000이었습니다. 마지막으로, 저와 비슷한 위치(상황)에 있고 석박사학위를 취득한 사람이 20%의 연봉 인상을 받은 것을 감안해보면 제 연봉은 $12,600이 인상되어 $75,600을 받아야 합니다. 즉, $75,600, $88,000 그리고 $91,000정도를 평균연봉이라고 볼 수 있고 저는 $85,000를 적정 연봉으로 제시하고 싶습니다. 어떠신지요?"

Jayne: "정말 열심히 조사하셨네요. 아마 그 정도로 많은 인상은 어려울 것 같지만, 한 번 검토해 보도록 하겠습니다."

이 협상은 이제 Jayne에게 달렸으며, James가 제시한 $85,000에서 가격을 낮추는 방향으로 진행될 것이다. 이것은 Jayne이 5% 인상을 내걸고 협상을 시작해, $66,000 부근에서 최종 연봉이 결정되었을 상황과는 매우 다르다. 정당성이라는 명목 아래 $85,000라는 연봉은 Jayne이 협상에 대해 생각하는 방식을 바꾸었다. 그녀는 James를 회사에 두려면 이제 $80,000가 필요함을 깨달았을 반면, 협상 전 그녀가 생각하고 있었던 최대 협상 연봉은 $75,000정도였을 것이다.

문제

1. 이 협상은 어떻게 끝날 것이라고 생각하는가?
2. 당신이 James라면 어떻게 했을 것인가?
3. 당신의 경우, 갈등이 있는 상황에서 어떻게 시작할 것인지 고민하는가?
4. 금전과는 무관하지만 협상의 분위기를 정하는 선제안에는 무엇이 있을까?
5. 이득을 보기 위해 적용할 수 있는 다양한 제안의 유형에는 무엇이 있을까?

제 8 장

토의 문제

1. 복잡계 이론가들은 조직의 리더들로 하여금 지휘 및 통제(Command-and-control)의 경영방식에서 벗어나 글로벌 성과목표와 몇 가지 단순한 규칙을 설정할 것을 권고하고 있다. 이러한 접근법은 창조성과 혁신을 촉발할 수는 있으나 갈등과 낭비를 촉진할 가능성도 같이 존재한다. 그렇다면 경영자는 어떻게 "통제"의 방식에서 벗어남과 동시에 조직의 활동을 조직의 목표에 맞춰 조정할 수 있는가? 또한 경영자는 복잡계 이론가들의 권고사항을 이행함에 있어 잠재적으로 발생할 수 있는 부정적인 결과를 어떻게 완화시킬 수 있는가?
2. 조직적 학습은 개방성, 신뢰 및 정직의 풍토가 필수적이다. 이런 풍토를 확립하고 유지하기 위해 경영자는 무엇을 해야 하는가?
3. 경영자는 의료 전문가 및 종업원으로 하여금 개인 및 조직 성과에 대하여 어떻게 책임을 지우는 동시에, 질, 안전성 및 효율성을 개선하도록 새로운 아이디어를 시도하고 신중한 위험을 감수하도록 독려할 수 있는가?
4. 혁신이 본질적으로 파악 불가능하고 흔히 의도치 않은 결과를 창출한다면 경영자는 혁신 계획의 결과를 어떻게 효과적으로 평가할 수 있는가? 경영자가 성공적인 혁신이라고 확실하게 결론지을 수 있는 시점이 존재하는가?
5. Minnesota Innovation Research Project는 혁신의 결과가 좋지 않을 경우 혁신 관리자의 커리어가 부당하게 불이익을 받게 되는 것을 파악하였다. 이는 최고경영자에게 중요한 사안인가? 만약 그렇다면 이를 완화하기 위해서 무엇을 해야 하는가? 또한 혁신 관리자는 자신과 자신의 팀을 보호하기 위해 무엇을 해야 하는가?
6. Schoemaker and Gunther(2006)는 결함이 있거나 시대에 뒤떨어진 가정에 기인하는 비효율적 또는 차선(suboptimal) 전략에서 탈피하기 위한 방법으로 의도적인 실수를 추정하고 있다.

이들은 의도적 실수에 대하여 일정한 가이드라인을 제시하고 있으며, 이에는 제한적 비용 대비 잠재적 수익 등이 포함된다. 이러한 기준에 근거하여 일차의료 제공자가 자신의 임상결과를 향상하도록 제언할 수 있는 잠재적 "실수"에는 무엇이 있는가?(예: 환자의 외래방문 당 본인부담금 적용제외 등) 또한 이러한 실수를 저지름에 따른 비용 또는 피해에는 무엇이 있는가? 이러한 관행을 뒷받침하는 가정은 무엇인가? 그리고 잠재적 이점은 무엇인가?

사례: 품질을 통한 혁신: 새로운 프로그램 개발이 이치에 맞는가?

Alliance Health Care는 미국 북서부지역에 위치한 소규모 네트워크 병원으로써 통합 전자건강기록(EHR) 도입에 있어 지역 내에서 선도적인 역할을 하고 있으며, 외과의 질에 대한 최초의 자발적 공공보고시스템에 참여하였다. 지역적 혁신가로써 이러한 역할은 Alliance Health Care에 큰 도움이 되었으며 명성이 크게 향상되었다.

품질과 안전성 담당 부사장은 주내 유수 대학에서 심장학에 대한 적합한 기준을 개발하고 있는 연구자들과 협력하였다. 이들은 EHR에서 적합한 기준을 통합하고 제공자에게 실시간으로 피드백 보고를 생성하기 위한 아이디어를 가지고 있다. 또한 심장수술을 대상으로 시범사업을 원하고 있다.

적합성기준은 근본적으로 매우 정교한 과업지침이다. 이는 특정 환자, 중증도, 기대수명 및 기타 요인들에 대하여 심장카테터법, 영상의학, 처방 등의 프로시저(Procedure)가 올바른지 평가하기 위하여 과거 건수로부터 분기법(Branching algorithm)을 도출하는 것을 포함한다.

부사장은 주요 병원의 외과장 및 방사선과장, CIO, CFO 등 몇몇 내부 이해관계자들과 비공식적 회의를 갖는다. 모두 조심스럽게 흥미를 보이지만 대부분 주요 우려사안을 표명한다. 외과장은 이러한 알고리듬이 아무리 정교하더라도 실제 사례의 복잡성을 절대 반영할 수 없으며, 사용하게 될 경우 법적 취약성만 증가하게 될 것이라 걱정하고 있다. 방사선과장은 적합성 기준이 환자의 사용미달보다는 과다사용 건수를 파악하는데 일차적으로 사용될 것이라 걱정한다. CFO도 유사한 우려를 표명하고 있다. 영상의학이 전체 영업이익의 10%를 차지하며 새로운 시스템이 전반적으로 프로시저를 단축하게 된다면 전체 수익에 매우 해로운 효과를 가져온다는 것이다. CIO는 현 아이디어는 매우 좋지만 알고리듬을 시험하고 완전히 통합하기 위해서는 수년이 걸릴 수도 있으며 비용이 매우 높을 것이라 경고하고 있다.

이러한 우려 사안을 고려하여 부사장은 생성적 이중순환학습을 택하기로 한다.

문제

1. 적합성 기준 프로그램에 대한 부사장의 관심의 밑바탕이 되는 가정은 무엇인가?
2. 부사장은 이러한 가정을 어떻게 탐색 또는 검증할 수 있는가?

3. 달리 말하면, 부사장은 이러한 가정이 틀린지 어떻게 알 수 있는가?
4. 어떠한 환경요인이 이러한 가정을 바꿀 수 있는가?

제 9 장

토의 문제

1. 자체적인 관리의료보험(managed care health plan)을 소유한 대형 보건시스템 CEO의 관점에서 살펴보자. 당신이 속한 조직의 보건의료 질을 향상시킬 수 있는 세 가지 주된 방법을 설명해 보라. 당신이 제시한 해결책이 야기할 수 있는 문제(어떤 종류인지)와 변화를 시행하기 위한 CEO로서 당신이 가져야 할 책임과 권한에 대해 비평해라.
2. 당신이 잘 아는 HCO를 이용하여, 의료 질의 가능한 구조, 과정, 결과 측정에 대해 각각 세 가지 예를 제시해라. 당신은 이러한 측정이 크게 연관이 있다고 생각하는가? 그리고 그 이유는 무엇인가?
3. 커뮤니티 병원, 주요 대학 병원(teaching hospital), 그리고 대규모 이윤 추구형 시스템의 병원을 고려해라. 각각, 주요 이해관계 그룹(내부와 외부 모두)을 나열해라. 각 그룹이 고취할만한 질의 기준의 종류를 나타내어라.
4. 병원A와 병원B는 모두 QI 프로그램 시행을 올해의 주된 목표로 설정했다. 병원A는 컨설턴트 회사를 고용하여 기업문화를 변화시키고 문제를 조사하도록 질 관리 팀을 만드는 프로그램에 최고위 관리자가 참석할 수 있게 했다. 그들은 두 가지 특정 분야: 청구 및 응급실 사용에서 의미 있는 QI팀을 위한 전략을 세울 수 있도록 팀을 구성했다. 병원B는 자금 부족으로, 스터디 그룹을 조성하고 스스로 하는 교육을 하려고 했지만 결국 CEO부터 관리인까지 모두 개입시켰다. 어떤 병원이 QI를 시행하는 데 성공할 수 있을까? 그렇게 생각한 이유는 무엇인가?
5. 의료시스템 Q는 주경쟁대상인 의료시스템 P와 같은 지역에 위치한다. 의료시스템Q는 스스로를 지역기반 통합전달 시스템이라고 홍보하는 반면, 의료시스템P는 연구집중적 교육 의료기관으로서의 영향력을 미치고 있다. 두 곳 모두 간호 분야에서 Magnet designation을 받았고, HIMSS에 의해 “most wired”로 등재되었으며 심장학, 암 그리고 여성건강 분야에서 우수한 기관(또는 서비스라인)으로 평가된다. 당신은 커뮤니티 구성원들이 대부분 의료시스템 Q를 선호한다고 들었겠지만, 갑작스런 문제가 있는 상황에서는 지역에 교육 의료시스템이 구축되어 있음을 감사할 것이다. 당신은 이 중 하나의 의료시스템의 QI 분야 취업을 고려하고

있다. 그리고 당신의 전문성이 어느 곳에서 가장 큰 영향을 미칠 수 있을지를 결정하려 한다. 질 향상을 위한 노력과 당신이 보유한 기술이 효력을 발휘하고 발전하기 위해 어느 자리가 더 나을지 평가하려고 시도하는 과정에서 당신은 어떤 요소를 고려할 것인가?

사례: Moving Beyond Data Access to QI Action

시간과 비용의 상당한 투자 이후, Leman Healthcare의 경영진은 새로운 발생보고 시스템이 완전히 운용된다는 사실에 기뻐했다. 발생보고(incident reporting) 시스템은 의료시스템 전반에 걸쳐 제공되었다: 실무진, 관리자, 입원 및 외래 의사들은 트레이닝을 받고 발생보고 시스템을 활용해 환자 정보, 부작용에 대한 기록을 열람하고 상임 관리, 리스크 관리, QI 관리팀에 보고하게 되어있다.

그러나, 이 시스템이 전체적으로 구축되었음에도 불구하고, 의료시스템에서의 QI 활동은 변하지 않았다. QI부서는 발생보고 시스템이 저장한 데이터뿐 아니라 전자식 건강기록(Electronic Health Record, EHR) 및 다른 정보 시스템에 저장한 자료를 포함해 모든 데이터를 총괄하는 data ware-house에 완전한 접근권한이 있지만, QI 구성원들은 이러한 데이터를 사용하지 않았다. 지역적으로나 병원 시스템 전체적으로 새로운 시스템을 이용해 즉시 보고하여 관리자에게 정보를 제공하고 처리개선 프로젝트를 진행하는 대신, QI 프로젝트는 수고스러운 노력이 필요하더라도 기존 방식을 따라 조사서를 개발하고 보고했다.

유사하게, 임상의사가 새로운 접근 가능한 데이터를 사용할 가능성은 인지되지 못했다. 의사들은 문서화와 사례보고에 사용하기 위해 마지못해 발생보고 시스템이 요구하는 기준에 순응했지만, 결국엔 시스템이란 의료진에게 손가락질을 하기 위한 수단일 뿐이라는 의견이 일반적이었다. 상급 관리팀이 의사들을 교육하고 오류(error)의 중요성과 오류를 줄일 수 있는 정보를 제공하는 준오류에 대한 보고(near-miss reporting)의 중요성을 설명하려는 노력에도 의사들은 발생보고 시스템을 업무 향상의 기회로 보기보다는 계속 처벌 도구로 인식했다.

문제

1. 이 상황에 비춰볼 때, QI를 위한 발생보고 시스템 사용의 명백한 장벽은 무엇인가?
2. 이러한 장벽은 어떻게 극복될 수 있을까?
3. 향상된 QI 활동에서 의원과 QI 구성원들을 참여시키려면 어떤 절차를 제시하겠는가?

제 10 장

토의 문제

1. 유형이 다른 네 개의 병원의 미션과 가치의 선언문을 찾아보아라. 미션과 가치관이 조직 유형에 대한 기대와 일치하는가? 종교를 기반으로 한 조직을 살펴보아라. 그들의 미션과 가치가 종교적 가르침과 미션을 반영하는가? 다음으로 영리병원을 관찰해보자. 미션과 가치관이 병원 소유자의 가치와 수입을 극대화하는 내용을 포함하는가? 그 미션과 가치관이 현재의 구조처럼 된 이유는 무엇이라고 생각하는가?
2. 미국의 의료는 전통적으로 비영리조직과 영리조직이 혼재되어 있다. 영리조직이 더 많은 시장이 경쟁적이라고 생각하는가? 그렇다면, 그 이유를 설명해라.
3. 사업모형은 조직이 어떻게 구성되는지를 네 가지 구성요소로 설명한다. 이는 경쟁사분석에서 상대적인 차이점을 보여준다. 전략과 사업모형의 관계는 무엇이라고 생각하는가?
4. 전략기획의 중요한 관점은 내적 및 외적 환경을 분석하는 것이다. 최근, 대형 조직은 널리 쓰이는 SWOT 과정만을 적용하여 환경분석을 수행했다. 그리고 환경을 분석하는 과정에서 발생하는 강점, 약점, 기회, 그리고 위협 등을 적용하였다. 이러한 과정만 적용하는 방법의 가치는 무엇인가? 다른 과정이 적용되어야 할까? 자료의 흐름(data trend)은 어떻게 사용될 수 있을까?
5. 많은 기업이 일부 또는 모든 제품을 저비용(low cost)으로 책정한다. 저비용은 흔히 저가(low price)와 동등한 것으로 여겨지기도 한다. 그러나 저비용이 저가와 꼭 같은 것인가? 기업은 저비용 제품을 높은 가격으로 할 수 있겠는가?
6. 대형 제약회사는 신약개발, 생산 및 자산을 시장화 함으로써 이익을 얻었고, 전통적으로 수익의 많은 부분을 소수의 “블록버스터 약”[1] 에서 산출했다. 제약회사의 사업모형이 어떻게 변화할 것으로 예측되는가? 이러한 변화를 이끄는 원동력은 무엇인가?
7. Porter는 기업의 저비용 또는 비용 차별화에 있어 일반적 전략을 제안한다. 이 두 가지를 동시에 확보하는 것이 가능할 것인가? 의료에서 저비용 전략은 바람직한 전략인가? 만일 그렇다면, 어떤 환경에서 이 전략이 수용 가능한 전략으로 작용할 것인가?
8. 경쟁우위를 유지하기 위해 조직은 가치 있고, 시간이 지나도 견고하며, 모방하기 어렵고, 대체가 어려운 자원을 반드시 보유하고 있어야 한다. 의료분야에서 경쟁 우위를 지속적으로 유지할 수 있는 흔한 자원에는 무엇이 있는가? 이러한 것들이 의료산업의 다양한 분야에서 어떻게 달라지는가? 병원의 경우는? 보험 회사는? 제약회사는? 의료기기 제조회사는 어떠한가?

1) 역주: 연간 10억 달러 이상의 수익을 올리는 약이다.

사례 1: 과점 시장에서의 합병을 위한 전략적 원칙은?

1995년 6월, Mack병원 CEO인 George L.씨는 놀라 화가 났다. 그 날 아침, 주요 경쟁자인 Cassid Hospital System과 St. Mark's 병원이 합병계획을 발표했기 때문이다. 지금까지, 이 병원시장은 과점형태였으며, 네 개 지역으로 구분되어 각 지역은 해당 구역의 주요 병원에 의해 지배되어 왔다.

Mack병원은 인근도시 및 전국에서 가장 큰 규모의 병원이며, 900병상 이상을 보유하고 있다. 이곳은 가장 번잡한 고속도로 두 개가 교차하는 지점인 지역의 서부에 위치하고 있다. 중심부에 위치하였음에도 불구하고, 이 병원은 교외의 17개의 외래 및 응급 수술 센터를 보유하고 있었다. 그리고 PHO(Physician Hospital Organization), 다섯 개의 커뮤니티 헬스센터 네트워크, M플랜으로 불리는 IPA(Independent Practice Associations)[2] 유형의 HMO를 보유 운영했다.

St. Mark's 병원은 종교적으로 연계된 병원이다. 이곳은 700개 병상 이상의 주 병원과 커뮤니티 북부지역에 소규모 위성병원을 보유하고 있다. St. Mark's 병원은 일차 네트워크와 PHO를 가지고 있었으며, HMO 및 PPO의 일부 소유자였다. 이 병원은 대규모 심혈관 전문그룹과 공동 투자해 각 그룹에 심도자 서비스를 제공하였다. 이 두 심장그룹은 St. Mark's 수입의 50% 가량을 차지한다.

Cassid 병원시스템은 500병상을 조금 넘는 규모이며, 지역의 동부에 위치한다. 이곳은 의원, PPO, PHO를 보유하고 있다. 그들은 이 지역에서 유일하게 MBA를 졸업하고 매우 적극적인 성격을 가진 CEO를 보유하고 있다.

마지막으로 St. Francis 병원은, 종교와 관련이 있으나 St. Marks와는 무관하다. 이 병원은 지역 남부의 빈곤지역에 위치하며 400병상을 조금 넘는 규모다. 이 곳 역시 St. Mark's 소유의 PPO와 HMO 일부를 소유하고 있으며, 일차의료와 PHO를 보유하고 있다.

비교적 덜 지배적인 병원도 존재하는데, 도심에 시설이 낙후되었으나 사회안전망 역할을 하는 300병상의 공공병원을 그 예로 들 수 있다. 이 주(州)의 유일한 아동병원 역시 지역의 중심부에 위치하였고, 대학 병원이 의과대학과 아동병원 옆에 있다. 그리고 영리병원인 여성병원이 도심 북부에 위치하였다.

그동안 지역 내부의 의뢰서는 의사의 PHO 가입과 보건 체계 및 그들의 재정적 동기부여에 점점 더 큰 영향을 받았다. 병원시장은 인구 천명 당 병상 수가 미국 평균보다 13%나 더 많았고, 입원 이용은 약 22% 더 높았다. 대부분의 병상은 도심 중앙에 위치했다. 이 지역은 인구 천명 당 일차의료 의사수가 미국 평균보다 약 6% 더 많았고, 전문의는 17% 더 많았다(Center for Studying Health System Change, 1997).

2) IPA는 HMO, 보험자, 고용주 또는 제 3자에 의해 의료비를 지원받는 개인에게 의료 서비스를 제공하도록 계약을 맺은 의원 네트워크이다.

George L.은 CFO인 Clyde B에게 "St, Marks와 Cassid 사람들은 도대체 무슨 생각을 하는 것인가, 어떻게 그런 방식으로 합병할 수 있다고 생각할 수 있는가? 그들이 병원을 합치면 대도시권의 절반 이상을 관리하게 되는 건데, 그건 용납할 수 없다!" 라고 말하였다.

지금까지 이러한 시장의 분할은 병원들에게도 도움이 되었다. 병원비는 국내 평균(한 보고서에 의하면 평균 병원비가 인접한 다른 주에 비해 30%가량 높은 것으로 드러남)에 비해 상대적으로 높았다. 또한 대부분의 주요 HMO가 시장에 깊숙이 침투하는 것을 막을 수 있었다. 그러나 지난 최근 3년간, 관리의료는 시장에 점점 더 큰 영향력을 행사하고 있었다. 영리 보험시장의 약 15~20%는 HMO에 등록되어 있었고, 이들 대다수는 지역의 최상급 병원에 속하게 되었다. 그러나 최근, 전(前) Blue Cross plan이 더 많은 시장 지분을 획득하기 시작하면서 병원 소유의 HMO을 위협했다. 지역 병원의 거의 모두가 상당한 수익을 올렸고, 비교적 탄탄한 재정 상태를 가졌으나, 점차 악화되었다.

Geroge는 CFO와 대화를 이어갔다. "그들이 합병하게 된다면 우리 역시 스스로를 보호할 방안을 마련해야 한다. Mack을 아동 및 대학병원과 합병하는 방안은 어떠한가? 이 방안을 택하게 되면 우리는 거의 모든 종류의 의료 서비스를 제공할 수 있는 수용력을 가져 미국 내에서 가장 큰 병원 시스템으로 남을 수 있으며, 새 HMO의 상품을 강화하고 Cassid와 St. Marks의 HMO 상품이 시장에 침투하는 것을 막을 수 있다. 당신은 이러한 방법으로 운영적 효율성을 얻을 수 있다고 생각하지 않는가?"

Clyde는 이 생각이 좋은지 그다지 확신할 수 없었다. "하지만, 아동 및 대학병원은 거의 시내에 위치해있고 Mack에서 4마일정도 떨어지지 않았다! 여기 오기 전 그곳에서의 근무 경험에 비춰 말하면 그곳 역시 교육시설이지만 의사와 행정 담당자들의 조직 문화와 실습 방식이 이곳과는 전혀 다르다. 게다가 두 병원 모두 이윤을 내고 있는데 왜 주(소유권을 보유한)가 우리와 합병하도록 허락하겠는가? 매우 골칫거리로 들리겠지만, 비록 그 병원들이 우리가 남부 지역을 장악할 수 있게

지역병원의 2002년부터 2003년까지의 운영 수익 및 마진(백만 달러)

	Beds	2000	2001	2002	2003
Mack	900	$11.6/1.9%	$12.5/2.0%	$9.7/1.5%	$9.1/1.4%
University	450	$27.8/7.6%	$4.2/1.2%	$1.1/0.3%	$0.1/0.0%
Cassid System	500	$8.5/5.1%	$-1.1/-1.5%	$2.3/1.9%	$1.2/1.3%
St. Francis	400	$1.8/0.4%	$2.4/1.1%	$-3.4/-2.4%	$-1.8/-0.8%
St. Mark's	700	$16.1/2.9%	$22.1/3.5%	$28.2/4.2%	$12.1/2.1%
Safety Net	300	$-88.5/-33.3%	$-38.45-21.8%	$-44.3/-27.2%	$-55.2/-29.6%
Children	220	$5.5/2.2%	$4.8/1.9%	$-1.3/-0.3%	$1.3/0.8%

해준다 해도 사회안전망 병원과 같은 손해를 보는 병원과 St. Francis처럼 시스템이 약한 병원과는 합병할 수 없다."

Geroge는 조금도 누그러지지 않고 계속했다. "Clyde! 만약 그들이 합병한다면, 우리도 가만히 있을 수는 없어요! 이 두 병원과 합병하는 방안을 마련해야 합니다."

코멘트: 이 사례처럼, 과점시장의 병원은 대체로 시장을 분배하여 지배하며 서로 직접 경쟁하지는 않는다. 앞의 상황은 독과점 시장의 멤버들이 고유의 행동에서 벗어날 때 일어날 수 있는 상황을 말해주고 있다. 전략은 때로는 반작용적 성격을 띤다.

문제

1. St. Marks와 Cassid가 합병하는 경우 George가 우려하는 것은?
2. 아동 및 대학병원과 합병할 때의 장점 및 단점은 무엇인가?
3. 만약 St. Marks와 Cassid의 합병이 성사되지 않았으나, Mack이 합병 계획을 발표했다면 어떻게 될까? Mack은 더 강해질까, 아니면 더 약해질까?

사례 2: PhyCor, Inc.

Physician Practice Management Companies와 PhyCor. Inc. Physician practice management(PPM) 같은 기업은 1980년 후반과 1990년경에 급성장하였다. PPM은 의사 진료에 필요한 자본을 제공함으로써, 규모의 경제와 관리 향상을 통해 상당한 비용을 절감하고 수익증가를 보장하였다. 또한 의사들이 새로 생긴 HMO, PPO와 더 나은 계약을 맺도록 하였다. 그러나 세기 말 즈음, 주요 PPM이 폐업했거나 규모를 크게 축소시켰으며, 가치평가가 이전 투자금 계산에 비해 매우 작았다. 예를 들어 MedPartners 같은 기업은 파산을 선언했다. 다른 많은 기업도 가치가 폭락하였다. 무엇이 잘못되었는가? 이번 사례에서는 저명한 회사 중 하나였던 PhyCor의 이야기와 PPMs의 역사를 검토하고자 한다.

HMO와 PPO의 성장과 수많은 의사진료에서 발생하는 마진경영의 관리 부실과 이익의 부족에 대응하여 PPM이 생겨났다. 관리의료 증가로 인해 의사조직과 의료 그룹은 비용 증가와 낮은 순소득을 경험하게 됐다. HMO와 PPO는 의사에게 큰 폭의 할인을 요구하기도 했다. 또한 경험있는 파트너를 섭외하고, 정보 시스템을 구축하며, 구조와 관리 방식을 개선하기 위한 자본금이 요구되었다. PPM은 Wallstreet의 상당한 자본력을 배후로 명성있는 의료그룹을 매입했으며 IP(Independent Practice)를 강화하고, HMO에서 제외된 고용형 의원(staff clinics)을 얻게되었다. PPM의 강화로 1990년경 세 개의 대형 기업만이 남았다.

많은 의사들은 PPM과 30~40년의 경영 서비스 계약에 서명하였다. 의사가 의원에서 비용을 먼저 지불한 후에 수익 일부를 받는 것으로 구체화한 경우가 가장 많았다. 보험사와 함께 자본의 저비용, 집중 구매, 그리고 협상력 강화로 원가를 절감시키고 수익을 증가시키기 위한 것이었다.

Phycor 주식회사는 1988년에 인가받았고, 1995년 다양한 전공 분야를 갖춘 의료 의원과 의사 조직 등을 보유한 의료 네트워크 관리 기업이 되어 계약 관리서비스를 의사 네트워크에 보급하였으며, IPA를 개발하고 관리했다. 또한 관리의료 조직, 의료 제공자, 고용자 그리고 다른 단체를 위한 수요 관리 및 질병 서비스를 포함하는 의료결정지원서비스(health care decision-support services)를 제공하였다.

Phycor 소속 의원은 성장과 효율성을 향상시키기 위해 몇 가지 프로그램과 서비스를 고안하였고, 이는 수익을 증가하고 비용을 억제하며 지출을 감소시키는 데 초점을 맞춘 전략적 계획과 예산을 포함하였다. Phycor는 관리의료 계약을 협상하고; 전국 수준의 구매약정에 합의하였으며; 생산성, 시술 코딩, 청구액 계상(charge capture) 연구를 수행하고; 의원의 의사채용을 지원하였다. 또한 의원의 회계, 청구, 미수 관리, 일정 잡기, 그리고 보고시스템 등의 영역으로 확장하는 정보처리시스템을 관리하였다. 또한 회사는 환자평가를 검토 및 취합하고 성과기준의 측정과 유지를 통해 소속 의원에서 환자서비스전달시스템의 질을 강화하기 위해 고안된 질향상계획을 제공하였다. 이와 더불어 더 나은 관리서비스그룹(practice resource group)을 통해 운영지원을 제공하였는데, 이 그룹은 의원 또는 의원 내 부서를 보조하는 것으로 환자 서비스, 수입, 지출 절약 기회 등을 분명히 밝히고 수행하는 것을 목표로 하였다. 서비스 계약 조건하에 회사는 주로 각 의원에 장비와 시설을 제공하였으며, 의원 운영을 관리하고, 특정 진단 기사를 제외한 비의료인을 고용했다. 그리고 지출에 필요한 자금을 제공하였으며, 의원 지출액과 동일한 서비스 요금과 의원 운영 수입의 일정률(의사들에게 배분되기 이전에 산정한, 계약에 따른 의원 비용보다는 적은 수준의 의원의 순소득)을 지불했다. 일부 경우에는 순 의원 소득 비율을 포함했다.

"Physicians corporation"이라는 이름의 PhyCor는 5년간 많은 일을 겪었다. PhyCor의 수익은 1988년 120만 달러, 1992년 1억 3천6백만 달러, 1994년 2억 4천만 달러가 되었다. 1992년에는 Fortune의 빠르게 성장하는 공개기업(public company)중 5위를 기록하기도 했다. 이 회사의 장기 목표는 미국 전역에 걸쳐 의원을 보유하는 것이었다.

1994년도에, 회사는 22개의 집단 개원의(group practices)를 보유하였으며 15개주에 약 1,200명의 의사를 고용하였다. 1997년엔, 다소 작은 규모의 의원을 보다 큰 규모의 그룹으로 통합하는 과정에 대한 어려움을 밝히자마자 이 회사의 주식은 급락하였다. 1997년 9월부터 1998년 9월 사이에 15개 대형 PPM에 대한 월스트리트의 가치평가는 64% 하락했고, 전체 보건의료산업의 상업적 가치는 절반까지 하락하였다.

PhyCor는 좌절하지 않고, 경쟁 우위를 획득하기 위해 시장의 상황을 이용하기로 하였다. PhyCor

는 1997년 10월 더 큰 규모의 경쟁사인 MedParteners 매입하기 위해 부채를 포함한 조건으로 80억 달러의 주식거래를 제안했다. PhyCor의 지분은 거래내용이 드러난 이후 10% 이상 하락한 반면, MedPartners 주식은 더 많이(45%) 하락했다. 이후 PhyCor은 MedPartners 인수계획을 철회하면서 MedPartners의 Physician practice 관리 사업의 운영 방식에 대해 비난하였다. 1997년 12월, PhyCor는 Seattle에 본거지를 둔 CareWise Inc. 매수계약에 서명했음을 발표했다. 그리고 의사 결정－지원 산업/서비스(health care decision-support industry/services)분야에서 국제적인 선두자로 알려진 Ontario에 기반한 PrimeCare International Inc.,를 1998년 5월에 매입하면서 PrimeCare management와 Desert Valley Medical Center에 소속된 2,200명의 일차 의원(General practice)과 전문의가 29개주에 걸쳐 20,000명 이상의 의사와 61개의 의원을 관리하는 PhyCor의 일부가 되었다.

1998년에, 산업의 불안정(citing industry turmoil)으로, PhyCor는 1999년까지는 의원 매수계획이 없음을 발표하였다. 이는 PhyCor에게 극적인 변화였으며, 1998년 하반기 예상수입이 감소될 것이라고 발표했다. PhyCor와 다른 PPM은 소득 감소, 주가 폭락, 의사 불만과 관련하여 어려움을 겪었다. PPM 회사들은 Medicare 수가의 하락과 매입을 통한 소득 증가가 불가능하다는 점 때문에 고전을 겪었다. PPM들은 인두제에 크게 의존하였다. 인두제란 각 환자에 대해 의사 또는 병원에 고정된 금액을 지불하는 방식을 의미하는데 그 금액이 매우 적었다. PhyCor의 주식은 1999년경 74%로 하락했다. Phycor는 보유한 의원을 매각할 계획이었고, 결국 4분기에 현금을 만들어내고 결과적으로 안정적이고 성장능력이 있는 보다 작은 규모의 조직을 만들 목적으로 8개 의원을 매각하여 총 의원 수를 감소시켰다. PhyCor의 소득은 여러 의원이 문을 닫게 됨에 따라 마지막 분기에 급감하게 되었다. 회사의 CEO인 JC Hutts는 다음과 같이 발표하였다. “1분기 금전적 손실이 실망스럽지만, 우리의 EBITDA는 초기의 목표를 유지하였으며 올해 목표는 현금의 흐름을 극대화하는 것이다. 우리는 전략에 도움이 되지 않는 몇몇 자산을 파악하였고 이를 매각함으로써 현금을 확보하고자 하고 있다.”

23개 주의 의사 3,076명이 소속된 48개의 의료그룹과 대략 25,000여명이 소속된 개인 진료 협회(Independent practice association)를 관리했던 PhyCor는, 열악한 재정 상황을 향상시키기 위해 전국의 거의 모든 다전문의원(Multispecialty clinics)의 서비스 협정을 재조정하거나 종결했다. 경영진은 소속 27개 의원의 모든 곳에 연락해 각 의사 그룹이 서비스 계약 재조정 및 철회를 통한 의원 자산 재구매에 관해 논의하였다. 자산 매매로 생긴 수익금은 현저한 빚을 삭감하기 위해 사용되었다. 회사는 총 4억 5천2백만 달러의 순손실을 보고하였는데 이는 전년도 3백70만 달러의 순이익과 비교된다. 애널리스트들은 Phycor가 일부 시장에서 의원에 너무 많이 지출한 결과, 비교적 적은 수입에 그쳤으며, 보험사로부터 낮은 환급금과 일부 의원에서의 낮은 수입 때문에 어려움을 겪었다고 지적했다. PhyCor는 비용 때문에 나스닥(NASDAQ)시장의 순 유형자산 상장의 최소 기준에

5년간 가격 차트

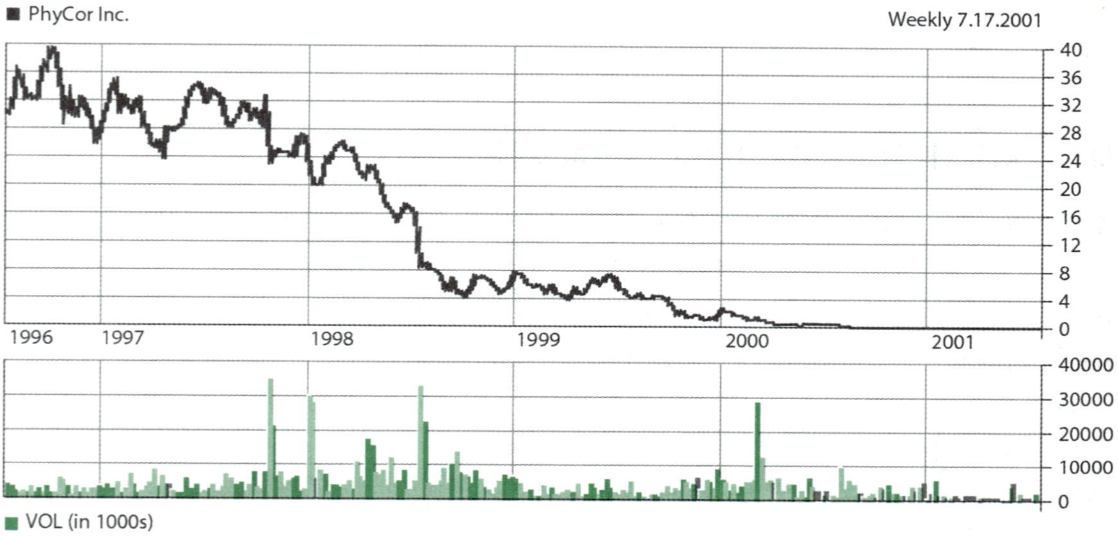

자료: © 2001 Stockpoint Inc. 7. 17.2001

더 이상 부합하지 못하고 제명되었다.

문제

1. PhyCor의 초기 전략과 사업모형은 무엇이었는가?
2. 이 전략과 사업모형의 잘못된 점은 무엇이라고 생각하는가?

제 11 장

토의 문제

1. 어떠한 환경하에 놓여 있을 때 당신은 제휴가 위험하다고 말하는 사람에게 동의할 것인가?
2. 다양한 전략적 제휴의 종류를 구분할 때 당신은 어떠한 관점을 사용할 것인가? 왜 그러한 관점인가?
3. 어느 제휴동기가 당신이 생각하기에 서로 양립할 수 있다고 생각하는가?
4. 당신은 전략적 제휴의 발전 단계에서 무엇을 먼저 고려하는가? 모든 제휴가 이 각각의 단계를 거쳐야만 하는가?

5. 제휴의 문제와 제휴의 징후 간에 다른 점은 무엇인가? 그리고 경영조정의 의미와는 또 무엇이 다른가?
6. 만약 당신의 파트너가 협력적인 성향을 가지지 않는다면, 언제 당신은 이야기를 할 것인가?

사례: 제약과 생명공학 산업의 전략적 제휴

과거 20년 동안, 전략적 제휴는 증가하는 경쟁, 증가하는 그들의 기업경영과 이윤에 관한 공적인 검토, 그리고 새로운 상품발견의 어려움에 직면해있는 제약회사와 생명공학회사들에게 중요한 수단이 되어왔다. 전략적 제휴에서 발전된 상품에 관한 경험적인 증거는 제약회사 또는 생명공학 회사로 인해 독립적으로 발전된 상품보다 2단계와 3단계의 임상시험에서의 성공확률이 높은 것으로 나타난다(Danzon, Nicholson, and Pereira, 2005). 제휴를 통하여 공동으로 계발된 새 약들은 두 파트너 간에 공유하는 책임으로부터 발생하는 어떠한 잠재적 윤리 위험 문제보다 나은 가치를 가진다(Nicholson, Danzon, and McCullough, 2005). 2001년에서 2002년 이 때에, 923건(공식적으로 발표된)의 새로운 전략적 제휴가 이 분야의 산업에서 나타났다. 이 수치는 생명공학과 생명공학, 생명공학과 제약산업, 그리고 제약산업과 제약산업 간의 제휴를 포함한 것이다. 그리고 각각의 유형은 각자 다른 이득을 그들의 파트너에게 제공한다.

예를 들면, 생명공학과 제약 간 제휴의 영역에서, 생명공학과 제약회사 간에 허가제휴에 중점을 둔 최근의 보고서에 따르면 생명공학제약 허가 제휴의 수는 과거 몇 년간 상당히 끊임없이 유지되어 왔고, 그들의 가치는 2004년에서 2007년 사이 미화로 300억 달러에서 900억 달러로 3배가량 상승했다(Business Insights.[2009].Evolving Trends in Biopharmaceutical Licensing: Deal Assessments, Drivers, and Resistors. March. Retrieved August 15, 2010, from http://www.globalbusinessinsight.com).

앞서 언급한 923건의 제휴에서, 많은 새로운 제휴(217건)가 제약회사와 생명공학회사 간에 발생하였다. 아마도 새로운 제품에 대한 제약회사의 필요성이 작다면, 더 강화된 연구를 하는 생명공학 회사가 만들어진다. 이것은 제약회사는 혁신에 관한 접근성을 얻을 수 있고, 생명공학회사는 자본, 임상시험전문지식, 그리고 제약회사가 소유한 시장능력에 관한 접근성을 얻게 해주는 전형적인 계약제휴이다(Danzon *et al.*, 2005). 제약회사가 기술적 혁신에 접근하기 위해 제휴를 이용한다는 것을 지지하는 몇몇 관점은 거의 삼분의 일 가량의 새로운 제휴가 유전정보를 포함하고 있다는 사실을 발견하였다. 그리고 이러한 경로를 파괴하는 과학은 높은 효과성을 가지고 개개인의 게놈 유형에 맞춘 치료법을 발전시키기 위해 이용되고 있다.

물론, 오랜 기간 동안 생명공학과 제약회사 간 제휴의 발전을 Gen-Probe와 Chiron(현재 Novartis company)의 사례처럼 개별적으로 관찰할 수 있다. Gen-Probe와 Chiron은 1998년 “개발,

제조, 상업화"단계로 핵산 테스트와 기계제조를 시작하였고, 이것은 검사목적을 위한 혈액은행에 이용되어졌다. 오늘날까지 12억 5천만 이상의 혈액 기증이 단독으로 미국에서 검사되어 왔다. 그리고 이러한 테스트는 HIV-1, C형, B형 간염과 나일 바이러스에 감염된 수많은 피를 사전에 차단해왔다. 그렇게 함으로써 위험한 질병이 수혈로 퍼지는 것으로부터 우리의 삶을 보호할 수 있었다(Novartis Web site, press release, January 27, 2009). Chiron(Novartis)와 Gen-Probe 두 회사 간 두드러진 합작의 특징은 오랜 기간 두 회사가 공유하는 방향성에 있다. 이 제휴는 1998년 시작되었고 2013년 만료를 앞두고 있지만, 최근에 2025년까지 기간을 연장하였다(Novartis Web site, Press release, January 27, 2009).

Novartis(제약회사) 문서는 계약의 원래조건하에 발행되었다. Gen-Probe는 제조비용 책임자이고, 반면에 Chiron은 영업비용 책임자였다. 이 회사는 연구개발(R&D) 비용, 채혈검사분석 수익, 그리고 시간의 흐름에 따라 변하는 협정에서 발생하는 수익을 공유한다.

두 회사 간 매우 성공적인 거래 제휴였던 이 문서(Novartis)는 개시일로부터 다중시간과 범위확장 등 1년 이상 조정되어 왔다. Gen-Probe는 지금 그들의 세계화 노력과 다중전략시행을 통해 제휴는 유연한 구조를 가진다는 것을 강조하기 위해 Chiron(Novartis)을 주시하고 있다.

확실히, 새로운 제휴의 높은 비율(앞서 언급한 923건 중 404건)은 이미 계속적으로 관계를 가지고 있던 파트너들 사이의 제휴였다. 이미 파트너 관계에 있는 회사들의 새로운 계약은 표 11.2의 제휴의 생명주기 모델에서 나타나는 것과 같이 둘 간의 관계가 성숙해지고 있음을 시사한다.

흥미롭게도, 앞서 언급한 923건의 제휴에서, 생명공학회사 간의 제휴가 가장 높은 비율(전체 3분의 1)을 차지했다. 이것은 비교적 작은 회사들이 경쟁과 수행에 필요한 규모(아마도 범주)를 설정하기 위하여 특별히 중요한 전략적 제휴를 발견하고 있음을 나타낸다. 생명공학회사들은 그들의 불확실성을 감소시키고, 시장지배력을 강화할 수 있는 통합제휴를 만들어내고 있다.

마침내, 핵심시장에서 그들의 역량 강화를 위하여 제휴를 사용하는 기업들이 나타나기 시작했다. 특정 치료분야에 집중된 대부분의 새로운 제휴들은 새로운 것에 관하여 더 효과적인 치료법과 기꺼이 높은 가격을 지불할 용의가 있는 높은 수요를 가진 종양학 분야에 집중되어졌다(Reuters Business Insight, 2004).

문제

1. 제약회사가 생명공학회사와 제휴를 할 때에 존재 가능한 주된 갈등은 무엇이라고 생각하는가?
2. 어떻게 당신은 이러한 갈등에 관하여 심사숙고할 것인가?
3. 지속 또는 강화 중인 계속 진행 중인 제휴와 새로운 관계를 시작한 제휴에 존재하는 각기 다른 과제들에 대하여 확인해보자.

제 12 장

토의 문제

1. 보건의료 조직에 영향을 미치는 주요 법과 규제는 무엇인가? 왜 보건의료산업은 심하게 규제되는가? 이러한 법과 규제의 핵심 목표는 무엇인가? 누가 보건의료 조직에서 수혜를 받는가?
2. 이러한 규제가 제시하는 시사점은 무엇인가? 만약 당신이 이런 법 또는 규제를 없앨 수 있다면, 무엇을 제거할 것이며 그 이유는 무엇인가? 덜 어려운 방법으로 규제의 목적을 달성할 수 있는 대안에는 무엇이 있을까?
3. 보건의료분야에서 공식적인 정부규제(formal governmental health care regulation)에 대한 비판 중 자가규제(self regulation) 또는 인가와 같은 방법을 통해 효과적인 관리가 가능하다는 의견이 있다. 이에 동의하는가?
4. 비영리조직은 연방소득세의 면제대상이 되려면 반드시 지역사회편익시험을 충족해야 한다. 면제대상이 되기 위해, 비영리조직은 이 장에서 언급된 지표 대신 그 시험에 충족하기 위해 지역사회 보건의 개입(population health interventions)을 적용해야 할까? 만약 그렇다면, IRS는 어떠한 공중보건학적 방법(population health method)을 사용해야 할까?
5. 정부 기관이 의료 질 평가서(health care quality report cards)의 개발에 더 많은 자원을 투입해야 한다고 생각하는가? 그렇게 생각하는 이유는 무엇인가?
6. 행위별 수가제의 시행과 특수 병원같은 의료 서비스 제공자가 생겨나는 것처럼, 신규시장에서는 어떻게 규제되어야 할까?

사례: 외래 수술 센터의 공동 투자

David Donaldson은 350병상의 지역 병원인 Tri-county CEO의 특별 보좌관이다. 지난주, 그는 네 명의 정형외과의사들이 제안한 병원과 공동투자 형식으로 설립하자는 외래 수술 센터에 관한 회의에 참석했다. 계획서는 다음의 내용을 담고 있다:

- Tri-County는 시설의 건축과 장비 및 기본 공급물품의 구매에 필요한 자본의 70%를 부담한다. 나머지 30%는 의사들이 은행의 융자를 통해 마련할 것이다.
- 외래 수술 센터와 관련된 모든 사업의 문제 및 질문들은 센터의 본부장(managing director)이 주도하는 다수결 투표에 의해 결정될 것이다. 여섯 자리 중 세 자리는 외과의사가 차지하며 나머지 자리는 병원 대표자의 몫이다. 협력 협정(partnership agreement)에는 찬반 동수득표의

상황이 발생하는 경우를 대비, 구속력이 있는 중재조항을 포함할 것이다.

- 외과의사는 외래수술센터에서 발생하는 마진의 65%를 받고, 나머지 35%는 병원이 받는다.
- 병원 및 외과의사는 병원과 외래수술센터로 의뢰된 입원환자를 기반으로 수술 프로토콜을 공동으로 개발하게 될 것이다. 병원은 외래수술센터의 홍보를 하고, 의료진들도 이곳으로 의뢰하도록 권장할 것이다. 또한 마진의 역치(threshold)를 사전에 설정하여, 병원과 외과의사 간 수익 분담에 있어 되도록이면 병원에 우호적인 방향으로 조정할 계획이다.

그 다음 단계로, David는 공동투자 제안과 관련하여 병원 CEO에게 제안을 준비할 계획이다. David는 병원 CEO가 공동투자를 중요하게 고려해야 한다고 생각한다. 외과의사들이 명확하게 언급하지는 않았지만, David는 만약 CEO가 이 계획을 거절한다면 의사들이 병원을 떠나 자체적으로 외래 수술 센터를 설립할 것이라는 의심을 하고 있었다. 수술로 인한 병원 소득의 상당한 부분은 처음에 이 계획을 제안했던 네 명의 외과의사가 벌어들인 수입이라고 볼 수 있기 때문이다. 동시에 David는 공동투자 과정은 복잡한 사안이며 법과 규제를 따르기 위한 신중한 계획의 필요성을 인식하고 있다. 그는 외과의사들이 설명한 제안에 대해 법적 문제가 실제로 발생할 수 있다고 받아들였다.

문제

1. 공동 투자에 관해 David가 CEO에 보고할 내용에는 무슨 내용이 있어야 할까? 이 공동 투자가 위반할 수 있는 법 또는 규제에는 무엇이 있을까?
2. 외래 수술 센터를 법과 규제 요건에 맞추려면 제안서에서 무엇이 바뀌어야 할까?
3. David는 어떤 행동 방침을 추천해야 하는가?

제 13 장

토의 문제

1. EHR은 SunHealth의 종합적 전략계획에 일치하는 것으로 보이는가? 그 이유를 설명하시오.
2. Melissa Drake는 효과적인 프로젝트 관리자로서의 자질과 특성을 보유하고 있는가? 그 이유는? 본 사례와 유사한 경우에 프로젝트 관리자에게 있어 중요한 자질은 또 무엇이 있는가?
3. 운영위원회의 구성을 평가하시오. 적절한 대표자로 구성되어 있다고 생각하는가? 이를 설명하시오. 본 프로젝트에서 운영위원회의 역할은 무엇이라고 생각하는가? 또한 책임과 임무가 명확하다고 생각하는가?

4. SunHealth는 EHR을 실행함으로써 얻는 가치를 어떻게 측정할 수 있는가? 또한 조직의 전략 목표에 대한 시스템의 영향은 어떻게 측정할 것인가?

사례: Wilmington 혈액원

다음 사례는 Medical University of South Carolina의 의료최고경영 및 리더십 프로그램에 박사과정으로 있는 James Decker의 글에서 발췌하였으며, 허가를 받아 이번 장의 교육 목적에 따라 편집하였다.

Wilmington 혈액원이 당면한 가장 큰 문제 중 하나는 현재의 헌혈자 컴퓨터 추적시스템을 대체할 새로운 컴퓨터 시스템의 선별과 실행이다. 현 시스템은 다소 노후하였으며 기능성이 결여되어 향후 큰 문제가 될 수 있다. 이에 대한 의사결정은 조직의 지속가능한 성공을 위해 매우 중요하며, 높은 수준의 재정 투자를 요하여 이미 빠듯한 예산에 추가적인 부담을 지우게 될 것이다.

조직 설명

Wilmington 혈액원은 중서부에 위치한 영리목적의 민간혈액원이다. 40여 년 전에 설립되었으며, 15개 군 서비스영역 내 35개 병원에 단독으로 혈액 및 혈액제제를 공급하고 있다. 자본투자를 위한 자원은 제한적이며, 영업 및 자본비용의 98%는 고객병원에 청구되는 혈액공급처리수수료를 통해 조달되고 있다.

Wilmington 혈액원은 지난 40여 년에 걸쳐 헌혈자 정보관리 등 모든 영업 측면에서 안정적이고 지속적인 성장을 이루어왔지만 미 FDA가 제정한 엄격한 혈액제제 안전성 규정을 준수해야 한다. FDA는 헌혈자 모집, 검사 및 등록, 정맥절개술 및 수집, 실험실 검사, 라벨, 유통과 관련한 기준 준수를 확인하기 위해 정기적인 조사를 실시하고 있다. 혈액원 각 영역에 대한 정확하고 세부적인 기록은 FDA의 기준 규정에 따라 유지해야 한다.

정보시스템

Wilmington 혈액원의 가장 큰 조직적 취약점은 헌혈자 및 헌혈자 정보를 추적하기 위한 컴퓨터 추적시스템이 20년이 넘어 폐기처분될 단계라는 것이다. 이 시스템은 Trakker라 불리며, 컨설팅 프로그래머에 의해 내부적으로 맞춤설계되었다. 한때는 최첨단이었으나, Trakker의 기능성과 능력은 더 이상 현 산업기준에 따르지 못하고 있다. 시스템 플랫폼의 기술은 더 이상 지원되지 않고 있으며, 프로그래머는 은퇴를 앞두고 있다.

Trakker는 상대적으로 소규모의 회사가 개발한 데이터베이스 플랫폼으로써 주로 UNIX와 커스텀 메인프레임 환경에서 작동한다. Trakker의 특정 부분은 FoxPro에 의존하며, FoxPro는 레거시

데이터베이스 및 개발플랫폼으로써 더 이상 일반용도로는 사용되지 않고 있다. 이는 오늘날 기준에는 다소 희귀한 시스템이기 때문에 Trakker를 다룰 줄 아는 인력을 구하는 것은 매우 어렵고 비용이 많이 든다. 컨설턴트의 은퇴가 도래함에 따라 향후 시스템을 어떻게 지원하고 조직에는 어떠한 위험요인이 될지에 대하여 우려되는 상황이다.

지속적으로 진화하는 기술환경에서 Trakker를 계속 운용하는 것은 매우 어려워질 것으로 예상된다. Trakker는 이 시스템이 가진 보안 및 제한점 등으로 인해 현대 정보시스템에서는 도태되고 있는 기술과 프로세스를 활용한다. Trakker는 PC에서 작동하는 상대적으로 안전성이 낮은 플랫폼이며, 하드웨어 측면에서 컴퓨터기술의 발전을 이용하지 못하고 있다.

도전 과제

현재 시장에서 혈액은행산업에 구체적으로 적용될 수 있는 상업용도의 시스템이 몇몇 존재하고 있다. Trakker 시스템을 다른 시스템으로 교체함에 따른 이점은 다음과 같다.

- 새로운 시스템들 대부분은 오라클 플랫폼에서 작동하기 때문에 시스템 지원을 위해 일반적으로 사용되는 기술을 활용할 수 있는 적합한 기술을 보유한 인력이 가용하다.
- 상업적 시스템은 510K를 준수한다. 따라서 FDA 법규에 따라 작동한다.
- 새로운 시스템은 현재 및 미래 기술발전의 이점을 활용하여 기능성과 정보저장을 개선할 수 있다.

반면 극복해야 할 장애물은 다음과 같다.

- 하드웨어 및 소프트웨어 라이센스 비용은 \$100만~\$150만 정도로써 중대한 자본예산문제가 발생한다.
- 실행 및 지속적 기술지원을 위해 정보기술관리 분야에 전문가를 고용해야 한다.
- 연간 영업비용은 \$125,000로써 추가 인력과 공급자로부터의 시스템 지원을 위해 예산이 집행되어야 한다.
- 시스템 설정, 데이터 이동, 초기 교육은 관리팀의 모든 구성원에 추가 업무를 부과하게 된다.
- 조직 전반에 걸친 모든 사용자집단은 시간이 많이 소요되는 교육에 참여하게 되며, 이로 인해 생산성에 영향을 주게 된다.

문제

1. 자신이 Wilmington 혈액원의 CEO라고 가정하자. 현재 시스템을 대체하기 위해 어떠한 프로세스를 사용할 것인가? 누가 관여할 것인가? 그리고 이러한 노력은 누가 이끌어야 하는가? 근거를 설명하시오.
2. 공급자와 제품을 선택한 후 새로운 시스템 실행을 위해 어떠한 단계를 거치겠는가? 조직의

이익을 보호하고 궁극적으로 성공적인 설치로 이끌도록 실행 절차를 효과적으로 관리하기 위해서는 무엇을 해야 하는가? 이러한 과정에서 가장 큰 어려움은 무엇일 것이라 예상하는가? 또한 해당 프로젝트의 성공은 어떻게 평가할 것인가?

제 14 장

토의 문제

1. 소비자주도 보건운동은 보건의료서비스 제공에 어떻게 영향을 미치는가?
2. Bachman가 제시한 "보건의료 소비자주의의 5대 구성요소(building blocks)"는 보건의료 관리자들에게 어떠한 영향을 미치는가?
3. HIPAA 규제는 어떻게 전자의무기록(EMRs), 개인건강기록(PHRs), 보건의료의 소셜네트워크 그룹들(예를 들어, PatientsLikeMe와 같은)과 관련하여 일반인의 사생활을 보호하는가?
4. 소비자주도건강보험(CDHPs)과 고액공제건강보험(HDHPs)은 어떻게 보건의료서비스 지불제도와 건강보험 기대를 변화시켰는가?
5. 건강저축계좌(HSAs), 의료저축계좌(MSAs), 유연지출제도(Flexible Spending Arrangements, FSAs), 그리고 의료비지불제도(Health Reimbursement Arrangements, HRAs) 간의 차이점은 무엇인가?
6. 소매의료란 무엇이고, 영리적 환경과 비영리적 환경에서 보건의료 관리자들과 지도자들에게 어떠한 의미가 있는가?
7. 소매의료가 소비자들에게 왜 인기가 있는가? 보건의료 관리자들과 조직들은 소매의료 개념을 비소매적 환경에서 최근의 서비스 제공을 향상시키기 위한 도구로 이용할 수 있는가?
8. 전자의무기록(EMRs)과 개인건강기록(PHRs)은 어떻게 다르고 어떤 점에서 유사한가?
9. 구글(GoogleHealth)과 마이크로소프트(HealthVault)가 소비자주도 건강운동과 대중의 보건의료에 참여하려는 욕구에 미치는 영향을 생각해 보라. 이러한 유형의 소비자 건강애플리케이션에 대한 찬반 입장은 무엇인가?
10. 소비자들이 어떻게 자신들의 보건의료에 관여할 수 있겠는가? 자신들의 건강을 통제하고 만성질환을 가정에서 모니터하기 원하는 사람들에게 어떠한 상품과 자원들이 유용한가?
11. 보건의료 환경에 영향을 미치는 다섯 가지 윤리적 원리들을 열거하라. 보건의료에서 흔히 보이는 사례들에는 무엇이 있고 왜 그런가?
12. 비악행(nonmaleficence)과 선행(beneficence)은 어떻게 다르고, 보건의료에서 그것들이 왜 중요한가?

13. IRBs는 왜 존재하고, 의학적, 행동적, 임상적 연구활동에 어떻게 영향을 미치는가?
14. 모든 보건의료 조직과 제공자들은 환자의 권리장전에 따라야만 하는가? 왜 따라야 하고 왜 따르지 않아야 하는가?
15. 보건의료 제공자들은, 진실이 고통을 유발하거나 괴로움을 초래하더라도, 항상 환자에게 진실만을 말해야 하는가?

사례: ABC Health Options Clinic을 위한 소비자주도의 변화

Robert는 애리조나주 피닉스에 있는 ABC Health Care Options Clinic의 새 원장이 되었다. 그 진료소는 피닉스 동남부 지역에서 일반진료와 여러 전문과목 진료를 제공하는 대형의 독립적인 의료원이다. 1963년에 설립되었고 53명의 의사와 10개의 진료소(multi-physician group)들을 갖고 있다. 내과, 가정의학과 산부인과가 가장 크고 진료업무의 대부분을 관장하고 있다.

조기 은퇴하기 전에 전 원장은 의료원이 강제적인 전자의무기록을 도입하고, 토요일에도 진료하며, 피닉스 동남부 지역의 무보험자 및 의료보험 취약 인구에 대한 진료 지원을 위해 독립적인 소규모의 응급의료 및 일차의료 진료소 등 새로운 조직을 만들어, 보다 "소비자 친화적"으로 만들려 하였다. 마지막 회의 때, 세 개의 일차진료 그룹의 각 진료소장이 새로운 변화에 대한 자신들의 의견을 말했다. 내과 진료소장인 Smith 박사는 이것이 재정적 부담과 책임의 증대와 같은 "우리 의료원에 좋지 않은 상황"을 초래할 것이 우려된다고 하였다. 한편 가정의학 진료소장인 Loo 박사는 이것이 의료 접근성 미비 문제에 영향을 미칠 수 있고 모든 이들에게 양질의 보건의료를 제공할 수 있도록 하는 좋은 방향의 영향을 줄 것으로 보이기는 하지만, 주말에 인력을 어떻게 배치하여야 할 것인지가 염려된다고 하였다.

내분비전문의로서 당뇨병 전문가인 Rodriguez 박사는 GoogleHealth나 HealthVault와 연계되는 강제적인 전자의무기록시스템에 관심을 기울였다. 그녀의 일차적인 관심은 정보의 안전성이고 진료기록과 연결되는 개인건강기록 건강정보의 프라이버시 문제를 생각하였다. 류마티스 전문의와 정형외과 전문의인 Blue 박사와 Green 박사는 이러한 압박이 의료원의 대중적 이미지를 높일 것이고 소비자에 호소하는 것이 좋은 전략이고, 의료원이 경쟁환경에서 생존할 능력을 높일 것으로 느꼈다. 가정의학 진료소의 수간호사인 Mary Johnson은 소비자 친화적이고 모두에 대한 접근성을 증대시키려는 방향으로의 움직임이 바람직하다고 보았고, 그녀와 다른 여섯 명의 간호사들이 토요일 진료에 교대로 근무할 것을 기꺼이 받아들였다.

지난 2주간, Robert는 모든 회의록과 각 진료소 의사 대표자들에 대한 면담기록을 검토하였다. 의사와 진료소들의 다수는 변경에 찬성하였으나 내과 진료소는 변경에 반대하고 익숙했던 일에서의 어떠한 새로운 변화도 위협으로 인식하였다.

Robert는 이 변경 문제와 의료원 일상 업무에 미칠 영향, 어떻게 하여야 할 것인지에 대하여 논의하기 위하여 금요일 전체 의료원 회의를 소집하였다. 이 상황을 깊이 숙고하여, 그는 어떻게 하는 것이 최선인지 결정하여야 한다.

문제

1. 무엇이 문제의 핵심인가?
2. 이 소비자주도 변화가 전체 의료원과 개별 진료소에 어떻게 영향을 미칠 것인가?
3. 강제적인 의무기록 도입은 좋은 아이디어인가?
4. 의사들이 생각하는 이 새로운 변화의 성공(혹은 실패)이 미칠 윤리적 문제는 무엇인가?
5. 위성진료소는 좋은 아이디어인가? 진료에 재정적으로 무슨 영향을 미칠 것인가? 한 그룹이 이 인구집단에 대한 재정적 의무와 책임의 대부분을 부담하려 할 것인가?

제 15 장

토의 문제

1. 보건의료에서 흐름의 방향을 설명하는 것은 무엇인가? 환자? 의료 종사자(health workers)? 관리 형태?
2. 다음 문구의 함의에 대해 논하라: "우리는 외국 시설의 치료의 질에 대해 Joint Commission International(JCI)의 평가를 신뢰해왔다. 여기에서 인도는 미국과 비슷하거나 더 나은 치료를 제공하며, 70−80% 정도의 가격 차이를 보이는 것으로 나타났다."
3. 환자들로 하여금 치료를 받기 위해 국경을 넘어 여행하게 하는 다섯 가지 부분들은 무엇인가? 이 다섯 가지 이외에 다른 부분들이 있는가?
4. 병원들 사이의 국가별 가격 차이를 무엇으로 설명할 수 있는가? 왜 미국과 같은 나라들은 고관절 수술 등에 대해서 다른 나라의 10배가 넘는 비용을 받는가?
5. 왜 외국인 환자 유치에 대한 경쟁이 커지고 있는가? 어떤 조건의 전제하에 병원은 외국인 환자들의 관심을 끌기 위한 자본 투자를 해야 하는가?
6. 클리블랜드 클리닉(The Cleveland Clinic)의 목표는 가능한 모든 곳에서 사람들에게 세계적 수준의 의학적 치료를 제공하는 것이다. 그것이 가능할까? 이 클리닉이 의료관광객들의 관심을 끌 수 있을까?
7. 보건의료인력 유출의 척도는 무엇인가? 소득이 낮거나 중간정도인 국가에서 보건의료인력

흐름의 재정적 함의는 무엇인가?

8. 보건의료인력 공급의 흐름에 있어 국제적이고 국가적인 대응이 효과적인가?
9. 에티오피아 정부는 보건의료 인력 부족에 대응하는 적절한 접근법을 가지고 있다. 이들이 새롭게 훈련된 전문가들을 유지하고 보건의료인력의 평등한 분배를 달성할 것인가?
10. 의료 전문가를 훈련시키는데 있어 쿠바의 사례가 주는 교훈은 무엇인가? 맥락을 고려한 훈련은 이민 문제를 해결하는 방법인가?
11. 현재의 서비스 수요에 비해 의료 전문가들의 공급이 불충분한 이유는 무엇인가? 소득이 높은 국가는 에티오피아처럼 훈련기간을 단축하고 보다 특화된 훈련을 제공하며 보건의료인력조합에 과업을 맡겨야만 하는가?
12. 어떤 전문가들은 그들이 하는 일에 비해 과도하게 훈련되는가? 보건의료 전문가를 5년에서 10년 동안 계속 훈련시키는 비용을 부담할 수 있는가? 기술과 의학적 진단이 갈수록 복잡해지고 있는 와중에 인적자원은 어떤 이유로 중요한가?
13. 얼마나 많은 국가들이 DRGs를 채택하고 있나? 그 이유는?
14. DRGs가 실제로 보건의료 비용을 감소시켜왔는가?
15. 보건의료인력의 유출이나 낮은 의료의 질로 이어지는 인종적, 민족적 불평등과 같은 사회적 불의를 감소시키는 정책구성요소나 관리 행태가 있는가?

사례: 캐나다의 고품질 저비용 탈장 병원[3)]

캐나다 온타리오(Ontario)주에 위치한 Shouldice Hospital은 1945년 설립되었고, 89개의 병상과 5개의 수술실을 가지고 있다. 병원은 간단한 서혜부 탈장(inguinal hernia)의 외형복원을 전문으로 한다. 이들은 효율만을 중시하지 않고 고품질의 의료를 제공하여 많은 의료 관광객들의 흥미를 끌고 있다.

Shouldice 병원의 탈장 수술은 대부분 일반 마취를 사용하지 않는다. 수술은 국소부 마취와 가벼운 진정제를 사용하여 행해진다. 일반 마취의 기피는 환자에게 가해지는 손상의 위험을 감소시키기 위한 것이다. Shouldice 병원의 외과의사들은 신중하게 선발되며 수술에 투입되기 전 네 달 동안 훈련을 받는다. 수술은 외래환자를 대상으로 하지 않고, 환자들은 수술 후 최소 3일 동안 머물러야 한다. 다른 병원의 의사들이 고칠 수 없었던 탈장을 복원하는 것은 Shouldice 병원 의사들의 임상적 도전이자 성과이다.

3) Information for this case study is from Chilingerian and Savage(2005), based on interviews in October 1985 at Shouldice, and on October 2000 with Mr. Alan Odell.

매일 오후 12시 정각에 병원의 외과의사들은 재발 환자의 수술을 실시한다. 이들 환자들은 이미 최소 한 번 이상의 탈장 수술을 받은 이들이다. 그러나 완전하게 회복하지 못한 탓에 탈장이 재발한 것이다. 수술 흉터가 있는 조직들을 다루는 것은 어떤 외과의사에게도 어려운 일일 것이다. 그럼에도 불구하고 이것은 Shouldice 병원의 외과의사들에게 동기를 부여하는데, 특화된 Shouldice 병원의 절개, 봉합, 조기 보행 기술의 우월성에 대한 임상적인 근거를 제공할 수 있기 때문이다. Shouldice 병원의 외과의사들은 스스로가 전 세계에서 가장 뛰어난 탈장 전문 외과의사임을 환자들에게 보장할 수 있다.

Shouldice 병원은 탈장 복원 기술만 있는 것이 아니다. 특정 환자집단을 위한 임상적 가치를 창출하는 잘 디자인된 서비스 계획을 가지고 있다. 이들의 치료 프로세스는 즐겁고 편한 환경에서 머무는 것은 물론 관계의 지속, 낮은 가격과 높은 품질을 포함한다. 의사-환자 상호작용은 다른 수술의 경우와 다르다. 환자가 접수를 한 후 가장 처음 만나는 사람은 담당 외과의사로, 진단 내용을 확인시켜주고 수술과정과 예후에 대해 설명해준다.

Shouldice 병원의 환자가 되면 환자들은 신뢰와 자기확신을 강화할 수 있도록 치료 과정의 모든 측면에서 파트너이자 공동프로듀서가 되게끔 교육받는다. 예를 들면 환자들은 수술실에 걸어서 들어가고 수술 중에는 깨어 있으면서 집도의와 대화할 수 있다. 수술 후에는 의사의 도움 아래 수술대에서 일어나 회복실로 걸어가게끔 하는데 이러한 조기 보행은 회복 프로세스의 한 부분이다.

회복과정은 기상, 명상, 아침식사, 운동수업, 휴식, 식당에서의 점심, 운동, 저녁, 활동으로 완벽하게 프로그램되어 있다. 움직임과 상호작용을 독려하기 위해 방에는 텔레비전과 전화가 설치되어 있지 않다. 식사는 식당에서 제공되며 환자들은 스스로 화장실에 가도록 되어있다. 시설 내의 계단들은 수직면이 낮게 설계되었고, 녹지, 운동기구들과 산책로가 정비되어 있으며, 그 외에도 빠른 회복을 위한 다른 활동시설들이 있다. 퇴원 후 환자들은 Shouldice 병원 환자 네트워크의 회원으로 초대되며 연례모임에 초청된다.

모든 환자, 의사, 간호사 그리고 Shouldice 병원의 직원은 동문(alumnus)과 같다. 환자, 의료제공자들, 스태프들은 열심히 참여하고 그들의 역할과 책임에 대해 이해하며, 사고방식과 태도를 공유한다. 상호교류와 학습 그리고 이해를 통해서 임상 치료 과정의 사명과 목표에 전념하고 Shouldice 정체성을 받아들인다. 간호사들은 그들의 일이 단순히 시중을 드는 것이 아니라 환자들을 교육하고, 활동하도록 도와주며 의사들의 단순-비임상적 직무에 대한 부담을 덜어주는 것임을 알고 있다. 치료 프로세스 관리와 일차 임상 진료를 아우르는 강력한 교훈은 가치는 환자들을 위해서, 임상의들을 위해서, 그리고 조직을 위해서 창출된다는 것이다.

문제

1. 의료관광객의 관점에서 Shouldice 병원과 전통적인 병원을 경쟁의 주요 요소들에 기반하여 비교하라.
2. 왜 Shouldice 병원이 지역 외부의 환자들의 관심을 끄는가?
3. 어떻게 환자, 클리닉, 비임상 전문가, 그리고 조직으로서의 Shouldice 병원을 위한 가치가 창출되는가?
4. 어떤 유형의 의료 관광객들이 Shouldice 병원에 관심을 보일 것인가?

용어 해설

가치(Value): 경제학에서 가치는 질을 비용으로 나눈 값을 의미함. 협상에서 모든 당사자들의 이득의 총합.

가치(Values): 조직 구성원의 행동을 이끌어주는 윤리의 표현. 가치는 사명과 비전이 완성되게끔 이끌어야 함.

가치 사슬(Value chain): 원료조달자가 원재료를 투입하고, 제조업자가 이를 가공하여 산출물을 시장에 출하하는 등 일련의 조직들 간에 상호연결된 조직활동을 의미함.

간주된 권한(Deeming Authority): 어떤 의료 공급자가 인증을 위해 인증기관의 요구사항을 충족시킨 경우 Medicare 요구사항 또한 충족시킨 것으로 간주되도록 인증기관에게 부여된 권한.

갈등(Conflict): 한 당사자의 관심이 좌절되거나 다른 당사자에 의하여 좌절된 것으로 인식될 때 발생함.

갈등관리(Conflict Management): 당사자들이 갈등에 어떻게 접근하고, 다루고, 해결하는가와 개인적, 사회적, 환경적 요소들이 그 과정에 어떤 영향을 주는가에 관한 연구.

감독(Supervision): 감독은 둘 이상 사람들 사이의 정보교환을 의미하는데, 이들 중 한명은 다른 사람의 업무에 대한 책임을 가지게 될 때 발생. 사람이나 조직 단위의 상호의존적 활동을 조정하기 위한 목적으로 조직의 위계 구조를 사용하는 것과 같은 맥락임. 피드백 조정 방식의 세 가지 유형 중 하나.

감사실(Office of the Inspector General): 보건부 감사실은 법무부와 공조하여 사기 및 남용에 관한 연방법 집행에 상당한 역할을 하고 있음.

강제(Coercion): 목표달성을 위해 교묘한 영향의 역학관계를 이용하는 것.

개방체계이론(Open System Theory): 조직은 외부환경의 일부이며, 환경 변화에 지속적으로 적응하고 변화해야 한다는 것을 강조한 경영관리이론. 개방성, 순응성, 혁신의 필요성은 개방체계적 시각과 일치함.

개인건강기록(Personal Health Record, PHR): 국가에 의해 인정된 정보처리 상호운영 기준을 확인한 개인의 보건관련 정보 기록으로 해당 개인이 관리하고 공유하고, 통제하는 다수의 출처에서 추출됨.

개인적 숙련(Personal Mastery): 개인적 학습에 의한 숙련으로, 이것이 없이는 조직적 학습도 일어나지 않음. 개인적 숙련은 지속적으로 우리 개인의 목표의식과 비전과 왜곡없이 세상을 바라볼 수 있는 방법에 대한 지속적으로 학습하는 것을 명확히 하는 것을 포함함.

거래적 리더십(Transactional Leadership): 리더십 이론의 하나로 (1) 성과에 따른 보상, (2) 어긋한 수행성과의 수정, (3) 표준을 충족시키는 활동에 대한 개입 자제(즉, 예외에 의한 관리), (4) 조직변화에 대한 방임적 태도와 같은 특성을 지님.

거버넌스(Governance): 조직의 사명, 전략 및 목표, 그리고 넓은 범위의 정책들을 결정하는 데 초점을 맞춘 활동 및 의사결정. 또한 거버넌스 구조는 조직의 활동과 성과에 책임있는 조직적 리더십을 보유함. 보통 보건의료 조직에서는 이사회가 거버넌스 기능을 수행함.

거시적 관점(Macro Perspective): 조직을 다른 조직들과의 관계 속에서 하나의 사회 체계로 파악하는 조직 이론의 연구분석단위.

건강보험 이동 및 책임법(Health Insurance Portability and Accountability Act, HIPPA): 개인 건강정보 프라이버시, 건강보험 이동성, 그리고 재무 및 행정 운영을 위한 전자 데이터 교환에 대한 규제가 명시된 연방법.

건강보험 휴대성 및 책임성(HIPAA): 개인 건강정보, 건강보험 이동성, 그리고 재무 및 행정 운영을 위한 전자 데이터 교환에 대한 규제가 명시된 연방법.

격변하는 환경(Turbulent Environment): 조직이 빠른 외부환경 변화와 자신과 다른 조직과의 더 큰 상호연결성과 상호의존성에 직면에 있는 상황을 지칭함.

결정권한(Decisional Authority): 팀이 모든 의사결정의 권한을 갖기 위해, 결정 권한이 없는 것으로부터 의사 결정을 할 수 있을 때까지 필요한 일련의 연속된 팀의 역할을 뜻함.

경계관리역할(Boundary-Spanning Roles): 팀 또는 다른 조직들의 협력과 의사소통강화를 돕는 역할을 의미함.

경영 팀(Management Team): 다수의 조직 수준에서 존재하는 하부 분과 등과 같이, 관할 내 하부 조직을 조정하고 방침을 지시하는 역할을 함.

경쟁(Rivalry): 경쟁 수준은 산업의 전반적인 수익을 결정하고 기업 전략에 영향을 미침. 많은 요인들이 시장내 경쟁에 영향을 주는데 그 중에서도 기업 수와 기업 형태는 중요한 요인으로 작용함. 새로운 경쟁자가 비교적 참여하기 쉬운 경우, 경쟁에 참여하는 기업의 수가 늘어나고 인수 및 합병을 통해 기업의 규모가 확대되며, 산업은 더 경쟁적으로 되고, 기업들의 평균 수익은 낮아지게 됨. 경쟁은 경쟁자들 사이의 격차가 상당히 클 경우 발생함.

경쟁우위(Competitive advantage): 기업으로 하여금 경쟁자들이 쉽게 따라할 수 없도록 독특하고 장기적인 시장에서의 위치를 가능하게 해주고 이는 경쟁 기업들을 능가하게 해 줌. "핵심 성공 요인"으로 언급되기도 함.

경쟁적인(Competing): 한 쪽 당사자가 다른 당사자에 대한 고려가 없거나 적은 상태에서 가능한 많은 이익을 얻으려고 할 때 사용하는 협상 전략.

경제 임상적 건강을 위한 기술 정보법, 2009(HITECH Act of 2009): 2009년 제정된 법으로 의료의 질을 개선하기 위한 의료정보기술의 올바른 사용에 대한 계획을 제시하며, 전자교환과 의료정보시스템의 활용에 대한 토대를 제공함.

계획수립 및 목표설정(Planning and Goal Setting): 조직이 상대적으로 낮은 수준의 불확실성에 직면했을 때 권한계층 외에 사용되는 글로벌 수준의 조정 접근법

고성과 업무행위(High-Performance Work Practices): 고성과를 내는 구성원들을 선발하고, 고용하고, 발

전시키고, 관계를 유지하기 위해 조직의 수용력을 향상할 수 있는 인적 자원 경영.

고액공제 건강보험(High Deductible Health Plan, HDHP): 광범위한 제공자 네트워크, 의료 관리에 대한 제한적인 관여, 더 높은 공제액, 더 낮은 보험료를 제안하는 소비자 주도 건강보험의 한 유형.

고전적 행정학파(Classical School of Administration): 조직을 구조화하는 일반 원칙과 최선의 방법을 강조한 행정관리학파.

공급자의 힘(Supplier Power): 가격과 서비스 질에 영향을 주는 공급자의 능력.

공식 그룹(Formal Groups): 차별화된 상호의존적인 구성원의 역할을 유지하고, 조직 경계를 규정하며 공식적으로 인식되어지는 사회체계에 근간으로 하여 조직화되는 그룹.

공식적 리더십(Formal Leaderhip): 조직에서 개인에게 부여한 공식적 권한에 근거해서 발휘되는 리더십.

공유 비전(Shared vision): "우리가 무엇을 창조하기를 원하는가?"의 질문에 보편적인 대답을 만들어내는 숙련 및 훈련.

과업 간 상호의존성(Task Interdependence): 팀 업무를 수행하기 위해 자원 또는 정보를 교환하는 방법과 그 수준을 의미하며 이것은 종종 팀 내 부수적인 작업과 팀 작업을 수행하는 서로 간의 관계 정도를 의미하기도 함.

과업 불확실성(Task Uncertainty): 원인과 결과의 관계 및 또는 업무수행에 영향을 미치는 사건의 예측에 대한 지식의 부족을 반영하는 과업의 특성. 과업 불확실성은 조직 단위의 설계와 조정의 필요성에 직접적인 영향을 미치는 상호 의존성에 있어서 핵심적 요소임.

과업 조정 활동(Task Coordinator Activities): 조직 수준에서 다른 그룹들, 개인들과 협력 및 의사소통을 하는 팀 구성원들에 의해 수행되는 활동을 의미. 이러한 활동은 외부인과 협상하고 협력하며 피드백을 얻고, 다른 그룹과 문제 해결을 논의하는 것을 포함.

과점(Oligopoly): 소수의 기업들로 구성되며 경쟁기업들은 그들의 장기간 생존에 영향을 주는 시장력을 가진 경쟁자를 신뢰함. 이에 따라 기대된 전략적 행동과 경쟁우위의 평가에 대응하여 그들의 전략을 의식적으로 적용함.

과학적 관리론(Scientific Management School): 생산에 최적화된 방향으로 노동자의 생산성과 순응도를 극대화하기 위한 과학적 방법(시간－움직임 연구)의 적용을 강조하는 경영관리이론.

관계(Relationships): 관계 조정의 두 가지 상호작용 요소 중 하나로서, 관계는 공동의 목표, 지식 공유, 그리고 상호 존중으로 구성된다.

관계적 갈등(Relationship Conflict): 다른 당사자들 간 내재하는 속성의 차이로 인한 갈등.

관계 조정(Relational Coordination): 조정을 위해 상호의존적인 과업을 가진 사람들 사이의 의사소통 네트워크와 유대관계를 형성해 나가는 관계적 과정.

관료제(Bureaucracy): 사전적으로는 관료나 직위로 구성되는 정부를 의미하며 일반적으로 명확한 역할분담, 명령계통, 책임, 절차, 규칙과 같은 관료제 원칙을 특징으로 하는 조직구조를 의미.

관리/경영(Management): 인적, 재무적, 기술적 자원을 활용하여 사전에 정해진 조직 목표를 달성하는 과정.

관리된 이주(Managed Migration): 국제적 이주와 개별 국가의 보건 정책의 목표의 연결: 출신국가와 이주국가 모두의 이익을 위해 보건의료 인력의 이동을 제한함.

관리적 리더십(Administrative Leadership): 조직의 최고경영층을 구성하는 리더들이 조직구성원들을 인간 관계 측면이나 도구적 측면에서 지원하는 활동.

관성지식문제(Inert Knowledge Problem): 새로운 일을 해결해야 하는 상황에서 협상가가 기존 정보에만 의지할 때의 무능함.

교호적 상호의존성(Reciprocal Interdependence): 그룹 구성원 한 사람이 산출한 결과가 다른 구성원의 투입요소가 되는 경우로 팀 구성원들 사이의 상호의존성의 한 유형(집합적, 순차적, 동시적 상호의존성으로도 볼 수 있음).

교환적 제휴(Trading Alliance): 상호이익을 위해 유사성이 없지만 보완적인 자원들을 결합시키는 개념에 기초한 제휴.

구매자의 힘(Buyer Power): 낮은 가격과 품질을 향상시키기를 추구하는 구매자 또는 고객들의 역량을 의미함.

구성원 유동성과 경계 투과성(Membership Fluidity and Boundary Permeability): 팀 구성원들이 빈번하게 바뀌는 정도를 의미함. 구성원 지위 유동성은 경계 투과성과 관련이 있고, 특정 팀의 핵심 구성원은 시간이 지나도 변하지 않으며 새로운 구성원이 팀에 합류하거나 현존하는 구성원들이 팀에서 나가는 것이 용이함.

구조적으로 파생된 권력(Structurally Derived Power): 조직의 공식적 혹은 관료적 측면으로부터 도출되는 권력.

국립 의료인 자료은행(National Practitioner Data Bank): 면허 취소 혹은 병원 특권 박탈 등을 대신하여 부과된 의료과실 지불 및 의료인의 부정 행위 데이터를 저장하는 연방기관. 연방법은 주 면허위원회, 병원, 보험자, 그리고 기타 관계자들이 어떤 정보를 얼마나 자주 보고해야 하는지 규정하고 있다.

국제보건인력연맹(Global Health Workforce Alliance, GHWA): 세계적인 의료인력난 해결방안 마련 및 수행을 위해 2006년 설립된 국제 기구.

국제의료기관평가위원회(Joint Commission International, JCI): 미국의 민간 분야 비영리 조직으로, 의료기관 인증을 실시하여 환자치료의 안전성 향상에 주력함.

권력(Power): 타인에게 영향을 끼치거나 조절을 가할 수 있는 능력.

권력 계층화(Power stratification): 각 이해당사자들이 그들의 특성이나 상황에 따라 권력에 접근할 수 있는 고유한 기회를 얻는 것.

권력 남용(Power Abuse): 하나 또는 그 이상의 조직적 이해당사자들이 일반적으로 수용되기 어려운, 즉 자신의 이익을 증대시키고 조직에 부정적인 결과를 가할 수 있는 방식으로 권력을 사용하는 상황.

권한의 위계(Hierarchy of Authority): 조직 계층상 더 높은 수준이 그 아래 조직단위에 대한 권한을 가지는 식으로 행동과 의사결정에 대한 책임과 권한을 배열하는 방식. 권한의 위계는 이 책에서 특히 거시적 조정 접근법으로 사용됨.

규제(Regulation): 민간시장에 대한 정부의 감독.

규제 준수(Compliance): 한 조직의 규제 준수 프로그램은 적용되는 법령, 규정 및 규칙을 따르도록 보장하는 단계로 구성됨.

규칙 및 절차(Rules and Procedures): 업무 수행 방법을 지정하고 행동 지침을 제공하는 조정 접근법. 규칙과 절차는 프로그램화 가능한 업무 조정에 있어서 조직 위계의 활용을 증가시킨다.

균형 피드백 루프(Balancing Feedback Loops): 시스템에서 발생하는 것에 대한 대응과 반발하는 피드백의 루프.

그룹 간 관계와 갈등(Intergroup Relationships and Conflict): 그룹 간 갈등을 포함하는 조직내에서 그룹 간의 상호의존적이고 상호작용하는 패턴과 유형.

그룹 조정(Group Coordination): 상호의존적인 활동을 조정하기 위해 미팅, 라운드, 컨퍼런스 등의 방법으로 두 사람 이상이 정보를 교환하는 일. 피드백 조정 방식의 세 가지 유형 중 하나임.

근거중심 의학(Evidence-based Medicine): 보건의료 전문가에 의한 임상적 의사결정에 적용가능한 과학적 정보를 체계적으로 식별하고 적용하는 것. 여기에서 과학적 정보는 성과 중심 질 척도 및 비용효과 관련 정보들을 포함함.

근로자퇴직소득보장법(Employee Retirement Income Security Act, ERISA): 은퇴 및 의료혜택 계획에 관한 최소요구사항을 부과하는 법령.

근속기간의 다양성(Tenure Diversity): 구성원들이 팀에 소속되어 있는 기간을 의미함.

기능고착(Functional Fixedness): 협상가가 가장 효과적인 방법 대신 가장 친숙한 전략을 기반으로 하는 것.

기능 조직 구조(Functional Organization Structure): 조직 구조의 최상위 수준에서부터 기능별로 조직 단위를 분화시킨 조직 형태. 일반 기업의 경우 연구, 엔지니어링, 제조, 마케팅, 판매 등의 기능별로 분화됨. 보건의료 조직의 경우 보통 직종과 전문 영역에 따라 분화되는데, 전문 진료과 및 세부 전문진료과, 간호, 사회사업, 물리 및 작업치료, 수송 등이 그 예이다.

기대(Expectancy): 노력과 성과 간의 인식된 연계(예를 들어, 피고용인이 얼마나 노력하였는지와 얼마나 업무 성과를 잘 냈는지 간의 관계)

기밀(Confidentiality): 비밀이나 사적 정보의 비밀유지 또는 비밀을 털어 놓는 문제.

기술 표준화(Standardization of Skills): 어떤 직무에 종사하는 사람이나 그 직무가 속한 조직 단위의 상호의존적인 활동을 조정하기 위한 목적으로 다양한 직무에 종사하는 사람들에게 필요한 특정 훈련이나 기술을 명확하게 기술하는 일. 기술 표준화는 최소한의 교육 수준과 유형에 대한 설명서, 최소 자격 요건 충족을 증빙하는 자격증, 직장 내 훈련을 통해 이루어짐. 프로그래밍 조정 접근법의 세 가지 유형 중 하나.

기준점 편향(Anchoring Bias): 협상에서 최초의 제안이 차후의 제안에 영향을 미치는 경향이 있음을 뜻하는 심리학적 효과.

내부 환경(Internal Environment): 기업의 선택과 활동에 영향을 미치는 직원, 경영, 문화 등 조직 내부의 조건과 요소

능력별 지불(Skill-Based pay): 새로운 부가가치기술, 지식, 역량을 요구하기 위해 구성원들에게 보상되는 보상체계의 한 형태.

단일순환학습(Single-loop Learning): 조직 정책, 계획, 가치 그리고 규정 내에서 문제해결자는 해결책을 찾는 비교적 단순한 오류-정정 과정. 단순순환학습은 적응 학습과 유사함.

대사 활동(Ambassador Activities): 외부압력으로부터 팀을 보호하고, 팀을 지원하도록 설득하며, 자원획득을 위한 로비를 수행하는 활동과 조직내 상사들과의 의사소통을 수행하는 팀 구성원들의 활동을 의미함.

대체재의 위협(Threat of Substitution): 시장 내 현존하는 경쟁기업들과 같은 기능을 수행하나 다른 서비스와 상품을 공급하는 기업으로부터 받는 위협. 시장 구조, 환경 변화와 대체 상품과 서비스를 생산하는 경쟁자들로부터의 상대적인 경쟁 우위에 영향을 받음.

델파이 기법(Delphi Technique): 결론에 다다를 때까지 제한되고 반복적인 피드백을 통해 하나의 이슈에 대한 관점을 전문가 패널에게 지속적으로 요구함으로써 의사결정을 이끌어내는 접근방법임. 본 기법은 구성원들의 참여를 조장함.

독점(Monopoly): 단 하나의 기업(제공자)에 의해 공급되고 서비스가 제공되는 시장임.

독점적 경쟁(Monopolistic Competition): 동일한 상품은 없으나 유사한 작은 규모의 기업들이 많이 존재한다는 특징을 갖고 있음. 시장의 진입과 퇴출이 비교적 자유롭고 기술과 가격정보는 공통적으로 되어 있음. 경쟁은 비교적 활발하나, 제품의 차이 정도에 의존하는 각각의 기업들은 가격에 관해 몇몇 제약을 받음.

동기(Motivation): 어떤 과업을 수행하거나 수행할 마음을 불러일으키거나 특별한 행동에 참여하게 하는 감정이나 사고의 상태.

동기부여요인(Motivators): 그 요인이 있음으로 인해 직무만족과 동기를 증대시키나 없다고 해서 직무 불만족으로 이끌지는 않는 작업 내용에 관련된 요인들(즉, 내재적 요인들). 동기부여요인들에는 성취, 인정, 작업, 책임, 승진 등이 포함됨.

동맹(Coalitions): 권력의 확대와 각자의 이익 증대를 위해 형성된 개인 또는 집단들 사이의 제한적 수준의 동맹.

동적복잡성(Dynamic Complexity): 피드백 루피의 운영상에서 발생하는 복잡성의 하나의 형태.

드러나지 않는 통제(Unobtrusive Controls): 관리적 의사결정, 행동, 그리고 관리적 의사결정과 행동에 필요한 정보의 흐름을 통제하는 것.

리더십(Leadership): 조직구성원들로 하여금 조직이 정한 목표를 수용하고 그 목표를 달성하기 위해서 노력하도록 영향을 미치는 과정.

린(Lean): 관리와 작동 향상의 접근으로 종종 "변동"개념으로 기술되며 기술, 자산, 각 부서를 따라 흐르는 "가치의 흐름"으로 발생되는 잔여물을 제거하는데 몰두함. '린'접근의 의도는 비용 효과적이고, 실수를 줄이며, 고객을 위한 서비스를 향상시키는 데 있음. '린'이라는 용어는 본래 Jim Womack에 의해 만들어졌으며, 도요타의 제조 과정의 혁신을 표현하는 단어임.

말기간질환 모형(Model for End Stage Liver Disease, MELD): 만성 간질환의 위중도를 측정하기 위한 점수부여 체계. 점수는 확실한 예후를 채택하여 간이식 우선순위를 부여하게 함.

매트릭스 조직(Matrix Organizations): 기능과 프로그램, 동등한 권력을 가진 이 두 위계에 권한과 책임을 배분하고 서로 겹치도록 한 조직 형태. 매트릭스 조직하의 개인은 기능 감독자와 프로그램 감독자, 이 두 명의 감독자를 갖는다.

메디케어 및 메디케이드서비스센터(Centers for Medicare and Medicaid Services): Medicare와 Medicaid 프

로그램을 관리하는 미 보건부 산하의 가장 큰 프로그램.

메디케어 지불자문위원회(Medicare Payment Advisory Commission, MedPAC): 독립적인 의회 기관으로서 MedPAC은 다양한 Medicare 개혁 이니셔티브를 형성하는 데 중요한 역할을 하였음. MedPAC은 폭넓은 이슈에 관해 의회에 조언하고, 의료 접근성, 의료의 질, 그리고 Medicare에 영향을 미치는 여러 문제들을 분석하는 임무를 맡는다.

메시지(Message): 메시지를 전달하는 세 가지 설득수단인 에토스, 파토스, 로고스 중 하나 이상을 사용하여 전달되는 의사소통.

면허(Licensure): 어떤 전문 직종에 종사하거나 또는 시설을 운영할 수 있도록 정부가 부여한 권한.

명목 집단 기법(Nominal Group Technique): 제공된 체계적인 방식으로 구성원들이 개인적 견해를 이끌어 내면서 팀 결정을 유도하는 하나의 모델.

목적설정(Goal Setting): 특정 목표 설정이 성과를 제고하고, 쉬운 목표보다는 더 높은 성과의 어려운 목표 설정하는 개념에 기반한 동기부여 기법.

목표(Goals): 조직이 전반적으로 추구하는 것들.

무임 승차자(Free Rider): 그룹 구성원으로부터 발생되는 이익은 취하지만, 이로 인하여 분담해야 하는 비용을 감수하지 않는 자를 의미함(사회적 태만이라고 부르기도 함).

문화적으로 파생된 권력(Culturally Derived Power): 규범, 가치, 신념, 가정과 같은 조직의 비공식적 측면으로부터 파생된 권력.

미시적 관점(Micro Perspective): 개인, 집단, 조직 내 부서에 중점을 둔 연구나 이론 내에서의 분석의 구성단위.

반독점법(Antitrust Law): 경쟁을 촉진하기 위한 법률.

발견(Discovery): 혁신자들이 가능한 활동대안, 결과 선호도, 및 맥락 관련요소에 대해 배우게 되는 학습의 형태. 발견은 이용가능하고 탐색가능한 부분에 있어 이중순환 또는 생성 학습과 유사함.

발신자(Sender): 의사소통 과정에서 메시지를 보내는 사람.

법령 제정 공고(Notice of Proposed Rule making): 새로운 연방 규제 제정의 전조. 정부 기관은 법령 제정 공고를 통하여 제정하려는 규정을 설명하고, 대중의 의견을 구한다. 이후 접수된 의견에 의해 처음 제안된 규정을 수정할 수 있다.

법무부(Department of Justice): 연방거래위원회와 함께 법무부는 연방의 반독점법 집행에 대한 책임이 있음. 이들 연방 기관들은 반독점 사례를 조사하고 기소하는데 함께 노력함.

벤치마킹(Benchmarking): 많은 질향상(QI)접근의 핵심 항목으로 벤치마킹은 동료 조직들 또는 다른 조직들의 "모범 경영"을 위해 조직들의 성과 지표(예: 질, 비용, 운영효율성)를 비교하는 과정을 의미함.

벨몬트보고서(Belmont Report): 1970년대 말과 80년대 초 미국 보건복지부에서 개정된 생의학 및 행동과학 연구 대상자 보호를 위한 국가위원회가 연구대상자의 보호를 위한 작업 결과로 제출한 보고서.

변혁적 리더십(transformational leadership): 현대 리더십 이론의 영향력 있는 모델로 4가지 주요 행위들을 포함함. (1) 비전을 통한 영향력을 갖게 하고, (2) 열의를 갖도록 격려를 통한 동기부여를 하며, (3) 구성원들의 지성을 자극시키고, (4) 개인적 관심을 제공함.

병렬 조직(Parallel Organization): 기본 구조와 '병렬'로 운영되는 조직 구조. 병렬 조직은 주로 대규모의 변화 프로그램에 사용됨. 또한 병렬 구조는 기능 구조를 포괄하는 프로그램의 관리를 위해 사용되는 메커니즘 통합과 관련하여 논의됨.

병렬팀(Parallel Teams): 조직 내에서 비정규적 기능을 수행하는 다른 업무 팀에 속한 구성원들로 구성된 팀을 의미함.

병원-의사 관계(Hospital-physician Relationships): 병원과 의료 직원들 및 지역사회 개원의들을 더 긴밀하게 연결할 수 있도록 고안된 경제적, 비경제적, 임상적 통합 매커니즘.

보건부(Department of Health and Human Services): 공중보건서비스 및 11개의 공공보건기관들을 관할하는 연방 정부 부처.

보건의료저축계좌(Health Savings Account, HSA): 기존의 건강보험에서 적용되지 않는 의료비 상환에 쓰여지는 면세 계좌.

복구감사계약자(Recovery Audit Contractor): Medicare와의 계약하에 지불 오류 및 사기를 판별하기 위한 목적으로 청구를 심사하는 기관.

복합적 적응체계(Complex Adaptive System): 서로 복잡하게 영향을 주고 종종 예측할 수 없는 결과를 가져오는 사람들과 활동들로 구성된 체계. 사람과 활동들이 앞으로 전진하듯이 체계 내의 각 요소들이 공진하며 시간이 지날수록 상호관련성이 높아짐.

부정청구방지법(False Claims Act, FCA): 실제로 제공된 것과 다른 서비스에 대해 Medicare 진료비를 청구하는 등 고의로 정부에 허위 청구를 하거나 허위 청구를 유발하는 행위를 금지하는 법.

분권화(Decentralization): 권한과 책임을 위계상 낮은 수준에 혹은 많은 사람과 조직 단위에 위양하는 것.

분화(Differentiation): 각 업무단위의 독특한 과업과 업무환경에 적합하도록 조직체계, 업무관행, 직원의 인지 및 정서적 지향 등을 개발해 가면서 조직을 업무단위로 분할하는 일.

불특정 보상(Nonspecific Compensation): 금전이나 보상과 관련이 없는 사안을 추가하는 협상 전략.

불확실성 감소(Uncertainty Reduction): 제휴 합의서에서 일반적으로 발견되는 철수 옵션과 성장에 대한 여러 방법과 비교를 통해 얻을 수 있는 전략적 제휴의 중요한 편익.

비공식 그룹(Informal Group): 조직에 의해 공식적으로 승인되고 형성되는 그룹이 아닌, 개인 또는 사회적 관심을 위해 조직 내 개인들에 의해 저절로 형성되는 조직.

비공식 리더십(Informal Leadership): 조직에 의해 공식적으로 승인되고 형식되는 리더십이 아닌 팀 밖의 권력과 권한의 결과로 형성되는 리더십.

비교우위(Comparative Advantage): 의료적 절차, 건강행동, 보건의료 서비스 등이 환자가치를 창출하는 것처럼 한 국가의 비용, 질, 또는 접근성에서의 확연한 차이를 만드는 것.

비교 임상 효과성(Comperative Clinical Effectiveness): 환자 치료 결과에 대해 의약품, 의료 기기, 절차 또는 서비스가 미치는 영향을 체계적인 비교를 통해 수행하는 연구의 유형.

비악행(Nonmaleficence): 의사들이 히포크라테스 선서에 의해 뒷받침되는 해악을 행하지 않을 의무.

비용곡선 구부리기(Bending the Cost Curve): 예측된 의료비 지출 추세보다 의료비 지출을 줄이는 것.

비용절감 대 수익개선(Cost Reduction versus Revenue Enhancement): 이것의 차이는 제휴 이면의 전략적

의도에 따라 비용이냐 가치냐와 같은 본질적인 차원에 차이가 존재하는 것에 초점을 두며, 이러한 차이는 제휴의 성공을 평가하는 것에서도 다른 기준이 존재하는 것을 의미함.

비의사임상가(Non－Physician Clinician, NPC): 중등학교 이후에 평균 3－4년간의 기간 동안 비용을 덜 들여 훈련된 보건의료 전문가.

비자국발명증후군(Not－Invented Here Syndrome, NIHS): 자국에서 만들어지지 않은 것의 적합성에 관한 회의적인 관점.

비전(Vision): 어떠한 조직이 될 것인지에 관한 사명문이고, 이것은 미래에 초점을 맞추고 있음.

비즈니스 모델(Business model): 기업이 수익을 창출하고 고객들에게 가치를 전달하기 위해 어떻게 조직되어야 하는지에 관한 방법과 기업의 핵심요소로 구성되어 있음.

사생활(Privacy): 공공의 관심이나 강요 없이 홀로, 방해받지 않고 자유롭게 있을 권리 또는 선택.

사회 자본(Social Capital): 보건의료나 복지 서비스 체계에서 상호 신뢰가 있고, 상호 규범이 있으며 상호 호혜적인 공급자간의 협력 관계의 망으로 정의할 수 있음.

사회적 태만(Social Loafing): 적절하게 분담해야 하는 구성원들간의 비용은 감수하지 않으면서 그룹 구성원으로부터 발생되는 이익은 얻으려고 하는 행동을 정의한 용어(무임승차자와 동의어).

사회적 연결망이론(Social Network Approach): 조직 행동을 설명할 때 개인들 및 집단들 사이의 사회적 관계의 역할을 강조하는 경영관리이론.

산출 표준화(Standardization of Output): 둘 이상의 사람이나 조직단위의 상호의존적인 활동을 조정하기 위한 목적으로 제품이나 서비스의 특성 또는 목표를 명확하게 규정하는 일.

3중 목적(Triple Aim): 치료 경험의 개선, 인구집단의 건강수준의 향상, 그리고 1인당 의료비의 절감이란 세 가지 목표를 추구하는 것.

상급관리자(Senior Management): 의료조직의 상층부에서 조직전체의 운영을 책임지는 관리자. 의학원에서는 이들이 안전하고 시기적절하며 효율적이고 비용효과적이며 공평하고 환자중심적인 진료를 제공하는 시스템을 개발, 실행, 유지하여야 한다고 언급하였음.

상위법 우선원칙(Preemption): 하나의 법률이 다른 하나를 대체하는 것. 대체된 법률은 효력을 잃는다. 연방 법과 주 법이 충돌하는 경우 연방 법이 주 법에 우선한다.

상품 생산주기(Product Life Cycle): 생산 주기 또는 단계는 상품과 서비스의 가격 및 판매량과 연관되어 있고, 이것은 전략적인 함의를 가진다. 상품의 생산주기는 기술 진보와 소비자 선호도의 변화로 생기는 모든 상품의 한정된 수명 때문에 생김.

상호의존성(Interdependence): 개인 또는 조직단위에 의해 수행된 업무 성과가 다른 개인 또는 조직단위의 업무성과에 의해 영향을 받는 정도.

상호조정(Mutual Adjustment): 상호의존적인 활동을 조정하기 위한 목적으로 계층 관계에 있지 않은 두 사람 간의 직접적인 의사소통. 피드백 조정 방식의 세 가지 유형 중 하나임.

상황이론(Contingency Theory): 조직에 가장 적합한 조직구조를 선택하는 것은 조직을 둘러싼 환경의 상황조건에 달려 있다고 보는 이론. 상황이론은 단일적인 최선의 조직형태를 주장하는 것이 아니라 기계적/관료제적 조직형태에서 유기적 조직형태까지 일련의 과정적인 조직형태를 가정함.

새천년 개발 목표(Millenium Development Goals, MDGs): 2000년 세계 각국 정상에 의해 합의되었으며 8개의 목표들로 구성되어 있음. 국제 개발에서의 공통된 목표를 위해 국제 사회가 함께 일할 수 있는 틀을 제시함.

생명윤리(Bioethics): 의학과 생물학에서 윤리적 문제와 행동에 관련된 학문 분야.

생성학습(Generative Learning): 문제해결자가 근본적인 조직의 구조변화에 의해 문제를 제거하려고 하는 학습의 과정. 근본적인 구조는 조직의 의사결정자와 주도자들의 가지고 있는 가치와 가정을 포함한 '운영정책'을 포함하고 있으며, 생성학습은 이중순환학습과 유사함.

서비스 라인(Service Line): 보건의료 조직에서 특정 서비스를 제공하기 위해 공동으로 일하는 복수의 직종과 전문 영역 사람들의 업무를 조정하기 위해 설계된 조직 구조. 서비스 라인은 일반적인 프로그램 조직의 보건의료분야에서의 변형임. 서비스 라인 구조에는 질병, 환자 집단, 혹은 기술 등에 초점을 맞추는 여러 형태가 있다.

서비스무역협정(General Agreement on Trade in Services, GATS): '관세와 무역에 관한 일반협정'(GATT)이 상품을 대상으로 하는 것처럼, 1995년에 세계무역기구가 GATT의 대상을 서비스 분야의 다자 간 교역 체계로 확장하기 위해 만들었음.

선지불(Prospective Payment): 의료의 비용효과적 관리를 위한 DRG 체계의 결과로 창출된 재정적 인센티브.

성과 규범(Performance Norms): 팀내 구성원들의 근로 산출물을 표준화하는 공식적 또는 비공식적인 규정.

성과급(Pay for Performance): 지불 인센티브를 양질의 성과와 연계시키기 위해 설계된 보건의료서비스 지불 방식. 다양한 접근방법에 대한 시범프로그램들이 미국의 CMS에서 실시되어 왔음.

성과 지불제도(Pay－for－Performance, P4P): 품질과 성과를 인센티브 지불과 연결하도록 설계된 의료서비스에 대한 보상방법. Centers for Medicare and Medicaid Service가 다양한 방안을 테스크하기 위한 시범 프로그램을 운영하고 있음

세계화(Globalization): 지역의 경제, 사회, 문화가 세계적 통신, 교통, 무역의 네트워크를 통해 통합되는 과정.

세금 면제(Tax Exemption): 소득세나 재산세 등의 세금 납부 의무에서 벗어남. 세금 면제 자격을 유지하고자하는 비영리 의료공급자는 영리 공급자가 부담하지 않아도 되는 여러 법적 의무를 준수해야 함.

세부목표(Objectives): 조직의 전반적인 목적을 달성하기 위하여 반드시 달성해야 하는 구체적인 목표.

세부복잡성(Detail Complexity): 조합복잡성의 또다른 이름.

셔먼법(Sherman Act): 이 반독점법의 제1섹션에서는 부당하게 거래를 억제하는 계약이나 협약을 금지하고 있음. 이 조항은 서로 경쟁 상황에 있는 개인이나 조직이 공통 사업목표를 달성하고자 협력할 때 적용됨. 제2섹션에서는 독점을 빚거나 달성하기 위해 시도되는 활동 활동들을 금지. 이 조항은 하나의 사업체가 자신의 경쟁적 지위를 강화하기 위해 반경쟁적 활동을 벌이는 것을 겨냥하고 있다.

소매의료(Retail Medicine): "소매 환경"이나 병원 이외의, 전통적이지 않은 의료 환경에서 제공되는 보건의료 서비스.

소비자(Consumer): 상품을 이용하는 사람으로 재화나 서비스의 구매자 또는 고객.

소비자주도 건강보험(Consumer－Driven Health Plan, CDHP): 피고용인이 자신의 보건의료에 대한 보다

큰 선택권을 허용함으로써 현명한 소비자가 될 수 있도록 설계된 건강보험.

소비자주도 보건의료(Consumer−Driven Health Care): (1) 현재의 상태나 요구에 대한 지식; (2) 동의된 의사결정; (3) 보건의료 비용의 현명한 소비; 그리고 (4) 자기 자신의 보건의료 의사결정과 치료 선택에 확신을 갖고 적극적으로 참여함으로써 자신의 개인적 건강에 대해 조장하고 책임을 지는 전략.

소비자주의(Consumerism): 체계적인 창조에 기반하고 더 많은 재화나 서비스를 구매하려는 마음을 불러일으키는 사회적 경제적 질서.

소셜 네트워크(Social networks): 인간 집단과 그들이 살고 일하는 광범위한 환경 간의 연결.

소셜 미디어(Social Media): 웹 2.0 기반의 상호작용적 의사소통 기술.

소유와 통제(Ownership and Control): 제휴에 소유지분을 가지고 있다고 제휴에 대한 더 큰 통제와 연관되는 것은 아님. 통제는 영향력으로 나타나며, 영향력은 많은 원천에 기인하며, 소유는 많은 원천 중 단지 하나임.

수신자(Receiver): 의사소통 과정에서 메시지를 받는 사람.

수직적 정보 시스템(Vertical Information Systems): 상하 계층의 정보 흐름을 촉진하고, 더 많은 정보를 처리할 수 있도록 다양한 관리자의 역량을 향상시킴으로써 계층의 정보처리능력 강화에 기반을 둔 조정법.

수평 관계(Lateral Relations): 전문화된 부서들 사이의 조정을 성취하기 위한 일련의 메커니즘. 수평 관계는 조직에서 정보처리 요구가 수직적 조정 메커니즘(위계의 활용)의 용량을 초과할 때 필요하게 됨.

수행성과(Performance Outcomes): 조직의 목표를 선명하게 제시하고 그 목표를 달성하도록 관리하는 경영 도구.

순차적 상호의존성(Sequential Interdependence): 다른 구성원이 작업을 시작하거나 완성하기 전에 그룹 구성원 한 사람이 반드시 결과를 생산해야만 하는 상호의존성의 한 유형(집합적, 교호적, 동시적 상호의존성으로 볼 수 있음).

SMART: 조직 목표가 지녀야할 다섯 가지 특성을 나타내는 첫 글자를 따서 만든 표현. 목표가 지녀야 할 다섯 특성은 구체성(specific), 측정가능성(measurable), 달성가능성(achievable), 현실성(realistic), 시간성(time bound)임.

SWAT분석(SWOT Analysis): 조직 내부의 강점과 약점, 외부의 기회나 위협과 같은 전략적으로 중요한 요인들의 평가를 포함하는 간단한 분석 도구.

스카우트 활동(Scout Activities): 외부 환경에 관한 정보나 생각을 총체적으로 살피는 팀 구성원들에 의해 수행되는 활동.

승자의 저주(Winner's curse): 합의에 도달한 이후 한 당사자가 더 많은 걸 요구했어야 했다고 느낄 때의 불행한 감정.

시스템개발 생명주기(Systems Development Life Cycle, SDLC): 정보시스템의 선정, 획득, 실행, 유지을 위한 일반적인 방법론. SDLC는 정의(기획), 구축(분석, 설계, 실험), 실행과 유지을 포함한 다양한 단계로 구성됨.

시스템론(System Perspective): 개인적 조직적 행동에 관한 일련의 새로운 관점들로 이러한 행동들을 만들어 내는 거시사회적 체계를 강조.

시스템 사고(Systems Thinking): 전체를 바라보고, 동적 복잡계의 기본 구조를 인지하며, 높은 레버리지의 변화 기회를 파악하는 숙련 및 훈련.

시장구조(Market Structure): 시장의 조직적 특징(예: 진입장벽, 상품의 차이 정도, 판매의 집중정도)은 경쟁 기업들의 전략과 행동에 영향을 미침.

실험(Testing): 혁신자가 실행과 결과의 관계에 대해 배움으로써 형성되는 학습의 형태. 구체적으로 혁신자는 행동이 신뢰성 있게 원하는 결과를 낳을 수 있는 인과관계를 연속적 실험을 통해 배움.

안전지대(Safety Zones): 반독점 지침에서, 안전지대는 법무부와 연방 통상위원회에 의해 수용될 수 있는 비즈니스 형태를 의미. 안전지대에 속한 비즈니스 형태는 특별한 상황을 제외하고는 독점 금지법 위반으로 처벌되지 않음.

약속이행(Fidelity): 약속을 존중할 의무.

양수겸장(Ambidexterity): 외견상으로 반대되는 두 가지 활동을 수행할 수 있는 능력을 갖춘 고성과 조직들의 중요한 속성.

업무 팀(Work Teams): 제품을 생산하거나 서비스를 제공하는 업무를 담당하는 그룹.

업무 표준화(Standardization of Work): 수행할 작업을 구체화하기 위한 규칙, 규정, 일정, 계획, 절차, 정책 및 프로토콜의 사용. 조정을 위한 프로그래밍 방식의 세 가지 유형 중 하나.

업무상 갈등(Task Conflict): 과업을 이해하고 수행하는 당사자들 간의 차이로 인해 발생하는 갈등.

업무의 상호연관성(Interconnectedness of work): 일이 잘 진행되도록 다양한 부분 또는 요소들을 서로 적합하게 만드는데 필요한 업무 자체의 속성임. 예를 들어, 개인 환자의 진료에서 수행된 일련의 결정과 행동은 업무의 상호연관된 요소임.

에토스, 파토스, 로고스(Ethos, Pathos, Logos): 성격, 감정, 논리에 관한 아리스토텔레스의 용어. 메시지를 전달하는 세 가지 수단.

역량(Competencies): 조직에서 효과적인 리더에게 필요한 지식, 기술, 능력을 총칭하는 말.

역 혁신(Reverse Innovation): 더 큰 규모의 시장에 진출하기 전에 소규모 혹은 덜 개발된 시장에서 처음인 것처럼 선보이는 혁신적인 것.

연결망 중심성(Network Centrality): 조직내에서 한 작업 집단이나 구성단위가 다른 작업 집단이나 구성단위와 교차지점에 놓여있는 상황. 그 결과 어떻게 전체 조직이 돌아가는가에 관한 지식의 저장소가 됨.

연구(Research): 일반화할 수 있는 지식을 개발하거나 기여하기 위해 설계되는 연구개발, 검증과 평가를 포함하는 체계적인 탐구.

연구윤리위원회(Institutional Review Boards, IRBs): 기관들이 자신들의 감독하에 연구에 참여하는 인적 연구대상자들의 윤리적 원리를 보호하기 위하여 설치한 관리 기구.

연락 역할(Liaison Roles): 한 조직단위 혹은 부서 내에서 다른 조직단위 혹은 부서와의 접촉자 및 조정자 역할을 담당하는 경계 확장자 역할.

완전 경쟁(Perfect Competition): 가장 분열된 시장은 많은 수요자 및 공급자와, 유사하고 차별성이 없는 제품들로 구성됨. 완전 경쟁 내 시장은 진입 장벽이 매우 낮고, 일반적으로 가격이 경쟁의 수단이 됨.

왜곡(Distortion): 청자가 메시지를 이해하는 방법에 영향을 미치는 요소. 메시지 내용, 메시지 매체(대면,

서면, 전자 커뮤니케이션), 그리고 청자 자신이 이러한 요소에 포함됨.

외부환경(External Environment): 조직의 활동과 선택과정에 영향을 주는 외부조건, 객체, 요인을 의미함.

요구 증명서(Certificate of need): 보건의료 조직의 생성, 장비의 구입 또는 서비스제공을 위해 일정한 경우 법적으로 필요한 승인양식. 주 정부가 지역사회 요구를 사정하고 이를 기반으로 승인함.

욕구단계(Hierarchy of Needs): 피고용인을 동기부여하기 위해 순차적으로 만족시켜야 하는 다섯 가지 심리학적 욕구 수준. 낮은 수준에서 더 높은 수준으로 순위에 따라, 심리적 욕구, 안전욕구, 소유욕구, 존경욕구, 자아실현욕구를 포함함.

위생요인(Hygiene Factors): 그 요인으로 인해 불만을 예방하지만 만족이나 동기부여로 이끌지는 못하는 (예를 들어 비본질적 요인들) 작업환경에 관련된 요인들.

위협경직효과(Threat Rigidity Effect): 개인이 위협받는다고 느낄 때 생각이 견고하고 완강해지는 것.

유아사망률(Infant Mortality Rates): 출생아 1,000명당 사망수. 영아사망률은 지역 보건의료 인프라의 수준과 밀접히 연관되어 있음.

유연지출계좌(또는 제도)(Flexible Spending Accounts or Arrangement, FSA): 세전 소득이 보장되지 않는 의료비 상환을 위해 쓰여지는 재원 계정을 총괄하는 용어.

6 시그마(six sigma): DMAIC(정의, 측정, 분석, 향상, 통제) 시스템을 이용하여 과정을 향상시키기 위한 변이를 감소시키는 과정으로 결함을 체계적으로 제거하는 데이터에 의해 운용되는 방법론임. 6 시그마는 모토롤라에서 처음 시작되었고 General Electric을 비롯한 여러 다른 회사에서 이용하고 있음.

응급의료법(Emergency Medical Treatment and Labor Act, EMTALA): 응급의료법은 국적, 보험상태, 지불능력과 관계없이 응급치료가 필요한 사람에 대해 의료기관이 치료를 거부하는 것을 방지하고자 1986년 제정됨.

의료 질 개선법(Health Care Quality Improvement Act, HCQIA): HCQIA는 1986년 두 가지 주요 문제에 대응하고자 제정되었음. 하나는 기존의 동료 심사 과정의 약점과 관련된 것이고, 또 하나는 무능한 의사가 자신의 의료사고 혹은 자체 징계 조치에 대한 기록 없이 쉽게 다른 주(state)로 이동할 수 있다는 것임. HCQIA는 무능하거나 비전문가적 행태를 보이는 동료 의사를 파악하고 징계할 수 있도록 의사들을 장려함으로써 이러한 문제들을 해결하고, 의료의 질 향상을 도모하고자 설계되었음.

의료관광(Medical Tourism): 의료서비스를 받기 위해 국경을 넘어 여행하는 행위.

의료비상환계좌(Health Reimbursement Account, HRA): 실제 의료비 상환에 쓰여지는 재정 장치.

의료저축계좌(Medical Savings Accounts): 자영업자나 (50인 미만의) 소규모 사업장 피고용인들을 위해 보장되지 않는 의료비를 보충해 주기 위해 많든 일종의 면세 재정 계좌.

의료정보교환(Health Information Exchange, HIE): 다양한 보건의료 이해관계자의 정보체계들 간의 자료 교환이 가능한 기술, 기준, 지배구조를 지칭함.

의료정보기술(Health Information Technology): 보건의료 이용자, 제공자, 제3지불자, 보험자, 그리고 기타 보건의료의 이해관계자들이 사용하는 보건의료정보를 전달 및 관리하기 위한 다양한 범위의 기술을 묘사하기 위해 사용하는 일반적인 용어.

의료회사군(Health Systems): 모회사가 소유한 병원과 의사 및 기타 공급자들의 조직체.

의사결정학파(Decision－making School): 조직 내에서 어떻게 의사결정이 이루어지고 또 어떻게 목표가 설정되는가를 강조하는 행정관리학파. 관리자의 행동을 통제하는데 관심이 있음.

의사소통(Communication): 개인 간 정보교환. 성공적인 조직내 조정을 위해서는 정보교환의 빈도, 적시성, 정확성 및 문제해결에 초점 맞추기 등이 특히 중요함.

의사의 자가의뢰방지법(Stark Physician Self－Referral Law, STARK): 의사가 재무적 관계가 있는 특정 의료서비스 공급자에게 환자를 의뢰하는 것을 금지하는 연방 사기 및 남용 규제법.

의학적 혁신(Medical Innovation): 환자 치료를 증진할 수 있거나(새로운 치료법), 의사의 진료행위에 도움이 되거나(전자 의무기록), 의료비용을 낮출 수 있는 새로운 발전.

이주민 송금(Migrant Remittances): 출신국가의 친구나 친척들에게 이민자가 돈을 보내는 것. 이민자 송금은 현대 경제 생활에서 점차 중요해지는 특성임.

이중순환학습(Double－loop Learning): 문제해결자가 조직의 문제를 만들고 조직 활동을 이끄는 조직의 정책, 계획, 가치, 그리고 규칙에 의문을 제기하고 수정함으로써 바람직한 상황과 실제상황과의 격차를 줄이려고 하는 학습의 과정으로 생성 학습과 유사함.

이해관계자(Stakeholder): 아이디어 또는 메시지에 의해 영향을 받는 개인 또는 집단

이해관계자 분석(stakeholder analysis): 능력과 이익에 따른 이해관계자의 맵핑

인간관계론(Human Relation school): 조직의 의사결정에서 조직내 개인과 집단의 참여의 중요성에 초점을 맞춘 경영관리이론.

인재 유출(Brain Drain): 보건의료 인력에 대한 수요가 증가하고, 고소득국가에서 더 나은 보수를 제공하기 때문에 발생하는 보건의료인력 분포의 불균형.

인증(Accreditation): 인증기관에 의해 정의된 품질 기준을 충족할때 업체는 인증을 받음.

인지적으로 활성화된(Cognitively active): 자신에게만 집중하는 대신, 끊임없이 그리고 의도적으로 모든 당사자들에게 관심 갖는 것.

인체연구보호청(Office for Human Research Protections, OHRP): 연구활동에 참여하는 대상자들의 보호와 관련된 리더쉽을 제공하는 미국 보건복지부의 한 조직 부문.

인체연구시료(Human Subjects): 연구에서, 인적연구대상이란 연구자가 연구를 수행하는데 자료나 다른 재료를 제공하는 개인(들)임.

일선관리자(Front－line Managers): 최 일선에서 조직구성원을 감독하는 리더들.

임상적 리더십(Clinical Leadership): 의사나 간호사와 같이 임상적 영역에 대한 책임을 맡고 있는 조직구성원들을 인간관계 측면이나 도구적 측면에서 지원하는 활동.

임상진료지침(Clinical Practice Guidelines): 주로 전문가 패널에 의해 개발되는 임상치료지침은 특정 임상적인 상황의 치료에 대한 치료방법을 제시하고 문헌으로부터 근거들을 통합하여 제시함. The National Guideline Clearing house(http://guideline.gov)는 진료 상황의 전체 범위를 포괄하는 근거중심의 가이드라인을 위해 공식적으로 이용할 수 있는 자료임.

자기관리(Self－care): 자기 자신을 관리하는 과정.

자기충족예언(Self－fulfilling Prophecy): 한쪽 당사자의 신념이 다른쪽 당사자로 하여금 그러한 신념을 지

지하는 방향으로 행동하게 하는 과정.

자선(Beneficence): 자비로운 자세로 선을 행하고, 해악을 예방하거나 제거하여야 할 의무.

자아실현(Self Actualization): 지속적인 성장과 개인 발전을 위하여 잠재되어 있는 바를 이루는 것. 욕구위계에서 최상위에 위치함.

자원의존론(Resource Dependence Theory): 생존을 위해 속한 환경으로부터 필요한 자원을 획득하는 조직 능력의 중요성을 강조한 경영관리이론.

자율성(Autonomy): 자신의 의지에 따라 행동할 수 있는 자유.

장기이식관리기구(Network of Organ Sharing, UNOS): 비영리 조직. 과학적 교육적 조직으로 장기 이용과 이식 기회 확대를 목표로 함.

적응 학습(Adaptive Learning): 변화된 사건이나 추세에 대응하여 문제해결자가 자신의 행동과 업무 과정을 교정하는 학습의 한 형태로 단일순환학습과 유사함.

전략(Strategy): 조직 사명을 달성하기 위해 목표를 수행하는 정책을 수립하고 목적을 설정하고, 경쟁과 협력의 방법을 정하는 방식의 발전.

전략 경영(Strategic Management): 기업의 생산, 실행, 전반적인 방향설정을 의미함. 조직내 전략의 모니터링, 실행, 발전을 용이하게 하기 위한 내적, 외적 관리 기능을 요구함.

전략 관리 접근(Strategic Management Approach): 경쟁력과 시장구조의 맥락에서 기업이 어떻게 경쟁우위를 달성하는지 강조하는 일련의 경영 학교.

전략 그룹(Strategic Group): 조직들끼리 서로 직접적으로 경쟁하기 위해 비슷한 경영 모델 또는 전략 방향을 갖는 산업내 조직들을 확인하기 위한 개념.

전략경영론(Strategic Management Perspective): 전략경영적 관점은 목표를 달성하고 생존을 확보하기 위해 환경 및 경쟁자의 관계에서 조직의 위치선정의 중요성을 강조.

전략적 문제 해결(Strategic Problem Solving): 조직의 목표를 제시하고 이를 달성하기 위해서 경영자들이 수행하여야 할 활동을 8개의 단계로 정리한 모델.

전략적 제휴(Strategic Alliances): 지속적 협력과 상호간의 이익이라는 목적을 위해 둘 또는 그 이상 조직사이에 이루어진 공식적 관계 또는 합의.

전문화(Specialization): 전문성을 높이기 위해 좁은 범위의 일에 집중하는 과정. 조직 설계에서는, 전문화를 위해 특성, 업무 내용 및 필요한 정보에 따라 별도의 업무단위를 조직하게 된다. 전문화는 분화의 한 요소이다.

전자건강기록(Electronic Health Record, EHR): 국가차원에서 상호운영가능성에 대한 기준을 확인하고, 하나 이상의 의료기관을 아우르는 권한이 부여된 임상의와 직원에 의해 만들어지고 관리되고, 협의되는 개인에 대한 건강관련 정보의 전자 기록.

전자의무기록(Electronic Medical Record, EMR): 일개의 의료기관의 공인된 임상의와 직원에 의해 만들어지고, 수집되고, 관리되고, 협의되는 개인에 대한 건강관련 정보의 전자 기록.

정서적 전염(Emotional Contagion): 감정이 한명의 당사자에서 다른 이에게로 전달되는 것.

정신적 모형(Mental Models): 세상이 어떻게 작동하는가에 대한 우리의 가정을 지속적으로 끊임없이 표면화시키고, 실험하고, 개선하는 숙련 및 훈련.

정의(Justice): 정의로운 행동, 성실, 도덕적 올바름 또는 판단을 포함하여 (도덕적으로)정의롭거나 올바름의 속성.

정책 저항(Policy Resistance): 시스템의 반응에 의해 개입 자체가 지연, 희석, 또는 무산되는 개입에 대한 경향성.

제도이론(Institutional Theory): 조직은 지원과 정당성을 얻기 위하여 조직환경의 외부적 규범, 규칙, 요구에 순응해야 함을 강조하는 경영관리 이론.

제한된 합리성(Bounded Rationality): 경영자가 조직환경의 모든 변수와 요소들을 인지할 수 없기 때문에 경영상 결정의 정확성에 한계가 있는 것.

제휴(Alliances): 목표달성의 목적을 위해 유사하거나 상호보완적인 개인이나 집단들 사이의 비공식적이며 자발적인 협정.

제휴과정(Alliance Process): 전략적 제휴의 생명주기상에 있는 활동들의 흐름.

제휴목적(Alliance Objectives): 전략적 제휴의 참여자가 추구하는 목표로, 명시된 제휴의 목적으로 기능함.

제휴문제 대 제휴증상(Alliance Problems versus Symptoms): 이것의 차이는 제휴실패 이유에 대한 불일치가 있다는 것에 초점을 두고 있으며, 이 불일치는 종종 단지 증상에 대한 근본원인을 잘못 판단하는 것에서 비롯됨.

제휴위험(Alliance Risk): 전략적 제휴가 실패했을 때의 위험으로 이러한 위험은 기대되는 보상에 상응하는 것임.

조정(Coordination): 그들의 업무가 상호 강화를 통해 조직 목표에 기여하도록 하기 위해 개인 및 업무단위 사이의 일치된 행동을 달성하는 것.

조정의 프로그래밍 접근법(Programming Approaches to Coordination): 미시 또는 과정 수준에서의 두 가지 주요 조정 접근법 중 하나. 프로그램 접근법은 업무, 기술, 성과의 표준화를 포함하는데, 업무가 비교적 명확할 때 가장 잘 기능한다. "표준화 접근법"이라고도 한다.

조직 구조(Organizational Structure): 조직 설계에 따른 조직 단위별 권한과 책임의 분할 및 그들의 상호관계를 나타내는 도표. "조직 표(table of organization)"라고도 불림.

조직군 생태론(Population Ecology): 환경이 생존할 특정집단을 취사선택함을 강조하는 경영관리이론.

조직 문화(Organizational Culture): 조직구성원들이 공유하고 있는 신념과 가치, 규범으로 조직구성원의 행동에 영향을 미치며 조직으로 하여금 특정한 특성을 갖도록 함.

조직 설계(Organizational Design): 조직의 하위단위로 분할하여 권한, 책임, 그리고 정보흐름을 배치하기, 권한과 책임 범위를 수직, 수평적으로 지정하기, 그리고 이들 하위단위 사이의 조정을 촉진하는 구조를 창조하기. 조직설계를 더 넓게 보면 정책 개발 및 통제, 보상, 평가, 그리고 정보시스템의 설계를 포함한다.

조직 정치(Organizational Politics): 조직 내 사람과 집단 사이의 이익과 권력을 향한 지속적인 상호작용. 이익과 영향력을 추구하는 서로 다른 세력들이 자신이 원하는 목표달성 기회를 얻기 위해 다툼.

조직 학습(Organizational learning): 새로운 지식의 집단적 해석과 체계적 통합을 포함하는 조직 전반에 걸친 과정.

조합복잡성(Combinatorial Complexity): 세부복잡성이라고도 알려져 있으며, 시스템 구성요소의 수가 많을수록, 구성요소들 간에 존재하는 상호관계의 수가가 많을수록 조합복잡성은 증가함.

주제 분할(Fractioning): 세부적 이슈의 다양한 구성요소들을 분리해 내는 협상 전략.

준법경영협약(Corporate Integrity Agreement): 의료사기 조사의 여파로 보건부 내 감찰부가 의료 공급자에게 부과한 협약. 의료 공급자에게 특정 준수 의무를 부과함으로써 의료법과 규정을 준수하도록 촉진하는데 목표가 있음.

중간관리자(Middle Managers): 조직의 어느 한 부서에 대해서 전반적인 책임을 지는 관리자.

지니계수(Gini Index): 부유한 국가와 빈곤한 국가 간의 소득 격차를 측정하기 위해 사용하는 0－1척도의 측정 도구.

지속적 질 향상(Continuous Quality Improvement): 지속적인 조직 향상 과정을 실행하고 계획하기 위한 참여적, 체계적인 접근법.

지식근거 권력(Knowledge－based Sources of Power): 조직의 주요 결정과 생산에 필요한 전문성을 확보하고 있는 데서 도출되는 권력.

지식의 저주(Curse of Knowledge): 당신이 누군가가 모르는 지식에 대해 알고 있을 때 상대의 마음상태를 상상하는데서 비롯되는 문제.

지역사회 편익 표준(Community Benefit Standard): 연방 내국세법(IRC)500(c)(3) 섹션에 의한 자선기관의 지위를 유지하려면 비영리 의료공급자들은 반드시 지역사회 편익 표준을 준수해야 함. 이 표준에는 지역사회 이사회의 설치 여부, 모두에게 개방된 응급실 운영, 자선진료의 제공 등이 포함됨.

지역의료정보조직(Regional Health Information Organization, RHIO): 도시지역 또는 군지역연합과 같은 특정 지역의 보건의료이해관계자들에게 보건의료정보 교환을 제공하는 조직.

지원 팀(Support Teams): 질 향상, 전략 기획 및 조사 위원회와 같은 기능을 제공하는 업무를 조직 내 구성원들이 할 수 있도록 해주는 팀.

지위 격차(Status Differences): 각각의 팀 구성원 지위의 변화 정도에 의해 정의되는 팀의 특성.

직무재설계(Job Redesign): 피고용인의 심리적 욕구를 보다 더 충족시키기 위해 직무의 어떤 측면을 변경하는 것. 예를 들어 직무 정체성, 기술 다양성, 과업 의미, 결과들에 대한 지식, 환류 등을 포함함.

직접 접촉(Direct Contact): 다른 기능부서의 개인들이 서로의 직접적 상호작용을 통해 노력을 조정해 나가는 조정의 구조적 대안의 하나. 직접 접촉은 조정을 위한 약한 구조적 대안임.

질의 과정 지표(Process Measures of Quality): 조직에서 일을 수행하는데 관련된 활동들의 지표를 언급함. 환자 교육이 잘 마무리 되었는지 확인하기 위해 의무기록을 검토하거나, 의사와 간호사가 청결에 있어 조직 기준을 잘 충족하는지 검토하거나, 중심 정맥관의 이용을 평가하는 등의 활동이 과정 지표의 예임.

진입 장벽(Barriers to Entry): 산업이나 시장에 진입하려는 경쟁자의 시도를 막는 장애물의 존재를 의미함.

질 향상(Quality Improvement): 성과의 지속적인 향상의 계획과 실행을 위한 조직적 접근임. QI는 데이터 분석에 근거하여 결정하는 권한이 부여되고, 기본 통계적 기술과 문제 해결 능력을 갖춘 조직 구성원들에 의해 업무 과정을 향상하고 지속적으로 검토하는 것을 강조함.

질 측정 지표(Quality Measures): 조직과 임상지표를 포함한 성과지표와 과정, 구조를 의미.

질 향상 개입(Quality Improvement Intervention): 개입은 환자 안전을 강화하고 의학적 실수를 감소시키도록 계획됨.

질의 구조적 지표(Structural Measures of Quality): 전반적인 질이나 조직 성과에 영향을 미칠 수 있는 조직이나 개인의 행동을 관점에 근거한 지표임. 조직의 병상수, 공유된 거버넌스 구조의 존재 여부, 의료진의 진료 방침 결정을 지원하는 기능을 가진 CPOE의 존재 등 과 같은 지표들을 포함함.

질의 최종성과 지표(Outcome Measures of Quality): 진료결과에 근거한 지표로 건강 수준, 환자 만족도, 사망률 등이 포함됨.

집권화(Centralization): 수직적으로 높은 수준에서 혹은 수평적으로 개인 또는 소수인물, 조직단위 내에 권한 및 책임이 집중되는 것.

집단 사고(Groupthink): 팀내 합의보다 실행에 있어 다른 수단의 탐색이 보다 중시될 때 발생하는, 팀 의사 결정에 나타나는 현상.

집합적 상호의존성(Pooled Interdependence): 구성원 간 상호작용이 없이 그룹의 결과산출에 각자 기여하는 경우를 의미함(순차적, 동시적, 교호적 상호의존성으로도 봄).

철의 삼각형(Iron Triangle): 의료의 질 향상, 접근성 향상과 비용감소를 동시에 추구하는 것의 어려움을 나타냄.

최고경영자(Top managers): 조직의 전체에 대해서 책임을 지는 경영자.

최초 진입자 우위(First Mover Advantage): 경쟁 우위에 있는 특정 자원을 추구하는 첫번째 경쟁자가 됨으로써 조직의 우위를 얻는 것을 뜻함.

출현(Emergence): 참여자나 관찰자에 의해 예측되거나 기대되지 않고 자연스럽게 생긴 새로운 사상, 상품, 관행과 관련.

커뮤니케이션 네트워크와 구조(Communication networks and structure): 의사소통이 조직 내에 확산되는 방법과 패턴: 여기에는 의사소통의 공식 및 비공식 모드 모두가 포함됨.

커뮤니케이션의 장애(Barriers to Communication): 신뢰, 관계, 신념, 관심, 의사소통 스타일 등 메시지의 본질을 왜곡하는 심리적 요인.

콜과 데커의 사례(Khol and Dekker Cases): 1998년 유럽 법정에 의한 두 판례로 보건의료 자원도 유럽연합 경제의 다른 부문과 동일하게 재화와 용역의 자유로운 이동이 가능해야 함을 확고히 함.

클레이턴법(Clayton Act): 실질적으로 경쟁을 감소시킬 우려가 있거나 독점을 만들 가능성이 있는 합작 투자와 합병, 인수를 금지.

킥백금지법(Anti-kickback Statute): Medicare나 Medicaid에 의해 지불이 이뤄질 수 있는 서비스 또는 항목과 연관된 어떤 사람도 고의적인 급여 신청 및 수령을 못하게 금지하는 법.

타협적인(Compromising): 협상의 당사자들이 이익을 나누고 부분적으로 모두가 만족할 수 있는 해결책을 찾을 때의 협상전략.

태스크 포스(Task force): 보통 새로운 업무를 계획하는 것과 같은 특정 목적을 가지고 다른 부서와의 협동

작업을 위해 형성된 일시적이면서 통합적인 조직. 전문화된 부서들을 통합적으로 조정하는 구조적 메커니즘 또는 수평 관계의 여러 유형 중 하나.

통제(Control): 영향력을 지칭하며, 영향력은 많은 원천에 의해 기인하며 소유권은 원천 중 하나임.

통합(Integration): 행동과 의사결정의 통일성을 달성하기 위한 조직단위 사이의 갈등 관리를 포함한 조직단위 간의 활동 조정.

통합자(Integrators): 조정이 주요 업무인 인력. 케어 매니저는 보건 의료 통합의 대표적인 예임.

통합전달체계(Integrated Delivery System): 연속적으로 다른 유형의 치료를 제공하는 소단위로 구성된 조직. 통합전달체계는 일반적으로 병원, 장기요양시설, 재활시설, 외래진료시설, 가정건강기관이 포함되어 있고 구조적으로 그들은 서로 다른 하위 조직을 수직으로 통합함. 하나 또는 여러 개의 지리적 장소에서 서비스를 제공할 수 있음.

통합제휴(Pooling Alliances): 상호의 이익을 위해 둘 또는 그 이상의 조직이 유사한 자원에 기여하는 것을 반영함.

투명성(Transparency): 보건의료 분야에서 투명성 지지자들은 서비스의 품질과 가격에 대한 정보를 포함하여 의료 제공자 및 그들의 서비스에 대한 정보의 넓은 보급을 지지함.

특성이론(Trait theories): 성공적인 리더십과 관련 있을 것으로 여겨지는 리더의 특성을 설명하려는 이론.

틈새 시장 전략(Market Niche Strategy): 특정 인구 부분 또는 적은 수나 단일의 생산라인에 집중하여 경쟁우위를 추구하는 하나의 경쟁 전략.

팀(Team): 조정 측면에서, 하나 이상의 공통 목표를 달성하기 위해 함께 작업하는 지속적인 다학제 집단. 팀은 수평 관계, 혹은 전문화된 부서들을 통합적으로 조정하기 위한 구조 메카니즘의 여러 유형 중 하나임.

팀 과정(Team processes): 팀 구성원들이 서로 상호작용하거나, 단독 구성원에 의해 수행되는 업무와 상호작용의 방법으로 정의됨.

팀 구성(Team Composition): 전문적 지위 또는 성별과 같은 특성에 따라서 구성원들을 모으는 활동으로 정의됨.

팀 규모(Team size): 팀 성과와 구성원들의 만족도 및 다른 팀들의 과정을 평가하는 다양성과 관련된 팀 구성원의 정도를 의미함.

팀 규범(Team Norms): 팀 구성원들의 행동을 규제하는 팀원들끼리 공유하는 기준.

팀내 다양성(Diversity in Team): 조직 내에서 연령, 전문 분야, 재임기간을 포함하여 팀 구성원들은 서로 다르다는 점과 관련된 다차원적 관점을 의미함.

팀 내 책무성(Accountability in Teams): 조직과 팀의 외부 뿐만 아니라 내부에도 공식적으로 책임이 있는 팀의 본질을 의미함.

팀 목표(Team Goals): 팀의 공식적인 목적으로 목표의 명료성, 복잡성, 다양성에 의해 다양하게 분류됨. 이것은 반드시 팀의 공식적인 목적과 관련이 있거나 또는 없을지도 모르는 팀의 비공식적인 목표와는 반드시 구분되어야 함.

팀 발전과정의 단계(Stages of Team Development): 팀에 의해 경험된 예측 가능한 발전 단계를 거치게 되는데, 이러한 팀의 발전단계는 팀의 성숙도 또는 팀의 효율성과 연관되어질 수 있음.

팀별 보상(Team–Based Rewards): 팀 목표 달성을 위한 팀 구성원들에게 주어지는 재정적 또는 비재정적인 보상을 뜻함. 때때로 이것은 팀 업무에 대한 구성원들의 기여도에 따라 부과되는 보상을 언급하기도 함.

팀 상호의존성(Team Interdependence): 업무와 관련된 활동을 수행하는 그룹과 협력하고, 문제를 해결하며 문제를 진단하는 팀 구성원들의 상황을 의미함. 팀 상호의존성은 다각적이고 동시적인 업무의 흐름을 요구함.

팀 성과(Team performance): 팀의 목표를 달성하기 위한 효율성의 공식적인 측정을 의미함.

팀 응집성(Team Cohesiveness): 다른 구성원들의 행동 변화를 상호간에 조정하는 능력과 감정적 지지 및 신뢰와 관련되어 구성원들이 서로서로 기여하는 정도를 의미함.

팀 학습(Team Learning): 팀 구성원들에 의해 팀의 적응과 업무향상을 위해서 정보를 얻고 가공하는 활동으로 구성됨.

팀의 시간적 속성(Temporal Nature of Teams): 시간이 흐르면서 지속되는 팀의 지속성을 가리킴.

팀학습(Team Learning): 적용과 개선이 허용된 자료를 얻고 처리하는 과정에서 팀 구성원에 의해 수행되는 활동.

파트너의 성향(Partner Orientation): 제휴의 상대가 다른 상대와 협조적으로 일하는 것에 관심이 있는 정도에 대한 개괄적인 묘사.

팔로어십(Followership): 조직구성원들이 리더와 목표를 공유하고 조직이 달성하고자 하는 것을 받아들이며, 조직과 리더가 성공하기를 바라는 것.

편의의료협회(Convenient Care Association, CCA): 헬스케어 시스템의 한 조직으로 소매 환경 기반에서 접근 가능하고, 비용–효과적이며, 양질의 보건서비스를 제공하는 단체.

편의진료소(Convenient Care Clinic, CCC): 대개 간호사(NPs)나 의료보조인(PAs)과 같은 보건의료 전문가에 의해 제한된 범위의 질환들에 대해 제공되는 외래 수준의 서비스.

포괄수가제(Diagnosis–RelatedGroups, DRGs): 1970년대 후반 예일대 연구팀에 의해 개발되고 의회가 수용한 환자 분류 체계로서 환자군별로 수가를 매김.

포터의 5대 영향력 틀(Porter's Five Forces Framework): 하버드 대학교의 마이클 포터에 의해 개발된 분석틀로 시장내 경쟁에 영향을 주는 5가지 주요 영향력을 분석하는데 적용됨.

포트폴리오 분석(Portfolio Analysis)): 기업의 전략적 사업 단위의 가치를 비교하는 하나의 방법임. 기업의 구성요소는 환경의 매력과 경쟁적인 시장의 위치에 의해 분류됨.

프로그램 조직 구조(Program Organization Structure): 프로그램에 따라 권한과 책임을 분할함으로써 만들어지는 조직 구조. 특정 프로그램(예컨대 정신보건 등)의 서비스를 제공하는 여러 직종과 전문 영역의 인력들이 조직단위로 모여서 해당 프로그램의 장에 대해 보고 관계를 가지도록 조직된다.

프로그램화 할 수 있는 업무(Programmable Work): 상대적으로 확실하고 예측가능하거나 이해가 쉬운 작업 또는 작업의 구성 요소. 프로그램화 할 수 있는 업무는 주로 조정의 프로그래밍 또는 표준화 접근법에 의해 조정될 수 있음.

프로젝트 관리(Project Management): 복잡한 과업이 포함된 일회성 프로젝트의 성공적 수행을 위해 기획, 조직화, 자원관리에 대한 기법의 집합체. 복잡한 과업에는 프로젝트의 범위관리, 시간관리, 비용관리 그리고 인적자원관리가 모두 포함된 경우임.

프로젝트 팀(Project Teams): 한시적으로 운영되며, 조직 내에서 새로운 상품, 서비스 및 기술 지원(예: 새로운 정보 시스템)과 같은 일회적 산출물을 생산해냄.

피드백 루프 강화(Reinforcing Feedback Loops): 조직에서 발생하는 어떠한 것이든 강화하고 증폭시키는 피드백 루프.

피드백 조정법(Feedback Approaches to Coordination): 미시 또는 프로세스 수준에서 조정하는 두 주요 방식 중의 하나. 감독과 상호 조정 및 그룹 조정을 포함하는 피드백 접근법은 관련된 사람들 사이의 개인적 상호 작용에 의존함. 피드백 접근법은 때로 "개인적 접근법"이라고도 부름.

하이브리드 조직(Hybrid Organization): 전통적인 기능 구조를 유지하고 오직 하나 또는 두개의 프로그램에 대한 프로그램 구조를 개발하는 조직임.

학습(Learning): 연구, 가르침 또는 경험을 통해 지식과 기술을 습득하는 것으로, 학습은 필수적으로 환류(feedbak)과정을 거침.

합작회사(Joint Venture): 경제적인 활동을 함께 수행하기 위해 둘 또는 그 이상의 부분이 하나의 법적 실체가 되는 것.

항레트로바이러스 치료법(Antiretroviral Therapy, ART): HIV와 같은 레트로바이러스 감염을 치료하기 위한 일련의 투약처방.

행동이론/행위이론(Behavioral Theories): 리더들이 영향력을 발휘하기 위해서 수행하는 행동의 특성을 중심으로 리더십을 설명하는 이론.

행위 규범(Behavioral norms): 성과 규범이 작업자의 근로 산출물을 표준화하는 규정인 반면, 행위 규범은 구성원들이 일상적 행위를 어떻게 하는지에 관하여 표준화하는 규정임.

혁신(Innovation): 그것을 적용하는 개인 또는 다른 집단에 의해 새로운 것으로 인식되어지는 발상, 관행 또는 대상. 또한 혁신이란 환경이나 실제적인 것에 새로운 어떤 것을 도입하는 활동(또는 과정)을 지칭함.

협력(Logrolling): 각 당사자들이 서로에게 다른 가치를 갖는 쟁점들을 맞교환하는 협상 전략.

협력적인(Collaborating): 당사자들이 자신들이 원하는 것을 얻기 위해 서로 협력하거나, 협상을 통해 창출된 가치를 극대화하고자 할 때의 협상전략.

협상 합의에 대한 최적 대안(BATNA): "협상 합의에 대한 최선의 대안"의 줄임말로 현재의 협상이 실패하고 합의가 불가능할 때 남아있는 최선의 선택지를 의미.

형평성(Equity): 개인들 및 집단들간 관계에서의 공정성. 형평성 이론에서 피고용인들은 자신들의 투입과 산출들과 다른 사람들의 투입과 산출에 대한 자신들의 인식을 비교함.

형평성과 비형평성의 제휴(Equity versus Non-equity Alliances): 이 구분은 제휴가 제휴 상대자들이 제휴하는데 있어서 형평성 자본을 투자하는지, 즉 그러한 투자와 연결되어 있는 소유권을 갖는지와는 다를 수 있다는 점을 강조함.

호혜성(Reciprocity): 타인과 동일한 수준의 재화나 용역을 교환하려는 경향.

호혜적 상호의존성(Reciprocal Interdepence): 각 구성원의 성과가 다른 구성원의 투입이 되는 팀 구성원 사이의 상호의존성 유형.

화자-청자 모델(Speaker－Listener Model): 화자가 청자에게 직접 메시지를 보내는 의사소통 모델.

확증편향(Confirming Evidence Bias): 사람이 이전의 믿음을 확인시켜주는 정보를 더 잘 찾아내거나 주의를 기울이는 경향.

환경적 맥락(Environmental Context): 조직이나 팀에 영향을 미칠지도 모르는, 또는 상당한 영향을 미치는 외부요인들의 혼합으로 구성됨.

환류(Feedback): 조정을 위한 환류 접근은 일이 수행되어지는 동안 대개 직원들 간 정보교류를 수반함. 환류 접근은 직원들이 예기치 않던 요구에 대응하여 업무활동을 변경하거나 수정하는 것을 허용함. 환류는 또한 보내는 자와 받는 자가 양방향 의사소통 과정에 참여하는 의사소통 과정의 한 부분을 뜻하며 그것은 송신자와 수신자를 바꾸어 정보가 의사소통 과정에서 잘 공유되고, 순환되고, 명확하게 상호 이해되도록 정제되게 함.

환자 분류 체계(Patient Classification System): 병원 간의 성과비교를 가능하게 하는 정책수단이자, 병원들이 그들이 제공하는 서비스에 대해 표준화되고 일관성있는 방식으로 지불받을 수 있도록 하는 기초를 제공.

환자 중심 커뮤니케이션(Patient－centered Communication): 의료 공급자와 환자 간 의사소통의 효과성을 극대화하기 위해 설계된 의사소통 모델.

후불상환제(Retrospective Reimbursement): 기존에 부과된 비용을 바탕으로 등급을 매기는 지불 방식.

색 인

기 고 자

Jeffrey A. Alexander, PhD

Richard C. Jelinek Professor of Health Mana-gement and Policy School of Public Health
University of Michigan
Ann Arbor, Michigan

Jane Banaszak-Holl, PhD

Associate Professor of Health Management and Policy, School of Public Health
Associate Research Scientist, Institute of Ger-ontology
University of Michigan
Ann Arbor, Michigan

Elizabeth H. Bradley, PhD, MBA

Professor of Health Policy and Administration
Director, Health Management Program
Director, Yale Global Health Initiative
Yale School of Public Health
New Haven, Connecticut

Lawton Robert Burns, PhD, MBA

The James Joo-Jin Kim Professor, Professor of Health Care Management, and Director of the Wharton Center for Health Management and Economics
The Wharton School, University of Pennsylva-nia
Philadelphia, Pennsylvania

Martin P. Charns, MBA, DBA

Professor of Health Policy and Management School of Public Health, Boston University
Director HSR&D Center for Organization, Leadership and Management Research(COLMR)
VA Boston Healthcare System
Boston, Massachusetts

Jon Chilingerian, PhD

Associate Professor of Human Services Mana-gement
Director of the AHRQ Doctoral Training Pro-gram
Director of the Brandeis University-Tufts School of Medicine MD-MBA Program
The Heller School for Social Policy and Management
Brandeis University
Waltham, Massachusetts

Ann F. Chou, PhD

Associate Professor of Health Administration and Policy
Department of Health Administration and Po-licy College of Public Health
University of Oklahoma
Oklahoma City, Oklahoma

Ann Leslie Claesson, PhD, PSP, FACHE

Faculty
Capella University
Minneapolis, Minnesota

Thomas D'Aunno, PhD

Professor of Health Policy and Management
Mailman School of Public Health, Columbia University
New York, New York

Mark L. Diana, MBA, MSIS, PhD

Assistant Professor, Department of Health Sy-stems Management
Tulane University
New Orleans, Louisiana

Amy C. Edmondson, PhD

Novartis Professor of Leadership and Manage-ment Harvard Business School
Boston, Massachusetts

Bruce Fried, PhD

Associate Professor and Director, Residential Masters Programs
Department of Health Policy and Manage-ment
University of North Carolina at Chapel Hill
Chapel Hill, North Carolina

Mattia J. Gilmartin RN, PhD

Associate Professor
Hunter College, Hunter-Bellevue School of Nursing, City University of New York
New York, New York

Christian D. Helfrich, MPH, PhD

Research Investigator
Northwest Health Services Research and Development Center of Excellence
VA Puget Sound Health Care System
U.S. Department of Veterans Affairs
Seattle, Washington

Timothy Hoff, PhD

Associate Professor of Health Policy and Management
University at Albany School of Public Health
Rensselaer, New York

Peter D. Jacobson, JD, MPH

Professor of Health Law and Policy
Director, Center for Law, Ethics, and Health
University of Michigan School of Public Health
Ann Arbor, Michigan

John R. Kimberly, PhD

Henry Bower Professor of Entrepreneurial Stu-dies
Professor of Management
Professor of Health Care Management
Professor of Sociology
Executive Director, Wharton/INSEAD Alliance
The Wharton School, University of Pennsyl-vania
Philadelphia, Pennsylvania

Kristin Madison, JD, PhD

Professor of Law
University of Pennsylvania Law School
Philadelphia, Pennsylvania

Ann Scheck McAlearney, ScD

Associate Professor, Health Services Manage-ment and Policy
College of Public Health, Ohio State University
Columbus, Ohio

Eilish McAuliffe, MSc, MBA

Director of the Centre for Global Health
Director of Health Services Management
Senior Lecturer in Health Policy and Manage-ment
Trinity College
Dublin, Ireland

Mario Moussa, PhD, MBA

Adjunct Senior Fellow
Leonard Davis Institute of Health Economics
University of Pennsylvania
Philadelphia, Pennsylvania

Ingrid M. Nembhard, PhD, MS

Assistant Professor

Yale University School of Public Health
Yale University School of Management
New Haven, Connecticut

Dr. Kevin W. Rockmann, PhD

Associate Professor, School of Management
George Mason University
Fairfax, Virginia

Lauren Taylor, MPH

Research Associate
Yale School of Public Health
New Haven, Connecticut

Sharon Topping, PhD

Professor of Management
College of Business
University of Southern Mississippi
Hattiesburg, Mississippi

Karen A. Wager, DBA

Professor and Associate Dean for Student Affairs
Medical University of South Carolina
Charleston, South Carolina

Stephen L. Walston, PhD, FACHE

Professor of Health Administration and Policy
Department of Health Administration and Policy College of Public Health
University of Oklahoma
Oklahoma City, Oklahoma

Bryan J. Weiner, PhD

Professor, Department of Health Policy and Management
UNC Gillings School of Global Public Health
Chapel Hill, North Carolina

Gary J. Young, JD, PhD

Director, Northeastern University Center for Health Policy and Healthcare Research
Professor of Strategic Management and Healthcare Systems
Northeastern University
Boston, Massachusetts

Edward J. Zajac, PhD

James F. Bere Professor of Organization Behavior
J. L. Kellogg Graduate School of Management
Northwestern University
Evanston, Illinois